W0254698

Interdisziplinäre Gastroenterologie

Herausgeber: J.R. Siewert und A.L. Blum

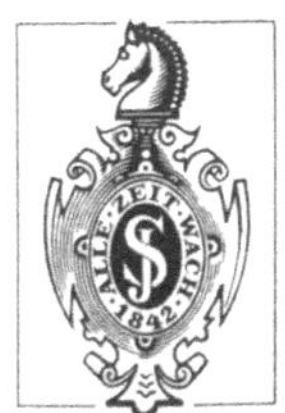

Notfalltherapie

Konservative und operative Therapie gastrointestinaler Notfälle

Herausgegeben von

J. R. Siewert, A. L. Blum,
E. H. Farthmann und P. G. Lankisch

Unter Mitarbeit von

A. Akovbiantz, G. Albers, R. Arnold, A. L. Baert, H. D. Becker, R. Berchtold, G. Brunner, H. R. Brunner, B. Buchmann, H. Burchardi, C. Busch, H. J. Castrup, K. Dinstl, W. Domschke, M. Dürig, G. H.-K. Dürr, H. P. Eichfuss, A. Encke, K. Ewe, G. Feifel, L. Fiedler, U. Finke, W. A. Fuchs, H. Goebell, G. Görtz, J. J. Gonvers, K. E. Grund, E. Guthy, N. Gyr, R. Häring, F. Halter, F. Harder, D. L. Heene, F. Henschel, K. H. Herzog, A. Hirner, J. Hotz, U. Junge, Th. Junginger, Th. Karavias, L. Kayasseh, H. Koop, K.-B. Kortmann, E. Kraas, C. Lang, H. Langenstein, S. Langer, P. G. Lankisch, H. Liehr, M. M. Linder, W. Lorenz, H. Malchow, B. C. Manegold, C. Müller, G. J. Münst, M. Neher, M. Otte, R. Ottenjann, H. F. Otto, G. Paumgartner, H. J. Peiper, E. Ponette, W. Rösch, M. Rothmund, T. Sauerbruch, R. Schiessel, G. Schneekloth, H. Schönekäs, K. Schumacher, V. Schumpelick, H. P. Schuster, N. Soehendra, H. J. Spech, M. Spiegel, A. Stiehl, P. W. Straub, K. Stuby, G. Thoma, P. Tondelli, D. Waldmann, J. C. Weber, W. Wenz, H. Werner, G. Wolff

Springer-Verlag Berlin Heidelberg New York 1982

Prof. Dr. Jörg Rüdiger Siewert
Klinik und Poliklinik für Allgemeinchirurgie der Georg-August-Universität Göttingen, Robert-Koch-Straße 40, D-3400 Göttingen

Prof. Dr. André Louis Blum
Medizinische Klinik, Stadtspital Triemli, Birmendorferstraße 497, CH-8063 Zürich

Prof. Dr. Eduard H. Farthmann
Abteilung für Allgemeine Chirurgie mit Poliklinik,
Chirurgische Universitätsklinik,
Hugstetterstraße 55, D-7800 Freiburg

Priv.-Doz. Dr. Paul G. Lankisch
Medizinische Universitätsklinik, Abteilung Gastroenterologie und Stoffwechsel, Robert-Koch-Straße 40, D-3400 Göttingen

Mit 111 Abbildungen

ISBN-13: 978-3-642-68498-2 e-ISBN-13: 978-3-642-68497-5
DOI: 10.1007/978-3-642-68497-5

CIP-Kurztitelaufnahme der Deutschen Bibliothek
Notfalltherapie: konservative u. operative Therapie gastrointestinaler Notfälle/hrsg. v. J. R. Siewert ... Unter Mitarb. von A. Akovbiantz ... – Berlin; Heidelberg; New York: Springer, 1982.
(Interdisziplinäre Gastroenterologie)

NE: Siewert, Jörg-Rüdiger [Hrsg.]; Akovbiantz, Aristaks [Mitverf.]

Softcover reprint of the hardcover 1st edition 1982

2121-3130/543210

Vorwort

Die größte ärztliche Herausforderung ist die Konfrontation mit einer den Patienten vital gefährdenden Notfallsituation. Hier gilt es, möglichst effektive therapeutische Maßnahmen in kürzester Zeit zu ergreifen. Gerade in Anbetracht der drängenden Zeit ist es von besonderer Bedeutung zu wissen, welche der theoretisch möglichen Therapieverfahren von belegter Effektivität sind, welche nur spekulativen Nutzen für den Patienten haben. Wichtigste Aufgabe der hier vorliegenden Monographie ist es deshalb, die vorhandenen therapeutischen Prinzipien unter diesen Gesichtspunkten zu sichten und zu gewichten.

Voraussetzung für ein gezieltes therapeutisches Handeln ist auch unter Notfallbedingungen die Kenntnis der Diagnose. Deswegen kann auch ein „Therapiebuch" nicht ohne Stellungnahme zur notwendigen adäquaten Diagnostik in dieser speziellen Situation auskommen.

Im hier vorliegenden Buch werden nur „gastroenterologische Notfälle" aufgearbeitet. Dies ist, wie es dem Stil der „Interdisziplinären Gastroenterologie" entspricht, im gemeinsamen Gespräch zwischen Internisten, Chirurgen und Theoretikern erfolgt. Besonderer Wert wurde auf die Erarbeitung von Richtlinien für die praktische Therapie gelegt. In diesem Sinne wurden alle Abschnitte mit Empfehlungen zur Indikationsstellung und zur Verfahrenswahl beendet, über die im Kreise aller an diesem Seminar teilnehmenden Sachkenner ein Consensus erzielt werden konnte.

Die dem großen Thema angepaßte vergrößerte Herausgeberschaft hofft, daß es auch diesmal wieder wie in den vorausgegangenen Bänden der „Interdisziplinären Gastroenterologie" gelungen ist, einen für den praktisch tätigen Arzt nützlichen Ratgeber zu schaffen.

Göttingen	J. R. Siewert
Zürich	A. L. Blum
Freiburg	E. H. Farthmann
Göttingen	P. G. Lankisch

Frühjahr 1982

Inhaltsverzeichnis

Gastrointestinale Blutung: Akute gastrointestinale Läsionen

Koordinator: W. LORENZ

Gastrointestinale Blutung: Sonstige Blutungsquellen

Koordinator: W. RÖSCH

Mitarbeiterverzeichnis

AKOVBIANTZ, A., Prof. Dr.
Chirurgische Klinik, Stadtspital Waid, Tiechestr. 99, CH-8037 Zürich

ALBERS, G., Dr.
Röntgeninstitut des Allgemeinen Krankenhauses Bergedorf, D-2050 Hamburg-Bergedorf

ARNOLD, R., Prof. Dr.
Medizinische Klinik der Philipps-Universität, Mannkopffstr. 1, D-3550 Marburg

BAERT, A., Prof. Dr.
Akademisch Ziekenhuis, Sint Rafael, Kapucijnenvoer 35, B-3000 Leuven

BECKER, H.D., Prof. Dr.
Klinik und Poliklinik für Allgemeinchirurgie, Klinikum der Universität Göttingen, Robert-Koch-Str. 40, D-3400 Göttingen

BERCHTOLD, R., Prof. Dr.
Inselspital Bern, CH-3010 Bern

BRUNNER, G., Prof. Dr.
Gastroenterologie im Oststadtkrankenhaus der Medizinischen Hochschule, Podbielskistr. 380, D-3000 Hannover

BRUNNER, H.R., Prof. Dr.
Département de Médecine, CHUV, CH-1011 Lausanne

BUCHMANN, B., Dr.
Abteilung für Intensivmedizin, Departement Chirurgie der Universität, Kantonsspital, CH-4031 Basel

BURCHARDI, H., Prof. Dr.
Zentrum Anaesthesiologie, Klinikum der Universität Göttingen, Robert-Koch-Str. 40, D-3400 Göttingen

BUSCH, C., Dr.
Chirurgische Universitätsklinik und Poliklinik, Martinistr. 52, D-2000 Hamburg 20

CASTRUP, H. J., Priv.-Doz. Dr.
Klinik und Poliklinik für Allgemeinchirurgie, Klinikum der Universität Göttingen, Robert-Koch-Str. 40, D-3400 Göttingen

DINSTL, K., Prof. Dr.
Krankenhaus Rudolf-Stiftung, 1. Chirurg. Abteilung, Juchgasse 25, A-1030 Wien

DOMSCHKE, W., Prof. Dr.
Medizinische Universitäts-Klinik, Krankenhausstr. 12, D-8520 Erlangen

DÜRIG, M., Dr.
Departement für Chirurgie, Kantonsspital Basel, Universität Basel, CH-4031 Basel

DÜRR, G. H.-K., Priv.-Doz. Dr.
Medizinische Universitätsklinik, Mannkopffstr., D-3550 Marburg

EICHFUSS, H. P., Priv.-Doz. Dr.
Chirurgische Universitätsklinik, Martinistr. 52, D-2000 Hamburg 20

ENCKE, A., Prof. Dr.
Abteilung für Allgemein- und Abdominalchirurgie, Zentrum der Chirurgie des Klinikums der Johann-Wolfgang-Goethe-Universität, Theodor-Stern-Kai 7, D-6000 Frankfurt/Main

EWE, K., Prof. Dr.
I. Medizinische Klinik und Poliklinik, Klinikum der Johannes-Gutenberg-Universität, Langenbeckstr. 1, D-6500 Mainz

FEIFEL, G., Prof. Dr.
Chirurgische Universitätsklinik und Poliklinik, Klinikum Großhadern, Marchioninistr. 15, D-8000 München 70

FIEDLER, L., Priv.-Doz. Dr.
Chirurgische Universitätsklinik, Hugstetter Str. 55, D-7800 Freiburg

FINKE, U., Dr.
Chirurgische Universitätsklinik, Klinikum Großhadern, Marchioninistr. 15, D-8000 München 70

FUCHS, W. A., Prof. Dr.
Institut für Diagnostische Radiologie der Universität, Inselspital Bern, CH-3010 Bern

GOEBELL, H., Prof. Dr.
Abteilung für Gastroenterologie, Medizinische Klinik und Poliklinik, Universitätsklinikum der GHS, Hufelandstr. 55, D-4300 Essen 1

GÖRTZ, G., Dr.
Chirurgische Klinik der Freien Universität im Klinikum Steglitz, Hindenburgdamm 30, D-1000 Berlin 45

GONVERS, J. J., Dr.
Policlinique médicale, rue César-Roux 19, CH-1005 Lausanne

GRUND, K. E., Dr.
Chirurgische Universitätsklinik, Langenbeckstr. 1, D-6500 Mainz

GUTHY, E., Prof. Dr.
Zentrum Chirurgie, Medizinische Hochschule Hannover, Karl-Wiechert-Allee 9, D-3000 Hannover 61

GYR, N., Priv.-Doz. Dr.
Kantonsspital Basel, Abteilung für Gastroenterologie, CH-4031 Basel

HÄRING, R., Prof. Dr.
Chirurgische Klinik der Freien Universität Berlin im Klinikum Steglitz, Hindenburgdamm 30, D-1000 Berlin 45

HALTER, F., Prof. Dr.
Inselspital Bern, Abteilung für Gastroenterologie, CH-3010 Bern

HARDER, F., Priv.-Doz. Dr.
Departement für Chirurgie, Kantonsspital Basel, Universität Basel, CH-4031 Basel

HEENE, D. L., Prof. Dr.
I. Medizinische Klinik, Klinikum Mannheim, D-6800 Mannheim

HENSCHEL, F., Prof. Dr.
Zentralkrankenhaus, St.-Jürgen-Str. 28, D-2800 Bremen

HERZOG, K. H., Prof. Dr.
Chirurgische Klinik am BKH Dresden-Friedrichstadt, Friedrichstraße 41, DDR-8010 Dresden

HIRNER, A., Priv.-Doz. Dr.
Freie Universität Berlin, Universitätsklinikum Steglitz, Chirurgische Klinik und Poliklinik, Hindenburgdamm 30, D-1000 Berlin 45

HOTZ, J., Prof. Dr.
Abteilung für Gastroenterologie, Medizinische Klinik und Poliklinik, Universitätsklinikum der GHS, Hufelandstr. 55, D-4300 Essen 1

JUNGE, U., Prof. Dr.
Abteilung Innere Medizin II, Universität Ulm, Steinhövelstr. 9, D-7900 Ulm

JUNGINGER, TH., Priv.-Doz. Dr.
Chirurgische Universitätsklinik, Josef-Stelzmann-Str. 9, D-5000 Köln 41

KARAVIAS, TH., Dr.
Chirurgische Klinik und Poliklinik im Klinikum Steglitz der Freien Universität Berlin, Hindenburgdamm 30, D-1000 Berlin 45

KAYASSEH, L., Priv.-Doz. Dr.
Klinik Sonnenrain, Socinstr. 59, CH-4051 Basel

KOOP, H., Dr.
Medizinische Klinik der Philipps-Universität, Mannkopffstr. 1, D-3550 Marburg

Kortmann, K.-B., Dr.
Chirurgische Universitätsklinik und Poliklinik, Martinistr. 52,
D-2000 Hamburg 20

Kraas, E., Priv.-Doz. Dr.
Chirurgische Universitätsklinik, Abteilung für Allgemeinchirurgie,
Martinistr. 52, D-2000 Hamburg 20

Lang, C., Dr.
Departement für Innere Medizin, Kantonsspital Basel, Universität Basel,
CH-4031 Basel

Langenstein, H., Dr.
Abteilung für Intensivmedizin, Departement Chirurgie der Universität,
Kantonsspital, CH-4031 Basel

Langer, S., Prof. Dr.
Chirurgische Klinik und Poliklinik der Medizinischen Fakultät Aachen,
Goethestr. 27/29, D-5100 Aachen

Lankisch, P. G., Priv.-Doz. Dr.
Medizinische Universitätsklinik, Abteilung Gastroenterologie und Stoffwechsel,
Robert-Koch-Str. 40, D-3400 Göttingen

Liehr, H., Prof. Dr.
Kliniken der Stadt Saarbrücken/Winterberg, Theodor-Heuss-Str. 1,
D-6600 Saarbrücken

Linder, M. M., Priv.-Doz. Dr.
Chirurgische Universitätsklinik, Theodor-Kutzer-Ufer, D-6800 Mannheim 1

Lorenz, W., Prof. Dr.
Abteilung für experimentelle Chirurgie und pathologische Biochemie, Chirurgische Universitätsklinik, Robert-Koch-Str. 40, D-3400 Göttingen

Malchow, H., Prof. Dr.
Medizinische Universitätsklinik, Otfried-Müller-Str. 10, D-7400 Tübingen

Manegold, B. C., Prof. Dr.
Abteilung für Endoskopie, Klinikum der Stadt Mannheim, Theodor-Kutzer-Ufer,
D-6800 Mannheim 1

Müller, C., Dr.
Departement für Chirurgie, Allgemeinchirurgische Klinik, Kantonsspital Basel,
Spitalstr. 21, CH-4031 Basel

Münst, G. J., Dr.
Stadtspital Triemli, Birmendorferstraße 497, CH-8063 Zürich

Neher, M., Prof. Dr.
Chirurgische Klinik der Johannes-Gutenberg-Universität, Langenbeckstr. 1,
D-6500 Mainz

Otte, M., Prof. Dr.
Medizinische Hochschule Lübeck, Klinik für Innere Medizin,
Ratzeburger Allee 160, D-2400 Lübeck

Ottenjann, R., Prof. Dr.
Städtisches Krankenhaus Neuperlach, I. Medizinische Abteilung, Oskar-Maria-Graf-Ring 51, D-8000 München

Otto, H. F., Prof. Dr.
Pathologisches Institut der Universität Hamburg, Martinistr. 52, D-2000 Hamburg 20

Paumgartner, G., Prof. Dr.
Medizinische Universitätsklinik II, Klinikum Großhadern, Marchioninistr. 15, D-8000 München 70

Peiper, H.-J., Prof. Dr.
Klinik und Poliklinik für Allgemeinchirurgie, Klinikum der Universität Göttingen, Robert-Koch-Str. 40, D-3400 Göttingen

Ponette, E., Prof. Dr.
Abteilung für Radiologie, Akademisch Ziekenhuis Sint-Rafaël, Kapucijnenvoer 35, B-3000 Leuven

Rösch, W., Prof. Dr.
Medizinische Klinik am Krankenhaus Nordwest der Stiftung Hospital zum heiligen Geist, Steinbacher Hohl 2–26, D-6000 Frankfurt/Main 90

Rothmund, M., Prof. Dr.
Chirurgische Universitäts-Klinik, Langenbeckstr. 1, D-6500 Mainz

Sauerbruch, T., Dr.
Med. Universitäts-Poliklinik II, Klinikum Großhadern, Marchioninistr. 15, D-8000 München 70

Schiessel, R., Dr.
I. Chirurgische Universitätsklinik, Alserstr. 4, A-1097 Wien

Schneekloth, Gisela, Dr.
Institut für Diagnostische Radiologie der Universität, Inselspital, CH-3010 Bern

Schönekäs, H., Dr.
Medizinische Klinik der Universität Erlangen-Nürnberg, Abteilung Gastroenterologie, Flurstr. 17, D-8500 Nürnberg

Schumacher, K., Prof. Dr.
Abteilung für Hämatologie, Immunologie und Onkologie, Robert-Bosch-Krankenhaus, Auerbachstr. 110, D-7000 Stuttgart 50

Schumpelick, V., Priv.-Doz. Dr.
Chirurgische Universitätsklinik und Poliklinik, Martinistr. 52, D-2000 Hamburg 20

Schuster, H. P., Prof. Dr.
Klinikum der Johannes-Gutenberg-Universität, II. Medizinische Klinik und Poliklinik, Langenbeckstr. 1, D-6500 Mainz

Soehendra, N., Prof. Dr.
Abteilung für Allgemeinchirurgie, Chirurg. Universitätsklinik, Martinistr. 52, D-2000 Hamburg 20

SPECH, H. J., Priv.-Doz. Dr.
Kliniken der Stadt Saarbrücken/Winterberg, Zentrum f. innere Medizin, Theodor-Heuss-Str. 1, D-6600 Saarbrücken

SPIEGEL, M., Dr.
Stadtspital Triemli, Medizinische Klinik, Birmendorferstr. 497, CH-8063 Zürich

STIEHL, A., Prof. Dr.
Medizinische Universitätsklinik, Bergheimer Str. 58, D-6900 Heidelberg

STRAUB, P. W., Prof. Dr.
Inselspital Bern, Medizinische Universitätsklinik, CH-3010 Bern

STUBY, K., Dr.
Stadtspital Triemli, Birmendorferstr. 497, CH-8063 Zürich

THOMA, G., Dr.
Abteilung für Allgemeinchirurgie, Chirurg. Universitätsklinik, Martinistr. 52, D-2000 Hamburg 20

TONDELLI, P., Priv.-Doz. Dr.
Kantonsspital Basel, Departement für Chirurgie, CH-4004 Basel

WALDMANN, D., Priv.-Doz. Dr.
Klinikum der Albert-Ludwigs-Universität, Abteilung Gastroenterologische Endoskopie, Chirurgische Universitätsklinik, Hugstetter Str. 55, D-7800 Freiburg

WEBER, J. C., Dr.
Abteilung für Endoskopie, Klinikum der Stadt Mannheim, Theodor-Kutzer-Ufer, D-6800 Mannheim 1

WENZ, W., Prof. Dr.
Klinikum der Albert-Ludwigs-Universität, Abteilung Röntgendiagnostik, Hugstetter Str. 55, D-7800 Freiburg

WERNER, H., Prof. Dr.
Institut für Medizinische Mikrobiologie und Immunologie der Universität Bonn, Venusberg 53, D-5300 Bonn 1

WOLFF, G., Priv.-Doz. Dr.
Abteilung für Intensivmedizin, Departement Chirurgie der Universität, Kantonsspital, CH-4031 Basel

Allgemeine Prinzipien der gastrointestinalen Notfalltherapie

Koordinatoren: P. W. STRAUB und F. HENSCHEL

Kapitel 1

Akutes Lungenversagen: Pathophysiologie und Diagnostik

H. Burchardi

1 Definition

Für die Diagnose des „Akuten Lungenversagens" (oder ARDS = adult respiratory distress syndrome), auch als sog. „Schocklunge" bekannt, ist eine exakte, allgemeine Definition von großer Bedeutung.
Obwohl die Ätiologie des ARDS ein breites Spektrum unterschiedlicher Ursachen umfaßt, ist die Antwort der Lunge auf die verschiedenen Läsionen sehr einheitlich. So ist das ARDS heute ein gut definiertes, uniformes Syndrom einer akuten respiratorischen Insuffizienz mit typischen klinischen, funktionellen und morphologischen Veränderungen.

Klinische Zeichen:
- akute respiratorische Insuffizienz unterschiedlicher Ätiologie
- primär nicht auf dem Boden einer pulmonalen Infektion
- Dyspnoe, Tachypnoe, Hypoxämie – anfangs Hyperventilation, später zunehmend schwere Hyperkapnie
- röntgenologisch: typische Zeichen des interstitiellen Lungenödems, später der interstitiellen Fibrose
- das Versagen der Atemfunktion ist rasch progressiv, zwingt zur apparativen Beatmung; der Verlauf ist nicht selten irreversibel.

Funktionsstörungen:
- initial oft ohne manifeste klinische Symptomatik (sog. „symptomfreies Intervall")
- nach wenigen Tagen zunehmende Gasaustauschstörung für Sauerstoff und arterielle Hypoxämie, vorwiegend durch Anstieg des pulmonalen Rechts-Links-Shunts
- später auch zunehmende Gasaustauschstörung für CO_2 durch Anstieg der Totraumventilation
- fortschreitende Abnahme der Lungendehnbarkeit (Compliance) und des Lungenvolumens (funktionelle Residualkapazität).

Morphologische Veränderungen:

- in der Frühphase (u.a.):
  massive Anhäufung von polymorphkernigen Granulocyten ("Granulocyten-Sticking") und öfter auch von Thrombocytenaggregationen in der Lunge; Läsionen des Capillarendothels und des Alveolarepithels; progressive Permeabilitätsstörung der Capillarmembran mit hochgradigem interstitiellem Ödem.
- später (u.a.):
  hyaline Membranen und progressive interstitielle Lungenfibrose.

Mit Hilfe dieser allgemein akzeptierten Charakteristika läßt sich das ARDS differentialdiagnostisch von anderen Formen des Lungenversagens abgrenzen; z.B. von der "fluid lung" oder einer (Aspirations-)Pneumonie. Oft genug bleibt jedoch im klinischen Alltag die Diagnose umstritten, solange nicht der Beweis durch die Morphologie erbracht wurde. Nicht zuletzt hierdurch erklärt sich, warum Statistiken über Therapieerfolge oder Mortalität stark variieren.

2 Ätiologie, Triggerfaktoren und prädisponierende Konstellation

Das akute Lungenversagen oder ARDS ist stets eine sekundäre Lungenkomplikation, die auf dem Boden einer großen Vielfalt primärer Erkrankungen und Schädigungen entstehen kann (Tabelle 1). Die klinische Erfahrung lehrt, daß neben diesen ätiologischen Faktoren (sog. „Triggerfaktoren" nach Wolff [36]) die Entwicklung zum ARDS von bestimmten prädisponierenden Konstellationen begünstigt wird (Tabelle 2).
Eine der wichtigsten Konstellationen ist die Verminderung des Lungenvolumens, die Reduktion der funktionellen Residualkapazität (FRC). Er-

Tabelle 1. Einige ätiologische Faktoren für das ARDS

Bakteriämie, Sepsis
Kreislaufschock (jeder Genese)
Trauma, Polytrauma
Verbrauchscoagulopathie
Massentransfusion
Extracorporaler Kreislauf (sog. Perfusionslunge)
Akute Pankreatitis
Intoxikation (z.B. Bromcarbamide, Paraquat)
Rauch- und Reizgasinhalation
Verbrennung
u.a.

Tabelle 2. Prädisponierende Faktoren für das ARDS. (Nach Wolff et al. [36])

Niedrige FRC:	Alter Adipositas Zwerchfellhochstand (Ileus)
Kreislauf:	Low-flow-Syndrom Linksherzinsuffizienz Hypervolämie (3. Raum) positive Flüssigkeitsbilanz
Gerinnung:	Verbrauchskoagulopathie

niedrigte FRC ist oft eine Folge von gastroenterologischen Komplikationen, wie Zwerchfellhochstand, Ileus; kommt dann Peritonitis bzw. Sepsis als Triggerfaktor hinzu, dann wird die Häufigkeit des akuten Lungenversagens gerade als Komplikation gastroenterologischer Erkrankungen verständlich.

Angesichts der Schwierigkeiten der rechtzeitigen Diagnose eines bereits beginnenden akuten Lungenversagens empfiehlt Wolff [36], jeden Patienten als „ARDS-gefährdet" anzusehen, bei dem mindestens ein Triggerfaktor und eine prädisponierende Konstellation vorliegt. Die konsequente Behandlung sollte bereits in diesem Stadium beginnen.

3 Pathophysiologie

Die Pathophysiologie des akuten Lungenversagens umfaßt ein breites Spektrum schwieriger Funktionszusammenhänge. Im folgenden werden einige wesentliche pathophysiologische Faktoren aufgeführt, die vor allem in der entscheidenden Anfangsphase des akuten Lungenversagens von Bedeutung sind und die weitgehende Folgen für die Funktion der Lunge haben.

Aus den Befunden der Pathomorphologie wissen wir, daß die ersten entscheidenden Veränderungen bereits kurze Zeit (d.h. innerhalb der ersten Stunden) nach einem akuten, auslösenden Ereignis beginnen. Dennoch sind klinische Zeichen einer Funktionsstörung zunächst nicht nachweisbar; man spricht von einem „symptomfreien Intervall".

Einige entscheidende Phänomene der frühen Phase sind Störungen der Mikrozirkulation und der Membranpermeabilität der Lunge sowie (etwas später) Störungen der Surfactant-Funktion.

3.1 Störungen der pulmonalen Mikrozirkulation

Nach einem akut einsetzenden Ereignis (z.B. Schock) kommt es innerhalb weniger Minuten zu einem abrupten Anstieg des pulmonalen Gefäßwiderstandes, der im weiteren Verlauf dann zunächst wieder auf nur leicht erhöhte Werte absinkt.
Diese flüchtige, initiale Reaktion läßt sich in der Klinik verständlicherweise kaum nachweisen. Wir sind für dieses Phänomen auf das Tierexperiment angewiesen [4, 5].

Als *Ursache* werden verschiedene Faktoren diskutiert:

Regionale Hypoxie und Acidose im pulmonalen Gefäßbereich führen zu pulmonaler Vasoconstriction (Euler-Liljestrand-Reflex).

Autonome neurale Regulationsmechanismen. Nach Cook und Webb [5] könnte die pulmonale Vasoconstriction nach hypovolämischem Schock zumindest teilweise durch adrenerge Stimulation bedingt sein.
Seit Maire et al. [14] wird das sog. „neurogene Lungenödem" diskutiert, das nach einer Schädigung des ZNS (z.B. Schädel-Hirn-Trauma) auftritt, ohne daß sonstige pulmonale oder kardiovasculäre Ursachen gefunden werden.
Eine definierte regionale, cerebrale Hypoxämie verursacht im Tierexperiment ARDS-ähnliche Lungenveränderungen, die jedoch nicht auftreten, wenn die Lunge völlig von ihrer Nervenversorgung getrennt wird [17, 29].
Der Stellenwert dieser neuralen Regulationsmechanismen bleibt jedoch noch umstritten.

Rheologie. Die Fließeigenschaften des Blutes sind im Schock erheblich verändert; das hat auch für die Strömung im pulmonalen Gefäßbett Folgen:
Neben der Zusammenballung von Erythrocyten ("sludge") kommt es offenbar schon initial zu Thrombocytenaggregationen, denen früher der entscheidende Stellenwert des ARDS zugeschrieben wurde [2, 16]. Diese Thrombocytenaggregate verschwinden bald wieder.
Eine entscheidende Bedeutung wird heute jedoch dem sog. „Granulocyten-Sticking" zugemessen:
Hier kommt es im frühesten Stadium zu einer massiven Anhäufung von polymorphkernigen Granulocyten in der Lunge bei gleichzeitiger Leukopenie im übrigen Organismus. Die Entstehung dieses „Granulocyten-Sticking" ist noch nicht restlos geklärt. Nach Untersuchungen von Craddock [6] und Jacob [12] könnte eine Komplementaktivierung (insbesondere beim septischen Schock) hier eine Rolle spielen. Auch freigesetzte Proteasen (z.B. aus Granulocyten) könnten diesen Effekt hervorrufen: Ei-

gene tierexperimentelle Untersuchungen zeigen, daß es nach Infusion von Elastase in die A. pulmonalis zu einem massiven „Granulocyten-Sticking“ in der Lunge kommt.

Biogene Mediatoren. Vasoaktive Substanzen und lysosomale Proteasen sowohl aus Thrombocytenaggregationen als auch aus Granulocyten und anderen corpusculären Bestandteilen (z.B. Mastzellen) könnten ebenfalls den pulmonalen Gefäßtonus beeinflussen. Substanzen, wie Histamin, Serotonin, ADP, Prostaglandine, Bradykinine, aber auch lysosomale Proteasen, wie Elastase etc., kommen dafür in Frage; die endgültige Klärung ist jedoch bislang offen. Einige dieser Mediatoren scheinen auch die Membranpermeabilität zu beeinflussen und eventuell über diesen Mechanismus die Grundlage zum beginnenden ARDS zu legen.

Die *Folgen der gestörten Mikrozirkulation* für die Lungenfunktion besteht in einer Zunahme der Totraumventilation. Aus didaktischen Gründen wird in der Regel der pulmonale Gasaustausch am klassischen „3-Compartiment-Modell“ nach Riley u. Cournand [23] erklärt. Hierbei wird die Lunge in drei imaginäre Compartimente aufgeteilt: 1. einem idealen Compartiment mit einem optimalen Ventilations-Perfusions-Verhältnis ($\dot{V}_A/\dot{Q}$) von 0,8; 2. einem Compartiment mit reinem pulmonalen Rechts-Links-Shunt, das zwar perfundiert, nicht aber ventiliert wird ($\dot{V}_A/\dot{Q}=0$); 3. einem Compartiment mit reinem alveolären Totraum, das zwar ventiliert, nicht aber perfundiert wird ($\dot{V}_A/\dot{Q}=\infty$) (Abb. 1).
Vermehrte regionale Totraumventilation entsteht bereits früh im akuten Lungenversagen. Sie hat zur Folge, daß das Atemminutenvolumen er-

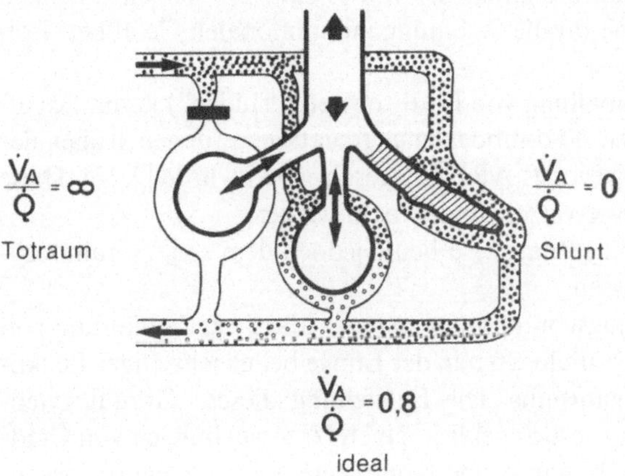

Abb. 1. Das 3-Compartiment-Modell für den pulmonalen Gasaustausch. Näheres s. Text. (Nach Riley u. Cournand [23])

höht werden muß (um den Anteil der Totraumventilation), damit das produzierte CO_2 ausreichend abgeatmet werden kann. Dieses wird unter Spontanatmung unmerklich kompensiert. Erst im weiteren Verlauf wird der Anteil der Totraumventilation ausgeprägter und damit klinisch bedeutsam. Im Spätstadium kann sie 60–70% der Gesamtventilation erreichen. Dann muß das Beatmungsminutenvolumen ganz erheblich gesteigert werden, wenn eine adäquate alveoläre Ventilation (d.h. die ausreichende Abatmung des unter Umständen sogar vermehrt produzierten CO_2) aufrechterhalten werden soll.

3.2 Permeabilitätsstörung

Ein weiteres, wesentliches Phänomen, das bereits in der frühesten Phase des Lungenversagens auftritt, ist ein interstitielles Ödem (Abb. 2).
Die Regulation des intravasalen Flüssigkeitsgleichgewichtes folgt den Gesetzmäßigkeiten, die Starling 1896 formulierte [26] (Tabelle 3). Hier wirken hydrostatische und kolloidosmotische Kräfte jeweils entgegengesetzt an der semipermeablen Membran.
Im Gegensatz zum Lungenödem aus kardialer Genese oder aus Ursache einer Überwässerung ist das interstitielle Lungenödem beim ARDS überwiegend durch Schädigung der abdichtenden Membran, durch Zunahme der Membranpermeabilität, durch Anstieg des Filtrationskoeffizienten bedingt. Stets wird die abdichtende Funktion des Capillarendothels rascher geschädigt als die des dicht „verkitteten" Alveolarepithels. So kommt es immer erst zu einem interstitiellen Ödem, bevor ein intraalveoläres Ödem entsteht [10].
Als *Ursache* werden auch hierfür lysosomale Enzyme und vasoaktive Substanzen aus aggregierten Thrombocyten und insbesondere aus den in der Lunge angesammelten polymorphkernigen Granulocyten angeschuldigt.
In jüngster Zeit werden auch Komplementreaktionen diskutiert, die mit Hilfe toxischer O_2-Radikale das Endothel schädigen können [12]. Unter septischen Bedingungen ist die schädigende Wirkung des Endotoxins auf das Capillarendothel der Lunge offenbar auf die Anwesenheit von Granulocyten angewiesen; auch hier scheint aktiviertes Komplement eine entscheidende Rolle zu spielen.
Schließlich werden auch Fibrinspaltprodukte (entstanden im Rahmen der reaktiven Fibrinolyse im protrahierten Schock, bei septischen Komplikationen, Peritonitis etc.) als Ursache der Endothelschädigung diskutiert [25].
Doch selbst die erhöhte Endotheldurchlässigkeit führt noch nicht zum interstitiellen Ödem, solange das vermehrte Flüssigkeitsangebot im Intersti-

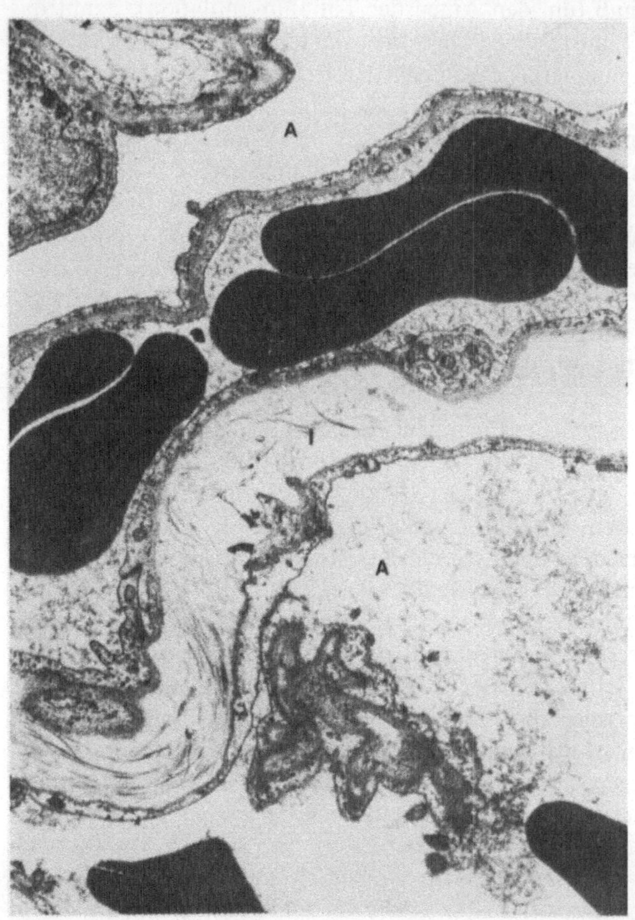

Abb. 2. Intravitale Lungenbiopsie vom Menschen im Schock; frühe Veränderungen im akuten Lungenversagen: Deutliches interstitielles Ödem *I*, endotheliale und epitheliale Läsionen. Alveolarraum *A*. In der Mitte = eine Capillare mit Erythrocyten. (Nach Staudacher et al. [28])

tium zunächst noch über das Lymphdrainagesystem kompensatorisch abtransportiert werden kann. Erst wenn die Kapazität dieser pulmonalen Lymphdrainage überschritten wird, kommt es zu zunehmender Flüssigkeitsansammlung im Interstitium. Dabei ist es durchaus möglich, daß einige unserer therapeutischen Maßnahmen, wie apparative Beatmung, insbesondere mit PEEP (= positiver endexspiratorischer Druck unter Beatmung) oder auch CPAP (= positiver Druck in den Atemwegen unter Spontanatmung), die Lymphdrainagekapazität ihrerseits beeinträchtigen [20].

Tabelle 3. Starling-Gleichung (1896)

$$\dot{Q}_f = K_f[(P_{mv} - P_{pmv}) - \sigma(\pi_{mv} - \pi_{pmv})]\,.$$

$\dot{Q}_f$ = Flüssigkeitsstrom (Capillare → Interstitium)
K_f = Filtrationskoeffizient
σ = Reflexionskoeffizient (Membranpermeabilität)
P_{mv} = hydrostatischer Capillardruck
P_{pmv} = hydrostatischer Gewebsdruck
π_{mv} = onkotischer Capillardruck
π_{pmv} = onkotischer Gewebsdruck

Folgen des interstitiellen Ödems. Das interstitielle Ödem hat Folgen für die Lungenfunktion, sowohl im Bereich der Atemmechanik als auch im Bereich des Gasaustausches:

Folgen für die Atemmechanik:
Die Lungendehnbarkeit (Compliance) wird zunehmend reduziert. Im Frühstadium des ARDS wird dieses allerdings kaum klinisch manifest, möglicherweise ist das aber Ursache der oft beobachteten anfänglichen Tachypnoe. – Später, unter der Beatmung, äußert sich dieses jedoch in einem zunehmenden Anstieg des inspiratorischen Beatmungsdruckes.
Als Folge der verminderten Dehnbarkeit werden die Vitalkapazität und das Lungenvolumen bzw. die funktionelle Residualkapazität (FRC) herabgesetzt.
Die Verminderung der funktionellen Residualkapazität hat ihrerseits unter Umständen zur Folge, daß in Exspirationsstellung der Lunge eine Vielzahl kleiner Atemwege (und Alveolen) vorübergehend verschlossen werden, d.h. daß es zeitweilig zu einem pulmonalen Rechts-Links-Shunt mit arterieller Hypoxämie kommen kann. So führt ein vermindertes Lungenvolumen stets auch zu einer Gasaustauschstörung für O_2 durch vermehrte pulmonale Shuntdurchblutung. Hier ist die logische therapeutische Konsequenz die Erhöhung des Lungenvolumens durch PEEP bzw. CPAP, wodurch sich meist der Shuntanteil reduzieren läßt.

Folgen für den Gasaustausch:
Die Flüssigkeitsansammlung im Interstitium beeinträchtigt den Gasaustausch in erster Linie durch einen regionalen Kollaps der Alveolen (Mikroatelektasen), offenbar nicht so sehr durch eine Verlängerung der Transferstrecke (im Sinne einer Diffusionsstörung) [27]. Atelektasen sind Alveolarbezirke, die nicht mehr ventiliert, jedoch noch perfundiert werden (s. Abb. 1); für den Gasaustausch bedeutet das funktionell ein intrapulmonaler Rechts-Links-Shunt.

So ist insgesamt der Anstieg des pulmonalen Rechts-Links-Shunts die entscheidende Gasaustauschstörung als Folge des interstitiellen Ödems. Die Bildung von Atelektasen hat gleichzeitig eine Zunahme der Totraumventilation durch kompensatorische Überblähung anderer Alveolarbezirke zur Folge, insbesondere unter Beatmung bei herabgesetzter Dehnbarkeit des Lungenparenchyms. So wird in der flüssigkeitsreichen Lunge die regionale Verteilung von Ventilation und Perfusion ungleichmäßiger, mit der Folge schwerer Störungen des Gasaustausches, sowohl für O_2 als auch für CO_2.

Atelektasen tragen ihrerseits dazu bei, daß sich das interstitielle Ödem verstärkt, indem in der Umgebung der kollabierten Alveolen der interstitielle Gewebedruck sinkt und somit der extravasale Flüssigkeitsstrom gefördert wird. Im weiteren Verlauf des ARDS werden die Alveolarwände in unterschiedlichem Maße mit *hyalinen Membranen* ausgekleidet, die offenbar intraalveoläre Ablagerungen von Fibrin sind [3]. Sie beeinträchtigen natürlich ebenfalls den Gasaustausch für O_2 erheblich, wohl im Sinne einer Diffusionsstörung.

3.3 Störung der Surfactant-Funktion

Substanzen zur Senkung der Oberflächenspannung in den Alveolen (der sog. „Surfactant") scheinen eine zentrale Bedeutung für Atemmechanik, Hämodynamik und Flüssigkeitstransport – und damit für den Gasaustausch in den Lungen zu haben. Die wirksame Komponente ist ein Phospholipid (Dipalmitoyllecithin), das durch komplizierte Synthese in den Typ-II-Pneumocyten gebildet wird. Nach Untersuchungen von Benzer [1] und Petty et al. [19] ist eine Schädigung dieses Surfactant-Systems im akuten Lungenversagen, zumindest als sekundäres Phänomen, mit großer Wahrscheinlichkeit anzunehmen:

- durch direkte Beeinträchtigung der Surfactant-Substanz (z.B. durch intraalveoläre Exsudation) [24]
- durch Störung der Surfactant-Produktion (Hypoxie, Acidose, Mikroperfusionsstörung) [33]
- durch Fehlsteuerung der Surfactant-Synthese [34] mit physikalisch unwirksamen Lecithinen.

Insgesamt ist es sehr wahrscheinlich, daß im akuten Lungenversagen auch das Surfactant-System geschädigt wird. Hierdurch wird die Atelektasebildung weiter begünstigt und das institielle Ödem (durch Verminderung des Gewebedrucks) noch gefördert. Einflüsse des Surfactant-Systems müssen jedoch eher zu den Folgeerscheinungen des ARDS gerechnet werden; an der Entstehung des Syndroms und an der primären Entwicklung haben sie wohl keinen Anteil.

3.4 Spätveränderungen

Kann innerhalb von etwa 8–10 Tagen nach den ersten klinischen Symptomen das akute Lungenversagen durch intensive, aggressive Therapie nicht entscheidend gebessert werden, so kommt es zu den Spätveränderungen des ARDS. Sie sind morphologisch gekennzeichnet durch eine progressive Fibrosierung des Interstitiums und durch Organisation der hyalinen Membranen und der pulmonalen Mikrothromben.
Die Folgen sind:

- zunehmende Verschlechterung der Lungendehnbarkeit: Der intrathorakale Beatmungsdruck steigt immer höher (Werte über 50–70 cm H_2O sind keine Seltenheit)
- extreme Zunahme der intrapulmonalen Shuntdurchblutung: Selbst unter Beatmung mit reinem Sauerstoff läßt sich der arterielle pO_2 nicht mehr im physiologischen Bereich halten
- extreme Zunahme der Totraumventilation: Bei der Beatmung muß das Ventilations-Minutenvolumen ständig erhöht werden, um den arteriellen pCO_2 noch im Normbereich zu halten.

Die progressive Verminderung der gasaustauschenden Alveolaroberfläche führt schließlich in der Regel dazu, daß der pulmonale Gasaustausch trotz Einsatz aller Möglichkeiten apparativer Beatmung nicht mehr aufrechterhalten werden kann. Der Patient stirbt an den Folgen der Hypoxämie.
So wird dieses Stadium der fortschreitenden interstitiellen Fibrosierung im allgemeinen als das „irreversible Stadium“ des ARDS bezeichnet. Es darf jedoch nicht übersehen werden, daß mittlerweile einige Fälle bekannt wurden, bei denen unter Einsatz intensivster, aggressiver Therapie selbst aus diesem Stadium noch Heilungserfolg erzielt werden konnten [13, 15]. Dieses sollte ermutigen, die Intensivtherapie auch in dieser Phase noch nicht verfrüht aufzugeben.

4 Diagnostik des ARDS

Die ersten patho-morphologischen Veränderungen in der Lunge, die später zum ARDS führen, treten bereits kurze Zeit (d.h. innerhalb von Stunden) nach einem auslösenden Ereignis (z.B. Schock, Trauma etc.) auf. Bevor klinische Symptome manifest werden, vergehen jedoch meist 1–2 Tage. Die Funktionsreserven der Lunge sind so groß, daß die Veränderungen bereits fortgeschritten sein müssen, bevor Störungen klinisch nachweisbar sind. Diese Erkenntnis ist für den Kliniker von entscheidender Bedeutung; sie zwingt ihn zu aufmerksamer und engmaschiger Diagno-

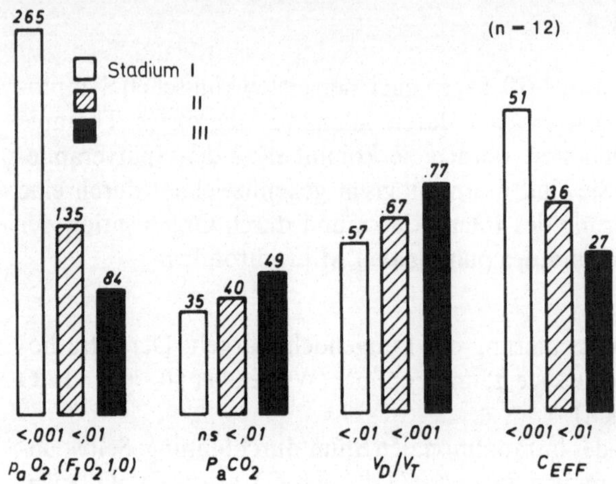

Abb. 3. Lungenfunktionsparameter während der verschiedenen Stadien des akuten Lungenversagens: arterieller O_2-Druck p_aO_2 und CO_2-Druck p_aCO_2, Totraumanteil V_D/V_T und effektive Compliance C_{EFF} unter apparativer Beatmung mit 100% O_2. (Mittelwerte und Signifikanz). Näheres s. Text. (Nach Herzog [11])

stik bei der Suche nach Frühsymptomen, und sie erfordert rasch einsetzende konsequente Therapie, sobald der dringende Verdacht auf ein beginnendes ARDS besteht.

Herzog [11] hat einige wichtige Lungenfunktionsparameter während des Verlaufs in den drei verschiedenen Stadien des ARDS gemessen (Abb. 3): Stadium I: eine „Latenzperiode", das sog. „symptomfreie" Intervall bis zu 3 Tagen nach dem auslösenden Ereignis. Stadium II: eine Periode der klinisch manifesten respiratorischen Insuffizienz mit schwerer arterieller Hypoxämie, Dyspnoe und Tachypnoe, die bis zu 7–10 Tagen dauern kann, und innerhalb der die Intensivtherapie noch erfolgreich sein kann. Und schließlich Stadium III: die in der Regel irreversible therapieresistente Endphase des Lungenversagens mit fortschreitend zunehmender Hypoxämie und Hyperkapnie, was morphologisch dem Stadium der progressiven interstitiellen Fibrosierung entspricht.

Diese fortschreitende Entwicklung läßt sich gut an den zunehmenden Störungen der Lungenfunktion nachweisen: Im „latenten" Stadium I zeigen sich nur geringgradige Veränderungen, die leicht übersehen werden können: Der arterielle O_2-Partialdruck (unter 100% O_2) erscheint noch kaum beeinträchtigt (er fällt erst deutlich ab im Stadium II). Der arterielle pCO_2 ist geringgradig erniedrigt (im Sinne einer leichten Hyperventilation). Die Totraumventilation (V_D/V_T) ist mäßig erhöht, steigt aber dann im weiteren Verlauf erheblich an. Die Compliance (Lungendehnbarkeit) ist zunächst unauffällig, fällt aber in den späteren Stadien deutlich ab. Sofern nicht primär wesentliche Lungenfunktionsstörungen vorliegen (z.B. durch Aspiration oder bei Behinderung der Atmung durch Zwerchfellhochstand bei Ileus), ist die frühe „latente" Phase des akuten Lungenversagens in der Regel ohne eindeutige klinische Zeichen: Dyspnoe, Tachypnoe oder eine leichte respiratorische Alkalose erscheinen unkritisch und sind vieldeutig. Die frühe und damit rechtzeitige Diagnose des akuten Lungenversagens ist also schwierig und stellt hohe Ansprüche an den behandelnden Kliniker. Ist aus der Vorgeschichte (z.B. Schock), aus der Grunderkrankung (z.B. Peritonitis, Sepsis) und aus besonderen prädisponierenden Konstellationen (z.B. Zwerchfellhochstand bei Ileus) heraus die Entstehung eines akuten Lungenversagens als Komplikation zu befürchten, so muß daher die Überwachung der Atemfunktion und die Diagnostik der respiratorischen Parameter (insbesondere der arteriellen Blutgasanalyse) besonders engmaschig und aufmerksam erfolgen.

4.1 Oxygenierung (Gasaustausch für O_2)

Die Effektivität des pulmonalen Gasaustausches für O_2 wird gemessen am arteriellen O_2-Partialdruck (pO_2a), der seinerseits natürlich abhängig ist von der inspiratorischen O_2-Konzentration (F_IO_2), aber auch von der alveolären Ventilation (d.h. vom arteriellen pCO_2). Um den Einfluß der Ventilation bei der Beurteilung des Gasaustausches für O_2 auszuschalten, ist es unter Umständen aufschlußreich, die alveoloarterielle O_2-Druckdifferenz ($AaDO_2$) zu ermitteln. Hierfür muß mit Hilfe der bekannten Alveolarluft-Formel (s. Anhang) der ideale alveoläre O_2-Partialdruck bestimmt werden. Die $AaDO_2$ ist somit ein „standardisiertes" Maß für den Gasaustausch für O_2. Die Berechnung ist heute mit programmierbaren Taschenrechnern wesentlich erleichtert. Unter physiologischen Bedingungen bei Luftatmung beträgt die $AaDO_2$ 2–4 mm Hg.
Da jedoch die Größe der $AaDO_2$ bereits bei physiologischer Lungenfunktion abhängig ist von der inspiratorischen O_2-Konzentration (Abb. 4) und somit der „Normbereich" ein breites Spektrum umfaßt, bietet die Berechnung der $AaDO_2$ für die tägliche Routine m.E. keine entscheidende Vereinfachung.
Bei reiner Sauerstoffatmung ($F_IO_2 = 1{,}0$) ist jeder Anstieg der alveolo-arteriellen O_2-Druckdifferenz ($AaDO_2$) verursacht durch eine Zunahme des intrapulmonalen Rechts-Links-Shunts (auch sog. „venöse Beimischung", normal 2–4% des Herzzeitvolumens). Eine $AaDO_2$ von etwa 250 mm Hg entspricht einer geringgradigen Zunahme des Shuntanteils auf etwa 10% (s. Abb. 4).

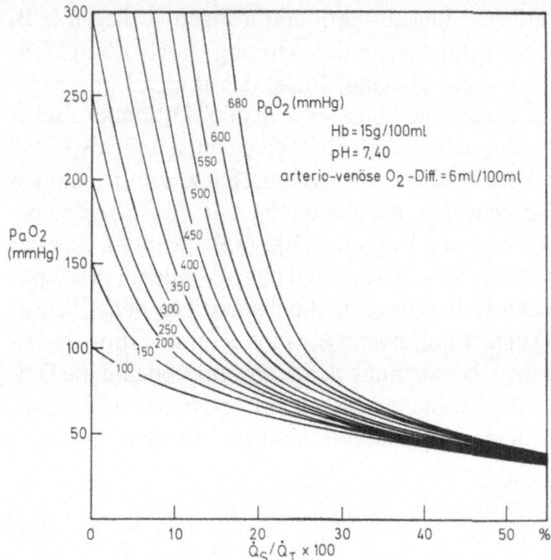

Abb. 4. Arterieller O_2-Partialdruck pO_2 und intrapulmonaler Rechts-links-Shunt $\dot{Q}_S/\dot{Q}_T$ bei unterschiedlichen alveolären O_2-Drücken p_AO_2. Die Kurven wurden für folgende Bedingungen errechnet: 15 g-% Hämoglobin, pH = 7.4, arterio-venöse O_2-Gehaltsdifferenz = 6 ml/100 ml. (Nach Pontoppidan et al. [21])

Der pulmonale Shunt wird nach der sog. „Shunt-Formel" berechnet (s. Anhang). Es ist jedoch zu berücksichtigen, daß hierfür sowohl eine arterielle als auch eine gemischt-venöse Gasanalyse erforderlich sind; es muß also ein Pulmonalarterien-Katheter (oder zumindest ein zentraler Venenkatheter) liegen. Die einfache Schätzung des gemischt-venösen O_2-Gehalts [etwa unter Annahme einer arterio-venösen O_2-Gehaltsdifferenz ($avDO_2$) von 4–5%] führt besonders bei Intensivpatienten zu erheblichen Fehlkalkulationen.

Funktionell ist die Zunahme des intrapulmonalen Rechts-Links-Shunts schon im frühen Stadium des ARDS eine der wesentlichsten Störungen des Gasaustausches für O_2 (Mikroatelektasen, Verschluß kleiner Atemwege, reduziertes Lungenvolumen, interstitielles Ödem); er steigt fortschreitend im weiteren Verlauf des Lungenversagens, sofern er nicht durch die therapeutischen Maßnahmen (besonders durch die PEEP) beherrscht werden kann.

Doch auch das Herzzeitvolumen beeinflußt den pulmonalen Shunt: einmal über die arterio-venöse O_2-Gehaltsdifferenz ($avDO_2$), zum anderen über das HZV selber. So nimmt bei Verminderung des Herzzeitvolumens der Shuntanteil insgesamt ab, obwohl die $avDO_2$ erhöht ist. Daher ist im

Kreislaufschock der arterielle pO_2 in der Regel *nicht* vermindert; wird dennoch eine arterielle Hypoxämie manifest, so ist dieses immer ein Hinweis für eine zusätzliche respiratorische Funktionsstörung (z.B. für ein beginnendes ARDS).

Nun darf aber nicht übersehen werden, daß das 3-Compartiment-Modell (s. Abb. 1) den wahren Ablauf des pulmonalen Gasaustausches stark vereinfacht: In Wirklichkeit ist das Ventilations-Perfusions-Verhältnis ($\dot{V}_A/\dot{Q}$) in der Lunge kontinuierlich in einem Bereich von $0-\infty$ verteilt. So existieren unter pathologischen Situationen eine Vielzahl abnormer $\dot{V}_A/\dot{Q}$-Verhältnisse (sog. $\dot{V}_A/\dot{Q}$-Inhomogenitäten), die bei dieser Betrachtung leicht übersehen werden.

Einen etwas differenzierteren Einblick in die wirklichen pulmonalen Gasaustauschstörungen (z.B. durch inhomogene Belüftung, regionale Hypoventilation, sog. „langsame" Compartimente; aber auch durch eventuelle Diffusionsstörungen) erhält man durch Bestimmung der venösen Beimischung und der unterschiedlichen inspiratorischen O_2-Konzentrationen (F_IO_2): Bei Luftatmung oder nur leicht erhöhtem F_IO_2 ist eine Vergrößerung der $AaDO_2$ (bzw. eine Zunahme der „scheinbaren" venösen Beimischung) nicht mehr nur durch reinen pulmonalen Shunt, sondern auch durch andere pathologische $\dot{V}_A/\dot{Q}$-Verhältnisse oder gar durch Diffusionsstörungen bedingt.

So ist eine subtilere Diagnostik der Gasaustauschstörung für O_2 möglich, indem die „scheinbare" venöse Beimischung zunächst bei Luftatmung (bzw. einem etwas höheren F_IO_2) und danach bei reiner O_2-Atmung (nach einer Äquilibrierungsphase von etwa 20 min) bestimmt wird.

Diese differenzierte Diagnostik des Gasaustausches für O_2 wurde von Fallat et al. [9] bei ARDS eingesetzt. Sie konnten damit zeigen (Abb. 5), daß in der frühen, reversiblen Phase des ARDS die Oxygenierung nicht nur durch intrapulmonalen Rechts-Links-Shunt, sondern auch z.B. durch ungleichmäßige Belüftung gestört war: Hier war die venöse Beimischung unter Atmung mit 60% O_2 größer als unter 100% O_2. Gleichzeitig ließ sich die Oxygenierung durch PEEP wesentlich verbessern; der Shunt war also noch nicht „fixiert", die Gasaustauschstörung war noch reversibel. Die Überlebensrate dieser Patientengruppe lag bei etwa 50%. Im morphologischen Befund (intravitale Lungenbiopsien) war die interstitielle Fibrose noch nicht ausgeprägt.

In der späten Phase des ARDS mit schwerer interstitieller Fibrosierung war dagegen der Shunt „fixiert", er änderte sich nicht unter unterschiedlichem F_IO_2; auch PEEP konnte die Oxygenierung nicht verbessern (Abb. 6). Die Überlebensrate dieser Gruppe lag bei nur etwa 20%.

Durch diese differenzierte Diagnostik der Gasaustauschstörung konnten Fallat et al. [9] eine gute Übereinstimmung zwischen Morphologie und Funktionsstörung beim ARDS nachweisen. Es scheint eine zweckmäßige,

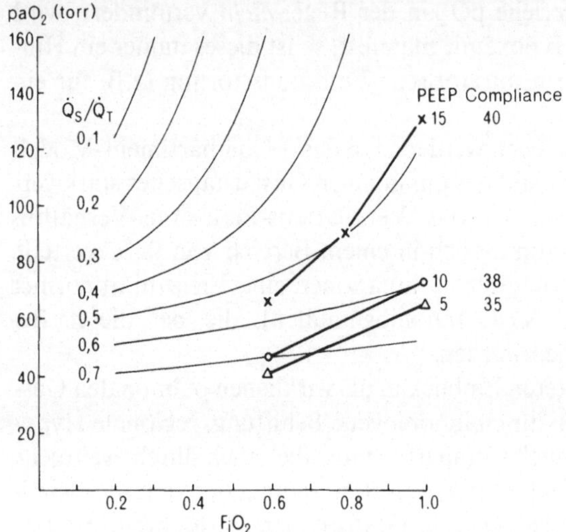

Abb. 5. ARDS im früheren (vermutlich reversiblen) Stadium: Reaktion des arteriellen O_2-Drucks paO_2 auf Variation der inspiratorischen O_2-Konzentration F_IO_2 und des PEEP-Niveaus: Deutliche Verbesserung des $p_a O_2$ of PEEP. Die venöse Beimischung $\dot{Q}_S/\dot{Q}_T$ steigt mit niedrigerer F_IO_2, wonach $\dot{V}_A/\dot{Q}$-Inhomogenitäten bzw. Diffusionsstörungen angenommen werden können. Näheres s. Text. Die theoretischen $\dot{Q}_S/\dot{Q}_T$-Kurven wurden nach der Shunt-Gleichung für die folgenden aktuellen Bedingungen des Patienten errechnet: Hämoglobin (HBG) = 9,1 g-%; respiratorischer Quotient (RQ) = 0,80; arterio-venöse O_2-Gehaltdifferenz ($avDO_2$) = 2,0 ml/100 ml; arterieller pH (pHa) = 7,320; arterieller CO_2-Druck (p_aCO_2) = 42,6 mmHg; Körpertemperatur (TEMP) = 39,2 °C; Barometerdruck (PB) = 755,0 mmHg. (Nach Fallat et al. [9])

empfehlenswerte Verbesserung der Diagnostik zu sein, insbesondere für die Beurteilung der Prognose, die Überwachung des weiteren Ablaufs des Lungenversagens und für die Bewertung unserer therapeutischen Maßnahmen.

Die gute therapeutische Beeinflußbarkeit in den früheren Phasen des akuten Lungenversagens demonstrieren auch Befunde von Herzog [11] (Abb. 7), der im Stadium I des ARDS mit Variation des Beatmungsmodus (niedrige inspiratorische Strömungsgeschwindigkeit, PEEP und inspiratorischem Druckplateau = "hold") die Oxygenierung noch wesentlich verbessern konnte; im späteren Verlauf hatten diese Maßnahmen jedoch keinen Erfolg.

Dennoch ist der Einsatz von reinem Sauerstoff für die Shunt-Bestimmung heute nicht mehr unumstritten: Unter einem F_IO_2 von 1,0 kann der intrapulmonale Rechts-Links-Shunt zunehmen, da Resorptionsatelektasen entstehen können [8, 22, 32]; dabei kollabieren sehr langsam ventilierte Compartimente unter Umständen völlig.

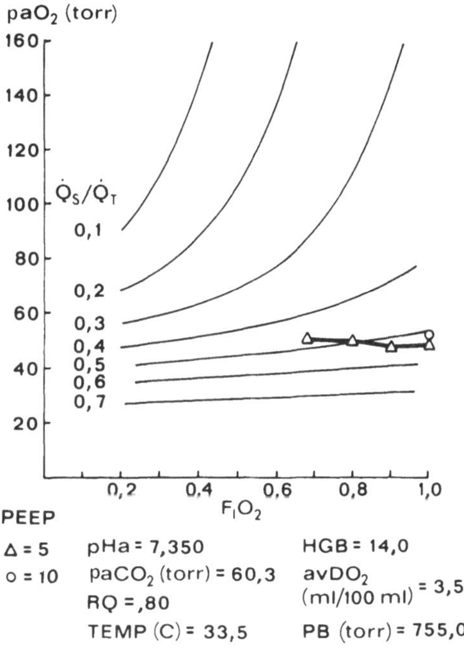

Abb. 6. ARDS im späten (vermutlich irreversiblen) Stadium: Minimale Änderungen des p_aO_2 nach Variation des F_IO_2 und des PEEP. Der Shunt ist „fixiert". Näheres s. Text. Die theoretischen $\dot{Q}_S/\dot{Q}_T$-Kurven wurden wie in Abb. 5 nach der Shunt-Gleichung für die aktuellen Bedingungen (s. unten) errechnet. (Nach Fallat et al. [9])

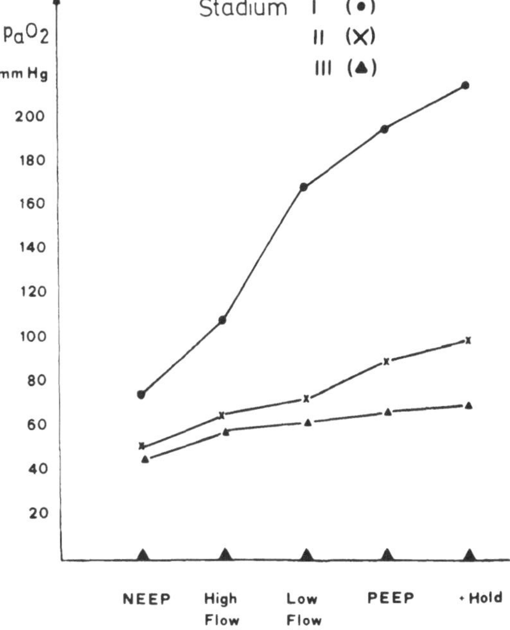

Abb. 7. Wirkung unterschiedlicher Beatmungsmuster auf den arteriellen O_2-Druck p_aO_2 während der verschiedenen Stadien des ARDS. *NEEP* = negativer endexspiratorischer Druck. *High Flow* = hohe inspiratorische Strömungsgeschwindigkeit. *Low Flow* = niedrige inspiratorische Strömungsgeschwindigkeit. *PEEP* = positiv endexspiratorischer Druck. *+Hold* = zusätzlich endexspiratorisches Druckplateau. (Nach Herzog [11])

4.2 Alveoläre Ventilation (Gasaustausch für CO_2)

Eine Störung der pulmonalen Perfusion führt zu einer Zunahme der alveolären Totraumventilation (V_D/V_T); so ist im Schock und beim "low output syndrome" stets der Gasaustausch für CO_2 beeinträchtigt.
In der Initialphase des ARDS unter Spontanatmung wird die nur leicht erhöhte Totraumventilation mit kompensierender Hyperventilation und respiratorischer Alkalose beantwortet. Bei zunehmender Verschlechterung der Lungendehnbarkeit (Compliance) sind Atelektasen ihrerseits meist kombiniert mit erhöhter Totraumventilation, insbesondere, wenn unter apparativer Beatmung ein Minimum an Ventilationsvolumen erzwungen werden muß. Daher ist beim ARDS die Beeinträchtigung der Oxygenierung im allgemeinen verbunden mit gleichzeitiger Gasaustauschstörung für CO_2 ($V_D/V_T\uparrow$), sowohl in der Phase des interstitiellen Ödems als auch insbesondere später bei der interstitiellen Fibrosierung. So gehört die Zunahme der Totraumventilation zu den typischen Symptomen des ARDS. Ihre Interpretation ist jedoch vielschichtig. Damit ist sie zwar zur Frühdiagnostik nicht geeignet; für die Beurteilung des progressiven Verlaufs bietet sie jedoch einen wertvollen diagnostischen Hinweis. Im Spätstadium des ARDS sind massive Zunahmen der V_D/V_T (bis zu 60–70%) keine Seltenheit; dann werden Beatmungsminutenvolumina bis zu 15–20 l/min erforderlich, um das CO_2 zu eliminieren. Schließlich bricht der pulmonale Gasaustausch trotz Beatmung restlos zusammen.
Die Messung des Totraumanteils (V_D/V_T) ist einfach (s. Anhang): Es wird lediglich eine arterielle Gasanalyse und die Bestimmung der gemischten exspiratorischen CO_2-Konzentration (Gassammelbeutel, URAS) erforderlich. Schwierigkeiten bereiten unter apparativer Beatmung allerdings die exakte Trennung des in-/exspiratorischen Gasgemisches; ferner muß der Einfluß der Gaskompression im Respirator und in den Zuführungsschläuchen kompensiert werden [7].

4.3 Atemmechanik

4.3.1 Compliance

Die Veränderungen der Lungendehnbarkeit spielen im Verlauf des ARDS eine entscheidende Rolle. Unter Spontanatmung ist die Compliance nur schwierig zu messen; sie ist daher kein aussagekräftiger Parameter für die Frühdiagnostik des ARDS. Im weiteren Verlauf und unter apparativer Beatmung jedoch ist die Messung der sog. effektiven Compliance (= Dehnbarkeit des gesamten Lungen-Thorax-Systems) einfach und wird allgemein angewandt. Die effektive Compliance des gesamten Respirationssystems kann stellvertretend für die pulmonale Compliance

angesehen werden, da die Dehnbarkeit des Thoraxsystems allein unabhängig von der Ausgangslage praktisch konstant bleibt.
Zur Bestimmung der effektiven Compliance unter Beatmung wird das Hubvolumen (V_T) durch die inspiratorisch-exspiratorische Druckdifferenz (= Plateaudruck − PEEP) dividiert $\left(C = \frac{\Delta V_T}{\Delta P}\right)$. Für die klinische Routine reicht es aus, hierfür die im Respirator incorporierten Meßinstrumente zu verwenden (d.h. Spirometer und Manometer). Für genauere Messungen müssen die Basisparameter jedoch unmittelbar am Tubus des Patienten und nicht am Exspirationsauslaß des Respirators gemessen werden, um Fehlereinflüsse durch Luftkompression und Dilatation der Zuführungsschläuche auszuschalten.
Die Compliance ist selbstverständlich keine spezifische Meßgröße für das ARDS. Sie ist jedoch ein wertvoller Parameter für die Überwachung des Verlaufs des Lungenversagens sowie zur Beurteilung der Beatmungstherapie. So läßt sich nach Suter et al. [31] das therapeutisch günstigste PEEP-Niveau (sog. "best PEEP") mit Hilfe der besten effektiven Compliance finden. Es ist jedoch festzuhalten, daß in fortgeschritteneren Stadien des ARDS mit interstitieller Fibrose und sehr niedriger Compliance das Konzept des "best PEEP" meist versagt.

4.3.2 Resistance

Da beim ARDS eine Bronchoconstriction selten ist, hat die Überwachung der Strömungswiderstände in den Atemwegen (airway resistance) keine klinische Bedeutung.

4.3.3 Funktionelle Residualkapazität (Lungenvolumen)

Die funktionelle Residualkapazität (FRC) ist das Lungenvolumen, das nach einer normalen Exspiration in der Lunge verbleibt. Die FRC ist von entscheidender Bedeutung für die Größe der gasaustauschenden Alveolaroberfläche und die Gasmischung im Alveolarraum. Bei erniedrigter FRC kommt es oft zum Verschluß kleiner Atemwege, zum Alveolarkollaps und zu Mikroatelektasen, wodurch funktionell eine Zunahme des pulmonalen Rechts-Links-Shunts entsteht.
Beim ARDS ist die FRC bereits in der Frühphase durch das interstitielle Ödem vermindert; sie vermindert sich weiter im Zuge der fortschreitenden Reduktion der Lungendehnbarkeit (Compliance). Die therapeutische Konsequenz besteht in der Wiederausdehnung der Lunge mit PEEP oder CPAP; hierdurch wird der Gasaustausch für O_2 dann meist deutlich verbessert. Bedauerlicherweise wird die Bestimmung der FRC in der Klinik selten eingesetzt. Sie ist nicht schwierig und bedarf nur einiger apparativer Ausstattung (z.B. Helium- bzw. Stickstoffanalysator) [30]. Zur Überwa-

chung des Verlaufs, zusammen mit der Messung der Compliance und der arteriellen Gasanalyse, wäre die regelmäßige Bestimmung der FRC sehr nützlich.

4.3.4 Vitalkapazität

Unter verminderter Lungendehnbarkeit und erniedrigter funktioneller Residualkapazität ist auch die Vitalkapazität (VK) der Lunge herabgesetzt. Die Vitalkapazität kann unter Spontanatmung sehr einfach mit Hilfe eines Spirometers (z.B. Wright-Respirometer) gemessen werden; sie kann daher ein wichtiger Parameter für die Frühdiagnostik des ARDS sein. Bei einer verminderten Vitalkapazität (z.B. auch bei Zwerchfellhochstand während Ileus) ist grundsätzlich die Expectoration des Bronchialsekrets beeinträchtigt; hierdurch entsteht der Boden für schwerwiegende respiratorische Komplikationen (Bronchopneumonien, Atelektasen etc.). Im allgemeinen wird empfohlen, den Patienten nicht mehr spontan atmen zu lassen, wenn die VK 15 ml/kg KG unterschreitet [36].

4.4 Hämodynamik

Eines der entscheidenden Phänomene der Initialphase des ARDS, noch ehe die pulmonale Insuffizienz klinisch manifest wird, ist der erhebliche Anstieg des pulmonalen Gefäßwiderstands im kleinen Kreislauf. Dieses frühe Phänomen wird meist klinisch unentdeckt bleiben. Doch auch im weiteren Verlauf des Lungenversagens kann die progressive Entwicklung an den Veränderungen der pulmonalen Hämodynamik abgelesen werden. Daher wird die kontinuierliche Überwachung des Pulmonalarteriendrucks mittels Einschwemmkatheter nach Swan-Ganz heute in vielen Intensivzentren routinemäßig zumindest für die akute Phase des Lungenversagens eingesetzt.

Zur Vereinfachung der Beurteilung haben Wolff et al. [35] den sog. „*Widerstandsquotienten*" eingeführt:

$$\frac{\text{systemisch-vasculärer Widerstand}}{\text{pulmonal-vasculärer Widerstand}} = \frac{\text{SVR}}{\text{PVR}}.$$

Dabei ist:

$$\text{SVR} = \frac{\text{AOP-RAP}}{\text{CI}} \tag{1}$$

$$\text{PVR} = \frac{\text{PAP-LAP}}{\text{CI}} \tag{2}$$

$$\frac{\text{SVR}}{\text{PVR}} = \frac{\text{AOP-RAP}}{\text{PAP-LAP}} \tag{3}$$

(SVR = systemisch-vasculärer Widerstand
AOP = mittlerer Aortendruck
PAP = mittlerer Pulmonalarteriendruck
RAP = Druck im rechten Vorhof
LAP = Druck im linken Vorhof
CI = Herzindex, der aus der endgültigen Formel herausgekürzt wird),

Liegt der Widerstandsquotient unter 5, so muß die pulmonale Hypertension pharmakologisch behandelt werden.
Als weitere Vereinfachung wird vielfach auch der *„aortopulmonale Quotient“* verwandt:

$$\frac{\text{mittlerer Aortendruck}}{\text{mittlerer Pulmonalarteriendruck}} = \frac{\text{AOP}}{\text{PAP}}.$$

Dieser Quotient sollte mindestens einen Wert von 3 aufweisen, sonst ist die pulmonale Hypertension behandlungsbedürftig. Beide Quotienten erlauben eine gute Beurteilung der pulmonalen Hämodynamik und damit des Verlaufs des akuten Lungenversagens; ihr Informationswert ist größer als der des Pulmonalarteriendrucks allein [35].

4.5 Röntgenologische Diagnostik

Die Röntgendiagnostik des akuten Lungenversagens ist nicht unproblematisch:
Erhebliche Diskrepanzen zwischen dem klinischen Bild und der Funktionsstörung einerseits und dem röntgenologischen Befund andererseits sind nicht selten. Beim beginnenden Lungenversagen kann der Röntgenbefund der Lunge noch relativ unauffällig sein, obwohl die Lungenfunktion und die Blutgasanalyse bereits auf erhebliche Störungen hinweisen. Andererseits können, während der Phase beginnender Heilung, die klinischen Parameter bereits eine Besserung deutlich machen, während die Röntgenaufnahmen noch eindrucksvolle Veränderungen zeigen.
So sollte bei der Diagnostik und Beurteilung des ARDS der röntgenologische Befund nur mit Vorsicht verwertet werden, zumal auch die Qualität der bettseitig angefertigten Aufnahmen oft nicht optimal ist.
Die frühen röntgenologischen Veränderungen zeigen eine helle, homogene, milchglasartige Verschattung, anfangs diffus, später großfleckig, die dem interstitiellen Ödem entspricht [18]. Später, während der interstitiellen Fibrose, wird meist die charakteristische feine reticulogranuläre, diffuse Netzzeichnung deutlich, die von wolkigen Infiltrationen bronchopneumonischer Herde überlagert sein kann [18].

5 Schlußfolgerung

Für eine erfolgreiche Behandlung des akuten Lungenversagens ist der rechtzeitige, frühe Einsatz aller therapeutischen Maßnahmen wichtigste Voraussetzung. Das erfordert frühe Erkennung der respiratorischen Komplikationen. Alle meßbaren Größen für die Frühdiagnose sind jedoch unspezifisch, vieldeutig und zunächst nur mäßig verändert. So kommt es entscheidend darauf an, daß zumindest der klinische Verdacht des drohenden Lungenversagens rechtzeitig geweckt wird. Hierfür sind die typischen ätiologischen Triggerfaktoren und die prädisponierenden Konstellationen wichtige Anhaltspunkte.

6 Anhang

6.1 Alveolo-arterielle O_2-Druckdifferenz ($AaDO_2$)

Der arterielle pO_2 ist nicht nur abhängig von der inspiratorischen O_2-Konzentration (F_IO_2), sondern auch von der alveolären Ventilation, d.h. vom arteriellen p_aCO_2. Dieses wird bei der Berechnung des alveolären p_AO_2 berücksichtigt.
Die *alveolo-arterielle O_2-Druckdifferenz ($AaDO_2$)* wird berechnet:

$$AaDO_2 = p_AO_2 - p_aO_2 \quad [\text{mm Hg}]. \tag{1}$$

Der *alveoläre O_2-Partialdruck* (p_AO_2) ist nicht meßbar; sein idealer Wert kann aber berechnet werden; eine *vereinfachte* Formel hierfür ist:

$$p_AO_2 = F_IO_2 \cdot (p_B - p_AH_2O) - p_aCO_2 \quad [\text{mm Hg}]. \tag{2}$$

Dabei ist:

F_IO_2 = inspiratorische O_2-Konzentration (z.B. für Luft = 0,21)
p_B = atmosphärischer Druck [mm Hg]
p_AH_2O = alveolärer Wasserdampfdruck [mm Hg]
(= 47 mm Hg bei 37 °C)
p_aCO_2 = arterieller CO_2-Druck [mm Hg]
(als Ersatz für den nicht meßbaren alveolären CO_2-Druck).

6.2 Intrapulmonaler Rechts-Links-Shunt ($\dot{Q}_S/\dot{Q}_T$)

Die intrapulmonale Shuntperfusion ($\dot{Q}_S$) wird als %-Anteil des Herzminutenvolumens ($\dot{Q}_T$) angegeben:

$$\frac{\dot{Q}_S}{\dot{Q}_T} = \frac{C_c - C_a}{C_c - C_{\bar{v}}}. \tag{3}$$

Dabei ist:

$$\left.\begin{array}{l} C_c = \text{capillärer} \\ C_a = \text{arterieller} \\ C_{\bar{v}} = \text{gemischt-venöser} \end{array}\right\} O_2\text{-Gehalt} \quad [\text{ml}/100\ \text{ml}]$$

Unter reiner O_2-Atmung (über ca. 20 min) wird angenommen, daß eine verbleibende Gasaustauschstörung für O_2 ausschließlich durch Rechts-Links-Shunt (und nicht durch Verteilungsstörungen oder Diffusionsstörungen) zustandekommt. Zur Abschätzung des üblicherweise nicht meßbaren capillären O_2-Gehalts wird angenommen, daß der capilläre O_2-Druck gleich dem alveolären O_2-Druck ist:

$$p_cO_2 = p_AO_2. \tag{4}$$

Unter der Voraussetzung, daß eine 100%ige arterielle O_2-Sättigung vorliegt (d. h. $p_aO_2 \geqq 150$ mm Hg), läßt sich nun der arterielle und der capilläre O_2-Gehalt berechnen:

$$C_a = \text{Hb} \times 1{,}34 + p_aO_2 \times 0{,}0031. \tag{5}$$

$$C_c = \text{Hb} \times 1{,}34 + p_AO_2 \times 0{,}0031. \tag{5a}$$

Entsprechend wird der gemischt-venöse O_2-Gehalt (Entnahme aus der A. pulmonalis!) ermittelt:

$$C_{\bar{v}} = \text{Hb} \times 1{,}34 \times O_2\text{-Sat}_{\bar{v}} \tag{6}$$

$O_2\text{-Sat}_{\bar{v}}$ = gemischt-venöse O_2-Sättigung (der physikalisch gelöste O_2-Anteil im gemischt-venösen Blut kann vernachlässigt werden).

Die *Shunt-Formel* enthält dann für die Praxis folgende (vereinfachte) Form:

$$\frac{\dot{Q}_S}{\dot{Q}_T} = \frac{\text{AaDO}_2 \times 0{,}0031}{(C_a - C_{\bar{v}}) + \text{AaDO}_2 \times 0{,}0031}. \tag{7}$$

Die Basisparameter hierfür sind leicht meßbar (bei $F_IO_2 = 1{,}0$ bzw. $0{,}5$):

Hb = Hämoglobingehalt
p_aO_2 = arterieller O_2-Druck
$O_2\text{-Sat}_{\bar{v}}$ = gemischt-venöse O_2-Sättigung (A.-pulmonalis-Katheter!).

6.3 Totraumventilation (V_D/V_T)

Die Berechnung erfolgt nach der Formel:

$$V_D/V_T = \frac{p_aCO_2 - p_{\bar{E}}CO_2}{p_aCO_2}. \tag{8}$$

Hierbei muß der mittlere exspiratorische CO_2-Druck ($p_{\bar{E}}CO_2$) durch Sammeln der Exspirationsluft (z. B. in einem 20-l-Beutel über 2 min oder in einer Mischkammer) ermittelt werden:

$$p_{\bar{E}}CO_2 = (p_B - pH_2O) \times F_{\bar{E}}CO_2 \quad [\text{mm Hg}] \tag{9}$$

Dabei ist:

p_B = atmosphärischer Druck [mm Hg]

pH_2O = Wasserdampfdruck bei Sättigung (ca. 20 mm Hg), bei 22 °C

$F_{\bar{E}}CO_2$ = mittlere exspiratorische CO_2-Konzentration im gesammelten Exspirationsgemisch (z. B. 0,04).

Exakte Trennung von In- und Exspirationsluft ist erforderlich. Der arterielle CO_2-Druck (p_aCO_2) als Approximation des nicht meßbaren alveolären p_ACO_2 sollte aus einer *gleichzeitig* entnommenen Blutgasanalyse stammen.

Der Normwert für V_D/V_T liegt bei 0,2–0,3.

Bei Messung während apparativer Beatmung muß der Volumenverlust durch Kompression berücksichtigt werden [7]:

$$\frac{V_{D_{(x)}}}{V_{T_{(x)}}} = \frac{p_aCO_2 - p_{\bar{E}_{(x)}}CO_2}{p_aCO_2}. \tag{10}$$

Hierfür ist:

$$V_{T_{(x)}} = p_B \left(\frac{V_c + V_T}{p_B + p_{it}} \right) - V_c \tag{11}$$

und:

$$p_{\bar{E}}CO_2 = p_{\bar{E}}CO_2 \left(\frac{V_T}{V_{T_{(x)}}} \right) \tag{12}$$

Dabei ist:

$_{(x)}$ = Wert nach Korrektur für Gaskompression

p_{it} = maximaler intratrachealer Druck

V_c = Volumen des kompressiblen Gases im Respirator und in den Verbindungsschläuchen.

Literatur

1. Benzer H (1971) Oberflächenspannung in der Lunge und Schocklunge. Verh Dtsch Ges Inn Med 81:455
2. Blaisdell FW, Lim RC, Stallone RJ (1970) The mechanism of pulmonary damage following traumatic shock. Surg Gynecol Obstet 130:1

3. Bleyl U, Heilmann K, Adler D (1971) Generalisierte plasmatische Hyperkoagulabilität und pulmonale hyaline Membranen beim Erwachsenen. Klin Wochenschr 49:71
4. Burchardi H (1980) Akute respiratorische Insuffizienz (die sog. Schocklunge) – Neue Aspekte zur Pathogenese, Diagnostik und Therapie. In: Köstering H (Hrsg) Die Thromboembolien. Editions Roche, Basel
5. Cook W, Webb W (1968) Pulmonary changes in hemorrhagic shock. Surgery 64:85
6. Craddock PR (1979) The role of complement (C5a)-mediated granulocyte embolization in the pathogenesis of shock lung. In: Mayrhofer-Krammel O, Schlag G, Stoeckel H (Hrsg) Akutes progressives Lungenversagen. Intensivmedizin, Notfallmedizin, Anaesthesiologie, Bd 16. Thieme, Stuttgart, S 81
7. Crossman PF, Bushnell LS, Hedley-Whyte J (1970) Dead space during artificial ventilation: gas compression and mechanical dead space. J Appl Physiol 28:94
8. Don HF, Wahba M, Cuadrado L, Kelkar K (1970) The effects of anesthesia and 100 per cent oxygen on the functional residual capacity of the lungs. Anesthesiology 32:521
9. Fallat RJ, Lamy M, Koeninger E, Hill JD (1976) Use of physiologic and pathologic correlations in evaluating adult respiratory distress syndrome. In: Zapol WM, Qvist J (ed) Artificial lungs for acute respiratory failure. Academic Press, New York, p 391
10. Gil J (1978) Lung interstitium, vascular and alveolar membranes. In: Staub NC (ed) Lung water and solute exchange. Dekker, New York Basel, p 49
11. Herzog H (1978) Klinik und Pathophysiologie der Schocklunge. Verh Dtsch Ges Pathol 62:12
12. Jacob HS (1979) Mechanism of complement-mediated endothelial damage: possible relevance to shock lung. In: Mayrhofer-Krammel O, Schlag G, Stoeckel H (Hrsg) Akutes progressives Lungenversagen. Intensivmedizin, Notfallmedizin, Anästhesiologie, Bd 16. Thieme, Stuttgart, S 84
13. Lamarre A, Linsao L, Reilly BJ, Swyer PR, Levinson H (1973) Residual pulmonary abnormalities in survivors of idiopatic respiratory distress syndrome. Am Rev Respir Dis 108:56
14. Maire FW, Patton HD (1956) Neural structures involved in the genesis of "preoptic pulmonary edema", gastric erosions, and behavior changes. Am J Physiol 184:345
15. Mittermayer C, Hassenstein J, Riede UN (1978) Is shock-induced lung fibrosis reversible? A report on recovery from "shock-lung". Pathol Res Pract 162:73
16. Mittermayer C, Vogel W, Burchardi H, Birzle H, Wiemers K, Sandritter W (1970) Die pulmonale Mikrothrombosierung als Ursache der respiratorischen Insuffizienz bei Verbrauchskoagulopathie. Dtsch Med Wochenschr 95:1999
17. Moss G, Staunton C, Stein A (1971) Cerebral hypoxia as the primary event in the pathogenesis of the "shock lung syndrome". Surg Forum 22:211
18. Ostendorf P, Birzle H, Vogel W, Mittermayer C (1975) Pulmonary radiographic abnormalities in shock. Radiology 115:257
19. Petty TL, Reiss OK, Silvers GW, Elkins ND (1977) Characteristics of pulmonary surfactant in adult respiratory distress syndrome associated with trauma and shock. Am Rev Respir Dis 115:531
20. Pilon RN, Bittar DA (1973) The effect of PEEP on thoracic duct lymph flow during controlled ventilation in anesthetized dogs. Anesthesiology 39:607
21. Pontoppidan H, Laver MB, Geffin B (1970) Acute respiratory failure in the surgical patient. Adv Surg 4:164
22. Rahn H, Farhi LE (1963) Gaseous environment and atelectasis. Fed Proc 22:1035
23. Riley RL, Cournand A (1951) Analysis of factors affecting partial pressure of oxygen and carbon dioxide in gas and blood of lungs: Theory. J Appl Physiol 4:77
24. Said SI, Davis RK, Avery ME, Bannejee CM, El-Gotly M (1965) Pulmonary surface activity in induced pulmonary edema. J Clin Invest 44:458

25. Saldeen T (1979) The microembolism syndrome. In: Mayrhofer-Krammel O, Schlag G, Stoeckel H (Hrsg) Akutes progressives Lungenversagen. Intensivmedizin, Notfallmedizin, Anästhesiologie, Bd 16. Thieme, Stuttgart, S 92
26. Starling EH (1896) On the absorption of fluids from the connective tissue spaces. J Physiol (Lond) 19:312
27. Staub NC, Nagano H, Pearce ML (1967) Pulmonary edema in dogs, especially the sequence of fluid accumulation in lungs. J Appl Physiol 22:227
28. Staudacher C, Di Carlo V, Chiesa R, Cristallo M (1979) Morphological alterations in shock lung. An electron microscopic study. In: Mayrhofer-Krammel O, Schlag G, Stoeckel H (Hrsg) Akutes progressives Lungenversagen. Intensivmedizin, Notfallmedizin, Anäthesiologie, Bd 16. Thieme, Stuttgart, S 8
29. Staunton C, Stein AA, Moss G (1973) Cerebral etiology of the respiratory distress syndrome: Universal response, with prevention by unilateral pulmonary denervation. Surg Forum 24:229
30. Stokke T, Hensel I, Burchardi H (1981) Eine einfache Methode für die Bestimmung der funktionellen Residualkapazität während Beatmung. Anaesthesist 30:124
31. Suter PM, Fairley HB, Isenberg MD (1975) Optimum end–expiratory airway pressure in patients with acute pulmonary failure. N Engl J Med 292:284
32. West JB (1974) Blood flow to the lung and gas exchange. Anesthesiology 41:124
33. Wichert Pv (1975) Lungenstoffwechsel bei Schocklunge. Verh Dtsch Ges Inn Med 81:444
34. Wichert Pv (1979) Surfactant-Phospholipide und Schocklunge. In: Mayrhofer-Krammel O, Schlag G, Stoeckel H (Hrsg) Akutes progressives Lungenversagen. Intensivmedizin, Notfallmedizin, Anästhesiologie, Bd 16. Thieme, Stuttgart, S 122
35. Wolff G, Dittmann M, Frede KE, Buchmann B, Skarvan K, Rittmann WW (1980) Hämodynamische Veränderungen. In: Wolff G, Keller R, Suter PM (Hrsg) ARDS – Akutes Atemnotsyndrom des Erwachsenen. Springer, Berlin Heidelberg New York, p 37
36. Wolff G, Regazzoni P, Vischer A, Marchev M (1979) Frühsymptome des “Adult respiratory distress syndrome” (ARDS). In: Mayrhofer-Krammel O, Schlag G, Stoeckel H (Hrsg) Akutes progressives Lungenversagen. Intensivmedizin, Notfallmedizin, Anästhesiologie, Bd 16. Thieme, Stuttgart, p 189

Kapitel 2

Akutes Lungenversagen: Prophylaxe und Therapie

G. WOLFF, B. BUCHMANN und H. LANGENSTEIN

1 Begriffe

Unter „akuter respiratorischer Insuffizienz" (ARI) verstehen wir eine akute Funktionsstörung der Lunge, derzufolge das Lungenvenenblut ungenügend arterialisiert zum linken Vorhof strömt, d.h. das Blut in den Systemarterien enthält zu wenig Sauerstoff und/oder zu viel Kohlensäure [18]. Sehr verschiedene funktionelle oder morphologisch faßbare Veränderungen können eine ARI verursachen: Perfusions-/Ventilationsungleichheiten, Lungenödem, Atelektase, Pneumonie etc. Die gefährlichste Ursache der ARI ist das „Atemnotsyndrom des Erwachsenen" (adult respiratory distress syndrom = ARDS), welches auch unter vielen anderen Ausdrücken zitiert wird, wie „akutes progressives Lungenversagen", „Schocklunge", „Fettembolielunge", "wet lung syndrome", "Da Nang lung", etc. Am Anfang seiner Entwicklung steht eine Veränderung der Lungencapillaren, die zu Plasma- (und Erythrocyten-)Austritt ins Interstitium, aber auch in die Alveolen führt [20]. Dieses exsudative Stadium des ARDS geht infolge einer spezifischen Reaktion der Lunge (auf die unspezifische Noxe) nach einigen Tagen über in das proliferative Stadium mit Fibrocytenwucherung und Capillarthrombose. Damit wird klar, daß ein ARDS vom Kliniker nur dann diagnostiziert werden kann, wenn bei einer akuten respiratorischen Insuffizienz die Anamnese eine (eventuell zusätzliche) *sekundäre* Lungenveränderung annehmen läßt, wenn radiologisch nicht nur alveoläre, sondern auch ausgebreitete interstitielle Veränderungen nachgewiesen werden, und wenn der schwer behandelbare Complianceverlust annehmen lassen kann, daß diese interstitiellen Veränderungen nicht nur aus Flüssigkeit bestehen.

Was wissen wir heute über die Entstehung des ARDS? Eine häufige Vorveränderung, auf deren Boden sich das ARDS entwickeln kann, besteht in der Erniedrigung der funktionellen Residualkapazität, wie sie nach Laparotomie, bei Zwerchfellhochstand und/oder bei Atelektasen vorkommt (conditioning factors). Durch Übertransfusion und Überwässerung können auch wir (d.h. iatrogen) dazu beitragen. Eine hypertensive Krise (z.B. unmittelbar nach Abklingen der Narkose), ein Schock (z.B. bei Blutung im Operationsgebiet) oder ein septischer Schub (z.B. bei Bronchopneumonie, Urosepsis, Kathetersepsis, Wundinfektion oder Anastomoseninsuffizienz) können dann den akuten Beginn auslösen (triggering factors). Da sich aber aus jeder Atelektase eine Pneumonie und aus jeder Pneumonie (mit oder ohne faßbare Sepsis) ein ARDS entwickeln kann, muß der Kliniker auch jede Form der ARI behandeln, besser noch: verhindern. Deshalb wollen wir jetzt der Frage nachgehen, unter welchen Umständen postoperativ besonders häufig eine ARI festgestellt wird. Vielleicht wird es manchen Leser überraschen, daß diese Frage schon vor 50 Jahren sehr exakt und sehr erfolgreich untersucht worden ist.

2 Postoperative pulmonale Komplikationen: frühere Beobachtungen

Bei vorbestehenden Lungenerkrankungen sind postoperativ Atelektasen und Pneumonien 23mal häufiger als bei „normaler" Lunge [19]. Nach Abdominaleingriffen ist die ARI 4mal häufiger als nach extraabdominalen [13, 17] und auch häufiger als nach thorakalen Eingriffen [19]; bei Rauchern 4mal häufiger als bei Nichtrauchern [15]; im Alter über 60 Jahren 3mal häufiger als in jüngerem Alter [14]. Übergewicht (mehr als 20%) verdoppelt die postoperative ARI [12]. Männer haben postoperativ häufiger pulmonale Komplikationen als Frauen [3, 7, 11]; zwischen Rauchern und Raucherinnen ist dieser Unterschied allerdings nicht nachweisbar [15].
Es ist naheliegend, daß man schon vor langer Zeit nach den funktionellen Veränderungen gefragt hat, welche für die postoperativen pulmonalen Komplikationen verantwortlich sein könnten. Churchill u. McNeil zeigten 1927, daß chirurgische Eingriffe außerhalb des Thorax und des Abdomens die Atemmechanik postoperativ nicht verändern, daß aber die Vitalkapazität nach Unterbaucheingriffen um 50% und nach Oberbaucheingriffen sogar um 80% reduziert ist [9]. 1929 wurden von Muller Schmerzen als Ursache von ungenügend tiefem Durchatmen und von ungenügendem Husten mit Sekretretention erkannt [16]. Detaillierte Untersuchungen nach Laparotomie zeigten nur wenig später erhöhte Atemfrequenz, vermindertes Atemzugsvolumen, vermindertes inspiratorisches und exspiratorisches Reservevolumen [4–6]. Bei aufgetriebenem Abdomen fanden sich alle Lungenvolumina (und -kapazitäten) vermindert [1]. Nachdem diese Veränderungen als Risikofaktoren erkannt worden sind, wurde versucht, eine gezielte Prophylaxe der postoperativen respiratori-

schen Insuffizienz zu betreiben. So wies Dripps [10] bereits 1957 nach, daß mit einem mit Physiotherapie energisch betriebenen Aufwachraum die postoperativen pulmonalen Komplikationen auf 30% reduziert werden können.
Die gezielte präoperative Lungenvorbereitung (Verbesserung der Atemmechanik, Reduktion der bronchialen Sekretion, Behebung des Bronchospasmus, Sanierung bronchopulmonaler Infektionen, Behebung der Lungenstauung) und die gezielte postoperative Sorge für eine weiterhin gut entfaltete Lunge mit sauberem Tracheobronchialbaum (Vermeidung der Hypostase durch stündliches Umlagern, der Atelektasen durch Überdruckinhalation (IPPV) und in jüngster Zeit durch peroperative Beatmung mit PEEP und postoperative Spontanatmung mit CPAP [2]), die Schmerztherapie ohne Sedation (z.B. mit Periduralanaesthesie), wie auch die Nachbeatmung und verzögerte Extubation sind heute Methoden, die in die Routine integriert sind und nicht mehr wegdenkbar. Ohne Frage haben diese Methoden die Häufigkeit der akuten respiratorischen Insuffizienz herabgesetzt. Da wir aber auch heute noch postoperative pulmonale Komplikationen sehen, kann das Problem nicht als gelöst bezeichnet werden.

3 Postoperative pulmonale Komplikationen: immer noch aktuell

Um die heutige Situation auch quantitativ richtig abschätzen zu können, sollen jetzt postoperative pulmonale Komplikationen vorgestellt werden, die wir in jüngster Zeit an eigenen Patienten beobachten mußten. Vom 1.1.1980 bis 31.3.1981 wurden auf der Intensivpflegestation des Basler Chirurgischen Departementes 207 Patienten nach Laparotomie behandelt (Tabellen 1 und 2). Insgesamt sind 41 (20%) gestorben; 166 wurden nach Behandlung entlassen. Die Patienten wurden nach ihrer Vorgeschichte gruppiert (Tabelle 3).
Von den 58 Wahloperierten (Gruppe 1), die primär-postoperativ auf die Intensivpflegestation verlegt worden sind, weil sie besonders gefährdet schienen, sind insgesamt 5 gestorben, d.h. 9%.
Die 8 Patienten der (kleinen) Gruppe 2 wurden nach Notfall- oder Wahleingriff über den Aufwachraum auf die Abteilung verlegt, mußten aber wegen einer postoperativen Komplikation sekundär auf der Intensivpflegestation weiterbehandelt werden. Von ihnen starb 1 Patient (13%). Da auch diese Patienten mit nur geringer Verzögerung der intensivmedizinischen Behandlung zugeführt werden konnten, werden sie im folgenden gemeinsam mit Gruppe 1 diskutiert.
8% (der Summe der Gruppen 1 und 2) hatten eine Pneumonie, das ARDS wurde nie beobachtet. 5% hatten eine Sepsis, während in keinem Fall eine

Tabelle 1. 207 Patienten nach Laparotomie. Abdominelle Pathologie als Operationsindikation

Trauma	23
Carcinom	45
Entzündung	47
Ulcus	3
Ulcus + Perforation	8
Ulcus + Blutung	28
Zirkulationsstörung	6
Ileus	25
Blutung	29
Dehiscenz	6
Iatrogen	2
Anderes	6

Tabelle 2. 207 Patienten nach Laparotomie. Lokalisation der abdominellen Pathologie

Oesophagus	21
Magen	28
Duodenum	20
Jejunum, Ileum, Mesenterium	28
Colon	18
Sigma	15
Rectum	11
Gallenwege, -blase	27
Leber	9
Pankreas	12
Milz	15
Zwerchfell	2
Gefäße	12
Uterus, Adnex, Geburt	4
Anderes	3
Zusätzlich extra-abdominal:	
Lunge	8
Schädel-Hirn	11

Tabelle 3. 207 Patienten nach Laparotomie auf der chirurgischen Intensivpflegestation

Gruppe	n	Beschreibung
1	58	Hospitalisiert auf Pflegeabteilung unseres Hauses. Nach Wahloperation Nachbehandlung auf Intensivpflegestation
2	8	Hospitalisiert auf Pflegeabteilung unseres Hauses. Nach Wahloperation und Aufwachraum Weiterbehandlung auf Pflegeabteilung. Wegen Komplikation von Pflegeabteilung auf Intensivpflegestation verlegt
3	120	Von außen (inkl. von anderem Spital) notfallmäßig zugewiesen. Nach Notfalloperation auf Intensivpflegestation verlegt.
4	5	Von außen (inkl. von anderem Spital) notfallmäßig zugewiesen. Nach Notfalloperation auf Pflegeabteilung unseres Hauses verlegt. Wegen Komplikation von Pflegeabteilung auf Intensivpflegestation verlegt
5	9	In anderem Spital operiert. Wegen Komplikation uns zugewiesen und ohne Reoperation auf Intensivpflegestation verlegt
6	7	In anderem Spital operiert. Wegen Komplikation uns zugewiesen und nach Reoperation bei uns auf Intensivpflegestation verlegt
7	10	Nach Vorgeschichte Gruppe 1–6 von Intensivpflegestation auf Pflegeabteilung unseres Hauses verlegt. (Erneute) Komplikation führt zu Wiederaufnahme in die Intensivpflegestation

akute Niereninsuffizienz auftrat. 8% hatten eine lokale Komplikation mit Infektion.
Zur größten Gruppe (Gruppe 3) gehören 120 Patienten, die dem Chirurgischen Departement Basel von auswärts notfallmäßig zugewiesen, von Operateuren des Chirurgischen Departementes notfallmäßig operiert (laparotomiert) und sofort anschließend auf die Intensivpflegestation verlegt worden sind (Tabelle 4). 89 Patienten konnten auf die Pflegeabteilung verlegt und entlassen werden; 10 sind auf der Intensivpflegestation, 15 nach Verlegung auf die Abteilung gestorben; 6 Patienten mußten nach Verlegung erneut auf der Intensivpflegestation aufgenommen werden, von ihnen konnten später 5 entlassen werden, während 1 Patient gestorben ist. Insgesamt sind somit von diesen 120 Patienten 26 gestorben, d.h. 22%. 7% erlitten eine Pneumonie, 3% eine ARI mit ARDS; 8% hatten eine Sepsis (Blutkulturen positiv), und 5% machten eine akute Niereninsuffizienz durch. 20% hatten eine Wundkomplikation mit Infektion.
Die Gruppen 4, 5 und 6 sind zwar auch einzeln interessant, aber zur Argumentation zu klein. Das Gemeinsame dieser Patienten ist, daß sie in anderen Spitälern „anbehandelt" worden sind; damit entsprechen sie einem ausgewählten Kollektiv mit primär kompliziertem Verlauf. In gewisser Weise sind sie also mit Gruppe 2 vergleichbar. Von den 21 Patienten der Gruppen 4, 5 und 6 sind 9 gestorben (43%). 14% hatten eine Pneumonie ohne ARDS, 14% eine ARI mit ARDS. Auffallend ist, daß 10 Patienten (48%!) eine Sepsis und 11 Patienten (52%!) eine schwerwiegende infektionsträchtige oder gar infektionsbedingte lokale Komplikation durchmachten. Selbst die wenigen Sepsisfälle, die als Kathetersepsis bezeichnet werden müssen, sind als solche iatrogen, um so mehr muß die auffällige Koincidenz:

1. entzündliche Komplikation mit Infektion im Operationsgebiet
2. Sepsis
3. akute respiratorische Insuffizienz

den verantwortungsbewußten Operateur nachdenklich stimmen.
Tabelle 5 zeigt die erschreckend hohe Letalität der ARI, namentlich, wenn sie mit ARDS vergesellschaftet ist. Allerdings muß betont werden, daß am Exitus bei ARI nahezu immer auch ein akutes Nierenversagen, eine Sepsis, meist sogar ein "multi organ failure" beteiligt ist (s. a. Tabelle 4). Dennoch scheinen nur diejenigen dieser Patienten eine Chance zu haben,

1. deren Intensivtherapie ohne Verzögerung beginnen kann,
2. deren Infektionsherd sofort saniert werden kann.

Die Tatsache, daß der Exitus häufig dem "multi organ failure" folgt (Tabellen 4, 6 und 8), ist natürlich Ausdruck der Intensivmedizin, denn

Tabelle 4. Aufschlüsselung der Patienten nach präoperativem und postoperativem Verlauf mit besonderer Berücksichtigung der Komplikationen mit Infektion

Gruppe		Anzahl Patienten	IPS → Abt. → entlassen	IPS → Abt. → IPS → Abt. → entlassen	IPS → gestorben	IPS → Abt. → gestorben	IPS → Abt. → IPS → Abt. → gestorben	Total entlassen	Total gestorben	% gestorben	Pneumonie ohne ARDS	Pneumonie mit ARDS	Sepsis	Akute Niereninsuffizienz	Wundkomplikationen mit Peritonitis	Fistel, Anastomosen-insuffizienz	Wundabsceß Platzbauch	Wundinfekt Wundabsceß	Total „Wundkomplikationen mit Infektion"
1		58	51	2	0	3	2	53	5		1	–	2	–	1	1	1	2	5
	%									9	2		4		2	2	2	4	9
2		8	7	0	0	1	0	7	1		4	–	1	–	–	–	–	–	0
	%									13									
1+2		**66**	58	2	0	4	2	60	6		5	–	3	–	1	1	1	2	5
	%									**10**	**8**	**0**	**5**	**0**	2	2	2	3	**8**
3		**120**	89	5	10	15	1	94	26		8	3	10	6	16	2	2	4	24
	%									**22**	**7**	**3**	**8**	**5**	13	2	2	4	**20**
4		5	3	0	0	2	0	3	2		2	–	1	1	–	–	–	1	1
5		9	6	0	3	0	0	6	3		–	1	4	3	2	2	1	1	6
6		7	3	0	4	0	0	3	4		1	2	5	3	1	3	–	2	6
4+5+6		**21**	12	0	7	2	0	12	9		3	3	10	7	3	3	1	4	11
	%									**43**	**14**	**14**	**48**	**33**	14	14	5	19	**52**

Tabelle 5. Aufschlüsselung der Patienten nach präoperativem und postoperativem Verlauf und Häufigkeit von Pneumonie (ARI) mit, resp. ohne ARDS

Gruppe	Anzahl Patienten	Pneumonie	Überlebt	Gestorben	Pneumonie mit ARDS	Überlebt	Gestorben	Total: Pneumonie mit + ohne ARDS	Überlebt	Gestorben
1	58	2	2	–	–	–	–	2	2	–
2	8	4	4	–	–	–	–	4	4	–
1+2	**66**	**6**	**6**	**–**	**–**	**–**	**–**	**6**	**6**	**–**
3	**120**	**7**	**1**	**6**	**3**	**–**	**3**	**10**	**1**	**9**
4	5	2	–	2	–	–	–	2	–	2
5	9	–	–	–	1	–	1	1	–	1
6	7	1	–	1	2	–	2	3	–	3
4+5+6	**21**	**3**	–	**3**	**3**	**–**	**3**	**6**	**–**	**6**
Total	**207**	**16**	**7**	**9**	**6**	**–**	**6**	**22**	**7**	**15**

Tabelle 6. Mortalität der Patienten ohne Pneumonie, ohne Sepsis, ohne akute Niereninsuffizienz, ohne Wundkomplikation mit Infektion

Gruppe	Total Patienten	Anzahl Patienten ohne Pneumonie, ohne Sepsis, ohne akute Niereninsuffizienz, ohne Wundkomplikation mit Infektion (= 100%)	Davon entlassen	Davon gestorben
1+2	66	55	50	5 (9%)
3	120	100	88	12 (10%)
4+5+6	21	10	10	0 (0%)

1 oder 2 versagende Organsysteme können wir noch behandeln, mehr jedoch nicht.

Das „Alter", das sich in früheren Untersuchungen als sehr wichtig erwies, wurde in den Tabellen 7 und 8 dargestellt. Die Mortalität ist nicht offensichtlich altersabhängig (Tabelle 7). Tabelle 8 zeigt, daß die akute Niereninsuffizienz[1] als alleinige (und überwindbare) Komplikation vor allem in

1 Kreatininclearance an mindestens 2 hintereinanderfolgenden 24-h-Perioden unter 30 ml/min bei 1,7 m^2 Körperoberfläche

Tabelle 7. 207 Patienten nach Laparotomie. Altersverteilung und Mortalität

Alter (Jahre)	Entlassen	Gestorben	Total
<40	33	8 (20%)	41
–49	10	3 (23%)	13
–59	21	9 (30%)	30
–69	40	5 (11%)	45
⩾70	62	16 (21%)	78

Tabelle 8. Mortalität bei Sepsis, Pneumonie, akuter Niereninsuffizienz und/oder Wundkomplikation mit Infektion

Pneumonie	Sepsis	Akute Niereninsuffizienz	Wundkomplikation mit Infektion	Entlassen (Alter der Patienten)	Gestorben (Alter der Patienten)
–	–	–	+		46
+	–	–	–	39, 40, 52	23, 45, 72
+	–	–	+		
–	+	–	–	26, 27, 60	61
–	+	–	+	66	23
–	–	+	–	52, 63, 68, 71, 72, 82, 83	77
–	–	+	+		58
+	+	–	–	36, 72	17, 28, 59
+	+	–	+	72	40, 72
–	+	+	–		48
–	+	+	+		53, 70, 70
+	–	+	–		81
+	–	+	+		77
+	+	+	–	25	20
+	+	+	+		55, 59, 63, 64

höherem Alter auftritt, während alle anderen Komplikationen jede Altersstufe treffen können.

4 Postoperative Komplikationen und Chirurgie

Da dieses Seminar sich in erster Linie an Chirurgen und nicht an Anaesthesisten und Intensivmediziner wendet, soll der Zusammenhang zwischen gastrointestinaler Chirurgie und postoperativer respiratorischer Insuffizienz vor allem unter dem Gesichtspunkt der „Möglichkeiten des Chirurgen" betrachtet werden.

4.1 Präoperative Ursachen

Seine Möglichkeiten, das postoperative Auftreten einer akuten respiratorischen Insuffizienz zu verhindern resp. zu begünstigen, beginnen bereits präoperativ. Es kann zwar der gastrointestinale Notfall kaum je pulmonal vorbehandelt werden, doch ist z.B. in Erwägung zu ziehen, ob nicht die präoperative Oesophago-Gastro-Duodenoskopie oder Laparoskopie am Intubierten durchgeführt werden muß, weil anders am benommenen Patienten mit Ileus die Aspiration (mit Aspirationspneumonie und eventuell folgendem ARDS) nicht sicher verhindert werden kann. In diesem Zusammenhang ist darauf hinzuweisen, daß der Magensaft des anaciden Patienten (Antacida und Säuresekretionshemmer!) keineswegs steril ist, und daß das Erbrochene bei Ileus die gesamte Darmflora (Anaerobier, gramnegative Erreger) enthält, ja, daß bei vorangegangener Antibioticatherapie von mehr als 3 Tagen, z.B. während der Abklärung, bereits eine Selektion von resistenten Darmkeimen erfolgt ist, mit denen jetzt eventuell das Tracheobronchialsystem infiziert wird. Wird also eine perioperative Antibioticaprophylaxe betrieben, so ist diese nicht nur bereits präoperativ zu beginnen [8], sondern sie muß beim Notfallpatienten in Rechnung stellen, daß die Kontaminationskeime wahrscheinlich bereits aus selektionierten Opportunisten bestehen.

Namentlich bei infektiösem Geschehen darf nicht jeder Blutdruckabfall mit Volumenzugabe allein behandelt werden, weil sonst der Patient flüssigkeitsüberladen zur Operation gelangt. Auch wird es immer häufiger vorkommen, daß ein gastrointestinaler Notfallpatient außerdem eine coronare Herzkrankheit hat und deshalb eine Flüssigkeitsüberlastung mit einer Lungenstauung quittiert. Beim abdominalen Notfall sind deshalb bereits präoperativ der Intensivmediziner und die Intensivpflegestation in Anspruch zu nehmen.

4.2 Operative Ursachen

Die Analyse unserer Patienten mit respiratorischer Insuffizienz nach Abdominalchirurgie hat – wie wir hoffen – gezeigt, daß die operative Taktik und das chirurgische Geschick nicht nur über den Lokalverlauf entscheiden. Jede lokale Komplikation zieht auch allgemeine Komplikationen nach sich und kann über den Gesamtverlauf entscheiden. Ein Wundabsceß entspricht somit nicht einem Kavaliersdelikt, wenn eine postoperative Pneumonie folgt. Eine Nachblutung bedeutet viel mehr als nur eine Störung des Operationsteams, wenn nach der Reoperation Atelektasen festgestellt werden müssen. Eine Anastomosenfistel, die sich am 5. postoperativen Tag manifestiert und sich zu guter Letzt „spontan“ schließt, ist nicht nur ein radiologischer Leckerbissen, wenn am 2. postoperativen Tag hartnäckige supraventriculäre Rhythmusstörungen eine Kreislauflabilität verursacht haben, so daß das Auftreten einer akuten Niereninsuffizienz nicht verhindert werden konnte. Solche Komplikationen können zwar auf der Intensivpflegestation behandelt werden, viel besser ist es aber, wenn das nicht notwendig ist. Auf keinen Fall darf von der Intensivmedizin eine Sanierung lokaler Probleme erwartet werden, diese müssen diagnostiziert und operiert werden. Bei den 15 Patienten (Tabelle 5), die mit Pneumonie gestorben sind, erwies sich bei 10 Patienten anläßlich der Autopsie das abdominale Wundgebiet als nicht saniert. Dies ist in unserem Krankengut teilweise Folge einer Resignation, teilweise Folge diagnostischer Grenzen. Sicher zeigen diese Zahlen aber, daß die intensivmedizinische Behandlung einer ARI oberhalb einer nicht behandelten oder nicht behandelbaren infizierten Peritonealhöhle ein a priori zum Scheitern verurteiltes Unternehmen ist. Es muß unser Anliegen sein, bei jeder ARI den Zusammenhang mit dem chirurgischen Geschehen in Erwägung zu ziehen, da nur so Fortschritte erzielt werden können.

4.3 Postoperative Ursachen

Am Ende der Operation ist immer wieder darauf hinzuweisen, daß die letzte Hautnaht nur selten und nur zufällig gerade in dem Augenblick geknüpft wird, in dem Kreislauf und Atmung keiner weiteren Hilfe mehr bedürfen. Gerade ausgedehnte Laparotomien am Notfallpatienten werden mit Vorteil während einiger Stunden nachbeatmet und geduldig mit Hilfe von Spontanatmung mit positivem Atemwegsdruck von der Beatmung entwöhnt. Nicht immer ist es dazu notwendig, den Patienten intubiert zu lassen, da bei guter Kooperation mit einer dichtsitzenden Gesichtsmaske oft eine genügende Therapie betrieben werden kann. Ob intubiert oder nicht, es ist eine möglichst rasche und schmerzfreie Mobilisation anzustreben; mit großem Erfolg wird dazu immer wieder die Periduralanaesthesie herangezogen. Zuletzt muß darauf hingewiesen werden, daß Probleme des Lungenkreislaufs und des linken Ventrikels mit dem Zentralvenendruck nicht ausreichend abgeklärt werden können, so daß einem Patienten mit solchen Komplikationen ohne Verzug ein pulmonal-arterieller Thermodilutionskatheter mit Ballon (Swan-Ganz-Katheter) eingelegt werden muß. Diese zusätzliche Abklärung ist kein Spielzeug für ambitiöse Akademiker, sondern gehört zum unverzichtbaren Rüstzeug der modernen Intensivmedizin. Der pulmonal-arterielle Katheter läßt dann die Meßwerte gewinnen, auf deren Grundlage eine rationale und erfolgreiche Pharmakotherapie durchgeführt werden kann.

5 Pragmatische Zusammenfassung

Nach abdominalen Notfalleingriffen sind pulmonale Komplikationen relativ häufig und potentiell gefährlich. Sie werden teilweise verursacht durch Vorveränderungen am Patienten, die nicht behandelbar sind oder die zu behandeln im Notfall keine Zeit bleibt (Adipositas, Nicotinabusus, chronische Bronchitis, Emphysem).

Viele pulmonale Komplikationen treten aber erst im Krankenhaus auf und könnten teilweise vermieden werden. Bereits präoperativ während der Notfallabklärung kann eine pulmonale Komplikation auftreten (Aspiration, Atelektase); um dies zu verhindern, ist eventuell eine Frühintubation notwendig. Während der Operation soll mit großem Atemzugsvolumen (15 ml/kg KG), niedriger Frequenz (8–10/min), langsamer Inspiration (I: E = 1: 1, ohne "inflation hold") und eventuell mit PEEP (5–10 cm H_2O) beatmet werden. Postoperativ darf der Patient nicht unbesehen extubiert werden: Er muß zuerst bewiesen haben, daß er ohne respiratorische Insuffizienz spontan atmen kann. Die arterielle Blutgasanalyse, die Atemfrequenz und die Vitalkapazität sollen beim Spontanatmungsversuch vor Extubation bestimmt werden, denn sie sind die wichtigsten Parameter. Schmerzfreiheit ist ohne Sedation zu erreichen (Periduralanaesthesie). Über IMV (bis zu einer mechanischen Atemfrequenz von 3/min) und CPAP (mit PEEP zuerst 10, dann 5 cm H_2O) soll stufenweise entwöhnt werden. In dieser Phase soll der intubierte Patient, wenn immer möglich, bereits mobilisiert werden. Keinesfalls darf eine Hypovolämie unbehandelt bleiben. Dennoch: Die Flüssigkeitszufuhr ist peroperativ zu minimalisieren, d.h. der „Versuchung" zu positiver Wasserbilanz darf nicht nachgegeben werden, und postoperativ ist möglichst rasch – mit Hilfe einer negativen Wasserbilanz, z.B. unter Verwendung von kleinen Dosen Furosemid (5 mg i.v. alle 3 h) – das präoperative Körpergewicht wieder zu erreichen. Eine differenzierte Pharmakotherapie mit vasoaktiven Medikamenten ist liberal durchzuführen und gegebenenfalls mit Hilfe des Swan-Ganz-Katheters auf eine rationale Basis zu stellen. Die eventuell indizierte perioperative Antibiotica*prophylaxe* hat bei Narkoseeinleitung zu beginnen. Die Wahl der Antibiotica soll auf die in der speziellen Situation zu erwartende Flora abgestimmt sein. Bei wirklich indizierter Antibiotica*therapie* soll sofort hoch dosiert werden; nach 1–3 Tagen kann dann die Dosierung je nach Clearance reduziert werden (als Beispiel bei kotiger Peritonitis: 4 mal täglich 80 mg Tobramycin + 3 mal täglich 2 g Cefoxitin + 3 mal täglich 500 mg Metronidazol auf 70 kg KG).

Man darf nicht darauf bauen, daß intraoperative Versäumnisse oder Mißgeschicke mit intensivmedizinischen konservativen Methoden wieder korrigiert werden könnten. Wird postoperativ ein nicht effektiv drainierter, eitrig-septischer Herd in der Peritonealhöhle belassen, so bedeutet dies in der Regel die Resignation; somit ist nur ein bereits aufgegebener Patient in „so schlechtem Allgemeinzustand", daß ein septischer Herd nicht operativ angegangen werden müßte. Kann der septische Herd nicht diagnostiziert werden, oder hat niemand den Mut, ihn zu beseitigen, so stellt allerdings der Pathologe die beruhigende Diagnose „konfluierende eitrige Bronchopneumonie mit Alveolardesquamation".

Literatur

1. Altschule MD (1943) The significance of changes in the lung volume and its subdivisions during and after abdominal operations. Anesthesiology 4:385
2. Anderes C, Anderes U, Gasser D et al. (1979) Postoperative spontaneous breathing with CPAP to normalize late postoperative oxygenation. Intensive Care Med 5:15
3. Barbour CM, Little DM Jr (1957) Postoperative hypotension. JAMA 165:1529
4. Beecher HK (1933) Measured effect of laparotomy on respiration. J Clin Invest 12:639
5. Beecher HK (1933) Effect of laparotomy on lung volume. Demonstration of a new type of pulmonary collapse. J Clin Invest 12:651
6. Beecher HK, Bradshaw HH, Lindskog G (1933) Effect of laparotomy and abdominal distention on lung volume. J Thorac Surg 2:444
7. Bunker JP, Bendixen HH, Sykes MK, Todd DP, Surtees AD (1959) A comparison of ether anesthesia with thiopental-nitrous oxide-succinylcholine for upper abdominal surgery. Anesthesiology 20:745
8. Burke JF (1961) The effective period of preventive antibiotic action in experimental incisions and dermal lesions. Surgery 50:161
9. Churchill ED, McNeil D (1927) The reduction in vital capacity following operation. Surg Gynecol Obstet 44:483
10. Dripps RD, Deming MvN (1946) Postoperative atelectasis and pneumonia. Diagnosis, etiology and management based upon 1.240 cases of upper abdominal surgery. Ann Surg 124:94
11. Gordh T (1964) The influence of sex on anesthetic morbidity and mortality. Anesthesiology 25:466
12. Gould AB Jr (1962) Effect of obesity on respiratory complications following general anesthesia. Anesth Analg 41:448
13. King DS (1933) Postoperative pulmonary complications. I. A statistical study based on two years' personal observation. Surg Gynecol Obstet 56:43
14. Klug TJ, McPherson RC (1959) Postoperative complications in the elderly surgical patient. Am J Surg 97:713
15. Morton HJV (1944) Tobacco, smoking and pulmonary complications after operation. Lancet 1:368
16. Muller GP, Overholt RH, Pendergrass EP (1929) Postoperative pulmonary hypoventilation. Arch Surg 19:1322
17. Overholt RH, Veal JR (1933) The incidence, character and significance of abnormal physical signs in the chest occuring after major surgical operations. N Engl J Med 208:242
18. Pontoppidan H, Geffin B, Lowenstein E (1973) Acute respiratory failure in the adult. Little Brown, Boston
19. Stein M, Koota GM, Simon M, Frank HA (1962) Pulmonary evaluation of surgical patients. JAMA 181:765
20. Wolff G, Keller R, Suter PM (1980) ARDS. Akutes Atemnotsyndrom des Erwachsenen. Springer, Berlin Heidelberg New York

Kapitel 3

Akutes Nierenversagen: Prophylaxe und Therapie

J. J. Gonvers und H. R. Brunner

1 Einleitung

Trotz vieler Verbesserungen der Dialysetherapie und der flankierenden Behandlungsmaßnahmen liegt die Mortalität bei akuter Niereninsuffizienz noch immer um 50% [64]. Dieses scheinbar ungünstige Behandlungsresultat könnte auf eine Änderung der befallenen Patientenkollektive zurückzuführen sein. Mit der Verbesserung vieler chirurgischer Maßnahmen und der Intensivmedizin wird heute die akute Niereninsuffizienz bei manchen Notfallpatienten, die in früheren Jahren eine solche Komplikation entwickelt hätten, vermieden, während umgekehrt viele Schwerkranke, die früher gestorben wären, am Leben erhalten werden und eine Niereninsuffizienz entwickeln. Deshalb ist heute der typische, von Niereninsuffizienz befallene Patient über 60 Jahre alt und hat in den meisten Fällen kürzlich einen chirurgischen Eingriff am Abdomen durchgemacht. Eine akute Niereninsuffizienz ist ferner kein seltenes Ereignis bei Pankreatitis, Cholangitis, Ileus, Peritonitis oder bei anderen schweren abdominalen Erkrankungen, doch ist über ihre Epidemiologie noch zu wenig bekannt. In einer Studie fand sich bei 4% der Patienten einer Intensivstation eine akute Niereninsuffizienz im Gefolge einer Pankreatitis, Peritonitis oder eines Ileus [56]. In einer anderen Studie wurden über einen Zeitraum von 13 Jahren 235 Fälle von akuter Niereninsuffizienz bei postoperativen Patienten beschrieben [51]. Dabei fand sich, mit abnehmender Häufigkeit, ein Status nach Gallenwegschirurgie, ein Ileus, eine Blutung, ein perforiertes Ulcus, eine akute Pankreatitis und eine Oesophagusperforation. In einer weiteren Serie [38] fand sich bei 276 Patienten mit akuter Niereninsuffizienz in 21% der Fälle eine abdominelle Ursache.
Die rasche Diagnose der akuten, grundsätzlich reversiblen Niereninsuffizienz und ihre Abgrenzung von anderen urogenitalen Erkrankungen ist sehr wichtig. Die Fragestellungen lauten dabei:

Tabelle 1. Urinbefunde mit prärenaler Niereninsuffizienz und akuter tubulärer Nekrose

	Prärenale Niereninsuffizienz	Akute tubuläre Nekrose
Urin-Natrium (mmol/l)	< 10	> 30
Urin-Osmolalität (mosm/kg)	>500	<400
Harnstoff (Urinkonzentration/Plasmakonzentration)	> 10	< 10
Fraktionelle Natriumausscheidung	< 1	> 1
Niereninsuffizienzindex	< 1	> 1
Lysozymkonzentration im Urin (kU/l)	< 50	>100

- Ist die Niereninsuffizienz akut oder chronisch? Die Dauer der Anamnese, das Vorhandensein oder Fehlen einer renalen Osteodystrophie bzw. Anämie und die radiologische oder sonographische Bestimmung der Nierengröße ermöglichen den Ausschluß einer chronischen Nierenerkrankung.
- Ist die Niereninsuffizienz prärenal oder renal? Definitionsgemäß wird die prärenale Insuffizienz sofort behoben, wenn extrarenale Faktoren der renalen Ischämie korrigiert werden. Bei der Diagnose einer renalen Insuffizienz ist die Zusammensetzung des Urins entscheidend. Eine Natriumkonzentration von unter 10 mmol/l im Urin spricht für eine prärenale Insuffizienz. Die Verwendung dieser Größe ist jedoch bei vorheriger Verabreichung von Diuretica nicht möglich. Deshalb sind die Lysozymurie [73], die Berechnung der fraktionellen Natriumausscheidung [17] sowie der Niereninsuffizienzindex [39] nützlich.

$$\text{Niereninsuffizienzindex} = \frac{[\text{Na}]\text{Urin}}{[\text{Kreatinin}]\text{Urin}/[\text{Kreatinin}]\text{Plasma}}.$$

Fraktionelle Na-Ausscheidung

$$= \frac{[\text{Na}]\,\text{Urin}/[\text{Na}]\,\text{Plasma}}{[\text{Kreatinin}]\,\text{Urin}/[\text{Kreatinin}]\,\text{Plasma}} \times 100.$$

Typische Befunde bei prärenaler Azotämie und akuter Tubulusnekrose sind in Tabelle 1 angeführt.

Nach Ausschluß einer prärenalen Azotämie gelingt die Lokalisation der Nierenerkrankung mit 3 einfachen und billigen Tests:

- dem Urinsediment
- der Proteinurie
- der Messung des Blutdrucks.

2 Niereninsuffizienz bei akuter Pankreatitis

Die akute Niereninsuffizienz ist keine seltene Komplikation bei der akuten Pankreatitis. Ihre Häufigkeit läßt sich allerdings auf Grund der Literatur schwer abschätzen. In einer großen retrospektiven Studie [31] fand sich eine Niereninsuffizienz in nur 4% von 510 Fällen mit akuter Pankreatitis. In einer prospektiven Studie von 100 Patienten [49] wurde kein Fall von Niereninsuffizienz beobachtet. In anderen Studien fand sich dagegen eine Niereninsuffizienz in 23% [20] bzw. 78% [24] der Patienten. Die Mortalität der Patienten mit akuter Niereninsuffizienz bei akuter Pankreatitis liegt zwischen 80 und 100% [19, 31, 56].

2.1 Pathogenese

Es sind mehrere pathogenetische Mechanismen postuliert worden:

- Am häufigsten genannt wird der massive, nicht genügend substituierte *Plasmaverlust* mit Hypovolämie und renaler Ischämie. Eine aggressive Substitutionstherapie senkt die Häufigkeit der akuten Niereninsuffizienz; eine völlige Vermeidung dieser Komplikation läßt sich damit jedoch nicht erreichen [20]. Es sind Patienten mit akuter Niereninsuffizienz bei akuter Pankreatitis beschrieben worden, bei welchen dieser Komplikation weder Schock noch Hypovolämie vorausgingen [25]. Deshalb sind offenbar zusätzliche Ursachen im Spiel.
- Eine Freisetzung von *nephrotoxischen Substanzen* durch das Pankreas während der Phase der akuten Pankreatitis wurde von Thal et al. [66] postuliert. Da während der Pankreatitis der vasculäre Perfusionswiderstand in der Niere ansteigt [76], könnte es sich bei den nephrotoxischen Substanzen um vasoaktive Polypeptide handeln. Als Quelle käme neben dem Pankreas auch das Plasma in Frage.
- Die gestörte Nierenfunktion könnte auch eine Folge der *disseminierten intravasculären Coagulation* sein [33]. In diesem Sinne sprechen histologische Untersuchungen [61] sowie die Beobachtung, daß durch die Präsenz von hydrolytischen Pankreasenzymen im peripheren Blut eine disseminierte intravasculäre Gerinnung ausgelöst werden kann. Experimentell [22] bewirkt die intravenöse Infusion von Trypsin eine Hypercoagulabilität mit Obstruktion von renalen Blutgefäßen infolge der Ablagerung von Fibrin, Plättchen und Zelltrümmern.

2.2 Epidemiologie

Ein hohes Risiko für Nierenversagen besteht bei allen Patienten mit schwer verlaufender Pankreatitis, die auf die üblichen therapeutischen

Maßnahmen schlecht ansprechen [49]. Auf Grund gewisser prognostischer Kriterien gelingt die Identifizierung dieser Patienten früh im Verlauf der Pankreatitis. Patienten mit hämorrhagisch-nekrotisierender Pankreatitis und Hämalbuminämie [34] entwickeln besonders häufig eine akute Niereninsuffizienz [50]. (Näheres vgl. Kap. 48.)

Die schwere akute Pankreatitis befällt, neben dem Pankreas, multiple andere Organe [48]. Dadurch erklärt sich die besonders schlechte Prognose der akuten Niereninsuffizienz bei akuter Pankreatitis. Klinisch imponiert der Patient als schwerst krank mit den Zeichen eines akuten Abdomens, eines Schocks oder einer Atem- und Niereninsuffizienz. Beispielsweise fand Schuster [57] bei 32 Patienten mit akuter hämorrhagischer Pankreatitis 23mal eine schwere akute Niereninsuffizienz, 29mal eine schwere respiratorische Insuffizienz, ein Schockbild fand sich bei 22 Patienten, eine diffuse intravasale Coagulation bei 13, eine Sepsis bei 16 und eine massive Gastrointestinalblutung bei 6. Die Kombination einer akuten hämorrhagischen Pankreatitis mit einer akuten Nieren- und Ateminsuffizienz ist ein nahezu infaustes Krankheitsbild.

2.3 Internistische Therapie

Grundsätzlich wird jeder Patient mit einer akuten Pankreatitis so behandelt, als ob er eine günstige Prognose habe [45]. Eine akute Niereninsuffizienz kann mindestens z. T. dadurch verhütet werden, daß ein ausreichender Volumenersatz erfolgt.

Besteht bereits eine akute Niereninsuffizienz, empfiehlt sich eine *Peritonealdialyse.* Eine Hämodialyse ergibt offenbar weniger gute Resultate [45, 57], obschon auch mit dieser Methode über einzelne Behandlungserfolge berichtet worden ist [26]. Die Peritonealdialyse hat gegenüber der Hämodialyse den Vorteil, daß sie nicht nur harnpflichtige Substanzen, sondern auch Toxine aus dem Peritoneum entfernen kann. Die in der Literatur berichteten Resultate mit der Peritonealdialyse sind z.T. schwer interpretierbar. Neben unkritischen Fallberichten über eine günstige Wirkung der Maßnahme [24] ist auch eine kontrollierte randomisierte Studie durchgeführt worden, allerdings mit zu kleiner Fallzahl [50]. Dabei fand sich insgesamt keine Reduktion der Mortalität bei Durchführung einer Peritonealdialyse, doch verstarben die dialysierten Patienten auffallend spät im Verlauf der Erkrankung, und zwar nicht an einer Niereninsuffizienz, sondern an einer Sepsis. Die Autoren der Arbeit kommen zum Schluß, daß bei adäquater Prophylaxe und Therapie septischer Erkrankungen ein echter Nutzen der Peritonealdialyse beobachtet werden könnte.

In einer weiteren umfangreichen Studie wurde eine günstige Wirkung der Peritonealdialyse auch dann beobachtet, wenn sie erst 24 h nach Beginn der Niereninsuffizienz begonnen wurde. Diejenigen Patienten, die sich unter Peritonealdialyse weiter verschlechterten, konnten auch durch chirurgische Maßnahmen nicht mehr gerettet werden [63].

2.4 Indikation zur chirurgischen Therapie

Die akute Niereninsuffizienz stellt an sich keine Kontraindikation für einen chirurgischen Eingriff dar. Die Indikation zur chirurgischen Therapie in solchen schwerst verlaufenden Fällen richtet sich nach den Lokalbefunden, z.B. nach dem Nachweis einer pankreatischen bzw. peripankreatischen Nekrosemasse [29].

2.5 Schlußfolgerungen

Die Resultate der bisherigen Studien über die Peritonealdialyse bei der akuten Pankreatitis lassen weitere (zahlreiche) Studien angezeigt sein, um die Indikation und die Dauer dieser Behandlungsmethode zu definieren. Von besonderem Interesse ist die Frage, unter welchen Umständen die Peritonealdialyse schon *vor* Ausbildung einer Niereninsuffizienz eingesetzt werden soll.

3 Niereninsuffizienz bei der Cholestase

3.1 Häufigkeit

Bei Patienten mit einem Verschlußikterus besteht ein erhöhtes Risiko einer akuten postoperativen Niereninsuffizienz. Die Häufigkeit dieser Komplikation wird mit 7% angegeben [13]. Eine Niereninsuffizienz kann sich bei einem Verschlußikterus auch ohne vorgängige Operation entwickeln [62].

3.2 Pathogenese

Ein möglicher Entstehungsmechanismus ist die Anoxie infolge eines Abfalls der Nierendurchblutung im Anschluß an das Einleiten der Anaesthesie oder während des chirurgischen Eingriffs [12]. Auf Grund der folgenden Beobachtung sind andere Mechanismen wahrscheinlicher.
Postoperativ fällt die Kreatininclearance bei Patienten mit Ikterus stärker ab als bei nichtikterischen Patienten [13]. Dieser verstärkte Abfall kann mindestens teilweise durch die Verabreichung von Mannitol verhütet werden. Der protektive Effekt von Mannitol wurde auf eine Stimulation der osmotischen Diurese zurückgeführt. Auf Grund von tierexperimentellen Studien an Ratten mit ligierten Gallengängen wurde zunächst die

Verhütung einer toxischen Wirkung von Bilirubin erwogen [4]. Schließlich fanden sich Hinweise darauf, daß die Niereninsuffizienz durch Endotoxine ausgelöst wird [77]. Endotoxine sind komplexe Lipopolysaccharide, deren Molekulargewicht um 100000 liegt. Sie werden durch aerobe und anaerobe Darmbakterien gebildet und normalerweise durch das reticuloendotheliale System der Leber abgefangen. Bei einer Störung dieser Abfangsfunktion infolge des Verschlußikterus kann eine systemische Endotoxinämie zustande kommen. Tatsächlich wird eine postoperative Endotoxinämie beobachtet, wenn der Serumbilirubinspiegel über 8,5% ansteigt. Die Endotoxinämie führt zu einer starken Reduktion der Kreatininclearance. Ikterische Patienten ohne Endotoxinämie zeigen postoperativ keine Reduktion der Kreatininclearance. Endotoxine können systemisch Komplikationen wie Fieber, Hypotension, renale Vasoconstriction [23], Ablagerung von Fibrin in glomerulären und peritubulären Capillaren und, über eine diffuse intravasculäre Coagulation, auch die Freisetzung von vasoconstrictiven Hormonen hervorrufen [23, 71, 72]. Endotoxine spielen auch beim gramnegativen Schock eine entscheidende Rolle.

3.3 Prophylaxe der postoperativen Niereninsuffizienz

Die Maßnahmen werden in Tabelle 2 zusammengefaßt [65]. Angesichts der Bedeutung der Endotoxine scheint auch die Verabreichung von Antibiotika sinnvoll. In einer Studie wurden präoperativ 240 mg Gentamycin und 3 g Carbenizillin pro Tag verabreicht; die Behandlung wurde am Tag vor der Operation begonnen und während der ersten 5 postoperativen Tage fortgesetzt [5]. Eine weitere Reduktion der Morbidität und Mortalität ist durch die präoperative percutane transhepatische Drainage oder Dekompression mittels endoskopischer Papillotomie möglich. Die percutane transhepatische Drainage ist besonders nützlich bei Patienten mit Cholangitis, gramnegativer Sepsis und beginnender oder voll ausgebildeter Niereninsuffizienz [14, 41, 42, 44, 68]. Sie reduziert die Mortalität vor allem bei Patienten mit Serumbilirubinwerten von über 10 mg-%.
Die endoskopische Papillotomie [8, 11, 32, 52] läßt sich mit der gleichen Indikation anwenden; Studien über die Verhinderung der postoperativen

Tabelle 2. Verhütung der postoperativen Niereninsuffizienz bei Patienten mit Verschlußikterus. (Nach Strumin [65])

1) Blasenkatheter; stündliche Urinbilanz und Flüssigkeitsbilanz

2) Bei Serumbilirubinwerten von über 1,2 mg/dl und Urinproduktion von unter 50 ml/h: präoperativ 5–10% Mannitollösung infundieren. Bei Serumbilirubinwerten von über 8 mg/dl wird Mannitol auch postoperativ (während 24–36 h) verabreicht

Niereninsuffizienz bei Anwendung dieser Methode sind noch nicht publiziert worden.

3.4 Behandlung der Niereninsuffizienz

Von besonderer Bedeutung ist hier die Hämodialyse. Die Indikation zur Hämodialyse ist vor allem dann gegeben, wenn die zu Grunde liegende Lebererkrankung potentiell reversibel ist.
Die Prognose der Niereninsuffizienz bei Erkrankungen der Gallenwege ist wesentlich besser als bei der akuten Pankreatitis. In einer Studie wurde in 50% der Patienten eine Restitutio ad integrum beobachtet [62]. In einer Serie von Patienten mit akuter Cholangitis und Niereninsuffizienz überlebten 57% der Patienten [7].

4 Azotämie bei Gastrointestinalblutung

Bei etwa ¾ der Patienten mit oberer Gastrointestinalblutung entwickelt sich eine Azotämie [60]. Die Ursache wurde ursprünglich in der Resorption von Blutabbauprodukten gesucht. Dementsprechend wurde angenommen, daß das Ausmaß der Azotämie durch die Intensität der Blutung bestimmt wird. Tatsächlich findet sich auch beim Gesunden ein Anstieg des Bluthamstoffs im Anschluß an die perorale Verabreichung von Blut [9, 53, 54].
Ein wichtiger zusätzlicher Faktor bei der Entwicklung der Azotämie ist die Hypovolämie. Im Tierversuch steigt der Harnstoff im Anschluß an die Verfütterung von Blut nur an, wenn gleichzeitig eine Hypovolämie besteht [43]. Dieses Konzept hat wichtige klinische Bedeutung. Falls bei einer oberen Gastrointestinalblutung eine Azotämie persistiert, liegt entweder eine nichtkompensierte Hypovolämie oder eine vorbestehende chronische Nierenerkrankung vor.

5 Niereninsuffizienz bei Patienten mit Cirrhose und Gastrointestinalblutung

Bei cirrhotischen Patienten kann durch eine gastrointestinale Blutung ein hepatorenales Syndrom ausgelöst werden. Dabei handelt es sich um eine progressive Funktionsstörung der Niere mit folgenden Charakteristika:

- Verminderung der glomerulären Filtrationsrate und des renalen Plasmadurchflusses. Die meisten Autoren schließen in die Definition auch eine Oligurie ein.

- Ausgeprägte tubuläre Rückresorption von Natrium und verminderte Sekretion von Wasser. Die Natriumkonzentration im Urin ist im allgemeinen niedriger als 10 mmol/l. Häufig findet sich eine Hyponatriämie. Ein Natriumspiegel von unter 125 mmol/l ist mit einer schlechten Prognose vergesellschaftet.
- Azotämie. Die Spiegel von Harnstoff und Kreatinin im Blut können – bei niedrigem Eiweißgehalt der Nahrung – ein falsch-optimistisches Bild vom Schweregrad der Niereninsuffizienz geben.
  Im gleichen Sinne wirkt eine verminderte Harnstoffproduktion bei kachektischen Patienten. Die Azotämie tritt oft erst nach der Hospitalisation richtig in Erscheinung.
- Eine Proteinurie fehlt häufig; das Urinsediment ist im allgemeinen normal.
- Der Blutdruck ist normal oder tief.
- Der klinische Verlauf ist durch eine progressive Verschlechterung gekennzeichnet. Die meisten Patienten sterben innerhalb von wenigen Wochen [28, 69].

Die folgenden pathogenetischen Mechanismen können für die gestörte Nierenhämodynamik verantwortlich sein:

- ein vermindertes Plasmavolumen
- ein vermindertes effektives Plasmavolumen [69, 70]
- eine neurogene Vasoconstriction [2]
- die Präsenz von vasoaktiven Substanzen im Kreislauf. Solche Substanzen können entweder durch die erkrankte Leber produziert werden, oder die Leber ist nicht mehr in der Lage, eine Entgiftung vorzunehmen (Endotoxine, falsche Neurotransmittoren [18, 77].

5.1 Behandlung

Das Resultat der Behandlung hängt nur zum kleinen Teil von der Nierenfunktion, entscheidend dagegen von der Möglichkeit ab, die Leberfunktion zu verbessern. In Frage kommen:

Behandlung der reversiblen Urämie. Speziell sollte auf mögliche Auslösungsfaktoren geachtet werden, z.B. auf ein Flüssigkeitsdefizit.

Allgemeine Maßnahmen. Dazu gehören eine adäquate, kohlenhydratreiche, eiweißarme Ernährung und die Verhütung einer Encephalopathie mit Lactulose. Diuretica sollen wenn möglich nicht verabreicht werden. Auslösende Faktoren wie Sepsis und gastrointestinale Blutung sind entsprechend zu behandeln.

Spezifische Behandlungsmaßnahmen. Die folgenden Maßnahmen wurden ohne überzeugenden Erfolg angewandt: Plasmaexpansion [36, 59]; Ascites-Reinfusion, Adrenalin [28]; Metaraminol [3]; Isoproterenol [10]; Angiotensin II [35]; Octapressin [10]; Phentolamin [16]; Acetylcholin [16] sowie Betablocker [78]. Wegen der großen Häufigkeit weiterer Komplikationen werden Hämodialyse [79] und Peritonealdialyse nicht häufig eingesetzt. In einzelnen Fallberichten wird über günstige Resultate mit portocavalem Shunt [55], peritoneo-jugulärem (Le Veen) Shunt [21, 46, 55] und Lebertransplantation [30] berichtet.

6 Niereninsuffizienz bei intestinaler Obstruktion

6.1 Pathogenese

Die intestinale Strangulation ist auch heute noch mit einer relativ hohen Mortalität behaftet [58]. Die mechanische Passagestörung führt zu einer Ansammlung von Flüssigkeit und Gas proximal von der Stenose. Der gedehnte Darm ist nicht in der Lage, Flüssigkeit zu resorbieren [40]. Durch die Stimulation der intestinalen Sekretion [80] entsteht ein Circulus vitiosus. Die Dehydratation kann zu Oligurie und Azotämie führen. Die Stase in den obstruierten Darmschlingen führt zur Bildung von Endotoxinen, die neben Fieber, Hypotension und diffuser intravasculärer Coagulation auch eine renale Vasoconstriction hervorrufen können [23, 58, 71]. Eine akute Niereninsuffizienz wird klinisch meist nur dann manifest, wenn gleichzeitig auch eine Sepsis besteht [71].

6.2 Prophylaxe

Die erste therapeutische Maßnahme besteht im adäquaten Flüssigkeitsersatz [27]. Bei schwerer Obstruktion können zunächst Volumina von 4–6 l notwendig sein [6].
Die entscheidende Therapie besteht in der chirurgischen Behebung des Hindernisses. Präoperativ gelten folgende Regeln:

- Der Zentralvenendruck soll stabil um 6–12 cm Wassersäule liegen.
- Mindestens die Hälfte der verlorenen Flüssigkeit soll ersetzt werden.
- Elektrolytstörungen müssen korrigiert werden.
- Eine Urinproduktion von 30–50 ml pro Stunde muß garantiert sein. Wenn trotz des Flüssigkeitsersatzes die Oligurie persistiert, kann Forusemid – eventuell zusammen mit Mannitol – verabreicht werden. Kommt danach immer noch keine adäquate Urinproduktion zustande, wird die Diagnose einer akuten Niereninsuffizienz gestellt. In solchen Fällen soll die Zufuhr einer zu großen Volumenmenge unterbleiben. Gefährlich kann sich auch eine zu große Kaliumzufuhr oder die Verabreichung von potentiell nephrotoxischen Medikamenten auswirken.

- Nach Einlegen einer Magensonde wird der Mageninhalt abgesaugt.
- Es werden gezielt Antibiotica verabreicht.
- Bei schwerer Niereninsuffizienz kann präoperativ auch eine Hämodialyse erwogen werden.

7 Niereninsuffizienz bei Peritonitis

Selbst bei leichteren Formen von Peritonitis ist ein Volumenverlust von mehreren Litern nicht ungewöhnlich. Die rechtzeitige Erkennung der Peritonitis [67] und ein adäquater Flüssigkeitsersatz sind bedeutungsvoll [47].
Therapeutisch gelten im übrigen ähnliche Regeln wie beim Ileus.

8 Niereninsuffizienz nach großen chirurgischen Eingriffen

Während des chirurgischen Eingriffes wirkt sich die in bezug auf das Organ relativ hohe Durchblutung der Nieren auf die Nierenfunktion günstig aus: Durch eine Autoregulation mit Vasoconstriction wird auch bei Reduktion der Nierendurchblutung auf 70% des Normwertes die glomeruläre Filtration sichergestellt. Die protektive adaptive Vasoconstriction gelingt jedoch nicht, wenn bereits vor der Operation eine Vasoconstriction bestanden hat. Eine solche Konstellation findet sich charakteristischerweise bei Patienten mit präoperativem Volumenverlust, bei denen ein normaler Blutdruck durch eine periphere Vasoconstriction aufrechterhalten worden ist. Intraoperativ führt ein kleiner zusätzlicher Volumenverlust zur Nierenläsion mit Anurie.
Meistens sind pathogenetisch zusätzliche Faktoren beteiligt, z.B. nephrotoxische Antibiotica, Infektionen [37] und Komplikationen bei der Verabreichung von Bluttransfusionen [15]. Unter den nephrotoxischen Antibiotica sind die Aminoglykoside am wichtigsten. Ihre Toxicität wird durch Dehydratation und Salzverlust erhöht. In der postoperativen Phase sollten bei Verabreichung von Aminoglykosiden die glomeruläre Filtration und der Plasmaspiegel des Medikamentes gemessen werden. Eine Niereninsuffizienz infolge einer fehlerhaft ausgetesteten Bluttransfusion [74] ist sehr selten geworden.
Bei der postoperativen Niereninsuffizienz spielt die Sepsis [75] eine bedeutende Rolle. Die Durchführung von chirurgischen Eingriffen an Patienten mit zunehmend höherem Operationsrisiko läßt auch eine Sepsis häufiger werden [64] und führt dementsprechend vermehrt zu einer Niereninsuffizienz. Die Rolle der Endotoxine bei solchen septischen Komplikationen wurde im Abschnitt 3 diskutiert. Entscheidend sind die

rasche chirurgische Elimination des Sepsisherdes und die Verabreichung einer gezielten Antibioticakombination. Eine präoperative Hämodialyse kann die Prognose verbessern.

Literatur

1. Bailey ME (1976) Endotoxin, bile salts and renal function in obstructive jaundice. Br J Surg 63:774–778
2. Baldus WP (1970) Etiology and management of renal failure in cirrhosis and portal hypertension. Ann NY Acad Sci 170:267–276
3. Baldus WP, Feichter RN, Summerskill WHJ (1964) The kidney in cirrhosis. 1. Clinical and biochemical features of azotemia in hepatic failure. Ann Intern Med 60:353–365
4. Baum M, Stirling G, Dawson JL (1969) Further study into obstructive jaundice and ischaemic renal damage. Br Med J 2:229–231
5. Benjamin IS, Blumgart LH (1979) Biliary bypass and reconstructive surgery In Liver and Biliary Disease. Wright R, Alberti KGMM, Karran S, Millward Sadler GH (eds) Saunders, London, Philadelphia, Toronto. S 1219–1246
6. Berry REL (1959) Obstruction of the small and large intestine. Physiopathology and treatment. Surg Clin North Am 39:1267–1280
7. Bismuth H, Kuntziger H, Corlette MB (1975) Cholangitis with acute renal failure. Priorities in therapeutics. Ann Surg 181:881–887
8. Classen M, Demling L (1974) Endoskopische Sphinkterotomie der Papilla Vateri und Stein Extraktion aus dem Ductus Choledochus. Dtsch Med Wochenschr 99:469–477
9. Clausen J (1936) Hyperazotemia in cases of acute ventricle hemorrhage. Acta Med Scand [Suppl] 75:908
10. Cohn JN, Tristani FE, Khatri IM (1970) Renal vasodilator therapy in the hepatorenal syndrome. Med Ann DC 39:1–7
11. Cotton PB, Chapman M, Whiteside CG, Lequesne LP (1976) Duodenoscopic papillotomy and gallstone removal. Br J Surg 83:709–714
12. Dawson JL (1964) Jaundice and anoxic renal damage: protective effect of mannitol. Br Med J 1:810–811
13. Dawson JL (1965) The incidence of postoperative renal failure in obstructive jaundice. Br J Surg 52:663–665
14. Dooley JS, Dick R, Olney J, Sherlock S (1979) Non surgical treatment of biliary obstruction. Lancet 2:1040–1043
15. Editorial (1980) Acute renal failure after major surgery. Br Med J 1:2–3
16. Epstein M, Berk DP, Hollenberg NK, Adams DF, Chalmers TC, Abrams HL, Merrill JP (1970) Renal failure in the patient with cirrhosis. The role of active vasoconstriction. Am J Med 49:175–185
17. Espinel CH, Gregory AW (1980) Differential diagnosis of acute renal failure. Clin Nephrol 13:73–77
18. Fischer JE, Baldessarini RJ (1971) False neurotransmitters and hepatic failure. Lancet 2:75–79
19. Frey CF (1965) Pathogenesis of nitrogen retention in pancreatitis. Am J Surg 109:747–755
20. Frey CF (1972) Operative therapy in pancreatitis and its complications. Univ Mich Med Cent J 38:103
21. Fullen WD (1977) Hepatorenal syndrome: reversal by peritoneovenous shunt. Surgery 82:337–341

22. Giacobino JP, Simon G, Simon GT (1971) Experimental glomerulonephritis induced by minimal doses of trypsin. Arch Pathol 21:193
23. Gillenwater JY, Dooley ES, Frohlich ED (1963) Effects of endotoxin on renal function and hemodynamics. Am J Physiol 205:293–297
24. Gjessing J (1967) Peritoneal dialysis in severe acute hemorrhagic pancreatitis. Acta Chir Scand 133:645–647
25. Goldstein DA, Llach F, Massry SG (1976) Acute renal failure in patients with acute pancreatitis. Arch Intern Med 136:1363–1365
26. Gordon D, Calne RY (1972) Renal failure in acute pancreatitis. Br Med J 3:801–802
27. Hartwell JA, Hoguet JP (1912) Experimental intestinal obstruction in dogs with special reference to cause of death and treatment by large amounts of normal saline solution. JAMA 59:82
28. Hecker R, Sherlock S (1956) Electrolyte and circulatory changes in terminal liver failure. Lancet 2:1121–1125
29. Hollender LF, Meyer C, Marrie A, da Silva J, Costa E, Garcia Castellanos J (1981) Role of surgery in the management of acute pancreatitis. World J Surg 5:361–368
30. Iwatsuki S, Popovtzer MM, Corman JL, Ishikawa M, Putman CW, Katz FH, Starzl TE (1973) Recovery from hepatorenal syndrome after orthotopic liver transplantation. N Engl J Med 289:1155–1159
31. Jacobs ML, Daggett WM, Civetta JM et al. (1977) Acute pancreatitis: Analysis of factors influencing survival. Ann Surg 185:43–51
32. Kawai K, Akosaka Y, Murakami K (1974) Endoscopic sphincterotomy of the ampulla of Vater. Gastrointest Endosc 20:148–151
33. Kwaan HC, Anderson MC, Gramatica L (1971) A study of pancreatic enzymes as a factor in the pathogenesis of disseminated intravascular coagulation during acute pancreatitis. Surgery 69:663–672
34. Lankisch PJ, Koop H, Otto J, Oberdieck U (1978) Evaluation of methaemalbumin in acute pancreatitis. Scand J Gastroenterol 13:975–978
35. Laragh JH, Cannon PJ, Bentzel CJ, Sicinski AM, Meltzer JI (1963) Angiotensin II, norepinephrine and renal transport of electrolytes and water in normal man and in cirrhosis with ascites. J Clin Invest 42:1179–1192
36. Lieberman FL, Reynolds TB (1968) Plasma volume in cirrhosis of the liver; its relation to portal hypertension, ascites and renal failure. J Clin Invest 46:1297–1308
37. Lucas CE (1976) The renal response to acute injury and sepsis. Surg Clin North Am 56:953–975
38. McMurray SD, Luft FC, Maxwell DR et al. (1978) Prevailing patterns and predictor variables in patients with acute tubular necrosis. Arch Intern Med 138:950–955
39. Miller TR, Anderson RJ, Linas SL et al. (1978) Urinary diagnostic indices in acute renal failure. Ann Intern Med 89:47–50
40. Mishra NK, Appert HE, Howard JM (1974) The effect of distension and obstruction on the accumulation of fluid in the lumen of small bowel of dogs. Ann Surg 180:791–795
41. Molnar W, Stockum AE (1974) Relief of obstructive jaundice through percutaneous transhepatic catheter – a new therapeutic method. A J R 122:356–367
42. Morri K, Misumi A, Sugiyama M, Okabe M, Matsuoka T, Ishii J, Akago M (1977) Percutaneous transhepatic bile drainage. Ann Surg 185:111–115
43. Moss G (1975) Cause of azotemia after gastrointestinal hemorrhage examining an old wives'tale. Am J Surg 130:269
44. Nakayoma T, Ikeda A, Oduka K (1978) Percutaneous transhepatic drainage of the biliary tract. Gastroenterology 74:554–559
45. Pessi TT, Autio V (1980) The intensive care of acute pancreatitis. Resuscitation 7:5–12
46. Pladson TR, Parrish RM (1977) Hepatorenal syndrome, recovery after peritoneovenous shunt. Arch Intern Med 137:1248–1249

47. Rainford DJ (1977) The immediate care of acute renal failure. Anaesthesia 32:277–281
48. Ranson JHC, Pasternack BS (1977) Statistical methods for quantifying the severity of acute pancreatitis. J Surg Res 22:79–91
49. Ranson JHC, Rifkind KM, Roses DF, Fink SD, Eng K, Spencer FC (1974) Prognostic signs and the role of operative management in acute pancreatitis. Surg Gynecol Obstet 139:69–81
50. Ranson JHC, Rifkind KM, Turner JW (1976) Prognostic signs and nonoperative peritoneal lavage in acute pancreatitis. Surg Gynecol Obstet 143:209–219
51. Robson JS (1975) Acute renal failure. In: Walker WF, Taylor DEM (eds) intensive care. Livingstone, Edinburgh London New York
52. Safrany L (1977) Duodenoscopic sphincterotomy and gallstone removal. Gastroenterology 72:338–343
53. Sanguinetti LV (1933) Curvas azohemicas en las hemorragias retenidas del tubo digestivo. Arch Argent Entern Apar Dig Nutr 9:68–76
54. Schiff L, Stevens RJ (1939) Elevation of urea nitrogen content of the blood following hematemesis or melena. Arch Intern Med 64:1239
55. Schroeder ET, Anderson GH, Smulyan H (1979) Effects of a portocaval or peritoneovenous shunt on renin in the hepatorenal syndrome. Kidney Int 15:54–61
56. Schuster HP (1980) Akutes Nierenversagen bei Peritonitis, Ileus und Pankreatitis. In: Schönborn H, Neher M, Schüster HP, Mangold G (Hrsg) Intensivmedizin bei gastroenterologischen Erkrankungen. Thieme, Stuttgart, S 192–199
57. Schuster HP, Neher M, Schönborn H, Kümmerle F (1980) Akutes Nieren- und Lungenversagen bei diffuser Peritonitis und haemorrhagisch-nekrotisierender Pankreatitis. Dtsch Med Wochenschr 105:82–87
58. Shatila AH, Chamberlain BE, Webb WR (1976) Current status of diagnosis and management of strangulation obstruction of the small bowel. Am J Surg 132:299–303
59. Shear L, Kleinerman J, Gabuzda GJ (1965) Renal failure in patients with cirrhosis of the liver. Clinical and pathologic characteristics. Am J Med 39:184–198
60. Stellato T, Rhodes RS, Mc Dougal WS (1980) Azotemia in upper gastrointestinal hemorrhage. Am J Gastroenterol 73:486–489
61. Simon GT, Giacobino JP (1970) Pathogenesis of the glomerular lesions in acute pancreatitis. Lancet 2:669–670
62. Sørensen FH, Andersen JB, Ørnsholt J, Skjoldborg H (1971) Acute renal failure complicating biliary tract disorders. Acta Chir Scand 137:87–91
63. Stone HH, Fabian TC (1980) Peritoneal dialysis in the treatment of acute alcoholic pancreatitis. Surg Gynecol Obstet 150:878–882
64. Stott B, Ogg CS, Cameron JS, Bewick M (1972) Why the persistently high mortality in acute renal failure? Lancet 2:75–79
65. Strumin L (1977) The liver and anaesthesia. Saunders, London Philadelphia Toronto
66. Thal AP, Kobold EE, Hollenburg MJ (1963) The release of vasoactive substances in acute pancreatitis. Am J Surg 105:708–714
67. Till AS (1964) Early spreading peritonitis. Proc R Soc Med 57:823–827
68. Tylen U, Hoevels J, Vany J (1977) Percutaneous transhepatic cholangiography (PTC) with external drainage of obstructive biliary lesions. Surg Gynecol Obstet 144:13–18
69. Vesin P (1962) Late functional renal failure in cirrhosis with ascites: pathophysiology, diagnosis, and treatment. In: Martini GA, Sherlock S (eds) Aktuelle Probleme der Hepatologie. Thieme, Stuttgart, S 98–109
70. Vlahcevic ZR, Adam NF, Jick H, Moore EW, Chalmers TC (1965) Renal effects of acute expansion of plasma volume in cirrhosis. N Engl J Med 272:387–391
71. Wardle EN (1975) Endotoxin and acute renal failure. Nephron 14:472–474
72. Wardle EN, Wright NA (1970) Endotoxin and acute renal failure in obstructive jaundice. Br Med J 2:472–474

73. Wauters JP, Favre H (1970) L'intérêt de la mesure du lysozyme urinaire dans le diagnostic des néphropathies. Schweiz Med Wochenschr 100:1903–1907
74. Weiner RS, Finkenstaedt JT, Rosoff CB, Jessiman AC, Walter CW (1952) Renal function studies in the dog following the production of controlled unilateral and bilateral haemoglobinuric nephrosis. Surg Forum 2:353–361
75. Werb R, Linton AL (1979) Etiology, diagnosis, treatment and prognosis of acute renal failure in an intensive care unit. Resuscitation 7:95–100
76. Werner MH, Hayes DF, Lucas CE, Rosenberg IK (1974) Renal vasoconstriction in association with acute pancreatitis. Am J Surg 127:185–190
77. Wilkinson SP, Moodie H, Stamatakis JD, Kakkar VV, Williams R (1976) Endotoxaemia and renal failure in cirrhosis and obstructive jaundice. Br Med J 2:1415–1418
78. Wilkinson SP, Bernardi M, Smith IK, Jowett TP, Slater JDH, Williams R (1977) Effect of adrenergic blocking drugs on the renin-aldosterone system, sodium excretion and renal hemodynamics in cirrhosis with ascites. Gastroenterology 73:659–663
79. Wilkinson SP, Weston MJ, Parsons V, Williams R (1977) Dialysis in the treatment of renal failure in patients with liver disease. Clin Nephrol 8:287–292
80. Wright HK, O'Brien JJ, Tilson MD (1971) Water absorption in experimental closed segment obstruction in the ileum in man. Am J Surg 121:96

Kapitel 4

Septischer Schock: Prophylaxe und Therapie

M. SPIEGEL

Bei mehr als einem Drittel der gastrointestinalen Infektionen sind intermittierend Bacteriämien nachweisbar. Wichtigste Eintrittspforte sind die Gallenwege [13, 58]. Als Erreger finden sich vor allem Anaerobier, aerobe Keime sind seltener; oft bestehen jedoch Mischinfektionen [10, 17]. Häufigste, in Blutkulturen nachweisbare aerobe Keime sind E. coli, unter den anaeroben Erregern überwiegend die Bacteroides species [31, 35].
Die Entwicklung einer Sepsis ist abhängig von Anzahl und Virulenz der eingeschwemmten Bakterien und der Abwehrlage des Patienten. Bei gastrointestinalen Infektionen bestehen besonders günstige Voraussetzungen: Die Anzahl der ins Blut übertretenden Erreger ist häufig groß, infolge der hohen Keimdichte im Darmlumen [54]. Die Virulenz der Bakterien kann gesteigert werden durch Synergismen bei meist polymikrobiellen Infekten, ferner durch Gewebsnekrosen und Blutabbau nach Einwirkung intestinaler Enzyme [24, 55]. Schließlich ist die Abwehr des Organismus durch das in den meisten beteiligten Erregern enthaltene Endotoxin beeinträchtigt, welches durch die Blockade des reticulohistiocytären Systems den größten Teil der Phagocytose-Aktivität des Körpers ausschaltet [41, 63].

1 Pathophysiologie des septischen Schocks

20–30% der Septikämien gehen aus unbekannter Ursache in einen Schockzustand über [23]. Die Bacteriämie löst in diesen Fällen eine Kettenreaktion komplizierter Abläufe aus, welche zur Störung der Mikrozirkulation und schließlich zum peripheren vasalen Versagen führen [37]. Die primäre Schädigung besteht wahrscheinlich in einer Störung der Sauerstoffverwertung, verursacht durch bakterielle Toxine, welche celluläre Oxidationsvorgänge beeinträchtigen [63]. Von besonderer Bedeutung ist das Endotoxin aus der Wand gramnegativer Bakterien (Abb. 1). Dieses

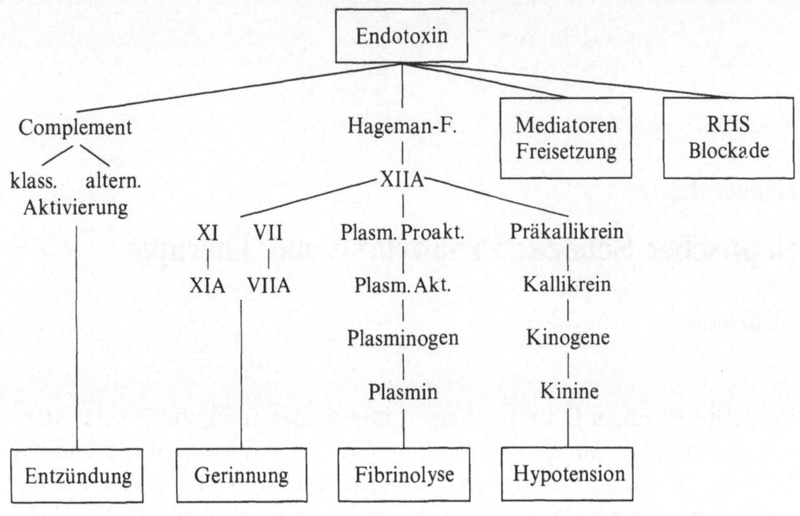

Abb. 1. Endotoxinwirkungen beim septischen Schock

cytotoxische Lipopolysaccharid aktiviert zahlreiche Enzymsysteme, führt zur Freisetzung von Prostaglandinen und stimuliert die α-Receptoren kleiner Gefäße. Aus zerstörten Endothelzellen, Leukocyten und Thrombocyten gelangen ferner Substanzen in die Zirkulation, welche vasoaktiv wirksam sind, das Komplementsystem aktivieren und Gerinnungsvorgänge auslösen [16, 60]. Weitere initiale Mechanismen sind möglicherweise die Verschiebung der Sauerstoff-Dissoziationskurve durch Verarmung der Erythrocyten an 2/3-Diphosphoglycerat und die Eröffnung von AV-Shunts [4].

Störung und Gegenregulation führen in der Folge zu dem charakteristischen phasischen Ablauf des septischen Schocks, welcher einmal angestoßen, unabhängig von der auslösenden Infektion gleiche Stadien zeigt [37]:

Das *Frühstadium* des septischen Schocks ist gekennzeichnet durch eine kompensatorische *hyperdyname Regulationsstörung* mit peripherer Vasodilatation, erhöhtem Herzminutenvolumen, Hyperventilation und respiratorischer Alkalose. Bei gesteigerter Herzfrequenz und normalem Blutvolumen halten sich arterieller Blutdruck und Zentralvenendruck anfänglich noch im Normbereich. Infolge der gestörten Sauerstoffverwertung ist die arterio-venöse Differenz vermindert und das Lactat bereits erhöht.

Im weiteren Verlauf des Schockgeschehens entwickelt sich das *hypodyname Spätstadium*. Die Störung der Mikrozirkulation dominiert mit Venolenspasmus, Flüssigkeitsaustritt und intravasaler Gerinnung. Abnahme des Blutvolumens und Verminderung des venösen Rückflusses führen zur reaktiven Catecholamin-Ausschüttung mit zusätzlicher peripherer Vasoconstriction und Fehlverteilung des Blutes. Das ansteigende Lactat verursacht eine zunehmende metabolische Acidose [20].

2 Klinik des septischen Schocks

In der Klinik sind die einzelnen Schockstadien selten scharf gegeneinander abzugrenzen. Häufig bestehen Übergangsformen und nicht selten überlagern sich vorbestehende Störungen. Insbesondere Herzinsuffizienz und Hypovolämie können ein hypodynames Spätstadium bereits in frühen Schockphasen vortäuschen [23, 31].

Entscheidend ist die frühzeitige Diagnose des septischen Schockgeschehens. Typische Frühzeichen (Tabelle 1) sind eine zunehmende Bewußtseinstrübung mit motorischer Unruhe, eine unklare Hyperventilation sowie Hypotonie bei Tachykardie und warmer Peripherie, Oligurie und Lactaterhöhung und in der Regel febrile Temperaturen. – Das terminale Schockgeschehen wird durch hypoxische Organschädigungen bestimmt (Tabelle 2). Limitierend sind in der Regel die pulmonalen Veränderungen mit der Entwicklung eines Schock-Lungen-Syndroms.

Tabelle 1. Frühzeichen des septischen Schocks

Bewußtseinstrübung
Hyperventilation
Respiratorische Alkalose
Hypotonie
Oligurie
Lactaterhöhung

Tabelle 2. Störungen der Organfunktionen bei septischem Schock

Organ	Störung	Auswirkung
Hirn	Beeinträchtigung des Stoffwechsels	Bewußtseinstrübung
Herz	Abnahme der Kontraktilität	Herzinsuffizienz
Lunge	Vasoconstriction Alveolarschaden Mikrothromben	Hypoxämie Alv. Hypoventilation
Niere	Tubulusnekrose Nierenrindennekrose	Oligurie Anurie
Leber	Zentrilob. Nekrose	Ikterus
RHS	Vasoconstriction „Blockade“	Abnahme der Phagocytose und Clearance

2.1 Laborbefunde

Charakteristische Laborbefunde in der Frühphase des septischen Schocks (Tabelle 3) sind eine *Linksverschiebung* häufig noch ohne Leukocytose mit *Vacuolenbildung* und toxischer Granulierung sowie eine *Thrombopenie* [48, 67]. Im weiteren Verlauf tritt meistens eine Leukocytose auf, in seltenen Fällen einer foudroyanten Infektion kann sich eine Leukopenie entwickeln. Die Thrombopenie ist in der Frühphase auf eine Phagocytose von Bakterien und Phospholipiden durch die Thrombocyten mit erhöhter Sequestration im reticulohistiocytären System zurückzuführen. Die Verminderung der Thrombocyten kann auch ohne intravasale Gerinnung während 10–14 Tagen bestehen bleiben.

Bereits in den ersten Stunden des septischen Geschehens ist vor allem bei gramnegativen Bacteriämien eine *Hypophosphatämie* nachweisbar. Die Ursache dieser Elektrolytstörung ist unklar, wahrscheinlich wird intracellulär oder durch die Bakterien mehr Phosphat verbraucht. Alkalose und allfällige Glucose-Infusionen sind ursächlich nicht von Bedeutung [48]. Nicht selten sind in der Frühphase ferner eine wahrscheinlich catecholaminbedingte *Hyperglykämie* sowie die bereits erwähnte respiratorische Alkalose. Die Spätstadien sind charakterisiert durch eine Hypoglykämie infolge Substratmangel und die Entwicklung einer zunehmenden metabolischen Acidose.

Tabelle 3. Häufige Laborbefunde bei septischem Schock

Frühphase	Spätphase
Linksverschiebung	Leukocytose
– Tox. Granulierung	
– Vacuolenbildung	
Thrombopenie	Thrombopenie
Hypophosphatämie	Hypophosphatämie
Hyperglykämie	Hypoglykämie
Resp. Alkalose	Metabol. Acidose

Tabelle 4. Gerinnungsstörungen bei septischem Schock

Frühphase	Spätphase
Verkürzung von	Verlängerung von
– Part. Thromboplastinzeit	– Thromboplastinzeit
– Thrombinzeit	– Part. Thromboplastinzeit
	– Thrombinzeit
Fibrinogen normal	Fibrinogen vermindert
Äthanoltest positiv	Äthanoltest positiv

Häufig ist das septische Geschehen durch *Gerinnungsstörungen* kompliziert (Tabelle 4). Charakteristisch ist eine disseminierte intravasale Gerinnung, welche im Frühstadium noch kompensiert sein kann mit Verkürzung der partiellen Thromboplastinzeit und der Thrombinzeit, noch normalem Fibrinogen, aber bereits positivem Aethanoltest. Folgen dieser Gerinnungsstörung sind ischämische Organläsionen und thromboembolische Komplikationen. In den Spätstadien entwickelt sich nicht selten infolge eines Faktorenmangels eine chronisch dekompensierte intravasale Gerinnung mit Verlängerung von Thromboplastinzeit und partieller Thromboplastinzeit sowie vermindertem Fibrinogen. Als Folge dieser Verbrauchscoagulopathie können Blutungen auftreten [56].

2.2 Abklärungsuntersuchungen

Die meisten spezifischen Abklärungsuntersuchungen beim septischen Schock sind zeitaufwendig. Die einzige verfügbare Schnellmethode ist der "buffy-coat", der Direktnachweis von Bakterien im zentrifugierten Blut mit einer Trefferchance von 10–30%. – Der Focusnachweis mit Technetium-markierten Leukocyten dauert 4–6 h [29]. – Der einzig sichere Beweis einer Sepsis, der Nachweis eines Keimes in mehreren Blutkulturen, nimmt meistens 48 h in Anspruch. Bei korrekter Technik beträgt die Trefferchance der Blutkultur bei Bacteriämien bis zu 99% [62]. – Die Focussuche mittels Gallium 67 ist ebenso wie die Gegenstromimmunelektrophorese relativ unspezifisch und zeitaufwendig [34].
Nicht bewährt hat sich der Endotoxinnachweis. Der Limulustest, welcher Endotoxin über die Gelierung von Lysat aus Amöbocyten der Hufeisenkrabbe (Limulus polyfemus) nachweist, ist unspezifisch und nicht standardisiert. Der zeitaufwendige Test ist für die Sepsisdiagnostik ungeeignet [14].

3 Prophylaxe der Sepsis

Nachgewiesen wirksame prophylaktische Maßnahmen gegen Bacteriämie und Sepsis sind die Verringerung des Infektionsrisikos durch *Vermeiden der Keiminoculation.* Insbesondere traumatisierende Maßnahmen, wie Einlegen von Kathetern und Verletzung keimbesiedelter Schleimhäute, sind möglichst zu vermeiden. Ebenso wirksam ist die frühzeitige chirurgische Entfernung eines allfälligen Sepsisherdes.
Einer der wesentlichsten Fortschritte bei der Prophylaxe der gramnegativen Sepsis stellt die Entwicklung eines *Antiserums gegen das Core-Antigen* gramnegativer Bakterien dar [66]. Dieses Core- oder R-Antigen ist bei allen Enterobakteriacen nahezu identisch. Durch Vaccination mit einer abgetöteten E.-coli-Mutante, welche nur über das Core-Antigen verfügt,

konnte die Bildung spezifischer Antikörper induziert und ein Antiserum gewonnen werden. In einer ersten Studie an 102 Patienten konnte mit diesem Antiserum eine passive Immunisierung durchgeführt und eine signifikante Schutzwirkung bei drohender Sepsis erzielt werden. Die protektive Wirkung hält während 30 Tagen an [6].
Die Möglichkeit einer *aktiven Immunisierung* wurde bislang nur in wenigen Untersuchungen überprüft. Frühere Arbeiten zeigten, daß 60% aller Coli-Bacteriämien durch die selben 10 Serotypen und 90% der Pseudomonas-Bacteriämien durch die selben 7 Serotypen hervorgerufen werden [39]. Durch eine Pseudomonas-Lipopolysaccharidvaccine konnte ein signifikanter Titeranstieg von Antikörpern gegen diese 7 Serotypen hervorgerufen werden. Eine prospektive randomisierte Studie an Carcinompatienten zeigte eine eindeutige Verminderung von Incidenz und Mortalität der Pseudomonasinfektionen, jedoch keine Reduktion bakteriämischer Pseudomonasinfekte [65].
Die prophylaktische *Leukocytentransfusion* führt bei agranulocytotischen Patienten zu einer Abnahme bacteriämischer Infektionen. Die Übertragung einer ausreichenden Leukocytenmenge ist jedoch schwierig und die erforderliche Menge selbst nur schwer zu definieren. Die Methode ist nur bei reversibler Leukopenie indiziert [25].
Eine Wirksamkeit von *Immunglobulinen* ist durch keine kontrollierte Studie belegt. Ebenso konnte durch die Stimulation der cellulären Abwehr (z.B. mit Levamisol) kein Effekt auf die Entwicklung einer Bacteriämie nachgewiesen werden.
Umstritten ist die systemische *prophylaktische Antibiotica-Applikation*, d.h. die Verabreichung von Antibiotica vor einer Infektion oder Kontamination. Wahrscheinlich kann durch die prophylaktische Antibiotikagabe das Auftreten einer Sepsis, insbesondere einer gramnegativen Sepsis, nicht verhindert werden [1, 8]. Lediglich eine einzige Studie [26] zeigt ein geringeres Auftreten gramnegativer Bacteriämien bei leukämischen Kindern unter Cotrimoxazol-Prophylaxe. Ansonsten konnte keine prospektive Studie eine Wirksamkeit der prophylaktischen Antibiotikagabe nachweisen; selbst die Effizienz der allgemein angewendeten Prophylaxe bei Endokarditisrisiko ist nicht bewiesen.
Die *perioperative Antibioticaprophylaxe* ist ebenfalls sehr kontrovers. Ziel der Prophylaxe ist es, vor Operationen mit potentieller Keimverschleppung therapeutische Antibioticakonzentrationen im Gewebe zu erreichen. Die durch die Operation ausgelöste bakterielle Streuphase soll verkürzt und die Endotoxinbildung gestoppt werden [1, 8, 12].
Die umfangreiche Literatur umfaßt mehr als 130 Studien, welche jedoch größtenteils statistische Mängel aufweisen [9]. 24 korrekt durchgeführte Studien zeigen, daß die prophylaktische Antibioticagabe postoperative septische Komplikationen verhindert bei der Hysterektomie, der Sectio

caesarea, der Implantation von Hüftprothesen und langdauernden neuro-chirurgischen Eingriffen. Nur 2 Studien zeigen statistisch signifikant weniger Infektionen in den antibiotisch vorbehandelten Gruppen bei Operationen am Bronchialsystem und Gastrointestinaltrakt [28,45]. Wahrscheinlich von Nutzen ist ferner die Antibioticaprophylaxe bei Operationen an den Gallenwegen, wobei es sich hierbei häufig nicht um eine Prophylaxe im engeren Sinne, sondern um eine antibiotische Therapie bei bereits stattgehabter Infektion handelt [26].

Die Indikation zur Antibioticaprophylaxe wird jedoch nicht nur von dem durchzuführenden Eingriff bestimmt, sondern auch von der Abwehrlage des Patienten und ist eher zu stellen bei erhöhtem Risiko infolge vorgerückten Alters oder Abwehrschwäche, wie Diabetes mellitus und Immunsuppression [8, 27, 40].

Die optimale Dauer der perioperativen Antibioticaprophylaxe ist nicht bekannt. Eine Antibiotica-Applikation über 24 h ist offenbar ebenso wirksam wie eine längerfristige Verabreichung, hat jedoch nachweislich weniger nosokomiale Superinfekte zur Folge. In der Regel wird deshalb 4 h vor der Operation mit der Antibioticagabe begonnen und diese während insgesamt 24 h fortgesetzt [1, 12, 24]. Die Wahl des Antibioticums richtet sich nach den zu erwartenden Erregern: bei gastrointestinalen Operationen in erster Linie Anaerobier und Enterobakteriacen. Zweckmäßig ist die Kombination von Clindamycin mit einem Aminoglykosid [15, 38]. Sehr umstritten ist die topische Antibiotica-Applikation bei der Colon-Chirurgie, welche die postoperative Infektionsrate gegenüber ausschließlich mechanischer Vorbereitung wahrscheinlich nicht senkt.

4 Prophylaxe des Schocks bei Sepsis

Bei eingetretener Sepsis zeigt das *Antiserum gegen Core-Antigen* ebenfalls eine signifikante Schutzwirkung. Die Antikörper wirken offenbar als Anti-Endotoxin, welches ein Lipidanteil der Core-Struktur von Enterobakteriacen ist [66]. In der ersten Studie an 102 Patienten wurde die Mortalität der Bacteriämie von 26% auf 14% gesenkt [6].

Unsicher ist der Effekt frühzeitiger *Heparin*-Applikation. Möglicherweise können mit Heparin intravasale Gerinnungsvorgänge im Initialstadium der Sepsis unterbrochen werden. In einer retrospektiven Studie an über 6200 Patientinnen mit septischem Abort konnte durch Heparin-Prophylaxe die Schockhäufigkeit von 23% auf 16% gesenkt werden [22].

Durch hohe *Steroid*-Dosen können in vitro die Leukocytenaggregation und der cytotoxische Effekt auf Endothelzellen nach Komplementaktivierung blockiert werden. Beide Vorgänge sind zweifellos im Frühstadium des septischen Schocks von Bedeutung. Möglicherweise kann durch Steroide auch die Bildung und Freisetzung der Endorphine unterdrückt

werden, welche die Vasodilatation in der Initialphase des Schockgeschehens vermitteln [44]. Wahrscheinlich sind Steroide bei der Prophylaxe des Schocks um so wirksamer, je früher sie eingesetzt werden. Andererseits ist zu berücksichtigen, daß durch Corticosteroide die Leukocytenfunktion bei der Infektabwehr beeinflußt werden kann.
Eine prophylaktische Wirksamkeit der *Antibiotica* beim Übergang einer Sepsis in den septischen Schock ist fraglich. Die Überlebensrate der Sepsis ist jedoch um so höher, je früher mit der Antibioticatherapie begonnen wird [19, 29].

5 Therapie des septischen Schocks

Ebenso wie die Prophylaxe sind die Grundprinzipien der Therapie des septischen Schocks unabhängig von Erreger und Eintrittspforte (Tabelle 5).
Die *Volumenzufuhr* richtet sich nach klinischen und hämodynamischen Parametern. Optimal ist die computergesteuerte Trendanalyse mit einer Vielzahl von Meßwerten [20]. In der Regel wird sich die Volumentherapie jedoch nach arteriellem Druck, Zentralvenendruck, Pulmonalcapillardruck und eventuell Herzminutenvolumen richten. Hämodynamische Untersuchungen zeigten, daß beim septischen Schock der "cardiac output" auf das Zwei- bis Dreifache des Normalen angehoben werden muß, um eine ausreichende Gewebeperfusion zu gewährleisten [19]. Besonders deletär ist deshalb ein primärer Volumenmangel, welcher klinisch eine initial hypodyname Schockform verursachen kann. – Die Volumensubstitution wird am zweckmäßigsten mit Polypeptidlösungen durchgeführt, welche isoonkotisch sind und eine kurze Verweildauer aufweisen [50]. Ferner kann aus gerinnungsphysiologischen Überlegungen frisches Ge-

Tabelle 5. Therapie des septischen Schocks

Volumenzufuhr
Vasoaktive Substancen
Digitalis
Entfernung des Sepsisherdes
Antibiotica
Steroide
Antiserum gegen Core-Antigen

Korrektur von Teilstörungen:
- Gerinnung
- Säure-Basen-Haushalt
- Elektrolyte
- Respiratorische Insuffizienz
- Niereninsuffizienz

frierplasma zum Einsatz gelangen [20]. – Häufige Fehler sind die zu geringe Zufuhr von Flüssigkeit in der Frühphase und die zu große Volumengabe in der Spätphase des septischen Schocks.

Vasoaktive Substanzen werden eingesetzt, wenn die Hämodynamik trotz adäquater Volumenzufuhr nicht zu normalisieren ist. Bei hyperdynamer Schockform und peripherer Vasodilatation sind Dopamin und allenfalls Noradrenalin indiziert. Bei hypodynamen Schockformen mit peripherer Vasoconstriction werden Dobutamin und eventuell Phentolamin verabreicht. Bei allen vasodilatierenden Medikamenten ist eine gleichzeitige Volumengabe unbedingt erforderlich [47]. – Bei prolongierter Hypotension kann durch die Applikation von *Naloxon* (0,4–1,2 mg) eventuell eine signifikante Blutdruckanhebung erzielt werden. Die Naloxonwirkung beruht wahrscheinlich auf einer Blockade der beim septischen Schock wirksamen vasodilatierenden Endorphine [44].

Eine *Digitalis*-Applikation ist noch vor dem Auftreten einer manifesten Herzinsuffizienz indiziert. Beim septischen Schock soll aus dem Pankreas ein "myocardial depressant factor" freigesetzt werden [32], welcher neben der verminderten Sauerstoffversorgung zusätzlich zu einer myokardialen Kontraktilitätsabnahme führt.

Die chirurgische *Entfernung des Sepsisherds* ist durchzuführen, sobald die hämodynamischen Störungen korrigiert sind. Die Operabilität ist in der Regel gewährleistet, wenn die Gerinnung normalisiert ist und ein hyperdynames Schockstadium besteht oder durch Volumenzufuhr und vasoaktive Substanzen erzeugt werden kann. Eine beginnende respiratorische Insuffizienz stellt keine Kontraindikation zur Operation dar. Eine Studie zeigte eine Überlebensrate des septischen Schocks von 77% bei chirurgischer Entfernung des Sepsisherds gegenüber 48% bei konservativer Behandlung [37].

Die *antibiotische Therapie* muß in der Regel vor Identifizierung des Erregers eingeleitet werden. Die frühzeitige Applikation des richtigen Antibioticums ist von wesentlicher prognostischer Bedeutung [5]. Bei der Sepsis – ausgehend von intraabdominalen Infektherden – entsprechen die Erreger in der Regel der Mikroflora des betreffenden Darmabschnitts [58]. Meistens bestehen Mischinfekte mit aeroben und anaeroben Keimen, wobei letztere oft erst sekundär überwuchern [42]. Häufigste Aerobier sind E. coli, neben Klebsiellen, Pseudomonas und Enterokokken. Unter den Anaerobiern überwiegen Bacteroides species, andere Anaerobier, beispielsweise Clostridien, sind ausgesprochen selten [58].

In der Regel werden Kombinationen von zwei oder drei Antibiotica eingesetzt, um ein möglichst breites Spektrum abzudecken. Die Kombination *Clindamycin und Tobramycin* erfaßt die häufigsten Erreger (Tabelle 6) und ist ferner gegen den postoperativ nicht seltenen Staphylokokkus aureus wirksam. Lediglich Enterokokken und Clostridien können Primärre-

Tabelle 6. Antibiotica bei intra-abdominalem Sepsisherd

Erreger	Empfindlichkeit				
	Clindamycin	Tobramycin	Ampicillin	Cefotaxim	Metronidazol
Bacteroides frag.	+	0	0	0	+
Bacteroides sp.	+	0	+	+	+
Peptococcus	+	0	+	+	+
Peptostreptococcus	+	0	+	+	+
Fusobacterium	+	0	+	+	+
E. coli	0	+	+	+	0
Streptococcus	+	+	+	+	0
Enterococcus	0	0	+	0	0
Proteus	0	+	+	+	0
Klebsiella	0	+	0	+	0
Pseudomonas	0	+	0	+	0

sistenzen aufweisen, sind jedoch bei abdominalen Infekten nur von sekundärer Bedeutung. Die Wirksamkeit von Clindamycin und Tobramycin ist klinisch erwiesen [15], obwohl die Wirkung von Aminoglykosiden gegen sensitive Keime in anaerobem Milieu abgeschwächt wird [61]. Bei protrahiertem klinischem Verlauf muß eine Kolonisation mit Enterokokken oder Clostridien in Erwägung gezogen und zusätzlich Ampicillin verabreicht werden. Metronidazol ist zwar bactericid wirksam gegen Clostridien, zeigt jedoch einen relativ schwachen Effekt gegen grampositive anaerobe Kokken und mikroaerophile Keime. Gesamthaft gesehen ist es dem Clindamycin unterlegen. – Nebenwirkungen der obengenannten Therapie sind zurückzuführen auf die Nephro- und Ototoxicität der Aminoglykoside, seltener ist die pseudomembranöse Colitis infolge Clindamycin-Application. Bei therapeutischen Serumwerten von Obracin ist eine Nephrotoxicität in 8–15%, eine Ototoxicität in 2–11% nachweisbar. Die pseudomembranöse Colitis tritt unter Clindamycin in 4–10% der Fälle auf [51, 59].

Der Wirkungsmechanismus von *Steroiden* beim bereits eingetretenen septischen Schock ist unklar, ihre Applikation umstritten. Nachgewiesene günstige Effekte sind die Steigerung des Herzminutenvolumens, die Abnahme des peripheren Widerstandes und eine Rechtsverschiebung der Dissoziationskurve. Die Annahme eines Nutzens der Corticosteroide beim manifesten Schock beruht auf Tierexperimenten und zahlreichen unkontrollierten Studien. Lediglich eine einzige anfechtbare prospektive Doppelblindstudie [49] zeigt eine günstige Wirkung hoher Methylprednisolondosen (30 mg/kg KG) an einem größeren Patientengut mit septischem Schock. Zahlreiche weitere prospektive Studien konnten diese Ergebnisse allerdings nicht bestätigen.

Andere, beim experimentellen septischen Schock wirksame Medikamente sind Phenothiazine, Antihistamine, Glucagon und Indomethacin [18]. Kontrollierte Studien am Menschen wurden nicht durchgeführt oder zeigten keine signifikante Wirksamkeit.
Wie schon bei der Prophylaxe ist das *Antiserum gegen Core-Antigen* auch bei der Therapie des septischen Schocks wirksam. In einer ersten Studie erholten sich nach Antiserumgabe 82% der Patienten vom septischen Schock gegenüber 29% der Kontrollgruppe [6].

6 Korrektur von Teilstörungen

Die Korrektur von Teilstörungen ist bei der Therapie des septischen Schocks von besonderer Bedeutung.

Gerinnungsstörungen. Die prinzipielle Heparingabe beim septischen Schock ist kontrovers. In keiner prospektiven Studie konnte eine Beeinflussung von Verlauf oder Mortalität des manifesten septischen Schocks durch Heparin nachgewiesen werden [11]. Heparin wird gezielt eingesetzt bei kompensierter chronischer intravasaler Gerinnung mit Neigung zu peripheren Thrombosen und Embolien. Bei Blutungen infolge chronischer dekompensierter intravasaler Gerinnung werden mit Frischblut oder frischem Gefrierplasma verbrauchte Faktoren ersetzt. Zu beachten ist, daß ein Plasmaverlust anderer Ursache einen Faktorenmangel vortäuschen kann [56]. Die Applikation von Fibrinolysehemmern, wie ε-Aminocapronsäure hat sich ebenso wie die fibrinolytische Therapie beim septischen Schock nicht durchgesetzt [11].

Störungen des Säurebasenhaushaltes und der Elekrolyte. Eine metabolische Acidose wird bei pH-Werten unter 7,2 mit *Natriumbicarbonat oder THAM* behoben. Elektrolytstörungen fallen selten ins Gewicht. Die häufige Hypophosphatämie beeinträchtigt theoretisch Chemotaxis und Phagocytenfunktion der Granulocyten und wird durch *Phosphatsubstitution* (3 mval/kg in 24 h) behoben.

Respiratorische Insuffizienz. Der Hypoxämie infolge basaler Atelektasen mit Verteilungsstörung und intrapulmonalen Shunts wird zunächst durch *O_2-Application* mit einem FIO_2 von 0,4 entgegengewirkt. Bei Progredienz der respiratorischen Insuffizienz, insbesondere bei Zunahme der initialen Hypoxämie und Übergang der anfänglich respiratorischen Alkalose in eine respiratorische Acidose muß ein Schocklungen-Syndrom in Erwägung gezogen und rechtzeitig mit der *Beatmung* begonnen werden. Das Schocklungen-Syndrom tritt bei rund 20% der Patienten mit septischem Schock auf und ist bei dieser Schockform signifikant häufiger als bei anderen Schockarten [29, 50].

Niereninsuffizienz. Bei Oligurie wird in der Frühphase des septischen Schocks niedrig dosiert *Dopamin* appliziert [47]. Die Zweckmäßigkeit einer Verabreichung von Furosemid ist umstritten, insbesondere bei bereits eingetretener Tubulusnekrose. Bei Anurie und progredienter Azotämie ist eine vorübergehende *Peritoneal- oder Hämodialyse* häufig nicht zu umgehen.

7 Prognose

Prognostisch ungünstige Faktoren [35] sind neben schwerer Grundkrankheit und fortgeschrittenem Alter des Patienten das rasche Fortschreiten der hämodynamischen Veränderungen mit Übergang in ein hypodynames Schockstadium sowie das Auftreten von Komplikationen. Insbesondere eine intravasculäre Gerinnung und das Schocklungen-Syndrom beeinflussen die Prognose entscheidend. Das Schocklungen-Syndrom erhöht die Mortalität des septischen Schocks auf über 90% und bestimmt häufig die terminale therapierefraktäre Phase [19, 20, 31].
Die primär schlechte Prognose des septischen Schocks bei gastrointestinalen Notfallsituationen kann wahrscheinlich durch prophylaktische Maßnahmen, sicher jedoch durch eine frühzeitige und korrekte Therapie verbessert werden.

Literatur

1. Abernathy RS, Fields BT, Monson TP, Nolan ChM (1979) Prophylaxis of infection with antimicrobial therapy. J Arkansas Med Soc 76:55–62
2. Bartlett JG (1979) Antibiotic – associated colitis. Clin Gastroenterol 8:783
3. Beller FK, Douglas GW (1973) Thrombocytopenia indicating gram-negative infection and endotoxinemia. Obstet Gynecol 41:521
4. Bocking JK, Sibbald WJ, Holliday RL, Scott S, Viidik T (1979) Plasma catecholamine levels and pulmonary dysfunction in sepsis. Surg Gynecol Obstet 148:715–719
5. Boxerbaum B (1974) Antimicrobial drugs for treatment of infections caused by aerobic gramnegative bacilli. Med Clin North Am 58:519
6. Braude AI, Ziegler EJ, McCutchan JA (1978) Antiserum treatment of gram-negative bacteremia. Schweiz Med Wochenschr 108: 1872–1876
7. Brooks GF, Pribble AH, Beaty HN (1973) Early diagnosis of bacteremia by buffy-coat examination. Arch Intern Med 132:673
8. Burke JF (1977) Preventing bacterial infection by coordinating antibiotic and host activity: A time dependent relationship. South Med J [Suppl] 70:24
9. Chodak GW, Plaut ME (1977) Use of systemic antibiotics for prophylaxis in surgery. A critical review. Arch Surg 112:326
10. Chow AW, Guze LB (1974) Bacteroidycea bacteremia: Clinical experience with 112 patients. Medicine (Baltimore) 53:93
11. Corrigan JJ (1977) Heparin therapy in bacterial septicemia. J Pediatr 91:695
12. Downing R, McLeish AR, Burdon DW (1977) Duration of systemic prophylactic antibiotic cover against anaerobic sepsis in bowel surgery. Dis Colon Rectum 20:401
13. DuPont HL, Spink WW (1969) Infections due to gram-negative organisms: an analysis of 860 patients with bacteremia at the university of Minnesota Medical Center, 1958–1966. Medicine (Baltimore) 48:307–332

14. Elin RJ, Robinson RA, Levine AS, Wolff SM (1975) Lack of clinical usefullness of the limulus test in the diagnosis of endotoxinemia. N Engl J Med 11:521
15. Fass RJ, Ruiz DE, Gardener WG, Rotilie CA (1977) Clindamycin and Gentamycin for aerobic and anaerobic sepsis. Arch Intern Med 137:28–38
16. Fearon DT, Ruddy S, Schur PH (1975) Activation of the properdin pathway of complement in patients with gramnegative bacteremia. N Engl J Med 292:937
17. Finegold SM (1977) Abdominal and perineal infections. Anaerobic bacteria in human disease. Academic Press, New York, p 257
18. Fletcher JR, Rawell PW (1979) Indomethacin improves survival after endotoxin in baboons. Second annual conference on shock. Colonial Williamsburg, Virginia
19. Forgacs P (1979) Treatment of septic shock. Med Clin North Am 63:465–471
20. Gersmeyer EF, Yasargil EC (1978) Schock und hypotone Kreislaufstörungen. Thieme, Stuttgart
21. Gorbach SL, Bartlett JG (1974) Anaerobic infections. N Engl J Med 290:1177, 1237, 1289
22. Graeff H, Kuhn W, Zander J (1974) Sepsis in der Geburtshilfe. Therapiewoche 24:6173
23. Hassen A (1973) Gram-negative bacteremic shock. Med Clin North Am 57:1403–1415
24. Hau T, Nelson RD, Fiegel VD (1977) Mechanisms of the adjuvant action of hemoglobin in experimental peritonitis. – Influence of hemoglobin on human leukocyte chemotaxis in vitro. J Surg Res 22:174
25. Herzig RH, Herzig GP, Graw RG (1977) Successfull granulocyte transfusion therapy for gram-negative septicemia. N Engl J Med 296:701
26. Hughes WT, Kuhn S, Chaudhary S (1977) Successfull chemoprophylaxis of pneumocystis carinii pneumonitis. N Engl J Med 297:1419
27. Keighley MRB, Arabi Y, Matheson D, Alexander-Williams J (1978) Aspects of preventing sepsis in colo-rectal surgery: results of recent clinical trials. J Antimicrob Chemother 4S:33–38
28. Keighley M, Baddeley R, Burdon D (1975) A controlled trial of parenteral prophylactic gentamycin therapy in biliary surgery. B J Surg 62:275
29. Kügler S, Hagemann J, Monti R (1976) Lokalisationsdiagnostik von Abszessen und Entzündungen mit Technetium 99. Dtsch Med Wochenschr 31:1162
30. Kvale PA, Ranga V, Kopacz M (1977) Pulmonary resection. South Med J [Suppl] 70:64
31. Landesman SH, Gorbach SL (1978) Gram negative sepsis and shock. Orthop Clin North Am 9:611–625
32. Lefer AM (1974) Myocardial depressant factor and circulatory shock. Klin Wochenschr 52:358
33. Levison ME, Santoro J, Bran JL (1977) In vitro activity and clinical efficacy of clindamycin in the treatment of infections due to anaerobic bacteria. J Infect Dis 135:49
34. Littenberg RL, Taketa RM, Alazraki SE (1973) Gallium 67 for localisation of septic lesions. Ann Intern Med 79:403
35. MacLean LD, Mulligan WG, McLean APH, Duff JH (1967) Patterns of septic shock in man a detailed study of 56 patients. Ann Surg 166:543–562
36. McHenry MC, Hawk WA (1974) Bacteremia caused by gram-negative bacilli. Med Clin North Am 58:623–638
37. McHenry CM, Gavan TL, Hawk WA, Ma C, Berrettoni JN (1975) Gram-negative bacteremia: variable clinical course and useful prognostic factors. Cleve Clin Q 42:15–32
38. Moellering RC, Kunz LJ, Poitras JW (1977) Microbiologic basis for the rational use of prophylactic antibiotics. South Med J [Suppl] 70:8
39. Moody MR, Young VM, Kenton DM (1972) Pseudomonas aeruginosa in a center for cancer research I Distribution of intraspecies types from human and environmental sources. J Infect Dis 125:95
40. Neu HC (1977) Clinical pharmakokinetics in preventive antimicrobial therapy. South Med J [Suppl] 70:14

41. Nolan JP (1975) The role of endotoxin in liver injury. Gastroenterology 69:1346
42. Onderdonk AB, Bartlett JG, Louie T (1976) Microbial synergy in experimental intraabdominal abscess. Infect Immun 13:22
43. Orskov F, Orskov I (1975) Escherichia coli O:H serotypes isolated from human blood. Acta Pathol Microbiol Scand 83:595
44. Peters WP, Johnson MW, Friedman PA, Mitch WE (1981) Pressor effect of naloxone in septic shock. Lancet 7:529
45. Polk H, Lopez-Mayor J (1969) Post-operative wound infections: A prophylactic study of determinant factors and prevention. Surg 66:97
46. Rapkin RH (1979) Chemoprophylaxis of bacterial infections. J Med Soc N J 76:446–450
47. Regnier B, Safran D, Carlet J, Teisseire B (1979) Comparative haemodynamic effects of dopamine and dobutamine in septic shock. Intensive Care Med 5:115–120
48. Riedler GF (1972) Thrombozytenzahl, weißes Blutbild und anorganisches Phosphat: drei wertvolle Kriterien zur Diagnose einer Sepsis. Schweiz Med Wochenschr 102:497
49. Schumer W (1976) Steroids in the treatment of clinical septic shock. Ann Surg 184:33–34
50. Shine KI, Kuhn M, Young LS, Tillisch JH (1980) Aspects of the management of shock. UCLA conference. Ann Intern Med 93:723
51. Smith CR, Lipsky JJ, Laskin OL (1980) Double blind comparison of the nephrotoxicity and auditory toxicity of gentamycin and tobramycin. N Engl J Med 302:1106
52. Stone HH, Haney BB, Kolb LD, Geheber CE, Hooper CA (1979) Prophylactic and preventive antibiotic therapy. Timing, duratio and economics. Ann Surg 189:691–699
53. Stone HH, Hooper CA, Kolb LD (1976) Antibiotic prophylaxis in gastric, biliary and colonic surgery. Ann Surg 184:443
54. Stone HH, Kolb LD, Geheber CE (1975) Incidence and significance of intraperitoneal anaerobic bacteria. Ann Surg 181:705–715
55. Stone HH, Martin JD (1972) Synergistic necrotizing cellulitis. Ann Surg 175:702
56. Straub PW (1979) Intravasale Gerinnung: Symptom oder Krankheit. Schweiz Med Wochenschr 109:1351
57. Sutter VL, Finegold SM (1976) Susceptibility of anaerobic bacteria to 23 antimicrobial agents. Antimicrob Agents Chemother 10:736
58. Swenson RM, Lorber B, Michaelson TC (1974) The bacteriology of intraabdominal infections. Arch Surg 109:398
59. Tedesco FJ (1980) Antibiotic-associated pseudomembranous colitis. Compr Ther 6:15
60. Ulevitch RJ, Cochrane CG (1978) Role of complement in lethal bacterial lipopolysaccharid induced hypotensive and coagulative changes. Infect Immun 20:204
61. Verklin RM, Mandell GL (1977) Alteration of effectiveness of antibiotics by anaerobiosis. J Lab Clin Med 89:65
62. Washington JA (1975) Blood cultures. Principles and techniques. Mayo Clin Proc 50:91–98
63. Wolff S (1973) Biological effects of bacterial endotoxins in man. J Infect Dis [Suppl] 128:259
64. Young LS, Martin W Jr, Meyer RD (1977) Gram-negative rod bacteremia: Microbiologic, immunologic and therapeutic considerations. Ann Intern Med 86:456
65. Young LS, Meyer RD, Armstrong D (1973) Pseudomonas aeruginosa vaccine in cancer patients. Ann Intern Med 79:518
66. Young LS, Stevens P, Ingram J (1975) Functional role of antibody against "core" glycolipid of Enterobacteriaceae. J Clin Invest 56:850
67. Zieve PD, Haghshenass M, Blanks M, Krevans JR (1968) Vacuolisation of the neutrophil. Arch Intern Med 18:356

Kapitel 5

Coagulopathie: Prophylaxe und Therapie

P. W. Straub

Eine gewisse Gerinnungsstörung ist bei gastrointestinalen Notfällen fast die Regel und stellt gewöhnlich ein Epiphänomen ohne eigenen Krankheitswert dar. Das Ausmaß der Gerinnungsstörung kann aber Hinweise geben auf die Schwere des zugrunde liegenden gastro-intestinalen Prozesses, und entsprechend kann der Verlauf auch manchmal Hinweise geben auf den Verlauf der zugrunde liegenden Störung. Eigentlichen prognostischen Wert haben Ausmaß und Verlauf der Gerinnungsstörung aber im Grunde genommen nur bei der akuten Lebernekrose.

Wesentlich wichtiger ist die Gerinnungsstörung als begünstigender Faktor für Blutungen, die dann ihrerseits beim primär kompromittierten Zustand verheerende Folgen haben können. Damit ergibt sich die zwingende Frage nach der Prophylaxe und Therapie solcher Gerinnungsveränderungen. Beides liegt im argen, da die Diagnose der vorliegenden Gerinnungsstörung schwer zu stellen ist.

Die erworbene Gerinnungsstörung im Rahmen eines gastrointestinalen Notfalles sieht fast immer gleich aus: Verminderung der meisten Gerinnungsfaktoren und meist auch der Plättchen, häufig des Fibrinogens. Im Prinzip liegt die Konstellation vor, bei der erfahrungsgemäß eine intravasale Gerinnung diskutiert wird (Tabelle 1). Eine Aktivierung der Gerinnung, die bis zu Zeichen der eigentlichen Verbrauchscoagulopathie gehen kann, ist ein völlig unspezifisches Begleitphänomen jedes Schockzustandes, sei er nun septisch oder hypovolämisch, bei Massenblutung bzw. bei

Tabelle 1. Laborkonstellation bei intravasaler Gerinnung

- Hypofibrinogenämie, beschleunigtes Verschwinden infundierten Fibrinogens
- Verminderung aller Gerinnungsfaktoren
- Thrombocytopenie
- Vermehrung von Fibrinabbauprodukten (FDP) im Serum
- Zirkulierendes Fibrin (positiver Alkoholtest)

Plasmaverlust im Rahmen von Pankreatitis, Peritonitis, Ileus, Oesophagus-/Magen-Verätzung etc.
Gedanken zur Prophylaxe und Therapie können wir nur formulieren, wenn wir uns im Einzelfall Klarheit über die Pathogenese der Gerinnungsstörung zu verschaffen suchen. Nach meiner Erfahrung darf die eigentliche Diagnose der intravasalen Gerinnung nur per exclusionem gestellt werden, nachdem man die anderen Möglichkeiten ausgeschlossen hat, an die viel zu wenig gedacht wird [9]. Ich schlage konkret vor, im Einzelfall folgende Fragen zu beantworten:

1 Wie stark ist die Leberfunktion beeinträchtigt?

Voraussetzung ist, daß bei ikterischen Patienten der Gerinnungsstatus nach parenteralem Vitamin K gemacht wurde.
Die gesunde Leber kann die Synthese von Gerinnungsfaktoren und namentlich von Fibrinogen innerhalb von Stunden bis Tagen auf das Mehrfache steigern und damit auch beträchtliche Verluste kompensieren. Bei Leberinsuffizienz, auch wenn sie als solche nicht schwer genug ist, um eine Gerinnungsstörung zu verursachen, kann die Kompensationsmöglichkeit der Leber doch derart beeinträchtigt sein, daß ein Verbrauch oder Verlust an Gerinnungselementen, der bei normaler Leber voll kompensiert würde, zu einer schweren Gerinnungsstörung führt. Dies ist der Grund dafür, daß die bei fulminanter Hepatitis zweifellos ablaufende intravasale Gerinnung in ihrem Ausmaß und ihrer Bedeutung so maßlos überschätzt worden ist [6]. Je schwerer die Eiweiß-Synthesefunktion der Leber beeinträchtigt ist, desto eher stellt der Befund einer Hypofibrinogenämie, sogar bei nachgewiesen stark verkürzter Überlebenszeit des Fibrinogens, das Resultat des Versagens der Kompensation dar und weniger des Verbrauchsprozesses.

2 Liegen extra- oder intrahepatische Shunts vor?

Sowohl die Zwischen- und Endprodukte der In-vivo-Gerinnung wie auch Aktivatoren und Zwischen- bzw. Endprodukte der Fibrinolyse werden durch die normale Leber wirksam aus der Zirkulation eliminiert. So ist die gesteigerte fibrinolytische Aktivität bei Lebercirrhose die Folge davon, daß wegen Shunts die Aktivatoren der Fibrinolyse teilweise am Eliminationsorgan vorbeigehen [2]. Daß Zwischen- und Endprodukte der Gerinnung durch das RES und die leukocytäre Phagocytose eliminiert werden, ist hinlänglich bekannt. Der Blutspiegel der Produkte einer intravasalen Gerinnung ist deshalb nicht nur eine Funktion des Ausmaßes dieses Gerinnungsprozesses, sondern auch der Integrität des RES bzw. des

Ausmaßes intra- und extrahepatischer Shunts, welche den Kontakt des Blutes mit dem Eliminationsorgan reduzieren. So ist bei Lebercirrhose damit zu rechnen, daß nicht nur die unter Punkt 1 erwähnte Einschränkung der Leberfunktion für eine weit stärkere Senkung des Blutspiegels an Gerinnungsfaktoren verantwortlich ist, als dem Grad eines allfälligen intravasalen Gerinnungsprozesses entspricht, sondern daß wegen der hauptsächlich durch Shunts bedingten Kompromittierung der Elimination von Gerinnungsprodukten auch diese Produkte – wie zirkulierendes Fibrin, Fibrinabbauprodukte und dergleichen – im Blut einen höheren Spiegel erreichen, als dem Grad des intravasalen Gerinnungsprozesses entspricht.

3 Inwieweit sind die Gerinnungsbefunde das Resultat von Verlust nach außen oder innen bzw. auch eines Austausches mit abnormen Verteilungsräumen?

Bei akutem Verlust von Blut oder Plasma versagt zunächst auch bei normaler Leber die Kompensation, da keine Depots vorgebildeter Gerinnungseiweiße vorhanden sind. Das Blutvolumen wird aus dem Extravasalraum und durch Infusion aufgefüllt, und es kommt zu einer Verdünnung. Das Bild einer generellen Verminderung aller Gerinnungselemente, das so gern als Ausdruck einer disseminierten intravasalen Gerinnung gedeutet und dann leider oft auch entsprechend behandelt wird, ist gerade bei den gastrointestinalen Katastrophen viel eher oder zumindest zum größten Teil Folge von dem, was ich als Verlust- oder Verdünnungscoagulopathie bezeichnen möchte [11]. Wie ist das zu beweisen? Durch simultane Bestimmung des Serumeiweißes. Die Serumeiweiße werden bekanntlich bei der Gerinnung nicht verbraucht. Da ihre Halbwertszeit viel länger ist als die des Fibrinogens, dürften sie auch bei völligem Synthesestop nur sehr langsam abfallen. Beträgt bei einer akuten Gerinnungsstörung mit Halbierung aller Elemente das Serumeiweiß ebenfalls nur die Hälfte des Normalen, so steht man bis zum Beweis des Gegenteils vor einer Verlustcoagulopathie und nicht vor einer intravasalen Gerinnung. Als Beispiel verweise ich auf das Verhalten von Fibrinogen und Serumeiweiß bei Leberdystrophie infolge Knollenblätterpilzvergiftung [5] und auf die Schocklunge [11]. Wird der Serumeiweißspiegel wegen Albumin-Infusionen unbrauchbar, eignet sich der Spiegel der γ-Globuline, wie wir bei Verbrennungen zeigen konnten. Unter alleiniger NaCl-Infusion fielen die γ-Globuline gleich schnell ab wie der Fibrinogenspiegel, ein Beleg für den massiven Plasmaverlust im Verbrennungsgebiet [3]. Dies ist ein schönes Beispiel für eine Situation, in der noch heute die Hypofibrinogenämie der intravasalen Gerinnung angelastet wird, die zwar sicher abläuft, ohne gleichzeitigen Verlust von Plasma aber niemals zu einer Gerinnungsstö-

Tabelle 2. Beispiele für Verlust von Fibrinogen und Gerinnungsfaktoren aus der Zirkulation (Verlust- oder Verdünnungscoagulopathie)

1. Massiver Blutverlust
2. Plasmaverlust
   - Haut: Verbrennungen, Pemphigus, Schlafmittelintoxikation etc.
   - Darmlumen: Ileus
   - Interstitium: Akute Pankreatitis, Dermatomyositis
   - Serosa: Exsudate in Höhlenergüssen
   - Lunge: Respiratory distress, Schocklunge

rung von bekanntem Ausmaß führen würde. Situationen mit Verlustcoagulopathie sind in Tabelle 2 ohne Anspruch auf Vollständigkeit aufgeführt. Es fällt sofort auf, daß es sich in jedem Fall um Situationen handelt, bei denen eine Gerinnungsstörung vom Typ der intravasalen Gerinnung als häufig gilt und wo diese Gerinnungsdiagnose in der Regel bedenkenlos gestellt wird.

Beim Nachweis einer Hypofibrinogenämie und sogar bei nachgewiesenem beschleunigtem Verschwinden des Fibrinogens muß aber nicht nur an diese Form des Verlustes von Fibrinogen aus dem Blut gedacht werden. In jedem entzündlichen Focus entstehen beträchtliche Mengen Fibrin. Das Ausgangsmaterial Fibrinogen kommt aus dem Blut. Wir konnten zeigen [4], daß markiertes Fibrinogen, intravenös appliziert, sich über der entzündeten Gallenblase, über Pneumonien, ja über jeder operativen Wunde massiv anreichert, und zwar während bis zu 2–3 Wochen nach einem Wahleingriff. Gleichzeitig ist die Halbwertszeit im Blut drastisch vermindert. Der Blutspiegel kann durch die Leistung der Leber sogar überkompensiert werden. Beim Leberinsuffizienten mit knapp normalem Fibrinogen hingegen kann ein Absceß oder ein Eingriff unter Umständen nicht kompensiert werden, was in einer Laborkonstellation resultiert, die wiederum fälschlicherweise als intravasale Gerinnung interpretiert wird.

Wie steht es nun mit den im Blute gefundenen Produkten der intravasalen Gerinnung, vor allem den Fibrinabbauprodukten? Wenn ein abnormaler Extravasalraum mit Flüssigkeit vorhanden ist, so haben wir nicht nur nachgewiesen, daß Gerinnungsfaktoren zusammen mit den Serumproteinen aus der Zirkulation heraus in diesen Flüssigkeitsraum verschwinden, wo sie proteolytisch oder sogar durch Gerinnung abgebaut werden, es ist von uns auch gezeigt worden, daß beispielsweise aus Höhlenergüssen Fibrinogenabbauprodukte infolge des Konzentrationsgefälles ins Blut zurückdiffundieren [8]. Bei einem Patienten mit einem Exsudat ist deshalb der Blutspiegel von Fibrinabbauprodukten schwer interpretierbar, jedenfalls darf er nicht einfach als Beleg für eine intravasale Gerinnung angesehen werden.

4 Wie erklärt sich die Thrombopenie?

Bei der recht unspezifischen Konstellation der verminderten Gerinnungsfaktoren, wie sie bei gastrointestinalen und vielen anderen Notfällen vorliegt, wird eine Thrombopenie regelmäßig als gutes Argument für das Vorliegen eines intravasalen Gerinnungsprozesses betrachtet. Nur der Kliniker ist in der Lage, den dringend nötigen Ausschluß anderer Ursachen zu tätigen. Bei der Sepsis, auch der gramnegativen, hat die Thrombopenie andere Ursachen als den Verbrauch durch Gerinnung [7]. An die Splenomegalie bei portaler Hypertension denkt man in der Regel noch, auch an die Kompromittierung der Kompensation durch invasive Knochenmarkprozesse. Hingegen ist die Alkohol-Thrombopenie [1] zu wenig bekannt. Als Notfall eintretende Alkoholiker mit Lebercirrhose haben oft eine Thrombopenie, die als Argument für intravasale Gerinnung und sogar für eine Heparinisierung bei Oesophagusvaricenblutung verwendet worden ist, insbesondere weil unter Heparin die Thrombocyten ansteigen. Meist steigen sie auch ohne Heparin an, vor allem die Alkohol-Thrombopenie. Schließlich ist auch bei den Plättchen an den Verlust durch Blutung und an die Verdünnung zu denken: Erythrocytenkonzentrate enthalten keine Plättchen, Vollblut fast keine, jedenfalls keine tauglichen, und Frischblut längst nicht so viel, wie der transfundierten Blutmenge entsprechen würde.

Lassen Sie mich diese Kritik der Diagnostik von Gerinnungsstörungen beim Notfall zusammenfassen (Tabelle 3).

Eine sinnvolle Prophylaxe und Therapie ist ohne sorgfältige Beantwortung der vier gestellten Fragen nicht möglich.

Tabelle 3. 4 Fragen, die angesichts jeder auf Verbrauchscoagulopathie verdächtigen Gerinnungsstörung zu beantworten sind, bevor eine Prophylaxe oder Therapie eingeleitet wird

1. Wie stark ist die Leberfunktion (Eiweiß-Syntheseleistung) beeinträchtigt?
2. Liegen extra- oder intrahepatische Shunts vor?
3. Verlustcoagulopathie?
   - Blutung nach außen oder innen
   - Plasmaverlust
   - Höhlenergüsse
   - Entzündung (Absceß, Wundheilung)
4. Thrombopenie-Ursachen
   - Sepsis
   - Hypersplenismus
   - Alkohol
   - Verlust
   - Verdünnung

Stellen Sie sich nun selber vor die Situation eines alkoholischen Cirrhotikers mit Ascites, der nach einem Rausch mit Oesophagusvaricenblutung und Aspiration von Erbrochenem als Notfall hospitiert wird. Wer würde nach dem Gesagten die Interpretation des abnormen Gerinnungsstatus dem Spezialisten des Gerinnungslabors überlassen wollen?
Damit komme ich zur *Prophylaxe* und *Therapie*:

Grundsätzlich geht es darum, Blutungen zu verhindern und nicht Maßnahmen zu ergreifen, welche solche potentiell verursachen können. Damit ist meine Meinung zur Frage der Heparin-Prophylaxe oder -Therapie zusammengefaßt [10]. Ausnahme: Wenn eine intravasale Gerinnung klinisch nachweisbare ischämische Organnekrosen, beispielsweise der Haut oder (bei korrigiertem Blutvolumen) der Niere verursacht und das Grundleiden Aussicht hat, kontrolliert zu werden, kann das Risiko eines Versuches mit Heparin gelegentlich verantwortet werden.
Was sind die Alternativen? Wiederherstellung des Blutvolumens sowie, wenn schon eine hämorrhagische Diathese vorhanden ist, die Substitution der Gerinnungsfaktoren. Für letzteres ist wegen der Lagerungslabilität von Faktor V und VIII Frischblut, Frischplasma oder "fresh frozen plasma" zu verwenden. Ob die Substitution schon prophylaktisch einzusetzen hat, bevor es zur Blutung kommt, ist meines Erachtens im Einzelfall zu entscheiden. Meist kann sie zwanglos im Rahmen der Wiederherstellung des Blutvolumens durch Wahl des geeigneten Mittels bis zu einem gewissen Grade bewerkstelligt werden. Lediglich bei der Leberdystrophie erscheint die generelle prophylaktische Substitution bei einem Quick-Wert unter 20–25% gerechtfertigt, da dort eine blutungsbedingte Hypovolämie katastrophale Folgen haben kann.

Literatur

1. Cowan DH (1971) Thrombocytopenia of severe alcoholism. Ann Intern Med 74:37
2. Fletcher AP, Biederman O, Moore D, Alkjaersig N, Sherry S (1964) Abnormal plasminogen-plasmin system activity (fibrinolysis) in patients with hepatic cirrhosis. J Clin Invest 43:681
3. Gmür J, Ganzoni N, Straub PW (1970) Observations on blood coagulation, fibrinolysis and hemolysis in severe burns. XIII th Congr Int Soc Hematol Munich. Abstract Vol S 107
4. Herold G, Meier WE, Straub PW (1973) Surface accumulation and reduced survival of ^{125}I fibrinogen during would healing. Helv Med Acta 37:55
5. Herold R, Straub PW (1973) Acute hepatic necrosis of hepatitis and mushroom poisoning. Helv Med Acta 37:5
6. Rake MO, Shilkin KP, Winch J, Flute PT, Lewis ML, Williams R (1971) Early and intensive therapy of intravascular coagulation in acute liver failure. Lancet 2:1215

7. Riedler GF, Straub PW, Frick PG (1972) Thrombocytopenia in septicemia. A clinical study for the evaluation of its incidence and diagnostic value. Helv Med Acta 36:23
8. Rüegg R, Straub PW (1980) Exchange between intravascularly and extravascularly injected radioiodinated fibrinogen and its in vivo derivatives. J Lab Clin Med 95:842
9. Straub PW (1977) Diffuse intravascular coagulation in liver disease? Semin Thromb Hemostas 4:29
10. Straub PW (1979) Intravasale Gerinnung: Symptom der Krankheit? Schweiz Med Wochenschr 109:1351
11. Straub PW (1980) Verbrauchs- oder Verlustkoagulopathie? Zur Frage der Heparinindikation in der Intensivmedizin. In: Lawin P, Wendt M (Hrsg) Aktuelle Probleme der Intensivbehandlung II. Thieme, Stuttgart

Kapitel 6

Heparinisierung bei Hämostasedefekten?

D. L. Heene

Innerhalb des klinischen Krankengutes werden lebensbedrohliche gastrointestinale Blutungen am häufigsten bei folgenden Krankheitsbildern angetroffen:

Ulcus duodeni, Ulcus ventriculi
Oesophagusvaricen bei portaler Hypertension
Carcinome des Magen-Darm-Traktes (Colon, Magen)
Colitis ulcerosa
Vitamin-K-Verwertungs- und -Resorptionsstörungen (akute Lebernekrose, Lebercirrhose, Cumarin-Überdosierung, Verschlußicterus, parenterale Ernährung)
Thrombocytopenien
Allergische Vasculitiden.

Unter dem Grundsatz der kausalen Therapie sind folgende Ziele bei gastrointestinalen Blutungskomplikationen anzustreben:

- Die Kontrolle bzw. Beseitigung der Blutungsquelle, sofern sie lokalisierbar ist.
- Die Vermeidung bzw. die Behandlung des hämorrhagischen Schocks.
- Die Behebung und der Ausgleich von bestehenden Gerinnungsstörungen.

Ist die gastrointestinale Blutung primär durch einen auch gerinnungsanalytisch eindeutig dokumentierbaren Hämostasedefekt allein, z.B. durch einen Mangel an Faktoren des Prothrombinkomplexes bei Cumarin-Überdosierung oder durch eine Thrombocytopenie bedingt, so kann eine gezielte und ausreichende Substitution der betroffenen Hämostasekomponente zum therapeutischen Erfolg führen. In allen anderen Situationen stellt die Gerinnungsstörung ein sekundäres Phänomen dar, dem unter Berücksichtigung der Eigenart der zu einer Blutungskomplikation führenden Erkrankung ein äußerst komplexes pathogenetisches Geschehen zugrunde liegen kann.

1 Verminderung des Hämostasepotentials

1.1 Verlust, Verdünnung oder Verbrauch?

Sofern die Blutungsquelle nicht beherrscht werden kann, liegt die besondere Gefährdung des Patienten, der eine akute gastrointestinale Blutung erleidet, in der Ausbildung des hämorrhagischen Schocks und seiner Folgen. Unter Einbeziehung des Hämostasesystems kann jedes Schocksyndrom von einem diffusen intravasculären Gerinnungsprozeß begleitet sein [1–3]. Die periphere Mikrothrombosierung bleibt immer ein sekundäres Ereignis, das jedoch durch die Ausbildung einer persistierenden Mikrozirkulationsstörung die Prognose des Schocksyndroms im Sinne der Irreversibilität entscheidend negativ beeinflussen kann oder zu irreversiblen Organschädigungen, wie Schocklunge oder akutem Nierenversagen Anlaß geben kann. Der diffuse intravasculäre Gerinnungsprozeß bewirkt eine aktuelle Verminderung des Hämostasepotentials im strömenden Blut im Sinne einer Verbrauchsreaktion fast aller Gerinnungskomponenten. Unterschreitet das Hämostasepotential eine kritische Grenze, so manifestiert sich das Vollbild einer generalisierten Blutungsneigung als Ausdruck einer Verbrauchscoagulopathie.
Seit der Erkennung der pathogenetischen Mechanismen, die zur Auslösung einer disseminierten intravasculären Gerinnung und der Verbrauchscoagulopathie führen, ist nie daran gezweifelt worden, daß es sich bei diesen Vorgängen um rein sekundäre Ereignisse, also Epiphänomene handelt, die im Rahmen bestimmter Grunderkrankungen auftreten. In diesem Zusammenhang stand auch fest, daß therapeutische Maßnahmen, die darauf abzielen, den Hämostasedefekt unter Kontrolle zu bringen, lediglich den Anspruch eines symptomatischen Behandlungsprinzips haben, falls nicht gleichzeitig im Sinne der kausalen Therapie dafür Sorge getragen wird, daß der für die Induktion des intravasculären Gerinnungsprozesses verantwortliche Pathomechanismus der Grunderkrankung ausgeschaltet werden kann. Die gleichen Gesichtspunkte gelten für die Kontrolle der Verbrauchsreaktion bei den verschiedenen Schockformen.
Die klinische Erfahrung der letzten 20 Jahre hat gezeigt, daß die Manifestation der Verbrauchscoagulopathie mit den Zeichen einer diffusen generalisierten Blutungsneigung ein äußerst seltenes klinisches Ereignis ist. Die Verbesserung der gerinnungsanalytischen Methodik ermöglicht jedoch von laborchemischer Seite die Diagnose einer Verbrauchsreaktion häufiger abzugrenzen bzw. zu vermuten. Auf Grund der geringen Spezifität der üblichen gerinnungsanalytischen Testmethoden ist es ohne Zuhilfenahme spezieller Verfahren nicht möglich, Rückschlüsse auf die Ursache der Verminderung des Hämostasepotentials zu ziehen, also zur Frage Stellung zu nehmen, ob die Gerinnungsstörung durch einen Verlust von Gerinnungskomponenten im Rahmen eines Blutverlustes, durch ei-

nen Verdünnungseffekt oder durch eine echte Verbrauchsreaktion hervorgerufen ist. Es liegt nahe, daß in der Beurteilung solcher Gerinnungsanalysen Fehl- und Überinterpretationen häufig sind. Diese Problematik hat Herr Straub in seinem vorhergehenden Referat unmißverständlich erörtert. Insbesondere das Verhalten des Fibrinogens und seiner Derivate, wie Fibrinmonomer (thrombininduziert) und Fibrinspaltprodukte (plasmininduziert) gibt Anlaß zu unterschiedlichen Deutungen des Fibrinogenumsatzes. Es ist das Verdienst von Straub, auf die Tatsache aufmerksam gemacht zu haben, daß die Kinetik des Fibrinogenumsatzes sowie die Verteilung des Fibrinogens und seiner Derivate in den einzelnen Compartimenten des Organismus durch zahlreiche Faktoren (Entzündung, Synthesesteigerung) beeinflußt werden kann. In Kenntnis dieser Untersuchungen ist eine kritische Interpretation gerinnungsanalytischer Untersuchungen unabdingbar. Andererseits kann jedoch herausgestellt werden, daß der Nachweis von Fibrinmonomer oder löslichem Fibrin, der qualitativ mit dem Aethanoltest gelingt, als bindender Beweis für das Vorhandensein einer intravasculären Gerinnung gewertet werden muß. Gerade die Korrelation des positiven Nachweises von löslichem Fibrin zu rein klinischen Kriterien stellt die Bedeutung dieses Parameters für die Diagnose der Verbrauchsreaktion in den Vordergrund. Einerseits weisen Patienten mit einem positiven Aethanoltest im Rahmen einer zur Ausbildung eines diffusen intravasculären Gerinnungsprozesses prädisponierenden Grunderkrankung eine wesentlich schlechtere Prognose auf als Patienten mit negativem Aethanoltest. Die quantitative Bestimmung von löslichem Fibrin zeigt mit Zunahme der Fibrinmonomerkonzentration eine Verschlechterung der Prognose. Das Argument, daß der Aethanoltest vor allem bei hohen Fibrinogenwerten falsch positiv ausfällt, ist durch den quantitativen Nachweis an löslichem Fibrin entkräftet [4, 5]. Die Auffassung, daß die Akkumulation löslichen Fibrins in der Zirkulation Folge einer Eliminationsstörung sei, schließt nicht aus, daß ihre Gegenwart durch das Überwiegen procoagulatorischer Aktivität hervorgerufen wird.

Trotz der oben genannten Interpretationsschwierigkeiten der Ergebnisse üblicher gerinnungsanalytischer Untersuchungsmethoden kann daran festgehalten werden, daß eine Abgrenzung einer Verbrauchsreaktion gegenüber einer Verlust- oder Verdünnungscoagulopathie durch den positiven Nachweis von löslichem Fibrin möglich ist. Besteht gerinnungsanalytisch der begründete Verdacht auf aktuelle Verminderung des Hämostasepotentials, so ist unter Berücksichtigung der Dynamik dieser Gerinnungsstörung die Verlaufskontrolle unbedingt erforderlich, allein schon im Hinblick auf die Überprüfung der Wirksamkeit hämostatisch aktiver, therapeutischer Maßnahmen [6].

In seinen Ausführungen hat Herr Straub zu erkennen gegeben, daß im Rahmen gastrointestinaler Notfälle mit Blutungskomplikationen die Bedeutung der Verbrauchsreaktionen in Frage gestellt werden muß. Insbesondere steht die Beantwortung der Frage an, ob überhaupt im Hinblick auf die therapeutischen Konsequenzen der Einsatz von Heparin als Prophylaxe gegen die Ausbildung eines diffusen intravasculären Gerinnungsprozesses zu rechtfertigen ist.

Die Einbeziehung eines diffusen intravasculären Gerinnungsprozesses während einer lebensbedrohlichen Blutungskomplikation kann je nach Art der bestehenden Grunderkrankung dadurch begünstigt werden, daß das Gerinnungspotential, z.B. im Rahmen einer Sepsis, bereits im Sinne einer vermehrten Gerinnungsbereitschaft oder Gerinnungstendenz (Hpercoagulabilität) verändert ist. Die procoagulatorische Stimulation gilt hier als gemeinsames pathogenetisches Prinzip.

Eine im Ausmaß des Blutverlustes etwa gleiche große intestinale Blutung mit nachfolgendem hämorrhagischem Schock hat bei einem vorher gesunden, einem Patienten mit Lebercirrhose oder einem Malignompatienten ganz unterschiedliche Auswirkungen. Im hämorrhagischen Schock versucht der Organismus zunächst durch die schockspezifische Vasomotion den Volumenmangel durch Einstrom von Flüssigkeit aus dem Interstitium wieder auszugleichen. Damit ist die Verlust- und Verdünnungscoagulopathie erklärt, gekennzeichnet durch die Verminderung aller Hämostasekomponenten. Wie für die Fälle von hämorrhagisch-traumatischem Schock nachgewiesen, stellt sich erst nach Transfusion von mehr als 15–20 Einheiten Konservenblut eine manifeste hämorrhagische Diathese ein [7, 8]. Auch die gerinnungsanalytischen Untersuchungen bestätigen eine relativ lange Kompensation des Hämostasepotentials. Durch die Substitution des Hämostasepotentials mit Frischplasmakonserven kann der Gerinnungsdefekt wieder behoben werden, sofern auch die Schocksituation therapeutisch beherrscht ist und keine zusätzlichen gerinnungsaktivierenden Prozesse (Hämolyse, Infektion) induziert werden [9].

Bei ungenügender Substitution hat man allenfalls mit einer transfusionsbedingten Gerinnungsstörung zu rechnen. Die Auslösung einer manifesten Verbrauchsreaktion unterbleibt so lange, wie die dem Körper zur Verfügung stehenden, gegen die intravasculäre Gerinnung gerichteten Kompensationsmechanismen noch ausreichend aktiviert werden können. Hierzu gehören die Inhibitoren der Gerinnung, wie Antithrombin, die Aktivierung des Fibrinolysesystems und die Clearancekapazität des RES für aktivierte Gerinnungsprodukte. Werden diese Kompensationsmechanismen infolge einer bestehenden Grunderkrankung wesentlich kompromittiert, wie z.B. bei chronischer Infektion und Sepsis (Fibrinolysehemmung, verminderte RES-Clearance), bei Lebercirrhose mit portaler Hypertension (Antithrombin-III-Mangel, gestörte zirkulatorische und phagocytäre RES-Clearance) oder bei metastasierenden Malignomen und Hämoblastosen unter cytostatischer Therapie (Fibrinolysehemmung, verminderte RES-Clearance), so führt die durch den Blutverlust bedingte hämodynamische Insuffizienz mit Stase relativ frühzeitig zur Akkumulation von procoagulatorischer Aktivität, wodurch der intravasculäre Gerinnungsvorgang und die Verbrauchsreaktion in Gang gesetzt werden können. Auch autoptische Untersuchungen bestätigen die hohe Incidenz von peripherer Mikrothrombosierung bei folgender Konstellation klinischer Syndrome: hämorrhagisch-traumatischer Schock plus Infektion und Sepsis, metastasierendes Malignom plus Infektion und/oder Hämorrhagie [2, 8, 10–12, 14].

Äußerst schwierig zu beantworten ist die Frage der Verbrauchsreaktion bei Lebercirrhose mit portaler Hypertension. Im allgemeinen wird akzeptiert, daß neben der Bildungsstörung für gerinnungsaktive Komponenten gelegentlich auch eine Umsatzsteigerung besteht, für deren Entwicklung jedoch kein einheitliches pathogenetisches Konzept angeboten werden kann [12–16]. Ganz besonders bei der Oesophagusvaricenblutung muß der geänderten hämodynamischen Situation im Zusammenhang mit den Umgehungskreisläufen Rechnung getragen werden. Infolge der Einstrombehinderung über den Portalkreislauf der Leber ist die arterielle Durchblutung gesteigert. Außerdem besteht im Zusammenhang mit der durch die portale Hypertension hervorgerufenen Zunahme des Plasmavolumens eine hyperzirkulatorische Kreislaufeinstellung. Im Rahmen einer Oesophagusvaricenblutung tritt infolge des Volumenmangelzustandes einerseits ein Druckabfall in der arteriellen Perfusion der Leber ein, andererseits besteht eine Einstrombehinderung auf der portalvenösen Seite. In der Notfallsituation hat die Kompression der Oesophagusvaricen zur Folge, daß die Stagnation und der Anstau des Blutes innerhalb der splanchnigen Zirkulation zunimmt. Der damit weiterhin begünstigten Einschwemmung von Endotoxinen in die Leber wird eine pathogenetische Rolle in der Unterhaltung einer Verbrauchsreaktion in der Leber zugeschrieben [17]. Dieser Befund wird durch den häufigen Nachweis von Mikrothromben in den Lebersinusuiden nach Oesophagusvaricenblutungen dokumentiert. Die sich meist anschließende Leberinsufficienz mit Coma hepaticum ist in diesem Zusammenhang auch als Schockleberäquivalent zu interpretieren [3, 17].

2 Therapeutische Konsequenzen

2.1 Indikationen zur Heparintherapie

Die Frage nach der Notwendigkeit einer Prophylaxe gegen die Entwicklung einer Verbrauchscoagulopathie war innerhalb der letzten 10 Jahre Gegenstand ausgedehnter Diskussionen, nachdem man an verschiedenen Zentren auf ein umfangreiches Krankengut zurückblicken konnte. Es lag grundsätzlich nahe, in Kenntnis des Pathomechanismus der intravasalen Gerinnungsaktivierung die niedrig dosierte Heparintherapie als Prophylaxe einzusetzen. Herr Straub gehört mit zu den ersten, die die mögliche Wirksamkeit eines solchen Vorgehens in Frage gestellt und auf die potentielle Gefährdung des Patienten durch Blutungskomplikationen hingewiesen hat. Inzwischen liegen umfangreiche Erfahrungsberichte und Ergebnisse klinischer Beobachtungen mehrerer Arbeitsgruppen vor, die diese Thematik ausführlich behandeln [2, 5, 9, 10, 12–16]. Die einzelnen Aspekte lassen sich wie folgt zusammenfassen:

1) Der Einsatz von Heparin zur Therapie einer Verbrauchscoagulopathie erscheint vor dem pathophysiologischen Hintergrund des Ablaufes einer diffusen intravasculären Gerinnung gerechtfertigt. Die Wirksamkeit kann tierexperimentell belegt werden. Sieht man von einzelnen spektakulären klinischen Beobachtungen ab, so ist es jedoch anhand retrospektiver Studien nicht gelungen, die tatsächliche Wirksamkeit einer Heparintherapie bei nachgewiesener Verbrauchsreaktion auf den Verlauf des Grundleidens und die Prognose zu belegen. Dies wird teilweise dadurch erklärt, daß die Heparintherapie erst dann eingesetzt wird, wenn es bereits zu Mikrothrombosierungen in der Gefäßperipherie gekommen ist. Gelegentlich wird bestätigt, daß eine Verbesserung des Hämostasedefektes, wie Behebung der Thrombocytopenie und Anstieg der plasmatischen Gerinnungsfaktoren zu verzeichnen ist, auch wenn keine Substitution dieser Komponenten stattgefunden hat.

2) Der prophylaktische Einsatz von Heparin zur Verhinderung einer Verbrauchsreaktion ist immer dann gerechtfertigt, wenn sich aus rein klinischen, krankheitsspezifischen Kriterien Hinweise für eine Thrombosegefährdung ergeben, insbesondere dann, wenn auch gerinnungsanalytisch eine erhöhte Gerinnungstendenz des Blutes nachgewiesen werden kann. Diese Indikation darf sich nicht allein auf den gerinnungsanalytischen Befund stützen, sondern ist vor dem Hintergrund der hämostasespezifischen Pathomechanismen der Grunderkrankung zu erwägen. Sie folgt den heute üblichen allgemeinen Richtlinien für den Einsatz der generellen Thromboseprophylaxe.

3) Bei bestimmten klinischen Konstellationen, wie Polytrauma und Sepsis, ist der Einsatz von Heparin zur möglichen Vermeidung einer Schocklunge oder bestimmter Formen des akuten Nierenversagens gerechtfertigt, wenn auch heute Zweifel daran geäußert werden müssen, daß intravasculäre Gerinnungsprozesse primär für die Ausbildung der Schocklunge verantwortlich sind.

4) Beim hämorrhagischen Schock infolge intestinaler Blutungen oder beim Auftreten einer Blutungsneigung im Verlaufe eines Schocks anderer

Genese stehen auch bei gerinnungsanalytischer Bestätigung einer Verbrauchsreaktion die Schocktherapie und die Rekompensation des Hämostasepotentials durch Zufuhr von Frischplasma ganz im Vordergrund der therapeutischen Maßnahmen. Mit dem Ausgleich der hämodynamischen Dekompensation und der Substitution des Gerinnungspotentials werden die gegen die intravasculäre Gerinnung gerichteten Kompensationsmechanismen des Organismus wieder verfügbar, so daß häufig bei rechtzeitigem Einsatz der Schocktherapie die Verbrauchsreaktion spontan sistiert. Vor allem scheint es hier die Substitution des Antithrombin III zu sein, daß mit der Erhöhung des Inhibitorpotentials der Gerinnung einen quasi anticoagulatorischen Effekt gewährleistet. Gereinigte Antithrombin-III-Fraktionen stehen heute zur Verfügung, es bleibt jedoch vorerst klinischen Studien überlassen, ihren positiven Effekt in solchen Fällen zu bestätigen. Ist nach Beherrschung der Blutungsquelle und adäquater Substitution des Hämostasepotentials weiterhin eine gerinnungsanalytische Indikation für eine Verbrauchsreaktion gegeben, wie vor allem der positive Nachweis von löslichem Fibrin, so ist die Heparintherapie unter Beachtung der Kontraindikationen durchaus einsetzbar. Dabei sind auszunehmen diffuse intestinale Läsionen, Oesophagusvaricenblutungen sowie Patienten mit Schädelhirntraumata.

5) Eine prophylaktische Verabreichung von Plasmafraktionen oder Plasmakonserven bei chronisch bestehenden Hämostasedefekten, wie z.B. der hepatogenen Gerinnungsstörung, ist nicht indiziert. Eine Ausnahme bildet die Vorbereitung zu operativen Eingriffen, z.B. bei Patienten mit Lebercirrhose. Im allgemeinen muß davon ausgegangen werden, daß gerade die hepatogene Blutungsneigung bei Lebercirrhose einen ausgewogenen Kompensationszustand des Hämostasepotentials darstellt, der auch durch eine positive Bilanzierung gestört werden kann.

6) Es ist eine Selbstverständlichkeit, daß ein Laborarzt oder klinischer Chemiker aus der Konstellation von gerinnungsanalytischen Befunden keine therapeutischen Empfehlungen an den Kliniker geben kann. Die Tragweite und Bedeutung einer nachgewiesenen Gerinnungsstörung kann nur in Verbindung mit den Pathomechanismen der zugrunde liegenden Erkrankung und den möglichen Auslösemechanismen des Hämostasedefektes abgeschätzt werden und fällt damit, sowohl innerhalb des intensiv-medizinischen als auch allgemein klinischen Bereiches in das Aufgabengebiet des behandelnden Arztes, der allein in der Synopsis von klinischen und analytischen Kriterien verantwortlich entscheiden kann, von welcher therapeutischen Maßnahme sein Patient den meisten Nutzen hat. Wahrscheinlich ist nur dort, wo diese Kontinuität nicht gewährleistet war, „Unfug“ angerichtet worden.

Literatur

1. Al-Mondhiry H (1975) Disseminated intravascular coagulation: experience in a major cancer center. Thromb Diath Haemorrh 34:181–193
2. Bloom AL (1975) Intravascular coagulation and the liver. Br J Haematol 30:1–7
3. Cash JD (1977) Disseminated intravascular coagulation. In: Poller L (ed) Recent advances in blood coagulation, vol 2. Livingstone, Edinburgh, p 293–312
4. Hardaway RM (1966) Syndromes of disseminated intravascular coagulation. With special reference to shock and hemorrhage. Thomas, Springfield
5. Heene DL (1975) Gerinnungsstörungen bei portaler Hypertension. Z Gastroenterol 13:147–157
6. Heene DL (1977) Disseminated intravascular coagulation: evaluation of therapeutic approaches. Semin Thromb Hemostas 3:291–317
7. Heene DL, Lasch HG (1973 a) Leistungsfähigkeit und Grenzen der Labordiagnostik diffuser intravasculärer Gerinnungsprozesse. Internist 14:154–161
8. Heene DL, Lasch HG (1973 b) Folgen der Massivtransfusion auf das Gerinnungssystem. Thoraxchirurg 21:344–346
9. Heene DL, Lasch HG (1977) Klinische Aspekte der Mikrozirkulationsstörungen unter besonderer Berücksichtigung des Schocks. In: Meessen H (Hrsg) Mikrozirkulation. Handbuch der allgemeinen Pathologie, Bd III/7. Springer, Berlin Heidelberg New York, S 889–995
10. Heene DL, Lasch HG, Matthias FR (1976) Gerinnungsstörungen und Verbrauchskoagulopathien bei polytraumatisierten Patienten. Intensivbehandlung 1:42–48
11. Hehne HJ, Nyman D, Burri H, Wolff G (1976) Frischgefrorenes konserviertes Plasma zur Behandlung der intravasalen Gerinnung beim Polytraumatisierten. Schweiz Med Wochenschr 106:671–676
12. Liehr H, Grün M (1976) Endotoxin und RES-Funktion in der Pathogenese von Lebererkrankungen. Internist (Berlin) 17:122–128
13. Matthias FR, Reinicke R, Heene DL (1977) Affinity chromatography and quantitation of soluble fibrin from plasma. Thromb Res 10:365–384
14. Miller RD, Robbins TO, Tong MJ, Barton SL (1971) Coagulation defects associated with massive blood transfusions. Ann Surg 174:794–799
15. Minna FD, Robboy SJ, Colman RW (1974) Disseminated intravascular coagulation in man. Thomas, Springfield
16. Owen CA, Bowie EJW (1977) Chronic intravascular coagulation and fibrinolysis (ICF) syndromes (DIC). Semin Thromb Hemostas 3:268–290
17. Straub PW (1977) Diffuse intravascular coagulation in liver disease? Semin Thromb Hemostas 4:29–36

Kapitel 7

Leberversagen: Prophylaxe und Therapie

G. BRUNNER

1 Einleitung

Beim Leberversagen muß man zwischen zwei pathogenetisch unterschiedlichen Formen unterscheiden; dem akuten oder fulminanten Leberversagen und dem sog. chronischen Leberversagen. Das fulminante Leberversagen entwickelt sich in der Regel in wenigen Tagen bei Patienten mit einer vorher gesunden Leber und hat drei Ursachen:

1) Virusinfekte
2) akute toxische Schädigungen
3) Hypoxie.

Da das fulminante Leberversagen Folge einer Nekrose (Zerfall) großer Mengen von Leberparenchym ist, wird es auch Leberzerfallskoma oder endogenes Leberversagen genannt. Die Sterblichkeit bei fulminantem Leberversagen liegt zwischen 80 und 90%. Noch schlechter ist die Prognose, wenn das fulminante Leberversagen auf dem Boden einer schon vorgeschädigten Leber auftritt.

Das sog. chronische Leberversagen, das im Rahmen gastrointestinaler Notfälle auch akut auftreten kann, entwickelt sich immer auf dem Boden einer schwer vorgeschädigten Leber. In der Regel liegt eine komplette Lebercirrhose vor, wobei kein Unterschied besteht, ob als Ursache der Cirrhose eine toxische, immunologische, metabolische oder virusbedingte Lebererkrankung vorliegt. Da die Symptomatik des Leberversagens überwiegend durch eine exogene Belastung der vorgeschädigten Leber ausgelöst wird, bezeichnet man diese Form des Leberversagens auch als Ausfallskoma oder exogenes Leberversagen. Im Gegensatz zum fulminanten Leberversagen ist die Prognose des „chronischen Leberversagens" relativ gut. Mehr als 80% der Patienten überleben die erste Episode eines chronischen Leberversagens.

Prophylaxe, Diagnostik, Therapie und Prognose dieser beiden Formen des Leberversagens unterscheiden sich in vielfältiger Weise. Darum ist es bei gastrointestinalen Notfällen von großem Wert, zu wissen, ob der Patient primär lebergesund ist oder ob bereits eine vorgeschädigte Leber vorliegt. Das Leberversagen selbst ist schon ein gastrointestinaler Notfall; wenn es als Folge eines anderen gastrointestinalen Notfalles auftritt, so ist dies als ein prognostisch schlechtes Zeichen zu werten.

2 Diagnose des Leberversagens

Die klinische Symptomatik ist bei beiden Formen des Leberversagens gleich. Sie manifestiert sich überwiegend in einer Einschränkung der Bewußtseinslage bis hin zum tiefen Koma und ist begleitet von einem für den Geübten leicht erkennbaren „Foetor hepaticus". Parallel dazu erkennt man bei den Laborparametern die Zeichen der stark verminderten Leberfunktionen, Entgiftung, Synthese und Regulation.
Die Trübung des Bewußtseinszustandes wird verursacht durch die Anhäufung von Toxinen im Blut, von denen die Mercaptane, Phenole, freien Fettsäuren und das Ammoniak heute schon in vielen Labors gemessen werden können. Die Bestimmung der Mercaptane im Blut erlaubt außerdem eine Differenzierung zwischen den beiden Formen des Leberversagens [3, 4, 11, 12]. Die Verminderung der Syntheseleistung der Leber manifestiert sich am deutlichsten im Abfall der Gerinnungsfaktoren. Beim fulminanten Leberversagen sind die Gerinnungswerte stärker erniedrigt als beim sog. chronischen Leberversagen. Die Störung der Regulationsleistungen der Leber zeigt sich am deutlichsten in dem gestörten Amminosäurespektrum des Blutes. Auch die Amminosäurebestimmung kann zur Differenzierung der beiden Formen des Leberversagens herangezogen werden [8].
Den Transaminasen kommt bei der Diagnostik des fulminanten und chronischen Leberversagens nur eine untergeordnete Rolle zu, da z.B. niedrige Serumtransaminasenaktivitäten sowohl eine Verschlechterung als auch eine Verbesserung des Krankheitszustandes anzeigen können.

3 Fulminantes Leberversagen im Rahmen gastrointestinaler Notfälle

Bei gastrointestinalen Notfällen wird häufig die Leber in Mitleidenschaft gezogen. Erkennbar ist dies an erhöhten Serumtransaminasenaktivitäten, an den cholestaseanzeigenden Enzymen alkalische Phosphatase und γ-Glutamyltranspeptidase, an den Gerinnungswerten, gemessen meistens in Form des Quick-Wertes und am Aktivitätsanstieg der Glutamatdehydrogenase im Serum. Diese labor-chemischen Veränderungen bilden sich je-

doch schnell zurück, wenn die akute gastrointestinale Symptomatik beherrscht wird.
Ein fulminantes Leberversagen als Folge gastrointestinaler Notfälle ist außergewöhnlich selten. Die einzige Ursache, die im Rahmen gastrointestinaler Notfälle zu einem fulminanten Leberversagen führen kann, ist eine über viele Stunden dauernde schwere Schocksymptomatik, die zu einer längerdauernden Hypoxie der Leber führt. Eine solche Hypoxie wäre gleichzusetzen der Ligatur der A. hepatica, die im Tierversuch zur Erzeugung eines akuten Leberversagens benutzt wird [1].
In den letzten 15 Jahren haben wir nur einmal ein fulminantes Leberversagen als Folge eines gastrointestinalen Notfalles gesehen. Es handelte sich um eine eitrige Peritonitis mit Schocksymptomatik und gleichzeitigem Nierenversagen. Zwei weitere Fälle von fulminantem Leberversagen sahen wir nach schweren gynäkologischen Blutungen mit Schocksymptomatik und ebenfalls Nierenversagen. Die außergewöhnliche Regenerationskraft der Leber verhindert auch bei schweren Erkrankungen, daß es zu einem fulminanten Leberversagen kommt. Fast immer versagt bei einer schweren Schocksymptomatik mit Hypoxie zuerst die Niere, und meist liegt auch eine schwere Miterkrankung der Lunge vor, bevor ein Versagen der Leber eintritt.
Ein fulminantes Leberversagen kann auch nach einer Halothannarkose auftreten. Da die Halothanschädigung der Leber mit großer Wahrscheinlichkeit nur als Folge einer Hypoxie während der Narkose auftritt, ist bei gastrointestinalen Notfällen auf eine Halothannarkose unbedingt zu verzichten.

3.1 Prophylaxe des fulminanten Leberversagens

Da praktisch nur eine längerdauernde Hypoxie der Leber bei gastrointestinalen Notfällen zu einem fulminanten Leberversagen führen kann, besteht die Prophylaxe in der Verhinderung einer Hypoxie der Leber. Da eine Hypoxie der Leber nur durch eine längerdauernde Schocksymptomatik hervorgerufen wird, stellt die Vermeidung eines Schocks und bei eingetretenem Schock die intensive Behandlung desselben die wirksamste Prophylaxe eines fulminanten Leberversagens dar. Der Verzicht auf eine Halothannarkose bei gastrointestinalen Notfällen ist als weitere prophylaktische Maßnahme anzusehen.

3.2 Therapie des fulminanten Leberversagens

Die konservative Therapie des fulminanten Leberversagens ist in Tabelle 1 aufgezeigt. Sie ist identisch mit der konservativen Therapie des chro-

Tabelle 1. Konservative Therapie des akuten und chronischen Leberversagens

Intensivpflege	
Darmreinigung	Keine Fructose
Flüssigkeit	Keine Aminosäuren[a]
Elektrolyte	Keine Corticosteroide
Calorien (Glucose)	Keine Antibioticaprophylaxe
Neomycin und/oder Lactulose	
Cimetidin	
Heparin (low dose) + Antithrombin III	
Gerinnungsfaktoren bei Bedarf	

[a] Gilt nur für das fulminante Leberversagen

nischen Leberversagens und ist für alle Fälle von fulminantem Leberversagen gleich, sei es hervorgerufen durch eine Virushepatitis, durch einen toxischen Schaden oder durch eine Hypoxie.

Die geringe Verbesserung der Überlebensrate in den letzten Jahren ist mit großer Wahrscheinlichkeit nur auf die Intensivpflege der Patienten zurückzuführen. Zu dieser Pflege gehören eine bilanzierte Flüssigkeits- und Elektrolytzufuhr. Einen wichtigen Faktor stellt auch die Darmreinigung in Form eines hohen Einlaufs dar. Neomycin- und Lactulosegaben modifizieren den Darminhalt so, daß weniger toxische Substanzen aus dem Darm in das Blut gelangen. Die Ernährung in den ersten Tagen sollte nahezu ausschließlich durch Glucose erfolgen, da nur diese direkt am Ort des Verbrauchs verstoffwechselt werden kann. Die Gabe von Fructose ist falsch, da für die Umwandlung der Fructose Energie von der Leber bereitgestellt werden muß, wozu sie auf Grund ihrer Erkrankung kaum in der Lage ist und außerdem durch die Fructose eine Reihe von Enzymen des Leberstoffwechsels gehemmt werden [2].

Da alle Aminosäuren im fulminanten Leberversagen erhöht sind, erübrigt sich eine Zufuhr derselben. Anhand kontrollierter Studien konnte gezeigt werden, daß durch die Gabe von Cimetidine die Anzahl der Blutungskomplikationen aus dem Intestinaltrakt drastisch gesenkt werden konnten [7]. Die Gabe von Heparin ist noch umstritten. Bei eindeutigen Zeichen einer Verbrauchscoagulopathie sollte Heparin jedoch unbedingt zusammen mit Antithrombin III verabreicht werden [9, 10]. Die Gabe von Gerinnungsfaktoren in Form von Prothrombinkomplex oder Frischplasma richtet sich nach der Gerinnungssituation.

Nicht gegeben werden dürfen Fructose aus den oben erwähnten Gründen sowie Aminosäuren, da diese beim fulminanten Leberversagen um ein Vielfaches erhöht sind [8] und als „Rohstoff“ für die endogenen Toxine dienen.

Tabelle 2. Vertretbare aufwendige Behandlungsmethoden des fulminanten Leberversagens

Austauschtransfusionen	
Plasmaphorese	Keine Kohlehämoperfusion
Affenleberperfusion	

Die Gabe von Corticosteroiden verbietet sich, da in einer kontrollierten multizentrischen Studie gezeigt werden konnte, daß Corticosteroide die Prognose der Erkrankung verschlechtern [6]. Antibiotica sollten nur dann gegeben werden, wenn ein Infekt nachweisbar vorliegt. Wenn sich abzeichnet, daß die konservative Therapie das fulminante Leberversagen nicht günstig beeinflußt, kann der Versuch unternommen werden, eine aufwendigere, teils invasive Therapie durchzuführen.

Von den vielen Methoden hat bisher keine einzige mit Sicherheit überzeugen können [3]. Sicher ist nur, daß die Hämoperfusion über Aktivkohle mehr Gefahren birgt als Nutzen und daher nicht angewendet werden sollte. Die vertretbaren aufwendigen Behandlungsmethoden sind in Tabelle 2 aufgeführt. Die Austauschtransfusion ist zwar deutlich aufwendiger und mit mehr Unverträglichkeitsrisiken behaftet als die Plasmaphorese, scheint nach unkontrollierten Beobachtungen jedoch noch die besten Ergebnisse zu liefern. Die Plasmaphorese ist mit den neuen Plasmatrennmembranen leicht durchzuführen und führt schnell zu einer signifikanten Verbesserung der Laborparameter und häufig auch des Bewußtseinszustandes. Die Behandlung ist mit sehr wenigen Nebenwirkungen behaftet und daher z.Z. am weitesten verbreitet. Eine Verbesserung der Überlebensrate konnte jedoch auch mit dieser Methode bis heute nicht sicher bewiesen werden. Es ist darauf zu achten, daß bei der Austauschtransfusion und bei der Plasmaphorese mindestens 5 l Blut oder Plasma pro Tag ausgetauscht werden, und zwar so lange, bis der Patient das Bewußtsein wieder erlangt hat.

Von einzelnen Gruppen wurden gute Ergebnisse über Affenleberperfusion berichtet. Diese Methode steht jedoch nur sehr wenigen Zentren zur Verfügung, und auch sie bedarf noch einer Absicherung durch eine kontrollierte Studie.

4 Leberversagen auf dem Boden einer chronischen Vorschädigung der Leber

Die häufigste Ursache eines Leberversagens bei vorgeschädigter Leber im Zusammenhang mit gastroenterologischen Notfällen stellt die intestinale Blutung dar. Dabei ist es gleich, ob diese Blutung aus dem Oesophagus, dem Magen oder dem Duodenum stammt. Das in den Darm gelangte Blut bedeutet eine außergewöhnliche Eiweißbelastung, durch die eine Anflutung großer Mengen von Aminosäuren bewirkt wird, die im Darm zu toxischen Substanzen umgebaut werden, die an der Entstehung des Leberkomas beteiligt sind. Es sind dies im wesentlichen die Aminosäuren Tyrosin, Phenylalanin, Methionin und Cystein mit ihren toxischen Metaboliten, den Mercaptanen, den freien Phenolen sowie den freien Fettsäuren und nicht zuletzt dem Ammoniak [4, 5, 11, 12].

Anders als beim fulminanten Leberversagen, welches sich allerdings auch auf dem Boden einer vorgeschädigten Leber entwickeln kann und dann eine besonders schlechte Prognose hat, ist die Prognose des Leberversagens, hervorgerufen durch eine Blutung im Intestinaltrakt, bei vorgeschädigter Leber relativ gut. Kann die Blutung beherrscht werden, so liegt die Überlebensrate bei Ausschöpfung aller konservativen Maßnahmen bei 80%.

Die klinische Symptomatik entspricht weitgehend der des fulminanten Leberversagens. Es bildet sich eine portale Encephalopathie aus, die bis zur vollständigen Bewußtlosigkeit und Reflexlosigkeit führen kann. Einen deutlichen Unterschied gegenüber dem fulminanten Leberversagen bieten die Laborparameter. Die Gerinnungsparameter finden sich häufig nicht in einem so kritischen Bereich wie beim fulminanten Leberversagen. Die meisten Aminosäuren liegen im Normbereich; lediglich Tyrosin, Phenylalanin und Methionin sind in der Regel erhöht. Während beim fulminanten Leberversagen sowohl das Methylmercaptan sowie Äthylmercaptan vermehrt gefunden werden, läßt sich beim Leberversagen auf dem Boden einer chronischen Vorschädigung der Leber kein Äthylmercaptan im Serum nachweisen [4].

4.1 Prophylaxe des Leberversagens auf dem Boden einer chronischen Vorschädigung der Leber

Da die häufigste Ursache des sog. chronischen Leberversagens eine gastrointestinale Blutung ist, besteht die Prophylaxe des Leberversagens in einer Verhinderung einer gastrointestinalen Blutung, und wenn eine solche stattgefunden hat, in der möglichst schnellen Beherrschung dieser Blutung und in einer intensiven Darmreinigung. Als beste Prophylaxe einer Blutung hat sich die Gabe von Cimetidin erwiesen [7]. Auch mit Antacida können Blutungen vermieden werden. Allerdings sind die erforderlichen Mengen zur Anhebung des Magen-pH recht erheblich, was die Applikation während der Intensivpflege sehr erschwert.

Auch bei einer vorgeschädigten Leber ist auf eine Halothannarkose zu verzichten, und eine Hypoxie der Leber muß vermieden werden.

4.2 Therapie des Leberversagens auf dem Boden einer chronisch geschädigten Leber

Die Therapie des sog. chronischen Leberversagens ist identisch mit der konservativen Therapie des fulminanten Leberversagens. Besonderer Wert ist auf die Reinigung des Darms sowie auf die Gabe von schwer resorbierbaren Antibiotica und auf die Gabe von Lactulose zu legen. Untersuchungen über günstige Effekte von sog. „korrigierenden Aminosäurelösungen" beim chronischen Leberversagen haben noch keine eindeutigen Ergebnisse erbracht.

Wenn die konservativen Maßnahmen nicht zum Ziel führen, kann einmal die Behandlung mit der Plasmaphorese indiziert sein.

Literatur

1. Abouna GM, Barabas AZ, Alexander F, Boyd N, Todd JK, Kinniburgh DW, Gilchrist T (1977) Animal models of hepatic failure for evaluation of artifivial liver support techniques. In: Kenedi RM, Courtney JM, Gaylor JDS, Gilchrist T (eds) Artificial organs. MacMillan, London, p 351–362
2. Bode Ch, Schumacher H, Goebell H, Zelter O, Pelzel H (1971) Fructose-induced depletion of liver adenine-nucleotides in man. Horm Metab Res 3:289
3. Brunner G (1978) Approaches to an "artificial liver". Acta hepatogastroenterol (Stuttgart) 25:77–86
4. Brunner G, Scharff P (1978) Untersuchungen über den diagnostischen Wert der Bestimmungen von Mercaptanen im Serum bei Lebererkrankungen. Dtsch Med Wochenschr 103:1796–1800
5. Brunner G, Windus G, Lösgen H (1981) On the role of free phenols in the blood of patients in hepatic failure. In: Brunner G, Schmidt FW (eds) Artificial liver support. Springer, Berlin Heidelberg New York, p 25–31
6. Gregory PB, Knauer CM, Kempson RL, Miller R (1976) Steroid therapy in severe viral hepatitis. A double-blind, randomized trail of methyl-prednisolone versus placebo. N Engl J Med 294:681
7. Mac Dougall RBD, Bailey RJ, Williams R (1977) H_2-receptor antagonists and antacids in the prevention of acut gastrointestinal haemorrhage in fulminant hepatic failure. Two controlled trails. Lancet 1:617
8. Rosen HM, Yoshimura N, Hodgman JM, Fischer JE (1977) Plasma amino acid pattern in hepatic encephalopathy of different etiology. Gastroenterology 72:484–487
9. Thaler E (1977) Disseminierte intravasale Gerinnung: Antithrombin III und Heparin. Folia Haematol (Leipz) 104:740–750
10. Vogel GE (1981) Leber und Antithrombin III. Gelbe Hefte XXI:7–15
11. Zieve L (1966) Pathogenesis of hepatic coma. Arch Intern Med 118:211–223
12. Zieve L, Doizaki WM, Zieve FJ (1974) Synergism between mercaptans and ammonia or fatty acids in the production of coma: a possible role for mercaptans in the pathogenesis of hepatic coma. J Lab Clin Med 83:16–28

Gastrointestinale Blutung: Grundlagen und Diagnostik

Koordinator: W. Domschke

Kapitel 8

Grundlagen der Diagnostik

W. Domschke

Die akute gastrointestinale Blutung ist für den Internisten wie den Chirurgen eine große Herausforderung. Intensive Bemühungen um eine verbesserte Diagnostik und angemessene Therapie müssen erreichen, daß die derzeit noch bestehende Letalitätsrate von 8–10% [1, 11] gesenkt wird.

1 Leitsymptome

Die gastrointestinale Blutung äußert sich in Form der Leitsymptome *Hämatemesis*, *Meläna* und/oder *Hämatochezie.*

Hämatemesis tritt im allgemeinen nur auf, wenn die Blutungsquelle proximal des duodeno-jejunalen Übergangs gelegen ist. Durch Kontakt mit salzsaurem Magensaft kann das ausgetretene Blut ein schwarz-braunes „kaffeesatzartiges" Aussehen annehmen (Umwandlung von Häm in Hämatin). Hell- bzw. dunkelrotes Blut wird erbrochen, wenn kein Kontakt mit saurem Magensaft gegeben war (z.B. Blutungsquelle im Oesophagus), bei gastraler Hypo- oder Achlorhydrie bzw. bei rascher oder massiver Blutfüllung des Magens. Da bei Blutungen im Bereich des oberen Gastrointestinaltraktes Blut auch in aboraler Richtung abfließt, kann sich die obere gastrointestinale Blutung auch in Form peranalen Blutabgangs (Meläna bzw. Hämatochezie) manifestieren. Bei 80% aller gastroenterologischen Blutungsfälle liegt die Blutungsquelle im oberen Gastrointestinaltrakt [9].

Auch das Auftreten eines Teerstuhles ist meist Folge einer Blutung im oberen Magen-Darm-Trakt; nur in etwa 10% der Fälle verursachen Blutungen aus Dünn- bzw. Dickdarm eine Meläna, dabei muß das Blut länger als ca. 8 h im Darm stagniert haben. Differentialdiagnostisch wichtig ist, daß schwarzgefärbte Stühle auch nach Medikation von Eisen-, Wismut- und Kohlepräparaten bzw. nach Genuß von Blaubeeren auftreten können. Solchen Exkrementen fehlen jedoch im allgemeinen der Glanz, die klebrige Konsistenz und der penetrante Geruch des meist ungeformten typischen „Teerstuhls".

Auch die Entleerung roten Blutes durch den After (Hämatochezie) ist in der größeren Zahl der Fälle Folge einer *oberen* gastrointestinalen Blutung, während sich bei etwa 30–40% der Patienten Blutungsquellen in Dünndarm, Dickdarm bzw. Analbereich eruieren lassen [8]. Ob sich eine obere gastrointestinale Blutung in Form peranalen Abgangs von rotem oder schwarzem Blut äußert, hängt vor allem von der Blutungsintensität und der Passagezeit des Bluts durch den Gastrointestinaltrakt ab.

Untersuchungen großer Patientenkollektive haben ergeben, daß es sich bei den im oberen Gastrointestinaltrakt verifizierten tatsächlichen Blutungsquellen in über zwei Drittel der Fälle um peptische Läsionen (Erosionen, Ulcus ventriculi, Ulcus duodeni) handelt. Blutende Oesophagus- bzw. Fundusvaricen finden sich in ca. 15%, die restlichen Prozentzahlen verteilen sich auf Blutungen aus Magentumoren, meist Carcinomen, und Blutungsquellen im Rahmen des Mallory-Weiss-Syndroms, der Exulceratio simplex Dieulafoy bzw. des Morbus Osler-Rendu-Weber [4, 7].

Bei Patienten mit Hämatochezie hat sich durch Kombination von notfallmäßiger oberer Fiberendoskopie und Notfallkoloskopie in etwa 30% der Fälle eine Blutungsquelle im unteren, in der überwiegenden Zahl der Fälle jedoch im oberen Gastrointestinaltrakt nachweisen lassen [8]. Die Aufschlüsselung der im unteren Verdauungstrakt gelegenen Ursachen der Hämatochezie läßt Hämorrhoiden als häufigste Blutungsquelle erkennen, gefolgt von Carcinomen, Proktokolitiden, Polypen – speziell villösen Adenomen –, Diverticulose, Traumatisierungen und Angiodysplasien.

2 Kurzanamnese und Kurzbefund

Die akute gastrointestinale Blutung stellt nicht selten eine vitale Notfallsituation dar. Aus diesem Grunde verbieten sich umfangreiche anamnestische Erhebungen und zeitlich ausgedehnte körperliche Untersuchung. Bei der Vorbereitung zur Notfallendoskopie bzw. Notfallangiographie lassen sich jedoch meist einige kurze Fragen zur *Anamnese* beim Patienten oder bei den begleitenden Angehörigen anbringen. Dabei sollte u.a. gefragt werden, ob der Blutung wiederholtes Erbrechen, meist im Zusammenhang mit Alkoholgenuß, vorausgegangen ist (hinweisend auf möglicherweise vorliegendes Mallory-Weiss-Syndrom). Außerdem sollte nach einem vorbestehenden Ulcus- oder Leberleiden gefragt und eine gezielte Medikamentenanamnese erhoben werden. Im Zusammenhang mit der

Blutungsentstehung können vor allem Medikamente vom Typ der Salicylate, der Pyrazolone, Anticoagulanzien und des Indometazins inkriminiert werden.

Bei der *Inspektion* läßt sich ohne großen zeitlichen Aufwand auf Leberhautzeichen, Teleangiektasien im Bereich der Mundschleimhaut und etwaige Lippenpigmentierungen achten. Entsprechende Befunde können erste Hinweise auf die mögliche Blutungsquelle im Gastrointestinaltrakt geben (Oesophagus- und/oder Fundusvaricen, Gefäßveränderungen im Sinne des Morbus Osler, blutende Polypen im Rahmen des Peutz-Jeghers-Syndroms).

Im *Kurzbefund* sollten Pulsfrequenz, arterieller Blutdruck und zentraler Venendruck ermittelt werden. Ein Schockindex (Pulsfrequenz/systolischer Blutdruck) größer als 1 spricht zusammen mit einem zentralen Venendruck um 0 cm H_2O für einen lebensbedrohlichen Blutverlust, der über 20% des zirkulierenden Blutvolumens ausgemacht hat. Verglichen mit diesen Parametern haben Blutbild (Hämoglobin, Hämatokrit) und globale Gerinnungstests (Prothrombinzeit, partielle Thromboplastinzeit, Thrombocytenzahl) geringere Bedeutung, insbesondere weil nach stattgehabter Blutung die Austauschvorgänge zwischen zirkulierendem Blutvolumen und extravasaler Flüssigkeit mit konsekutiver Hämodilution nur verzögert ablaufen. Wichtig sind die Bestimmung der Blutgruppe des Patienten und Bereitstellung von 4–6 Blutkonserven (Kreuzprobe).

3 Risikopatienten

Die aufgeführten Untersuchungsparameter erlauben gewisse Aussagen über die Prognose der jeweils vorliegenden Blutung. So läßt sich z. B. auf Grund verschiedener retro- und prospektiver Studien eine Gruppe von *Risikopatienten* definieren, bei denen die Letalitätsrate die mittlere Erwartung von 8–10% deutlich übersteigt [5, 12] (Tabelle 1). Zu dieser Risikogruppe scheinen vor allem Patienten mit hoher Blutungsintensität zu gehören, bei denen der Hämoglobinwert zum Zeitpunkt der Klinikaufnah-

Tabelle 1. Akute gastrointestinale Blutung – prognostisch ungünstige Kriterien

(1)	Initialer Hb-Wert	<6–7 g-%
(2)	Initialer Konservenverbrauch	>6 Beutel/24 h
(3)	Lebensalter	>60 Jahre
(4)	Begleiterkrankungen	
(5)	Kurzfristige Rezidivblutung	

me unter 6–7 g-% liegt und die dementsprechend während der akuten Phase der gastrointestinalen Blutung einen hohen Blutkonservenverbrauch (mehr als 6 Beutel/24 h) haben. Außerdem sind besonders gefährdet Patienten, die das 60. Lebensjahr überschritten haben und Begleiterkrankungen – z.B. des Herzens, der Leber, Lunge, Nieren oder des zentralen Nervensystems – aufweisen bzw. bei denen sich bestimmte Merkmale finden, wie z.B. Ikterus, Ascites, Verwirrtheit, respiratorische Insuffizienz, Alkoholismus etc.

In den untersuchten Blutungskollektiven hat der Anteil von Patienten über 60 Jahre und mit Begleiterkrankungen in den letzten Jahrzehnten offenbar zugenommen [1, 6]; diese Zunahme des prozentualen Anteils von Patienten mit ungünstigerer Prognose hat möglicherweise verhindert, daß sich in den großen Sammelstatistiken verbesserte Diagnostik und Therapie bereits in erniedrigten Letalitätsraten des Gesamtkollektivs niedergeschlagen haben.

Schließlich gehören in die Gruppe mit erhöhtem Risiko auch die Patienten mit kurzfristiger Rezidivblutung [3]. Zu derartigen Rezidivblutungen sind besonders Patienten prädisponiert, bei denen die endoskopische Erstdiagnostik Läsionen mit Stigmata gerade stattgehabter Blutung (aufliegendes Blutkoagel, sichtbarer Gefäßstumpf) erbracht hatte; solche Patienten bedürfen demnach einer besonders sorgfältigen Überwachung (z.B. durch wiederholte Endoskopie), damit der Zeitpunkt für eine situationsgerechte operative Intervention nicht verpaßt wird.

4 Diagnostische Zielsetzungen

Die Diagnostik der akuten gastrointestinalen Blutung zielt auf Lokalisation und Identifizierung der Blutungsquelle und soll eine Entscheidungshilfe für angemessene therapeutische Maßnahmen geben. In Abb. 1 ist die anzustrebende diagnostische Entscheidungssequenz in Form eines Flußdiagramms dargestellt. Dabei müssen folgende Fragen beantwortet werden:

1) Liegt eine reale bzw. nur eine potentielle Blutungsquelle vor?
2) Blutet es – im Falle des Vorliegens einer realen Blutungsquelle – aktiv, oder ist die Blutung bereits zum Stillstand gekommen?
3) Kann die aktive Blutung konservativ behandelt oder muß chirurgisch vorgegangen werden?
4) Muß bei chirurgischer Therapie eine Notoperation vorgenommen oder kann elektiv vorgegangen werden?
5) Erfordert die operative Blutstillung einen transthorakalen oder transabdominellen Zugang?

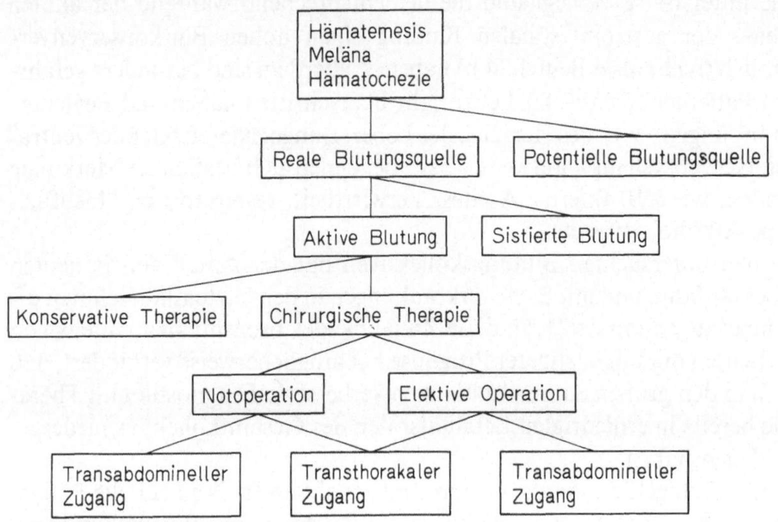

Abb. 1. Diagnostische Entscheidungssequenz bei akuter gastrointestinaler Blutung

Die Unterscheidung zwischen realen und potentiellen Blutungsquellen ist insofern wichtig, als erfahrungsgemäß in etwa 20–30% der Fälle mehrere Läsionen gleichzeitig vorkommen können; z.B. findet sich häufig eine Koincidenz von Refluxoesophagitis, akuten Magenerosionen und Ulcus duodeni bzw. von Oesophagusvaricen und peptischen Läsionen bzw. von Magenausgangsstenose bei Ulcus duodeni und Mallory-Weiss-Einrissen. Eine *reale Blutungsquelle* läßt sich auf Grund endoskopischer und angiographischer Kriterien identifizieren:

a) Endoskopisch gibt sich die reale Blutungsquelle durch aktive Blutung zu erkennen bzw. indem der zu inkriminierenden Läsion ein Blutkoagel oder Hämatin aufliegt bzw. indem im Bereich der anzuschuldigenden Läsion ein Gefäßstumpf sichtbar ist.
b) Angiographisch sprechen Kontrastmittelextravasate für eine aktive Blutung.

Zum Zeitpunkt der Notfallendoskopie stehen bereits ca. 80% der Blutungen. Im Gegensatz zur Endoskopie und Angiographie erlauben konventionelle Röntgenuntersuchungen (Prallfüllung, Doppelkontrast) eine Unterscheidung zwischen tatsächlichen und potentiellen Blutungsquellen nicht.

Auf Grund der aufgeführten endoskopischen Kriterien ist von Forrest et al. [2] eine *Klassifizierung der Blutungsaktivität* vorgeschlagen worden, die bei allen Untersuchungen zu Fragen gastrointestinaler Blutung berücksichtigt werden sollte (Tabelle 2). Angiographischer Nachweis von Kon-

Tabelle 2. Klassifizierung der Blutungsaktivität nach Forrest et al. [2]

Blutungsaktivität		Kriterien
Aktive Blutung:	Forrest-Typ I a	Arterielle (spritzende) Blutung
	I b	Sickerblutung
Sistierte Blutung:	Forrest-Typ II	Hämatin bzw. Koagel auf Läsion, sichtbarer Gefäßstumpf
Keine Blutung:	Forrest-Typ III	Läsion ohne o.a. Kriterien

trastmittelextravasaten entspricht einer Blutungsaktivität vom Forrest-Typ I. Blutungen vom Typ I weisen eine besonders hohe Rezidivneigung auf (ca. 20%, Thon u. Lorenz, unveröffentlicht) und sind demzufolge prognostisch ungünstiger als inaktive Blutungen anzusehen. In diesen Fällen ist möglichst frühzeitige Diagnose der Rezidivblutung anzustreben – z.B. durch Legen einer Magenverweilsonde (maximal über 72 h) bzw. durch wiederholte Endoskopie, vorzugsweise mit einem pädiatrischen Instrument.

Bei aktiver Blutung muß zwischen konservativer und chirurgischer Therapie entschieden werden. Die *Operationsindikation* wird außer durch die Blutungsaktivität vor allem durch die Blutungsintensität bestimmt [10]. Die Blutungsintensität läßt sich am besten am Blutkonservenverbrauch ablesen. Daraus ist ersichtlich, daß Patienten der Risikogruppe (s.o.) mit einem Verbrauch von mehr als 6 Beuteln während der akuten Blutungsphase einer besonders aktiven Indikation zur Blutstillung bedürfen. Die Blutungsanamnese ist insofern wichtig, als Rezidivblutungen die Indikation zur operativen Blutstillung dringend stellen. In diesen Fällen verbessert im Vergleich zu einer mehr abwartenden Einstellung das rasche Eingreifen des Chirurgen die Prognose des Krankheitsverlaufs deutlich. Schließlich wird die Operationsindikation noch durch die Art der Blutungsquelle beeinflußt. So werden z.B. aktiv blutende peptische Ulcera eher eine chirurgische Intervention veranlassen. Auf der anderen Seite wird ein konservativer Therapieversuch bevorzugt zu erwägen sein beim Nachweis akuter gastroduodenaler Läsionen, bei Blutungen im Rahmen einer Refluxoesophagitis oder eines Mallory-Weiss-Syndroms. Auch der Nachweis blutender Oesophagus- bzw. Fundusvaricen wird zuerst eine konservative Therapie, d.h. intravenöse Vasopressin-Infusion, Ballontamponade bzw. Sklerosierung veranlassen, und erst im blutungsfreien Intervall wird dann die Möglichkeit eines elektiven chirurgischen Eingriffs diskutiert werden. Schließlich wird auch bei Blutungen aus großen, inoperabel erscheinenden Magencarcinomen die Indikation zur chirurgischen Intervention nur sehr zurückhaltend zu stellen sein.

Literatur

1. Allan R, Dykes P (1976) A study of the factors influencing mortality rates from gastrointestinal hemorrhage. Q J Med 45:550–553
2. Forrest JAH, Finlayson NDC, Shearman DJC (1974) Endoscopy in gastrointestinal bleeding. Lancet 2:394–397
3. Foster DN, Miloszewski KJA, Losowsky MS (1978) Stigmata of recent haemorrhage in diagnosis and prognosis of upper gastrointestinal bleeding. Br Med J 1:1173–1177
4. Gilbert DA, Silverstein FE, Tedesco FJ, Buenger NK, Persing J (1981) The national ASGE survey on upper gastrointestinal bleeding. III. Endoscopy in upper gastrointestinal bleeding. Gastrointest Endosc 27:94–102
5. Himal HS, Watson WW, Jones CW, Miller L, Maclean LD (1974) The management of upper gastrointestinal hemorrhage: a multiparametric computer analysis. Ann Surg 179:489–493
6. Logan RFA, Finlayson NDC (1976) Death in acute upper gastrointestinal bleeding. Can endoscopy reduce mortality? Lancet 1:1173–1175
7. Lux G, Rösch W (1978) Notfallendoskopie. Intensivbehandlung 3:36–40
8. Peter P, Deyhle P, Brändli H, Krejs GJ, Bron B, Nüesch HJ, Blum AL (1976) Endoskopische Diagnose der akuten peranalen Blutung. Schweiz Med Wochenschr 106:880–883
9. Protell RL, Silverstein FE, Gilbert DA, Feld AD (1981) Severe upper gastrointestinal bleeding. In: Torsoli A (ed) Clinics in gastroenterology. Saunders, London Philadelphia Toronto, p 17–26
10. Siewert R (1981) Die akute Blutung aus dem oberen Gastrointestinaltrakt. Diagn Intensivther 6:24–29
11. Silverstein FE, Gilbert DA, Tedesco FJ, Buenger NK, Persing J (1981) The national ASGE survey on upper gastrointestinal bleeding. I. Study design and baseline data. Gastrointest Endosc 27:73–79
12. Silverstein FE, Gilbert DA, Tedesco FJ, Buenger NK, Persing J (1981) The national ASGE survey on upper gastrointestinal bleeding. II. Clinical prognostic factors. Gastrointest Endosc 27:80–93

Kapitel 9

Endoskopie

R. Ottenjann

Die diagnostischen Intentionen bei gastrointestinaler Blutung haben im wesentlichen drei Ziele:

1) Identifizierung der Blutungsquelle,
2) Informationen über die Aktivität der Blutung und
3) Quantifizierung des Blutverlustes.

1 Blutungsquellen, relative Häufigkeit

Die Nachweisbarkeit einer umschriebenen Läsion im Röntgenbild setzt eine gewisse Tiefe des Defektes (z. B. bei peptischem Ulcus) oder Prominenz eines produktiven Prozesses (z. B. Neoplasma oder Polyp) voraus. „Flache" Läsionen – Schleimhauteinrisse bei Mallory-Weiss-Syndrom, Erosionen im Magen, Duodenum und in der Speiseröhre – machen aber mehr als 20% (22–30%) der blutenden Läsionen im oberen Verdauungstrakt aus [5, 6, 8, 13, 15, 19]. Die Überlegenheit der Endoskopie gegenüber der Röntgenuntersuchung beruht vor allem auf der Tatsache, daß diese „flachen" Läsionen sich dem endoskopischen Nachweis nicht entziehen. In einer vergleichenden Studie über die Trefferquote von Endoskopie und Doppelkontrast-Röntgenuntersuchung bei gastrointestinaler Blutung ermittelten Cello und Thöni [1] bezüglich des Nachweises der Blutungsquelle eine falsch-negative Aussage der Röntgenuntersuchung von 29% (bei einer Trefferquote von 65%); in 6% war die Röntgenuntersuchung technisch ungenügend. Neben den genannten „flachen" Läsionen wurden vor allem auch Oesophagusvaricen röntgenologisch übersehen, was auch den Beobachtungen anderer Autoren entspricht [3, 11, 17].
Die Angaben über die relative Häufigkeit der Blutungsquellen bei gastrointestinaler Blutung haben sich in den letzten 10 Jahren deutlich geändert, im wesentlichen bedingt durch den generellen Einsatz der Fiberen-

Tabelle 1. Relative Häufigkeit endoskopisch gesicherter Läsionen bei oberer gastrointestinaler Blutung; Ergebnisse aus Publikationen verschiedener Autoren aus den Jahren 1969–1981 [[ ] = Ziffern aus dem Literaturverzeichnis; (x) = eigene Resultate aus den Jahren 1979 und 1980 bei insgesamt 633 Patienten (J. Weingart, H. Kunert, R. Ottenjann: in Vorbereitung)]

Blutungsquellen	1969 [13b] %	1973 [8] %	1978 [5] %	1980 [9] %	1981 [15] %	1981 (x) %
Ulcus duodeni	28	23	26	21	22	22
Ulcus ventriculi	12	15	18	21	18	18
Anast. Ulcus	3	6	–	–	–	3
Oesoph.-Varizen	19	16	11	20	20	15
Mallory-Weiss-Syndrom	5	8	11	20	20	15
„Gastritis“	12	9	4	2	6	9
„Oesophagitis“	7	13	–	–	–	7

doskopie und weniger als Folge eines Wandels der Incidenz des peptischen Ulcus. Während früher – vor Einführung der Notfallendoskopie – in retrospektiven Studien das Ulcus duodeni als Blutungsquelle in 30–40% aufgelistet wurde, haben neuere Studien eine geringere Häufigkeit ergeben; das Ulcus duodeni rangiert danach mit 22–23% an erster Stelle als Blutungsquelle und ist somit weniger häufig als früher vermutet anzutreffen. Eine Trendwende läßt sich auch für das Mallory-Weiss-Syndrom aufzeigen. Vor der Ära der allgemeinen Anwendung der Notfallendoskopie wurde für das Mallory-Weiss-Syndrom eine Häufigkeit von 1–3% angegeben, in Publikationen der letzten Jahre finden sich Häufigkeitsangaben von 8–16% [8, 13, 15, 19]. Die Blutungsquelle zu identifizieren ist röntgenologisch vor allem in Fällen mit Mehrfachläsionen im oberen Verdauungstrakt schwierig oder unmöglich. Zwei und mehr Läsionen werden aber auch bei Blutungen in 10–15% angetroffen. Eklatant ist die Situation bei Patienten mit gastrointestinaler Blutung und Oesophagusvaricen. In 39–60% der Fälle ließen sich endoskopisch andere Blutungsquellen (Ulcera, Erosionen etc.) nachweisen [3, 11, 17] (Tabelle 1).

2 Endoskopische Blutungsstigmata

Eine endoskopisch (oder röntgenologisch) identifizierte Läsion kann erst dann als Blutungsquelle angesprochen werden, wenn sich eines oder mehrere der nachfolgend aufgezeigten Stigmata finden:

1) sichtbare Blutung aus der Läsion in Form der spritzenden arteriellen oder der Sickerblutung,

Tabelle 2. Häufigkeit visibler Gefäßstümpfe in peptischen Ulcera; Ergebnisse endoskopischer Untersuchungen bei oberer gastrointestinaler Blutung

	Ulcera mit visiblen Gefäßen	Ulcera ohne visible Gefäße
Griffiths et al. [7]	28 (18%)	129
Storey et al. [18]	56 (48%)	61

2) Coagulum oder Hämatin auf dem Grund der Läsion und
3) Gefäßstumpf im Ulcusgrund.

Frisches oder älteres Blut (Hämatin) im Lumen des GI-Traktes oder als Beimengung zum Magensekret kann nur als Zeichen einer stattgehabten Blutung gewertet werden, nicht aber die Blutungsquelle selbst identifizieren; ebenso kann aus dem Pylorus in den Magen fließendes Blut nicht als ausreichendes Indiz für das Vorhandensein eines Ulcus duodeni gelten. Foster et al. [5] fand bei 233 Patienten, die wegen gastrointestinaler Blutung endoskopisch untersucht wurden, in 110 Fällen (47%) Läsionen mit Stigmata einer Blutung, 78 Läsionen (33%) ließen keine Stigmata einer Blutung erkennen und bei 45 Patienten (19%) wurde keine Läsion gesehen. Unter den endoskopisch festgestellten Läsionen dieser Studie waren 48 chronische duodenale und 41 gastrische Ulcera, Stigmata einer Blutung wiesen 27 (56%) bzw. 33 (80%) dieser Ulcera auf; 16 dieser Patienten hatten multiple Läsionen, von denen in 12 Fällen die Blutungsquelle anhand der Stigmata identifiziert werden konnte (75%). Wurde die Endoskopie innerhalb einer Frist von 12 h nach den ersten Zeichen einer gastrointestinalen Blutung ausgeführt, so wurden Stigmata häufiger bei duodenalen Ulcera, Oesophagusvaricen und Mallory-Weiss-tears gesehen; bei längeren Intervallen (24 oder 48 h oder mehr) nahm die Frequenz dieser Stigmata bei den genannten Läsionen deutlich ab. Bei Magenulcera war dagegen kaum eine Abhängigkeit der Stigmatahäufigkeit von der Länge des diagnostischen Intervalls nach den ersten Blutungszeichen zu erkennen. Griffiths et al. [7] sahen endoskopisch bei einer Gruppe von 317 Patienten mit gastrointestinaler Blutung 28 Ulcera mit einem sichtbaren Gefäßstumpf (Tabelle 2).

3 Blutungsstigmata und Prognose

Die genannten Stigmata erlauben nicht nur eine zweifelsfreie Identifizierung, sie sind offensichtlich auch von prognostischer Bedeutung. So mußten nach Griffiths et al. [7] alle 28 Patienten mit Gefäßstümpfen im Grunde oder am Rande eines Ulcus später wegen rezidivierender Blutung (86%) oder unkontrollierter Blutung (14%) operiert werden; dagegen wurden 75% von 289 Patienten ohne sichtbare Gefäßstümpfe erfolgreich konservativ behandelt und hatten in der Nachbeobachtungsperiode keine Rezidivblutung. Die Autoren empfehlen daher, wenn endoskopisch im Bereich von Läsionen Gefäßstümpfe festgestellt werden, eine operative Behandlung der konservativen vorzuziehen. Im Prinzip ähnliche Ergebnisse haben Foster et al. [5] vorgelegt. Beim Fehlen von Stigmata einer Blutung konnte nur bei einem von 24 Patienten mit Ulcus duodeni eine Rezidivblutung beobachtet werden, und in nur einem Fall war eine Notfalloperation erforderlich. Bei Patienten mit Magenulcus ohne Blutungsstigmata trat keine Rezidivblutung auf, und eine Notfalloperation war in keinem Fall erforderlich. Im Gegensatz dazu ereigneten sich bei 15 und 27 Patienten mit Ulcus duodeni und Blutungsstigmata Rezidivblutungen, Notfalleingriffe waren in 17 Fällen erforderlich (56% bzw. 63%); von 33 Patienten mit Ulcus ventriculi und Blutungsstigmata hatten 10 (30%) eine weitere Blutung und 15 mußten (45%) einer Notfalloperation zugeführt werden. Unlängst haben Storey et al. [18] Ergebnisse publiziert, die deutlich von den von Griffiths et al. [7] aufgezeigten differieren. Unter 292 Patienten, die wegen akuter gastrointestinaler Blutung stationär aufgenommen wurden, fanden sich 132 mit einem endoskopisch erkennbaren Ulcus; bei 117 dieser Patienten war eine ausgiebige Untersuchung (full examination) des Ulcuskraters möglich. Blutungsstigmata wurden in 66% festgestellt, und zwar bei 56 Patienten (48%) sichtbare Gefäßstümpfe und in 21 Fällen (18%) andere Stigmata, wie z. B. Sickerblutung aus dem Ulcuskrater. Von den Patienten mit Blutungsstigmata wurden 47 ausgewählt für ein endoskopisches therapiefreies "follow up". Bei 34 Patienten mit sichtbarem Gefäßstumpf im Ulcuskrater trat eine Rezidivblutung auf, bei Patienten mit anderen Stigmata dagegen nur in einem Fall (von 13–8%). Bei Fehlen von Blutungsstigmata traten nachfolgend auch keine Rezidivblutungen auf. Visible Gefäßstümpfe waren demnach bei Ulcuspatienten wesentlich häufiger als in der Studie von Griffiths et al. [7], andererseits wurden Rezidivblutungen nur in etwa der Hälfte der Fälle mit visiblen Gefäßstümpfen im Ulcuskrater beobachtet. Hervorzuheben ist auch, daß in den Fällen, die keine Blutungsstigmata aufwiesen, keine Rezidivblutungen auftraten (Tabelle 3).

Tabelle 3. Rezidiv-Blutungen, Operationsraten und Mortalität bei endoskopischen Ulcera bei Patienten mit oberer gastrointestinaler Blutung

	Visible Gefäße	Rezidiv-blutung	Operation	Mortalität
Griffiths et al. [7]	28	24 (85%)	18 (64%)	4 (14%)
Storey et al. [18]	34	19 (56%)	17 (50%)	5 (15%)

4 Mortalität der oberen gastrointestinalen Blutung

Die Propagation der Notfallendoskopie bei gastrointestinaler Blutung hatte zum Ziel, durch frühzeitige Identifizierung der Blutungsquelle und damit der zugrunde liegenden Läsion oder Erkrankung Morbidität und Mortalität der Magen-Darm-Blutung zu reduzieren. Die Risiken der Notfallendoskopie, die von einigen Autoren aufgezeigt wurden [4, 16, 20], die aber inzwischen als gering einzuschätzen sind, wären nur durch einen positiven Einfluß auf Morbidität und Mortalität zu rechtfertigen. Verständlicherweise differieren die Angaben über die Mortalität der oberen gastrointestinalen Blutung deutlich, eine eindeutige Reduktion der Mortalität und der Morbidität durch die Notfallendoskopie konnte aber bisher nicht aufgezeigt werden. Winans [20] hat die bis 1976 publizierten diesbezüglichen Ergebnisberichte kritisch gewürdigt und kam zu dem Ergebnis, daß trotz aller Bemühungen und der Einführung der Notfallendoskopie die Mortalität mit etwa 8% enttäuschend konstant blieb ("It is evident, however, that even the introduction of emergency fiberoptic panendoscopy has not produced a strikingly reduction in mortality rates which remain distressingly constant at about 8%"). Eine Recherche der American Society for Gastrointestinal Endoscopy (ASGE) hat nach Silverstein [2, 17] ergeben, daß die Mortalität bei insgesamt 2428 Fällen mit oberer gastrointestinaler Blutung insgesamt 9,4% betrug, aber deutlich abhängig war von der Art und Zahl der begleitenden Erkrankungen. In Fällen ohne konkomittierende Erkrankungen oder Leiden eruierte man eine Mortalität der oberen gastrointestinalen Blutung von fast 0%, bei 4–5 Begleiterkrankungen erreichte sie etwa 40%.

5 Aktivitätszeichen und Prognose

Nudel et al. [12] konnten anhand von 100 Fällen mit oberer gastrointestinaler Blutung zeigen, daß die Mortalität signifikant höher war (22 von 61), wenn bei der Notfallendoskopie eine aktive Blutung festgestellt wurde, sie betrug in diesen Fällen 33% gegenüber 3% (1 von 39) bei sistierender Blutung. Dieselbe Gruppe ermittelte auch eine signifikante Abhängigkeit der Mortalität und der Notwendigkeit einer Notfalloperation von der Art der Blutungsquelle bei endoskopisch persistierender Blutung: Aktive Blutungen aus Ulcera ventriculi oder duodeni und aus Oesophagusvaricen hatten eine wesentlich höhere Mortalität, während Blutungen bei „Gastritis“ oder „Oesophagitis“ keine solche Abhängigkeit erkennen ließen, was auf eine grundsätzlich benigne Prognose der gastrointestinalen Blutung bei diesen Erkrankungen schließen läßt. Auf die deutliche Ab-

hängigkeit der Prognose der Blutung von der Existenz visibler Gefäße im Läsionsgrund und bei Vorliegen von Carcinomen wurde bereits hingewiesen [7, 18, 20].
Generell kann die Prognose der oberen gastrointestinalen Blutung als gut angesehen werden. Mehr als 80% (85–90% nach Silverstein [17]) der Blutungen aus dem oberen Verdauungstrakt sistieren spontan. Entsprechende Berichte zeigen auf, daß bei Notfallendoskopien nur in etwa 15–25% aktive Blutungen vorhanden sind. Selbstverständlich ist der Anteil aktiver Blutungen abhängig von dem Intervall, das von den ersten Anzeichen der Blutung bis zur Endoskopie verstreicht; dasselbe gilt generell auch für die Stigmata einer gastrointestinalen Blutung, wie Foster et al. [5] aufgezeigt haben. Alle Bemühungen gerichteter konservativer Therapie (auch der verschiedenen Coagulationsarten) scheiterten bisher an der generell günstigen Prognose [2, 17].

6 Einfluß der Notfallendoskopie auf Mortalität und Morbidität

Wenn somit unbestritten ist, daß die Endoskopie bei akuter oberer gastrointestinaler Blutung die Blutungsquelle zu identifizieren vermag und diagnostisch der Röntgenuntersuchung eindeutig überlegen ist, so bleibt offen, ob die Notfallendoskopie die Therapie der oberen gastrointestinalen Blutung wesentlich zu beeinflussen vermag und ob Mortalität und Morbidität dadurch entscheidend beeinflußt werden. Zwei Arbeiten aus den letzten beiden Jahren haben diese offenen Fragen zu beantworten gesucht. In der ersten Studie (Graham [6]), die über Verlaufsergebnisse über 11 Monate bei 95 Patienten mit akuter oberer gastrointestinaler Blutung berichtet, wurden zwei randomisierte Gruppen gebildet; in der einen Gruppe wurden die Ergebnisse der Notfallendoskopie dem Therapeuten sofort mitgeteilt, in der anderen Gruppe wurden die Resultate erst nach einem Intervall von 4 Tagen bekannt. Beide Gruppen zeigten keine wesentlichen Unterschiede bezüglich der Blutungsquelle und der kurzfristigen anamnestischen Daten. Die Patienten beider Gruppen ließen keinen signifikanten Unterschied im Hinblick auf das Schicksal nach der Blutung erkennen, gemessen an der Hospitalisationsdauer, der Rezidivblutung, der Mortalität und der Notwendigkeit operativen Vorgehens. Nur in 12% wurden diagnostisches Procedere oder Therapieplan durch das Wissen um die Ergebnisse der endoskopischen Untersuchung wesentlich geändert. Nach Graham [6] hat die Endoskopie bei akuter gastrointestinaler Blutung wegen des natürlichen Verlaufs (mit hoher Rate spontanen Sistierens) keinen signifikanten Einfluß auf das ärztliche Handeln. Die zweite Studie wurde von Peterson et al. [15] vorgelegt und umfaßt die

Tabelle 4. Morbidität (Hospitalisationsdauer, Rezidiv-Blutung und Transfusionen) und Mortalität bei oberer gastrointestinaler Blutung in zwei Gruppen (mit und ohne Routine-Endoskopie – W. L. Peterson et al. [15])

	Routine-Endoskopie ($N=100$)	Keine Routine-Endoskopie ($N=106$)
Hospitalisationsdauer (Tage)	13,0 ± 1,0	14,7 ± 1,2
Rezidivblutung	33	32
Transfusionen (Konserven)	7,4 ± 1,2	6,3 ± 0,7
Mortalität	11	8

Ergebnisse zweier randomisierter Gruppen mit akuter oberer gastrointestinaler Blutung; die eine Gruppe von 100 Patienten wurde einer Notfallendoskopie zugeführt, bei der anderen Gruppe, die 106 Patienten umfaßte, erfolgte routinemäßig keine endoskopische Untersuchung, sondern nur dann, wenn ein Blutungsrezidiv während des stationären Aufenthaltes auftrat oder die Röntgenuntersuchung ein Magenulcus oder den Verdacht auf ein Neoplasma ergab. Die Patienten beider Gruppen wurden zunächst mit Antacida behandelt. Die Verlaufsbeobachtung ergab zwischen beiden Gruppen keinen Unterschied bezüglich Hospitalisationsdauer, Bluttransfusionsmenge, Blutungsrezidiv und Mortalität während des stationären Aufenthaltes und nach Rezidivblutung. Während der 12 Monate nach Entlassung aus der stationären Beobachtung und Behandlung war ebenfalls kein Unterschied zwischen beiden Gruppen festzustellen, und zwar in bezug auf die Häufigkeit erneuter gastrointestinaler Blutung, die Wiederaufnahme in das Hospital, die Notwendigkeit operativen Eingreifens und die blutungsbedingte Mortalität. Die Patienten wurden in eine der beiden Gruppen eingereiht, wenn folgende Bedingungen erfüllt waren: Stabilisierung der Situation innerhalb von 6 h, keine Kontraindikation für die Endoskopie, Zustimmung des Patienten zur Endoskopie, wenn die Randomisierung eine Zuordnung zur Endoskopiegruppe ergab. Die Autoren schließen aus ihren Studienergebnissen, daß eine Endoskopie routinemäßig bei Patienten mit oberer gastrointestinaler Blutung nicht erforderlich ist, wenn diese während der ersten Stunden der Behandlung sistiert (Tabelle 4).

7 Schlußfolgerungen

1) Lokale Blutungsstigmata (visible Gefäßstümpfe, Hämatin, Coagel, spritzende oder Sickerblutung) werden nur endoskopisch erkannt.

2) Die Endoskopie ist der Röntgenuntersuchung bezüglich des Nachweises von Blutungsquellen bei akuter oberer gastrointestinaler Blutung eindeutig überlegen.
3) Eine Notfallendoskopie ist routinemäßig bei oberer gastrointestinaler Blutung nicht erforderlich; meistens kann man einige Stunden abwarten, bis die Situation sich stabilisiert hat.
4) Die Resultate der Notfallendoskopie haben meistens keinen entscheidenden Einfluß auf die Art der Therapie der akuten oberen gastrointestinalen Blutung, weil mehr als 85–90% der Blutungen spontan sistieren.

Literatur

1. Cello JP, Thoeni RF (1980) Gastrointestinal hemorrhage comparative values of double-contrast upper gastrointestinal radiology and endoscopy. JAMA 243:685–688
2. Congress Notes (1981) Non surgical treatment of upper GI-bleeding. Endoscopy 13:93–95
3. Dagradi AE, Mehler R, Tan DTD, Stempien SJ (1970) Sources of upper gastrointestinal bleeding in patients with liver cirrhosis and large esophagogastric varices. Am J Gastroenterol 54:458–462
4. Eastwood GL (1977) Does early endoscopy benefit the patient with active upper gastrointestinal bleeding? Gastroenterology 72:737–739
5. Foster DN, Miloszewski KJA, Losowsky MS (1978) Stigmata of recent haemorrhage in diagnosis and prognosis of upper gastrointestinal bleeding. Br Med J II:1173–1177
6. Graham DY (1980) Limited value of early endoscopy in the management of acute upper gastrointestinal bleeding. Am J Surg 140:284–290
7. Griffiths WJ, Neumann DA, Welsh JD (1979) The visible vessel as an indicator of uncontrolled or recurrent gastrointestinal hemorrhage. N Engl J Med 300:1411–1413
8. Katon RM, Smith FW (1973) Panendoscopy in the early diagnosis of acute upper gastrointestinal bleeding. Gastroenterology 65:728–734
9. Laufer I (1976) Assessment of the accuracy of double contrast gastroduodenal radiology. Gastroenterology 71:874–878
10. Leading article (1981) Management of gastrointestinal bleeding. Br Med J III:456
11. McCray RS, Martin F, Amir-Ahmadi A, Sheahan DG, Zamcheck N (1969) Erraneous diagnosis of hemorrhage from esophageal varices. Am J Dig Dis 14:755–760
12. Nudel J, Guarena J, Milman PJ, Grant D, Cecchetti C, Falkenstein DB, Zimmon DS (1977) Endoscopic diagnosis of active bleeding: a prognostic sign in upper gastrointestinal hemorrhage. Gastrointest Endosc 23:237
13. Palmer ED (1961) Diagnosis of upper gastrointestinal hemorrhage. Thomas, Springfield/Ill.
14. Papp JP (1979) State of the art, Endoscopic electrocoagulation of actively bleeding arterial upper gastrointestinal lesions. Am J Gastroenterol 71:516–521
15. Peterson WL, Barnett CC, Smith HJ, Allen MH, Corbett DB (1981) Routine early endoscopy in upper gastrointestinal tract bleeding, a randomized controlled trial. N Engl J Med 304:925–929
16. Silverstein FE (1979) A staunch approach to endoscopic therapy. Gastroenterology 77:797–798

17. Silverstein PE, Feld AD, Gilbert DA (1981) Upper gastrointestinal tract bleeding. Arch Intern Med 141:322–327
18. Storey DW, Bown SG, Swain CP, Salmon PR, Kirkham JS, Northfield TC (1981) Endoscopic prediction of recurrent bleeding in peptic ulcers. N Engl J Med 305:915–916
19. Webb WA, MacDaniel L, Johnson RC, Haynes CD (1981) Endoscopic evaluation of 125 cases of upper gastrointestinal bleeding. Ann Surg 193:624–626
20. Winans CE (1977) Emergency upper gastrointestinal endoscopy. Am J Dig Dis 22:536–540

Kapitel 10

Radiologie

A. L. Baert und E. Ponette

In bezug auf gastrointestinale Blutungen hat die Radiologie eine diagnostische und therapeutische Funktion.

1 Diagnostische Aspekte

Im Rahmen der Diagnostik muß zwischen der *akuten* und *chronischen* gastrointestinalen Blutung unterschieden werden.
Bei akuten Blutungen ist die Angiographie die radiologische Methode der Wahl. In der Tat sind Barium- oder Gastrografin-Untersuchungen in der größten Zahl der Fälle nicht sinnvoll, weil sie während einer akuten Blutung nur schwer durchzuführen sind und deswegen technisch oft unzureichend bleiben.
Selbst wenn die Bariumuntersuchung z.B. eine Ulceration zeigt, kann man noch nicht sicher sein, daß diese Läsion für die Blutung verantwortlich ist.
Für einen optimalen Einsatz der Angiographie in den akuten gastrointestinalen Blutungen ist es Voraussetzung, daß die Angiographie sehr rasch durchgeführt werden kann. Das heißt, daß der Radiologe eine große Erfahrung in der schnellen Durchführung von komplizierten Gefäßkatheterisierungen haben muß, und daß er sowie das gesamte radiologische Hilfsteam über 24 h in Bereitschaft stehen sollte.
Eine Blutung venösen Ursprungs, wie im Falle von Oesophagusvaricen bei portaler Hypertonie, läßt sich durch die Angiographie meistens nicht darstellen.
Obwohl die transarterielle Portographie – entweder selektiv via A. linealis oder via A. mesenterica superior durchgeführt – eine sehr gute Darstellung der venösen Collateralen ergibt und deshalb heute weitgehend die direkte Splenoportographie ersetzt, gelingt es mit dieser Methode meistens nicht, venöse Kontrastmittelextravasate darzustellen, als Folge der relativ

niedrigen Jodkonzentration im venösen Blut nach arterieller Kontrasteinspritzung.
Dagegen ermöglicht die Arteriographie eine Darstellung jeder arteriellen gastrointestinalen Blutung, wenn das Blutungsausmaß mindestens im Bereich von 0,5–1 ml/min liegt [12].
Da eine Arteriographie nach Blutungsstillstand nicht mehr sinnvoll ist, sollte der Radiologe stets die Blutungsintensität schätzen, bevor er die Prozedur anfängt. Am einfachsten geschieht das mit einer großkalibrigen nasogastrischen Sonde. Nach einer Magenspülung ist das Sekret, das durch die nasogastrische Sonde aspiriert wird, hellrot, rosenfarbig oder dunkelrot. In diesen Fällen kann die Arteriographie die Blutungsstelle zeigen [14].
Der erste Schritt sollte dann eine anterio-posteriore Coeliacographie sein. Das radiologische Kennzeichen der akuten arteriellen oberen gastrointestinalen Blutung ist das Kontrastmittelextravasat.
Die Dichte des Kontrastflecks wird größer sein, je stärker die Blutung ist. Da das Kontrastmittel bei einem Patienten in Rückenlage schnell in den meist dorsal gelegenen Magenbezirk fließt, wird eine blutende Läsion der vorderen Magenwand schwerer als eine Läsion der dorsalen Magenwand aufzuzeigen sein. Wegen des geringeren Lumens des Duodenums spielt dieser Gesichtspunkt hier keine so große Rolle wie im Magenbereich.
Beobachtet man während der Coeliacographie kein Extravasat, so muß der Katheter weiter bis in die A. gastrica sinistra vorgeschoben werden. Man darf dabei aber nicht vergessen, daß gelegentlich die blutende Arterie ein Ast der A. gastrica dextra oder der A. lienalis sein kann. In diesem Fall wird die Blutungsstelle nur sichtbar bei der Coeliacographie und nicht bei der Katheterisierung der A. gastrica sinistra.
Bei negativem Befund kann man in einzelnen Fällen eine vorübergehende selektive Vasodilatation provozieren, um dann die blutende Läsion darzustellen. Der Vorteil einer korrekten Diagnose wiegt unter diesen Umständen den Nachteil auf, daß der Patient eine neue Blutungsphase durchmacht.
Ist nach dieser Kontrastmitteleinspritzung in den Truncus coeliacus bzw. die A. gastrica sinistra kein Extravasat zu sehen, muß als nächstes Gefäß die A. mesenterica superior katheterisiert werden. In einzelnen Fällen können blutende Läsionen im duodenalen Bereich nur nach Opazifikation dieses vasculären Bereichs diagnostiziert werden.
Die Angiographie als diagnostische Methode hat eine noch größere Bedeutung für den Nachweis von Blutungen im Dünndarmbereich. Die Angiographie ist in der Lage, die Blutungsquelle aufzuzeigen, wie z.B. Mucosaulcerationen beim Morbus Crohn, lymphomatösen Wandinfiltrationen, unspezifische Ulcera oder oberflächliche Ulcerationen eines benignen submucösen Tumors wie Neurinome, Hamartome oder Leiomyome.

Neben der Blutungsquelle gelingt es gelegentlich mit der Angiographie auch die zugrunde liegende pathologische Anomalie zu demonstrieren. Dies kann z. B. bei größeren und meistens stark vascularisierten Leiomyomen des Dünndarms der Fall sein.

Bei Patienten mit einer unteren gastrointestinalen Blutung muß man immer zuerst die A. mesenterica inferior darstellen. Anderenfalls könnte es zu störenden Überlagerungen mit der kontrastmittelgefüllten Harnblase und dem Rectosigmoid kommen. Diese erste angiographische Serie wird in links schräg dorsaler Lage durchgeführt.

Bei älteren Patienten kann die selektive Katheterisierung der A. mesenterica inferior, z. B. wegen einer Atheromatose der Aorta abdominalis, gelegentlich technische Schwierigkeiten bereiten.

Eine selektive Kontrastmittelapplikation ist jedoch unbedingt nötig, um ein Kontrastextravasat im Bereich des linken Colons zu erkennen. Bei globaler Aortographie wird keine ausreichende Kontrastmittelkonzentration erreicht.

Ist nach dieser Einspritzung in die A. mesenterica inferior keine blutende Läsion zu sehen, muß man als nächstes Kontrastmittel in die A. mesenterica superior und gegebenenfalls in den Truncus coeliacus spritzen.

Im Gegensatz zur akuten Blutung soll die Angiographie im Falle einer chronischen rezidivierenden Blutung nur durchgeführt werden, wenn vorher eine komplette und sehr sorgfältig ausgeführte Bariumuntersuchung keinen pathologischen Befund erbracht hat.

Mittels Bariumuntersuchung ist man in der Lage, Dünndarmtumoren, wie Leiomyome und Hämangiome, chronische Ulcerationen und das Meckel-Divertikel aufzuzeigen.

Seit 1971 fanden wir bei 31 Patienten das typische radiologische Bild eines Meckel-Divertikels. Der häufigste Anlaß zur radiologischen Untersuchung waren ein intestinaler Blutverlust und Schmerzen.

Allerdings haben strikte radiologische Kriterien zu gelten, bevor man sich zur Diagnose „Meckelsches Divertikel" entschließen darf [13].

Diese Kriterien sind:

- ein blind verschlossenes Dünndarmsegment mit deutlich identifizierbaren Mucosafalten;
- an der Basis des Divertikels zum Dünndarm müssen die Mucosafalten in drei Richtungen – der Trifurkation – zu sehen sein. Als Folge dieses typischen Verlaufs der Mucosafalten wird zuweilen im Zentrum der Trifurkation eine kleine dreieckige Struktur gesehen [15].

Eine andere relativ häufige, potentielle, chronische Blutungsquelle ist die vasculäre Ektasie des Colons, meistens im Colon ascendens lokalisiert (Angiodysplasie). Diese Läsion kann nicht durch eine Bariumuntersuchung, sehr gut aber durch die Arteriographie diagnostiziert werden.

Nach Scott J. Boley et al. [4] sind folgende angiographische Zeichen in der Häufigkeit des Auftretens typisch:

- eine sich träge entleerende ableitende Vene,
- ein Gefäßknäuel,
- eine sich frühzeitig füllende Vene,
- Extravasate (während der akuten Blutungsphase).

In einzelnen Fällen, in denen die Gefäßanomalie klein ist, benötigt man eine selektive Katheterisierung der A. ileocolica oder colica media zur Darstellung der Angiodysplasie.

2 Therapeutische Aspekte

Die Arteriographie kann auch therapeutischen Zwecken dienen: entweder anschließend an eine diagnostische Arteriographie oder nach endoskopischer Diagnose einer Blutungsquelle [1].
Die uns zur Verfügung stehenden Methoden sind die intraarterielle Vasopressininfusion und die Katheterembolisation.

Vasopressininfusion. Der Vorgang läuft wie folgt ab:

- Infusion mit einem Flow von 0,2 E/min mit einer rotierenden Infusionspumpe während 20–30 min. Patient verbleibt im Angiographieraum.
- Kontrollarteriographie. Wenn die Blutung unter Kontrolle ist, wird der Patient auf die Intensivstation gebracht und die Infusion über weitere 24 h fortgesetzt. Danach wird die Dosis Vasopressin halbiert und noch weitere 6 h verabreicht.
- Wenn das Kontrollarteriogramm noch immer eine Blutung zeigt, wird der Flow auf 0,4 E/min erhöht.

Kontraindikationen für eine Vasopressintherapie ist die schwere coronare Herzkrankheit.
Zwischenfälle sind Myokardischämie, Vasoconstriction und Ischämie der Glieder, Thrombose der Pfortader, mesenteriale Durchblutungsstörungen und Hyponatriämien [6]. Sie treten in 9% der Fälle auf [7]. Zusätzlich muß man mit kleineren Zwischenfällen in 19% der Behandlungen rechnen.

Embolisation. Die zweite Methode ist die Okklusion des blutenden Gefäßes mittels Embolisation über den Angiographiekatheter. Gelatine (Gelfoam-Spongostan) oder autologe Blutgerinnsel werden am häufigsten verwandt.

Nach Einspritzen einiger Partikel wird ein Kontroll-Angiogramm durchgeführt. Die Embolisation ist vollständig, wenn das blutende Gefäß okkludiert ist und keine Extravasate mehr gesehen werden.
Komplikationen dieser Methode sind:

- Gewebeinfarkt und Nekrose.
- Reflux des Embolisationsmaterials mit daraus resultierender Okklusion von benachbarten Gefäßen.

Die Vorteile von Vasopressin gegenüber der Embolisation sind:

- Der Katheter braucht nicht so selektiv bzw. distal zu liegen.
- Die Therapie kann, falls notwendig, abgebrochen werden.
- Der pharmakologische Effekt verteilt sich gleichmäßig über das arterio-capilläre Gefäß.

Umgekehrt hat auch die Embolisation Vorteile gegenüber dem Vasopressin, als da sind:

- Nach erfolgter Embolisation kann der Katheter sofort entfernt werden.
- Der Patient benötigt keine anschließende Intensivpflege.

Als spezifische Indikationen für Vasopressin kann man nennen:
- akute gastroduodenale Läsionen.

Eine Kontrolle der Blutung kann in 82% der Fälle erreicht werden [2]. In 15% der Fälle wird ein Blutungsrezidiv beobachtet [16].
Vasopressin hat sich bei folgenden pathologischen Zuständen nicht bewährt:

- Mallory-Weiss-Laceration
- Magenulcus (tief)
- Ulcus duodeni. (Dieses Ulcus wird von zwei Gefäßsystemen versorgt, und Vasopressin kann nicht gleichzeitig in beide Systeme eingebracht werden.) Die Erfolgsquote liegt hier nach Waltman [17] nur bei 35–45%.

Indikationen für die Embolisation können im oberen Gastrointestinaltrakt sein:

- Ulcusblutung nach erfolglosen Vasopressininfusionen
- tiefes Magenulcus
- Periduodenale Läsionen (z.B. Pankreasabszeß)
- Mallory-Weiss-Laceration
- Pylorisches und duodenales Ulcus
- Blutende Tumoren
- Gastro-oesophagale Varicen.

Im distalen Gastrointestinaltrakt müssen blutende Läsionen des Dünndarms oder des Colons, wie z.B. Angiodysplasie oder Diverticulose, erst

mit intraarteriellem Vasopressin behandelt werden. Nach Baum [3] gibt es in diesen Fällen Erfolgsquoten von 70–90%.
Im Fall von Abscessen oder Tumoren oder wenn die blutende Arterie ein relativ großes Kaliber hat, kann man aber auch im Colonbereich die Embolisation wählen.
Bei Blutungen aus gastrooesophagalen Varicen sind die Resultate der intramesenteriellen Vasopressininfusionen nicht besser als die der intravenösen Anwendung. Nach Johnson [9] und auch Chojkier [5] erzielt man sowohl mit intraarterieller als auch mit intravenöser Anwendung nur einen Erfolg in 50–55%.
Die percutane transhepatische Okklusion von gastrooesophagalen Varicen nach Lunderquist ist eine weitere Möglichkeit [11]. Meistens wird Gelatine mit einer sklerosierenden Substanz oder Isobutyl-2-Cyanoacrylate vermischt injiziert.
Die besten Resultate sind von Widrich [18] im Jahre 1978 publiziert worden und zwar mit einem Erfolg in 13 von 16 Fällen. Andere Autoren wie Athanasoulis [1] und Lunderquist [11] haben weniger günstige Erfahrungen. Die transhepatische Varicenobliteration ist also eine Methode, um Zeit zu gewinnen, bis eine elektive Shuntoperation durchgeführt werden kann. Sie kann in ihrer Effektivität bezüglich der Blutungskontrolle mit der endoskopischen Sklerosierung verglichen werden.

Literatur

1. Athanasoulis CA (1980) Therapeutic applications of angiography. N Engl J Med 302:1117–1125
2. Athanasoulis CA, Baum S, Waltman AC, Ring EJ, Imbembo A, Vander Salm TJ (1974) Control of acute gastric mucosal hemorrhage: intraarterial infusion of posterior pituitary extract. N Engl J Med 290:597–603
3. Baum S, Athanasoulis CA, Waltman AC, Ring EJ (1973) Gastrointestinal hemorrhage. Angiographic diagnosis and control. Adv Surg 7:149–198
4. Boley SJ, Sprayregen S, Sammartano RJ, Adams A, Kleinhaus S (1977) Pathophysiologic basis for the angiographic signs of vascular ectasias of the colon. Radiology 125:615
5. Chojkier M, Grossman RJ (1979) A controlled comparison of continuous intraarterial and intravenous infusions of Vasopressin in hemorrhage of esophageal varices. Gastroenterology 77:540–546
6. Fisher RG, Schwartz JT, Graham DY (1980) Angiotherapy with Mallory-Weiss Tear. AJR 134:679–684
7. Greenfield AJ, Waltman AC, Athanasoulis CA, Novelline RA, Dedrick CG (1979) Vasopressin in control of gastrointestinal hemorrhage: complications of selective intraarterial vs systemic infusions. Gastroenterology 76:1144
8. Johnson WC, Widrich WC (1976) Efficacy of selective splanchnic arteriography and Vasopressin perfusion in diagnosis and treatment of gastrointestinal hemorrhage. Am J Surg 131:481–489

9. Johnson WC, Widrich WC, Ansell JE, Robbins AH, Nabseth DC (1977) Control of bleeding varices by Vasopressin. A prospective randomized study. Ann Surg 186:369–374
10. Kaufman S, Harrington DP, Barth KH, Maddrey WC, White RI Jr (1977) Control of variceal bleeding by superior mesenteric artery Vasopressin infusion. AJR 128:567–569
11. Lunderquist A, Vang J (1974) Transhepatic catheterization and obliteration of the coronary vein in patients with portal hypertension and esophageal varices. N Engl J Med 291:646–649
12. Nussbaum M, Baum S (1963) Radiographic demonstration of unknown sites of gastrointestinal bleeding. Surg Forum 14:374
13. Ponette E, Baert AL, Marchal G, Heylen W, van Odijk J Mortelmans P (1978) Radiologische Diagnose der akuten gastrointestinalen Blutung. Gastrointestinale Blutung. Symposium Kassel 1978, p 75–82
14. Reuter S, Redman H (1977) Gastrointestinal bleeding in gastrointestinal angiography. Saunders, Philadelphia, p. 219
15. Sellink JL (1976) Radiological atlas of common diseases of the small bowel. H.E. Stenfert Kroese B.V., Leiden, p. 344
16. Sherman LM, Shenoy SS, Cerra FB (1979) Selective intraarterial Vasopressin. Clinical efficacy and complications. Ann Surg 189:298–302
17. Waltman AC, Greenfield AJ, Novelline RA, Athanasoulis CA (1979) Pyloroduodenal bleeding and intraarterial Vasopressin. Clinical results. AJR 133:643–646
18. Widrich WC, Johnson WC, Robbins AH, Nabseth DC (1978) Esophagogastric variceal hemorrhage. Arch Surg 113:1331–1338

Kapitel 11

Strategie der Blutungsdiagnostik

W. Domschke

1 Notfalldiagnostik – Definition und Indikation

Von Notfalldiagnostik spricht man, wenn die notwendigen Untersuchungen innerhalb 12 h nach Blutungsbeginn durchgeführt werden.
Nach allgemeiner klinischer Ansicht stellt sich die Indikation zur Notfalldiagnostik

- beim massiv blutenden Patienten mit beginnender Kreislaufdekompensation (Schockindex > 1, ZVD um 0 cm H_2O) und eindeutig pathologischem Blutbild,
- bei Patienten, die im Laufe von 12 h einen Hämoglobinabfall von $\geqq 2$ g-% erkennen lassen oder bei denen im genannten Zeitraum die Pulsfrequenz um $\geqq 25$ Schläge/min zunimmt und der systolische Blutdruck um $\geqq 25$ mm Hg abnimmt; denn auch bei den letztgenannten Patienten ist mit hoher Sensitivität das Vorliegen einer aktiven Blutung anzunehmen (Thon und Lorenz, in Vorbereitung).

2 Notfalldiagnostik – Verfahrenswahl

2.1 Hämatemesis

In Abb. 1 ist die notfallmäßige Strategie bei der Hämatemesis-Diagnostik schematisch dargestellt: Erhebung von Kurzanamnese und Kurzbefund und die Entnahmen von Blutproben für die laborchemische Analyse sollen ohne Verzug überleiten zum Kernstück notfalldiagnostischer Maßnahmen, der oberen Panendoskopie. Läßt sich die Blutungsquelle endoskopisch nicht lokalisieren, hängt das weitere Vorgehen von der Blutungsintensität ab. Bei massiver arterieller Blutung muß der Patient ohne weitere Diagnostik umgehend operiert werden. Bei geringerer

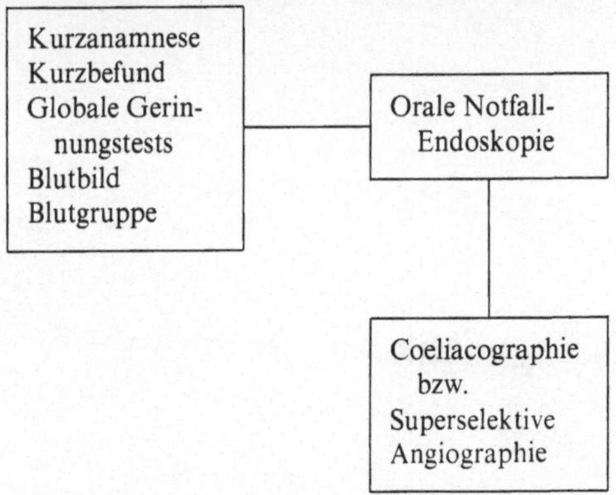

Abb. 1. Hämatemesis-Diagnostik – Notfallmäßige Strategie

Blutungsintensität ist – speziell zur Diagnostik pathologischer Gefäßbefunde – der Einsatz der Angiographie zu erwägen, ebenso bei endoskopisch nachgewiesener Hämobilie.

2.2 Meläna

Wie aus Abb. 2 ersichtlich, wird man bei der in Form des Teerstuhls stattfindenden akuten peranalen Blutung nach den auf ein Minimum zu begrenzenden Voruntersuchungen mit der Notfallendoskopie des oberen Verdauungstraktes beginnen; dabei läßt sich in etwa 50–70% der Fälle die verantwortliche Blutungsquelle eruieren. Finden sich endoskopisch nor-

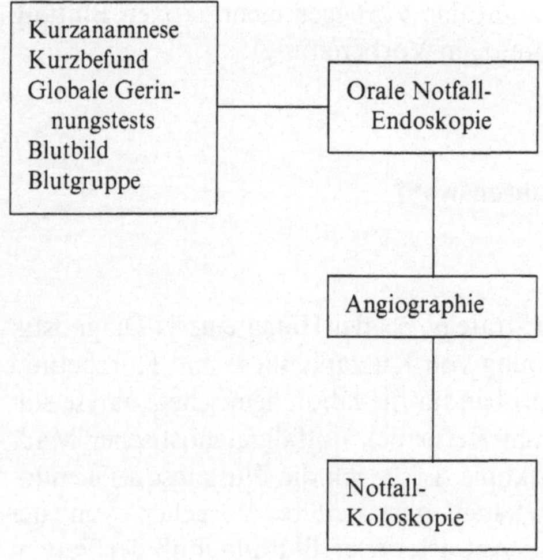

Abb. 2. Meläna-Diagnostik – Notfallmäßige Strategie

male Verhältnisse, muß eine Blutung aus dem Dünn- bzw. Dickdarm als Meläna-Ursache angenommen werden. Diagnostische Konsequenz wird in der Regel eine abdominelle Angiographie sein, mit selektiver Sondierung zunächst der A. mesenterica inferior, dann der A. mesenterica superior; bei umgekehrter Sequenz des Vorgehens würde die Anfärbung der Harnblase mit dem nierengängigen Kontrastmittel die angiographische Beurteilung der distalen Colonabschnitte erschweren bzw. unmöglich machen.
Der Wert notfallmäßig durchgeführter Koloskopie ist umstritten: Die Untersuchung ist unter den gegebenen Umständen ohne suffiziente Darmreinigung technisch schwierig, riskant und von begrenzter Aussagekraft.

2.3 Hämatochezie

Die notfallmäßige diagnostische Strategie bei peranalem Abgang von rotem Blut ist in Abb. 3 dargestellt: In der Regel wird zunächst mit der rec-

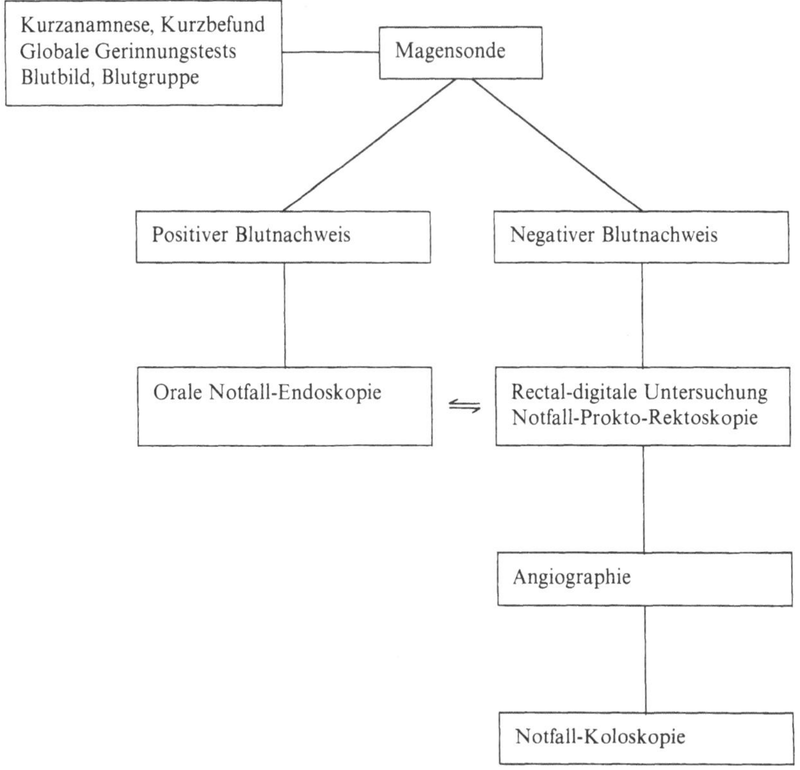

Abb. 3. Hämatochezie-Diagnostik – Notfallmäßige Strategie

tal-digitalen Exploration begonnen und dabei vor allem auf tastbare Neoplasien und ulceröse Läsionen geachtet. Hämorrhoiden sind nur palpabel, wenn sie thrombosiert sind, dann aber bluten sie nicht mehr. Anschließend wird mittels Proktoskop und Rektoskop untersucht. Findet sich dabei keine Blutungsquelle, wird als nächstes die obere Notfallendoskopie durchgeführt. Alternativ kann man auch mit der Ausspiegelung des oberen Gastrointestinaltrakts beginnen, besonders wenn sich über eine zuvor gelegte Magensonde blutiger Magensaft hat aspirieren lassen. Bei anschließender Prokto-Rektoskopie kann natürlich die zuvor in den Magen insufflierte Luft stören. Bleiben obere und untere Notfallendoskopie ohne diagnostischen Ertrag, wird in der Regel als nächstes die angiographische Darstellung der A. mesenterica inferior und A. mesenterica superior angeschlossen. Als diagnostisches Alternativverfahren zur Angiographie wird neuerdings die Technetium-Pertechnetat-Szintigraphie [6] diskutiert, d.h. der szintigraphische Nachweis gastrointestinaler Blutungsquellen mit Hilfe von intravasal mit radioaktivem Technetium-Pertechnetat markierten Erythrocyten. Eine zuverlässige Bewertung dieses Verfahrens ist derzeit jedoch noch nicht möglich.

Die Indikation für eine Notfallkoloskopie ergibt sich aus den bereits oben erwähnten Gründen kaum. Eine Ausnahme bildet die ischämische Colitis, die vorzugsweise koloskopisch diagnostizierbar ist.

3 Notfalldiagnostik – Nutzen und Perspektive

Im Rahmen der notfallmäßigen Diagnostik bei akuter gastrointestinaler Blutung gehört nach allgemeiner klinischer Ansicht der Endoskopie das Primat. Für die Notfallangiographie sind folgende Indikationen reserviert [2]:

- Blutungsfälle, bei denen die endoskopische Untersuchung keine Klarheit geschaffen hat,
- Verdacht auf Blutung im Bereich des Dünndarms,
- endoskopisch nachgewiesene Blutung aus der Papilla Vateri,
- Verdacht auf pathologische Gefäßprozesse – z.B. Aneurysmen, Angiome, Angiodysplasien, arteriosklerotische Gefäßveränderungen.

Ob allerdings die aktiv betriebene Diagnostik tatsächlich günstigere prognostische Konsequenzen für den Patienten hat, d.h. vor allem die bisher relativ konstante Letalitätsrate von 8–10% [1, 7] herabsetzen hilft, bleibt nach wie vor umstritten [4, 8]. Übereinstimmung besteht jedoch darin, daß die Endoskopie einen größeren und zuverlässigeren diagnostischen Ertrag als andere Verfahren einbringt *(Informationsoptimierung)*. Damit im Zusammenhang steht, daß in der Regel bei notfallmäßig endoskopierten Patienten der *Operationszeitpunkt früher* liegt als bei anders geführten Kontrollkollektiven. Und schließlich hat die rasche Diagnosefindung erfahrungsgemäß einen *anxiolytischen Effekt* auf Arzt und Patient. Uneinheitlich sind dagegen noch immer die Ansichten bezüglich des Einflusses des gewählten diagnostischen Zugangs auf Operationsfrequenz, Transfusionsbedarf, Hospitalisierungsdauer, Blutungsrezidiv und Letalitätsrate, d.h. auf die Parameter, deren günstige Beeinflussung letzten Endes erst die positive Bewertung eines diagnostischen Verfahrens erlaubt.

Kurz gesagt: Die bisher vorliegenden, alle gastrointestinalen *Blutungsquellen pauschal* vereinnahmenden Studien belegen wohl den diagnostischen Wert von Endoskopie und Angiographie, lassen jedoch den therapeutischen und prognostischen Impakt aktiven diagnostischen Vorgehens noch nicht zweifelsfrei erkennen. Deshalb sollte in künftigen prospektiven, kontrollierten Untersuchungen der Wert alternativer diagnostischer Maßnahmen für die verschiedenen *Blutungsquellen individuell* im Hinblick auf die o.a. Parameter geprüft werden. Innerhalb der verschiedenen Blutungsgruppen müßte außerdem noch nach Blutungsaktivität (FORREST-Klassifikation [5]) und Blutungsintensität (Konservenverbrauch) sowie nach Alter, Begleiterkrankungen und Blutungsanamnese der blutenden Patienten stratifiziert werden.

Und schließlich wird auch noch zu klären sein, welchen Einfluß die in den Tabellen 1 und 2 aufgeführten, neuerdings im Rahmen der Diagnostik

Tabelle 1. Therapeutische Endoskopie – Möglichkeiten bei der akuten gastrointestinalen Blutung

Varicensklerosierung
Applikation von Vasoconstrictiva und Haemostyptica unter Sicht
Endoskopische Polypektomie (blutender Polyp)
Gefäßcoagulation
Elektrocoagulation
Photocoagulation mit Laser
Elektro-Hydro-Thermo-Coagulation

Tabelle 2. Therapeutische Angiographie – Möglichkeiten bei der akuten gastrointestinalen Blutung

Vasoconstriction	Vasopressin (Pitressin) i.a.
Vasookklusion	Ballonkatheter
Embolisation	50%ige Glucoselösung plus Thrombin
	Flüssiger Kunststoff (z.B. Butacryl)
	Aminosäurengemisch (z.B. Ethibloc)
	Gelatinepartikel (Gelfoam)
	Fibrinpartikel (Fibrospum)

verfügbaren therapeutischen Möglichkeiten der Endoskopie [3] und Angiographie [2] auf die Prognose der verschiedenen Arten akuter gastrointestinaler Blutung haben. Es bleibt zu hoffen, daß das diagnostisch-therapeutische Hand-in-Hand-Gehen endoskopischer und angiographischer Verfahren in Zukunft akute gastrointestinale Blutungen häufiger, zumindest vorübergehend, zum Stillstand bringt, so daß die betroffenen Patienten dem Chirurgen im blutungsfreien Intervall übergeben und damit die risikoreicheren Notfalloperationen durch elektive Eingriffe ersetzt werden können.

Literatur

1. Allan R, Dykes P (1976) A study of the factors influencing mortality rates from gastrointestinal hemorrhage. Q J Med 45:550–553
2. Bücheler E, Gürtler K-F (1979) Angiographische Diagnostik und Therapie bei akuter gastrointestinaler Blutung. Dtsch Ärztebl 76:3037–3042
3. Cotton PB, Escourrou J (1981) Non surgical treatment of acute upper GI-bleeding. Endoscopy 13:93–95
4. Eastwood GL (1977) Does early endoscopy benefit the patient with active upper gastrointestinal bleeding? Gastroenterology 72:737–739
5. Forrest JAH, Finlayson NDC, Shearman DJC (1974) Endoscopy in gastrointestinal bleeding. Lancet 2:394–397
6. Riff EJ, Hayden PW, Stevenson JK (1980) The detection of acute gastrointestinal bleeding using in vivo technetium 99m pertechnetate-labeled erythrocytes. J Pediatr 97:956–958
7. Silverstein FE, Gilbert DA, Tedesco FJ, Buenger NK, Persing J (1981) The national ASGE survey on upper gastrointestinal bleeding. I. Study design and baseline data. Gastrointest Endosc 27:73–79
8. Winans CS (1977) Emergency upper gastrointestinal endoscopy: does haste make waste? Am J Dig Dis 22:536–540

Gastrointestinale Blutung: Oesophagusvaricen

Koordinator: R. Berchtold

Kapitel 12

Konservative Therapie

H. J. SPECH und H. LIEHR

1 Definition von Varicen

Oesophagusvaricen sind dauerhaft unter erhöhtem Binnendruck stehende und konsekutiv abnorm erweiterte Venen der Speiseröhre. Ihre Wandung ist durch eine Rarefizierung der Media mit sekundärem Ersatz durch Bindegewebe, eine Unterbrechung der Elastica interna als geschlossene Grenzlamelle und eine fibröse Verdickung der Intima gekennzeichnet [70].

1.1 Lokalisation

Während sich der portale Hochdruck zunächst auf die kardianahen, submucös und subepithelial gelegenen Oesophagusvenen [62] auswirkt, treten die selteneren „Downhill-Varicen" [24] bevorzugt im proximalen und mittleren Bereich der Speiseröhre auf. Sie beruhen auf unterschiedlichen Ursachen (Strumen, Thrombosen, Tumoren usw.), kommen durch eine Drucksteigerung in der V. cava superior zustande und weisen eine craniocaudale Strömungsrichtung des Blutes auf [28, 39].

1.2 Blutungsauslösung

Welche Faktoren bei Patienten mit portaler Hypertension letztlich eine Oesophagusvaricenblutung auslösen, ist trotz verschiedener Hypothesen nicht sicher geklärt [41, 51]. Der gastrooesophageale Säurereflux scheint jedenfalls keine wesentliche Rolle zu spielen [23, 32]. Desgleichen läßt sich aus der alleinigen Höhe des (indirekt bestimmten) portohepatischen Druckgradienten (= Lebervenenverschlußdruck minus freier Lebervenendruck) keine schlüssige Vorhersage über das Risiko einer Varicenblutung ableiten [12, 40, 57].

Andererseits ist die klinisch-endoskopische Beobachtung bemerkenswert, daß bei Cirrhosekranken mit vorangegangener Varicenblutung ein ausgeprägteres Varicenstadium vorliegt als bei Patienten, die noch keine Blutung erlebt haben [40, 52, 61, 69].

2 Konservative Therapie

„Bei blutenden Oesophagusvaricen kann man beides, Prognose und therapeutische Möglichkeiten mit einem einzigen, untechnischen und unmedizinischen, aber um so treffenderen Wort umschreiben – lausig!" [18]. Diese drastische Formulierung wird durch die enttäuschenden Ergebnisse der konservativen Behandlung nur unterstrichen. Neuere Zahlen weisen auf eine durchschnittliche Letalität von 58% hin [27], wobei sich allerdings eine Streuung zwischen 24 und 80% ergibt. Für solche Diskrepanzen kommen z.T. unterschiedlich zusammengesetzte Patientenkollektive, z.T. verschiedenartige therapeutische Strategien in Betracht.

2.1 Kompressionssonden

Das Konzept, blutende Oesophagusvaricen vom Lumen der Speiseröhre her zu komprimieren (Abb. 1), hat mit Entwicklung mehrläufiger Ballonsonden [7, 9, 43, 48, 59] weite Verbreitung gefunden.

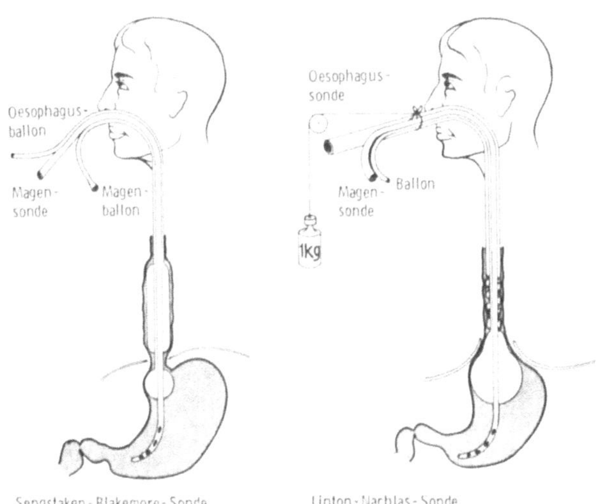

Abb. 1. Wirkprinzip der Kompressionssonden. (Nach Brunswig u. Liehr [10])

2.1.1 Wirksamkeit

Hinsichtlich der primären Blutstillung (Sistieren der Blutung nach Ballon-insufflation) werden für die Sengstaken-Blakmore-(SB)-Sonde Erfolgsziffern zwischen 41 und 90% genannt (Tabelle 1). Ähnliche Angaben (33–100%) liegen für die Linton-Nachlas-(LN)-Sonde vor (Tabelle 2). Auch im kontrollierten Vergleich beider Sonden lassen sich in bezug auf ihre sofortige Wirksamkeit keine signifikanten Unterschiede feststellen (Abb. 2). Was die dauerhafte Blutstillung betrifft (keine Rezidivblutung bis zur Entlassung bzw. portosystemischen Shuntoperation), so schneidet die SB-Sonde mit einer Erfolgsquote von 52% statistisch besser ab als die

Tabelle 1. Wirksamkeit – Sengstaken-Blakemore-Sonde

Autor	[Lit.]	Jahr	Studie (P)rospektiv (R)etro-spektiv	Primäre Hämostase		Dauerhafte Hämostase	
				n/n	%	n/n	%
Conn	[20]	1967	R	20/ 36	56	–	
Hermann	[33]	1970	R	87/104	84	45/104	43
Pitcher	[53]	1971	P	51/ 58	88	38/ 58	66
Johansen	[36]	1973	R	114/136	84	41/136	30
Schröder	[58]	1973	R	34/ 62	55	19/ 62	31
Bauer	[3]	1974	R	27/ 35	77	17/ 35	49
Burchardt	[13]	1976	P	13/ 20	65	6/ 20	30
Novis	[49]	1976	P	43/ 51	84	19/ 51	37
Teres	[63]	1978	P	27/ 30	90	16/ 31	52
Mitchell	[45]	1978	P	5/ 11	45	–	
Chojkier	[14]	1980	R	17/ 41	41	–	
Erfolge/Zahl der Sondenanwendungen				438/584	75	201/497	40

Tabelle 2. Wirksamkeit – Linton-Nachlas-Sonde

Autor	[Lit.]	Jahr	Studie (P)rospektiv (R)etro-spektiv	Primäre Hämostase		Dauerhafte Hämostase	
				n/n	%	n/n	%
Bertrand	[7]	1969	R	56/ 56	100	–	
Brunswig	[10]	1972	R	25/ 25	100	–	
Clanet	[16]	1978	P	14/ 18	78	5/14	31
Teres	[63]	1978	P	39/ 47	83	14/47	30
Chojkier	[14]	1980	R	3/ 9	33	–	
Erfolge/Zahl der Sondenanwendungen				137/155	88	19/61	31

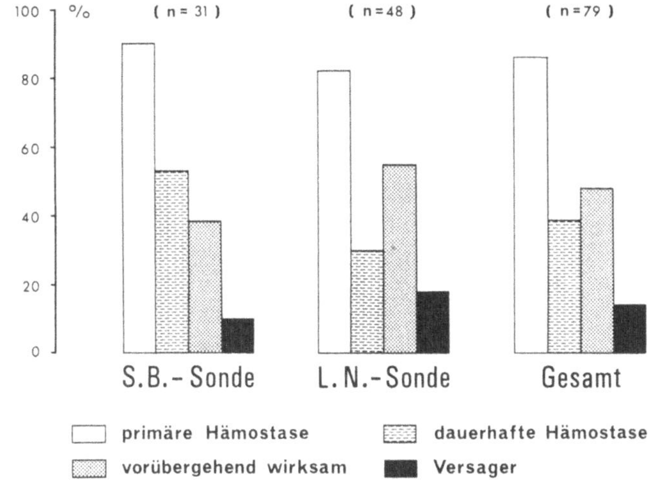

Abb. 2. Wirksamkeit von Kompressionssonden. (Nach Terés et al. [63].) Primäre Hämostase: Sistieren der Blutung nach Balloninsufflation; vorübergehend wirksam: Blutungsrezidiv nach Entlüftung der Sonde oder während des stationären Aufenthaltes; dauerhafte Hämostase: Blutungsstillstand nach Entfernung der Sonde bis zur Entlassung oder portosystemischen Shuntoperation; Versager: Persistenz der Blutung bei korrekter Sondenlage

LN-Sonde mit 30% [63]. Ob die dauerhafte Blutstillung aber überhaupt als sondentypisches Merkmal angesehen werden kann, stellt eine bisher kaum beachtete und unbeantwortete Frage dar.

2.1.2 Komplikationen

Die Verwendung von Kompressionssonden ist keineswegs frei von Nebenwirkungen [11, 17, 20]. Ihre Bewertung verlangt jedoch eine differenzierte Betrachtung.

Wie bei der Plazierung eines Magenschlauches oder Gastroskopes muß beim *Einführen der Sonde* mit einer reflektorischen Entleerung des blut- und sekretgefüllten Magens gerechnet werden. Konsekutive Aspirationen waren Ursache von Todesfällen [17, 55].

Als schwerwiegendste Komplikation einer *unsachgemäßen Sondenanwendung* sind Oesophagusrupturen mit letalem Ausgang beschrieben worden. Hierfür ist meistens eine irrtümlich bereits in der unteren Speiseröhre durchgeführte Insufflation des Magenballons der SB- [14] oder LN-Sonde [13] verantwortlich.

Aber auch die *sachgerechte Sondenbehandlung* schützt nicht vor Zwischenfällen. Bei beiden Sondentypen kann es zu Druckulcera und linearen Schleimhauteinrissen im distalen Oesophagus kommen. Eine gesicherte zeitliche Beziehung zwischen dem Auftreten solcher Gewebsläsionen und der Kompressionsdauer scheint jedoch nicht zu bestehen [11]. Klinische Angaben über die Häufigkeit entsprechender Mucosaveränderungen sind freilich durch eine schwer kalkulierbare Dunkelziffer belastet, da systematische endoskopische Kontrollen nach erfolgreicher Sondentherapie fehlen. Nach autoptischen Befunden kommt es unter der SB-Sonde in etwa 40% (74 von 183 Sektionen), bei der LN-Sonde in ungefähr 37% der Fälle (14 von 38) zu ulcerösen Defekten oder längsverlaufenden Rissen der terminalen Oesophagusschleimhaut [11].

Tabelle 3. Komplikationen – Sengstaken-Blakemore-Sonde

Autor	[Lit.]	Jahr	Oesophagus-ulcera	Oesophagus-rupturen	(letal)	Asphyxie	(letal)	Aspiration	(letal)
Johansen	[36]	1973	–/ 136	1/ 136	(1)	1/ 136	(1)	–/ 136	
Schröder	[58]	1973	2/ 62	–/ 62		–/ 62		–/ 62	
Varela	[67]	1973	–/ 48	–/ 48		2/ 48	(2)	3/ 48	(1)
Brunswig (Sammelstatistik)	[11]	1974	84/ 756	10/ 793	(7)	17/ 793	(5)	49/ 793	(23)
Burchardt	[13]	1976	–/ 27	–/ 27		5/ 27		–/ 27	
Nivis	[49]	1976	–/ 41	–/ 41		–/ 41		5/ 41	
Teres	[63]	1978	–/ 31	–/ 31		1/ 31	(1)	9/ 31	
Chojkier	[14]	1980	–/ 41	3/ 41	(3)	–/ 41		2/ 41	
Mitchell	[46]	1980	–/ 14	–/ 14		–/ 14		5/ 14	
Joelsson	[35]	1981	–/ 25	3/ 25	(3)	1/ 25		–/ 25	
Komplikationen/ Zahl der Anwendungen			86/1181	17/1218	(14)	27/1218	(9)	73/1218	(24)

Tabelle 4. Komplikationen – Linton-Nachlas-Sonde

Autor	[Lit.]	Jahr	Oesophagus ulcera, lineare Mucosaeinrisse	Oesophagus rupturen	(letal)	Asphyxien	Aspirationen	(letal)
Bertrand	[7]	1969	9/ 58	–/ 58		–/ 58	–/ 58	
Brunswig	[11]	1974	5/160	1/160	(1)	–/160	–/160	
Burchardt	[13]	1976	–/ 15	2/ 15	(2)	–/ 15	–/ 15	
Teres	[63]	1978	–/ 48	–/ 48		–/ 48	5/ 48	(1)
Clanet	[16]	1978	–/ 44	–/ 44		–/ 44	–/ 44	
Chojkier	[14]	1980	–/ 9	–/ 9		–/ 9	–/ 9	
Komplikationen/ Zahl der Anwendungen			14/334	3/334	(3)	0/334	5/334	(1)

Im Gegensatz zu den Erfahrungen mit der LN-Sonde (Tabelle 4) treten bei der SB-Sonde (Tabelle 3) nicht selten Aspirationen durch Überlaufen von Sekret in die Trachea auf. Die Möglichkeit, kontinuierlich Flüssigkeit aus der Speiseröhre absaugen zu können, stellt einen wesentlichen Vorteil der LN-Sonde dar, es sei denn, man verwendet Modifikationen der SB-Sonde, die über einen zusätzlichen Kanal zur Oesophagusdrainage verfügen [9, 46].
Bedingt durch die Größe des Magenballons sind bei der LN-Sonde keine Asphyxien durch Ballonverlagerung in den Hypopharynx zu befürchten. Dagegen hat diese Komplikation bei der SB-Sonde (Ruptur des Magenballons und Hochrutschen des gefüllten Oesophagusballons, Hiatushernie, eigenmächtige Extraktionsversuche des Patienten) immerhin zu 9 dokumentierten Todesfällen geführt (Tabelle 3).

2.2 Vasopressin

Auf Grund vasoconstrictorischer Eigenschaften bewirken pharmakologische Dosen von Vasopressin oder seinen Derivaten im Tierversuch [2, 26], bei Normalpersonen [1, 25] und Cirrhosekranken (Abb. 3) tiefgreifende Veränderungen der systemischen und splanchnicohepatischen Hämodynamik. Seit der ersten erfolgreichen Stillung einer Varicenblutung [38] hat dieses Behandlungskonzept in zahlreichen Kliniken Eingang gefunden.

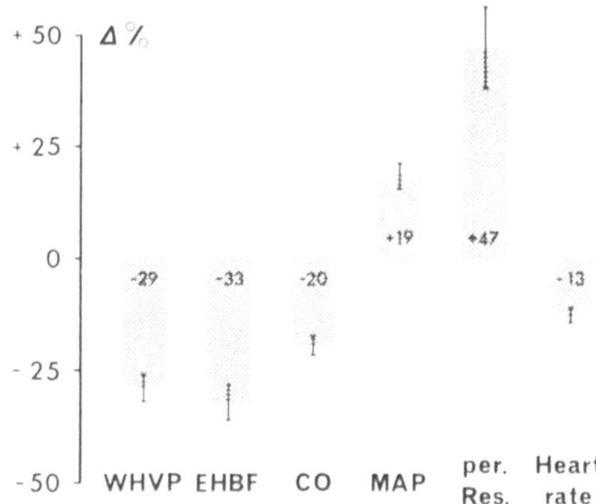

Abb. 3. Hämodynamische Wirkung von Vasopressin. (Nach Bosch et al. [8].) Prozentuale Änderung des Lebervenenverschlußdruckes (*WHVP:* wedged hepatic vein pressure), der Leberdurchblutung (*EHBF:* estimated hepatic blood flow), des Schlagvolumens (*CO:* cardiac output), des mittleren Blutdruckes (*MAP:* mean arterial pressure), des peripheren Widerstandes (*per. Res.:* peripheral resistance) und der Herzfrequenz (*heart rate*) im Vergleich zur Ausgangsmessung nach Infusion von Vasopressin (0,3 E/min über 30 min: Lysin-Vasopressin/Sandoz) (n = 6)

Tabelle 5. Wirksamkeit – Vasopressin

Autor	[Lit.]	Jahr	Studie (P)rospektiv (R)etrospektiv	Applikation i.v./i.a.	Primäre Hämostase		Dauerhafte Hämostase		Zusätzlich Sonden	
					n/n	%	n/n	%	SB	n/n
Merigan	[44]	1962	P	i.v.	16/ 29	55	–		–	–
Baum	[4]	1971	R	i.a.	27/ 28	96	–		–	–
Conn	[21]	1972	R	i.a.	15/ 21	71	–		–	–
Murray-Lyon	[47]	1973	R	i.a.	11/ 18	61	4/ 18	22	SB	(8/18)
Nusbaum	[50]	1974	R	i.a.	40/ 41	98	–		–	–
Conn	[22]	1975	P	i.a.	12/ 17	71	8/ 17	47	–	–
Johnson	[37]	1977	P	i.v./i.a.	17/ 25	68	16/ 25	64	SB	(8/25)
Getzen	[29]	1978	R	i.a.	12/ 24	50	8/ 23	35	SB	(11/24)
Chojkier	[15]	1979	P	i.v./i.a.	11/ 22	50	6/ 22	27	SB	(1/22)
Erfolge/Zahl der Anwendungen bzw. Patienten					161/225	72	42/105	40		

2.2.1 Wirksamkeit

Periphervenöse oder selektiv-intraarterielle (A. mesenterica superior) Vasopressininfusionen zeigen im direkten Vergleich keine signifikant unterschiedlichen Resultate bezüglich des Sistierens der Varicenblutung [14, 16, 37]. Mit einer primären Effizienz zwischen 50 und 98% (Tabelle 5) unterscheidet sich Vasopressin offenbar nicht von der Wirksamkeit der Kompressionssonden. Allerdings liegt bisher keine kontrollierte Gegenüberstellung beider therapeutischer Maßnahmen vor. Erwähnenswert ist, daß weder der zusätzliche Einsatz von Vasopressin die Ergebnisse der Sondenbehandlung verbessert [16], noch die ergänzende Sondenanwendung den Vasopressinerfolg steigert [47].
Eine dauerhafte Blutstillung gelingt mit Vasopressin in etwa 40% der Fälle (Tabelle 5), was ebenfalls dem Effekt der Kompressionssonden entspricht. Dennoch fragt sich auch hier, ob die dauerhafte Blutstillung tatsächlich als vasopressinspezifische Eigenschaft gelten kann.

2.2.2 Komplikationen

Sieht man von Einzelmitteilungen ab [5, 6, 30, 56], so resultiert aus den erwähnten therapeutischen Studien (Tabelle 5) eine stattliche Liste an Nebenwirkungen (Tabelle 6). Dabei handelt es sich ganz überwiegend um

Tabelle 6. Vasopressin-Komplikationen[a]

Art der Nebenwirkung	Anzahl
Bradykardien/Herzrhythmusstörungen	19
Septicämien	9
Arterielle Hypertensionen	7
Arterielle Thrombosen	6
Chirurgisch behandlungsbedürftige Hämatome	6
Angina pectoris gravis	5
Darmwandnekrosen	3
Venöse Thrombosen	3
Respiratorische Insuffizienzen	2
Periphere Embolien	2
Aneurysmata der A. femoralis	2
Spontane bakterielle Peritonitis	1
Milzinfarkt	1
Myokardinfarkt	1
Nierenrindeninfarkt	1
Lungenödem	1
Pfortaderthrombose	1
Focale Magenwandnekrose	1
Komplikationen/Zahl der Anwendungen bzw. Patienten (31%)	71/232

[a] Anhand der in Tabelle 5 aufgeführten Studien

mittelbare oder unmittelbare vasculäre Komplikationen. Mit einer Zwischenfallsrate von etwa 30% wird die Häufigkeit der unerwünschten Sondeneinwirkungen zwar deutlich übertroffen, jedoch haben lange nicht alle Vasopressinkomplikationen eine klinische Relevanz.
Andererseits ist ungeklärt, ob sich die drastische pharmakologische Senkung des Portaldruckes und der Leberperfusion nicht nachteilig auf die vorgeschädigte, im hämorrhagischen Schock stehende und mit den metabolischen Konsequenzen der Blutung konfrontierte Leber auswirkt.

2.3 Somatostatin

In adäquater Dosierung vermindert das Tetradecapeptid Somatostatin den Blutfluß in der A. gastrica sinistra, der A. pancreatico-duodenalis, der A. mesenterica superior und konsekutiv in der Pfortader eines anaesthesierten Hundes um 15–35% [64]. Solche Befunde waren Anlaß, das Peptidhormon bei Patienten mit Oesophagusvaricenblutungen einzusetzen [65]. Als wesentlicher Vorteil gilt, daß die Substanz im Gegensatz zu Vasopressin die systemische Hämodynamik kaum beeinträchtigt [8]. – Die bisherigen Resultate sind jedoch widersprüchlich. Einerseits liegen Mitteilungen über die erfolgreiche Stillung einer Varicenblutung bei 5 Cirrhosekranken vor, verbunden mit einem Abfall des Lebervenenverschlußdruckes um 25–35% [64–66]. Andererseits wird bei wiederum 5 Patienten über die Persistenz der Blutung unter Somatostatin berichtet sowie über den fehlenden Einfluß des Hormons auf die portalen Druckverhältnisse [54]. Auch bei Cirrhosekranken ohne Varicenblutung finden sich im Schrifttum unterschiedliche Angaben bezüglich des Somatostatineffektes. In einer ersten Studie an 8 Patienten war nach der Peptidgabe keine Änderung des Lebervenenverschlußdruckes (WHVP) und der Leberdurchblutung (EHBF) zu verzeichnen [60]. Dagegen ergibt sich aus einer weiteren Untersuchung an 18 Cirrhosepatienten eine signifikante Senkung beider Parameter um etwa 17% [8]. – Abgesehen von den erheblichen Kosten der Substanz (über 500 DM pro Behandlung), kann die Wirksamkeit von Somatostatin bei der Oesophagusvaricenblutung vorerst nicht als gesichert angesehen werden.

2.4 Intensivmedizinische Betreuung

Von entscheidender Bedeutung für den Blutungsausgang ist die rasche und zielgerechte Versorgung bei der Patientenaufnahme. Das Anlegen eines zentralen Venenzuganges und die ausreichende Volumensubstitution stehen dabei im Vordergrund (ZVD über 5 cm H_2O). Möglichst simultan

setzen dann die Reinigung des Gastrointestinaltraktes von Blut ein, die anschließende Gabe von Neomycin und Laktulose sowie die bedarfsgerechte Korrektur des Elektrolyt- und Säure-Basen-Haushaltes. Die Verabreichung von Heparin – wegen der an sich schon latent vorhandenen und durch den hämorrhagischen Schock beschleunigten Umsatzsteigerung des Hämostasepotentials – hat unter kontrollierten Bedingungen ihren therapeutischen Nutzen bisher nicht unter Beweis stellen können [31]. Ob dieser mangelhafte Effekt aber auf dem häufigen Defizit an Antithrombin III beruht und eine entsprechende Substitution des Heparin-Cofaktors zu besseren Ergebnissen führt, bedarf der Klärung [42].
Intensivmedizinische Richtlinie ist in jedem Fall die Aufrechterhaltung der Vitalfunktionen, die alsbaldige Stillung der Blutung und die frühzeitige Erkennung bzw. Verhinderung von Komplikationen, sei es auf krankheitsbedingter (Coma hepaticum) oder iatrogener Basis (Zwischenfälle bei Sonden- oder Vasopressineinsatz). Vor allem soll vermieden werden, daß eine nicht seltene klinische Beobachtung zutrifft, nach der sich unter hinziehender konservativer Therapie der Allgemeinzustand der Patienten oft derart verschlechtert (mindestens 1 Child-Stadium), daß eine operative Behandlung kaum noch in Frage kommt [19].
Andererseits darf man sich auch nicht darüber hinwegtäuschen, daß die Oesophagusvaricenblutung oft ein terminales Krankheitsstadium charakterisiert und es keine therapeutischen Wunder gibt.

3 Zusammenfassende Empfehlungen

Oesophagusvaricenblutungen bedürfen einer raschen intensivmedizinischen Versorgung. Dabei hat sich folgendes Vorgehen bewährt:

1) Anlage eines zentralen Venenzuganges.
2) Volumensubstitution (ZVD über 5 cm).
   a) Plasma-Protein-Lösung, Na^+-armes Humanalbumin (Vorsicht mit größeren Mengen an höhermolekularen Dextranen, die sich nachteilig auf das Gerinnungssystem auswirken können) [65, 68, 69].
   b) Frischbluttransfusionen. (Abgelagerte Konserven sind reich an Ammoniak; außerdem können rasche Hämolyse und inaktive Thrombocytenaggregate zur Verbrauchsreaktion führen) [65].
3) Magenentleerung und Spülung mit normal temperiertem Wasser (etwa 18 °C), evtl. Einläufe.
4) Endoskopische Lokalisierung der Blutungsquelle. (Über die Möglichkeit der gleichzeitigen Varicensklerosierung informiert der nachfolgende Beitrag: S. 134.)

5) Sondenbehandlung (röntgenologische Lagekontrolle!)
   a) Linton-Nachlas-Sonde (Ballonfüllung mit 400–500 ml Luft, Zuggewicht 0,5 kg). Vorteil: Rasche primäre Blutungsstillung, wenig Komplikationen. Nachteil: Die Notwendigkeit der Zugbelastung wird oft nicht leicht toleriert (Sedierung).
   b) Sengstaken-Blakmore-Sonde (Magenballon 80–120 ml Luft, Oesophagusballondruck 35–45 mm Hg). Vorteil: Rasche primäre Blutstillung, wegen fehlender Zugbelastung besser tolerabel als LN-Sonde. Nachteil: Ineffektiv bei Fundusvaricenblutung, Gefährdung des Patienten durch Aspirationen und Asphyxien.
6) Alternativ Vasopressin (Derivat POR 8 – Sandoz – 24 E/h als i.v. Infusion). Vorteil: Ziemlich rasche primäre Blutstillung. Nachteil: Häufig cardiovasculäre Nebenwirkungen.
7) Gabe von Neomycin (4–6 g/Tag) und Laktulose (100 g/Tag).
8) Bedarfsgerechte Substitution von Gerinnungsfaktoren (evtl. Verbrauchsreaktionen beachten).
9) Adäquate Korrektur von Störungen im Elektrolyt- und Säure-Basen-Haushalt (bei Ascites Na^+-haltige Infusionslösungen vermeiden).

Inwieweit nach erfolgreicher Initialbehandlung der Oesophagusvaricenblutung allein operative Maßnahmen von dauerhafter Wirkung sind oder ob das gleiche Ziel auch durch endoskopische Verödungstechniken erreicht werden kann, ist eine nicht entschiedene dringliche Frage. Sicher ist aber, daß ein rein konservatives Vorgehen zwar in der Akutsituation, nicht jedoch längerfristig Erfolg verspricht.

Literatur

1. Aronsen KF, Wetterlin S, Emås S, Vojtišek V, Mulder JL, Cort JH (1975) Die Wirkung von Triglycyl-Lysin-Vasopressin auf Kontrollpersonen und Patienten mit Blutungen des oberen Gastrointestinaltraktes. Klin Wochenschr 53:747–753
2. Barr JW, Lakin RC, Rösch J (1975) Similarity of arterial and intravenous vasopressin on portal and systemic hemodynamics. Gastroenterology 69:13–19
3. Bauer JJ, Kreel I, Kark AE (1974) The use of the Sengstaken-Blakemore tube for immediate control of bleeding esophageal varices. Ann Surg 179:273–277
4. Baum S, Nusbaum M (1971) The control of gastrointestinal hemorrhage by selective mesenteric arterial infusion of vasopressin. Radiology 98:497–505
5. Beller BM, Trevino A, Urban E (1971) Pitressin induced myocardial injury and depression in a young woman. Am J Med 51:675–679
6. Berardi RS (1974) Vascular complications of superior mesenteric artery infusion with pitressin in treatment of bleeding esophageal varices. Am J Surg 127:757–761
7. Bertrand L, Michel H (1969) La sonde de Linton-Nachlas. Sa supériorité sur celle de Sengstaken-Blakemore pour le tamponnement des varices oeso-gastriques chez le cirrhotique. Arch Fr Mal Appar Dig 58:797–816
8. Bosch J, Kravetz D, Rodes J (1981) Effects of somatostatin on hepatic and systemic hemodynamics in patients with cirrhosis of the liver: comparison with vasopressin. Gastroenterology 80:518–525

9. Boyce HW Jr (1962) Modification of the Senkstaken-Blakemore balloon tube. N Engl J Med 267:195–196
10. Brunswig D, Liehr H (1972) Die Behandlung der Ösophagusvarizenblutung mit der Linton-Nachlas-Sonde. Dtsch Med Wochenschr 97:502–507
11. Brunswig D, Spech HJ, Heine WD (1974) Komplikationen bei der Behandlung von Ösophagusvarizenblutungen mit Ballonsonden. Therapiewoche 24:4261–4264
12. Bützow GH, Ossenberg FW (1981) Hämodynamische Veränderungen bei Leberzirrhose. In: Eckert P, Liehr H (Hrsg) Akutes und chronisches Leberversagen. Thieme, Stuttgart New York, S 68–73
13. Burcharth F, Malmstrom J (1976) Experiences with the Linton-Nachlas and the Sengstaken-Blakemore tubes for bleeding esophageal varices. Surg Gynecol Obstet 142:529–531
14. Chojkier M, Conn HO (1980) Esophageal tamponade in the treatment of bleeding varices. A decadal progress report. Dig Dis Sci 25:267–272
15. Chojkier M, Groszmann RJ, Atterbury CE et al. (1979) A controlled comparison of continuous intraarterial and intravenous infusion of vasopressin in hemorrhage from esophageal varices. Gastroenterology 77:540–546
16. Clanet J, Tournut R, Fourtanier G, Joncquiert F, Pascal JP (1978) Traitement par la pitressine des hémorragies par rupture de varices oesophagiennes chez le cirrhotique. Etude contrôlée. Acta Gastroenterol Belg 41:539–543
17. Conn HO (1958) Hazards attending the use of esophageal tamponade. N Engl J Med 259:701–707
18. Conn HO (1970) The prognosis and management of bleeding esophageal varices. Ann NY Acad Sci 170:345–357
19. Conn HO (1974) The rational evaluation and management of portal hypertension. In: Schaffner F Sherlock S, Leevy CM (eds) The liver and its diseases. Thieme, Stuttgart, S 289–306
20. Conn HO, Simpson JA (1967) Excessive mortality associated with balloon tamponade of bleeding varices. A critical reappraisal. JAMA 202:587–591
21. Conn HO, Ramsby GR, Storer EH (1972) Selective intraarterial vasopressin in the treatment of upper gastrointestinal hemorrhage. Gastroenterology 63:634–645
22. Conn HO, Ramsby GR, Storer EH et al. (1975) Intraarterial vasopressin in the treatment of upper gastrointestinal hemorrhage: a prospective controlled clinical trial. Gastroenterology 68:211–221
23. Eckardt VF, Grace ND (1979) Gastroesophageal reflux and bleeding esophageal varices. Gastroenterology 76:39–42
24. Felson B, Lessure AR (1964) "Downhill" varices of the esophagus. Dis Chest 46:740–746
25. Feruglio FS, Greco F, Cesano L, Indovina D, Sardi G, Chiandussi L (1964) Effect of drug infusion on systemic and splanchnic circulation. II. Octapressin infusion in normal and cirrhotic subjects. Clin Sci (Oxf) 26:493–498
26. Freedman AR, Kerr JC, Swan KG, Robson II RW (1978) Primate mesenteric blood flow. Effects of vasopressin and its route of delivery. Gastroenterology 74:875–878
27. Gallenkamp H, Liehr H (1981) Aspekte zur Therapie der Ösophagusvarizenblutung. Med Welt 32:393–397
28. Gerstenberg E, Taenzer V, Bachmann D, Wöllgens P (1971) Downhill-Varizen: Ösophagusvarizen ohne portale Hypertension. Med Welt 22:1433–1436
29. Getzen LC, Brink RR, Wolfman EF Jr (1978) Survival following infusion of pitressin into the superior mesenteric artery to control bleeding esophageal varices in cirrhotic patients. Ann Surg 187:337–342
30. Greenwald RA, Rheingold OJ, Chiprut RO, Rogers AI (1978) Local gangrene: a complication of peripheral pitressin therapy for bleeding esophageal varices. Gastroenterology 74:744–746

31. Heene DL (1979) Hämostasestörungen bei Lebererkrankungen. In: Kühn HA, Wernze H (Hrsg) Klinische Hepatologie. Thieme, Stuttgart, S 3105–3119
32. Heil T, Mattes P, Loeprecht H (1979) Der gastrooesophageale Reflux – auslösender Faktor der Oesophagusvarizenblutung? Chirurg 50:640–642
33. Hermann RE, Traul D (1970) Experience with the Sengstaken-Blakemore tube for bleeding esophageal varices. Surg Gynecol Obstet 130:879–885
34. Hey D, Ditter H, Berndt D, Neuhof H (1973) Die Beeinflussung der kollageninduzierten Plättchenaggregation durch verschiedene Plasmaersatzmittel. Med Welt 24:1167–1170
35. Joelsson B, Börjesson B, Carlsson C, Gustafson I (1981) Acute treatment of bleeding oesophageal varices. A retrospective study of 88 patients. Scand J Gastroenterol 16:81–85
36. Johansen TS, Baden H (1973) Re-appraisal of the Sengstaken-Blakemore balloon tamponade for bleeding esophageal varices; results in 91 patients. Scand J Gastroenterol 8:181–183
37. Johnson WC, Widrich WC, Ansell JE, Robbins AH, Nabseth DC (1977) Control of bleeding varices by vasopressin: a prospektive randomized study. Ann Surg 186:369–376
38. Kehne HJ, Hughes FA, Gompertz ML (1956) The use of surgical pituitrin in the control of esophageal varix bleeding. An experimental study and report of two cases. Surgery 39:917–925
39. Lagemann K (1973) Obere Oesophagusvarizen bei Struma. Fortschr Röntgenstr 118:440–445
40. Lebrec D, DeFleury P, Rueff B, Nahum H, Benhamou JP (1980) Portal hypertension, size of esophageal varices, and risk of gastrointestinal bleeding in alcoholic cirrhosis. Gastroenterology 79:1139–1144
41. Liebowitz HR (1961) Pathogenesis of esophageal varix rupture. JAMA 175:874–879
42. Liehr H, Doht F, Brugger E, Feldmann K, Brunswig D (1981) Zur Pathophysiologie von Antithrombin III und alpha-2-Makroglobulin bei Leberzirrhose. Verh Dtsch Ges Inn Med 87:946–949
43. Linton RR (1953) The emergency and definitive treatment of bleeding esophageal varices. Gastroenterology 24:1–9
44. Merigan TC Jr, Plotkin GR, Davidson CS (1962) Effect of intravenously administered posterior pituitary extract on hemorrhage from bleeding esophageal varices. A controlled evaluation. N Engl J Med 266:134–135
45. Mitchell KJ, MacDougall BRD, Silk DBA, Williams R (1978) New view on treatment of portal hypertension. Acta Gastroenterol Belg 41:479–490
46. Mitchell K, Silk DBA, Williams R (1980) Prospective comparison of two Sengstaken tubes in the management of patients with variceal haemorrhage. Gut 21:570–573
47. Murray-Lyon IM, Pugh RNH, Nunnerley HB, Laws JW, Dawson JL, Williams R (1973) Treatment of bleeding oesophageal varices by infusion of vasopressin into the superior mesenteric artery. Gut 14:59–63
48. Nachlas MM (1955) A new triple lumen tube for the diagnosis and treatment of upper gastrointestinal hemorrhage. N Engl J Med 252:720–721
49. Novis BH, Duys P, Barbezat GO, Clain J, Bank S, Terblanche J (1976) Fibreoptic endoscopy and the use of the Sengstaken tube in acute gastrointestinal haemorrhage in patients with portal hypertension and varices. Gut 17:258–263
50. Nusbaum M, Younis MT, Baum S, Blakemore WS (1974) Control of portal hypertension. Selective mesenteric arterial infusion of vasopressin. Arch Surg 108:342–347
51. Orloff NJ, Thomas HS (1963) Pathogenesis of esophageal varix rupture. Arch Surg 87:301–306
52. Palmer ED (1970) Endoscopic contributions to the understanding of portal hypertension. Ann NY Acad Sci 170:164–176

53. Pitcher JL (1971) Safety and effectiveness of the modified Sengstaken-Blakemore tube: a prospective study. Gastroenterology 61:291–298
54. Raptis S, Zoupas C (1979) Somatostatin not helpful in bleeding esophageal varices. N Engl J Med 300:736–737
55. Read AE, Dawson AM, Kerr DNS, Turner MD, Sherlock S (1960) Bleeding oesophageal varices treated by oesophageal compression tube. Br Med J 7:227–231
56. Renert WA, Button KF, Fuld SL, Casarella WJ (1972) Mesenteric venous thrombosis and small-bowel infarction following infusion of vasopressin into the superior mesenteric artery. Radiology 102:299–302
57. Reynolds TB, Ito S, Iwatsuki S (1970) Measurement of portal pressure and its clinical application. Am J Med 49:649–657
58. Schröder R, Vang J (1973) Zur Therapie der schweren Ösophagusvarizenblutung. Schweiz Med Wochenschr 103:1081–1086
59. Sengstaken RW, Blakemore AH (1950) Balloon tamponade for the control of hemorrhage from esophageal varices. Ann Surg 131:781–789
60. Sonnenberg GE, Keller U, Perruchoud A, Burckhardt D, Gyr K (1981) Effect of somatostatin on splanchnic hemodynamics in patients with cirrhosis of the liver and in normal subjects. Gastroenterology 80:526–532
61. Spech HJ, Wördehoff D (1982) Klassifizierung von Ösophagusvarizen – endoskopische und klinische Aspekte. Leber Magen Darm 12. Im Druck
62. Stelzner F, Lierse W (1968) Der angiomuskuläre Dehnverschluß der terminalen Speiseröhre. Langenbecks Arch Chir 321:35–64
63. Terés J, Cecilia A, Bordas JM, Rimola A, Bru C, Rodés J (1978) Esophageal tamponade for bleeding varices. Controlled trial between the Sengstaken-Blakemore tube and the Linton-Nachlas tube. Gastroenterology 75:566–569
64. Thulin L, Tydén G, Samnegård H, Muhrbeck O, Efendić S (1979) Treatment of bleeding oesophageal varices with somatostatin. Acta Chir Scand 145:395–398
65. Tydén G, Samnegård H, Thulin L, Friman L, Efendić S (1978) Treatment of bleeding esophageal varices with somatostatin. N Engl J Med 299:1466–1467
66. Tydén G, Samnegård H, Thulin L, Efendić S (1979) Somatostatin and bleeding varices. N Engl J Med 301:46
67. Varela PM, Cosme A, Muro J, Cano JM, Vazquez O (1973) Utilidad de la sonda-balón de Sengstaken-Blakemore. Estudio prospectivo. Rev Esp Enferm Apar Dig 39:283–298
68. Wehinger H (1967) Zur Beeinflussung der Blutgerinnung durch niedermolekulares Dextran (Rheo-Macrodex). Klin Wochenschr 45:1031–1035
69. Westaby S, Wilkinson SP, Warren R, Williams R (1978) Spleen size and portal hypertension in cirrhosis. Digestion 17:63–68
70. Zeitlhofer J (1970) Über die Oesophagusvarizenblutung. Wien Z Inn Med 51:90–92

Kapitel 13

Sklerosierungstherapie

U. JUNGE

Die Sklerosierungsbehandlung blutender Oesophagusvaricen wurde bereits 1939 von Crafoord u. Frenckner [4] erstmals beschrieben und später auch von anderen Gruppen propagiert [13, 16, 21]. Anerkennung und weltweite Verbreitung fand diese Therapie aber erst in den letzten Jahren, nachdem kontrollierte Studien Nachteile und Grenzen prophylaktischer [9, 22] und therapeutischer [10, 22, 23] Shuntoperationen aufgedeckt haben.

Zur Zeit werden zwei Sklerosierungsverfahren angewandt, um akute Blutungen aus Oesophagusvaricen zu stillen und Rezidive zu verhindern:

- Bei der älteren *Varicenthrombosierung* wird das Sklerosierungsmittel direkt in die Varice injiziert, die dadurch thrombosiert und obliteriert.
- Bei der von Wodak [31] 1958 zuerst beschriebenen *Wandsklerosierung* injiziert man subepithelial direkt neben die Varice. Das dadurch bedingte Schleimhautödem stoppt die Blutung. Narbiges Bindegewebe, das sich infolge der Entzündung subepithelial ausbildet, deckt die Oesophagusvenen ab und schützt vor weiterer Blutung.

Bei der Oesophagusthrombosierung werden 2–8 ml des Verödungsmittels in die Varice injiziert, insgesamt pro Sitzung 10–20 ml. Soehendra [26] injiziert pro Sitzung wesentlich mehr (80–100 ml). Bis zur vollständigen Verödung der Varicen sind im allgemeinen 2–3 Sitzungen notwendig; es gibt aber auch Patienten, die 6 Sitzungen über einen Zeitraum von 6–8 Monaten benötigten, bis die Varicen nicht mehr nachweisbar waren [28].

Während von anglo-amerikanischen Gruppen hauptsächlich intravasal injiziert wird, ist im deutschen Sprachgebiet auch die von Wodak [31] zuerst beschriebene und von Denck [5] und Paquet [19] modifizierte Oesophaguswandsklerosierung verbreitet. Es werden pro Sitzung 30–40 Injektionen von 0,5–2,0 ml eines Sklerosierungsmittels neben die Varicen subepithelial – nicht submucös – appliziert (Gesamtmenge pro Sitzung ca.

Tabelle 1. Endoskopische Sklerosierung bei akuter Oesophagusvaricenblutung

Autor	Blutungs-fälle	Blutung gestillt	Krankenhausletalität (innerhalb 4 Wochen)
1. Johnston u. Rodgers (1973)	194	177 (93%)	35 (18%)
2. Terblanche et al. (1979)	36	33 (92%)	9 (25%)
3. Soehendra et al. (1979)	37	29 (78%)	18 (49%)
4. Lewis et al. (1980)	9	9	3
5. Denck u. Obert (1979)	647	keine Angaben	109 (16,8%)
6. Paquet u. Fleig (1981)	324	297 (92%)	65 (20%)
7. Manegold (1981)	162	157 (97%)	42 (25,9%)
Gesamt	1409	702/762 (93%)	281 (20%)

1–4: Varicenthrombosierung; 5–7: Oesophaguswandsklerosierung

40 ml). Im allgemeinen werden zunächst 3 Sitzungen durchgeführt. Bei Auftreten von Rezidivvaricen sind später noch weitere Sklerosierungsbehandlungen nötig.

Ob beide Verfahren sich im Endeffekt wesentlich voneinander unterscheiden, muß bezweifelt werden. Das intravaricös injizierte Sklerosierungsmittel diffundiert in das perivasculäre Gewebe, wo es eine submucöse Fibrosierung und Verdickung der Venenwand bewirkt [27]. Bei der Wandsklerosierung bleiben zwar die meisten Venen offen [8], aber sicherlich entstehen doch vereinzelte Thrombosierungen im Gefolge der umgebenden Entzündung, oder weil es nicht immer gelingt, nur paravenös zu injizieren.

Beide Methoden erweisen sich, von einer Ausnahme abgesehen [25], als gleich effektiv in der Blutungsstillung und haben etwa die gleiche Krankenhausmortalität (Tabelle 1). Auch Häufigkeit und Art der Nebenwirkungen scheinen für beide Verfahren gleich zu sein, soweit dies aus den Berichten mit unterschiedlichem Krankengut und verschiedenem Vorgehen bei akuter Blutung ersichtlich ist. Ernsthafte Komplikationen wurden in Bonn und Ulm bei 13,4% von 909 Patienten beobachtet, die in der Blutung oder im blutungsfreien Intervall sklerosiert wurden (Tabelle 2). Allgemeinreaktionen wie Fieber scheinen bei der intravaricösen Injektion häufiger zu sein [14, 28], weil ein Teil des Sklerosierungsmittels in den systemischen Kreislauf gelangen kann [1].

Literaturangaben zur Häufigkeit von Rezidivblutungen sind schlecht zu vergleichen, denn entscheidend für eine wirkungsvolle Blutungsprophylaxe ist die regelmäßige endoskopische Kontrolle, um neu aufgetretene Varicen rechtzeitig zu entdecken und zu behandeln. In dem Krankengut von Paquet [20] mußten 40% der Patienten nach 4 Monaten und weitere 40% nach einem Jahr erneut sklerosiert werden. Bei 20% blieben die Varicen

Tabelle 2. Nebenwirkungen der Oesophaguswandsklerosierung bei 909 Patienten. (Nach Paquet u. Fleig [18])

Komplikation	Zahl der Patienten	[%]
Tiefes Ulcus im Oesophagus ohne transoesophageale Nekrose	28	3,1
Oesophagusstenose	22	2,4
Blutung aus Fundusvaricen	22	2,4
Ausgedehnter Pleuraerguß	18	2,0
Ulcus mit kompletter transoesophagealer Nekrose, Mediastinitis und/oder Pyothorax	18	2,0
Gesamt	108	11,9

2–5 Jahre nach der ersten Sklerosierungsbehandlung ausreichend von Bindegewebe überdeckt. Bei den Bonner und Ulmer Patienten wurden leichte, meist gut beherrschbare Blutungen bei 23,8% der Patienten während der ersten Behandlungsperiode beobachtet. Weitere 5,6% bluteten in den folgenden 4 Monaten, 18,8% im weiteren Verlauf (Beobachtungszeitraum bis zu 10 Jahren) [18]. Blutungsrezidive sahen Manegold [15] bei 40%, Terblanche [29] bei 44% und Denck [6] bei 15,5% der über 2–20 Jahre beobachteten Patienten.

Die Sklerosierungsbehandlung in der akuten Blutung wird meist mit einem starren Oesophagoskop in Vollnarkose durchgeführt. Das starre Gerät, insbesondere in der Modifikation nach Paquet (mit Hopkins Optik und weitem Saugkanal), erlaubt eine gute Übersicht und leichtere Manipulierbarkeit der Injektionsnadel. Die Blutung steht meist schon nach Einführen des Gerätes, das die Varicen komprimiert. Bei blutenden Varicen ist das flexible Gastroskop weniger geeignet, da die Übersicht schlecht ist, die Saugkanäle leichter verstopfen, und da wegen der Gefahr der Aspiration die Patienten ohnehin intubiert und damit narkotisiert werden müssen. Gruppen, die die fiberendoskopische Sklerosierung bevorzugen, um dem Patienten die Vollnarkose zu ersparen, versuchen die Blutung zunächst durch Ballontamponade und Vasopressin zu stoppen, um dann im blutungsfreien Intervall nach 12–24 h zu sklerosieren.

Im blutungsfreien Intervall ist eine Sklerosierung mit den gängigen flexiblen Vorwärts- oder Seitblick-Fiberendoskopen gut möglich. Bei der intravasalen Injektion besteht aber ein erhöhtes Blutungs- und Komplikationsrisiko, weil die injizierte Varice durch das flexible Endoskop nur unzureichend komprimiert werden kann. Dadurch erhöht sich nicht nur die Gefahr der Blutung, sondern es können auch pulmonale, kardiale und allergische Reaktionen auftreten, weil das Sklerosierungsmittel in den systemischen Kreislauf entweicht [1]. Um die injizierten Varicen komprimieren zu können, entwickelte Brunner [2] ein Endoskop mit einer auf-

blasbaren Latexmanschette, die einige Zentimeter oberhalb der Spitze angebracht ist.
In geübter Hand sind die Varicenthrombosierung und die Wandsklerosierung wirkungsvolle Methoden, die akute Varicenblutung zu behandeln. Auch wenn es noch keine entsprechenden kontrollierten Studien gibt, erscheint die Aussage berechtigt, daß die Sklerosierungsbehandlung der Ballontamponade überlegen ist. Die Blutstillung gelingt bei 90% der sklerosierten, aber nur bei 50–90% der mit Ballontamponade behandelten Patienten [3, 30]. Fleig et al. [7] konnten bei 23 von 25 Patienten durch Oesophaguswandsklerosierung eine Varicenblutung zum Stillstand bringen, nachdem diese vorher vergeblich mit Ballontamponade behandelt worden waren. Eine kontrollierte Studie in Südafrika [17] ergab, daß 60% der Patienten mit Oesophagusvaricen nach Entfernung der Sengstaken-Sonde wieder bluteten, daß aber in den folgenden Jahren durch Sklerosierung bei 92% die Blutung gestoppt werden konnte [28]. Die Letalität sank von 60 auf 25%. Kontrollierte Studien müssen zeigen, ob die Sklerosierung auch auf Dauer die Blutungsrezidive verhindert und die Letalität senkt. Eine erste kontrollierte prospektive Studie [29] gibt Anlaß zur Hoffnung, daß wir das Schicksal dieser Patienten durch die Sklerosierungstherapie günstig beeinflussen können.

Literatur

1. Barsoum MS, Khattar NY, Risk-Allah MA (1978) Technical aspects of injection sclerotherapy of acute esophageal variceal hemorrhage as seen by radiography. Br J Surg 65:588
2. Brunner G (1980) Intravasale und submuköse Oesophagusvarizensklerosierung mit einem neuen flexiblen Gerät. Z Gastroenterol 18:443
3. Conn HO, Simpson JA (1967) Excessive mortality associated with ballon tamponade of bleeding varices. JAMA 200:587
4. Crafoord C, Frenckner P (1939) Nonsurgical treatment of varicose veins of the esophagus. Acta Ontolaryngol 27:422
5. Denck H (1971) Endooesophageal sclerotherapy of bleeding oesophageal varices. J Cardiovasc Surg (Torino) 12:146
6. Denck H, Obert F (1979) Wandsklerosierung bei Oesophagusvarizen. In: Demling L, Rösch W (Hrsg) Endoskopie. Acron, Berlin, S 27
7. Fleig WE, Stange EF, Rüttenauer K (1981) Emergency endoscopic sclerotherapy for bleeding esophageal varices: A prospective study in patients not responding to ballon tamponade. Gastrointest Endosc 27:131
8. Haslhofer L (1970) Pathologisch-anatomische Beobachtungen zur Wandsklerosierung. Wien Z Inn Med 51:118
9. Jackson F, Perrin EB, Smith AG (1968) A clinical investigation of the porta-caval shunt: II Survival analysis of the prophylactic operation. Am J Surg 115:22
10. Jackson FC, Perrin EB, Felix R et al. (1971) A clinical investigation of the portacaval shunt. Survival analysis of the therapeutic operation. Ann Surg 74:672

11. Johnson AG (1977) Injection sclerotherapy in the emergency and elective treatment of oesophageal varices. Ann R Coll Surg Engl 59:497
12. Johnston GW, Rodgers HW (1973) A review of 15 years experience in the use of sclerotherapy in the control of acute hemorrhage from esophageal varices. Br J Surg 60:797
13. Kempe SG, Koch H (1954) Injection of sclerosing solutions in the treatment of esophageal varices. Acta Otolaryngol [Suppl] 118:120
14. Lewis J, Chung RS, Allison J (1980) Sclerotherapy of esophageal varices. Arch Surg 115:476
15. Manegold BC (1981) Oesophagusvarizenblutung: Sklerosierungstherapie. In: Siewert R, Blum A (Hrsg) Gastrointestinale Notfalltherapie. Springer, Berlin Heidelberg New York, S 139
16. Moersch HJ (1947) Treatment of esophageal varices by injection of a sclerosing solution. JAMA 135:754
17. Novis BH, Duys P, Barbezat GO et al. (1976) Fibreoptic endoscopy and the use of the Sengstaken tube in acute gastrointestinal haemorrhage in patients with portal hypertension and varices. Gut 17:258
18. Paquet KJ, Fleig W (1981) Sclerotherapy of esophageal varices. In: Papp JP (ed) Endoscopic control of gastrointestinal hemorrhage. CRC, Boca Raton, S 43
19. Paquet KJ, Oberhammer E (1978) Sclerotherapy of bleeding oesophageal varices by means of endoscopy. Endoscopy 10:7
20. Paquet KJ, Albrecht M, Kliems G (1979) Wandsklerosierung bei Oesophagusvarizen – prophylaktisch – bei akuter Blutung – im Intervall? In: Demling L, Rösch W (Hrsg) Operative Endoskopie. Acron, Berlin, S 33
21. Patterson CO, Pouse MO (1951) The injection treatment of esophageal varices. JAMA 130:384
22. Resnick RH, Chalmers TC, Ishihara AM et al. (1969) A controlled study of the prophylactic portacaval shunt, a final report. Ann Intern Med 70:675
23. Resnick RH, Iber FL, Ishihara AM et al. (1974) A controlled study of the therapeutic portacaval shunt. Gastroenterology 67:843
24. Rueff B, Degos F, Degos JD et al. (1976) A controlled study of the therapeutic portacaval shunt in alcoholic cirrhosis. Lancet 1:655
25. Soehendra N (1979) Fibroendoskopische Oesophagusvarizenverödung. In: Demling L, Rösch W (Hrsg) Operative Endoskopie. Acron, Berlin, S 47
26. Soehendra N, Reynders-Frederix V, Doehn M et al. (1979) Fiberendoskopische Oesophagusvarizenverödung. Dtsch Med Wochenschr 104:161
27. Sugawa C, Ekumura Y, Lucas CE et al. (1978) Endoscopic sclerosis of experimental oesophageal varices in dogs. Gastrointest Endosc 24:114
28. Terblanche J, Northover JMA, Bornman P et al. (1979a) A prospective evaluation of injection sclerotherapy in the treatment of acute bleeding from esophageal varices. Surgery 85:230
29. Terblanche J, Northover JMA, Bornman P et al. (1979b) A prospective controlled trial of sclerotherapy in the long term management of patients after esophageal variceal bleeding. Surg Gynecol Obstet 148:323
30. Teres J, Cecilia A, Bordas JM et al. (1978) Esophageal tamponade for bleeding varices: A controlled trial between the Sengstaken-Blakemore tube and the Linton-Nachlas tube. Gastroenterology 75:566
31. Wodak E (1958) Die konservative Therapie von Oesophagusvarizen. HNO 13:131

Kapitel 14

Paravaricöse Sklerosierungstherapie

B. C. Manegold und J. C. Weber

Es ist anatomisch erwiesen, daß Oesophagusvaricen in den distalen 2–6 cm des Oesophagus überwiegend subepithelial verlaufen und hier keine transmuralen Abflüsse haben [13]. Diese anatomische Besonderheit bedingt die mit 90% bevorzugte Oesophagusvaricenblutung in diesem Bereich [3]. Unbekannt ist die auslösende Ursache einer Blutungsepisode. Denkbar sind passagere Druckerhöhungen im portalen System [1] oder Erosionen durch gastro-oesophagealen Reflux. Kranke mit Lebercirrhose, portaler Hypertension und ohne bisherige Blutungsperiode, bei denen endoskopisch Erosionen auf den Kuppen von Krampfadern nachweisbar sind, bluten innerhalb der nächsten 3 Monate aus Oesophagusvaricen [7]. Ein inkompetenter unterer Oesophagussphincter ist jedoch bei Patienten mit Oesophagusvaricenblutung nicht gehäuft nachweisbar [6]. Nicht jeder Patient mit Oesophagusvaricen erlebt eine größere Varicenblutung, sondern nur etwa 60%. Kommt es zu einer Blutung, blutet nicht jeder Patient mit Oesophagusvaricen aus seinen Varicen, in bis zu 40% sind andere aktive Blutungsquellen festzustellen [15]. Die Mortalität der ersten Oesophagusvaricenblutung liegt jedoch zwischen 30 und 80%, und jede weitere Hämorrhagie senkt beträchtlich die Überlebenschancen [10]. Allerdings gilt gleichfalls als gesichert, daß bei konservativ unstillbarer aktiver massiver Oesophagusvaricenblutung, unabhängig vom Grad der Leberdekompensation, in über 90% der Fälle durch endoskopische Sklerosierungstherapie eine anhaltende Blutstillung erreicht werden kann [8, 10, 14].

1 Therapeutisches Prinzip

Die Sklerosierungstherapie wurde 1939 von Crawfoord u. Frenckner [2] als intravaricöse Injektion von Chinin zur Thrombosierung der Varicen inauguriert. Die Methode wurde von Wodak [16] 1956 zur intramucösen paravaricösen Injektion von Phlebocid oder Dondren erfolgreich modifiziert. Die Sklerosierungstherapie wird heute sowohl submucös-paravaricös als sog. Sklerosierung der Oesophaguswand mit dem Ziel der Erhaltung des Kollateralkreislaufes [5, 9], als auch intravasal als embolisierende und thrombosierende Sklerotherapie mit dem Ziel der Varicenverödung [12] mit starrem oder flexiblem Instrument in intravenöser Sedierung oder in Allgemeinnarkose vorgenommen. Als Sklerosierungsflüssigkeit wird Aethoxysklerol, Paraffinöl oder Phenol-Mandelöl verwendet. Wir verwenden seit 1976 unverändert eine einheitliche Technik in Form der „intendierten" paravaricös-submucösen Injektion von 1%igem Aethoxysklerol durch das starre Oesophagoskop in Allgemeinnarkose in zwei Sitzungen in Abständen von 5–8 Tagen. Wir gehen davon aus, daß durch paravaricöse Wandsklerosierung der oesophageale Kollateralkreislauf durchgängig gehalten werden kann. Was allerdings tatsächlich während und nach der Sklerosierung geschieht, wissen wir nicht. Es ist wahrscheinlich, daß in einem nicht geringen Anteil auch bei intendierter paravaricöser Wandsklerosierung eine Embolisierung oder Verödung der Oesophagusvaricen stattfindet. Gelegentlich zu beobachtende distale bougierungsbedürftige Oesophagusstenosen nach Sklerotherapie ohne erkennbaren prästenotischen Varixstrang sprechen für eine thrombofibrotische Varixocclusion. Wir führen die Sklerosierungstherapie bisher ausschließlich, mit nur einer einzigen Ausnahme, therapeutisch, d.h. nach stattgehabter Blutung, aus, nicht zur Blutungsprophylaxe bei Varicenträgern ohne Blutungsanamnese.

2 Eigenes Krankengut

Im Zeitraum vom 1.1.1976 bis 31.12.1980 haben wir 162 Patienten im Alter zwischen 10 und 85 Jahren durch Oesophaguswandsklerosierung behandelt. Allein vom 1. Januar bis 30. April 1981 wurden weitere 31 Patienten in 56 Sitzungen sklerosiert, die zunehmende Bedeutung dieser Behandlungsmethode betonend. Das 4., 5. und 6. Lebensjahrzehnt stellten in unserem Patientengut das Hauptkontingent dar; es wurden doppelt so viele Männer wie Frauen behandelt (Tabelle 1). Als anamnestische Grunderkrankung war mit 96 von 162 Fällen (43%) überwiegend die alkoholtoxische und mit 24 von 162 Fällen (15%) die posthepatitische Lebercirrhose vertreten (Tabelle 2). Oesophagusvaricenträger bei prähepatischem Block als Folge der cavernösen Transformation der V. portae nach Nabelveneninfektion, der ascendierenden Milzvenenthrombose nach Splenektomie oder verschiedener Formen hämatologischer Splenomegalien kamen insgesamt 20 mal (12%) zur Sklerotherapie.

Tabelle 1. Altersverteilung bei 162 Patienten mit blutenden Oesophagusvaricen und Sklerotherapie (1976–1980)

	m	w	Total
< 30 J.	4	3	7
31–40 J.	14	3	17
41–50 J.	28	9	37
51–60 J.	25	15	40
61–70 J.	25	13	38
71–80 J.	11	10	21
> 80 J.	2	0	2
	109	53	162

Tabelle 2. Ursachen der portalen Hypertension bei 162 durch Oesophaguswandsklerosierung behandelten Patienten

Lebercirrhose			142
alkoholtoxisch		69	
posthepatitisch		24	
arsenotoxisch		1	
unklare Ursache		48	
Prähepatischer Block			20
Nabelveneninfektion		2	
Polycythaemia vera		2	
Sphärocytose		1	
myelo-proliferatives Syndrom		1	
asc. Milzvenenthrombose		4	
bei Z. n. Splenektomie	1		
bei Splenomegalie	3		
unklare Ursache		10	
			162

Die katamnestische Erfassung der Blutungsepisoden zeigte, daß die Sklerosierungstherapie in 70% frühzeitig, d.h. bereits nach der ersten oder zweiten Blutung, zur Anwendung kam. Ein Therapiebeginn erst nach dem 5. Blutungsrezidiv ist nicht als Methode der Wahl anzusehen. Die Varicen waren, wie erwartet, ganz überwiegend im distalen Speiseröhrenabschnitt lokalisiert, nur in 2% lagen kombinierte Fornix- und Oesophagusvaricen vor. Eine potentielle zweite Blutungsquelle – in 17% in Form von Ulcera ventriculi, duodeni sive jejuni, ulcerösen Sondenschäden, peptischen Erosionen oder malignen Tumoren nachweisbar – war in jedem Fall als Nebenbefund ohne Zeichen einer stattgehabten Blutung zu wer-

Tabelle 3. Blutungsaktivität der Oesophagusvaricen bei Beginn der Sklerotherapie

Forrest	Anzahl bei Behandlungsbeginn		Bis 31.12.1980 verstorben	
	n	%	n	%
I (sprudelnde Blutung)	33	20,4	17	51,5
II (Koagel, Blutung steht)	40	24,7	23	57,5
III (keine Blutungszeichen)	89	54,9	34	38,2
	162	100	74	45,7

ten. Oesophagusvaricen im Stadium IV mit bis 5 mm starken, korkzieherartig geschlängelten Venensträngen auf der gesamten Circumferenz der Speiseröhre [4] überwogen mit 89 von 162 Fällen (55%). Die Sklerosierung fand in unserem Krankengut in 20,4% der Fälle im Blutungsstadium FORREST I, d.h. im Stadium der aktiven, z.T. sehr massiven, konservativ nicht stillbaren Blutung statt. In 54,9% der Fälle konnte das für die Prognose günstigere blutungsfreie Intervall FORREST III abgewartet werden (Tabelle 3). Über 50% der Patienten, die im prognostisch ungünstigen Stadium FORREST I und II sklerosiert wurden, sind inzwischen verstorben.

3 Praktisches Vorgehen

Beim bislang unbekannten und unbehandelten Patienten mit massivem Bluterbrechen und Blutungsschock, bei dem auf Grund klinischer Zeichen der Lebercirrhose eine aktive Varicenblutung als wahrscheinlich angenommen werden darf, wird eine Ballonkompressionsbehandlung als Primärmaßnahme eingeleitet. Erst nach Stabilisierung des Kreislaufs und während des Blutersatzes wird zum dann frühestmöglichen Zeitpunkt endoskopiert, um die vermuteten Oesophagusvaricen nachzuweisen oder auszuschließen. Bei massiver Hämatemesis schützt eine rasche orotracheale Intubation vor der gefürchteten Blutaspiration. Selbst bei blutgefülltem Magen gelingt dann eine ausreichende endoskopische Aussage über Oesophagus, Magenvorderwand, Angulusfalte, Antrum und Bulbus duodeni. Ausgiebige Magenspülungen mit Eiswasser sind zu unterlassen. Durch Beobachtung des Blutsees im Magen läßt sich feststellen, ob die Blutung bereits steht oder mit Ansteigen des Blutpegels weiter anhält. Dies alles kann innerhalb von 1–2 h nach Einlieferung eines Patienten geschehen.

Bei endoskopisch nachgewiesener aktiver Varicenblutung hat die Ballonkompressionsbehandlung für einen Zeitraum von höchstens 36 h Vorrangstellung, vorausgesetzt, die Blutung kommt dadurch zum Stillstand. Es ist anzustreben, einen Patienten mit aktiver Oesophagusvaricenblutung in ein blutungsfreies Intervall zu bekommen, um ihn erst dann baldmöglichst, innerhalb der nächsten 24 h, elektiv zu sklerosieren. War die primäre Blutung jedoch so stark, daß zur diagnostischen Oesophagoskopie sicherheitshalber die Intubation notwendig wurde, sollte in gleicher Sitzung sklerosiert werden.

Die Sklerotherapie bei massiver Blutung und blutgefülltem Magen erfolgt bevorzugt mit dem starren Intrumentarium und der damit verbundenen, weit effektiveren Absaugmöglichkeit. Zunächst wird der Mageninhalt entfernt, dieses Absaugmanöver beansprucht oft die meiste Zeit. Danach ist die Schleimhautgrenze zwischen Oesophagus und Magen einzustellen, hier beginnt die Sklerotherapie durch paravaricöse-submucöse Injektion von 1%igem Aethoxysklerol in Einzeldepots von jeweils 0,5–1,5 ml. Es gelingt nicht immer, gezielt submucös zu injizieren. Es bleibt nicht aus, daß ein Teil der Sklerosierungsflüssigkeit in ein Faltental intraluminal gespritzt und abgesaugt wird. Es ist ebenso unvermeidlich, daß ein Teil der Sklerosierungsflüssigkeit intravaricös oder transvaricös fehlinjiziert wird. Die Injektionstherapie erfolgt zirkulär in 4–5 Depots und wird in axialen Abständen von 1–2 cm von der Schleimhautgrenze über eine Strecke von 10–12 cm oralwärts fortgeführt. Wir verwenden Sklerosierungsmengen zwischen 30 und 250 ml Aethoxysklerol pro Sitzung, meist zwischen 90 und 120 ml, jeweils mit dem starren Oesophagoskop (Storz).

Durch die Sklerosierungstherapie kommt es zuerst zu einer ödematösen Schwellung der Oesophagusschleimhaut, in der die vorher prall gefüllten und prominenten Varicen eingebettet werden und zu verschwinden scheinen. Das Wandödem kann eine kontrollierende Passage des Oesophagoskops zum Magen hin erschweren. Sprudelnde Blutungen aus den Einstichstellen beweisen, daß auch bei intendierter paravaricös-submucöser Injektion unbeabsichtigt intravaricöse Injektionen vorkommen. Es ist unser therapeutisches Ziel, daß sich das Schleimhautödem in eine Narbenplatte umwandelt, welche die weiterhin perfundierten Varicen in die sicherere Tiefe versenkt.

Die Sklerotherapie endet mit dem Einlegen einer Magensonde, die bis zum nächsten Morgen belassen werden sollte. Der Patient soll bei erhobenem Oberkörper gelagert werden, er kann neben der Magensonde Kamillentee trinken. Zur Behandlung möglicher Schleimhautschäden und zur Bekämpfung des Refluxes werden Antacida und Säureblocker gegeben. Breiige Kost am Tage nach der Sklerosierung ist erlaubt. In nur 5 Fällen mußten wir wegen einer unmittelbar nach dem Eingriff fortbestehenden Blutung eine Ballonkompressionssonde einlegen und blocken.

Eine zweite Sklerosierungssitzung ist bei allen Patienten mit viert- bis fünftgradigen Varicen nach 5- bis 8tägigem Intervall notwendig, da es unmöglich ist, alle Venenstränge in einer Sitzung korrekt zu umspritzen. Es ist ferner dringend erwünscht, die Patienten nach 3, spätestens nach 6 Monaten fiberendoskopisch zu oesophagoskopieren, um mögliche Varicenrezidive rechtzeitig zu erkennen. Ambulante Kontrolluntersuchungen sollten zumindest so lange vorgenommen werden, bis 1 Jahr lang kein Varixstrang mehr sichtbar ist.

Es wurde vorgeschlagen, die Varixrezidive im blutungsfreien Intervall ambulant und unter fiberendoskopischer Sicht ohne Narkose zu sklerosieren. Nach eigenen Erfahrungen jedoch ist durch die Eigenmotilität der Speiseröhre, durch Atemexkursionen und durch den induzierten gastrooesophagealen Reflux die Handhabung von Endoskop und Injektionsnadel erheblich erschwert, so daß unbeabsichtigte Varicenverletzungen mit entsprechenden Blutungen auftreten und die Übersicht für den Untersucher zusätzlich verschlechtern können. Wir lehnen daher die ambulante Sklerosierungstherapie grundsätzlich ab.

Die regelmäßig notwendigen Kontrollendoskopien mit wiederholten Nachsklerosierungen und wiederholten stationären Aufenthalten sind ein großer Nachteil der Methode, die zudem durch Uneinsichtigkeit und den oft weit entfernten Wohnsitz der Patienten schlecht realisierbar und kontrollierbar sind. Die Quote der aus der Kontrolle verlorenen Patienten ist deshalb hoch.

4 Eigene Ergebnisse

Zur Beurteilung der Effektivität der Methode haben wir unser Patientengut durch Umfrage zum 31.12.1980 erfaßt und die Ergebnisse verschiedenen Parametern zugeordnet.

Bei Behandlungsbeginn waren 56% unserer Patienten der prognostisch ungünstigeren CHILD-C-Gruppe zuzuordnen; 29% entsprachen der CHILD-A-Klassifikation. Das Stadium der Leberdekompensation ist für die Prognose des Therapieerfolges und für die Prognose des Überlebens entscheidend. Während im Stadium CHILD A im Beobachtungszeitraum 12,8% der Patienten verstarben, waren es im Stadium C immerhin 63,6% (Tabelle 5).

Die Letalität bei elektiver Sklerosierung im blutungsfreien Intervall, unabhängig von der Leberfunktion, liegt um etwa 20% niedriger als bei notfallmäßiger Sklerosierung im Stadium der aktiven Blutung. Deshalb versuchen wir zunächst eine Ballonkompression und streben nach 24stündigem blutungsfreiem Intervall die Sklerosierungstherapie zum Zeitpunkt der Wahl an.

Tabelle 4. Klassifikation der Leberdekompensation nach Child

	A	B	C
Bilirubin (mg-%)	< 2,0	2,0–3,0	> 3,0
Albumin (g-%)	> 3,5	3,0–3,5	< 3,0
Ascites	∅	Leicht einstellbar	Schlecht einstellbar
Neurologische Ausfälle	∅	Gering	Fortgeschritt. Koma
Ernährungszustand	Ausgezeichnet	Gut	Schlecht

Tabelle 5. Letalität nach Oesophagusvaricenblutung und Sklerotherapie in Relation zum Leberdekompensationsgrad nach Child

Child	Anzahl bei Behandlungsbeginn		Bis 31. 12. 1980 verstorben	
	n	%	n	%
A	47	29	6	12,8
B	24	15	10	47,6
C	91	56	58	63,6
	162	100	74	45,7

Prognostisch ungünstig sind pulmonale Komplikationen mit oder ohne punktionswürdiger Ergußbildung. In einzelnen Fällen sind bereits vor Therapiebeginn aspirationsverdächtige Lungeninfiltrate nachweisbar. Oberflächliche Schleimhautdefekte und inkomplette Wandnekrosen nach Sklerotherapie heilen unter Antacida und Säureblockern rasch aus. Sklerosierungsbedingte Oesophagusstenosen können durch ein- oder mehrmalige Bougierungen effektiv und dauerhaft beseitigt werden. Blutungsrezidive innerhalb von 48 h im Anschluß an die ersten zwei Sklerosierungen traten in 21 Fällen (13%) auf, sie endeten ausschließlich innerhalb 1 Woche letal. In weiteren 13% kam es innerhalb der ersten 3 Monate zum Blutungsrezidiv. Immerhin blieben 60% der durch Sklerotherapie behandelten Patienten frei von weiteren Blutungsepisoden. Blutungsspätrezidive konnten endoskopisch effektiv behandelt werden und nahmen einen günstigen Verlauf. Diese Daten weisen erneut auf die Notwendigkeit hin, Oesophagoskopiekontrollen über 1–2 Jahre auch im asymptomatischen Intervall vorzunehmen (Tabelle 6).

Von den seit 1976 durch Oesophaguswandsklerosierung behandelten 162 Patienten waren bis zum 31.12.1980 74 verstorben. Die Frühletalität innerhalb der ersten 48 h nach Sklerotherapie ist mit 8,6% anzugeben, in-

Tabelle 6. Blutungsrezidive nach Oesophaguswandsklerosierung in 2 Sitzungen

Auftreten des Blutungsrezidivs	n	%	Am 31. 12. 1980	
			Überlebend	Verstorben
Sofort	21	13	2	19
Innerhalb $^{1}/_{4}$ Jahr	21	13	6	15
Innerhalb $^{1}/_{2}$ Jahr	10	6	5	5
Innerhalb 1 Jahr	10	6	7	3
Innerhalb 2–5 Jahre	3	2	2	1
Kein Rezidiv	97	60	66	31
	162	100	88	74

nerhalb von 4 Wochen verstarben insgesamt 27,7%. Als Todesursache steht das Blutungsrezidiv mit 47,3% neben dem Leberausfallskoma mit 21,6% im Vordergrund. In 4 Fällen wurde ein Leberzellcarcinom und in einem Fall ein Bronchialcarcinom als Todesursache nachgewiesen. Acht von 21 angeschriebenen Patienten, die 1976 behandelt wurden, antworteten, so daß für diesen Jahrgang bei ausschließlicher Sklerotherapie eine 5-Jahres-Überlebenszeit von 40% errechnet werden kann.

5 Wertung der Sklerosierungstherapie

Die vorliegenden Untersuchungen zeigen, daß die endoskopische Wandsklerosierung der Speiseröhre, in zwei Sitzungen durchgeführt, eine effektive Methode der Blutstillung bei konservativ unstillbarer akuter Varicenblutung darstellt. In 40% ist jedoch mit einem Blutungsrezidiv zu rechnen, wobei dieses zur Hälfte innerhalb der ersten 3 Monate auftritt. Es bleiben 60% der Patienten bei einem Beobachtungszeitraum bis zu 5 Jahren rezidivfrei. Die gefürchtetsten Komplikationen sind neben der unstillbaren Rezidivblutung und der Leberdekompensation die Perforation mit Pleuraerguß und die Aspirationspneumonie.

Die Klinikletalität innerhalb von 4 Wochen liegt in unserem Krankengut bei 27,7%. Unsere Letalitätsquote liegt somit höher als bei Paquet [10], der eine Klinikletalität von 14% angibt. Bei ihm beträgt jedoch der prozentuale Anteil der Patienten, die im akuten Stadium sklerosiert werden, nur 33%, bei uns sind es 45%.

Denck [5] gibt eine Hospitalletalität nach Sklerotherapie mit 16,8% an. Es handelt sich bei ihm aber um ein ausgewählt günstiges Kollektiv, da in der gleichen Zeit ein Teil der Patienten mit Oesophagusvaricenblutung

konservativ, d.h. ausschließlich mit Ballontamponade (Letalität 50%) behandelt wurde, ein anderer Teil einer Notshunt-Operation oder einer Katastrophen-Shuntoperation unterzogen wurde (Letalität 61%). Unsere Zahlen liegen deutlich unter denen von Soehendra [11], der bei intravaricöser Injektion Letalitätsquoten bis 50% hinnehmen mußte (11).
Die Sklerotherapie erscheint uns als die einzig praktikable Methode, um bei akuter Varicenblutung mit hoher Wahrscheinlichkeit eine Blutstillung herbeizuführen. Es gibt bislang keine gültigen Kriterien, nach denen ein Patient von der Behandlung ausgeschlossen werden soll, es sei denn, der Anaesthesist verweigert die Narkose. Die endoskopische Wandsklerosierung ist eine technisch einfache, reproduzierbare Technik. Bei konservativ unstillbaren Blutungen, an denen in unserem Krankengut jeder zweite Patient litt, ist jedoch die Sklerosierungsbehandlung nur in Narkose mit dem starren Endoskop sinnvoll. Zur Sklerosierung im blutungsfreien Intervall wird auch bei uns in Zukunft das Fiberendoskop eingesetzt werden.

Literatur

1. Adamsons RJ, Butt K, Dennis CR, Kinkhabwala M, Moskowitz H, Gordon D, Babich A (1977) Prognostic significance of portal pressure in patients with bleeding esophageal varices. Surg Gynecol Obstet 145:353–356
2. Crawfoord C, Frenckner P (1979) New surgical treatment of varicous veins of the esophagus. Acta Otolaryngol (Stockh) 27:422–429
3. Dagradi AE, Stempien SJ, Owens LK (1966) Bleeding esophageal gastric varices: an endoscopic study. Arch Surg 92:944–947
4. Dagradi AE, Stempien SJ, Tan DTD (1970) Endoscopic study of the cirrhotic patient before and following portocaval shunt for bleeding varices. Am J Gastroenterol 53:425–436
5. Denck H, Olbert F (1979) Wandsklerosierung bei Oesophagusvarizen – prophylaktisch – bei akuter Blutung – im Intervall? In: Demling L, Rösch W (Hrsg) Operative Endoskopie 1979. Acron, Berlin
6. Eckart VF, Grace ND (1979) Gastroesophageal reflux and bleeding esophageal varices. Gastroenterology 76:39–42
7 Paquet KJ (1979) Blutungen bei Oesophaguserkrankungen, Diagnose und Therapie. In: Boecker W (Hrsg) Speiseröhre – Magen. Thieme, Stuttgart
8. Paquet KJ, Oberhammer E (1978) Sclerotherapy of bleeding esophageal varices by means of endoscopy. Endoscopy 10:7–12
9. Paquet KJ, Raschke E, Figge H (1971) Die konservative Behandlung der akuten massiven Blutung aus Oesophagusvarizen. Dtsch Met Wochenschr 96:509–511
10. Paquet KJ, Engel C, Kliems G, Albrecht M, Oberhammer E (1978) Early and long-term results of sclerotherapy due to acute and impending bleeding of esophageal varices. In: Demling L, Koch H (eds) Operative endoscopy, past and future. Schattauer, Stuttgart New York
11. Soehendra N (1979) Fiberendoskopische Ösophagusvarizenverödung. In: Demling L, Rösch W (Hrsg) Operative Endoskopie 1979. Acron, Berlin

12. Soehendra N, Reynders-Frederix V, Doehn M, Bützow G, Erbe W (1979) Fiberendoskopische Oesophagusvarizenverödung. Dtsch Med Wochenschr 104:161–162
13. Stelzner F, Lierse W (1968) Der angiomuskuläre Dehnverschluß der terminalen Speiseröhre. Langenbecks Arch Chir 321:35–64
14. Terblanche J, Northover JM, Bornman P, Kahn D, Barbezat GO, Sellars SL, Saunders SJ (1979) A prospective evaluation of injection sclerotherapy in the treatment of acute bleeding from esophageal varices. Surgery 85:239–245
15. Waldram R, Davis M, Nunnerly H, Williams R (1974) Emergency endoscopy after gastrointestinal hemorrhage in 50 patients with portal hypertension. Br Med J 4:94–96
16. Wodak E (1960) Oesophagusvarizenblutung bei portaler Hypertension, ihre Therapie und Prophylaxe. Wien Med Wochenschr 27:581–583

Kapitel 15

Umstechungen und andere lokale chirurgische Maßnahmen

H. D. BECKER

Neben rein konservativ medikamentösen und endoskopischen Behandlungsmethoden einerseits sowie den verschiedenen Modifikationen der Shuntoperationen andererseits werden bei der chirurgischen Behandlung der manifesten Oesophagusvaricenblutung Maßnahmen ergriffen, die unter dem Überbegriff der Sperroperation zusammengefaßt werden. Diese Verfahren stehen teilweise in Konkurrenz zu den übrigen Behandlungsprinzipien, teilweise jedoch finden sie erst nach Versagen der anderen Methoden Anwendung [1, 15].

1 Definition des therapeutischen Prinzips

Die chirurgischen Behandlungsmethoden der Oesophagusvaricenblutung bei portaler Hypertension basieren auf drei pathophysiologischen Überlegungen [10]:

1.1 Reduktion des erhöhten Pfortaderdruckes

Der Prototyp dieser Operation besteht in der Konstruktion eines portosystemischen Shunts der unterschiedlichsten Modifikationen (s. unten).

1.2 Unterbrechung des Blutzuflusses zur Blutungsquelle

Hierbei wird eine Unterbrechung der venösen Verbindungen zwischen dem Pfortader- und Vena-azygos-System durch eine Durchtrennung des Oesophagus, eine Ligatur der Varicen bzw. – als radikalstes Verfahren – eine Oesophagogastrektomie erzielt.

1.3 Reduktion des Pfortaderzuflusses

Vor allem die Ligatur der A. lienalis, jedoch auch die Induktion neuer Kollateralgefäße gehören in diese Kategorie von Verfahren, die jedoch nur eine begrenzte klinische Bedeutung haben.

2 Wirkungsmechanismen der Nicht-Shuntoperation bei blutenden Oesophagusvarizen

Bei den Nicht-Shuntoperationen in der Behandlung blutender Oesophagusvaricen lassen sich 5 Wirkungsmechanismen erkennen, die in Tabelle 1 aufgelistet sind. Von klinischer Bedeutung sind jedoch nur die Kompression und Verödung der Oesophagusvaricen, die azygoportalen Sperroperationen sowie die Resektion des varicentragenden Gebietes. Diese Methoden sollen im folgenden detaillierter dargestellt werden.

Tabelle 1. Wirkungsmechanismen der Nicht-Shunt-Operationen bei blutenden Oesophagusvaricen

1. Kompression und Verödung der Oesophagusvaricen
2. Azygoportale Sperroperation
3. Resektion des varizentragenden Gebietes
4. Provokation zusätzlicher Kollateralbahnen
5. Reduktion des Pfortaderflusses

2.1 Kompression und Verödung der Oesophagusvaricen

Bei diesem Behandlungsprinzip wird entweder eine Ligatur der Varicen oder eine Dissektion des Oesophagus mit daraus resultierender Unterbrechung der Varicen durchgeführt, wie aus Tabelle 2 zu ersehen ist [6, 13].

Tabelle 2. Nicht-Shunt-Operationen bei blutenden Oesophagusvaricen

1. Kompression und Verödung der Oesophagusvaricen
   - A. Ligatur der Varicen
     - a) Transthorakal (Crile [4], Linton u. Warren [14], Boerema et al. [2])
     - b) Transabdominal (Boerema et al. [2])
     - c) Extramucös (Nissen [18])
     - d) Transmural (Nissen [18], Rossetti [24, 25], Siewert u. Becker [28])
   - B. Dissektion
     - a) Oesophagus (Walker [35], Vossschulte [34], Boerema et al. [2])
     - b) Submucös (Stelzner [31])
     - c) Transabdominell (Tanner [33], Schreiber [26])
     - d) Maschinell (Vossschulte [34], Boerema et al. [2], Rinecker u. Danch [23], McDermot [16], Cooperman u. Hermann [3], Johnson [9])

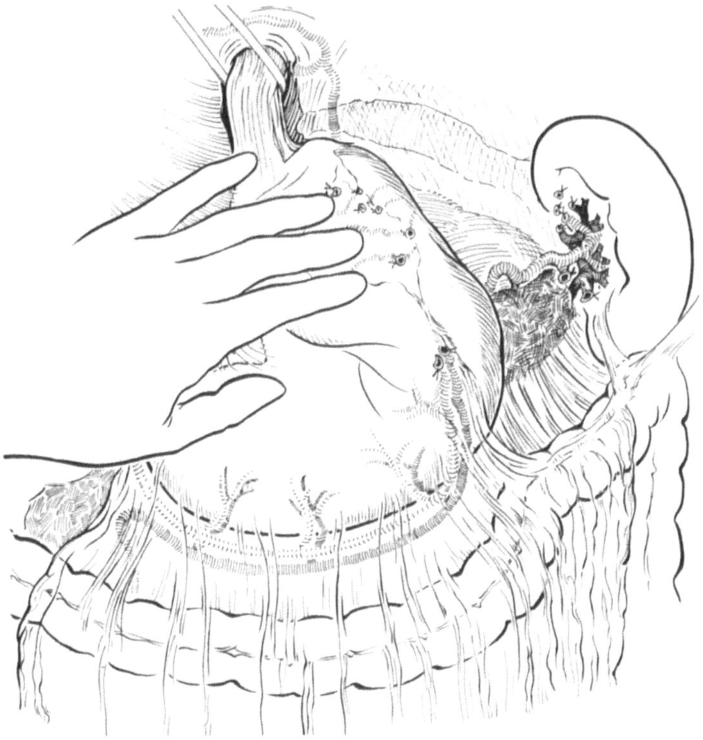

Abb. 1 a. Technik der transmuralen Oesophagusvaricenumstechung mit Fundoplicatio. (Modifikation nach Siewert u. Becker [28])

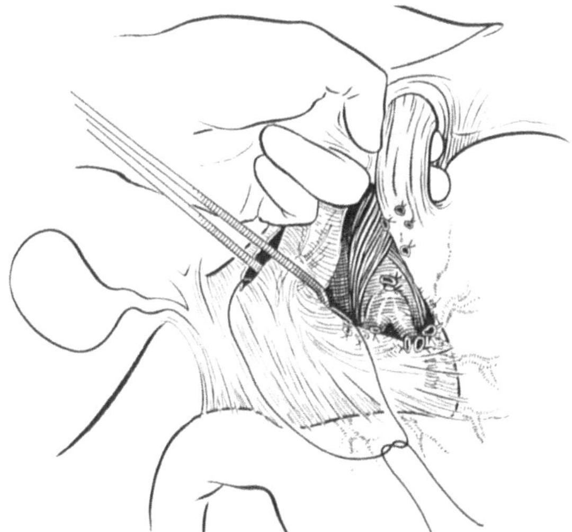

Abb. 1 b. Technik der transmuralen Oesophagusvaricenumstechung mit Fundoplicatio. (Modifikation nach Siewert u. Becker [28])

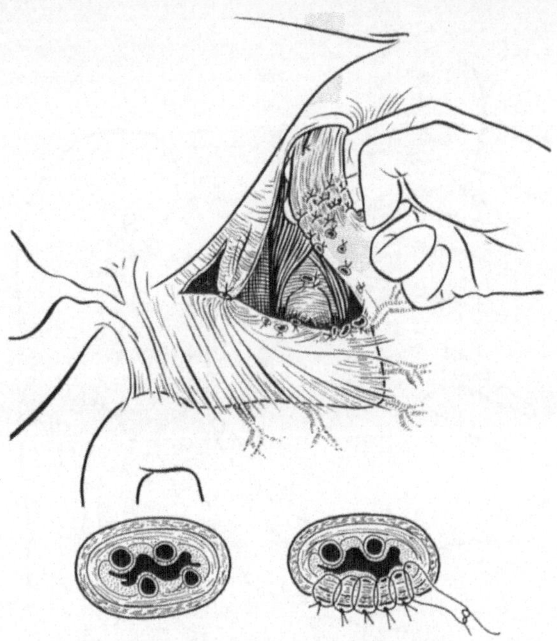

Abb. 1c. Technik der transmuralen Oesophagusvaricenumstechung mit Fundoplicatio. (Modifikation nach Siewert u. Becker [28])

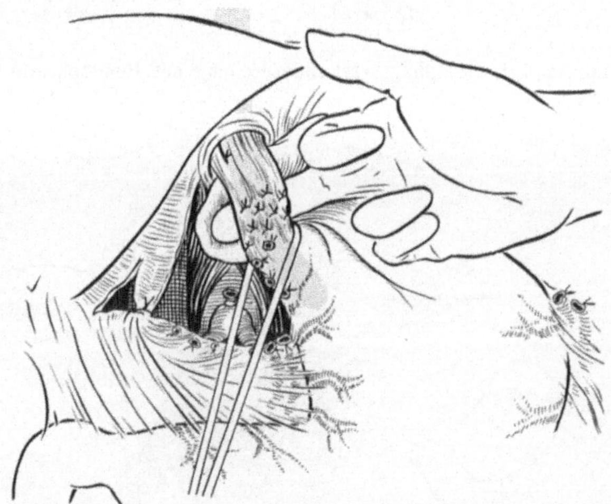

Abb. 1d. Technik der transmuralen Oesophagusvaricenumstechung mit Fundoplicatio. (Modifikation nach Siewert u. Becker [28])

Vor allem die transmurale Umstechung in der Modifikation nach Nissen [18], Rosetti [24, 25], Siewert u. Becker [28] (Abb. 1a–e) sowie die maschinelle Dissektion mit den modernen Nähapparaten (Abb. 2) haben klinische Bedeutung erlangt.

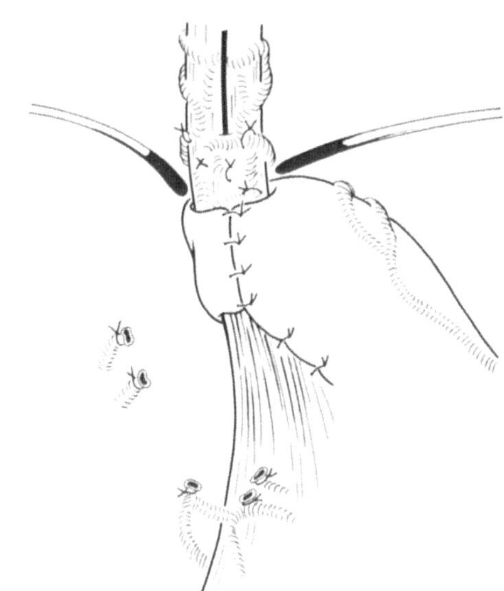

Abb. 1e. Technik der transmuralen Oesophagusvaricenumstechung mit Fundoplicatio. (Modifikation nach Siewert u. Becker [28])

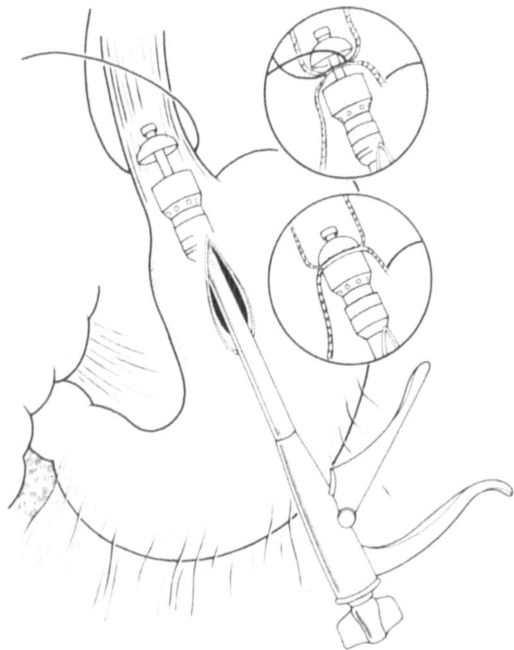

Abb. 2. Maschinelle Dissektionsligatur des Oesophagus

2.1.1 Technik der transmuralen Oesophagusvarizen-Umstechung mit Fundoplicatio

(Modifikation nach Siewert u. Becker [28], Abb. 1 a–e)

Nach Durchtrennung des Ligamentum triangulare, Ligatur der V. coronaria ventriculi mit einem dicken Seidenfaden und Skelettierung der großen und kleinen Kurvatur wird mit resorbierbarem Nahtmaterial durch die gesamte Wand hindurch bis auf einen Gummischlauch gestochen, um sicher die unmittelbar submucös gelegenen Venen zu umstechen und zu tamponieren (Abb. 1 c). Die einzelnen Nähte werden treppenförmig in 3–4 Reihen übereinander angelegt und beziehen den distalen Oesophagus zirkulär mit ein. Bei noch liegendem dicken Magenschlauch wird eine Fundoplicatio in typischer Weise aus der Magen-Fundus-Vorderwand gebildet zur lokalen Tamponade der Magenfundusvaricen und zum Schutz des distalen Oesophagus.

2.1.2 Technik der maschinellen Dissektion des Oesophagus [9, 13, 16, 23]

Wie aus Abb. 2 zu ersehen ist, wird durch eine ca. 5 cm lange, 2 cm unterhalb der Kardia beginnende Gastrotomie der Vorderwand des Magens ein Nähapparat (z.B. EEA) in den distalen Oesophagus vorgeschoben, nachdem die V. coronaria ventriculi ligiert und der distale Oesophagus skelettiert wurde. Nachdem der Oesophagus über dem Kopf des Nähapparates ligiert worden ist, Zusammenführung der beiden Anteile des Nähkopfes, so daß eine vollständige Unterbrechung der in der Oesophaguswand gelegenen Varicen erfolgt.

2.2 Azygoportale Sperroperation (Tabelle 3)

Die Unterbrechung der Kollateralen zwischen der Pfortader und der V. azygos hat weite Verbreitung in der chirurgischen Therapie der blutenden Oesophagusvaricen erlangt, vor allem bei Patienten mit schlechter Leberfunktion [15, 21, 22]. Bereits in den beiden oben dargestellten Verfahren der transmuralen Varicenumstechung bzw. der maschinellen Dissektion

Tabelle 3. Nicht-Shunt-Operation bei blutenden Oesophagusvaricen

2. Azygoportale Sperroperationen
   a) Thorakoabdominelle Devascularisation mit Oesophagusdurchtrennung (Sugiura-Verfahren [29, 30])
   b) Abdominelle Devascularisation (Hassab-Verfahren [7])
   c) Transmurale Varicenumstechung mit Fundoplicatio (Nissen [18], Rossetti [24, 25], Siewert u. Becker [28])
   d) Dissektionsverfahren

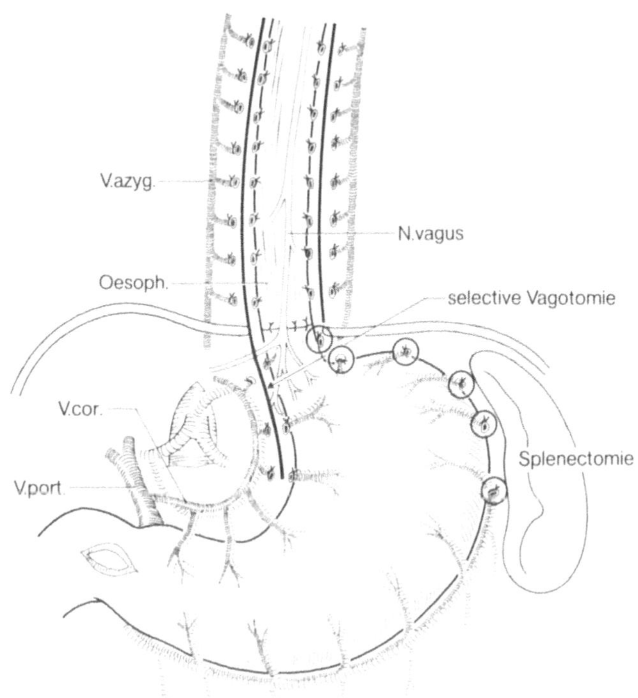

Abb. 3. Thorako-abdominelle azygoportale Sperroperation nach Sugiura [29, 30]

des Oesophagus ist eine Unterbrechung der die Kardia umgebenden Kollateralen beinhaltet. Bei der von Sugiura [29, 30] angegebenen Methode wird zweizeitig vorgegangen. Dabei wird zunächst transthorakal eine ausgedehnte Devascularisation des Oesophagus durchgeführt. In einer zweiten Sitzung erfolgt eine transabdominelle Devascularisation des Oesophagus mit Ligatur der V. coronaria ventriculi und eine Oesophagusdurchtrennung (Abb. 3). Das Verfahren nach Hassab [7] beinhaltet lediglich eine abdominelle Devascularisation des Magenfundus und des distalen intraabdominellen Oesophagus.

2.3 Resektion des varizentragenden Gebietes

Die radikalste Methode der Unterbrechung der Kollateralen zwischen Pfortader und V. azygos sowie der Ligatur und Kompression der Oesophagusvaricen stellt die Resektion des varicentragenden Gebietes dar. Mehrere Verfahren sind beschrieben worden, wie in Tabelle 4 dargestellt.

Tabelle 4. Nicht-Shunt-Operationen bei blutenden Oesophagusvaricen

---

3. Resektion des varizentragenden Gebietes
   a) Proximale Gastrektomie (Koop u. Roddy [11], Sheline et al. [27], Stelzner [32])
   b) Distale Oesophagusresektion (Nachlas [17])
   c) Oesophagogastrektomie (Habif [8], Yamamoto et al. [36])

Da es sich jedoch um sehr ausgedehnte Operationen handelt, gehen sie mit einer hohen Letalität, vor allem bei Patienten mit geringer Leberrestfunktion, einher.

3 Ergebnisse der Nicht-Shunt-Operationen bei blutenden Oesophagusvaricen

Angaben über die Nicht-Shunt-Chirurgie bei blutenden Oesophagusvaricen sind in der Literatur sehr spärlich und beruhen meist auf kasuistischen Mitteilungen [5, 6, 12, 15]. Nach modernen statistischen Überlegungen durchgeführte kontrollierte Studien existieren bisher nicht, so daß die nachfolgenden Resultate mit der gebotenen Skepsis betrachtet werden müssen.

3.1 Ergebnisse der transmuralen Varicenumstechung mit Fundoplicatio

In Tabelle 5 sind die Ergebnisse des von uns verwandten Verfahrens der transmuralen Varicenumstechung mit Fundoplicatio dargestellt. Es las-

Tabelle 5. Ergebnisse der transmuralen Varicenumstechung mit Fundoplicatio (Chir. Univ.-Klinik, Göttingen 1977–1980)

1 Periode:		
	Wenig endoskopische Sklerosierung	
	n = 16	
	Alkoholtoxisch – 10	Child A – 2
	Posthepatitis – 4	Child B – 6
	Prähepatisch – 2	Child C – 8
	Frühletalität 3 = 18.7%	
2 Periode:		
	Regelmäßige endoskopische Sklerosierung	
	n = 20	
	Alkoholtoxisch – 16	Child A – 2
	Posthepatitis – 2	Child B – 0
	Prähepatisch – 2	Child C – 18
	Frühletalität 8 = 40%	

sen sich dabei 2 Perioden unterscheiden: Während zunächst eine endoskopische Sklerosierung nur selten in unserem Krankengut durchgeführt wurde, wird zum jetzigen Zeitpunkt als Primärtherapie bei manifester Blutung die endoskopische Sklerosierung mit dem starren oder flexiblen Endoskop eingesetzt. Während der ersten Periode mit geringer Sklerosierungsrate betrug die Letalität lediglich 18,7%; durch die negative Auslese in der zweiten Behandlungsperiode mit einem extrem hohen Anteil Child-C-Patienten stieg die Letalitätsrate auf 40% an (Tabelle 5).

3.2 Thorakoabdominale azygoportale Sperroperation nach Sugiura [29, 30]

Von Futugawa et al. [5] wurden 1979 die Ergebnisse der Sugiura-Operation bei blutenden Oesophagusvaricen mitgeteilt. Die Ergebnisse sind in Tabelle 6 zusammengefaßt. Die Operationsletalität betrug lediglich 11,5%. Bei einem Vergleich mit anderen Serien muß jedoch bedacht werden, daß der Prozentsatz der Patienten mit guter Leberfunktion (Child A und B) mehr als 50% des Gesamtkrankengutes beträgt und alkoholinduzierte Lebercirrhosen in diesem Krankengut außerordentlich selten sind.

3.3 Vergleich verschiedener Operationsverfahren

Von Futagawa et al. [5] wurde das Verfahren nach Sugiura mit der alleinigen Oesophagusdissektion nach Walker verglichen (Tabelle 7). Strenge statistische Maßstäbe können an die Aussagen nicht angelegt werden, da es sich um eine retrospektive Analyse handelt bei nacheinander durchge-

Tabelle 6. Ergebnisse der Sugiura-Operation bei blutenden Oesophagusvaricen (Futagawa et al. [5])

	n	Operationsletalität %
Lebercirrhose	30	10
Leberfibrose	13	7,7
Pfortaderthrombose	4	0
Hepatom	4	50,0
Pankreastumor	1	0
Insgesamt	52	11,5
Child A	8	0
Child B	19	0
Child C	25	24

Tabelle 7. Vergleich der Sugiura-Operation mit alleiniger Oesophagusdissektion (Walker) bei blutenden Varicen (Nach Futagawa et al. [5])

	n	Operations-letalität %	Rezidiv-Varicen %	Rezidiv-blutung %
Sugiura-Verfahren	52	11,5	4,3	4,3
Alleinige Oesophagusdissektion	40	2,5	46	18

Tabelle 8. Vergleich dreier Schemata in der Therapie blutender Oesophagusvaricen bei unausgewählten Cirrhotikern (Nach Orloff [19, 20])

	Konservative Therapie	Varicenligatur	Portocavaler Notfallshunt
Zahl der Patienten	59	28	180
Ikterus (%)	42	57	49
Ascites (%)	41	50	53
Encephalopathie (%)	25	25	19
Transfusionsmenge (%)	7,2	4,2	5,1
Überlebensrate (%)	17	54	58
12-Jahres-Überlebensrate	0	7	30

führten Operationsverfahren. Wie aus Tabelle 7 zu ersehen ist, lag die Operationsletalität bei alleiniger Oesophagusdissektion mit 2,5% deutlich niedriger. Die Rezidivblutungsrate betrug jedoch 18% bei alleiniger Oesophagusdissektion, dagegen nur 4,3% bei der ausgedehnten azygoportalen Sperroperation in der Modifikation nach Sugiura.

Von Orloff et al. [19, 20] wurde eine alleinige konservative Therapie mit der Varicenligatur und dem portocavalen Notshunt verglichen (Tabelle 8). Auch hierbei handelt es sich nicht um eine prospektive Studie, sondern es wurde lediglich retrospektiv das Krankengut unter diesen Aspekten gesichtet. Die Autoren meinen anhand dieser Daten belegen zu können, daß die unmittelbare postoperative Frühletalität bei beiden Operationsverfahren etwa gleich hoch ist, jedoch die 12-Jahres-Überlebensrate beim portocavalen Notfallshunt deutlich günstiger liegt, verglichen mit der alleinigen Varicenligatur.

4 Stellung der Nicht-Shuntoperationen in der chirurgischen Therapie der blutenden Oesophagusvaricen

Während die Methode nach Sugiura in unserer Klinik nicht durchgeführt wird, somit auch keine definitive Stellung bezogen werden kann, soll im folgenden auf die Vor- und Nachteile der transmuralen Varicenumste-

Tabelle 9. Vorteile der transmuralen Varicenumstechung mit Fundoplicatio

1. Von jedem erfahrenen Operateur im Schwerpunktkrankenhaus ausführbar
2. Sichere Blutstillung im distalen Oesophagus *und* Fundus
3. Keine Eröffnung von Oesophagus und Magen
4. Annehmbare Operationsdauer (ca. 2 h)
5. Keine Erschwerung der Shuntoperation
6. Erhaltung der Pfortader-Leber-Durchblutung
7. Rezidivprophylaxe durch Fundoplicatio

Tabelle 10. Nachteile der transmuralen Varicenumstechung mit Fundoplicatio

1. Keine definitive Beseitigung der portalen Hypertension
2. Varicenrezidive
3. Blutungsrezidive
4. Technisch erschwert bei vorausgegangener Sklerosierung

Tabelle 11. Indikation zur Nicht-Shunt-Chirurgie bei blutenden Oesophagusvaricen

1. Effektive sofortige Blutstillung
2. Vermeidung der Nachteile der Shuntoperationen
3. Technisch Shunt nicht möglich
4. Segmentale portale Hypertension

Spezieller Aspekt der von uns verwandten Methode
– Fundusvaricen –

chung mit Fundoplicatio in der von uns angegebenen Modifikation eingegangen werden. Vergleichbare Überlegungen treffen für die maschinelle Dissektion des Oesophagus zu. Die Vorteile der transmuralen Varicenumstechung mit Fundoplicatio sind in Tabelle 9 wiedergegeben. Als besonderer Vorteil erscheint uns, daß das Verfahren von jedem erfahrenen Operateur in einem Schwerpunktkrankenhaus durchgeführt werden kann. Außerdem ist einer evtl. später anstehenden Shuntoperation der Weg nicht verbaut.

Die Nachteile des Verfahrens sollen jedoch nicht verschwiegen werden und sind in Tabelle 10 zusammengefaßt: Es muß vor allem mit Varicenrezidiven gerechnet werden, die jedoch dann im Intervall einer adäquaten Therapie (Sklerosierung, Shuntoperation etc.) zugeführt werden können.

Wägt man Vor- und Nachteile der Nicht-Shunt-Operationsverfahren ab, so ist der Schluß erlaubt, daß z.B. die transmurale Varicenumstechung eine effektive sofortige Blutstillung bewirkt und die Nachteile der Shuntoperation vermeidet (Tabelle 11). Dieses Verfahren ist sicherlich immer indiziert, wenn technisch ein Shunt nicht möglich ist und eine segmentale portale Hypertension vorliegt. Ein besonderer Aspekt der von uns verwandten Methode besteht in der Behandlung der Fundusvaricen, die im allgemeinen einer Sklerosierungstherapie nicht zugänglich sind.

5 Zusammenfassung

Neben der medikamentösen und endoskopischen Therapie blutender Oesophagusvaricen besteht die chirurgische Therapie entweder in der Schaffung eines portosystemischen Shunts oder in der Verödung der Varicen mit Unterbrechung des portoazygalen Blutflusses (sog. Sperroperation). Bei den letztgenannten Verfahren sind vor allem die transmurale Varicenumstechung, die maschinelle Dissektion des terminalen Oesophagus sowie das Operationsverfahren nach Sugiura von klinischer Bedeutung. Die Leistungsfähigkeit der verschiedenen Verfahren ist bisher nicht endgültig dokumentiert; jedoch scheinen sie eine echte therapeutische Alternative bei Patienten mit medikamentös und endoskopisch nicht beherrschbarer Blutung bei gleichzeitiger schlechter Leberfunktion darzustellen. Des weiteren haben diese Verfahren eine Berechtigung bei Rezidivblutungen nach vorausgegangenen Shuntoperationen.

Literatur

1. Bengmark S, Börjesson B, Hoevels J, Joelsson B, Lundergist A, Owman T (1979) Obliteration of esophagel varices by PTP. Ann Surg 190:549
2. Boerema I, Klopper PJ, Holscher AA (1970) Transabdominal ligation – resection of the esophagus in cases of bleeding esophageal varices. Surgery 67:409
3. Cooperman AM, Hermann RE (1977) Ligation procedures in the management of portal hypertension. Surgery 81:382
4. Crile GS (1957) Transesophageal ligation of bleeding esophageal varices. Surgery 42:583
5. Fugatawa S, Sugiura M, Hidai K, Shima F (1979) Emergency esophageal transection with paraesophagogastric devascularization for variceal bleeding. World J Surg 3:229
6. George P, Brown C, Ridgway G, Crofts B, Sherlock S (1973) Emergency oesophageal transection in uncontrolled variceal hemorrhage. Br J Surg 60:635
7. Hassab MA (1967) Gastroesophageal decompression and splenectomy in the treatment of esophageal varices in bilharzial cirrhosis. Surgery 61:169

8. Habif DV (1950) Treatment of esophageal varices by partial esophagogastrectomy and interposed jejunal segment. Surgery 46:212
9. Johnson GW (1978) Simplified oesophageal transection for bleeding varices. Br Med J 1:1388
10. Johnston G, Womack NA, Gabriele OF, Peters RM (1969) Control of hyperdynamic circulation in patients with bleeding oesophageal varices. Ann Surg 169:661
11. Koop CE, Roddy SR (1958) Colonic replacement of distal esophagus and proximal stomach in the management of bleeding varices in children. Ann Surg 147:17
12. Koyama K, Takagi Y, Ouchi K, Sato K (1980) Results of esophageal transection for esophageal varices. Am J Surg 139:204
13. Lam SK, Lam WK, Cheng FCY, Ong GB (1977) Transabdominal suture of bleeding gastroesophageal varices in cryptogenic cirrhosis of the liver. Br J Surg 64:428
14. Linton RR, Warren R (1953) The emergency treatment of massive bleeding from esophageal varices by transesophageal suture of these vessels at the time of acute hemorrhage. Surgery 33:243
15. Matory WE, Sedgwick CE, Rossi RL (1980) Nonshunting procedures for bleeding esophageal varices. Surg Clin North Am 60:281
16. McDermot WV (1979) The pathophysiology and surgical management of portal hypertension. Jpn J Surg 9:263
17. Nachlas MM (1956) Treatment of bleeding esophageal varices by resection of the lower esophagus. Arch Surg 72:634
18. Nissen R (1952) Operationen am Oesophagus. Thieme, Stuttgart
19. Orloff MJ (1967) Emergency portocaval shunt: a comparative study of shunt, varix ligation and nonsurgical treatment of bleeding esophageal varices in unselected patients with cirrhosis. Ann Surg 166:456
20. Orloff MJ, Bell RH, Hyde PV, Skivolocki WP (1980) Long-term results of emergency portocaval shunt for bleeding esophageal varices in unselected patients with alcoholic cirrhosis. Ann Surg 192:325
21. Ottinger LW, Moncure AC (1974) Transthoracic ligation of bleeding esophageal varices in patients with intrahepatic obstruction. Ann Surg 179:35
22. Pierce GE, Thomas JH, Estes NC (1977) A transthoracic devascularisation procedure for control of bleeding esophageal varices: preliminary report. Am J Surg 134:794
23. Rinecker H, Dauch N (1975) Operative Behandlung blutender Oesophagusvaricen durch eine subkardiale Blutsperre mittels transmuraler maschineller Klammerung. Chirurg 46:87
24. Rossetti M (1960) Refluxoesophagitis und blutende Oesophagusvarizen. Dtsch Med Wochenschr 85:2141
25. Rossetti M, Allgöwer M, Hell K (1977) Azygoportale Unterbrechung, Fundoplicatio und Vagotomie gegen Oesophagusvarizenblutung. Helv Chir Acta 44:481
26. Schreiber HW (1969) Portale Hypertension. In: Baumgartel F, Kremer K, Schreiber HW (Hrsg) Spez. Chirurgie für die Praxis. Bd II/1. Thieme, Stuttgart
27. Sheline GE, Clark DE, Adams WE, Phemister DB (1961) Partial gastroesophagectomy for esophageal varices. Surg Clin North Am 31:213
28. Siewert R, Becker HD (1979) Transmurale Varizenumstechung und Fundoplicatio als Notoperation der akuten Oesophagusvarizenblutung. Chir 50:82
29. Sugiura M, Futagawa S (1973) A new technique for treating esophageal varices. J Thorac Cardiovasc Surg 66:677
30. Sugiura M, Futagawa S (1977) Further evaluation of the Sugiura procedure in the treatment of esophageal varices. Arch Surg 112:1317
31. Stelzner F (1972) Die submuköse Transsektionsligatur blutender Oesophagusvarizen. In: Breitner B (Hrsg) Chirurg. Operationslehre, Bd II. Urban und Schwarzenberg, München, S 1–9

32. Stelzner F (1973) Erfahrungen und Ergebnisse der chirurgischen Behandlung bei der Oesophagusvarizenblutung durch die Fundektomie. Z Gastroenterol 13:673
33. Tanner NC (1961) The late results of porto-azygos disconnexion in the treatment of bleeding from oesophageal varices. Ann R Coll Surg Engl 28:153
34. Vossschulte K (1957) Dissektionsligatur des Oesophagus bei Varicen der Speiseröhre infolge Pfortaderhypertonie. Chirurg 28:186
35. Walker RM (1960) Transection operation for portal hypertension. Thorax 15:218
36. Yamamoto S, Hidemura R, Sawada M, Takeshige K, Iwatsuki S (1976) The late results of terminal esophagoproximal gastrectomy (TEPG) with extensive devascularisation and splenectomy for bleeding esophageal varices in cirrhosis. Surgery 80:106

Kapitel 16

Notshuntoperationen

A. Hirner, R. Häring und Th. Karavias

1 Einleitung

Die Oesophagusvaricenblutung bedeutet in unserem Haus engste Zusammenarbeit zwischen Internisten, Anaesthesisten, Angio-Röntgenologen und uns Chirurgen [16–18, 22]. Das gemeinsame Ziel aller ist es, mittels nichtoperativer Maßnahmen aus der Blutung ins Intervall zu kommen, um dann erst den Patienten einer definitiven Therapie zuzuführen. Den Notshunt führen wir also nur bei jenem Teil der Patienten mit Oesophagusvaricenblutung durch, bei welchem eine *massive* oder *rezidivierende* Blutung besteht. Dies betrifft ca. 50% des Gesamtkollektives. Wie später noch gezeigt werden wird, sind wir vom *therapeutischen Prinzip* der durch die Anlage einer kompletten portosystemischen Anastomose erreichten *portalen Dekompression* überzeugt.

2 Eigenes Vorgehen im klinischen Alltag

Zu Beginn einer Blutung kann deren weiteres Anhalten nicht abgesehen werden. Deshalb beginnt mit der stationären Aufnahme ein standardisiertes Behandlungsprogramm im Sinne des zahnlosen Ineinandergreifens von Sofortmaßnahmen und entsprechender Diagnostik. Frühestens nach 24 h entscheidet sich die Notwendigkeit eines – dann verzögerten – Notshuntes. Tabelle 1 zeigt das praktische Vorgehen, wobei die Sofortmaßnahmen die Schockbekämpfung (Volumensubstitution, Kreislaufüberwachung und Laborkontrollen), die Blutstillung und die Komaprophylaxe umfassen.

Bei noch bestehender, rezidivierender oder gar massiver Blutung legen wir grundsätzlich eine Sengstaken-Blakemore-Sonde. Wir verzichten auf sie bei Zeichen der stattgehabten Blutung (Forrest II), legen dann jedoch eine Magensonde zur diagnostischen Kontrolle. Weitere Maß-

Tabelle 1. Praktisches Vorgehen bei der Blutung aus Oesophagus- und Fundusvaricen

		Wichtig: *Synchronisation* der Maßnahmen
Sofortmaßnahmen:	I	*Schockbehandlung* Volumensubstitution (Plasmaexpander, Frischblut) Kreislaufüberwachung (RR, Puls, ZVD, Diurese) Labor: Blutgruppe, Hb, Hämatokrit, Leberchemie, Gerinnungskontrolle, Gesamteiweiß
	II	*Blutstillung* Ballontamponade Substitution von Gerinnungsfaktoren Heparinisierung bei Verbrauchscoagulopathie Endoskopische Varicensklerosierung
	III	*Komaprophylaxe* Magenabsaugung und -spülung Hohe Einläufe Darmdesinfektion (Lactulose, Bykomycin)
Diagnostische Maßnahmen:		Endoskopie Angiographie (indirekte Splenoportographie)
Definitive Maßnahmen:		Bei massiver Blutung (verzögerter) Notshunt, meist portocaval, selten mesocaval

Tabelle 2. Definition der „massiven" Blutung

- Rezidivblutung nach Öffnen der Ballonsonde
- Anhaltende Blutung trotz liegender Ballonsonde ($\geqq$3 Konserven/Tag)
- Initial schwerer hypovolämischer Schock ($\geqq$3 Konserven initial zur Kreislaufstabilisierung)

nahmen zur Blutstillung sind die laborentsprechende Substitution von Gerinnungsfaktoren (am besten Frischblut und "fresh frozen plasma") und die Heparinisierung bei drohender oder eingetretener Verbrauchscoagulopathie. Die Sklerosierung, hier an letzter Stelle aufgeführt, wird durch die Medizinische Klinik wegen organisatorisch-personeller Gründe, einer hohen Rezidivblutungsrate und insbesondere wegen erschreckender pathologisch-anatomischer Veränderungen am distalen Oesophagus [19] nur in wenigen ausgesuchten Fällen durchgeführt. Die Pitressin-Therapie führen wir nicht durch, da frühere (eigene) Untersuchungen gezeigt haben, daß es auch unter hoher Dosierung zu keiner Drucksenkung im Pfortaderstromgebiet kommt.

Die Komaprophylaxe umfaßt neben Lactulose und Bykomycin (jeweils enteral) stündliche Magenspülungen und 4–6 hohe Schwenkeinläufe pro Tag. Wären die Gesamtumstände eines solchen Intensivpatienten anders, würden wir eine orthograde Darmspülung bevorzugen.

Zeitlich parallel zu diesen Maßnahmen wird endoskopiert; ob zunächst die Sonde eingelegt oder zunächst endoskopiert wird, hängt von der Akuität der Blutung und der schnellen Verfügbarkeit der Notfallendoskopie ab. Die Endoskopie sichert den Ort der Varicenblutung und schließt andere Blutungsquellen aus. Nach unserer Erfahrung bluten beinahe 50% aller Varicenträger mit oberer Gastrointestinalblutung nicht aus ihren Varicen, sondern aus anderen Quellen.
Nach Kreislaufstabilisation und Einleitung der o.a. Maßnahmen, d.h. nach Erreichen eines "steady state", wird in jedem Falle angiographiert (Begründung s. Abschn. 3). Die Kompressionssonde bleibt 8 bis maximal 24 h geblockt. Steht die Blutung nach deren Öffnung, wird der Patient weiter konservativ therapiert, d.h. ins Intervall gebracht. Handelt es sich jedoch um eine sog. „massive" Blutung (Tabelle 2), d.h. um eine Rezidivblutung, eine anhaltende Blutung trotz liegender Sonde, z.B. bei Fundusvaricen, oder um eine im eigentlichen Sinn initial massive Blutung, dann schließt sich innerhalb 24–48 h nach Einsetzen der Blutung der „verzögerte" Notshunt an: zu einem Zeitpunkt, wo die initiale Diagnostik durchgeführt, normale Kreislaufwerte wiederhergestellt, die Leberwerte aber noch nicht entscheidend schlechter geworden sind. Die Übergänge zwischen sofortigem, verzögertem und stark verzögertem Notshunt sind aber fließend, insbesondere wenn man das realistische Krankengut (Zuweisung mit liegender Sonde nach mehreren Tagen erfolgloser konservativer Behandlung aus einem externen Krankenhaus etc.) in Rechnung stellt. An dieser Stelle sei vermerkt, daß es im Interesse der Patienten bei solch existentieller Erkrankung keine Möglichkeit für randomisierte Prospektivstudien gibt.
Die Operation selbst wird meist noch bei liegender Sonde durchgeführt; die Sonde wird erst 4–8 h postoperativ entblockt. Die Ergebnisse unseres großen Notshunt-Patientengutes (n = 258) sind in den Abschn. 4 und 5 dargestellt; und es sei nochmals darauf hingewiesen, daß dieses Notshunt-Patientengut eine negative Selektion aller Patienten mit Oesophagusvaricenblutung darstellt.

3 Notwendigkeit der Splenoportographie

Die Angiographie wird meist bei noch liegender Kompressionssonde durchgeführt, und zwar aus folgenden drei Gründen:

A Feststellung von Form und Ursache der portalen Hypertension,
B Intaktheit und morphologischer Zustand der großen Pfortaderäste und
C begleitende arterielle Veränderungen.

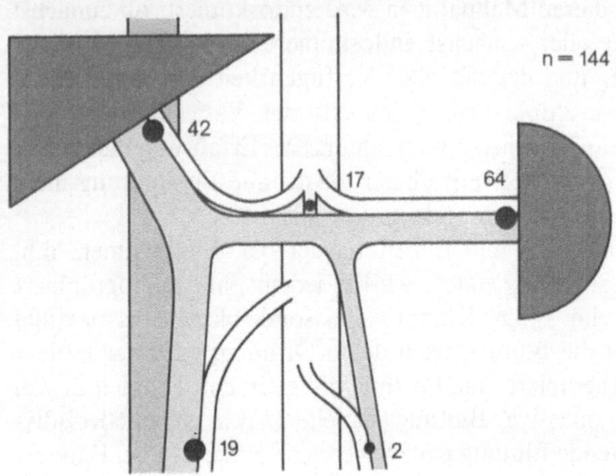

Abb. 1. Übersicht der in der Literatur mitgeteilten arterioportalen Fisteln, konsekutiv mit hyperkinetischer portaler Hypertension. (Nach Hirner et al. [23])

Insbesondere der dritte Punkt bedingt grundsätzlich die indirekte Splenoportographie über alle drei Visceralarterien.

Zu A: Vom Widerstandshochdruck muß die – wenngleich wesentlich seltenere – *hyperkinetische portale Hypertension* abgegrenzt werden. Dieser liegen arterioportale, oft aneurysmatische Fisteln zugrunde: Das ungehemmt in die Pfortaderstrombahn einströmende arterielle Blut bedingt die portale Hypertension. Zumindest 144 solcher arterioportaler Fisteln sind in der zugänglichen Literatur seit Beginn dieses Jahrhunderts mitgeteilt (Abb. 1), die Hälfte allein in den letzten 10 Jahren – in 39% iatrogener Ursache [23, 42]. In 40% ist die Oesophagusvaricenblutung das erste klinische Symptom, wie auch bei 3 unserer eigenen 8 Patienten. Die operative Therapie muß auf die Ausschaltung der arterioportalen Fistel als kausale Therapie abzielen.
Die verschiedenen Blockformen des *Widerstandshochdruckes* (prä-, intra- und posthepatisch) sind bekannt, müssen jedoch während einer Oesophagusvaricenblutung wegen der einzuschlagenden Therapie erkannt werden. Dies betrifft vor allem die Milzvenenthrombose, die Pfortaderthrombose und den klassischen intrahepatisch-postsinusoidalen Block, die Lebercirrhose mit steilgestellter Pfortader, breiter Aufzweigung der beiden Hauptäste und Rarefizierung der intrahepatischen Pfortaderäste.

Zu B: Da wir von den verschiedenen portosystemischen Shunts die portocavale End-zu-Seit-Anastomose bevorzugen, ist für uns die Darstellung und Bewertung der Pfortader von übergeordnetem Interesse: wandständige oder komplette Thrombose, flottierende Thromben, Weite, Länge, und Atypien, zusammengefaßt unter dem Stichwort „Anastomosierungsfähigkeit". Ist die portocavale Anastomose aus operationstechnischen Gründen kontraindiziert (z.B. Zustand nach Gallenoperation), dann ist die Beurteilung der Milzvene (lateraler splenorenaler Shunt nach Linton, s. Abb. 4) oder der Mesenterialvene (mesocavaler Shunt nach Drapanas, Gore-Tex 11–12 mm, s. Abb. 5) conditio sine qua non. Ein hepatofugaler Pfortaderflow kann natürlich nur bei selektiver Injektion des Kontrastmittels in die A. hepatica gesehen werden: In 0–9% aller Cirrhosepatienten, bzw. 12–32% der Cirrhosepatienten mit Oesophagusvaricenblutung besteht eine solche Stromumkehr in der Pfortader [9, 15, 32, 46]. Ein portocavaler End-zu-Seit-Shunt mit Unterbindung des zentralen Pfortaderstumpfes scheint hierfür die beste Shuntform zu sein.

Zu C: Zum einen sind es die bekannten *Abgangsanomalien der rechten Leberarterie*, welche intraoperativ unbedingt geschont werden muß. Darüber hinaus sind es aber noch etliche Veränderungen mehr, die die Operationstaktik entscheidend beeinflussen können:

Phänomen der *kompensatorischen Mehrdurchblutung* der A. hepatica aus der A. mesenterica superior heraus über die A. gastroduodenalis bei offenem Truncus. Ein solches angiologisches Phänomen kann Ausdruck sein einer starken bis maximalen arteriellen Kompensation im Rahmen der bekannten Änderung des arteriellen und portalen Durchblutungsanteiles bei Cirrhose [5, 48]. Entsprechend der Methode von Biersack [5] führen auch wir eine Lebersequenz-Szintigraphie durch. Der arterielle Anteil beträgt präoperativ gut 70, der portale nur knapp 30%. Nach Anlage der portocavalen Anastomose steigt der arterielle Flow nochmals und erreicht ca. 90% des präoperativ bestandenen Gesamtflusses.

Truncus-coeliacus-Verschluß. Die arterielle Leberperfusion erfolgt ausschließlich über die A. mesenterica superior. Eine portosystemische Shuntanlage, gleich welche, verbietet sich, bzw. wäre mit dem Leben nicht vereinbar.

Truncus-coeliacus-Abgangsstenose. Bei der arteriellen Phase über die A. mesenterica superior stellen sich die Truncus-coeliacus-Äste zwar dar, jedoch kann eine Truncus-coeliacus-Abgangsstenose Colapinto Typ I vorliegen. Die diesbezügliche Ursache, die atemabhängige Kompression des zu hoch abgehenden Truncus durch das Ligamentum arcuatum, kann durch dessen Spaltung im Rahmen der Anlage der portocavalen Anastomose entsprechend beseitigt werden.

Die operationstaktische Bedeutung der präoperativ durchzuführenden Angiographie spricht aus diesen Beispielen für sich: Wir erachten sie deshalb bei jedem Patienten, bei welchem die Anlage einer portosystemischen Anastomose geplant ist, als absolut notwendig.

4 Begründung des portocavalen Notshunt-Verfahrens

Die Antwort, warum wir bei der massiven Oesophagusvaricenblutung die portocavale Anastomose als verzögerten Notshunt durchführen, läßt sich am besten in 3 Teilaspekte aufgliedern:

a) Warum favorisieren wir den portosystemischen Shunt gegenüber den Nicht-Shunt-Verfahren?

Oberstes Ziel der Chirurgie des Pfortaderhochdruckes ist für uns noch immer die *bleibende Senkung des Pfortaderdruckes*, und es ist von großem Vorteil, wenn gleichzeitig *Ascites* und *Hypersplenismus* günstig beeinflußt werden. Diese drei positiven Elemente erbringt nur die operativ erreichte portale Dekompression. Der Preis, der dafür mit einer schlechteren Leber-RES-Funktion und mit einer zunehmenden Encephalopathie bezahlt werden muß, darf jedoch nicht zu hoch sein. Als weiterer Punkt spricht für die Anlage eines portosystemischen Shunts die durchschnittliche 5-Jahres-Überlebensrate (Tabelle 3): Sie beträgt für den elektiven, therapeutischen portocavalen Shunt (sämtlichst randomisierte und kontrollierte Prospektivstudien) ca. 50%, bei zunächst konservativer Behandlung nur 30%, mit einer 53%igen Quote von Rezidivblutungen [10, 11, 14, 24, 31, 39]. Allerdings sind bei dieser konservativen Behandlung keine Sklerosierung oder andere invasive Maßnahmen enthalten.

Tabelle 3. Durchschnittliche 5-Jahres-Überlebensrate nach elektivem therapeutischem portocavalem Shunt oder konservativer Therapie[a]

		Portocavaler Shunt[b]	Konservative Therapie	
			Überlebens-rate	Massive Zweitblutung[c]
		%	%	%
Jackson	[24]	56	36	34
Conn	[10]	50	30	70
Felix	[14]	62	37	43
Mikkelsen	[31]	59	15	47
Resnick	[39]	56	48	70
Eckert	[11]	20	10	
Gesamt:		50	30	53

[a] Die Randomisierung begann zum Zeitpunkt der 1. Blutung; die OP erfolgte elektiv (>14 Tage später)

[b] Die operative Letalität ist eingerechnet

[c] Die massive Zweitblutung führte entweder zum Notshunt oder zum Exitus

b) Warum bevorzugen wir die portocavale End-zu-Seit-Anastomose unter den verschiedenen portosystemischen Anastomosen?

Die Kernfrage der weltweiten Diskussion war und ist noch, ob die nicht trunculären Shuntformen bei gleicher Druckentlastung eine portale Restperfusion zulassen oder nicht. Auf Grund hämodynamischer Erkenntnisse hat sich heute die Unterteilung in komplette und inkomplette Shuntformen durchgesetzt: Erkenntnisse, die mit den physikalischen Gesetzen der Strömungstechnik übereinstimmen. Anastomosiert man (suffizient als echte Druckentlastung) irgendwo im portalen Strom- oder Zuflußgebiet zur V. cava inferior hin, dann wird wegen des weiterbestehenden Leberwiderstandes alles Pfortaderblut durch diese Anastomose und nicht noch teilweise durch die Leber hindurchfließen.

Als *komplette Shunts* gelten heute:

- Die portocavale End-zu-Seit-Anastomose (Abb. 2). Vidal hat sie 1903 in Frankreich zum ersten Male erfolgreich durchgeführt. Der Patient verstarb nicht postoperativ, wie vielfach erwähnt, sondern 9 Monate später an den Folgen einer eitrigen Peritonitis.
- Die portocavale Seit-zu-Seit-Anastomose (Abb. 3). Rosenstein in Berlin hat sie 1911 zum ersten Male erfolgreich durchgeführt. Jedoch hat schon Vidal 8 Jahre zuvor auf die (logische) Unmöglichkeit einer Restperfusion der Leber hingewiesen. Auch Tierexperimente haben dies ergeben [8, 20]. Darüber hinaus haben mehrere Retrospektivuntersuchungen eine schlechtere 5-Jahres-Überlebensrate gegenüber dem End-zu-Seit-Shunt ergeben [25, 28, 38, 39]. Der Grund hierfür liegt wohl darin, daß der Leber wegen des hepatofugalen Flow im Pfortaderrest zusätzlich noch arterielles Blut entzogen wird, sog. arterioportaler Reflux innerhalb der Leber, entweder durch direkte Anastomosen im Periportalfeld oder durch Stromumkehr im Sinusoid [27]. Dieser Mechanismus scheint auch für die gelegentliche Stromumkehr in der Pfortader bei nichtoperierten Cirrhosepatienten verantwortlich zu sein.

Sonderindikation für uns: beim Budd-Chiari-Syndrom.

- Die laterale splenorenale Anastomose nach Linton (Abb. 4) mit Splenektomie wie auch die latero-laterale splenorenale Anastomose unter Belassung der Milz nach Cooley.

Sonderindikation für uns: Z.n. Cholecystektomie.

- Die mesocavale Kunststoff-Interpositions-Anastomose nach Drapanas (Abb. 5). Es existieren nach unserer Kenntnis keine Kontrollangiographien zur positiven Darstellung einer portalen Restperfusion.

Sonderindikation für uns: Pfortaderthrombose

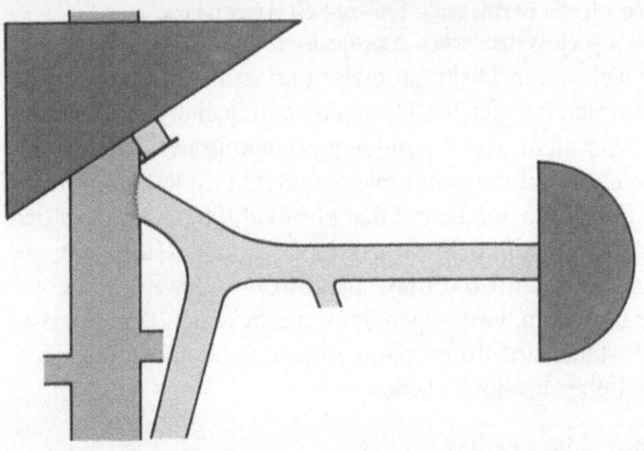

Abb. 2. Portocavale End-zu-Seit-Anastomose

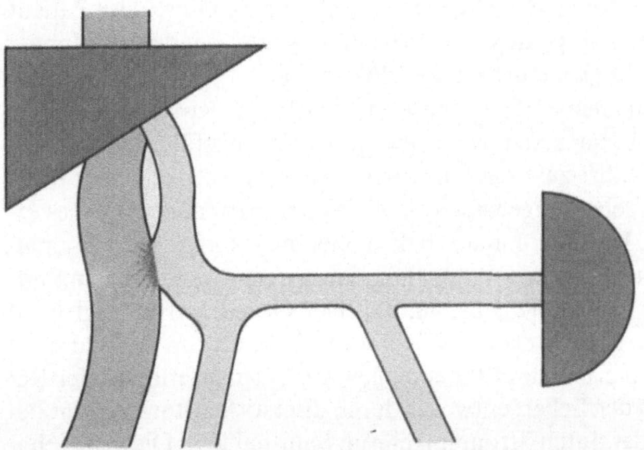

Abb. 3. Portocavale Seit-zu-Seit-Anastomose

Als *inkomplette Shunts* gelten heute lediglich:

- Die zentrale splenorenale Anastomose nach Warren (Abb. 6) unter Belassung der Milz. Jedoch muß diese Operation kombiniert werden mit der Unterbindung der V. coronaria ventriculi und der Skelettierung der distalen Magenhälfte. Mit der Zeit können sich aber auch hier hämodynamische Kollateralen zwischen mesenterico-portalem und oesophagogastro-lieno-renalem Gebiet bilden, die nach 3 Jahren in 75% die portale Restperfusion aufheben [7]. Dieser Shunt ist technisch sehr anspruchsvoll, an zahlreiche Vorbedingungen gebunden [29] und hat eine hohe Thromboserate [4, 29, 33, 47].

Sonderindikation für uns: beim Kind wegen der Belassung der Milz.

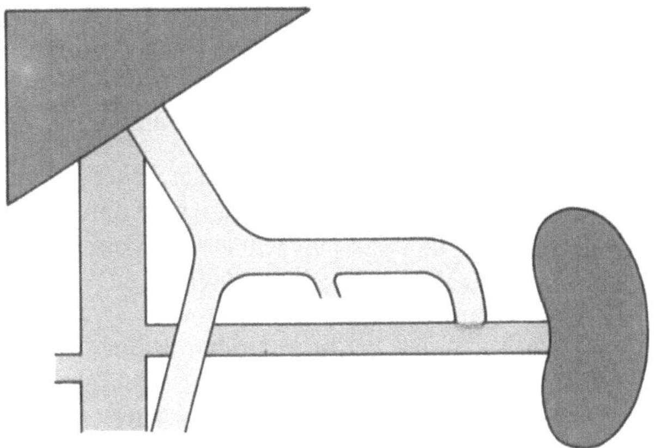

Abb. 4. Laterale splenorenale Anastomose nach Linton

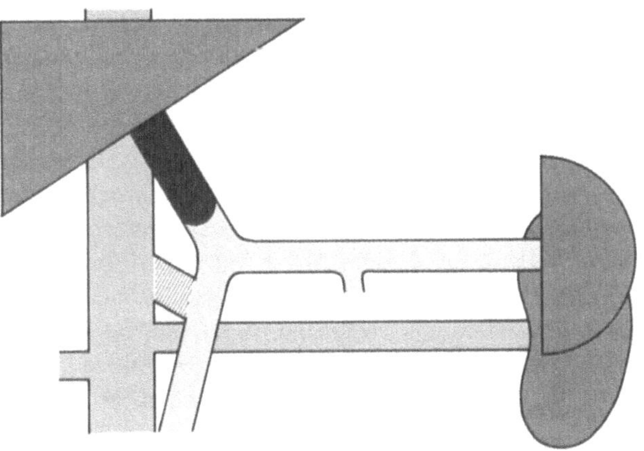

Abb. 5. Mesocavale Kunststoff-Interpositions-Anastomose nach Drapanas

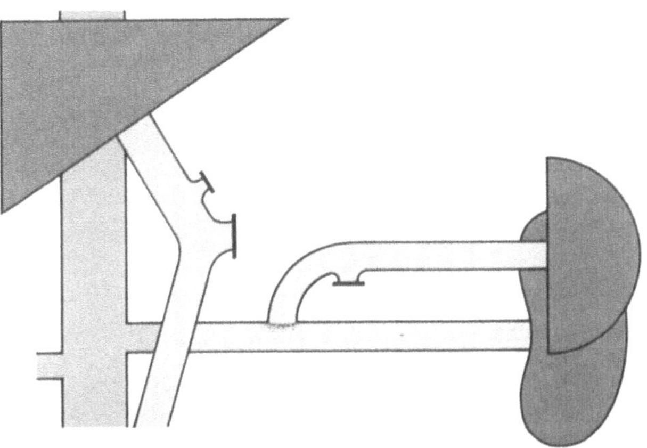

Abb. 6. Zentrale splenorenale Anastomose nach Warren

– Die coronario-cavale Anastomose nach Inokouchi. Sie ist vom logischen Ansatz her die beste aller selektiv dekomprimierenden Anastomosen [13, 29], wegen anatomischer Gegebenheiten aber leider nur in maximal 1–5% aller Patienten durchführbar.

Ob sich der portocavale Shunt mit zusätzlicher Arterialisation des Pfortaderstumpfes auch in der Notsituation wird durchführen lassen, möchten wir derzeit noch dahingestellt sein lassen. Vom Ansatz her scheint es ein qualitativ gutes Verfahren zu sein: definitive Druckentlastung und erhaltene Lebergesamtperfusion [21].

Unter den genannten kompletten Shuntformen ist die portocavale End-zu-Seit-Anastomose operativ-technisch am schnellsten durchzuführen (Vidal benötigte 1903 1 ¼ h!) und erbringt – bei einer Thromboserate weltweit unter 2% – eine dauerhafte und ausgeprägte Drucksenkung. Alle anderen kompletten Shuntformen schneiden hinsichtlich operativer Belastung und Thromboserate wesentlich ungünstiger ab [22].

Hinsichtlich der *Nachteile einer portocavalen End-zu-Seit-Anastomose*, der in der Literatur so oft zitierten *portosystemischen Encephalopathie* haben wir ein Untersuchungsprogramm aufgestellt, das wir seit knapp 2 Jahren, selbstverständlich nur beim Intervallshunt, durchführen.

Es existiert keine allgemeinverbindliche klinische Definition der portosystemischen Encephalopathie (= PSE). Insofern sind die Unterschiede in deren Häufigkeit (Tabelle 4) von Autor zu Autor verständlich [24, 26, 39, 40]. Dies bedeutet aber gleichzeitig, daß für den Vergleich der PSE-Häufigkeit vor und nach portocavaler Anastomose nur Untersuchungen *eines* Autors herangezogen werden dürfen. Zudem sollten *gleiche Voraussetzungen* erfüllt sein, wie z.B. Zustand nach erster Blutung. Daß vor Anlage

Tabelle 4. Häufigkeit der portosystemischen Encephalopathie (= PSE) vor und nach therapeutischem portocavalen Shunt

		Ohne Shunt		Mit Shunt	
		Patienten n	+ PSE n	Patienten n	+ PSE n
Jackson	[24]	62	23	93	36
Rueff	[40]	36	10	24	10
Resnick	[39]	23	4	46	11
Lanzinger	[26]	27	14	27	18
Häring[a]		25	11	25	14
Summe:		173	62 = 36%	215	89 = 41%

[a] EEG-Untersuchungen vor und nach Shunt bei demselben Kollektiv

Abb. 7. Amidopyrin-Atemtest vor und nach Anlage einer portocavalen Anastomose (eigenes Krankengut)

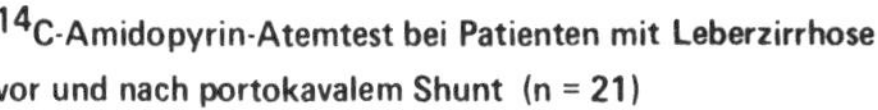

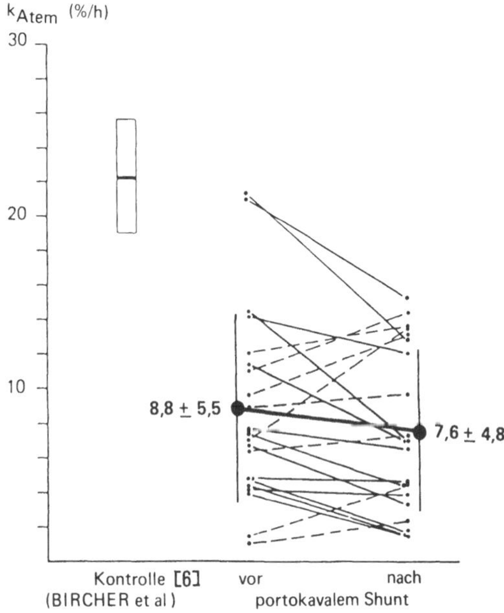

des Shunts in dieser Literaturzusammenstellung schon 36% aller Patienten eine Encephalopathie haben, verwundert nicht: Die Patienten haben ja schon alle ihre ausgeprägten portosystemischen Kollateralen. Nach Shuntanlage erhöht sich dieser Prozentsatz auf 41%, allerdings unter Ausschöpfung einer konsequenten Nachsorge. In Tabelle 4 sind unsere eigenen 25 Patienten enthalten. Die Mutchnik-Studie [34], mit einem PSE-Anstieg von präoperativ 23 auf postoperativ 51%, darf nicht herangezogen werden: Ihr liegen prophylaktische Shunts (heute wohl allgemein obsolet) zugrunde.

Bei psychomotorischen Tests (d-2-Test und Trail-Test) ergibt sich in einer vorläufigen Auswertung (23 Patienten) durch die Anlage des portocavalen Shunts keine Verschlechterung. Beim Amidopyrin-Atemtest (Abb. 7) besteht ebenfalls nur eine ganz geringe Verschlechterung der Abbaugeschwindigkeit, ausgedrückt in %/h. Zusammenfassend sollten also unserer Meinung nach die Vorbehalte, die üblicherweise dem portocavalen Shunt entgegengebracht werden, neu überdacht werden.

c) Warum machen wir die portocavale Anastomose notfallmäßig in der massiven Blutung?

Eine massive Blutung hat weltweit bei ausschließlich konservativer Therapie eine Letalität von 40–80%, durchschnittlich 60% [2, 3, 11, 12, 37,

Tabelle 5. Postoperative Letalität nach portocavalem Notshunt wegen massiver Oesophagusvaricenblutung

		Notshunt	Letalität	
		n	n	%
Sammelstatistik 1955–1973 (aus [16, 35, 37])		648	252	39
Arnmann	[1]	32	9	28
Balasegaram	[3]	68	15	22
Prandi	[37]	93	53	57
Orloff	[36]	146	69	47
Malt	[30]	13	6	46
Steegmüller	[44]	85	24	28
Häring		258	115	45
Summe:		1343	543	40

Tabelle 6. Postoperative Letalität nach portocavalem Notshunt im eigenen Krankengut

	Notshunt	Letalität	
	n	n	%
1962–1972	91	52	57
1972–1976	55	29	52
1976–1978	49	16	33
1978–1981	63	18	29
Summe: 1962–1981	258	115	45

45]. Diese Gefährlichkeit beruht auf der fatalen Kombination, daß die Blutung das auslösende und verstärkende Moment für Leberversagen und Encephalopathie ist. Die Rezidivblutung nach massiver Blutung liegt ebenfalls sehr hoch, nach Schröder [41] zu 84% innerhalb der ersten Woche nach Entblockung der Sonde.

Demgegenüber liegt die durchschnittliche Letalität nach portocavalem Notshunt (Tabelle 5) in einer Literaturübersicht seit 1955 für über 1300 Operationen bei 41% [1, 3, 16, 30, 35, 36, 37, 44], jene unseres Krankengutes (258 Operationen 1962–1981) bei 45%. Differenzieren wir unser eigenes Krankengut (Tabelle 6) hinsichtlich verschiedener Zeitspannen, dann ergibt sich für die letzten 5 Jahre (1976–1981) eine Letalität von ca. 31%, gegenüber 57% in den Anfangsjahren. Dies ist sicher weniger Ausdruck verbesserter operativer Methoden, sondern Ausdruck eines inzwischen reibungsloseren Ablaufes des in Abschn. 2 dargestellten Therapieschemas. Diese Letalität halten wir im Vergleich mit ganz anderen Behandlungsmethoden hinsichtlich der Schwere des Krankheitsbildes und der negativen Selektion der „not-geshunteten“ Patienten als nicht überhöht. Zusammengefaßt sind für uns folgende *Vorteile des portocavalen Notshunt-Vorgehens* maßgebend: Die *rasche und ausgiebige Drucksenkung*, die *kurze Operationszeit* und die Tatsache, daß das *zusätzliche Risiko* eines Zweiteingriffes zur Druckentlastung, wie er beispielsweise nach Sklerosierung oder Sperroperation notwendig würde, *entfällt*.

5 Retrospektive Analyse des eigenen Krankengutes

Während der 19 Jahre Notshunt-Chirurgie sind insgesamt 45% der 258 operierten Patienten verstorben. Während der letzten Jahre (s. Tabelle 6) haben sich die Ergebnisse jedoch deutlich verbessert (31% Letalität). Bei den Todesursachen (Tabelle 7) steht die obere Gastrointestinalblutung mit knapp 40% an erster Stelle, wobei ihr nur zur Hälfte eine eigentliche Rezidivblutung zugrundeliegt. Hierunter sind auch unsere 3 Patienten mit (gesicherter) thrombosierter portocavaler Anastomose. An zweiter Stelle steht schon das Leberkoma, gefolgt von der pulmonalen Insuffizienz.

Retrospektiv wurden folgende Bezüge zwischen Risikofaktoren und Letalität hergestellt, um die Möglichkeit einer präoperativen Selektion zu überprüfen:

- Zum *Alter* hin (Abb. 8): Die beiden Kollektive, bei 60 Jahren getrennt, unterscheiden sich nicht so stark, als daß man deshalb zu einer Selektion berechtigt wäre.
- Zur *Child-Klassifizierung* hin (Abb. 9): Natürlich nimmt die Letalität in den drei Child-Gruppen zu, aber wir scheuen uns, dem C-Patienten, der auch bei konservativer Therapie eine sehr geringe Überlebenschance hätte, bei massiver Blutung die Chance des operativen Blutungsstops zu nehmen.

Tabelle 7. Todesursachen nach portocavalem Notshunt im eigenen Krankengut (1962–1981): n = 115

Obere gastrointestinale Blutung	38%
Leberkoma	34%
Pulmonale Insuffizienz (Aspiration!)	22%
Kardiale Insuffizienz	4%
Lungenarterienembolie	1%
Peritonitis	1%
Gesamt:	100%

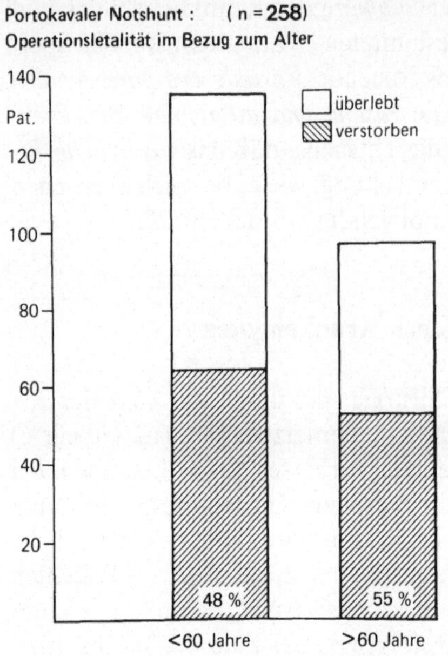

Portokavaler Notshunt : (n = 258)
Operationsletalität im Bezug zum Alter

140
Pat.
120
100
80
60
40
20

überlebt
verstorben

48 %
55 %

<60 Jahre
>60 Jahre

Abb. 8. Korrelation von Alter zu Letalität bei Patienten mit portocavalem Notshunt (eigenes Krankengut)

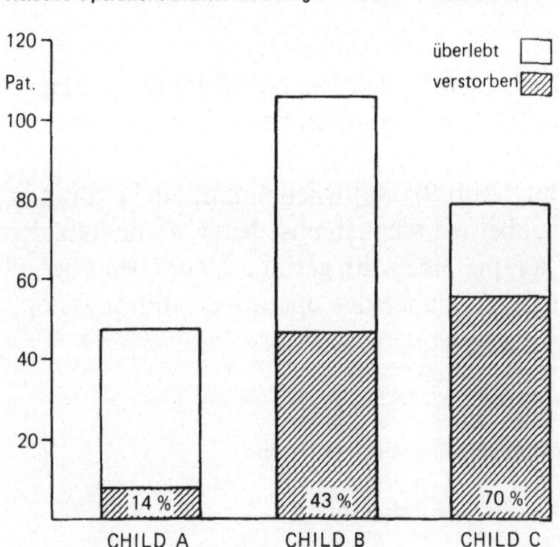

Abb. 9. Korrelation von präoperativem "Child score" zu Letalität bei Patienten mit portocavalem Notshunt (eigenes Krankengut)

– Zu *präoperativen Laborparametern* hin (Abb. 10): Pathologische Werte sind in der überlebenden und versterbenden Gruppe prozentual ungefähr gleichmäßig verteilt. Diese Erfahrung entspricht derjenigen anderer Autoren [30, 36, 37, 43].

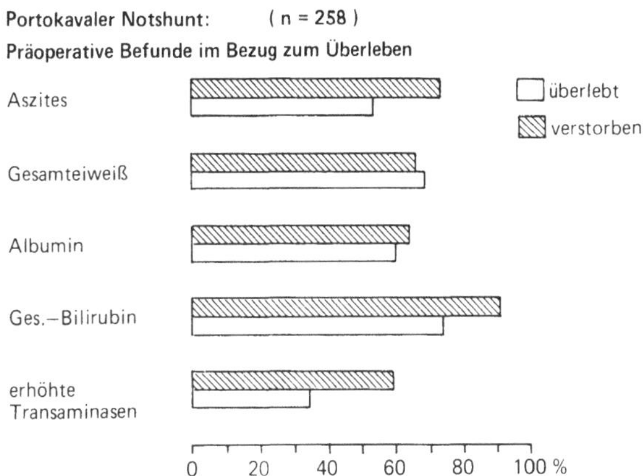

Abb. 10. Korrelation von präoperativen Laborwerten zu Letalität bei Patienten mit portocavalem Notshunt (eigenes Krankengut)

Daraus muß gefolgert werden, daß sich für das Notshunt-Vorgehen bisher keine Risikofaktoren oder Parameter gefunden haben, die für den einzelnen Patienten den fatalen Ausgang einigermaßen verläßlich voraussagen ließen. *Deshalb operieren wir beim Notshunt-Vorgehen jeden Patienten ohne alle Selektion, mit einer einzigen Ausnahme, dem Leberkoma.*
Unsere 6-Jahres-Überlebensrate beträgt 36%. Diese Zahl ist vergleichbar mit anderen Notshunt-Zentren [36] und liegt (verständlicherweise) etwas tiefer als jene nach elektivem Shunt-Vorgehen.

6 Schlußbemerkung

Solange für die massive Oesophagusvaricenblutung keine entsprechenden Zahlen über das additive Letalitätsrisiko von initial konservativer Therapie unter Einschluß der Notfallsklerosierung und sekundärer, elektiver Anlage einer portosystemischen Anastomose als definitiver Therapieform vorliegen, werden wir an dem hier vorgestellten Therapiekonzept festhalten. Wegen des hohen Risikos stehen viele Internisten diesem Verfahren skeptisch gegenüber, viele Chirurgen scheuen es. Auch wissen wir, daß dieses Verfahren letztlich nur eine symptomatische Therapie darstellt: Die Cirrhose bleibt und terminiert damit die Lebenserwartung [12], unseres Erachtens jedoch beinahe unabhängig vom Phänomen einer portosystemischen Shuntanlage. Das rein operative Trauma ist bei entsprechender Narkoseführung und standardisierter Operationstechnik für den Regelpatienten zu vernachlässigen. Die (leichte) Verminderung der Lebergesamtperfusion, bedingt durch den portocavalen End-zu-Seit-Shunt, wird aufgewogen durch den definitiven Blutungsstop als wesentliche Voraussetzung für die Vermeidung einer weiteren Verschlechterung der Lebergesamtleistung.

Literatur

1. Arnman R, Olsson R, Schersten T (1976) Survival after portacaval shunt: Who and how? Acta med Scand 199:167
2. Baird RJ, Tutassaura H, Miyagishima R (1971) Emergency portal decompression. A review of 31 patients operated upon via a midline approach. Arch Surg 103:73
3. Balasegaram M (1976) Emergency portasystemic shunt for bleeding varices. Br J Surg 63:263
4. Berchtold R (1976) Selektive Eingriffe bei der portalen Hypertension. Chirurg 47:266
5. Biersack HJ, Thelen M, Schulz D, Knopp R, Dahlem R, Schmidt R, Winkler C (1977) Die sequentielle Hepatospleno-Szintigraphie zur quantitativen Beurteilung der Leberdurchblutung. Fortschr Röntgenstr 126:47
6. Bircher J, Küpfer A, Gikalov I, Preisig R (1976) Aminopyrine demethylation measured by breath analysis in cirrhosis. Clin Pharmacol Ther 20:484
7. Britton RC (1977) The clinical effectiveness of selective portal shunts. Am J Surg 133:506
8. Brölsch CE (1979) Veränderungen der Mikrozirkulation der normalen und zirrhotischen Rattenleber nach portosystemischen Anastomosen. Habilitationsschrift, Universität Hannover
9. Charters AC, Brown BN, Sviolka SC, Knox DG, Orloff MJ (1975) The influence of portal perfusion on the response to portacaval shunt. Am J Surg 130:226
10. Conn HO (1974) Therapeutic portacaval anastomosis: to shunt or not to shunt. Gastroenterology 67:1065
11. Eckert P, Soehendra N, Farthmann E, Doehn M (1975) Die Therapie der akuten Oesophagusvarizenblutung. Med Welt 26:1139
12. Epple A, Kühn HA, Leveringhaus M, Liehr H (1979) Untersuchungen über Ätiologie, Komplikationen und Prognose der Leberzirrhose an einem unausgewählten Krankengut von 917 Patienten. II. Todesursachen und Prognose der Leberzirrhose. Lebensversicherungsmedizin 5:117
13. Esser G (1975) Portale Shuntoperationen. Eine kritische Betrachtung zur Wahl der Shuntmethode. Chirurg 46:400
14. Felix WR Jr, Myerson RM, Sigel B, Perrin EB, Jackson FC (1974) The effect of portacaval shunt on hypersplenism. Surg Gynecol Obstet 139:899
15. Foster DN, Herlinger H, Miloszewski KJA, Losowsky MS (1978) Hepatofugal portal blood flow in hepatic cirrhosis. Ann Surg 187:179
16. Häring R (1977) Chirurgische Notfallmaßnahmen bei der massiven Oesophagusvarizenblutung. Dtsch Med Wochenschr 102:289
17. Häring R, Hirner A (1977) Pfortaderhochdruck und Oesophagusvarizenblutung. Tempo Med 5:16
18. Häring R, Baer U, Stallkamp B, Tung LC (1976) Portokavaler Not-Shunt bei der massiven Oesophagusvarizenblutung. Med Welt 27:964
19. Hamm B, Altenähr E (im Druck) Morphologische Befunde des distalen Oesophagus nach Sklerosierung von blutenden Varizen. Dtsch Med Wochenschr
20. Harmon JW, Zinner MJ, Reynolds DG (1977) Comparison of portal flow distribution after portacaval and mesocaval shunts. J Surg Res 22:343

21. Hirner A (1980) Die zusätzliche Pfortader-Arterialisation im Vergleich zur alleinigen portokavalen Anastomose bei der gesunden und zirrhotischen Ratte – biochemische, pharmakokinetische und morphologische Untersuchungen. Habilitationsschrift, Berlin
22. Hirner A, Häring R, Karavias T (1981) Chirurgie des Pfortaderhochdruckes. Intern Welt 4:65
23. Hirner A, Häring R, Bost H, Sörensen R (1978) Die hyperkinetische portale Hypertension. Die arterioportale Fistel: Problematik – Kasuistik – Literaturübersicht. Chirurg 49:303
24. Jackson FC, Perrin EB, Felix WR, Smith AG (1971) A clinical investigation of the portacaval shunt: V. survival analysis of the therapeutic operation. Ann Surg 174:672
25. Kanel GC, Kaplan MM, Zawakki JK, Callow AD (1977) Survival in patients with postnecrotic cirrhosis and Laennec's cirrhosis undergoing therapeutic portacaval shunt. Gastroenterology 73:679
26. Lanzinger-Rossnagel G, Christian W, Kommerell B (1977) Prä- und postoperative EEG-Verläufe bei Shunt-operierten Leberzirrhotikern. Dtsch Med Wochenschr 102:725
27. Leger L, Lenriot JP, Lemaigre G (1974) Physiopathology of portal hypertension. Circulatory neophysiology after portacaval shunt. Major problems in clin. Surgery 14:165
28. Leger L, Lenriot JP, Duclos JM, Lemaigre G (1974) Bilan de 187 dérivations porto-caves tronculaires. Analyse statistique des facteurs pronostiques. I. – Vue d'ensemble des opérés et résultats globaux. J Chir (Paris) 108:31
29. Malt RA (1976) Portasystemic venous shunts. Second of two parts. N Engl J Med 295:80
30. Malt RA, Abbott WM, Warshaw AL, Vander Salm TJ, Smead WL (1978) Randomized trial of emergency mesocaval and portacaval shunts for bleeding esophageal varices. Am J Surg 135:584
31. Mikkelsen WF (1974) Therapeutic portacaval shunt. Preliminary data on controlled trial and morbid effects of acute hyline necrosis. Arch Surg 108:302
32. Moreno AH, Burchell AR, Reddy RV, Steen JA, Panke WF, Nealon ThF Jr (1975) Spontaneous reversal of portal blood flow: The case for and against its occurrence in patients with cirrhosis of the liver. Ann Surg 181:346
33. Mosimann R, Loup P (1977) Efficacy and risks of the distal splenorenal shunt in the treatment of bleeding esophageal varices. Am J Surg 133:163
34. Mutchnick MG, Lerner E, Conn HO (1974) Portal-systemic encephalopathy and portacaval anastomosis: A prospective, controlled investigation. Gastroenterology 66:1005
35. Orloff MJ, Chandler JG, Charters III AC, Condon JK, Grambort DE, Modafferi TR, Levin SE (1974) Emergency portacaval shunt treatment for bleeding esophageal varices. Arch Surg 108:293
36. Orloff MJ, Duguay LR, Kosta LD (1977) Criteria for selection of patients for emergency portacaval shunt. Am J Surg 134:146
37. Prandi D, Rueff B, Roche-Sicot J, Sicot C, Maillard JN, Benhamou JP, Fauvert R (1976) Life-threatening hemorrhage of the digestive tract in cirrhotic patients. An assessment of the postoperative mortality after emergency portacaval shunt. Am J Surg 131:204
38. Resnick RH (1975) Portal hypertension. Pathogenesis in cirrhosis. Med Clin North Am 59:945
39. Resnick RH, Iber FL, Ishihara AM et al. (1974) A controlled study of the therapeutic portacaval shunt. Gastroenterology 67:843
40. Rueff B, Degos F, Degos JD et al. (1976) A controlled study of therapeutic portacaval shunt in alcoholic cirrhosis. Lancet I:655
41. Schröder R, Vang J (1973) Zur Therapie der schweren Oesophagusvarizenblutung. Schweiz Med Wochenschr 103:1081

42. Sörensen R, Holtz U, Banzer D, Khalil M, Hirner A (1978) Differential diagnosis of early opacification of the portal vein and its tributaries during arteriography. Cardiovasc Radiol 1:179
43. Steegmüller KW, Fischer R (1978) Ist der portokavale Notshunt bei blutenden Oesophagusvarizen noch vertretbar? Med Welt 29:91
44. Steegmüller KW, Fischer R (1980) Früh- und Spätergebnisse nach portokavalem Shunt. Med Welt 31:21
45. Tygstrup N, Juhl E (1974) Dilemmas of controlled clinical trials in hepatology. In: Schaffner F, Leevy CM, Sherlock S (eds) The liver and its diseases. Intercontinental Bode, New York, p 64
46. Viamonte M Jr, Warren WD, Fomon JJ, Martinez LO (1970) Angiographic investigations in portal hypertension. Surg Gynecol Obstet 130:37
47. Warren WD, Salam AA, Hutson D, Zeppa R (1974) Selective distal splenorenal shunt. Arch Surg 108:306
48. Zöckler CE (1975) Hämodynamik der portalen Hypertension. In: Zöckler CE, Gheorghiu Th (Hrsg) Die portale Hypertension. Witzstrock, Baden-Baden Brüssel Köln, S 25

Kapitel 17

Indikation und Verfahrenswahl

R. Berchtold

1 Definition und Problemstellung

Die therapeutischen Maßnahmen erfordernde Varicenblutung ist massiv oder mit der treffenderen englischen Bezeichnung "exigent", wenn der Blutverlust in 24 h 1 500 ml (1/3 des zirkulierenden Volumens) beträgt, wenn das Hämoglobin unter 7 g-% abfällt und die Verabreichung von 5 oder mehr Bluttransfusionen zu 500 ml notwendig ist.

Wie jede massive Blutung ist die Oesophagusvaricenblutung ein exquisit notfallmedizinisches Problem. Soll das Problem Blutstillung hier möglichst gezielt lokal oder allgemeiner im Bereiche der Ursache, der portalen Hypertension gelöst werden?

So wie der beherzte Laie an der Unfallstelle die spritzende arterielle Blutung mit Fingerdruck stoppt, so leuchtet die lokale Kompression oder die Verödung der blutenden Varice im distalen Oesophagus als einfache und rasche Blutstillungsmethode ein.

Andererseits wissen wir oft nicht auf Anhieb, ob als häufigere Ursache einer oberen gastrointestinalen Blutung ein Magen- oder Duodenalulcus verantwortlich ist. Bis zur differentialdiagnostischen endoskopischen Abklärung kann die allgemeine medikamentöse Drucksenkung im vasculären Splanchnicusbett von therapeutischem Nutzen sein.

Der Chirurg hat die Möglichkeiten, entweder notfallmäßig oder elektiv (nach der vielfach nur temporären Blutstillung mit den erwähnten Maßnahmen) lokal am Ort der Varicen einzugreifen. Er kann aber auch im Blutungsstadium oder elektiv mit portosystemischen Shuntoperationen die portale Hypertension und damit die Varicenblutung bannen.

2 Konsequenzen für Indikation und Verfahrenswahl

Es ist ein Gebot der Ersten Hilfe, jede und besonders die massive Blutung möglichst rasch und mit einfachen Mitteln zu stillen, auch wenn die Blutstillung nur temporär gelingt.

Dazu eignen sich sowohl *Vasopressin* (als Bolus: 20 E/250 ml/20 min und mittels Infusomat 0,2–0,4 E/min) als auch die komprimierende *Ballonsonde*. Zu beiden Methoden gehört die Intensivpflege. Die unerwünschten kardialen Nebenwirkungen des Vasopressins scheinen im Stadium der Hypovolämie durch Flüssigkeitszufuhr [3] und Zusatz von β-Stimulatoren [2] günstig beeinflußt zu werden.

In der Hand des geübten Endoskopikers kann die *Sklerotherapie* der Oesophagusvaricen auch im akuten Blutungsstadium erfolgreich sein. Komplikationen, Letalität und Rezidivblutungen sind aber beachtlich. Die Vorteile der Methode sind zweifellos die für den Patienten geringe Belastung und die Möglichkeit der beliebigen Wiederholung. Das Verfahren steht deshalb für alle diejenigen Patienten im Vordergrund der Wahl, die aus irgendwelchen Gründen für operative Maßnahmen nicht in Frage kommen.

Als Alternative der endoskopischen Sklerosierung ist die *percutane transhepatische Obliteration* der die Varicen speisenden Kollateralen (besonders der V. coronaria ventriculi) in Diskussion [1, 4]. Die technischen Schwierigkeiten, die Versagerquote und die Gefahr der sekundären Thrombosierung der Pfortader lassen dieses Verfahren noch nicht zur Routine empfehlen.

Zur chirurgischen Stillung der Varicenblutung müssen Nichtshunt- und Shuntverfahren unterschieden werden. Die Vielzahl der in der Literatur angegebenen *Nichtshuntmethoden* läßt erkennen, daß offenbar keine derselben restlos befriedigt.

Deren Indikation ist dann vordergründig, wenn keine shuntfähigen, zum Portalbett gehörigen Venen oder portosystemischen Kollateralen vorhanden sind. Die ideale Indikation ist der segmentale (z.B. lienale) Pfortaderhochdruck. Den Nichtshuntmethoden gereicht zum Vorteil, daß deren technische Ausführung z.T. anspruchsloser ist, d.h. keine gefäßchirurgische Kompetenz verlangt, daß die Blutstillung sofort erreicht wird und die Hauptkomplikation der Shuntoperation, die portosystemische Encephalopathie, vermieden wird.

In neuester Zeit dürfte das Transsektionsverfahren mit dem EEA-Apparat attraktiv und für einen prospektiven Vergleich mit der endoskopischen Sklerosierung geeignet sein.

Die Reihe der Anhänger der *Shuntoperationen* im akuten Blutungsstadium hat sich in den letzten Jahren gelichtet. Die Gründe sind die hohe Operationsletalität, besonders wenn die fortgeschrittene Lebercirrhose pro

oder kontra Indikation berücksichtigt wird, ferner die portosystemische Encephalopathie.
Für den shuntgeübten Chirurgen hat die Methode aber auch Vorteile. Die Operationszeit ist relativ kurz. Die portale Drucksenkung ist effektiv und meistens dauerhaft. Das gilt sowohl für den direkten portocavalen End-zu-Seit-, Seit-zu-Seit- wie auch für den mesentericocavalen Shunt.

Zusammengefaßt und vereinfacht ist heute zur Behandlung der akuten Varicenblutung folgendes Konzept vertretbar:

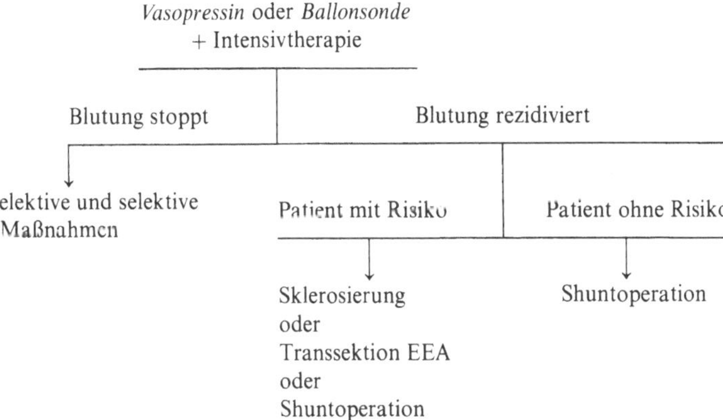

Literatur

1. Bengmark S, Börjesson B, Hoevels J, Joelsson B, Lunderquist A, Owman T (1979) Obliteration of esophageal varices by PTP. A follow-up of 43 patients. Ann Surg 190:549
2. Sirinek KR, Thomford NR (1975) Isoproterenol in offsetting adverse effects of vasopressin in cirrhotic patients. Am J Surg 129:130
3. Skivolocki WP, Sirinek KR, Pace WG (1979) Effect of vasopressin on portal pressure during volume replacement after acute hemorrhage. World J Surg 3:241
4. Smith-Laing G, Scott J, Long RG, Dick R, Sherlock S (1981) Role of percutaneous transhepatic obliteration of varices in the management of hemorrhage from gastroesophageal varices. Gastroenterology 80:1031

Gastrointestinale Blutung: Ulcus ventriculi et duodeni

Koordinator: K. GYR

Kapitel 18

Einleitung

K. GYR

1 Allgemeine Bemerkungen

Die akute obere Magen-Darm-Blutung ist ein dramatisches, den meisten Ärzten wohl vertrautes Krankheitsbild, dessen Häufigkeit von Yajko et al. [10] mit 1,1–1,2% aller Aufnahmen an einem amerikanischen Stadtspital angegeben wird. Rund 60% sind durch ein Ulcus duodeni oder ventriculi verursacht [9]. Um so erstaunlicher ist die Tatsache, daß die Behandlungsrichtlinien für diese Notfallsituation weitgehend auf empirischen Grundlagen beruhen [1, 2]. Prospektive, kontrollierte Studien zum Vergleich chirurgischer, konservativer und kombinierter Behandlungsprinzipien existieren nicht und wären ethisch auch kaum zu verantworten. Gerade aus diesem Grund stellen Indikationsstellung und Verfahrenswahl beim blutenden gastroduodenalen Ulcus eine der dankbaren Domänen des interdisziplinären Zusammenspiels Chirurgie–Innere Medizin/Gastroenterologie dar. Vertreter beider Fachrichtungen sollten daher jeden Patienten mit gastrointestinaler Blutung von Anbeginn gemeinsam betreuen und die Behandlung dem jeweiligen Verlauf anpassen.

2 Definitionen

2.1 Akute Ulcusblutung

Unter akuter Ulcusblutung werden hier alle *nichtokkulten* oberen Magen-Darm-Blutungen verstanden, die einem Ulcus ventriculi und/oder Ulcus duodeni entspringen. Die zugrundeliegenden Läsionen sind Ausdruck einer Ulcuskrankheit. Die bei akuten gastroduodenalen Läsionen beobachteten Blutungen werden in einem späteren Kapitel behandelt.

2.2 Aktivität der akuten Ulcusblutung

Es ist sinnvoll mit Rücksicht auf die Wahl der Behandlungsart, die Aktivität der Blutung auf Grund der Befunde bei der Frühendoskopie zu klassifizieren. Die Einteilung nach Forrest et al. [3] hat sich in diesem Zusammenhang prognostisch als wertvoll erwiesen [4–7] (s. Kap. 8 u. 19).

2.3 Schweregrad der akuten Ulcusblutung

Die Quantifizierung des Blutverlustes bei Krankenhauseinlieferung – für die Festlegung des therapeutischen Vorgehens von großer Wichtigkeit – ist in praxi nicht leicht zu bewerkstelligen. So muß man sich meist damit zufrieden geben, auf Grund einiger Laborparameter sowie klinischer Zeichen die leichte bis mittelschwere, hämodynamisch meist kompensierte von der schweren, mit Kreislaufsymptomen einhergehenden Blutung abzugrenzen. Als schwere Blutung gilt allgemein eine Hämorrhagie, die mit einem Verlust von 30% und mehr des Blutvolumens einhergeht oder bei der zur Aufrechterhaltung des Kreislaufes die Transfusion von 2000–3500 ml Blut pro 24 h benötigt wird [8,9].

3 Ziel der Therapie beim akut blutenden Ulcus ventriculi und duodeni

Jede Behandlung einer Ulcusblutung hat zum Ziel, die aktuelle Blutung zum Stehen zu bringen, die gefährliche, frühe Rezidivblutung zu verhindern und, wenn möglich, die Ulcuskrankheit derart zu beeinflussen, daß spätere Ulcusschübe und Blutungen nicht mehr auftreten. Dazu stehen medikamentöse, endoskopische und chirurgische Mittel sowie deren Kombination zur Verfügung. Ihr Einsatz ist so zu planen, daß der Patient bei der Anwendung konservativer Maßnahmen nicht durch zu langes Hinauszögern der Operation gefährdet und andererseits nicht durch eine zu weit gestellte Operationsindikation einem Risiko ausgesetzt wird, das dasjenige der Blutung übertrifft [1].

Literatur

1. Dronfield MW, Atkinson M, Langman MJS (1979) Effect of different operation policies on mortality from bleeding peptic ulcer. Lancet I:1126–1128
2. Farthmann EH (1978) Indikationen bei den Ulkuskomplikationen. In: Blum AL, Siewert JR (Hrsg) Ulcustherapie. Springer, Berlin Heidelberg New York, p 327–340
3. Forrest JAH, Finlayson NDC, Shearman DJC (1974) Endoscopy in gastrointestinal bleeding. Lancet II:394–397

4. Foster DN, Miloszewski KJA, Losowsky MS (1978) Stigmata of recent haemorrhage in diagnosis and prognosis of upper gastrointestinal bleeding. Br Med J 1:1173–1177
5. Griffiths WJ, Neumann DA, Welsh JD (1979) The visible vessel as an indicator of uncontrolled or recurrent gastrointestinal hemorrhage. N Engl J Med 300:1411–1413
6. Hellers G, Ihre T (1975) Impact of change to early diagnosis and surgery in major upper gastrointestinal bleeding. Lancet II:1250–1251
7. Hoare AM (1975) Comparative study between endoscopy and radiology in acute upper gastrointestinal haemorrhage. Br Med J 1:27–30
8. Rueff B, Benhamou JP (1975) Management of gastrointestinal bleeding in cirrhotic patients. Clin Gastroenterol 4:425–428
9. Wilkinson RH (1973) Management of acute upper gastrointestinal hemorrhage. Can J Surg 16:92–96
10. Yajko RD, Norton LW, Eiseman B (1975) Current management of upper gastrointestinal bleeding. Ann Surg 181:474–480

Kapitel 19

Konservative Therapie und Rezidivprophylaxe

R. Arnold

1 Definitionen

1.1 Das blutende Gastroduodenalulcus

Das blutende Gastroduodenalulcus ist eine ernste und lebensbedrohende Komplikation der Ulcuskrankheit. Im Verlauf der Ulcuskrankheit nimmt das Blutungsrisiko mit der Häufigkeit der Ulcusschübe zu, doch kann sich eine Ulcuskrankheit auch erstmals mit einer Blutung manifestieren. Unter den Blutungsursachen im oberen Gastrointestinaltrakt übertreffen Blutungen aus Ulcera ventriculi oder duodeni zahlenmäßig solche aus anderen Blutungsquellen (Tabelle 1) [1, 9, 11, 15, 17, 36]. Aus praktisch-therapeutischen Gründen sollten zur Beurteilung blutender Gastroduodenalulcera die von Forrest et al. [15] vorgeschlagenen Kriterien herangezogen werden, die auf dem endoskopischen Befund während der Blutung oder nach eingetretenem Blutungsstillstand beruhen. Forrest unterscheidet

- aktiv blutende Läsionen,
- Läsionen, die zum Zeitpunkt der Endoskopie nicht mehr bluten, jedoch noch deutliche Zeichen der abgelaufenen frischen Blutung zeigen. Hierzu zählen ein im Ulcusgrund sichtbarer Gefäßstumpf, ein frischer, das Ulcus bedeckender Thrombus sowie Blutreste im Magen oder im Bulbus duodeni,
- Läsionen, die zum Zeitpunkt der Endoskopie keine Zeichen der abgelaufenen Blutung mehr aufweisen,
- Patienten, bei denen trotz abgelaufener Blutung im oberen Gastrointestinaltrakt eine Blutungsquelle nicht mehr nachweisbar ist.

Darüber hinaus müssen bei der akuten Ulcusblutung beachtet werden

- die Intensität der Blutung,
- die Blutungsdauer,
- die Neigung einer zum Stillstand gekommenen Ulcusblutung zum Frührezidiv.

Tabelle 1. Blutungsursachen im oberen Gastrointestinaltrakt

Erfaßte Studien	n
Cotton et al. (1973)	208
Forrest et al. (1974)	88
Allan u. Dykes (1976)	300
Foster et al. (1978)	277
Cello u. Thoeni (1980)	100
Whorwell et al. (1981)	100
Gesamt	1073
Oesophagitis	7%
Varicen	9%
Mallory-Weiss-Syndrom	9%
Ulcus ventriculi	*19%*
Magenerosionen	11%
Magencarcinom	3%
Ulcus duodeni	*27%*
Duodenalerosionen	5%
Mehrere Blutungsquellen	18%
Keine Ursache	14%

Bei der Beurteilung der Blutungsintensität sollte weiter unterschieden werden zwischen unkontrollierter und kontrollierter Blutung.

1.1.1 Die „unkontrollierte" Blutung

Hierunter fallen Patienten, bei denen zum Zeitpunkt der Hospitalisierung und nach Einleitung der nachfolgend zu besprechenden konservativen Maßnahmen die Blutung unvermindert anhält. Klinisch bleiben die Patienten trotz Massivtransfusionen im Schock, der systolische Blutdruck beträgt weniger als 100 mg Hg, der Puls mehr als 120/min und das Hämoglobin weniger als 8 g-%.

1.1.2 Die „kontrollierte" Blutung

Bei der überwiegenden Mehrzahl der Blutungen aus Gastroduodenalulcera gelingt es durch intensivmedizinische Maßnahmen einschließlich Transfusionen einen drohenden Schockzustand zu verhindern oder den bei der Aufnahme bereits bestehenden Schockzustand zu beherrschen, selbst wenn, endoskopisch bzw. nach dem Aspirat des Mageninhaltes zu urteilen, die Blutung als „Sickerblutung" zunächst noch persistiert.

1.2 Blutungsdauer – Blutungsstillstand

Die überwiegende Mehrzahl der Blutungen aus Gastroduodenalulcera sistiert zum Zeitpunkt der Hospitalisation oder kommt nach Einleitung kreislaufstabilisierender Maßnahmen *spontan* zum Stehen (Tabelle 2). Berücksichtigt man nur die jüngsten Zusammenstellungen über die Häufigkeit chirurgischer Interventionen bei persistierenden Blutungen aus Gastroduodenalulcera (Tabelle 3), müssen etwa 11–36% der Patienten wegen einer Blutungspersistenz laparotomiert werden [1, 8, 13, 18, 19, 23]. Die überwiegende Mehrzahl der akuten Ulcusblutungen kommt also spontan zum Stehen. Die divergierenden Angaben über die Häufigkeit notwendiger operativer Interventionen lassen sich darauf zurückführen, daß die Kriterien für die Indikation zur Operation in den verschiedenen

Tabelle 2. Spontanes Sistieren einer akuten Ulcusblutung

	Ulcus duodeni n	Ulcus ventriculi n
Hoare et al. (1979)	8/13 (62%)	9/19 (48%)
La Brooy et al. (1979)	12/18 (67%)	7/11 (64%)
Galmiche et al. (1979)	10/11 (91%)	19/24 (79%)
Pickard et al. (1979)	9/15 (60%)	6/ 8 (75%)
Carstensen et al. (1980)	8/18 (44%)	13/18 (72%)
Gesamt	47/75 (63%)	54/80 (67%)

Tabelle 3. Operationen bei persistierenden Blutungen aus Ulcera duodeni et ventriculi. (In 4 Studien wurde der Einfluß einer Cimetidin-Therapie auf die Zahl chirurgischer Interventionen geprüft)

	n	Chirurgische Intervention %
Allan u. Dykes (1976)	300	34
Dronfield et al. (1979)	300	36
Hoare et al. (1979)		
Cimetidin	34	12
Plazebo	32	10
La Brooy et al. (1979)		
Cimetidin	34	18
Plazebo	29	25
Galmiche et al. (1979)		
Cimetidin	46	11
Plazebo	47	13
Carstensen et al. (1980)		
Cimetidin	40	37
Plazebo	48	33

Tabelle 4. Endoskopische Identifizierung der Blutungsquelle in Abhängigkeit vom Zeitpunkt der Endoskopie

	Cotton et al. (1973)	Forrest et al. (1974)		Foster et al. (1978)	
Endoskopie nach Blutungsbeginn (h)	<48	<48	>48	<12	>12
Blutungsquelle sichtbar	79%	72%	32%	69%	40%

Zentren unterschiedlich streng definiert werden. Der spontane Blutungsstop wird auch durch die Beobachtung illustriert, daß mit zunehmender Latenz zwischen Hospitalisation wegen einer Blutung und Endoskopie zur Identifizierung der Blutungsquelle die Wahrscheinlichkeit, die Blutungsquelle zu lokalisieren, abnimmt (Tabelle 4) [1, 11, 15, 17].

1.3 Blutungsrezidiv

Charakteristisch für die Blutung aus Gastroduodenalulcera ist deren Neigung zum Rezidiv. Die Prävention des frühzeitigen, d.h. noch während der Hospitalisation auftretenden Blutungsrezidivs, ist daher das eigentliche Ziel konservativer Therapiemaßnahmen. Mit einem Blutungsrezidiv ist in der Regel bereits in den ersten 3 Tagen nach Beginn der Erstblutung zu rechnen [35]. Die Häufigkeit eines Blutungs-Frührezidivs wird mit 8–32% angegeben [3, 14, 21, 28, 35]. Mit einem Blutungsrezidiv ist um so eher zu rechnen, wenn zum Zeitpunkt der Endoskopie die Blutungsquelle noch nachweisbar ist (Tabelle 5) [17].

Tabelle 5. Rezidivblutung beim peptischen Ulcus. (Nach Foster et al. [17])

	Bei Erstendoskopie frische Blutungsquelle nachgewiesen			
	Ja n=27	Nein n=21	Ja n=33	Nein n=8
	Ulcus duodeni		Ulcus ventriculi	
Blutungsrezidiv (%)	56	5	30	0
Notfallmäßige Operation (%)	63	5	45	0

1.4 Letalität der akuten Ulcusblutung

Die durchschnittliche Letalität der akuten Ulcusblutung beträgt 5–15% [1, 13]. Die blutungsbedingte Letalität nimmt mit zunehmendem Le-

Tabelle 6. Letalität der akuten Ulcusblutung. (Nach Dronfield et al. [13])

Patienten n	Alter Jahre	Operationen n (%)	Letalität Gesamt n (%)	Postoperativ n (%)	Blutung n (%)	Andere Ursachen (%)
11	<30	3 (27)	0	0	0	
20	30–39	3 (15)	0	0	0	
28	40–49	11 (39)	2 (7)	2	0	
55	50–59	22 (40)	3 (5,4)	2	0	
66	60–69	27 (41)	9 (13)	5	3	
79	70–79	34 (43)	21 (26)	10	7	
43	>80	10 (23)	8 (19)	3	2	
Gesamt 302		110 (36)	43 (14)	22 (7)	12 (4)	9 (3)

bensalter zu (Tabelle 6) [13, 16]. Patienten über 60 Jahre stellen sowohl bezüglich der durch die Blutung bedingten Gefährdung wie auch deshalb erforderlicher operativer Maßnahmen eine besondere Risikogruppe dar.

2. Konservative Therapie des blutenden Gastroduodenalulcus

2.1 Konservative Therapie der „unkontrollierten" Blutung

Patienten, bei denen nach Einleitung intensivmedizinischer Maßnahmen und Massivtransfusionen (d.h. mehr als 4–6 Blutkonserven innerhalb von 24 h) sowie trotz Einleitung einer der nachfolgend zu besprechenden konservativen therapeutischen Alternativen infolge Blutungspersistenz innerhalb von 12–24 h eine anhaltende Kreislaufstabilisierung nicht zu erzielen ist, gehören in die Hand des Chirurgen und sollten umgehend laparotomiert werden. Über die an ganz vereinzelten Zentren bei solchen Patienten zur Anwendung kommende Fotocoagulation der Blutungsquelle, die infolge des hohen personellen und apparativen Aufwandes und der anspruchsvollen Technik derzeit nur wenigen Zentren zur Verfügung steht, wird an anderer Stelle dieses Buches referiert (s. Kap. 20). Die Fotocoagulation gehört bislang nicht zum Routinerepertoire eines Versorgungskrankenhauses. Auch der Einsatz von Somatostatin kann derzeit wegen der nur begrenzten Erfahrung mit diesem therapeutischen Prinzip bei der „unkontrollierten" Blutung nicht allgemein empfohlen werden [20] (s. hierzu auch Abschn. 2.2.3.4).

2.2 Therapeutische Prinzipien bei der „kontrollierten" Blutung und zur Verhütung des Blutungs-Frührezidivs

Die Prinzipien der Therapie und ihre Durchführung bei der „kontrollierten" Blutung aus einem Gastroduodenalulcus und davon nicht zu trennen

Tabelle 7. Therapeutische Prinzipien beim blutenden Ulcus pepticum

Prinzip	Durchführung
I. Reduktion der Mucosadurchblutung	
1. Lokale Vasoconstriction	Eiswasserspülung (Ballonmethode) Intraarterielle oder lokale Applikation von Vasoconstrictoren: Vasopressin Levarterenol (Epinephrin)
2. Verminderung der Splanchnicusdurchblutung	Vasopressin, Somatostatin, Vagotomie
II. Säureneutralisation	Antacida, Sekretin
III. Säuresuppression	H_2-Receptorantagonisten, Anticholinergica, Sekretin, Somatostatin, Vagotomie
IV. Fotocoagulation	Laser
V. Förderung der Gerinnung	Endoskopische Applikation von Thrombin, Fibrinogen

Tabelle 8. Wirksamkeit, technischer Aufwand und Nebenwirkungen verschiedener therapeutischer Prinzipien beim blutenden Gastroduodenalulcus

Therapeutisches Prinzip	In einer prospektiven kontrollierten Studie untersucht?	Therapeutische Effektivität			Technischer Aufwand	Nebenwirkungen
		Ulcus duodeni %	Ulcus ventriculi %	Streßulcus %		
"gastric hypothermia" (Wangensteen)	Nein	70–100	50–100	100	Hoch	Hoch
Vasopressin	Nein			74–84	Hoch	Hoch
Levarterenol	Nein			54–90	Gering	Keine
Antacida	Nein			90	Vertretbar	Vertretbar
Cimetidin	Ja	37	37	33	Gering	Gering
Somatostatin	Ja	In 7 von 10 Paaren			Gering	s. S. 200
Sekretin	Nein	90	90		Gering	Keine

die Maßnahmen zur Verhütung eines Frührezidivs, sind in den Tabellen 7 und 8 zusammengestellt. Sie zielen auf eine Reduktion der Mucosadurchblutung oder versuchen über den Mechanismus der Säureneutralisation oder der -suppression die bereits bei der Behandlung des nichtblutenden Ulcus im Zielpunkt unseres therapeutischen Vorgehens stehenden aggressiven Faktoren Säure und Pepsin zu eliminieren. Ob dies allerdings tatsächlich die entscheidenden Faktoren der Pathogenese der Ulcusblutung sind und ob auch hier der Verlust defensiver Mechanismen nicht ebenso wie bei der gewöhnlichen Ulcuskrankheit im Vordergrund steht, ist nicht entschieden. Für einen Mangel an defensiven Faktoren sprechen indirekte Befunde, so insbesondere die nachfolgend noch diskutierte schlechte Ansprechbarkeit der Ulcusblutung auf Pharmaka, die allein die Säure neutralisieren oder supprimieren. Fotocoagulation und Förderung der Blutgerinnung im blutenden Ulcus streben die lokale Blutstillung an. Über diese Verfahren wird an anderer Stelle dieses Buches referiert (s. Kap. 20).

Nachfolgend werden die verschiedenen konservativen Therapieprinzipien dargestellt und geprüft, inwieweit ihre therapeutische Wirksamkeit als gesichert gelten darf.

2.2.1 Reduktion der Splanchnicus- und Magenschleimhautdurchblutung

Die lokale Vasoconstriction der zum Ulcus führenden bzw. im Ulcus mündenden Gefäße ist ein logisches Therapieprinzip, dessen Wirksamkeit jedoch trotz mannigfacher Modifikation der vorgeschlagenen Methoden bislang entweder nicht zweifelsfrei bewiesen werden konnte oder mit so erheblichen Nebenwirkungen verbunden ist, daß sich die verschiedenen angegebenen Methoden nicht allgemein durchgesetzt haben.

2.2.1.1 Eiswasserspülung

Wangensteen et al. entwickelten in der Vorstellung, durch lokale, d.h. gastrale Hypothermie die Magenwanddurchblutung drastisch reduzieren zu können, ein Modell, das es erlaubt, die Temperatur des Magens auf etwa 10–14 °C abzukühlen. Hierzu konstruierten sie ein Ballonsystem, das, in den Magen eingebracht, mit einem 0–5 °C kalten Alkohol-Wasser-Gemisch perfundiert wurde. Tatsächlich erreichten die Autoren damit bei allen so behandelten Patienten mit blutenden Ulcera duodeni oder ventriculi einschließlich solcher Patienten mit blutenden Streßulcera innerhalb von 3–6 h einen Blutungsstillstand [34]. Durch die Hypothermie erzielten die Autoren gleichzeitig eine Suppression der Säuresekretion und eine Verminderung der peptischen Aktivität. Diese Ergebnisse konnten später, wenn auch mit etwas geringerem Erfolg, bestätigt werden [27, 30]. Die Methode hat sich jedoch in der von Wangensteen angegebenen Modifikation wegen des erheblichen technischen Aufwandes, insbesondere aber wegen erheblicher Nebenwirkungen, unter denen Aspirationspneumonien, generalisierte Hypothermie, Ileus und septische Komplikationen im Vordergrund standen, nicht allgemein durchgesetzt [30].

Die heute vielerorts durch Instillation von kaltem Wasser oder Elektrolytlösung über einen Magenschlauch geübte „Eiswasserspülung“ beim blutenden Gastroduodenalulcus ist bezüglich des hypothermen Effektes in keiner Weise mit der Wangensteen-Modifikation vergleichbar, da sie die Magenwandtemperatur nur unwesentlich erniedrigt. Ein günstiger

Einfluß auf die Ulcusblutung ist daher von der Eiswasserspülung nicht zu erwarten und bislang auch durch keine kontrollierte Studie belegt worden. Die Spülung dient in der heute geläufigen Art in erster Linie der Entfernung von Blutcoagula, erlaubt damit eine leichtere endoskopische Beurteilung der Blutungsquelle und ermöglicht die frühzeitige Erkennung eines Blutungsrezidivs. Sie ist also lediglich von prophylaktischer Bedeutung. An Stelle des Eiswassers kann ebenso gut normal temperiertes Wasser verwendet werden. Elektrolytlösungen an Stelle von Wasser bringen keine Vorteile.

2.2.1.2 Intraarterielle oder lokale Applikation von Vasoconstrictoren

Infusion von Vasopressin führt systemisch und bei selektiver Applikation in die A. mesenterica superior zur Abnahme der Mesenterialdurchblutung und des Pfortaderdruckes, bedingt durch einen Anstieg des Mesenterialarterienwiderstandes [5, 26]. Infolge der Senkung des Pfortaderdruckes fand Vasopressin Eingang in die Therapie der Oesophagusvaricenblutung. Conn et al. konnten in einer kontrollierten, prospektiven Studie zeigen, daß intraarterielle Infusion von Vasopressin in einer Dosierung von 0,05–0,4 E/min über 24–74 h bei blutenden Gastroduodenalulcera die Blutungsdauer signifikant verkürzt [10]. Die Autoren beobachteten in der Vasopressingruppe bei 8 von 11 Patienten (73%), dagegen in der Kontrollgruppe, die mit Eiswasserspülungen, Antacida, aber ohne Vasopressin, behandelt wurde, nur bei 5 von 16 Patienten (31%) einen Blutungsstillstand. Erfolgszahlen ähnlicher Größenordnung wurden von Athanasoulis et al. in einer unkontrollierten Studie bei akuten Streßläsionen des Magens berichtet, wo Vasopressin in etwa 84% der Fälle zum Sistieren der Blutung führte [2]. Weitere kontrollierte Studien, die diese günstigen Befunde bei blutenden Gastroduodenalulcera bestätigen, liegen nicht vor. Der Grund dafür ist in der hohen Nebenwirkungsrate zu sehen, die dem Einsatz von Vasopressin besonders beim älteren Patienten entgegensteht. So führt Vasopressin zum Anstieg des Blutdruckes, zur Constriction der Coronargefäße, zum Abfall des Herzminutenvolumens und zu Rhythmusstörungen [10, 26]. An weiteren Komplikationen wurden Dünndarminfarkte, Mesenterialvenenthrombose und eine bakterielle Peritonitis beschrieben [4, 26].

Neben dem Vasopressin fanden in der Vergangenheit noch weitere Vasoconstrictoren Eingang in die Therapie des blutenden Gastroduodenalulcus. So wurde sowohl nach intragastraler, intraperitonealer und lokal-intraarterieller Verabfolgung von Levarterenol (Norepinephrin), das in der Leber vollständig metabolisiert wird und damit keine systemischen Effekte entfalten kann, ein Blutungsstillstand beobachtet [12, 22, 24]. Obgleich die Nebenwirkungen der Levarterenol-Therapie gering sein sollen, wurde es bislang nicht in größeren kontrollierten, prospektiven Studien auf seine

Überlegenheit gegenüber anderen therapeutischen Maßnahmen überprüft. Da es nicht systemisch anwendbar ist, dürfte es wohl auch in Zukunft nicht ein Therapeuticum der ersten Wahl darstellen. Gleichwohl ist es erstaunlich, daß bislang niemals die ebenfalls intragastral verabfolgten Antacida gegen das ebenso applikable Norepinephrin getestet wurden. Auch Somatostatin führt zur Vasoconstriction und so zu einer Verminderung der Magenschleimhautdurchblutung. Bei der Beurteilung der kürzlich mitgeteilten günstigen Effekte des Somatostatins bei der akuten Ulcusblutung [20] ist also zu berücksichtigen, daß Somatostatin nicht nur die Säure- und Pepsinsekretion hemmt, sondern auch die Splanchnicusdurchblutung vermindert [31].

2.2.2 Säureneutralisation

2.2.2.1 Antacida

Über die Wirkung von Antacida in der Behandlung des blutenden Gastroduodenalulcus und der Verhütung des Frührezidivs liegen bis heute keine kontrollierten und prospektiven Studien vor. Dies erstaunt bei dem weitverbreiteten Einsatz der Antacida und den günstigen Erfahrungen bei der Behandlung und Prävention von Streßulcera. So wurde in einer Reihe kontrollierter Studien gezeigt, daß hochdosierte Antacidainstillationen in den Magen bei akuten Blutungen aus Streßläsionen zum Blutungsstillstand führen und auch in der Lage sind, bei Patienten mit erhöhtem Streßulcusrisiko das Auftreten einer Streßblutung drastisch zu reduzieren (bezüglich Literatur s. Kap. 23–27). Diese Studien haben u.a. gezeigt, daß mit einem Sistieren der Blutung bzw. der Verhütung einer Blutung um so eher gerechnet werden darf, wenn das intragastrale pH ständig über 4 liegt [25, 32]. Dies erfordert natürlich eine ständige, d.h. mindestens stündliche Kontrolle des pH im Magenaspirat. Eine nachteilige Folge der zur Aufrechterhaltung eines pH von >5 erforderlichen hohen Antacidadosen – es werden hierzu stündlich zwischen 30 und 120 ml benötigt [32] – sind die darunter auftretenden Diarrhoen, weniger gravierend die besonders bei niereninsuffizienten Patienten beobachteten Anstiege der Aluminium- bzw. Magnesium-Plasma-Spiegel.

Die gerade in der Streßulcusprophylaxe gemachten günstigen Erfahrungen berechtigen zu der Annahme, daß Antacida, zumindest was die Prävention des Blutungs-Frührezidivs betrifft, als wirksames, relativ nebenwirkungsarmes, wenn auch einen hohen Personalaufwand voraussetzendes Therapieprinzip anzusehen sind.

2.2.2.2 Sekretin

In einer prospektiv alternierenden Studie, in der die Wirksamkeit von Sekretin und Cimetidin in der konservativen Behandlung nicht arteriell blutender Ulcera duodeni und ventriculi geprüft wurde, konnte gezeigt werden, daß in der Sekretingruppe die Blutung in 9 von 10 Fällen zum Stillstand kam [33]. Dieser günstige Einfluß des Sekretins ist pathophysiologisch gesehen nicht nur auf die durch Sekretin induzierte Hemmung der Säuresekretion, sondern ebenso auf den neutralisierenden Effekt des durch Sekretingabe stimulierten und in den Magen regurgitierten alkalischen Duodenalsaftes zu beziehen. Die genannte Studie bestätigt die von Becker et al. in der Behandlung blutender Streßläsionen gemachten Erfahrungen, nach denen Sekretin in über 90% der Fälle zum Blutungsstillstand führt [6].

2.2.3 Säuresuppression

Die Säuresuppression gilt sowohl beim nichtblutenden wie auch beim blutenden Gastroduodenalulcus derzeit als der wichtigste therapeutische Angriffspunkt. Es ist allerdings, wie bereits betont, völlig unklar, welchen Stellenwert die Säure in der Pathogenese der Ulcusblutung wirklich einnimmt. Sicher muß nämlich den sog. defensiven Faktoren, unter denen vor allem Epithelregeneration und Schleimbildung zu verstehen sind, eine mindestens gleich große, wenn auch therapeutisch weniger gut beeinflußbare Bedeutung zugesprochen werden. Zur Zeit liegen Erfahrungen über den Einfluß von Pharmaka, welche eine Stärkung der defensiven Schleimhautfaktoren anstreben (z.B. Prostaglandine, Sucralfat[?]), in der Behandlung des blutenden Gastroduodenalulcus nicht vor.

2.2.3.1 H_2-Receptorantagonisten

Die Beeinflussung der akuten Blutung beim Ulcus duodeni und ventriculi durch intravenöse Gabe von Cimetidin und die Verhütung des Frührezidivs wurden mehrfach untersucht [7, 8, 18–20, 23, 29]. Das Ergebnis dieser Studien zeigt, daß Cimetidin ohne Einfluß auf die akute Blutung und das Auftreten eines Frührezidivs beim Ulcus duodeni ist. Dagegen kann aus 3 von 5 Studien auf einen günstigen Einfluß des Cimetidins auf das blutende Ulcus ventriculi geschlossen werden. Die Einzelergebnisse dieser Studien sind in Tabelle 9 zusammengefaßt. Es soll jedoch betont werden, daß die meisten Studien zwischen Beeinflussung der noch bestehenden Blutung durch Cimetidin und der Verhütung des Frührezidivs nach kurzfristigem Blutungsstillstand nicht scharf trennen. Analysiert man die Protokolle der einzelnen Studien, wurde von der Mehrzahl der Autoren das Wiederauftreten bzw. die Verhütung einer Frührezidivblutung unter Cimetidin untersucht. Nur Kayasseh et al. [20] und Bivins et al. [7], die in ihren zahlenmäßig kleinen Studien ausschließlich über Patienten mit noch blutenden Ulcera berichteten, konnten zeigen, daß Cimetidin die aktuelle Ulcusblutung nicht beeinflußt. Carstensen et al. wiesen darüber hinaus darauf hin, daß Cimetidin die Abheilung von Gastroduodenalulcera nach einem Blutungsstillstand nicht beschleunigt [8].

Tabelle 9. Einfluß von Cimetidin auf den Verlauf einer Ulcusblutung

		Ulcus duodeni		Ulcus ventriculi	
		Cimetidin	Placebo	Cimetidin	Placebo
Hoare et al. (1979)	n	20	13	14	19
	Non-responder	6	5	*2*	10
	Responder	14	8	12	9
	Notoperation	4	3	*1*	8
La Brooy et al. (1979)	n	22	18	12	11
	Non-responder	8	6	*2*	4
	Responder	14	12	10	7
Galmiche et al. (1979)	n	12	11	24	24
gleichzeitig	Non-responder	2	1	*0*	5
Antacida!	Responder	10	10	24	19
Pickard et al. (1979)	n	13	15	4	8
	Non-responder	7	6	1	2
	Responder	6	9	3	6
Carstensen et al. (1980)	n	15	18	15	18
	Notoperation	8	10	6	5

2.2.3.2 Anticholinergica

Über die Wirkung von Anticholinergica (z.B. Pirenzepin) auf den Verlauf einer Ulcusblutung bzw. auf die Verhinderung einer Frührezidivblutung liegen keine Berichte vor.

2.2.3.3 Sekretin

Sekretin scheint nach dem einzigen bislang vorliegenden Bericht, der sich zudem nur auf eine sehr kleine Fallzahl stützt [33], den Ablauf einer Blutung aus einem Ulcus duodeni oder ventriculi günstig zu beeinflussen. Hier sind aber noch umfangreichere Untersuchungen erforderlich, um zur Frage der Wirksamkeit des Sekretins in der Behandlung der Blutung und der Verhütung des Frührezidivs abschließend Stellung nehmen zu können.

2.2.3.4 Somatostatin

Kayasseh et al. haben kürzlich auf Grund ihrer im Rahmen einer randomisierten, kontrollierten Sequentialstudie erhobenen Befunde darauf hingewiesen, daß Somatostatin bei der schweren persistierenden Ulcusblutung, nicht aber Cimetidin den Blutungsablauf günstig beeinflußt [20]. Von 20 in die Studie eingebrachten Patienten erhielten 10 Somatostatin und 10 Patienten Cimetidin. In 7 von 10 Patientenpaaren führte Somatostatin zum Blutungsstillstand, während die mit Cimetidin behandelten

Patienten weiterbluteten. Nur in 1 Patientenpaar waren Somatostatin und Cimetidin gleich wirksam. Leider sind die Ergebnisse dieser Studie bislang nicht durch andere prospektive Studien an einem größeren Patientenkollektiv bestätigt worden. Ein wesentlicher Nachteil der Studie von Kayasseh et al. ist nämlich die Zusammensetzung des Patientenkollektivs. So wurden Patienten mit unterschiedlicher Ulcuslokalisation, unterschiedlicher Ulcusgröße und verschiedenen Grunderkrankungen miteinander verglichen. Zur endgültigen Beurteilung der Wirksamkeit dieses sehr teuren und nicht nebenwirkungsfreien Hormons (u.a. Hemmung zahlreicher Hormone) sind demnach ergänzende Studien unbedingt zu fordern; vorher ist eine Empfehlung zum breiten Einsatz dieses Präparates unter keinen Umständen zu rechtfertigen.
Der aus der Studie von Kayasseh et al. ablesbare Trend einer höheren Wirksamkeit von Somatostatin gegenüber Cimetidin stellt ein wichtiges Argument für den höheren Stellenwert anderer Faktoren als der Säure in der Pathogenese der Ulcusblutung dar. So konnte dieselbe Arbeitsgruppe kürzlich zeigen, daß die gleiche Somatostatindosis, die bei Ulcuspatienten zum Blutungsstillstand führt, die Durchblutung des Splanchnicusgebietes signifikant herabsetzt [31]. Der Somatostatineffekt ist daher wahrscheinlich eher über die Drosselung der Durchblutung – und damit der Vasopressinwirkung vergleichbar – als über die Säurehemmung zu erklären.

3 Zusammenfassung

Die beiden Therapieziele beim blutenden peptischen Ulcus sind der Blutungsstillstand und die Vermeidung des Frührezidivs. Faßt man die bislang vorliegenden und vorstehend diskutierten Berichte über die Wirksamkeit der verschiedenen angegebenen konservativen Therapieverfahren zusammen, so läßt sich folgendes feststellen:

a) Die Mehrzahl der Blutungen sistiert auch ohne jede Therapie; die Überlegenheit eines bestimmten konservativen Therapieprinzips gegenüber dem spontanen Verlauf einer Blutung ist aus diesem Grunde nur schwer zu belegen.
b) Bis heute gibt es kein anerkanntes und nebenwirkungsfreies konservatives Therapiekonzept, von dem zweifelsfrei feststeht, daß es die Ulcusblutung zum Stillstand bringt und ein Blutungs-Frührezidiv verhindert.
c) Ziel der konservativen Therapie bei der Ulcusblutung bleibt daher in erster Linie die Stabilisierung des Kreislaufs nach intensivmedizinischen Gesichtspunkten. Die Kriterien zur chirurgischen Intervention haben sich in den vergangenen Jahren trotz Einführung neuer Pharmaka in die Ulcustherapie nicht geändert.

4 Praktisches Vorgehen bei der akuten Ulcusblutung

Voraussetzung zur Einleitung einer Therapie ist die Lokalisation der Blutungsquelle mittels Endoskopie. Diese sollte bei Krankenhausaufnahme – bei stabilen Kreislaufverhältnissen – spätestens am Morgen nach der Einlieferung erfolgen. Unter Zugrundelegung der von Forrest angegebenen Einteilung blutender Gastroduodenalulcera [15] ergibt sich folgendes weitere praktische Vorgehen:

4.1 Die aktive „unkontrollierte" Blutung

Versuch der Kreislaufstabilisierung und sofortige Operation, alternativ Versuch der lokalen Blutstillung mittels Lasercoagulation (s. hierzu Kap. 20). Letzteres Verfahren ist jedoch nur an wenigen Zentren möglich.

4.2 Die aktive „kontrollierte" Blutung

Zunächst Kreislaufstabilisierung nach intensivmedizinischen Gesichtspunkten. Blutersatz bei einem Abfall des Hb unter 8 g-%, bei älteren Patienten bei einem Hb-Abfall unter 10 g-%. Legen einer Magensonde zur Entfernung alten Blutes und zur Dokumentation des Blutungsstillstandes, der Blutungspersistenz oder des Blutungsrezidivs.
Wie oben ausgeführt, gibt es kein konservatives Therapieprinzip, um sicher einen Blutungsstillstand zu erzielen. In Analogie zu den Erfahrungen beim blutenden Streßulcus kann versucht werden:

z.B. Instillation von 30–60 ml Maaloxan oder Solugastril über die Magensonde; Abklemmung des Magenschlauches; nach 1 h Aspiration des Mageninhaltes zur Bestimmung des pH sowie erneute Instillation von 30 ml. Das pH sollte höher als 5 sein. Fortführung dieser Therapie über mindestens 3 Tage nach Blutungsstopp. Anschließend Therapie wie beim nichtblutenden Gastroduodenalulcus (s. Abschn. 4.4).

Cimetidin (200 mg per infusionem/3 h) kann nach den bislang vorliegenden Ergebnissen beim blutenden Magenulcus empfohlen werden.
Die Wirksamkeit anderer Ulcuspharmaka ist, wie in den vorausgegangenen Abschnitten dargelegt, nicht gesichert.
Von einem Versagen der konservativen Therapie muß gesprochen werden, wenn mehr als 6 E Blut innerhalb von 24 h nicht zur Konstanthaltung des Hb ausreichen und wenn nach 48 h weiterhin frisches Blut im Magen nachweisbar ist.

4.3 Nichtblutende Läsionen, die zum Zeitpunkt der Endoskopie noch Stigmata der frischen Blutung aufweisen (= Therapie des Frührezidivs)

Vorgehen wie unter Abschn. 4.2. Fortführung der Therapie mindestens über 3 Tage nach Blutungsstopp. Anschließend Therapie wie beim nichtblutenden Gastroduodenalulcus.

4.4 Läsionen ohne Stigmata der frischen Blutung

Therapie wie beim nichtblutenden Gastroduodenalulcus:

z.B. Cimetidin 1,2 g/die; Pirenzepin 3 × 50 mg/die. Fortführung der Therapie bis zur Ulcusabheilung. Anschließend Rezidivprophylaxe über 1 Jahr mit Cimetidin.

4.5 Keine nachweisbare Blutungsquelle

Keine Therapie.

Literatur

1. Allan R, Dykes P (1976) A study of the factors influencing mortality rates from gastrointestinal haemorrhage. Q J Med 180:533–550
2. Athanasoulis CA, Baum S, Waltman A, Ring EJ, Imbembo A, Vander Salm TJ (1974) Control of acute gastric mucosal hemorrhage. Intraarterial infusion of posterior pituitary extract. N Engl J Med 290:597–603
3. Avery JF (1956) Hematemesis and melena. With special reference to causation and to the factors influencing the mortality from bleeding peptic ulcers. Gastroenterology 30:166–189
4. Bar-Meir S, Conn HO (1976) Spontaneous bacterial peritonitis induced by intraarterial vasopressin therapy. Gastroenterology 70:418–421
5. Barr JW, Lakin RC, Rösch J (1975) Similarity of arterial and intravenous vasopressin on portal and systemic hemodynamics. Gastroenterology 69:13–19
6. Becker HD, Schafmeyer A, Börger HW (1979) Die Behandlung der Blutung aus akuten Schleimhautläsionen des Magens und Duodenums durch Secretin. Chirurg 50:87–90
7. Bivins BA, Rogers EL, Rapp RP, Sachatello CR, Hyde GL, Griffen WO (1980) Clinical failures with cimetidine. Surgery 88:417–424
8. Carstensen HE, Bülow S, Hart HO et al. (1980) Cimetidine for severe gastroduodenal haemorrhage: a randomized controlled trial. Scand J Gastroenterol 15:103–105
9. Cello JP, Thoeni RF (1980) Gastrointestinal hemorrhage. Comparative values of doublecontrast upper gastrointestinal radiology and endoscopy. JAMA 243:685–688
10. Conn HO, Ramby GR, Stoser EH et al. (1975) Intraarterial vasopressin in the treatment of upper gastrointestinal hemorrhage: a prospective, controlled clinical trial. Gastroenterology 68:211–221

11. Cotton PB, Rosenberg MT, Waldram RPL (1973) Early endoscopy of esophagus, stomach and duodenal bulb in patients with haematemesis and melaena. Br Med J II:505–509
12. Douglas HO (1974) Levarterenol irrigation. Control of massive gastrointestinal bleeding in pour-risk patients. JAMA 230:1653–1657
13. Dronfield MW, Atkinson M, Langman MJS (1979) Effect of different operation policies on mortality from bleeding peptic ulcer. Lancet I:1126–1128
14. Eichfuss HP, Farthmann E, Horatz K, Schreiber HW (1976) Die große Blutung aus Magen und Zwölffingerdarm. Dtsch Med Wochenschr 101:753–755
15. Forrest JAH, Finlayson NDC, Sherman DJC (1974) Endoscopy in gastrointestinal bleeding. Lancet II:394–397
16. Foster JH (1974) Immediate results of emergency operation for massive upper gastrointestinal hemorrhage. A cooperative study by the connecticut society of American board surgeon. Am J Surg 122:387–393
17. Foster DN, Miloszewski KJA, Losowsky MS (1978) Stigmata of recent hemorrhage in diagnosis and prognosis of upper gastrointestinal bleeding. Brit Med J I:1173–1177
18. Galmiche JP, Colin R, Veyrac M, Hecketsweiler P, Ouvry D, Tenière P, Ducrotté P (1980) Double-blind controlled trial of cimetidine in bleeding peptic ulcer. In: Torsoli A, Lucchelli PE, Brimblecombe RW (eds) H-2-Antagonists. International Congress Series No. 521. Excerpta Medica, Amsterdam, p 164–171
19. Hoare AM, Bradby GVH, Hawkins CF (1979) Cimetidine in bleeding peptic ulcer. Lancet II:671–673
20. Kayasseh L, Gyr K, Keller U, Stalder GA, Wall M (1980) Somatostatin and cimetidine in peptic-ulcer hemorrhage. A randomized controlled trial. Lancet I:884–846
21. Kim U, Dreiling DA, Kark AE, Rudick J (1974) Factors influencing mortality in surgical treatment for massive gastroduodenal hemorrhage. Am J Gastroenterol 62:24–35
22. Kiselow MC, Wagner M (1973) Intragastric instillation of levearterenol. Arch Surg 107:387–389
23. La Brooy SJ, Misiewicz JJ, Edwards J et al. (1979) Controlled trial of cimetidine in upper gastrointestinal hemorrhage. Gut 20:892–895
24. Le Veen HH, Diaz C, Falk G et al. (1972) Control of gastrointestinal bleeding. Am J Surg 123:154–159
25. Martin LF, Max MH, Polk HC (1980) Failure of gastric pH control by antacids or cimetidine in the critically ill: a valid sign of sepsis. Surgery 88:59–68
26. Millette B, Huet PM, Lavoie P, Viallet A (1975) Portal and systemic effects of selective infusion of vasopressin into the superior mesenteric artery in cirrhotic patients. Gastroenterology 69:6–12
27. Nicoloff DM, Griffen WO, Salmon PA, Peter ET, Wangensteen OH (1962) Local gastric hypothermia in the management of massive gastrointestinal hemorrhage. Surg Gynecol Obstet 114:495–503
28. Northfield TC (1971) Factors predisposing to recurrent hemorrhage after acute gastrointestinal bleeding. Br Med J I:26–28
29. Pickard RG, Sanderson I, South M, Kirkham JS, Northfield TC (1979) Controlled trial of cimetidine in acute upper gastrointestinal bleeding. Br Med J I:661–662
30. Rodgers JB, Older ThM, Stabler EV (1966) Gastric hypothermia: a critical evaluation of its use in massive upper gastrointestinal bleeding. Ann Surg 163:367–372
31. Sonnenberg GE, Keller U, Perruchoud A, Barckhardt D, Gyr K (1981) Effect of somatostatin on splanchnic hemodynamics in patients with cirrhosis of the liver and in normal subjects. Gastroenterology 80:526–532
32. Stothert JC, Simonowitz DA, Patchen DE et al. (1980) Randomized prospective evaluation of cimetidine and antacid control of gastric pH in the critically ill. Ann Surg 192:169–174

33. Wagner PK, Rothmund M (1980) Effekt von Cimetidin und Sekretin bei akuten Blutungen aus Magen und Duodenum – Ergebnisse einer prospektiven alternierenden Studie. Z Gastroenterol 18:337–341
34. Wangensteen OH, Salmon PA, Griffen WO, Paterson JRS, Fattah F (1959) Studies of local gastric cooling as related to peptic ulcer. Ann Surg 150:346–360
35. Welch CE (1979) Treatment of acute, massive gastro-duodenal hemorrhage. JAMA 141:1113–1119
36. Whorwell PJ, Eade OE, Chapman R, Smith CL, Fisher JA (1981) Comparison between admission and next-day endoscopy in the management of acute upper gastrointestinal hemorrhage. Digestion 21:18–20

Kapitel 20

Endoskopische Therapie

H. Schönekäs

Die notfallmäßige endoskopische Untersuchung bei Blutungen im oberen Gastrointestinaltrakt hat in bezug auf Lokalisation, Identifikation und Aktivität der Blutungsquelle bei geübten Untersuchern in weit über 90% seit längerer Zeit eine hohe diagnostische Effizienz bewiesen (Tabelle 1).

Die konservativen Verfahren der endoskopischen Blutstillung bei Ulcusblutungen waren jedoch bis vor kurzem zum einen nur in sehr geringem Umfang erprobt, zum anderen nur in wenigen Fällen erfolgreich.
Diese bisher bekannt gewordenen Verfahren der fiberendoskopischen Blutstillung beruhen auf medikamentösen, mechanischen oder thermischen Methoden.
Sie sind in bezug auf ihre Effizienz zu messen an der Praktikabilität des Einsatzes, der effektiven Hämostase, der risikoarmen Anwendung und auch der Kostenfaktoren in bezug auf Personal und Gerätschaften (Tabelle 2).

Tabelle 1. Effizienz der Fiberendoskopischen Blutstillung

1) Praktikabilität des Einsatzes
2) Effektive Hämostase
3) Risikoarme Anwendung
4) Kosten (Personal, Gerätschaften)

Tabelle 2. Möglichkeiten der endoskopischen Therapie der Ulcusblutung

1) Elektrocoagulation
2) Seltene endoskopische Techniken
   a) Haemoclip
   b) Gewebekleber
   c) Hämostyptica
   d) Unterspritzung
3) Lasercoagulation
   a) Argonlaser
   b) Nd-Yag-Laser

1 Elektrocoagulation

Die seit längerer Zeit bekannte endoskopische Elektrocoagulation mit Hilfe einer Knopfsonde hat sich gerade bei Ulcusblutungen im oberen Gastrointestinaltrakt in der Mehrzahl der Fälle als ineffektiv erwiesen: Nicht nur die Perforationsgefahr, sondern auch schlechte Sichtverhältnisse bei starken Blutungen, Anhaften des Coagels am Kopf der Coagulationssonde und vor allem der meist nicht lang anhaltende Erfolg der Hämostase sind der Grund dafür, daß diese Methode nur in wenigen Einzelfällen erfolgreich bei Ulcusblutungen eingesetzt werden konnte (Tabelle 3).

Tabelle 3. Nachteile der Elektrocoagulation

1) Perforationsgefahr
2) Schlechte Sichtverhältnisse
3) Anhaften der Coagel am Sondenkopf
4) Ineffiziente Hämostase

Seit etwa 3 Jahren bemühen sich nun verschiedene Arbeitsgruppen, vor allem aber die Erlanger Arbeitsgruppe, um eine Optimierung der konservativen Elektrocoagulationstherapie [3, 4, 5].

Von dieser Arbeitsgruppe wurde dabei eine Elektro-Hydro-Thermo-Sonde entwickelt, bei der ein Wasserstrahl (water jet) gepumpt wird, der in der Durchflußmenge regulierbar ist und ausreichend sein soll, um z.B. bei einem blutenden Ulcus auch größere Blutmengen wegzuspülen.

Als wesentliche Vorteile dieser Hochfrequenzsonde werden dabei eine fast blutfreie Gewebeoberfläche, optimale visuelle Kontrolle der Coagulation, kalkulierbare Coagulationstiefe, kaum Perforationsgefahr, kein Anhaften des Coagels und eine Limitierung der Hitzewirkung auf 100 °C genannt.

Ob diese oder andere modifizierte Verfahren der Elektrocoagulation, die neben den erwähnten Vorteilen auch den Vorzug haben, daß sie billig und leicht zu handhaben sind, eine ähnliche Effizienz im bezug auf die Hämostase wie z.B. die Lasercoagulation haben, ist vor allem auf Grund der bisher gewonnenen klinischen Erfahrungen nicht ausreichend zu beantworten.

2 Hämoclips, Gewebekleber, lokale Hämostyptica, Vasoconstrictiva

In den letzten Jahren sind eine ganze Reihe weiterer Verfahren der endoskopischen Blutstillung bekannt geworden, die jedoch vor allem wegen ihrer nur geringen Effizienz in bezug auf die Hämostase keine größere Verbreitung erfahren haben:

a) Das Aufsetzen von Hämoclips bei blutenden Läsionen im oberen Gastrointestinaltrakt hat sich in bezug auf eine wirksame Hämostase, aber auch wegen der schwierigen Handhabung als unbrauchbar erwiesen.
b) Endoskopisch aufsprühbare Gewebekleber, z.B. Derivate der Acrylsäure, die durch Polymerisation der zunächst flüssigen aufsprühbaren Kunststoffe einen flüssigkeitsdichten Kunststoffbelag bilden sollen, haben bei der endoskopischen Blutstillung, vor allem bei blutenden Ulcera keinen wesentlichen Effekt gezeigt.
c) Auch die endoskopische Anwendung von Hämostyptica wie Prothrombinkonzentrat oder Tachostyptan bzw. Anvitoff haben sich bei Blutungen aus ulcerösen Läsionen als unwirksam erwiesen.
d) Sowohl das Aufspritzen vasoconstrictiver Substanzen, z.B. Vasopressin oder einer Suprareninlösung, als auch das Unterspritzen einer 0,9% igen Kochsalzlösung sollen zwar unter Umständen geeignet sein, eine Sickerblutung zum Stehen zu bringen, sind jedoch sicherlich keine effektiven Maßnahmen Ulcusblutungen endoskopisch zu therapieren.

3 Lasertherapie

Seit 1975 wird die berührungslose Lichtcoagulation bei blutenden Läsionen, vor allem im oberen Gastrointestinalbereich, sowohl mit dem Nd-Yag-Laser als auch mit dem Argon-Laser durchgeführt.
Als wesentliche Vorteile der Lasertherapie gegenüber herkömmlichen Methoden zur endoskopischen Blutstillung haben sich dabei der fehlende Gewebskontakt, die gute Steuerbarkeit der thermischen Reaktion unter Sicht und vor allem die effektive Hämostase erwiesen (Tabelle 4).

Tabelle 4. Vorteile der Lasercoagulation

1) Fehlender Gewebskontakt
2) Steuerbarkeit der thermischen Reaktion
3) Effektive Hämostase

Die z.T. äußerst kontrovers geführten Diskussionen in bezug auf die Argon- bzw. Neodym-Yag-Lasercoagulation sind hinreichend bekannt und sollen hier nicht nochmals vertieft werden.
Beide Lasersysteme haben sich im klinischen Einsatz als wirksam erwiesen.
Eine im Juli 1980 von Peter Cotton (persönliche Mitteilung) durchgeführte, jedoch noch nicht veröffentlichte Umfrage an europäischen Zentren in

bezug auf die Anwendung der verschiedenen Lasersysteme hat folgendes ergeben: Mit dem Nd-Yag-Laser wurden bis zu diesem Zeitpunkt 735, mit dem Argon-Laser 188 Lasercoagulationen bei blutenden Ulcera des oberen Gastrointestinaltrakts mit großem Erfolg durchgeführt.
Wir haben uns aus verschiedenen Gründen im Jahr 1978 zur Anschaffung eines Nd-Yag-Lasers entschlossen.
Zugleich haben wir, da diese Lasergeräte kaum transportabel sind, in unmittelbarer Nachbarschaft unserer endoskopischen Abteilung im gleichen Stockwerk eine gastroenterologische Intensiveinheit mit 9 Betten geschaffen, auf der vorwiegend Patienten mit schweren Blutungen aus dem oberen und unteren Gastrointestinaltrakt liegen.

3.1 Eigene Ergebnisse mit der Lasercoagulation

Vom 10.2.1978 bis 4.4.1981 haben wir bei einer Gesamtzahl von 13482 Oesophago-Gastro-Duodenoskopien insgesamt 2211 Notfallendoskopien durchgeführt (Tabelle 5).

Tabelle 5. Zahl der Oesophago-Gastro-Duodenoskopien in Relation zu Notfallendoskopien bzw. Lasercoagulation

13482	Oesophago-Gastro-Duodenoskopien
2211	Notfallendoskopien
477	Aktive Blutungen bei 401 Patienten
433	Erfolgreiche Lasercoagulationen durch Nd-Yag-Laser
44	Erfolglose Lasercoagulationen durch Nd-Yag-Laser

Dabei diagnostizierten wir bei 401 Patienten 477 aktive Blutungen.
Bei 336 Patienten fanden sich Ulcusblutungen, wobei 176 Ulcera im Bulbus duodeni und 117 Ulcera im Magen lokalisiert waren. 247 waren arterielle und 89 venös-capilläre Blutungen (Abb. 1).
Indikation zu einer konservativen endoskopischen Blutstillung bei blutenden Ulcera waren dabei entweder ein freiliegender Gefäßstumpf ohne entsprechend aufgelagertes thrombotisches Material bzw. eine aktive arterielle oder venös-capilläre Blutung (Tabelle 6).

Tabelle 6. Indikationen zur Lasercoagulation bei Ulcusblutungen

1) Freiliegender Gefäßstumpf
2) Aktive arterielle oder venös-capilläre Blutung

Die Notfallendoskopie und die anschließende Lasercoagulation wurden ausnahmslos ohne Narkose von einem Arzt und zwei Schwestern durchgeführt.

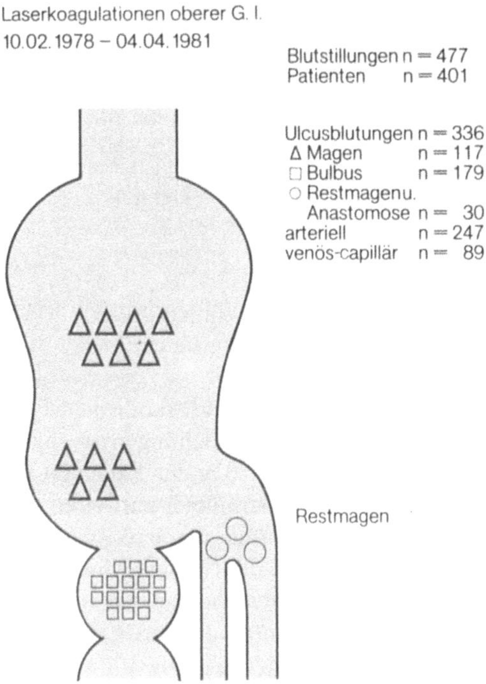

Laserkoagulationen oberer G. I.
10.02.1978 – 04.04.1981

Blutstillungen n = 477
Patienten n = 401

Ulcusblutungen n = 336
Δ Magen n = 117
□ Bulbus n = 179
○ Restmagen u. Anastomose n = 30
arteriell n = 247
venös-capillär n = 89

Restmagen

Abb. 1. Lokalisation lasercoagulierter Ulcusblutungen

In über 90% (323) der bei blutenden Ulcera durchgeführten Lasercoagulationen konnte eine effiziente Hämostase erreicht werden, nur bei einem Patienten kam es zu einer Perforation.
Indikation zu einer konservativen endoskopischen Blutstillung sollte nach der Einführung der Lichtcoagulation in die therapeutische Endoskopie auch nach unseren Erfahrungen jede Ulcusblutung sein, da unter anderem die Operation bei Ulcera im oberen Gastrointestinaltrakt im blutungsfreien Intervall zu wesentlich besseren postoperativen Ergebnissen führt.

3.2 Praktische Lasertherapie (Tabelle 7)

Auf Grund unserer Erfahrungen und Ergebnisse schlagen wir bei Patienten mit Ulcusblutungen an großen Zentren folgende Verfahrenswahl vor:

– Bei Verdacht auf eine Ulcusblutung muß rasch im Rahmen eines 24-h-Dienstes eine Notfallendoskopie durchgeführt werden, um einerseits

Tabelle 7. Verfahrenswahl bei Ulcusblutungen

1) Notfallendoskopie
2) Blutgerinnungsuntersuchungen
3) Lasercoagulation mit dem Nd-Yag-Laser
4) Überwachung auf einer gastroenterologischen Intensivstation (Endoskopie und Intensivstation in unmittelbarer Nachbarschaft)
5) Enge Kooperation mit dem Chirurgen

ein zielgerichtetes therapeutisches Vorgehen zu ermöglichen und andererseits nichtindizierte chirurgische Eingriffe zu vermeiden (s. auch S. 21).

- Ähnlich dem Notfallendoskopiedienst sollten zugleich z.T. umfangreiche Gerinnungsuntersuchungen durchgeführt werden, da nach unseren Erfahrungen über 30% der Patienten mit Ulcusblutungen pathologische Gerinnungsparameter aufweisen. Eine adjuvante Substitution bei Coagulopathien muß angeschlossen werden.
- Anschließend an die Notfallendoskopie sollte in gleicher Sitzung bei Ulcusblutungen der Versuch der therapeutischen Blutstillung mit dem Nd-Yag-Laser unternommen werden.
- Nach der erfolgreichen Blutstillung sollte der Patient auf einer gastroenterologischen Wachstation überwacht und therapiert werden. Dabei sollten endoskopische Untersuchungsräume und Intensivstation in unmittelbarer Nachbarschaft gelegen sein.
- Eine enge Kooperation mit dem Bauchchirurgen in bezug auf die weitere Therapie eines Patienten mit einer Ulcusblutung sollte selbstverständlich sein.

4 Zusammenfassung

Die berührungslose Lichtcoagulation blutender peptischer Ulcera hat sich als effektiv und risikoarm erwiesen.

An großen Zentren sollte jede aktive Ulcusblutung zunächst mit einem der beiden Lasersysteme konservativ behandelt und die evtl. notwendige Operation im blutungsfreien Intervall durchgeführt werden.

Notfallmäßige Blutgerinnungsuntersuchungen und entsprechende therapeutische Maßnahmen sowie eine in unmittelbarer Nachbarschaft der Endoskopie gelegene Intensivstation sind an großen Zentren weitere Voraussetzungen für eine erfolgreiche konservative Therapie bei Patienten mit Ulcusblutungen.

Literatur

1. Brunetaud JM, Enger A, Flament JB, Petit J, Bergot M, Moschetto Y (1979) Utilisation d'un laser a argon ionise en endoscopic digestive: photocoagulation des lesions hemorragiques. Rev Physique Appl 14:385
2. Feifel G, Letzel H, Heberer G (1979) Chirurgische Behandlung im Zeitalter des Lasers. In: (Hrsg) Operative Endoskopie, Symposium Erlangen Mai, Acron, S 97–109
3. Frühmorgen P (1979) Neue Verfahren zur Blutstillung. In: (Hrsg) Operative Endoskopie, Symposium Erlangen Mai, Acron, S 83–90
4. Frühmorgen P, Bodem F, Reidenbach HD, Kaduk B, Demling L (1975) The first endoscopic laser coagulation in the human G.I.-tract. Endoscopy 7:156
5. Frühmorgen P, Kaduk B, Reidenbach HD, Bodem F, Demling L (1977)5 Vergleichende Untersuchungen zur fiberendoskopischen Lichtkoagulation mit einem Argon-Ionen- und einem Neodym-Yag-Laser. In: Lindner H (Hrsg) Fortschritte der gastroenterologischen Endoskopie, Bd 8. Witzstrock, Baden-Baden, S 219
6. Kiefhaber P, Nath G, Moritz K (1977) Endoscopical control of massive gastrointestinal hemorrhage by irridation with a higher power neodym-yag-laser. Proc Surg 15:140
7. Kiefhaber P, Nath G, Moritz K, Kreitmair A (1977) Der Einsatz des Neodym-Yag-Lasers bei der endoskopischen Blutstillung im Rahmen der Notfallendoskopie. In: Lindner H (Hrsg) Fortschritte der gastroenterologischen Endoskopie, Bd 8. Witzstrock, Baden-Baden, S 226–232
8. Kiefhaber P, Nath G, Moritz K (1977) Endoskopische Blutstillung gastrointestinaler Blutungen mit einem leistungsstarken Neodym-Yag-Laser. Chirurg 48:198–203
9. Manegold BC, Voigt J (1978) Gastrointestinal Blutung. Endoskopie: Diagnose, Therapie, Verhütung. In: (Hrsg) Gastrointestinale Blutung, Symposium Kassel, Februar 1978. Bibliomed, Melsungen, S 67–73
10. Rhode H, Thon K, Fischer M, Ohmann C, Lorenz W (1980) Early endoscopy combined with endoscopic Nd-Yag laser therapy in patients with actively bleeding lesions. IV. European congress of gastrointestinal endoscopy 1980, Hamburg
11. Siewert R, Schattenmann G, Lepsien F, Lüdtke FE (1978) Chirurgische Therapie der gastrointestinalen Blutung (Magen und Duodenum). In: (Hrsg) Gastrointestinale Blutung, Symposium Kassel, Februar 1978. Bibliomed, Melsungen, S 123–136

Kapitel 21

Chirurgische Therapie

C. MÜLLER

1 Definitionen

Operationsletalität. Tod während des gleichen Spitalaufenthaltes als Folge der Operation, allgemeiner Komplikationen oder eines Blutungsrezidivs.

Frühe Rezidivblutung:

- Nicht operierte Patienten: Erneute Blutung aus dem Ulcus nach vorübergehendem Stillstand, auftretend innerhalb von 72 h nach der Einweisung
- Operierte Patienten: Erneute Blutung aus dem Ulcus (nichtresezierende Verfahren) oder aus der Resektionslinie (resezierende Verfahren) sowie aus Zweitbefunden im Magen, Duodenum oder infolge einer Gerinnungsstörung, auftretend während des gleichen Spitalaufenthaltes.

Rezidiv. Wiederauftreten (oder Persistenz) eines Ulcus (auch ohne erneute Blutung) nach operativer Behandlung der Blutung.

Morbidität. Unerwünschte Folgekrankheiten des angewandten operativen Verfahrens (z.B. Dyspepsie, Dumping, Durchfälle usw.).

Sofortoperation = Notfalloperation. Durch die Intensität und Aktivität der Blutung erzwungener sofortiger Eingriff am schockierten Patienten (primär oder nach Versagen konservativer Therapie).

Frühoperation. Eingriff am stabilisierten Patienten (Stillstand oder Persistenz der Blutung) zum frühest möglichen Zeitpunkt unter günstigen Bedingungen (innerhalb 24 h, maximal 48 h).

Spätoperation = Wahloperation. Um einige Tage bis Wochen (oder länger) verzögerter Eingriff nach einer Phase primär konservativer Behandlung und Abklärung der Blutung.

2 Epidemiologische Vorbemerkungen

Für die operative, wie auch für die konservative Therapie der gastroduodenalen Ulcusblutung stellt sich die Frage, ob das Ulcus im Duodenum und das Ulcus im Magen gemeinsam betrachtet werden können oder therapeutisch verschieden angegangen werden müssen. Zwei Fragen müssen dabei beantwortet werden:

1) Hat das blutende Ulcus ventriculi eine schlechtere Prognose als das Ulcus duodeni?
2) Wie hoch ist das Malignitätsrisiko beim Ulcus ventriculi, und muß es bei der Wahl des Therapieverfahrens beachtet werden?

2.1 Prognose und Blutungsquelle

Kozoll berichtete 1963 über eine Sterblichkeit von 30,8% bei 625 massiven Blutungen aus einem Magenulcus, der eine Letalität von 13,8% bei 1 383 Ulcus-duodeni-Blutungen gegenüberstand [51]. Diese Ergebnisse scheinen die in vielen Lehrbüchern immer wiederholte Behauptung zu stützen, daß die Blutungsquelle im Magen an sich bereits mit einer schlechteren Prognose einhergehe als die Blutungsquelle im Duodenum. Es ist aber durch zahlreiche Arbeiten belegt, daß die Altersverteilung von Patienten mit Blutungen aus einem Ulcus duodeni von derjenigen mit blutenden Ulcera ventriculi verschieden ist: Die Häufigkeitsverteilung in den Altersgruppen ist beim Ulcus ventriculi deutlich zu höheren Lebensaltern verschoben und der Häufigkeitsgipfel liegt zwischen 70 und 80 Jahren im Gegensatz zu 50–60 Jahren bei Patienten mit blutendem Ulcus duodeni (Abb. 1) [16]. Gleichzeitig ist erwiesen, daß die Letalität der gastroduodenalen Ulcusblutung mit zunehmendem Alter, besonders jen-

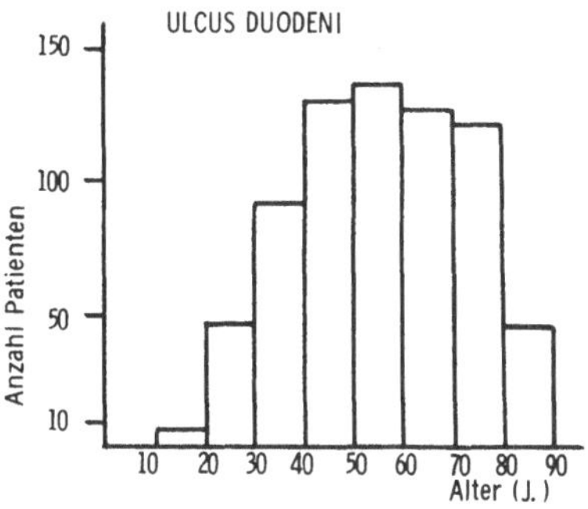

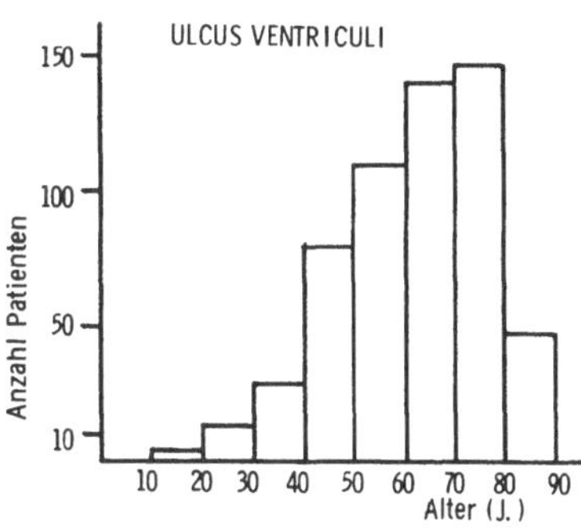

Abb. 1. Altersverteilung des blutenden Gastroduodenalulcus (nach Cocks [16]): Häufigkeitsgipfel und Verteilung sind beim Ulcus ventriculi im Vergleich zum Ulcus duodeni um etwa zwei Jahrzehnte nach rechts verschoben

Tabelle 1. Alter und Prognose der akuten oberen gastrointestinalen Blutung. (Nach Schiller [72])

Alter	Anzahl der Fälle	Letalität
<40	331	9 (2,7%)
40–59	798	38 (4,8%)
60–79	852	115 (13,5%)
>80	168	30 (17,9%)

seits des 60. Lebensjahres massiv ansteigt (Tabelle 1) [64, 72]. Schiller [72] hat sein Krankengut, bei dem die Letalität des Ulcus ventriculi mit 9,3% gegenüber dem Ulcus duodeni mit 5,6% ebenfalls zu überwiegen schien, nach Altersgruppen analysiert und fand dabei kaum mehr einen Unterschied in der Prognose beider Blutungsquellen, wenn die alterskorrigierten Letalitätsziffern verglichen wurden. Man kann daraus schließen, daß die scheinbar schlechtere Prognose des blutenden Ulcus ventriculi nicht eine Eigenschaft der im Magen gelegenen Blutungsquelle darstellt, sondern daß das höhere Lebensalter der Patienten mit Magenulcusblutung der bestimmende prognostische Faktor ist.

2.2 Malignitätsrisiko des Ulcus ventriculi

Das Risiko, daß im Ulcusmagen ein Carcinom entsteht, ist ein zweifaches: 1. kann bei der Operation eine bereits vorhandene bösartige Veränderung im Ulcus oder Magen übersehen werden und 2. kann das Operationsverfahren an sich die spätere Entstehung eines Carcinoms begünstigen. Eine Grenze von 5 Jahren ist als Konvention für das Manifestwerden eines primär übersehenen Carcinoms anzunehmen [35]. Die Wahrscheinlichkeit, ein Ulcus auf Grund des makroskopischen Aspekts fälschlicherweise als benigne zu verkennen, beträgt etwa 3,5–7% [15, 28]. Intraoperative Biopsien vermögen dieses Risiko kaum einzuschränken (1,5–6%) [23, 26, 49, 54]. Nur die totale Ulcusexcision schließt das Übersehen eines Carcinoms im Ulcusbereich nahezu aus. Die Wahrscheinlichkeit dürfte deutlich unter 1% liegen, wurde doch bisher in der Literatur noch von keinem Fall berichtet, bei dem auch nach Ulcusexcision innerhalb von 5 Jahren ein Carcinom aufgetreten wäre [24, 47, 56, 62].

In einer neueren Studie wurde nach Vagotomie über eine erhöhte Incidenz von Carcinomen im Magen berichtet [25]. Allerdings läßt diese Arbeit keine Schlüsse auf die tatsächliche Incidenz zu, und das berichtete Intervall von 5–6 Jahren ist so kurz, daß es sich dabei dennoch um primär übersehene maligne Veränderungen handeln könnte. Nach Magenresektion wegen Ulcus ventriculi wurde mit einer Latenzzeit von 10–30 Jahren nach dem Eingriff über eine erhöhte Incidenz von Stumpfcarcinomen berichtet [34, 35]. Allerdings konnten Stumpfcarcinome gehäuft nur nach Billroth-II-Resektionen beobachtet werden (16,2%) [34], während nach Billroth I (6,6%) die Häufigkeit nahezu derjenigen in einer Kontrollgruppe entspricht (5,4%) [35]. Zweifellos lassen sich durch multiple endoskopische Biopsien [10–12] aus dem Ulcusrand, -grund und der Umgebung des Geschwürs maligne Veränderungen mit hoher Wahrscheinlichkeit ausschließen [71]. Doch werden gerade bei der akuten Blutung solche Biopsien meistens nicht in der notwendigen Anzahl durchgeführt, oder das Resultat steht zum Zeitpunkt der Operation noch aus. Damit kann die endoskopische Sicherung der Dignität trotz ihrer großen Treffsicherheit bei der Ulcusblutung oft nicht zur Verfügung stehen. Dem Chirurgen kann die Größe des Ulcus ein Anhaltspunkt sein, sind doch bei einem Ulcusdurchmesser von unter 2 cm nur 2,5% histologisch maligne [77], bei einem Durchmesser von über 2 cm bereits 10% und über 4 cm gar 60% [70]. Zusammenfassend besteht damit beim makroskopisch als benigne imponierende Magenulcus eine Malignitätswahrscheinlichkeit von etwa 5%, die jedoch durch die intraoperative totale Excision des Ulcus mit hoher Sicherheit erfaßt werden kann.

3 Therapeutische Prinzipien

In der Literatur finden sich nur wenige prospektive und mit einer Ausnahme keine kontrollierten Studien, die sich mit der chirurgischen Therapie der akuten Ulcusblutung befassen. Man ist deshalb auf die Zusammenstellung der Erfahrungen retrospektiver Studien angewiesen, wobei die häufig fehlende Differenzierung der Art der Blutungsquelle und der verwendeten Operationsverfahren die Interpretation zusätzlich erschweren. Jedes therapeutische Prinzip muß an den zu erreichenden *Therapiezielen* gemessen werden. Für die akute gastroduodenale Ulcusblutung sind die unmittelbaren Ziele:

1) die Blutstillung,
2) Letalität und Komplikationen zu vermeiden,
3) die frühe Rezidivblutung zu verhindern.

Langfristig kommen hinzu:

4) Heilung des Ulcus (Behandlung der Ulcuskrankheit)
5) unerwünschte Spätfolgen zu vermeiden:
   - therapiebedingte Morbidität
   - Carcinomrisiko.

Folgende *therapeutische Prinzipien* stehen uns zur Verfügung:

1) die lokale Umstechung
2) die Devascularisation
3) die Resektion
4) die Vagotomie (mit oder ohne Umstechung oder Excision der Blutungsquelle).

3.1 Lokale Umstechung

Der therapeutische Effekt der direkten lokalen Umstechung der Blutungsquelle allein ist in der Literatur nicht belegt. Die Letalität dieses Verfahrens scheint nach einigen Berichten [27, 31] mit über 50% sehr hoch zu sein. Gleiches gilt für die Häufigkeit frühpostoperativer Rezidivblutungen. Allerdings sprechen diese Zahlen nicht gegen die lokale Durchstechung, sondern sind Ausdruck einer Selektionierung der Patienten. Die alleinige lokale chirurgische Blutstillung wurde immer nur in Fällen angewandt, bei denen sich jede weitergehende chirurgische Maßnahme auf Grund des schlechten Zustandes und hohen Operationsrisikos als unmöglich erwies. Trotzdem muß an der Wirksamkeit der alleinigen lokalen Umstechung gezweifelt werden, da die Ulcuskrankheit nicht behandelt wird und sich hinsichtlich der langfristigen Morbidität ähnliche Erwartungen wie bei einfacher Übernähung eines perforierten Gastroduodenalulcus ergeben.
Sinnvoll ist aber die lokale Umstechung als blutstillende erste Maßnahme bei der Vagotomie, wo sie Bestandteil des chirurgischen Verfahrens ist. Beim Ulcus ventriculi tritt die Excision an die Stelle der lokalen Umstechung.
Spekulativ ließe sich die Kombination einer lokalen Umstechung mit nachfolgender Behandlung der Ulcuskrankheit mit Sekretionshemmern denken. Doch fehlen bisher Erfahrungen mit einem derartigen Vorgehen.

3.2 Devascularisation

Beim akut blutenden Ulcus kommt die Devascularisation des ulcustragenden Magen- und Duodenalabschnittes in Frage. Obwohl die Devascularisation des Magens bei der Katze die Mucosadurchblutung und Säuresekretion senkt [75], ist die therapeutische Effektivität nicht gesichert. Als alleinige Maßnahme kommt eine Devascularisation im Kleinkurvaturbereich, z.B. durch Ligatur der A. gastrica sinistra und dextra, oder im Duodenum durch Ligatur der A. gastroduodenalis cranial und caudal des Bulbus, nicht in Frage. Die Gefäßligatur, insbesondere der A. gastroduodenalis, spielt aber bei den nicht resezierenden Verfahren eine Rolle als Zusatzmaßnahme. Auf Grund der Literatur läßt sich aber über die Bedeutung der Gefäßligatur für die Sicherung der Blutstillung nichts aussagen. Man muß lediglich feststellen, daß die Gefäßligatur weit verbreitet ist. Auf Grund kasuistischer Berichte scheint aber ihre Anwendung bei der Durchführung einer proximal-selektiven Vagotomie (PSV) nicht unbedenklich zu sein und die Gefahr einer Nekrose der Kleinkurvatur zu erhöhen [58]. Wird dennoch bei der PSV eine Gefäßligatur hinzugefügt, dann muß eine Magensonde während 3–4 Tagen liegen gelassen werden, um jeder zusätzlichen Ischämisierung durch Überdehnung der Magenwand vorzubeugen.

3.3 Resektion

3.3.1 Wirkungsmechanismus

Durch die Resektion wird in erster Linie die Blutungsquelle entfernt. Gleichzeitig fallen auch ein Teil der Belegzellmasse und das Antrum als Ort der Gastrinbildung weg. Dadurch wird die Säuresekretion um etwa 70–90% reduziert.

3.3.2 Klinische Wirksamkeit

Anhand der Literatur ist es schwierig, einen Eindruck von der Letalität und der Rate an frühen Rezidivblutungen nach Resektion zu gewinnen (Tabelle 2). Der Bereich reicht bei der Letalität von 0–32%, ebenso bei der Rezidivblutung. Für eine Beurteilung wurden nur Berichte berücksichtigt, die eine Fallzahl von über 20 Patienten aufwiesen, Resultate von Einzelserien angaben und aus den letzten 24 Jahren stammten. Obwohl es statistisch nicht ganz zulässig ist, geben uns die gewichteten Mittelwerte von 14% für die Sterblichkeit und 9% für das Blutungsrezidiv doch eine gewisse Orientierung, in welcher Größenordnung die Mehrzahl der klinischen Ergebnisse liegt. Es ist dabei offensichtlich, daß die Letalität im Vergleich zur elektiven Resektion beim Gastroduodenalulcus auf das etwa Fünffache gesteigert ist.

Inwieweit die langfristigen Therapieziele mit der Resektion erreicht werden können, ist in Tabelle 3 nach Ulcustyp zusammengefaßt. Dabei müssen wir auf die Resultate der elektiven Chirurgie zurückgreifen, da in den Berichten über die Resektion beim blutenden Gastroduodenalulcus kaum Angaben über Rezidivquoten zu finden sind. Aus der Zusammenstellung der Ergebnisse sehen wir, daß die Billroth-II-Resektion sowohl beim Ulcus duodeni wie auch beim Magenulcus eine geringe Rezidivrate bietet, besonders aber beim Duodenalulcus mit einer erheblichen langfristigen postoperativen Morbidität (Dumping, Durchfälle, Gallereflux, metabolische Folgen) belastet ist. Nach Resektion nach Billroth I sind die uner-

Tabelle 2. Akute gastroduodenale Ulcusblutung: Letalität und frühe Rezidivblutung nach Resektion (B I/B II)

Autor	n	Letalität	Rezidivblutung
Boles et al. (1957)	125	3 (2%)	19 (15%)
Donaldson et al. (1958)	48	4 (8%)	10 (21%)
Grace u. Mitty (1962)	82	0	5 (6%)
Coe et al. (1964)	215		17 (8%)
Leape u. Welch (1964)	133	20 (15%)	19 (14%)
Meyer u. Kozoll (1964)	613	98 (16%)	
Brooks u. Eraklis (1965)	104	32 (19%)	10 (10%)
Foster et al. (1965)	101	32 (32%)	8 (8%)
Serebro u. Mendeloff (1966)	60		19 (32%)
Carruthers et al. (1967)	55	10 (18%)	11 (20%)
Jensen u. Amdrup (1969)	43	9 (23%)	
Nielsen u. Amdrup (1969)	78	24 (31%)	4 (5%)
Byrne et al. (1970)	90	17 (19%)	
Schiller et al. (1970)	176/197	23 (14%)	22 (11%)
Cocks et al. (1972)	367	62 (17%)	7 (2%)
Crook et al. (1972)	65	10 (15%)	7 (11%)
Jensen et al. (1972)	97	6 (6%)	6 (6%)
Johannsson u. Barany (1973)	51	10 (19%)	7 (14%)
Inberg u. Linna (1975)	132	11 (8%)	5 (4%)
Feifel u. Heberer (1977)	87	19 (22%)	2 (2%)
Winkler et al. (1977)	61	7 (11%)	5 (8%)
Hunt et al. (1979)	77	6 (8%)	
Darle (1980)	135	27 (20%)	
„Mittelwerte"	3340/2058	450 (14%)	182 (9%)

Tabelle 3. Resektion beim Gastroduodenalulcus: langfristige Therapieziele. (Nach [6, 34, 35, 58, 59, 74])

	Rezidivulcus	Morbidität	Ca-Risiko
UD: B I	2,5–19 (8%)	1,6–15 (10%)	
B II	0 –20,7 (4%)	3,8–24 (15%)	7 – 9%
UV: B I	1,3–15 (5%)	2,4–35 (10%)	8,3%
B II	1 –20 (5%)	1,6–19 (10%)	13,3–16,2%

wünschten funktionellen Spätfolgen beim Ulcus duodeni in geringerem Maße vorhanden, während vermehrt Rezidive auftreten. Allgemein ist die Morbidität nach Resektion wegen Ulcus ventriculi etwas geringer als nach Ulcus duodeni. Damit spricht die niedrige Rezidivrate eher für eine Resektion nach Billroth II, die geringeren langfristigen Folgen, und vor allem auch die bisher nicht erwiesene erhöhte Incidenz eines Stumpfcarcinoms, für die Resektion nach Billroth I, besonders beim Magenulcus.

3.4 Vagotomie

3.4.1 Wirkungsmechanismus

Die Vagotomie greift in das Blutungsgeschehen nur indirekt als physiologisches Prinzip durch Reduktion der Säuresekretion und Verminderung der Magenwanddurchblutung ein. Diese indirekten Mechanismen müssen deshalb durch eine direkte Maßnahme an der Blutungsquelle, nämlich die Umstechung und evtl. eine Gefäßligatur beim Ulcus duodeni oder die Excision beim Ulcus ventriculi ergänzt werden.

Die Frage des Einflusses der Vagotomie auf die *Magenwanddurchblutung* ist nicht eindeutig geklärt. Obwohl zahlreiche experimentelle Arbeiten an Ratte und Hund durchgeführt wurden, sind die Aussagen widersprüchlich und anscheinend nicht auf den Menschen zu übertragen (Tabelle 4). Während gewisse Untersucher [4, 63, 68] eine Reduktion der gesamten Magendurchblutung fanden, konnten andere [32] nur eine Reduktion der Schleimhautdurchblutung, wahrscheinlich als Folge der Eröffnung submucöser Anastomosen, bei gleichzeitiger Steigerung der Perfusion der Muskelschicht feststellen. Allerdings sprechen die Mehrheit der Untersuchungen für eine Verminderung der Magenschleimhautdurchblutung nach Vagotomie, vor allem im akuten Versuch, während die Dauer dieser Veränderung umstritten bleibt. So konnte Olsen [66] bereits nach 30 min keine verminderte Durchblutung mehr feststellen, während Nakamura [63] noch 3 Monate nach Vagotomie eine Reduktion des Mucosadurchflusses von 60–83% nachwies. Die einzigen Befunde am Menschen [50] zeigten aber nach proximal-selektiver Vagotomie eine Steigerung der Schleimhautdurchblutung. Die Widersprüchlichkeit der Befunde wird nur z.T. durch die Verschiedenheit der untersuchten Species erklärt und dürfte vor allem auf methodische Unterschiede zurückzuführen sein (Untersuchung am anaesthesierten oder wachen Tier, verwendete Methode für die Durchblutungsbestimmung). Der Einfluß der Vagotomie auf die Magenmucosadurchblutung bleibt damit insbesondere beim Menschen z.Z. noch ungeklärt.

3.4.2 Klinische Wirksamkeit

Auf Grund von Angaben aus Einzelserien mit über 20 Fällen aus den Jahren 1957–1980 zeigt sich, daß die Letalität nach Vagotomieverfahren bei der Blutung und die Häufigkeit früher Rezidivblutungen in einem sehr weiten Bereich schwankt (Tabelle 5). Wie bei den Resektionsmethoden geht diese große Streuung auf die Indikationsstellung, die Aktivität und Intensität der behandelten Blutung und die Selektion des Krankengutes zurück. Das Schwergewicht der Letalitätsziffern dürfte bei der Vagotomie um 11% für die Sterblichkeit und 9% für das frühe Blutungsrezidiv liegen. Die aufmerksame Analyse der Arbeiten spricht für eine Tendenz zu

Tabelle 4. Einfluß der Vagotomie auf die Magenwand- und Magenschleimhautdurchblutung (Literaturübersicht)

Autor	Jahr	Spezies	Anaesthesie	Methodik	Vagotomie	TBF-Veränderung		MBF-Veränderung		
						Akut	Chronisch	Akut	Chronisch	
Nylander u. Olexud	1961	Ratte	Aether	Mikro-angiographie	TV + P				↓(1–4 Wo.)	Histamin stim.
Peter et al.	1963	Hund	+ (nicht spezif.)	Elektromagnetisches Flowmeter	Thor. V	↓30,5%				
Ballinger et al.	1965	Hund	Pentobarbital	Elektromagnetisches Flowmeter	TV	↓42%				Mesenterial-durchblutung
Delaney	1967	Hund	Pentobarbital R	Rb^{86}-Gewebsaufnahme	TV + P		(↑n.s.) (4–6 Wo.)			
Bell u. Battersby	1968	Hund	Thiopentone	$Krypton^{85}$-Clearance	Thor. V			↓39%	↓(bis 2 h)	
Olsen et al.	1970	Hund	Pentobarbital	K^{42}-Gewebsaufnahme	TV			↓77–78%		
		Hund	—	K^{42}-Gewebsaufnahme	Thor. V				(↓n.s.) (30 min.)	
Mackie	1971	Hund	—	H_2-Clearance	Thor. V			↓39%	↓42% (5 Wo.)	
Nakamura et al.	1974	Hund	Pentobarbital	Aminopyrin-Clearance	TV (SV)	↓77%		↓65%	↓60% (3 Mon.)	
Gordon et al.	1978	Schwein	Pentobarbital	Labelled Microspheres	TV + P				↓21–45% (1–5 h)	
		Schwein	Pentobarbital	Labelled Microspheres	HSV				↓21–41% (1–5 h)	
Knight et al.	1978	Mensch	—	Neutralrot-Clearance	HSV				↑20% (10 T.)	
Becker et al.	1981	Hund	—	Labelled Microspheres	HSV			↓30%	~(14 T.)	Nur Fundus

Thor. V = Thorakale V., TV = Trunculäre V., SV = Selektive (gastrale) V., HSV = "Highly Selective Vagotomy", P = Pyloroplastik, TBF = Totaler Magenwand-Blutfluß, MBF = Mucosa-Blutfluß, n.s. = nicht signifikant, ↑ erhöht, ↓ erniedrigt, ~ unverändert

Tabelle 5. Akute gastroduodenale Ulcusblutung: Letalität und frühe Rezidivblutung nach Vagotomie

Autor	n	Letalität	Rezidivblutung
Weinberg (1961) (TV)	47	1 (2%)	4 (9%)
Kelly et al. (1963) (TV)	51	11 (22%)	19 (37%)
Foster et al. (1965) (TV)	100	12 (12%)	7 (7%)
Read et al. (1965) (TV)	28	0	0
Dorton (1966) (TV)	30	2 (7%)	2 (7%)
Carruthers et al. (1967) (TV)	57	4 (7%)	8 (14%)
Farris u. Smith (1967) (TV)	100	3 (3%)	0
Jensen u. Amdrup (1969) (SV)	35	1 (3%)	7 (20%)
Byrne et al. (1970) (TV)	21	4 (19%)	
Schiller et al. (1970) (TV)	125/163	6 (5%)	8 (5%)
Boulos et al. (1971) (TV)	79	5 (6%)	6 (8%)
Allgöwer (1974) (TV, SV, PGV)	115	12 (10%)	5 (4%)
Jensen u. Guldberg (1974) (SV)	92	15 (16%)	7 (8%)
Pedersen et al. (1974) (TV)	193	49 (25%)	33 (17%)
Inberg u. Linna (1975) (TV, SV)	27	2 (8%)	2 (8%)
Feifel u. Heberer (1977) (TV, SV, PGV)	78	14 (18%)	12 (16%)
Müller et al. (1978) (PGV)	60	3 (5%)	2 (3%)
Hunt et al. (1979) (TV)	44	3 (7%)	1 (2%)
Darle (1980) (TV?)	47	11 (23%)	
Holle u. Holle (1980) (PGV)	109	5 (5%)	6 (6%)
„Mittelwerte"	1438/1408	163 (11%)	129 (9%)

Tabelle 6. Vagotomie beim Gastroduodenalulcus: langfristige Therapieziele. (Nach [5, 6, 58, 59])

	Rezidivulcus	Morbidität	Ca-Risiko
UD: TV + D	1,4–24,7 (10%)	15–45 (30%)	?
SV + D	1,6– 8,0 (5%)	3–32 (15%)	—
PGV	2,0–22 (5%)	0–22 (5%)	—
UV: TV + D	3 –13 (10%)	2–20 (20%)	?
SV + D	7 –20 (15%)	3–10 (10%)	?
PGV	0 –17 (8%)	5– 9 (5%)	—

geringerer Letalität nach Vagotomieverfahren im Vergleich zur Resektion. Bezüglich der Rezidivblutungshäufigkeit zeichnet sich jedoch kein Unterschied ab. Vor allem aber scheinen die Ergebnisse nach proximal-selektiver Vagotomie und Umstechung oder Excision der blutenden Läsion günstiger auszufallen. In 2 Serien lag die Letalität bei 5% und die Incidenz früher Rezidivblutungen bei 3% [60] bzw. 6% [37].
Betrachtet man die langfristigen Ergebnisse der Vagotomieverfahren (Tabelle 6), dann zeigt sich, daß auch hier die proximal-selektive Vagotomie

Tabelle 7. Einfluß des Operationsverfahrens auf die Letalität bei Patienten über 60 Jahren. (Nach Schiller [72])

Operation	Fälle	Letalität %
B II	69	36,2
B I	63	22,2
V+P	42	11,9

sowohl bezüglich Rezidivhäufigkeit als auch durch ihre sehr geringe langfristige Morbidität die besten Ergebnisse zu erbringen scheint. Dabei sind die Ergebnisse der PSV im Gegensatz zu den anderen Vagotomieformen, insbesondere auch beim Ulcus ventriculi Typ I durchaus annehmbar und den Zahlen nach Resektion vergleichbar. Besonders schlechte Ergebnisse finden sich langfristig nach trunculärer Vagotomie und Drainage, die – häufig als „schnelle" Methode gehandhabt – durch unvollständige Denervierung nicht nur hohe Rezidivzahlen, sondern auch eine hohe Rate unerwünschter funktioneller Folgen nach sich zieht.

Der Eindruck, daß die Vagotomie mit einer geringeren Letalität als die Resektionsverfahren einhergeht, bestätigt sich in der sorgfältigen Analyse durch Schiller [72], insbesondere bei Patienten der Altersgruppe über 60 Jahren (Tabelle 7).

4 Praktische Empfehlungen und Schlußfolgerungen

4.1 Chirurgische Verfahrenswahl

Orientieren wir uns an unseren therapeutischen Zielen, dann ergibt sich folgendes Bild:

- die Vagotomie ist der Resektion hinsichtlich operativer Letalität und langfristiger Morbidität überlegen,
- die Sicherheit der Blutstillung ist nach Vagotomie und Resektion gleich gut,
- die Heilung des Ulcus wird durch die Resektionsverfahren wahrscheinlich häufiger erzielt als durch Vagotomieverfahren, allerdings um den Preis unerwünschter funktioneller Folgen.

Aus der Analyse des Schrifttums läßt sich außerdem folgern, daß die proximal-selektive Vagotomie das nichtresezierende Verfahren der Wahl und die Resektion nach Billroth I die zu bevorzugende Resektionsmethode

Tabelle 8. Chirurgische Verfahrenswahl

	Vagotomie	Resektion
Anwendung:	Grundsätzlich	Besondere Indikation
Verfahren der Wahl	PSV	Billroth I, Antrektomie + SV
Läsion: UD	PSV + Ulcusumstechung	
UP	PSV + Pyloroplastik + Umstechung	Antrektomie + SV
UV Typ I	PSV + Ulcusexcision	
hohes UV, multiple UV	PSV + Ulcusexcision	
großes antrales UV		Billroth I
Typ II		Antrektomie + SV, BI
Typ III (= UPP)		Antrektomie + SV, BI
Gastric outlet disease (inkl. maladie antrale)		Billroth I, Antrektomie + SV
Ca-Verdacht		Billroth II
PSV technisch unmöglich	SV + Pyloroplastik	Billroth I
Operateur	„Vagotomist"	„Resektionist"

ist. Die Empfehlungen zur Verfahrenswahl sind in Tabelle 8 zusammengefaßt.

Grundsätzlich ist damit die Vagotomie das therapeutische Prinzip der Wahl: bei jungen Patienten angesichts der funktionellen Spätfolgen, bei alten und Risikopatienten angesichts der kleineren Operationssterblichkeit. Dabei sollte, wenn immer möglich, die proximal-selektive Vagotomie, kombiniert mit Umstechung des Ulcus duodeni oder Excision des Ulcus ventriculi angestrebt werden. Klare Indikation ist das Ulcus duodeni, bei dem gelegentlich eine Drainage notwendig sein kann. Allerdings kann die zur Blutstillung oft erforderliche Pyloroduodenotomie ohne weiteres auch längs wieder verschlossen werden und zwingt nicht zur Durchführung einer Pyloroplastik. Als weitere Indikation sehen wir das Ulcus ventriculi des Typs I nach Johnson [44] an, insbesondere, wenn es hoch oder kardianahe liegt oder multiple Magenulcera vorhanden sind.

Voraussetzung für die Durchführung einer PSV (ohne Drainage) ist aber ein normaler Magenausgang. Die selektive Vagotomie mit Drainage findet ihre Indikation, wenn eine PSV technisch unmöglich ist (tiefes callöses Ulcus ventriculi der Kleinkurvatur) oder als Ergänzung zu einer Antrektomie. Die trunculäre Vagotomie mit Drainage ist grundsätzlich abzulehnen und sollte Ausnahmefällen vorbehalten bleiben.

Daraus ergeben sich die Indikationen für die Resektion (Tabelle 8). Eine Resektion nach Billroth I ist insbesondere bei großen, distalen antralen Ulcera, multiplen Geschwüren im Antrum oder der Kombination mit ei-

ner Perforation angezeigt. Außerdem sollte beim "outlet disease", dem erheblich organisch veränderten Magenausgang [53], sowie den Magengeschwüren des Typs II (kombinierte Ulcera) und Typ III (präpylorische Ulcera) eine Resektion durchgeführt werden. Es gibt aber keine Erfahrungszahlen, wie sich die alleinige 2/3-Resektion mit Anastomose nach Billroth I (oder Billroth II) bei diesen Ulcustypen bewährt. Hingegen zeigen die neuesten Erfahrungen mit der proximal-selektiven Vagotomie ohne Drainage [3, 57], daß sie beim präpylorischen und auch dem pylorischen Ulcus mit sehr hohen Rezidivzahlen einhergeht. Die logische Behandlung beim "outlet disease" und den Ulcera ventriculi Typ II und III wäre deshalb eine begrenzte Resektion im Sinne der Antrektomie, kombiniert mit einer selektiven Vagotomie. Verzichtet man auf ein kombiniertes Verfahren, dann ist der Resektion nach Billroth I vor einer alleinigen Vagotomiemethode der Vorzug zu geben. Beim pylorischen Ulcus allerdings könnte die proximal-selektive Vagotomie mit einer Pyloroplastik das Verfahren der Wahl darstellen [3].
Die Resektion nach Billroth II findet in der Chirurgie der akuten Ulcusblutung kaum einen Platz. Sie sollte nur durchgeführt werden, wenn intraoperativ ein erheblicher Verdacht auf ein malignes Ulcus ventriculi bei einem jüngeren Patienten besteht.
Die in Tabelle 8 zusammengefaßten Empfehlungen machen deutlich, daß Vagotomie und Resektion die einzigen tauglichen chirurgischen Prinzipien in der Behandlung der akuten Ulcusblutung sind. Resektion und Vagotomie sind aber keine therapeutischen Alternativen, sondern haben verschiedene klare Indikationen. Diese Indikationen werden je nach Patientenmerkmalen, Verlauf der Blutung, intraoperativem Befund und insbesondere persönlicher Erfahrung des Operateurs variieren. Es muß betont werden, daß es – obwohl in der Praxis anscheinend so geübt – unsinnig ist, wenn ein in einem Verfahren erfahrener Operateur ausgerechnet in der Notfallsituation der Blutung auf ein von ihm wenig geübtes Verfahren wechselt. Der „Vagotomist“ soll daher auch in der Blutung bei der sorgfältig durchgeführten Vagotomie, der „Resektionist“ bei der Resektion bleiben.

4.2 Operationstaktik

Ungeachtet der angewandten Operationsmethode gibt es allgemeingültige operationstaktische Grundsätze: Nur die Blutstillung eilt, und sie muß deshalb der erste Schritt des Eingriffes sein. Die gewählte definitive Operation kann dann – dank der heute möglichen schonenden Anaesthesieverfahren und umsichtiger intra- und postoperativer Intensivbehandlung – in Ruhe mit der nötigen Sorgfalt durchgeführt werden. Unnötige Hetze oder das Ausweichen auf eine sog. „einfache, rasche“ Methode, wie z. B.

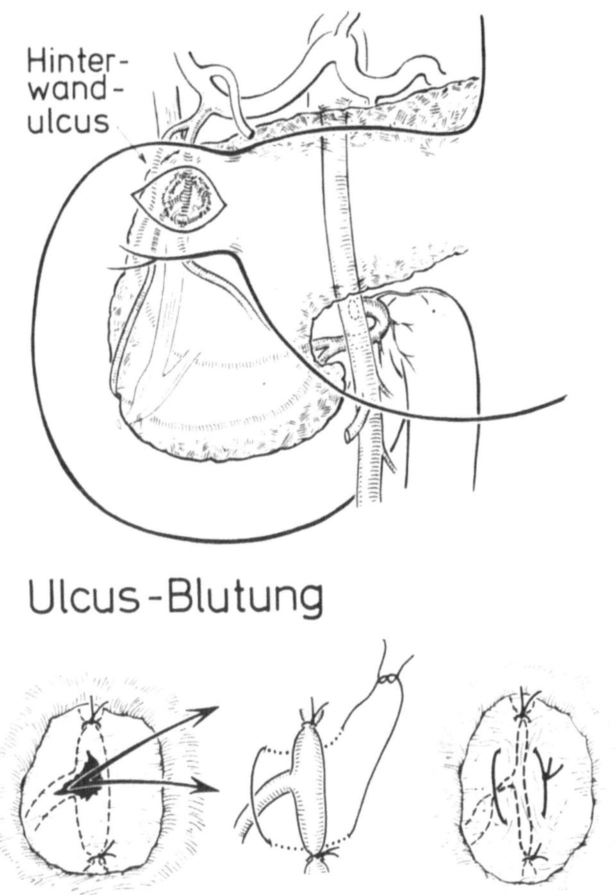

Abb. 2. Technik der Umstechung des Ulcus duodeni (Hinterwand): U-förmige „Bodennaht“ mit festem, resorbierbarem Nahtmaterial zum Verschluß eines häufig vorhandenen, aus der Tiefe mündenden Gefäßes

die trunculäre Vagotomie, setzen die langfristigen Ziele der definitiven Operation aufs Spiel und führen zu technischen Fehlern und postoperativen lokalen Komplikationen.

Folgendes Vorgehen [60] empfiehlt sich bei der Vagotomie: Als erstes wird eine Längsduodenotomie, evtl. Duodenopyloro- oder Duodenogastrotomie durchgeführt und das Ulcus duodeni umstochen (Abb. 2) oder das Ulcus ventriculi von innen flach excidiert (Abb. 3). Die Umstechung des Duodenalulcus ist jedoch nur notwendig, wenn der Patient in den letzten 12 h vor dem Eingriff Zeichen der aktiven oder persistierenden Blutung zeigte [60]. Intraoperativ findet sich dann eine Blutfüllung des Magens oder Duodenums und des Dünndarms. Stand die Blutung nach-

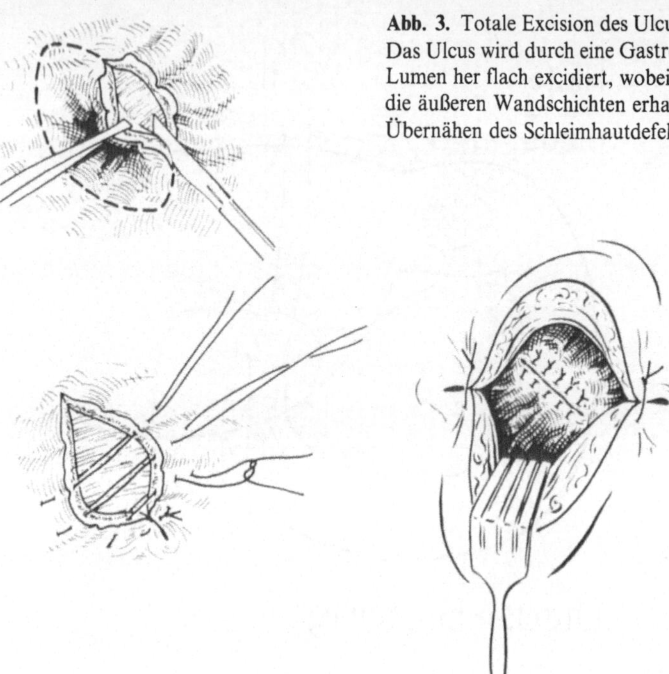

Abb. 3. Totale Excision des Ulcus ventriculi: Das Ulcus wird durch eine Gastrotomie vom Lumen her flach excidiert, wobei, wenn möglich, die äußeren Wandschichten erhalten bleiben. Übernähen des Schleimhautdefektes von innen

weislich in den letzten 12 h und findet sich im Magen, Duodenum und oberen Dünndarm kein Blut, kann auf die Umstechung und dazu notwendige Eröffnung des Magen-Darm-Traktes verzichtet werden. Allerdings empfiehlt es sich, beim über der A. gastroduodenalis gelegenen, tiefen Hinterwandulcus des Bulbus die Umstechung grundsätzlich durchzuführen. Die extraluminale Umstechung der Arterie beidseits des Duodenums kann bei der aktiven Blutung als Zusatzmaßnahme und bei der stehenden Blutung als Alternative durchgeführt werden, doch ist bei geplanter PSV eine gewisse Zurückhaltung geboten [61]. Bei der Umstechung des Bulbus-Hinterwandulcus gilt es zu bedenken, daß die A. gastroduodenalis im Ulcusbereich über die Mündung einer Pankreasarterie einen Zufluß haben kann, so daß die Blutung auch nach beidseitiger Durchstechungsligatur der Arterie nicht steht (Abb. 2). Es empfiehlt sich deshalb, die Blutstillung durch eine den Ulcusgrund fassende U-förmige Bodennaht mit festem synthetischem, resorbierbarem Nahtmaterial zu sichern [60] (Abb. 2).

Die Bedeutung der Ulcusexcision im Magen geht aus einer Zusammenstellung der Literatur hervor (Tabelle 9). Dabei finden sich frühe Rezidivblutungen nur bei den Autoren, die die Ulcusexcision unterlassen und sich meist nur mit einer lokalen Umstechung begnügen. Die Excision des Ulcus ventriculi hat damit 3 Ziele: die Heilung des Ulcus (Bestandteil der

Tabelle 9. Ulcus-ventriculi-Blutung: Beziehung zwischen Ulcusexcision und Häufigkeit der Rezidivblutung

Autor	Operation	Fälle	Rezidiv-blutung %	Ulcusexcision
Foster et al. (1965)	TV+P	26	7	–
Dorton (1966)	TV+P	30	0	±
Schiller et al. (1970)	TV+P	15	7	–
Clarke et al. (1972)	TV+P	14	7	–
Alexander-Williams (1973)	SV+P	14	7	–
Pedersen et al. (1974)	TV+D	72	17	–
Mühe u. Rösch (1977)	PSV	16	0	+
Müller et al. (1978)	PSV	11	0	+
Johnson u. Giercksky (1980)	SV+P	29	0	±
Durchschnittswerte		(227)	7	

nichtresezierenden Therapie), den Ausschluß maligner Veränderung im Ulcus und schließlich die Sicherheit der Blutstillung [59]. Diese technischen Aspekte gewinnen dadurch an Bedeutung, daß im Gegensatz zur Resektion, wo die Rezidivblutung häufig aus der Anastomose stammt, nach nichtresezierenden Verfahren das primäre Ulcus meistens erneut blutet. Kein Verfahren schützt vollständig vor einer Rezidivblutung aus Zweitbefunden oder infolge einer schweren Gerinnungsstörung.

4.3 Operationszeitpunkt

Auch wenn ein chirurgisches Konzept für die Verfahrenswahl existiert, können die operativen Verfahren erst dann die Prognose des blutenden Patienten entscheidend beeinflussen, wenn sie zum richtigen Zeitpunkt eingesetzt werden. In Beziehung zum Spitaleintritt und zum Verlauf der Blutung bestehen grundsätzlich 3 Möglichkeiten der Operation: die Sofortoperation (Notfalloperation), die Frühoperation und die Spät- oder Wahloperation. Nielsen [64] hat überzeugend zeigen können, daß unabhängig vom verwendeten Verfahren die Letalität der Notfalloperation gegenüber der Frühoperation auf das Vierfache erhöht ist (Tabelle 10). Besonders trifft das für die Altersklassen über 70 Jahre zu. Die Sofortoperation darf deshalb nicht als grundsätzlich aggressive Politik Verwendung finden. Vielmehr gilt es, wenn immer Aktivität und Verlauf der Blutung es zulassen, zuerst die Homöostase des Patienten durch Volumen-, Blut- und Elektrolytsubstitution zu erreichen [2], dann aber die richtige Entscheidung zwischen Früh- und Spätoperation zu fällen. Die hohen Risiken der Sofortoperation können damit auf die wenigen Patienten eingeschränkt werden, bei denen trotz adäquater Volumentherapie eine Stabi-

Tabelle 10. Operationszeitpunkt und Letalität. (Nach Nielsen u. Amdrup [64])

Alter (J.)	Notfalloperation		Frühoperation	
	Anzahl	Verstorben	Anzahl	Verstorben
<40	2	0	6	0
41–50	5	1	8	0
51–60	8	3	9	2
61–70	8	4	20	2
71–80	11	8	10	1
80	2	2	1	1
Total	36	18 (50%)	54	6 (11%)

Tabelle 11. Operationszeitpunkt und Letalität: prospektive randomisierte Studie von Read [69]

	Frühoperation nach Stabilisierung	Verzögerte Operation nach Therapieversagen
Anzahl Fälle	33	20 (von 26)
Intervall-Eintritt-Op.	6 h	32 h
Blutkonserven	8	15
Komplikationen	36%	60%
Letalität	0	6 (30%)

lisierung des Kreislaufs nicht möglich ist. Andererseits darf angesichts der niedrigen Letalitätsziffern elektiver Ulcuschirurgie auch nicht der Fehler gemacht werden, grundsätzlich eine längere Phase konservativer Therapie einzuleiten. Gerade bei massiver Blutung der Aktivitätsgrade Forrest I und II [30] kommt es im Verlaufe der konservativen Behandlung zu frühen Blutungsrezidiven, die nach dem Versagen nichtoperativer Maßnahmen schließlich zu einer verzögerten Notfalloperation zwingen [29, 36, 69]. Dies konnte von Read [69] in der einzigen prospektiven Studie deutlich gezeigt werden (Tabelle 11). Von 33 Patienten, die nach Stabilisierung sofort operiert wurden, verstarb keiner, die Komplikationsrate betrug 36% und die Anzahl benötigter Blutkonserven 8. Da es sich nur um massive, aktive Blutungen handelte, kam es bei 20 von 26 für die konservative Therapie randomisierten Patienten zum Therapieversagen. Von diesen 20 sekundär einer Sofortoperation unterzogenen Patienten verstarben 6; die benötigte Blutmenge betrug im Mittel 15 Konserven, und die Komplikationsrate war 60%. Deshalb soll im Rahmen des chirurgischen Therapiekonzeptes die Frühoperation angestrebt und die rechtzeitige Entscheidung nicht verpaßt werden [36]. Risikofaktoren seitens des Patienten, prognostische Faktoren der Blutung, das Vorhandensein einer Blutungs- oder Ulcusanamnese, endoskopische Befunde und insbesondere die Intensität und Aktivität der Blutung bei Spitaleintritt bestimmen die Indikation.

4.4 Zusammenfassung

In der chirurgischen Therapie der akuten gastroduodenalen Ulcusblutung gibt es nur wenig Gesichertes. Retrospektive und vereinzelte prospektive Studien lassen aber erkennen, daß in der akuten Blutung Ulcus duodeni und Ulcus ventriculi gemeinsam betrachtet werden dürfen. Die Vagotomieverfahren zeigen eine Tendenz zu geringerer Letalität und weniger unerwünschten funktionellen Spätfolgen als die Resektion. Die Sicherheit der Blutstillung ist nach Resektion und Vagotomie vergleichbar. Die langfristige Rezidivrate ist nach Resektion geringer als nach Vagotomieverfahren. In der Bilanz eignet sich die proximal-selektive Vagotomie, kombiniert mit Ulcusumstechung (Ulcus duodeni) oder totaler Ulcusexcision (Ulcus ventriculi), grundsätzlich als Verfahren der Wahl bei der akuten Blutung. Als Resektionsverfahren findet der Billroth I, besser aber die Antrektomie in Kombination mit selektiver Vagotomie, eine Indikation bei organisch verändertem Magenausgang und den Ulcera ventriculi Typ II und III. Moderne Anaesthesieverfahren machen es möglich, daß nach sofortiger intraoperativer Blutstillung meist genügend Zeit für die sorgfältige Durchführung der definitiven Operation bleibt. Für die Verbesserung der Prognose der Ulcusblutung ist die Wahl des Operationszeitpunkts entscheidend. Die Frühoperation innerhalb 24 bis maximal 48 h ist anzustreben, da sie mit geringer Letalität einhergeht und in der Risikogruppe der Gefahr einer frühen Rezidivblutung unter konservativer Therapie vorbeugt.

Literatur

1. Alexander-Williams J (1973) Vagotomy in emergency surgery. In: Cox AG, Alexander-Williams J (eds) Vagotomy on trial. Heinemann, London, p 135–154
2. Allgöwer M (1974) Vagotomie in der Behandlung des blutenden Gastroduodenalulkus. Langenbecks Arch Chir 337:527–532
3. Andersen D, Høstrup H, Amdrup E (1978) The Aarhus county vagotomy trial II. World J Surg 2:91–100
4. Ballinger WF, Padula RT, Camishion RC (1965) Mesenteric blood flow following total and selective vagotomy. Surgery 57:409–413
5. Bauer H (1978) Therapeutisches Prinzip: Vagotomie. In: Blum AL, Siewert R (Hrsg) Ulcustherapie. Springer, Berlin Heidelberg New York, S 159–184
6. Becker HD, Caspary WF (1980) Postgastrectomy and postvagotomy syndromes. Springer, Berlin Heidelberg New York
7. Becker H, Vinten-Johansen J, Buckberg GD (1981) Stimulierbarkeit der Splanchnikusdurchblutung nach säureblockierenden Verfahren – eine Studie am wachen Hund. Langenbecks Arch Chirurgisches Forum 1981 für experimentelle und klinische Forschung, Suppl 1981 S 127–130

8. Bell PRF, Battersby C (1968) Effect of vagotomy on gastric mucosal blood flow. Gastroenterology 54:1032–1037
9. Boles RS, Cassidy WJ, Jordan SM (1957) Medical versus surgical management for the complication of hemorrhage in duodenal ulcer. Gastroenterology 32:52–59
10. Boulos PB, Harris J, Wyllie JH, Clark CG (1971) Conservative surgery in 100 patients with bleeding peptic ulcer. Br J Surg 58:817–819
11. Brooks JB, Eraklis AJ (1965) Factors affecting mortality from peptic ulcer. N Engl J Med 271:803–809
12. Byrne JJ, Guardione VA, Williams LF (1970) Massive gastrointestinal hemorrhage. Am J Surg 120:312–316
13. Carruthers RK, Giles GR, Clark CG, Goligher JC (1967) Conservative surgery for bleeding ulcer. Br Med J 1:80–82
14. Clarke RJ, Lewis DL, Alexander-Williams J (1972) Vagotomy and pyloroplasty for gastric ulcer. Br Med J 2:369–371
15. Clémençon GH (1980) Die konservative Therapie des peptischen Ulkus. Schweiz Med Wochenschr 110:1474–1482
16. Cocks JR, Desmond AM, Swynnerton BF, Tanner NC (1972) Partial gastrectomy for hemorrhage. Gut 13:331–340
17. Coe JD, McLaughlin CW Jr, Walker E (1964) Recurrent gastrointestinal bleeding after definitive gastric surgery. Arch Surg 88:888–891
18. Crook JN, Gray LW Jr, Nance FC, Cohn I Jr (1972) Upper gastrointestinal bleeding. Ann Surg 175:771–782
19. Darle N, Haglund U, Larsson I, Medgard A, Olbe L (1980) Management of massive gastroduodenal hemorrhage. Acta Chir Scand 146:277–282
20. Delaney JP (1967) Chronic alterations in gastrointestinal blood flow induced by vagotomy. Surgery 62:155–158
21. Donaldson RM Jr, Handy J, Papper S (1958) Five year follow-up study of patients with bleeding duodenal ulcer with and without surgery. N Engl J Med 259:201–207
22. Dorton HE (1966) Vagotomy, pyloroplasty, and suture for bleeding gastric ulcer. Surg Gynecol Obstet 122:1015–1020
23. Duthie HL, Kwong NK (1973) Vagotomy or gastrectomy for gastric ulcer. Br Med J 4:79–81
24. Duthie HL, Bransom CJ (1979) Highly selective vagotomy with excision of the ulcer compared with gastrectomy for gastric ulcer in a randomized trial. Br J Surg 66:43–45
25. Ellis DJ, Kingston RD, Brookes VS, Waterhouse JAH (1979) Gastric carcinoma and previous peptic ulceration. Br J Surg 66:117–119
26. Farris JM, Smith GK (1967) Appraisal of the long-term results of vagotomy and pyloroplasty in 100 patients with bleeding duodenal ulcer. Ann Surg 166:630–639
27. Feifel G, Heberer G (1977) Die Problematik der akuten oberen gastrointestinalen Blutung. Chirurg 48:204–211
28. Fenger C, Amdrup E, Christiansen P, Jensen HE, Lindskow J, Nielsen J, Damgaard Nielsen SA (1973) Gastric ulcer: Analysis of 701 patients. Acta Chir Scand 139:455–459
29. Finsterer H (1949) Das akut blutende Magen- und Duodenalgeschwür. Ergeb Chir Orthop 35:174–229
30. Forrest JAH, Finlayson NDC, Shearman DJC (1974) Endoscopy in gastrointestinal bleeding. Lancet I:394
31. Foster JH, Hickock DF, Dunphy JE (1965) Changing concepts in the surgical treatment of massive gastroduodenal hemorrhage. Ann Surg 161:968–976
32. Gordon AG, Trow RS, Norton LW (1978) Gastric ulcers following vagotomy in piglets. World J Surg 2:843–850
33. Grace WJ, Mitty WF (1962) Does subtotal gastrectomy in bleeding peptic ulcer prevent recurrence of bleeding? Am J Dig Dis 7:69–74

34. Griesser G, Schmidt H (1964) Statistische Erhebungen über die Häufigkeit des Karzinoms nach Magenoperation wegen eines Geschwürleidens. Med Welt 35:1836–1840
35. Hilbe G, Salzer GM, Hussl H, Kutschera H (1968) Die Carcinomgefährdung des Resektionsmagens. Langenbecks Arch Chir 323:142–153
36. Himal HS, Watson WW, Jones CW, Miller L, MacLean LD (1974) The management of upper gastrointestinal hemorrhage. Ann Surg 179:489–493
37. Holle F, Holle GE (1980) Vagotomy and pyloroplasty: Advances 1975–1980. Springer, Berlin Heidelberg New York
38. Hunt PS, Korman MG, Hansky J, Marshall RD, Reck GS, McCann WJ (1979) Bleeding duodenal ulcer: reduction in mortality with a planned approach, Br J Surg 66:633–635
39. Inberg MV, Linna MI (1975) Massive hemorrhage from gastroduodenal ulcer. Acta Chir Scand 141:664–669
40. Jensen HE, Amdrup E (1969) Selective vagotomy and drainage in surgery for massive gastroduodenal bleeding. Scand J Gastroenterol 4:667–674
41. Jensen HE, Guldberg O (1974) Selective vagotomy and drainage for bleeding duodenal ulcer. Acta Chir Scand 140:406–409
42. Jensen HE, Amdrup E, Christiansen P et al. (1972) Bleeding gastric ulcer. Scand J Gastroenterol 7:535–540
43. Johansson C, Barany F (1973) A retrospective study on the outcome of massive bleeding from peptic ulceration. Scand J Gastroenterol 8: 113–118
44. Johnson HD (1965) Gastric ulcer: Classification, blood group characteristics, secretion patterns and pathogenesis. Ann Surg 162:996–1004
45. Johnson JA, Giercksky KE (1980) Gastric ulcer treated with ulcerectomy, vagotomy and drainage. World J Surg 4:463–470
46. Johnston D (1975) Highly selective vagotomy. Prog Surg 14:1–38
47. Johnston D (1977) Rationale and results of highly selective vagotomy without a drainage procedure, plus excision of the ulcer, in the treatment of gastric ulcer. In: Becker HD, Peiper HJ (eds) Ulcus ventriculi. Thieme, Stuttgart, p 54–61
48. Kelly HG, Grant GN, Elliott DW (1963) Massive gastro-duodenal hemorrhage. Arch Surg 87:6–12
49. Kennedy T, Kelly JM, George JD (1972) Vagotomy for gastric ulcer. Br Med J 2:371–373
50. Knight SE, McIsaac RL, Fielding LP (1978) The effect of highly selective vagotomy on the relationship between gastric mucosal blood flow and acid secretion in man. Br J Surg 65:721–723
51. Kozoll DD, Meyer KA (1963) Massively bleeding gastroduodenal ulcers. Arch Surg 86:445–454
52. Leape LL, Welch CE (1964) Late prognosis of patients with upper gastrointestinal hemorrhage. Am J Surg 107:297–305
53. Liebermann-Meffert D, Allgöwer M (1977) Zur Pathogenese des Magenulkus: Die pyloroantrale Wandabnormität. In: Becker HD, Peiper HJ (Hrsg) Ulcus ventriculi. Thieme, Stuttgart, S 22–26
53a. Mackie DB, Turner MD (1971) Vagotomy and submucosal blood flow. Arch Surg 102:626–629
54. McNeill AD, McAdam WAF, Hutchinson JSF (1969) Vagotomy and drainage in the treatment of gastric ulcer. Surg Gynecol Obstet 128:91–96
55. Meyer KA, Kozoll DD (1964) Emergency treatment in massively bleeding geriatric ulcer patients. Geriatrics 19:812–823
56. Mühe E, Rösch W (1977) Eigene Ergebnisse mit der Vagotomie in der Behandlung des Ulcus ventriculi. In: Becker HD, Peiper VJ (Hrsg) Ulcus ventriculi. Thieme, Stuttgart, S 140–145

57. Mühe E, Müller C, Schacht U, Fiedler L, Engelke B, Zumtobel V, Marie A (im Druck) 5 years results of a prospective multicenter trial on proximal gastric vagotomy. In: Alexander-Williams J, Allgöwer M, Baron JH, Müller C, Spencer J (eds) Verdict on vagotomy-proceedings. Butterworth, London
58. Müller C (1980) Postoperative Störungen und Rezidive nach proximal-selektiver Vagotomie. Ther Umsch 37:693–699
59. Müller C (1981) Die Behandlung der akuten Blutung des Ulcus ventriculi. Schweiz Rundschau Med (PRAXIS) 70:1754–1760
60. Müller C, Allgöwer M (1978) Die Vagotomie in der Behandlung des blutenden Gastroduodenalulkus. In: Häring R (Hrsg) Das komplizierte gastroduodenale Ulkus. Thieme, Stuttgart, S 39–47
61. Müller C, Gyr K, Allgöwer M (1978) Die Nekrose der Kleinkurvatur des Magens nach proximal-selektiver Vagotomie. Helv Chir Acta 45:673–676
62. Müller C, Stalder GA, Allgöwer M (1979) Die proximal-selektive Vagotomie beim Ulcus ventriculi. In: Pichlmaier H, Junginger T (Hrsg) Selektive proximale Vagotomie. Thieme, Stuttgart, S 64–71
63. Nakamura K, Ishi K, Kusano M Hayashi S (1974) Acute and long-term effects of vagotomy on gastric mucosal blood flow. In: Holle F, Andersson S (eds) Vagotomy. Springer, Berlin Heidelberg New York, p 109–111
64. Nielsen SP, Amdrup E (1969) Mortality following surgical treatment for massive gastro-duodenal hemorrhage. Acta Chir Scand [Suppl] 396:29–35
65. Nylander G, Olerud S (1961) The vascular pattern of the gastric mucosa of the rat following vagotomy. Surg Gynecol Obstet 112:475–480
66. Olsen WR, Foley WJ, Simon MA (1970) Vagotomy, gastric blood flow, and hemorrhage from gastritis. Am J Surg 119:183–190
67. Pedersen T, Hancke AG, Lauritzen K (1974) Bleeding gastric and duodenal ulcer treated by vagotomy and a drainage procedure. Scand J Gastroenterol [Suppl] 27:12–13
68. Peter ET, Nicoloff DM, Leonard AS, Walder AI, Wangensteen OM (1963) Effect of vagal and sympathetic stimulation and ablation on gastric blood flow. JAMA 183:107–109
69. Read RC, Huebl HC, Thal AP (1965) Randomized study of massive bleeding from peptic ulceration. Ann Surg 162:561–577
70. Robbins SL (1959) Contributions of the pathologist to present-day concepts of gastric ulcer. JAMA 171:2053–2055
71. Rösch W (1978) Karzinomatöses Ulcus – präoperative Diagnostik: Endoskopie. In: Häring R (Hrsg) Das komplizierte gastroduodenale Ulkus. Thieme, Stuttgart, S 154–158
72. Schiller KFR, Truelove SC, Williams DG (1970) Haematemesis and melaena, with special reference to factors influencing the outcome. Br Med J 2:7–14
73. Serebro HA, Mendeloff AI (1966) Late results of medical and surgical treatment of bleeding peptic ulcer. Br Med J 2:1505–1508
74. Siewert R (1977) Chirurgische Verfahrenswahl: Billroth I oder Billroth II? In: Becker HD, Peiper HJ (Hrsg) Ulcus ventriculi. Thieme, Stuttgart, S 62–71
75. Varhaug JE, Svanes K (1979) Gastric ulceration and changes in acid secretion and mucosal blood flow after partial gastric devascularization in cats. Acta Chir Scand 145:313–319
76. Weinberg JA (1961) Treatment of the massively bleeding duodenal ulcer by ligation, pyloroplasty and vagotomy. Am J Surg 102:158–167
77. Wenger J, Brandborg LL, Spellmann FA (1971) The veterans administration cooperative study on gastric ulcer: Cancer. Gastroenterology 61:598–627
78. Winkler R, Farthmann E, Eichfuss HP (1977) Die B-I-Resektion in der Ulcuschirurgie. Langenbecks Arch Chir 343:123–132

Kapitel 22

Indikation und Verfahrenswahl

K. Gyr und L. Kayasseh

1 Einleitung

Die Wahl des Vorgehens zur Kontrolle der Ulcusblutung und zur Vermeidung des Frührezidivs, d.h. die Entscheidung, ob konservative Behandlung, Operation oder deren Kombination, stellt eine der schwierigsten Entscheidungsprozesse in der interdisziplinären Gastroenterologie dar, da verbindliche Richtlinien größtenteils fehlen und subjektive Faktoren sowie persönliche Erfahrung oft die einzig brauchbaren Kriterien darstellen. Die Kenntnis des Spontanverlaufs, die Definition von Risikofaktoren und das Wissen um die konservativen und chirurgischen Therapiemöglichkeiten können jedoch den Entscheidungsprozeß wesentlich erleichtern.

2 Kriterien, die bei der Indikationsstellung berücksichtigt werden müssen

2.1 Verlauf der Ulcusblutung

Gemäß den in Tabelle 1 aufgeführten, *retrospektiven* Studien kommen durchschnittlich 66% der durch gastroduodenale Ulcera verursachten Blutungen unter konservativen Maßnahmen *definitiv* zum Stillstand. Werden leichte Blutungen miteinbezogen, so kann dieser Prozentsatz auf 91% ansteigen [38]. Die Streuung der Daten widerspiegelt das von Studie zu Studie variierende Patientenkollektiv und insbesondere Verschiedenheiten im Schweregrad der Blutung. Die allgemeine Letalität variiert entsprechend von 4,1% [38] bis 24,6% [34], diejenige der konservativen Behandlung von 2,8% [38] bis 20,5% [26] und die der chirurgischen Therapie von 9,8% [18] bis 22,9% [38]. Die im Durchschnitt höhere Letalität der chirurgischen Therapie (16,4%) gegenüber derjenigen der konservati-

Tabelle 1. Verlauf der gastroduodenalen Ulcusblutung

Autor	n	Schweregrad	Allgemeine Letalität %	Blutung konservativ kontrolliert %	Blutung chirurgisch angegangen %
Schiller et al. (1970)	2149[a]	Alle	8,9	68,4	27
Crook et al. (1972)	426	Alle	16,0	70,2	17,4
Wilkinson (1973)	1231[a]	Alle	4,1	90,7	6,7
Himal et al. (1974)	386	Alle	7,3	54,4	42,5
Dronfield et al. (1979)	302	Alle	14,2	56,6	36,4
Welch (1949)	258	Massiv	12,8	73,6	17,4
Meyer et al. (1964)	2008	Massiv	20,5	55,3	30,5
Rumpf et al. (1973)	175	Massiv	24,6	–	–
Total	6922		12,2	66,0	24,1

[a] Mit Einschluß anderer Blutungsquellen

ven Maßnahmen (10,2%) erklärt sich dadurch, daß in dem aufgeführten Krankengut die Indikation zur Operation meist im Versagen der konservativen Therapie bestand. Es erstaunt daher nicht, daß in einzelnen Studien [21, 26] mit einem anderen Therapiekonzept gerade gegenteilige Resultate berichtet werden.

Die wenigen prospektiven Studien beruhen durchwegs auf sehr kleinen Patientengruppen, bestätigen aber insgesamt die obigen Zahlen. So steht die Blutung unter konservativer Therapie bei 44% [4] bis 91% [12] der Patienten mit Ulcus duodeni und bei 48% [20] bis 79% [12] bei Patienten mit Ulcus ventriculi.

2.2 Konstellationen und Faktoren, die das Risiko der Blutung beeinflussen

2.2.1 Der Risikopatient

2.2.1.1 Der Patient über 60 Jahre

Die Letalität der oberen gastroduodenalen Blutung steigt mit zunehmendem Lebensalter an [26, 34]. Nach dem 6. Dezennium ergibt sich bei den meisten Studien eine massive Verschlechterung der Prognose mit einer Steigerung der Letalität auf mindestens das Doppelte (Tabelle 2).

2.2.1.2 Der Patient mit konkomittierenden Krankheiten und Komplikationen

Schwere Zweiterkrankungen und Komplikationen, insbesondere von seiten des Ulcus (Perforation), erhöhen die Letalität der Ulcusblutung [1]. Dies gilt vor allem für die Altersklasse über 60 Jahre.

Tabelle 2. Letalität der gastroduodenalen Ulcusblutung in Abhängigkeit vom Lebensalter

Autor	n	Lebensalter					
		<40	40–50	50–60	60–70	70–80	>80 J.
Welch (1949)[a]	258	2%	4%	←	23%		→
Avery-Jones (1956)[a]	1764	←	2,3%	→	←	16,8%	→
Meyer et al. (1964)[a]	2008	5,5%	12,1%	16,9%	31,6%	42,8%	60 %
Schiller et al. (1970)	1445	2,7%	← 4,8%	→	←	13,5% →	17,9%
Rumpf et al. (1973)[a]	253		13,5%	24,6%	46,6%	← 50	→
Wilkinson (1973)	306	←	5,4%	→	←	27,2%	→
Himal et al. (1974)	630	3,3%	10,1%	10,3%	←	25,1%	→
Dronfield et al. (1979)[a]	302	0%	7 %	5,4%	13 %	26 %	19 %

[a] Vorwiegend Ulcusblutungen

2.2.2 Allgemeine Risikofaktoren

2.2.2.1 Blutungsintensität

Die Blutungsintensität (Tabelle 3), beurteilt nach Hämoglobin und Hämatokrit beim Eintritt, nach Blutungsmanifestation und Transfusionsmenge während der Hospitalisation, korreliert mit der Letalität. So berichte Wilkinson [38] unter 925 Patienten mit leichter Blutung über keinen Todesfall, während von Patienten mit massiven Blutungen 35,2% verstarben.

2.2.2.2 Blutungsquelle

Viele retrospektive Studien zeigen für die Blutung aus einem Magenulcus gegenüber derjenigen aus einem Duodenalgeschwür eine erhöhte Letalität [5, 26]. Wird jedoch die verschiedene Altersverteilung bei den Patienten mit Ulcus ventriculi und Ulcus duodeni berücksichtigt [9, 14], so scheint sich dieser Unterschied weitgehend auszugleichen [1, 35].

2.2.2.3 Die frühe Rezidivblutung

Rund 70% der akuten gastroduodenalen Ulcusblutungen kommen spontan oder unter konservativer Behandlung definitiv zum Stillstand. Je 5% [37] bluten massiv weiter oder zeigen eine Sickerblutung über längere Zeit. Bei den übrigen Patienten steht die Hämorrhagie vorübergehend, um später wieder einzusetzen (Tabelle 4). Über 90% dieser Blutungsrezidive treten innerhalb der ersten 2–3 Tage nach der Erstblutung auf [28]. Zeigen sich während 48 h seit der letzten Blutung keine erneuten Symptome einer Hämorrhagie, so wird ein Rezidiv unwahrscheinlich [28]. Auffallend ist die mit dem Frührezidiv verbundene, bis auf das 12fache erhöhte *Letalität* [1]. Die Möglichkeit des Rezidivs nimmt zu mit der Intensität der Erstblutung, der Aktivität der Blutung (Grad II, gemäß Defini-

Tabelle 3. Letalität der gastroduodenalen Ulcusblutung in Abhängigkeit verschiedener Kriterien der Blutungsintensität

Autor	Kriterium	Letalität %	Behandlung
Himal et al. (1974)	Hämoglobin bei Eintritt:		Konservativ und chirurgisch
	<5 g-%	30,8	
	10–14,9 g-%	10,0	
Kim et al. (1974)	Hämatokrit bei Eintritt:		Chirurgisch
	<20%	35	
	21–25%	26	
	>25%	18	
Schiller et al. (1970)	Hauptsymptom der Blutung:		Konservativ und chirurgisch
	Hämatemesis	12,0	
	Meläna	5,4	
	Beides	9,4	
Jensen et al. (1972)	Symptome:		Konservativ und chirurgisch
	Hämatemesis oder Meläna	6,3	
	Hämatemesis und Meläna	16,4	
	Schock	27,2	
Himal et al. (1974)	Transfusionsmenge während Hospitalisation:		Konservativ und chirurgisch
	<6 Einheiten	2,1	
	6–10 Einheiten	16,0	
	>10 Einheiten	47,8	
Wilkinson (1973)	Schweregrad der Blutung:		Konservativ und chirurgisch
	Massiv >5000 ml in einer 48 h Periode	35,2	
	Mäßig 2500–5000 ml in einer 48 h Periode	6,6	
	Leicht <2500 ml in einer 48 h Periode	0	

Tabelle 4. Häufigkeit und Letalität der frühen Rezidivblutung nach Hämorrhagie bei Ulcus ventriculi und duodeni

Autor	n	Rezidiv während Hospitalisation	
Welch (1949)	258	15–20%	(7–8% <50 Jahre)[a] (56,9% >50 Jahre)
Avery-Jones (1956)	1414	24,9%	(21,6%)
Northfield (1971)	179	32%	Magenulcus
		12%	Duodenalulcus
Kim et al. (1974)	135	21,5%	(31%)
Eichfuss et al. (1975)	208	8,2%	(65%)
	Postoperativ		
Peterson et al. (1981)	206	31,6%	(20%)

[a] Letalität

tion nach Forrest et al. [10]) und dem Alter; das Rezidiv ist zudem beim Magenulcus häufiger.

2.2.2.4 Anamnese

In der Studie von Welch [37] hatten 64% der Patienten mit oberer gastrointestinaler Ulcusblutung früher keine Hämorrhagie durchgemacht. Die Letalität der ersten Attacke betrug 12%. Bestand anamnestisch bereits eine Blutungsepisode, so betrug die Letalität 16%. Bei mehr als 2 Hämorrhagien in der Anamnese sank die Letalität der aktuellen Blutung auf 7% ab. Die Tatsache anamnestischer Blutungsepisoden scheint daher die Prognose der aktuellen Blutung möglicherweise im positiven Sinne zu beeinflussen [1].
Rund 70% der Patienten [26, 37] mit Blutung weisen eine positive Ulcusanamnese auf. Kim et al. [24] berichten über eine Operationsmortalität von 15% bei Patienten mit bekannter Ulcuskrankheit gegenüber einer von 39% bei Patienten ohne Ulcusanamnese.

2.2.2.5 Diagnostik

Himal et al. [18] errechneten in einer computeranalytischen Studie, daß die Hochrisikogruppe unter den Patienten mit Blutung (Alter über 60 Jahre, Hämoglobin weniger als 10 g-% beim Eintritt, Transfusion von mehr als 6 Einheiten Blut während der Hospitalisation) ohne Kenntnis der Blutungsquelle vor Therapiebeginn eine Letalität von 51% aufwies, gegenüber einer solchen von 22% bei bekannter Blutungsursache. Dies scheint, die von Palmer [29] postulierte aggressive Diagnostik bei der oberen Magen-Darm-Blutung, insbesondere mit Notfallendoskopie, zu rechtfertigen. Der Wert der routinemäßigen Notfallendoskopie ist jedoch nicht unbestritten [7, 17, 19, 31]. 2 Studien sprechen aber stark zu Gunsten der endoskopischen Untersuchung innerhalb von 12–24 h nach Blutungsbeginn [11, 13]. Sie weisen nicht nur auf den diagnostischen, sondern auch auf den prognostischen Wert dieser Methode hin. Praktisch alle Patienten mit sichtbarem Gefäß im Ulcusgrund entwickelten eine Rezidivblutung während der Hospitalisation mit der bekannten, erhöhten Letalität [13]. Wurden Stigmata wie Frischblut und an den Ulcera haftende Gerinnsel ebenfalls berücksichtigt, so stieg die Rezidivrate beim Ulcus duodeni von 4,8%, bei Patienten ohne solche Stigmata auf 55,6% an und beim Ulcus ventriculi entsprechend von 0% auf 30,3% [11].
Das Fehlen einer korrekten Diagnose und der Beurteilung der Blutungsquelle vor Therapiebeginn darf daher als Risikofaktor gelten.

2.2.2.6 Zusammenfassung

Insgesamt zeigen Patienten im höheren Lebensalter sowie Patienten mit Begleiterkrankungen und Komplikationen ein erhöhtes Risiko, der akuten gastroduodenalen Blutung zu erliegen *(Risikopatient)*.

Als allgemein wirksame Risikofaktoren gelten: die schwere Blutung, die frühe Rezidivblutung und die Unkenntnis der Blutungsquelle sowie der morphologischen Verhältnisse am Ulcus vor Therapiebeginn.

2.3 Verfahrensspektrum

2.3.1 Allgemeine Bemerkungen

Die verschiedenen Therapiemöglichkeiten konservativ-medikamentöser, endoskopischer und chirurgischer Art sind in den vorangehenden Kapiteln im einzelnen beschrieben worden. Ihre korrekte Anwendung muß sich an den Therapiezielen orientieren (Tabelle 5). Dabei wird klar, daß gewisse Behandlungsarten, wie die endoskopischen Verfahren, vorwiegend der Blutstillung dienen, während andere, wie die H_2-Receptorantagonisten, dazu weniger geeignet sind, sondern vielmehr in der Therapie des Ulcusschubes ihren Platz haben. Mit den chirurgischen Maßnahmen lassen sich im Prinzip alle 3 Therapieziele erreichen.

2.3.2 Konservative Behandlungsverfahren

Die Zusammenstellung in Tabelle 5 zeigt, daß die Wirksamkeit der heute gängigen konservativen Therapie bei akuter Ulcusblutung wenig belegt ist, und daß nur für Cimetidin [3, 4, 20], Somatostatin [23] und Sekretin [36] prospektive, kontrollierte Studien vorliegen. Trotzdem ist es sinnvoll, Antacida einzusetzen, da mindestens deren Effekt auf die Ulcusheilung bestens belegt ist [15, 30]. Ziel der Antacidatherapie muß es sein, den intragastralen pH-Wert dauernd über 5 zu halten. Entsprechende pH-Kontrollen sind daher zur Überwachung des Patienten in die Behandlung einzuplanen. Ähnliches gilt für Cimetidin, das bezüglich der Blutstillung höchst wahrscheinlich wirkungslos ist. Andererseits ist Somatostatin mit seinem nachgewiesenen Effekt auf die Blutstillung wegen des hohen Preises nur mit äußerster Zurückhaltung zu verwenden [23]. Ähnliches gilt für Sekretin.

2.3.3 Endoskopische Behandlungsverfahren

Die endoskopischen Therapieverfahren sind vor allem auf die Blutstillung ausgerichtet und erscheinen vielversprechend [2, 25]. Größere, kontrollierte Studien fehlen derzeit noch. Da das Vorgehen aber sehr aufwendig ist oder zumindest eine große, persönliche Erfahrung voraussetzt, sollte der Einsatz endoskopischer Verfahren vorerst auf gewisse Zentren beschränkt bleiben. Erst wenn Wert, Aufwand und Nebenwirkungen durch sachgerechte Studien belegt sind, dürfen die Methoden allgemein für die Stillung der Ulcusblutung empfohlen werden.

Tabelle 5. Verfahrensspektrum, Wirksamkeit und Therapieziel

Verfahren	Therapieziel		
	Blutstillung	Vermeidung des Frührezidivs	Behandlung des Ulcusschubes
1. Konservativ			
– Allgemeine Maßnahmen (Intensivtherapie)	In 70% +	In 70% +	
– Eiswasserlavage [32]	–	–	
– Medikamentös:			
– Antacida [30]	(+)	(+)	+K
– H_2-Receptorantagonisten [3, 4, 20]	–K	Fraglich K	+K
– Vasopressin, Levarterenol (lokal intraarteriell)	Wirkung nicht sicher belegt		
– Somatostatin [23]	+ +K	(+)	Unzweckmäßig
– Sekretin [36]	+K	(+)	Unzweckmäßig
2. Endoskopie			
Elektrocoagulation [2]	(+)	?	
Thermohydrosonde	(+)	?	
Unterspritzung	(+)	?	
Laser	(+)	?	
3. Chirurgie			
Lokale Umstechung	(+)	?	–
Resektion	(+)	(+)	+K
Vagotomie			
mit Ligatur (Umstechung)	(+)	(+)	+K
mit Excision	(+)	(+)	
Kombination	(+)	(+)	+K

\+ Wirksam (nicht belegt)
+K Wirksamkeit durch kontrollierte Studien belegt
(+) Wirksamkeit durch unkontrollierte Studien belegt
– Nicht wirksam (nicht belegt)
–K Nicht wirksam – durch kontrollierte Studien belegt

2.3.4 Chirurgische Behandlungsverfahren

Unabhängig von den verschiedenen operativen Methoden zur Behandlung des blutenden Ulcus ventriculi und duodeni hat die notfallmäßig durchgeführte Operation eine wesentlich höhere Letalität als der frühe elektive Eingriff nach Stabilisierung des Kreislaufs [5, 27, 35, 37]. Der Unterschied wird vor allem in der Altersgruppe über 60 Jahre [35] und beim Ulcus ventriculi [6] deutlich. Falls die Indikation zum chirurgischen Vorgehen gestellt wird, ist daher, wenn immer möglich, dieses als Frühoperation vorzusehen (Tabelle 6). Wird andererseits beim Patienten mit massi-

Tabelle 6. Letalität der operativen Behandlung der akuten gastroduodenalen Ulcusblutung und Zeitpunkt der Operation

Autor	Notfalloperation	Frühoperation (early elective)
Welch (1949)	15%	5%
Nielsen et al. (1969)	50% Ulcus ventriculi Ulcus duodeni	11% Ulcus ventriculi Ulcus duodeni
Schiller et al. (1970)	<60 Jahre: 7,5% >60 Jahre: 25,3%	<60 Jahre: 2,4% >60 Jahre: 3,4%
Crook et al. (1972)	20%	3,6%
Eichfuss et al. (1976)	42% Ulcus ventriculi 10,8% Ulcus duodeni	23,6% Ulcus ventriculi 6,2% Ulcus duodeni

ver Blutung und Schock die Frühoperation zu lange hinausgeschoben, so erhöhen sich sowohl Letalität (0% auf 15%) wie Komplikationsrate (36% auf 60%) und Häufigkeit der Rezidivblutung beträchtlich [33]. Dauert die präoperative Phase länger als 48 h, so steigt die Letalität nach Rumpf et al. [34] von 10,7% auf 50% an.
Bei der Verfahrenswahl ist zu bedenken, daß die Langzeitresultate bezüglich Rezidivulcus und Rezidivblutung nach der chirurgischen Behandlung besser sind als bei konservativem Vorgehen [16, 22].
Von einigen Situationen abgesehen, scheint die Wahl des operativen Eingriffs derzeit weniger bedeutsam zu sein als die Forderung an den Operateur, nicht in der Notfallsituation von einer vertrauten auf eine neue Operationstechnik zu wechseln. Die Vagotomieverfahren weisen eine etwas geringere Letalität sowie weniger unerwünschte Spätfolgen auf als die Resektion. Die Häufigkeit des Frührezidivs ist bei beiden Verfahren vergleichbar. Bezüglich langfristiger Rezidivrate ist die Resektion der Vagotomie überlegen.

3 Indikation und Verfahrenswahl

3.1 Allgemeines Vorgehen

Bei jedem Patienten mit akuter gastroduodenaler Ulcusblutung sollten durch Notfallendoskopie innerhalb 12–24 h die Diagnose erhärtet und die Aktivität der Blutung bestimmt werden. Falls endoskopische Blutstillungsverfahren zur Verfügung stehen, könnten sie hier zur Hämostase eingesetzt werden. Zur Überwachung der Blutung wird eine Magensonde gelegt, jedoch keine Eiswasserlavage durchgeführt. Gleichzeitig setzt die allgemeine, intensivmedizinische Behandlung ein.

Tabelle 7. Vorgehen bei schwerer Ulcusblutung

Aktivitätsgrad						
Ia	Ib			II (mit erhöhter Rezidivhäufigkeit)		III
Alle Patienten	Risikopatienten		Nicht-Risikopatienten	Risikopatienten	Nicht-Risikopatienten	Alle Patienten
	Operationsrisiko: *Hoch* („Inoperabilität“)	Operationsrisiko: *Nicht erhöht*				
Notfalloperation	Konservativer Therapieversuch mit:	Frühoperation	Frühoperation	Frühoperation	Konservative Therapie	Konservative Therapie
Falls nur Umstechung → anschließend Ulcustherapie	Somatostatin Sekretin Endoskopischem Verfahren			Evtl. konservat. Therapie bei zu hohem Operationsrisiko	Antacida H_2-Receptorenantagonisten	Antacida H_2-Receptorenantagonisten
	Hämostase + innerhalb 48 h → Übliche konservat. + chirurgische Ulcustherapie	Hämostase − innerhalb 48 h → Frühoperation			Hämostase + > 48 h → Übliche konservative + chirurgische Ulcustherapie	Frührezidiv → Frühoperation

Definitionen von Schweregrad und Aktivität Kapitel Einleitung.
Hämostase + : erfolgreich
Hämostase − : nicht erfolgreich (≧ 5 E Blut, Frischblut im Magen nach 48 h)

Tabelle 8. Vorgehen bei mittelschwerer und leichter Ulcusblutung

Aktivitätsgrad							
Ia	Ib					II und III	
Alle Patienten	Risikopatienten			Nicht-Risikopatienten		Alle Patienten	
	Operationsrisiko						
	Hoch („Inoperabilität")		*Nicht erhöht*				
Frühoperation	Konservativer Therapieversuch evtl. zusätzlich mit:		Früh-operation	Konservative Therapie		Konservative Therapie	
	Somatostatin Sekretin Endoskopischem Verfahren			Antacida H_2-Receptorenantagonisten		Antacida H_2-Receptorenantagonisten	
	Hämostase + innerhalb 48 h	Hämostase – innerhalb 48 h		Hämostase + innerhalb 48 h	Hämostase – innerhalb 48 h	Hämostase + > 48 h	Frührezidiv
	Übliche konservat. + chirurgische Ulcustherapie	Früh-operation		Übliche konservative + chirurgische Ulcustherapie	Früh-operation	Übliche konservative + chirurgische Ulcustherapie	Frühoperation

Hämostase + : erfolgreich
Hämostase – : nicht erfolgreich (≥ 5 E Blut, Frischblut im Magen nach 48 h)

3.2 Das spezifische Vorgehen zur Kontrolle der gastroduodenalen Ulcusblutung

Ein mögliches Therapieschema ist in Tabelle 7 und Tabelle 8 aufgezeichnet. Die Entscheidungen betreffen im wesentlichen die ersten 48 h nach Einweisung in die Klinik. In diesem Zeitraum zeigt sich in den meisten Fällen, ob die Blutung persistiert, steht oder rezidiviert. Wird in dieser Periode eine Hämostase erzielt, so stellt sich anschließend meist nur noch das Problem der üblichen Behandlung des Ulcusschubes. Ein Versagen der konservativen Maßnahmen liegt dann vor, wenn die Kreislauffunktion mit 5–6 Einheiten Blut nicht stabilisiert werden kann oder wenn nach 48 h immer noch Frischblut im Magen vorhanden ist.
Drängt sich das chirurgische Vorgehen zur Kontrolle der Blutung auf, so darf heute die proximal selektive Vagotomie, kombiniert mit Ulcusumstechung (Ulcus duodeni) oder Ulcusexcision (Ulcus ventriculi), als Verfahren der Wahl gelten. Bei Ulcus ventriculi Typ 2 und Typ 3 oder organischen Veränderungen des Magenausgangs ist die Indikation zur Resektion Typ Billroth I oder besser Antrektomie und selektiver Vagotomie gegeben. Nur in seltenen Fällen mit stark erhöhtem Operationsrisiko muß man sich auf die reine Blutstillung, z.B. durch Umstechung, beschränken.

Literatur

1. Avery-Jones F (1956) Hematemesis and melena. With special reference to causation and to the factors influencing the mortality from bleeding peptic ulcers. Gastroenterology 30:166–189
2. Bossart R, Gyr N, Thurnherr N (1975) Endoskopische Elektrokoagulation blutender Magenulzera bei inoperablen Patienten. Z Gastroenterol 13:526–528
3. La Brooy SJ, Misiewicz JJ, Edwards J et al. (1979) Controlled trial of cimetidine in upper gastrointestinal hemorrhage. Gut 20:892–895
4. Carstensen HE, Bülow S, Hart Hansen O et al. (1980) Cimetidine for severe gastroduodenal hemorrhage: A randomized controlled trial. Scand J Gastroenterol 15:103–105
5. Crook JN, Gray LW, Nance FC, Cohn I (1972) Upper gastrointestinal bleeding. Ann Surg 175:771–782
6. Eichfuss HP, Farthmann E, Horatz K, Schreiber HW (1976) Die große Blutung aus Magen und Zwölffingerdarm. Dtsch Med Wochenschr 101:753–755
7. Dronfield MW, McIllmurray MB, Ferguson R, Atkinson M, Langman MJS (1977) A prospective, randomised study of endoscopy and radiology in acute upper-gastrointestinaltract bleeding. Lancet I:1167–1171
8. Dronfield MW, Atkinson M, Langman MJS (1979) Effect of different operation policies on mortality from bleeding peptic ulcer. Lancet I:1126–1128
9. Fiedler H, Thiele G (1976) Gastrointestinale Blutungen im internistischen Krankengut eines Bezirkskrankenhauses. Eine retrospektive Studie aus den Jahren 1965–1974. Z Inn Med 31:574–579
10. Forrest JAH, Finlayson NDC, Shearman DJC (1974) Endoscopy in gastrointestinal bleeding. Lancet II:394–397

11. Foster DN, Miloszewski KJA, Losowsky MS (1978) Stigmata of recent hemorrhage in diagnosis and prognosis of upper gastrointestinal bleeding. Br Med J 1:1173–1177
12. Galmiche JP, Colin R, Veyrac M, Hecketsweiler P, Ouvry D, Tenière P, Ducrotté P (1980) Double-blind controlled trial of cimetidine in bleeding peptic ulcer. In: Torsoli A (ed) H_2-Antagonists. European Symposium October 18–20, 1979, Capri. Excerpta Medica, Amsterdam, p 164–171
13. Griffiths WJ, Neumann DA, Welsh JD (1979) The visible vessel as an indicator of uncontrolled or recurrent gastrointestinal hemorrhage. N Engl J Med 300:1411–1413
14. Gyr K, Gemsenjäger E, Meier AL (1972) Zur chirurgischen Behandlung des Gastroduodenalulkus. Eine retrospektive Studie. Schweiz Med Wochenschr 102:227–234
15. Gyr K, Reichlin B (1981) Medikamentöse Behandlung beim unkomplizierten Ulcus ventriculi und Ulcus duodeni. Therapiewoche 31:3441–3446
16. Harvey RF, Langman MJS (1970) The late results of medical and surgical treatment for bleeding duodenal ulcer. Q J Med 39:539–547
17. Hellers G, Ihre T (1975) Impact of change to early diagnosis and surgery in major upper gastrointestinal bleeding. Lancet II:1250–1251
18. Himal HS, Watson WW, Jones CW, Miller L, Maclean LD (1974) The management of upper gastrointestinal hemorrhage: A multiparametric computer analysis. Ann Surg 179:489–493
19. Hoare AM (1975) Comparative study between endoscopy and radiology in acute upper gastrointestinal hemorrhage. Br Med J 1:27–30
20. Hoare AM, Bradby GVH, Hawkins CF (1979) Cimetidine in bleeding peptic ulcer. Lancet II:671–673
21. Jensen HE, Amdrup E, Christiansen P, Fenger C, Lindskov J, Nielsen J, Damgaard Nielsen SA (1972) Bleeding gastric ulcer. Surgical and non-surgical treatment of 225 patients. Scand J Gastroenterol 7:535–540
22. Johansson C, Barany F (1973) A retrospective study on the outcome of massive bleeding from peptic ulceration. Scand J Gastroenterol 8:113–118
23. Kayasseh L, Gyr K, Keller U, Stalder GA, Wall M (1980) Somatostatin and cimetidine in peptic-ulcer hemorrhage. A randomized controlled trial. Lancet I:844–846
24. Kim U, Dreiling DA, Kark AE, Rudick J (1974) Factors influencing mortality in surgical treatment for massive gastroduodenal hemorrhage. Am J Gastroenterol 62:24–35
25. Laurence BH, Vallon AG, Cotton PB et al. (1980) Endoscopic laser photocoagulation for bleeding peptic ulcers. Lancet I:124–125
26. Meyer KA, Kozoll DD (1964) Emergency treatment in massively bleeding geriatric ulcer patients. Geriatrics 19:812–823
27. Nielsen SP, Amdrup E (1969) Mortality following surgical treatment for massive gastroduodenal hemorrhage. Acta Chir Scand [Suppl] 396:29–35
28. Northfield TC (1971) Factors predisposing to recurrent hemorrhage after acute gastrointestinal bleeding. Br Med J 1:26–28
29. Palmer ED (1969) The vigorous diagnostic approach to upper-gastrointestinal tract hemorrhage. A 23-year prospective study of 1,400 patients. JAMA 207:1477–1480
30. Peterson WL, Sturdevant RAL, Frankl HD et al. (1977) Healing of duodenal ulcer with an antacid regimen. N Engl J Med 297:341–345
31. Peterson WL, Barnett CC, Smith HJ, Allen MH, Corbett DB (1981) Routine early endoscopy in upper-gastrointestinal-tract bleeding. A randomized, controlled trial. N Engl J Med 304:925–929
32. Ponsky JL, Hoffman M, Swayngim DS (1981) Saline irrigation in gastric hemorrhage: The effect of temperature. J Surg Res 28:204–205
33. Read RC, Huebl HC, Thal AP (1965) Randomized study of massive bleeding from peptic ulceration. Ann Surg 162:561–577

34. Rumpf P, Hoffmann E, Jacobs G, Kremer K (1973) Operationsindikation bei der akuten massiven Gastrointestinalblutung mit besonderer Berücksichtigung der Magen-Duodenalblutung. Zentralbl Chir 98:1531–1539
35. Schiller KFR, Truelove SC, Williams DG (1970) Haematemesis and melaena, with special reference to factors influencing the outcome. Br Med J 2:7–14
36. Wagner PK, Rothmund M (1980) Effekt von Cimetidin und Sekretin bei akuten Blutungen aus Magen und Duodenum – Ergebnisse einer prospektiven alternierenden Studie. Z Gastroenterol 18:342–344
37. Welch CE (1949) Treatment of acute, massive gastro-duodenal hemorrhage. JAMA 141:1113–1119
38. Wilkinson RH (1973) Management of acute upper gastrointestinal hemorrhage. Can J Surg 16:92–96

Gastrointestinale Blutung: Akute gastroduodenale Läsionen

Koordinator: W. LORENZ

Kapitel 23

Pathogenese

F. Halter

Etwa 80–85% der Magen-Darm-Blutungen stammen aus dem oberen Magen-Darm-Trakt [14]. In den meisten größeren publizierten Studien sind Ulcera duodeni und Ulcera ventriculi die häufigsten Blutungsquellen, gefolgt von Blutungen aus sog. hämorrhagischen Erosionen oder akuten Ulcerationen. Letztere Läsionen entstehen besonders häufig als Folge eines sog. Streßulcussyndroms oder nach Einnahme von entzündungshemmenden Medikamenten, wie vor allem Aspirin und Indomethacin.
Drei Faktoren, nämlich der Magensäure, der Galle und der Minderdurchblutung der Magenschleimhaut, wird bei der Entstehung dieser akut auftretenden Magenschleimhautläsionen ein besonderes Gewicht zugemessen (Abb. 1).

1 Rolle der Ischämie

Sieht man von den Läsionen ab, die durch anti-inflammatorische Medikamente auftreten, so kommt dieses Krankheitsbild vor allem bei Patienten vor, die innerhalb ihrer Erkrankung Schockzustände erleben, sei es durch eine Hypovolämie im Rahmen eines Traumas oder durch eine Sepsis. Die Minderdurchblutung der Magenschleimhaut ist denn auch von allen implizierten pathophysiologischen Prinzipien bei der Entstehung

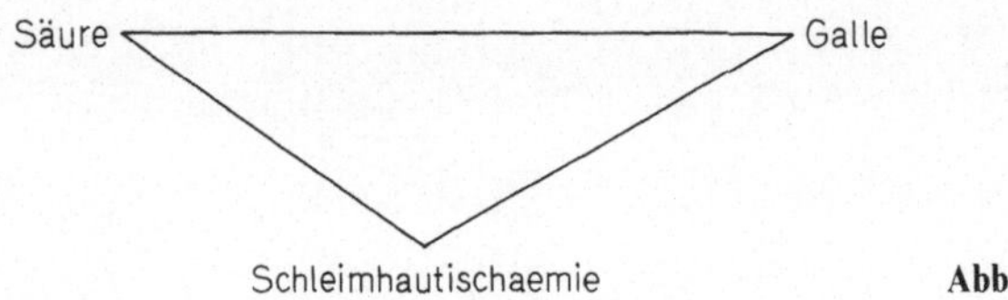

Abb. 1

dieser Magenläsionen am wenigsten umstritten. Stremple et al. [23] (die sich in den Vereinigten Staaten speziell um die Entstehung der Streßulcusläsionen bemühten) haben denn auch vorgeschlagen, den Begriff „Syndrom der akuten gastrointestinalen fokalen Nekrose“ dem wenig aussagekräftigen des „Streßulcussyndroms“ vorzuziehen. Von speziellem Interesse sind in diesem Zusammenhang die kürzlich von Payne u. Bowen [17] publizierten Beobachtungen am Hundemagen nach experimenteller Escherichia-coli-Sepsis. Zwar blieb innerhalb der Sepsis die totale arterielle Durchblutung ungestört, nachweisbar war indessen ein Abfall des epithelialen Sauerstoffpartialdruckes der Magenmucosa, wobei der jeweilige Abfall zum Schweregrad der Sepsis korreliert war. Diese Autoren schließen daraus, daß der Schock zu einer indirekten Inhibition des epithelialen Metabolismus und zu einer Umverteilung der Blutzirkulation im mikrozirkulatorischen Bereich führt.
Recht kontrovers sind indessen die Bedeutung der Magensäure und vor allem der Galle bzw. des duodenogastralen Refluxes bei der Pathogenese des Streßulcussyndroms.

2 Rolle der Magensäure

Wie bei der Ulcuskrankheit wurde beim Streßulcussyndrom lange vor allem eine vermehrte Säuresekretion als Hauptursache der Entstehung sog. Streßulcera betrachtet. So fand man nach Schädelverletzungen extrem hohe Säurewerte [9, 15]. Andererseits war bereits 1910 Dieulafoy [7] bekannt, daß akute Magenulcerationen nicht selten mit einer Hypacidität vergesellschaftet sind. Prospektive Studien von Stremple et al. [23] zeigten, daß Schwerverletzte im allgemeinen initial niedrige Säurewerte aufweisen, die sich in der Erholungsphase normalisieren oder sich anschließend in Richtung Hyperacidität bewegen können. Der Grad der Säuresekretion zeigte in diesen Studien eine positive Korrelation zur im Magensaft vorhandenen Blutmenge. Höchste Werte wurden bei Patienten mit klinisch manifester Magenblutung gefunden. Die Menge produzierter Säure hing auch von der Lokalisation des Traumas ab, wobei niedrigste Säurewerte bei Patienten mit abdominellen Verletzungen, höchste bei solchen mit Schädelverletzungen gefunden wurden.
Streßulcusblutungen können oft wenige Stunden nach dem Trauma auftreten, also in einer Phase, in der die Säuresekretion im allgemeinen vermindert ist [23]. Es ist deshalb nicht anzunehmen, daß die Magensäure bei der Streßulcusentstehung eine zentrale Rolle spielt. Es ist viel wahrscheinlicher, daß ihr, ähnlich wie in der Pathogenese des gewöhnlichen peptischen Ulcus, eine permissive Rolle zukommt, ist doch das Auftreten von Streßulcera bei komplett anaciden Patienten als Rarität zu betrachten.

3 Duodenogastraler Reflux

Nachdem dem Reflux von Galle schon früh für die Pathogenese der chronischen Gastritis und des Ulcus ventriculi eine mögliche Rolle zugeschrieben wurde [13], lieferten die grundlegenden Forschungen von Davenport [4, 5] einen möglichen Schlüssel zum Verständnis der cytotoxischen Rolle der Galle innerhalb des Magens. Dieser Autor zeigte am Hundemagen, daß Gallesalze, ähnlich wie Fettsäuren, Harnstoff und Salicylate, die aus Lipoproteinen bestehende Zellmembranen des Magenepithels schädigen können. Ist die Schleimhautbarriere defekt, so kann die Magensäure rückdiffundieren, was zu einer Schädigung der Mastzellen und einer konsekutiven Histaminfreisetzung führt. Dies erwirkt eine Gefäßerweiterung, ein Schleimhautödem, eine Hyperkapnie, was zu herdförmigen Schleimhautblutungen und Nekrosen führen kann. Wie Dowling und Small [8] zeigen, hängt die Cytotoxicität der Galle vom pH-Wert ab und ist für Taurocholsäure am stärksten innerhalb des pKa-Wertes, der um ein pH von 1,8 liegt. Nach Ritchie u. Shearburn [19] verstärken nicht nur die Säure, sondern auch eine Minderdurchblutung der Schleimhaut die Cytotoxicität der Galle. Davenport [6] und weitere Autoren [2, 12] konnten später zeigen, daß auch Lysolecithin, eine Substanz, die durch Aktivierung des Lecithins der Galle durch die Pankreasphospholipase entsteht, die Schleimhautbarriere ebenso stark schädigen kann wie die Galle.
Die Cytotoxicität des refluierten Duodenalinhaltes läßt sich am besten bei Ratten darstellen, die einem Immobilisationsstreß ausgesetzt sind. Die nach Streßexposition obligat auftretenden Erosionen und Blutungen im Magen lassen sich durch Gallengangsligatur oder durch Verunmöglichung eines duodenogastralen Refluxes mittels proximaler Ligatur des Duodenums und Implantation eines ableitenden Jejunumschenkels ins Ileum nach der Y-Methode nach Roux weitgehend verhindern [3]. Trotz diesen interessanten Beobachtungen muß festgehalten werden, daß Streßulcusläsionen auch ohne Gallereflux in den Magen entstehen können. So entstehen bei verschiedenen Tierspecies nach Gallengangsligatur nach wenigen Tagen obligat Streßulcera [11].

4 Rolle des duodenogastralen Refluxes bei der Pathogenese des Streßulcus beim Menschen

Argumente pro. Overholt u. Pollard [16] fanden als erste Hinweise dafür, daß Magensäure beim Ulcuspatienten durch die Schleimhautbarriere rückdiffundieren kann. Ivey et al. [10] prüften die Frage der Mucosaschädigung als erste und, so weit bekannt ist, als einzige an gesunden Versuchspersonen. Sie instillierten 200 ml 5–5,5 mmol Lösung von angesäuerter Galle in den Magen. Während die Kontrollen im Durchschnitt 1,5 mmol/l Säure pro Stunde produzierten, führte die Galleinstillation zu einer H^+-Ion-Rückdiffusion von 3,12 mmol/l. Schumpelick u. Begemann [22] konnten beim streßulcusgefährdeten Patienten vermehrt Gallensäure und Lysolecithin im Magen finden. Auch BSP, eine Substanz, die weitgehend selektiv durch das Gallengangssystem ausgeschieden wurde, fand sich im gleichen Krankengut im Magen vermehrt im Vergleich zu Kontrollpersonen.

Argumente contra. Es gibt auch eine ganze Reihe von Gegenargumenten gegen die primäre Bedeutung des duodenogastralen Refluxes bei der Pathogenese von Streßulcusläsionen. Das Prinzip des Säurerückflusses durch die Magenschleimhaut ist beim Menschen weit weniger etabliert und vor allem schwieriger dokumentierbar als beim Tier. Thjodleifsson u. Wormsley [24] und auch Whitfield u. Hobsley [25] vermuten, daß der Säureverlust eher durch Reflux von Duodenalinhalt mit entsprechenden Dilutions- und Neutralisationseffekten zu erklären ist. Auch zeigen die oben zitierten Untersuchungen von Schumpelick u. Begemann [22], daß der duodenogastrale Reflux nicht bei jedem streßulcusgefährdeten Individuum nachweisbar ist. Es gilt auch zu bedenken, daß eine Billroth-I- bzw. Billroth-II-Operation, die obligat zu einem massiven Gallereflux in den Magen führt, nicht die Entstehung von Streßulcusläsionen zur Folge hat, sondern sich sogar als therapeutische Möglichkeit bei schweren Streßulcusblutungen anbietet. Es ist deshalb wenig wahrscheinlich, daß dem duodenogastralen Reflux innerhalb der Pathogenese des Streßulcussyndroms eine zentrale Rolle zukommt.

5 Adaptionsmöglichkeiten des Magens gegen Streßeinwirkung

Ganz offensichtlich besitzt der Organismus Mechanismen, sich gegen Reize zu schützen, die normalerweise zu einer Schädigung der Magenschleimhaut im Sinne von Streßulcusläsionen führen.
So gelingt es Reimann et al. [18], kältestreßexponierte Ratten durch kurzfristige Exposition an das Streßmoment so zu gewöhnen, daß auch eine langdauernde Streßbelastung nicht mehr zur Entwicklung von Magenläsionen führt. Scheurer et al. [21] konnten nachweisen, daß der Hundemagen sich allmählich an Exposition von angesäuerter Galle, die im Akutexperiment zu profusen Magenschleimhautblutungen führt, gewöhnen kann. Es werden haftende Schleimmembranen gebildet, die offensichtlich den Magen gegen die Toxicität von angesäuerter Galle schützen. Es ist möglich, daß bei diesem Phänomen, das allgemein als Cytoprotektion be-

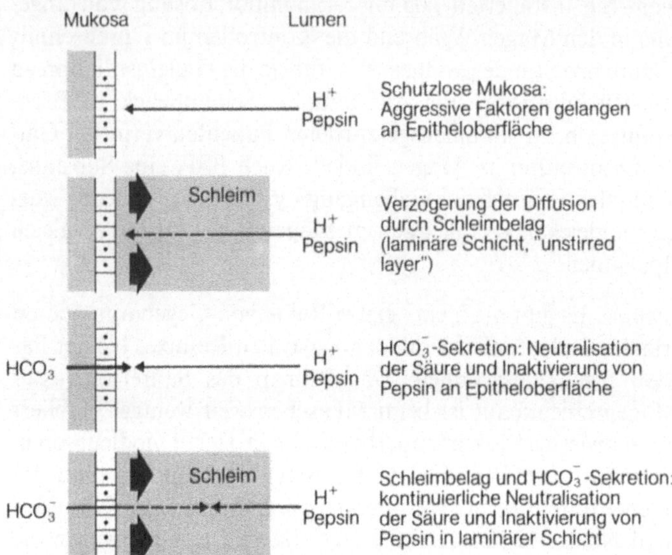

Abb. 2

zeichnet wird, eine endogene Freisetzung von Prostaglandinen beteiligt ist [20]. Auf cellulärer Ebene wird den Oberflächenzellen der Magenmucosa innerhalb dieses Konzepts eine immer größere Bedeutung zugeschrieben. Diese Zellen können sowohl Schleim als auch Bicarbonat sezernieren. Allen u. Garner [1] vermuten, daß eine Interaktion von Schleim- und Bicarbonatproduktion die Grundlage des cytoprotektiven Prinzips repräsentiert (Abb. 2). Die kontinuierliche Abgabe von HCO_3^- durch die Oberflächenzellen in die laminäre Schicht des Magenschleims stellt in diesem Konzept den Garant für die Unschädlichkeit des enormen pH-Gradienten von 1:1 000 000 zwischen Mucosa und Mageninhalt dar. Es gibt Anhaltspunkte dafür, daß eine Säureexposition die Mucosa durch Anregung der Bicarbonatsekretion aus Oberflächenzellen resistenter macht. Die Bicarbonatsekretion ist von der Aktivität der Carboanhydrase abhängig und kann durch Prostaglandine dosisabhängig stimuliert werden. In diesem System können Gallesalze das Acetazolamid sowie die nichtsteroidalen Entzündungshemmer Aspirin und Indomethacin inhibierend eingreifen. Da die Oberflächenzellen der Magenmucosa auf einen Abfall des Sauerstoffpartialdruckes sehr empfindlich sind, ist es wenig erstaunlich, daß diese Schutzfaktoren auf Schockereignisse und exogene Noxen besonders anfällig sind.

Wenn auch das Konzept der Cytoprotektion bis heute keinen Durchbruch in Richtung eines optimalen Verständnisses des Streßulcussyndroms erbracht hat, so hat es doch zur Folge gehabt, daß die Forschung auf diesem Gebiet in letzter Zeit kräftig angeregt wurde. In diesem Sinne ist zu hoffen, daß diese Entwicklung in nächster Zeit wesentliche neue Erkenntnisse zur Pathogenese des Streßulcussyndroms bringen wird.

Literatur

1. Allen A, Garner A (1980) Mucus and bicarbonate secretion in the stomach and their possible role in mucosal protection. Gut 21:249–262
2. Clémençon G, Bürgi W, Kaufmann H (1975) Lysolecithin im Mageninhalt. Z Gastroenterol 13:1–2
3. Clémençon G, Finger J, Fehr HF (1981) The role of taurocholic acid, glycocholic acid and lysolecithin in experimental stress ulcer in the rat. Scand J Gastroent [Suppl] 67:137–140
4. Davenport HW (1964) Gastric mucosal injury by fatty and acetylsalicylic acids. Gastroenterology 46:245–253
5. Davenport HW (1968) Destruction of the gastric mucosal barrier by detergents and urea. Gastroenterology 54:175–181
6. Davenport HW (1970) Effect of lysolecithin, digitonin and phospholipase A upon the dog's gastric mucosal barrier. Gastroenterology 59:505–509
7. Dieulafoy G (1910) A text book of medicine. Appleton, New York, p 674
8. Dowling RH, Small DM (1968) The effect of pH on the solubility of varying mixtures of free and conjugated bile salts in solution. Gastroenterology 54:1291
9. Idjadi F, Robbins R, Stahl WM, Essiet G (1971) Prospective study of gastric secretion in stressed patients with intracranial injury. J Trauma 11:681–688
10. Ivey KJ, DenBesten L, Clifton JA (1970) Effect of bile salts on ionic movement across the human gastric mucosa. Gastroenterology 59:683–690
11. Ivy AC, Grossman MI, Bachrach WH (1950) In: (eds) Peptic ulcer. Blakiston, Philadelphia Toronto, p 225–227
12. Johnson AG, MacDermott SJ (1974) Lysolecithin, a factor in the pathogenesis of gastric ulceration? Gut 15:710–713
13. Lambling A, Gosset JR (1947) Le reflux des secretions alcalines duodeno-pancreatico-biliaires en physiopathologie gastrique. Arch Mal Appar Dig Mal Nutr 36:533
14. Lucas CE (1980) Prevention and treatment of acute gastric erosions and stress ulcerations. In: Fiddian-Green RG, Turcotte JG (eds) Gastrointestinal hemorrhage. Grune and Stratton, New York London Toronto Sydney San Francisco, p 167–188
15. Norton L, Greer J, Eiseman B (1970) Gastric secretory response to head injury. Arch Surg 101:200–204
16. Overholt BF, Pollard HM (1968) Acid diffusion into the human gastric mucosa. Gastroenterology 54:182–189
17. Payne JG, Bowen JC (1981) Hypoxia of canine gastric mucosa caused by escherichia coli sepsis and prevented with methylprednisolone therapy. Gastroenterology 80:84–93
18. Reimann HJ, Meier HJ, Schmal A, Fischer M, Lorenz A (1977) Adaption und Kreuzadaption an Kälte und Restraint zur Vermeidung von Streßulkus-Bildung bei der weiblichen Ratte. Z Phys Med 6:22–23
19. Ritchie WP Jr, Shearburn EW (1976) Acute gastric mucosal ulcerogenesis is dependent on the concentration of bile salts. Surgery 80:98–105
20. Robert A (1979) Cytoprotection by prostaglandins. Gastroenterology 77:761–767
21. Scheurer U, Schlegel JF, Kelly DG, Code CF (1981) Chronic bile exposure increases resistance of canine gastric mucosa to bile. Scand J Gastroenterol [Suppl] 67:205–210

22. Schumpelick V, Begemann F (1979) DGR und klinische Streßulkus-Gefährdung. In: Schumpelick H, Begemann F, Berndt W (Hrsg) Refluxkrankheit des Magens. Enke, Stuttgart, S 96–103
23. Stremple JF, Mori H, Lev R, Glass GBJ (1973) The stress ulcer syndrome. In: (eds) Current problems in surgery year book medical. Publishers, Chicago, p. 33–36
24. Thjodleifsson B, Wormsley KG (1977) Back-diffusion – fact or fiction? Digestion 15:53–72
25. Whitfield PF, Hobsley M (1977) Failure to detect back-diffusion in human gastric aspirate. Gut 18:947

Kapitel 24

Prophylaxe

R. SCHIESSEL

Akute gastroduodenale Läsionen treten häufig im Rahmen schwerer Erkrankungen auf. Pathologisch-anatomisch handelt es sich um Schleimhautdefekte unterschiedlicher Tiefenausdehnung, die solitär oder multipel im Magen und Duodenum auftreten können. Da diese Läsionen keine Beschwerden verursachen, war ihre Incidenz lange Zeit nur auf Grund der Komplikationen wie Blutung und Perforation bekannt.
Berichte über Streßblutungen gibt es bei ausgedehnten Verbrennungen, Polytrauma, Sepsis, insbesondere in Kombination mit respiratorischer Insuffizienz, Nierenversagen und Ikterus, weiters nach großen chirurgischen Eingriffen, Myokardinfarkt, Apoplexie und Nierentransplantationen [1, 2, 4, 5, 21, 24, 25]. In letzter Zeit wurden einige prospektive Untersuchungen publiziert, die sich sehr genau unter Miteinbeziehung der Endoskopie mit der Incidenz und Komplikationsfrequenz dieser Schleimhautläsionen befaßt haben.
Diese Untersuchungen zeigen mit 52–100% eine hohe Incidenz von Schleimhautdefekten bei Verbrennungen, Polytrauma, Sepsis, Apoplexie und Schädelhirntrauma. Auffällig ist auch die relativ hohe Rate von Blutungen, die allerdings nicht immer behandlungsbedürftig waren (Tabelle 1) [3, 9, 10, 18].

Tabelle 1. Häufigkeit akuter gastroduodenaler Läsionen

	Autor	n	Läsionen %	Ulcus v/d %	Blutung %	Perfor. %	Op. %
Verbrennung	Czaja [3]	32	86	22/28	22	6	13
Polytrauma	Schiessel [10]	38	97	21/15	42	0	8
Sepsis	Gall [10]	14	100	68	68	0	21
Apoplexie	Kitamura [9]	177	52	10	19	0	–

v = Läsion im Magen
d = Läsion im Duodenum

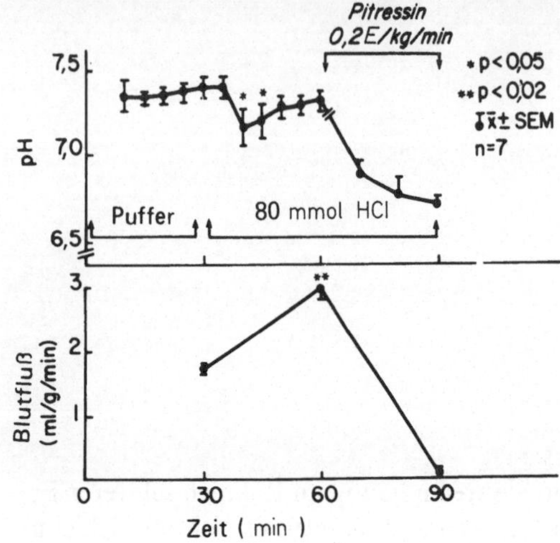

Abb. 1. Perfusion des Kaninchenmagens mit Puffer und HCl in Allgemeinnarkose. Messung des Blutflusses mit Mikrospheren. pH = pH in der Lamina propria mit Antimonmikroelektrode gemessen

Im eigenen Krankengut einer gemischten Intensivstation fanden wir 5% behandlungsbedürftiger schwerer Streßblutungen [4]. Die ungünstigen Therapieergebnisse und die hohe Letalität der Streßulcuskomplikationen hat dazu geführt, daß sich zahlreiche Arbeitsgruppen mit den Möglichkeiten einer Streßulcusprophylaxe befaßt haben. Zur Klärung der Frage, wieweit eine Prophylaxe akuter gastroduodenaler Läsionen möglich ist, ist es zweckmäßig, sich mit der Pathogenese dieser Veränderungen zu befassen. Wir wissen, daß die Magen- und Duodenalschleimhaut protektive Mechanismen besitzen, um sich vor dem aggressiven Inhalt wie Säure und Pepsin zu schützen. Eine Schädigung des Epithels kann immer dann auftreten, wenn die aggressiven Faktoren HCl + Pepsin, die protektiven Mechanismen der Schleimhaut überfordern. Dies kann kurz an einem Experiment erläutert werden. – Perfundiert man den Kaninchenmagen mit einer Pufferlösung und anschließend mit HCl 80 mmol, so bleibt der pH in der Lamina propria, den man mit einer Mikroelektrode messen kann, durch einen reaktiven Anstieg des Blutflusses unverändert.

Infundiert man im Anschluß daran aber Vasopressin, kommt es zu einem raschen Absinken des intramuralen pH-Wertes, und es entstehen Ulcera (Abb. 1). Ohne Vasopressin bleibt die Schleimhaut unter diesen Bedingungen intakt [22].

Zur Prophylaxe von akuten Schleimhautläsionen gibt es grundsätzlich 2 Möglichkeiten:

- Die Ausschaltung der aggressiven Faktoren Säure und Pepsin oder
- Stimulierung der protektiven Mechanismen der Schleimhaut.

Tabelle 2. Antacida vs. Placebo

Autor	Jahr	Patienten	n	Blutung	Perf.	pH
McAlhany [14]	1976	Verbrennung	A 24	1	0	7
			P 24	6[a]	1	–
Hastings [7]	1978	Sepsis Respir. Ins.	A 51	2	0	7–8
		Ikterus Nierenversagen Schock	P 49	12[a]	0	1–8

[a] $p<0{,}05$
A = Antacidum
P = Placebo
pH = Intragastischer pH

Für die Ausschaltung der aggressiven Faktoren gibt es wieder 2 Möglichkeiten:

- Die Pufferung und Anhebung des intragastrischen pH's über 3,5, wo die peptische Aktivität praktisch verloren geht, und
- die Sekretionshemmung.

Einige Studien untersuchten den Effekt einer sog. *Antacidatitration*, d. h. Zugabe von Antacidum über die Magensonde, bis ein gewünschter pH erreicht wurde. Zwei Studien, eine bei Verbrennung [14] und eine zweite bei einem Intensivkrankengut [7], konnten eindeutig eine Reduktion der Blutungsfrequenz nachweisen, wenn Antacida bis zu einem pH von 7 gegeben wurden (Tabelle 2).
Mit der Entwicklung des *H_2-Receptorblockers Cimetidine* erhob sich die Frage, inwieweit die starke Sekretionshemmung auch für eine Streßulcusprophylaxe einsetzbar ist. Mit einer Dosierung von 1,2–2,4 g pro 24 h konnte bei verschiedenen Risikogruppen, wie Leberversagen [12], Schädelhirntrauma [6] und Polytrauma [11], eine eindeutige Reduktion der Blutungsfrequenz im Vergleich zu einer Kontrollgruppe nachgewiesen werden (Tabelle 3). Allerdings wurde in jenen Untersuchungen, bei denen auch die Endoskopie durchgeführt wurde, kein Unterschied in der Incidenz der Schleimhautläsionen gefunden. Dies deckt sich auch mit unseren Erfahrungen bei Patienten mit Nierentransplantationen, wo wir allerdings auch keinen Unterschied in der Incidenz der Blutungen gefunden haben [20].
Schließlich wurden auch Studien durchgeführt mit dem Zweck, die Antacidaprophylaxe mit der Cimetidinprophylaxe zu vergleichen. Es sind bisher 4 Studien publiziert worden (Tabelle 4), wobei in 3 Studien (1 mal bei

Tabelle 3. Cimetidin vs. Placebo

Autor	Jahr	Patienten	n	Blutung	Perf.	pH	%	Dosis g	ML %
Mac Dougall [12]	1977	Lebervers.	C 26	1	–	>5		2,4	
			P 24	13[a]	–				
Halloran [6]	1980	S.H.Trauma	C 26	5	0	>3,5	65	1,8	18
			P 24	18[a]	1		18		21
Lorenz [11]	1980	Polytrauma	C 14	0	0			1,2	
			P 14	5[a]	0				
Schiessel [20]	1981	Nierentrans-plantation	C 27	3	0				27
			P 28	2					28

[a] $p<0,05$
C = Cimetidin
P = Placebo
pH = Angestrebter intragastrischer pH, erreicht in %
ML = Schleimhautläsionen

Tabelle 4. Cimetidin vs. Antacida

Autor	Jahr	Patienten	n	Blutung	Perf.	pH	%	ML %	Dosis g
McElwee [15]	1979	Verbrennung >30%	C 13	0	0	5	76	22	1,8
			A 14	0	0		100	29	
Stothert [23]	1979	Intensivstat.	C 65	1	0	4	47	–	1,2
			A 58	0	0		100	–	
Martin [11]	1980	Intensivstat.	C 40	3	0	4	66	–	1,8
			A 37	2	0		100	–	
Priebe [16]	1980	Intensivstat.	C 38	7	0	3,5	72	–	1,2–2,4
			A 37	0[a]	0		100		

[a] $p<0,05$
C = Cimetidin
A = Antacidum
pH = Angestrebter intragastischer pH, erreicht in %
ML = Schleimhautläsionen

Verbrennung und 2 mal bei Patienten einer Intensivstation) Cimetidin und Antacida hinsichtlich der Blutungsincidenz als gleichwertig befunden wurden.

Eine Studie von Priebe [16] allerdings fand ein signifikant besseres Ergebnis bei Antacida. Von mehreren Autoren wird die Schwierigkeit berichtet, bei allen Patienten mit Cimetidin den intragastralen pH über 3,5 oder 4

Tabelle 5. Vergleich Cimetidin–Antacida

	Cimetidin	Antacida
Nebenwirkungen	keine	Alkalose, Diarrhoen (ca. 20%)
Personalaufwand	+	+ + +
Kosten	+ + +	+
pH-Kontrolle	50–76%	100%

zu bringen. Martin [13] gibt an, daß diese Schwierigkeit besonders bei Patienten mit Sepsis besteht. In unserem Krankengut hat sich dies nicht bestätigt.
Wenn ich die Ergebnisse der kontrollierten Studien zusammenfassen darf, dann ergibt sich:

1. Sowohl Antacida ab 30 ml/h als auch Cimetidin mit einer Dosierung von 1,2–2,4 g/24 h sind effektiver als Placebo oder keine Therapie in der Prophylaxe gastrointestinaler Blutungen bei Leberversagen, Schädelhirntrauma, Polytrauma und Patienten einer gemischten Intensivstation.
2. Weder Antacida noch Cimetidin verhindern das Auftreten von Schleimhautläsionen und offenbar wird nur die Neigung zur Blutung beeinflußt.
3. Antacida sind effektiver in der Kontrolle des intragastralen pH als Cimetidin. Dies sollte für die Praxis bedeuten, daß bei Risikopatienten auch im Rahmen einer Cimetidinprophylaxe der intragastrische pH mit Indikatorpapier regelmäßig kontrolliert wird, um entweder die Dosis rechtzeitig zu erhöhen bzw., wenn notwendig, Antacida zusätzlich zu geben. Es sind dann meistens relativ geringe Mengen Antacida notwendig.
4. Im direkten Vergleich waren Antacida und Cimetidin 3 mal gleich wirksam und 1 mal Antacida besser.

In einer Gegenüberstellung der beiden Prinzipien ergibt sich folgendes: Cimetidin hat geringere Nebenwirkungen, einen geringeren Personalaufwand, ist aber teurer und die Kontrolle des intragastrischen pH's weniger sicher (Tabelle 5).
In naher Zukunft wird ein neues Prinzip zur Verfügung stehen. – Nämlich die Verbesserung der protektiven Mechanismen der Schleimhaut mit Prostaglandin. Robert [17] konnte experimentell nachweisen, daß die intragastrische Applikation verschiedener Prostaglandine der E-, A- und I-Reihe die Magenschleimhaut von Ratten vor der schädigenden Wirkung von 0,6 HCl, 0,2 NaOH, absoluten Alkohol etc. schützen können. Diese

Wirkung wurde Cytoprotektion genannt. 16-16-Dimethylprostaglandin war auch in vitro protektiv wirksam [19]. Die klinischen Studien zum Einsatz von Prostaglandinen für die Streßulcusprophylaxe sind in nächster Zeit zu erwarten.

Literatur

1. Andresen P, Clausen J (1966) Stress ulcers complicating myocardial infarction. Geriatrics 21:166–173
2. Cushing H (1932) Peptic ulcers and the interbrain. Surg Gynecol Obstet 55:1–34
3. Czaja AJ, McAlhany JC, Pruitt BA Jr (1974) Acute gastroduodenal disease after thermal injury. An endoscopic evaluation of incidence and natural history. N Engl J Med 291:925–929
4. Depisch D, Dinstl K, Funovics J, Stacher G (1972) Klinik und Therapie des Streß-Ulkus. Acta Chir Austriaca 4:42–46
5. Hadjyannakis EJ, Evans DB, Smellie WAB, Calne RY (1971) Gastrointestinal complications after renal transplantation. Lancet II:781–785
6. Halloran LG, Zfass AM, Gayle WE, Wheeler CB, Miller JD (1980) Prevention of acute gastrointestinal complications after severe head injury: a controlled trial of cimetidine prophylaxis. Am J Surg 139:44–48
7. Hastings PR, Skillmann JJ, Bushnell LS, Silen W (1978) Antacid titration in the prevention of acute gastrointestinal bleeding. A controlled, randomized trial in 100 critically ill patients. N Engl J Med 298:1041–1045
8. Kamada T, Fusamoto H, Kawano S, Noguchi M, Hiramatsu K, Masuzawa M, Saton N (1977) Acute gastroduodenal lesions in head injury. Am J Gastroenterol 68:249–253
9. Kitamura T, Ito K (1976) Acute gastric changes in patients with acute stroke. Part 1: With reference to gastroendoscopic findings. Stroke 7:460–463
10. Le Gall JR, Mignon FC, Rapin M, Redjemi M, Harasi A, Bader JP, Soussy CJ (1976) Acute gastroduodenal lesions related to severe sepsis. Surg Gynecol Obstet 142:377–380
11. Lorenz W, Fischer M, Rhodel H, Troidl H, Reimann HJ, Ohmann C (1980) Histamine and stress ulcer: new components in organizing a sequential trial on cimetidine prophylaxis in seriously ill patients and definition of a special group at risk (severe polytrauma). Klin Wochenschr 58:653–665
12. Mac Dougall BRD, Bailey RJ, Williams R (1977) H_2-receptor antagonists and antacids in the prevention of acute gastrointestinal hemorrhage in fulminant hepatic failure. Two controlled trials. Lancet 1:617–619
13. Martin LF, Max MH, Polk HC Jr (1980) Failure of gastric pH control by antacids or cimetidine in the critically ill: a valid sign of sepsis. Surgery 88:59–66
14. Mc Alhany JC Jr, Czaja AJ, Pruitt BA (1976) Antacid control of complications from acute gastroduodenal disease after burns. J Trauma 16:645–649
15. Mc Elwee HP, Sirinek KR, Levine BA (1979) Cimetidine affords protection equal to antacids in prevention of stress ulceration following thermal injury. Surgery 86:620–625
16. Priebe HJ, Skillmann JJ, Bushnell LS, Lang PC, Silen W (1980) Antacid versus cimetidine in preventing acute gastrointestinal bleeding. A randomized trial in 75 critically ill patients. N Engl J Med 302:426–430
17. Robert A, Nezamis JE, Lancaster C, Hanchar AJ (1978) Cytoprotection by prostaglandins in rats. Prevention of gastric necrosis produced by alcohol, HCl, NaOH, hypertonic NaCl and thermal injury. Gastroenterology 74:59–63

18. Schiessel R, Deisenhammer W, Opitz A, Dinstl K, Poigenfürst J, Voill M, Sporn P (1978) Streßveränderungen des Magens und Duodenums bei Mehrfachverletzten. Ergebnis einer prospektiven Studie. In: Wayand E, Brücke P (Hrsg) Kongreßbericht 19. Tagung Österr. Ges. Chir. Egermann, Wien, S 53–56
19. Schiessel R, Matthews J, Barzilai A, Merhav A, Silen W (1980) PGE_2 stimulates gastric chloride transport: possible key to cytoprotection. Nature 283:671–673
20. Schiessel R, Starlinger M, Wolf et al. (1981) Failure of cimetidine to prevent gastroduodenal ulceration and bleeding after renal transplantation. Surgery 90:456–458
21. Skillman JJ, Bushnell LS, Goldman H, Silen W (1969) Respiratory failure, hypotension, sepsis and jaundice. A clinical syndrome associated with lethal hemorrhage from acute stress ulceration of the stomach. Am J Surg 117:523–530
22. Starlinger M, Schiessel R, Hung CR, Silen W (1981) H^+ back diffusion stimulating gastric mucosal blood flow in the rabbit fundus. Surgery 89:232–236
23. Stothert JC, Simonowitz DA, Dellinger EP et al. (1980) Randomized prospective evaluation of cimetidine and antacid control of gastric pH in the critically ill. Ann Surg 192:169–174
24. Stremple JF, Molot MD, Mc Namara J, Mori H, Glass GBJ (1972) Posttraumatic gastric bleeding. Arch Surg 105:177–185
25. Weber E, Akovbiantz A, Landolt M, Koeltz HR, Nussbaumer U, Peter P, Blum AL (1977) Prospektive Studien über die postoperative Streßblutung. Dtsch Med Wochenschr 102:152–155

Kapitel 25

Medikamentöse Therapie

L. Kayasseh und K. Gyr

1 Definition

Die Ursachen akuter gastroduodenaler Blutungen sind vorwiegend streßbedingte Erosionen und Ulcera. In zweiter Linie kommen medikamentös induzierte Läsionen in Frage. Eine genaue Kenntnis über Häufigkeit und Spontanverlauf dieser Krankheit sind Voraussetzung für eine sinnvolle medikamentöse Therapie.

1.1 Häufigkeit der akuten gastroduodenalen Blutung

Streßulcusblutungen werden je nach Autor bei 10–75% der Patienten mit schweren Verbrennungen, Schädelhirntrauma, Kriegsverletzungen, Sepsis, respiratorische Insuffizienz, renale Insuffizienz, Leberversagen und solchen mit anderen schweren Erkrankungen gefunden [28]. Von endoskopisch nachgewiesenen Streßläsionen bluten klinisch manifest je nach Studie 0–64% [28].
Die Incidenz der medikamentös induzierten gastroduodenalen Blutung wird in einer Studie aus Boston an 16646 Patienten mit 2,3% angegeben [33].

1.2 Verlauf und Prognose der akuten gastroduodenalen Blutung

Die Häufigkeit der schweren oder gar tödlichen Blutung aus Streßläsionen wurde oft überschätzt. Gemäß endoskopisch kontrollierten, prospektiven Studien scheinen auch in dieser Patientengruppe 75–90% der Blutungen unter konservativer Therapie zu stehen [35, 36, 55, 65]. Die Letalität schwankt je nach Autor von 0–14% [30, 35, 36, 45]. Falls die Blutung unter konservativen Maßnahmen nicht kontrolliert werden kann, ist die Operationsmortalität sehr hoch und beträgt 40–50% [45, 65]. Medikamentös bedingte Blutungen führen in der Bostoner Studie [33] nur bei 0,3% der insgesamt 16646 Patienten zur Notwendigkeit von Transfusionen. Bei weiteren 1,9% konnte die Blutungsperiode konservativ, ohne Transfusionen unter Kontrolle gebracht werden.

1.3 Ziel und Indikation der medikamentösen Therapie

Jede konservative Therapie muß danach zielen, die Blutung ungeachtet der Ursache zum Stillstand zu bringen, ohne den Patienten durch zu langes Hinauszögern der Operation oder gar Verkennen einer primär chirurgischen Situation zu gefährden. Besonders gefährdet sind Patienten über 60 Jahre mit massiven Blutungen, die zu hypovolämischem Schock führen, Patienten mit einem Blutungsrezidiv in den ersten 48 h sowie Patienten, bei denen die Kombination von Streßblutung und medikamentöser Blutung zusammenkommen [19].
In diesem Artikel werden die medikamentösen Behandlungsmöglichkeiten anhand der bis jetzt vorliegenden Studien erörtert und analysiert. In den meisten Arbeiten sind Blutungen aus streßbedingten Erosionen und Ulcera von den peptischen Blutungen nicht getrennt worden. Dort, wo es möglich ist, wird darauf speziell hingewiesen.

2 Therapie blutender gastroduodenaler Läsionen

2.1 Allgemeine Maßnahmen

Bevor eine medikamentöse Therapie zur Kontrolle der Blutung eingesetzt wird, sollten die allgemeinen Behandlungsprinzipien solcher Patienten beachtet werden. Es gilt die Grundkrankheit anzugehen, z.B. die Sepsis oder respiratorische Insuffizienz und die Blutungsfolge, wie Schock und Gerinnungsstörung, zu korrigieren.

2.2 Eiswasserlavage

Die Magenspülung mit Eiswasser wird seit der Untersuchung von Wangensteen [71] bei der oberen Magen-Darm-Blutung verwendet, der therapeutische Nutzen ist aber nicht bewiesen. Nach neueren experimentellen Studien scheint die Magenspülung mit Eiswasser die Blutung eher zu verlängern [58]. Am geeignetsten erscheint die einfache Ableitung des im Magen angesammelten Blutes mit Magensonde, ohne Spülung.

2.3 Antacida

2.3.1 Pathophysiologische Grundlagen, Wirkungsmechanismus

Da die Säure bei der Entstehung von Streßläsionen und der damit verbundenen Blutung von Bedeutung ist, sollte eine Neutralisation des Mageninhalts die Ausbildung dieser Läsionen verhindern [29, 39]. Die Neutralisation des Mageninhalts kann durch die Instillation von 60 ml Antacida pro Stunde erzielt und das intragastrale pH sogar über 7 gebracht und konstant gehalten werden [17, 40]. Green et al. [27] haben auf die antihämostatische Wirkung von Säure und Pepsin bei der akuten gastroduodenalen Blutung hingewiesen. Sie konnten in vitro zeigen, daß sowohl die Thrombocytenaggregation als auch die Plasmacoagulationsfaktoren pH-abhängig sind. Beide Coagulationssysteme haben ihr Optimum bei einem pH von über 6,8. Unter einem pH von 5,4 sind die Gerinnungsverhältnisse gestört. Beim Einsatz von Antacida als therapeutisches Prinzip bei der Magen-Darm-Blutung sollte, wenn immer möglich, ein pH von 7 erzielt werden.

2.3.2 Klinische Wirksamkeit

Obwohl sich Antacida zur Prophylaxe von Streßblutungen in einer Dosis von 30 ml pro Stunde als effektiv erwiesen haben [30, 40, 52, 57, 64], ist deren Wirkung auf die akute gastroduodenale Blutung nur durch unkontrollierte Studien [17, 63] untersucht worden (Tabelle 1). Die Dosis wurde so gewählt, daß das Magen-pH um 7 konstant blieb. Unter dieser Therapie kam bei 90% der Patienten mit nachgewiesener hämorrhagischer Gastritis die Blutung zum Stillstand.

2.3.3 Nebenwirkungen

Die häufigste Nebenwirkung der Antacida sind die Durchfälle und seltener die Alkalose und Hypermagnesämie. Je nachdem, was für ein Antacidum gebraucht wird, müssen dann die häufigen Nebenwirkungen in Betracht gezogen werden.

Tabelle 1. Antacida bei Patienten mit Blutung aus erosiver Gastritis

Autor	Patienten-zahl	Dosis	Blutstillung		
			Endgültig	Vorüber-gehend	Keine
Curtis et al. (1973)	25	120 ml/h	23 (92%)	–	2 (8%)
Simonian u. Curtis (1976)	49	60 ml/h	44 (90%)	–	5 (10%)

2.3.4 Praktische Durchführung

Eine Magensonde wird eingelegt, der blutige Mageninhalt aspiriert, und anschließend werden 60 ml Antacida durch die Magensonde installiert. Die Magensonde wird für 15 min abgeklemmt, danach eine Probe zur pH-Bestimmung entnommen. Falls das pH unter 7 liegt, wird nochmals 30 ml Antacida verabreicht, die Magensonde nochmals für 15 min abgeklemmt und anschließend das pH bestimmt. Dieses Vorgehen wird so lange wiederholt, bis die genaue Menge Antacida pro 15 min errechnet ist, die nötig ist, um das intragastrale pH um 7 zu halten. Danach wird die Magensonde über die Dauer von 1 h abgeklemmt. Die benötigte Menge Antacida beträgt 60–180 ml/h.

2.4 Säurehemmung

2.4.1 H_2-Receptorantagonisten

2.4.1.1 Pathophysiologische Grundlagen, Wirkungsmechanismus

Säurehemmung, Reduktion der Mucosadurchblutung im Magen sowie Hemmung des splanchnischen Durchflusses bilden die pathophysiologischen Grundlagen bei der Verabreichung von Cimetidin.

Die Säurehemmung kann, wie bei der Neutralisation mit Antacida, eine Besserung der Gerinnungsverhältnisse mit sich bringen [24]. Im Gegensatz zu Antacida kann durch die intravenöse Gabe von Cimetidin 300 mg alle 6 h) das intragastrale pH nicht immer über 5 gehoben werden [31, 50].

Über die Reduktion der Mucosadurchblutung mit Cimetidin liegen widersprüchliche Mitteilungen vor [18, 42]. Während es beim Schwein zu einer signifikanten Reduktion der Mucosadurchblutung kommt [42], zeigen die Untersuchungen am Hund keine Änderung der Mucosadurchblutungsrate [18].

Die Reduktion der splanchnischen Durchblutung wurde erstmals bei gesunden Probanden unter der regelmäßigen Einnahme von 1200 mg täglich für die Dauer von 7 Tagen beschrieben [27]. Weitere Mitteilungen liegen noch nicht vor.

2.4.1.2 Klinische Wirksamkeit

Die prophylaktische Gabe von 1800 mg Cimetidin vermag die Häufigkeit der Streßblutung in kontrollierten Studien zu reduzieren [12, 29, 44, 48, 52].

Bei eingetretenen Blutungen aus Erosionen und Ulcera konnten unkontrollierte Beobachtungen ebenfalls eine günstige Wirkung von Cimetidin aufweisen (Tabelle 2). Wurden in diesen Arbeiten nur die Blutungen aus erosiver Gastritis berücksichtigt (Tabelle 3), so lag der Prozentsatz der er-

Tabelle 2. Cimetitin bei der akuten gastroduodenalen Blutung (unkontrollierte Studien)

Autor	Patienten-zahl n	Dosis mg	Blutstillung		
			Endgültig	Vorüber-gehend	Keine
MacDonald et al. (1976)	11	4 × 300	9	–	2
MacDougall et al. (1977)	12	6 × 150	12	–	–
Burland u. Parr (1977)	119	5 × 300	80	10	29
Dunn et al. (1978)	14	4 × 300	10	–	4
Bubrick et al. (1978)	34	4 × 300	27	–	7
Schulz et al. (1979)	54	4 × 300	47	–	7
Bauer (1979)	36	6 × 300	27	4	5
	280		212 (76%)	14 (5%)	54 (19%)

Tabelle 3. Cimetidin bei Blutung aus erosiver Gastritis. (Sammelstatistik aus 6 unkontrollerten Studien)

	Patienten-zahl	Dosis	Blutstillung		
			Endgültig	Vorüber-gehend	Keine
Cimetidin	161	1–1,8 g/die	132 (82%)	4 (2,5%)	25 (15,5%)

folgreichen Blutstillung mit 82% nicht wesentlich höher als im Gesamtkrankengut (76%).

Die Resultate von 9 kontrollierten Studien, bei Blutungen aus Ulcera und Erosionen [11, 22, 23, 26, 32, 40, 47, 56, 67], sind in Tabelle 4 zusammengestellt. Insgesamt ergibt sich kein signifikanter Unterschied zwischen Cimetidin in einer Dosierung von 1200–1600 mg und Placebo. Selbst wenn nur Patienten mit Blutung aus erosiver Gastritis analysiert werden, ist kein signifikanter Unterschied ersichtlich (Tabelle 5).

2.4.1.3 Nebenwirkungen

Ulcusperforation ist eine seltene Komplikation, die einmal trotz einer Cimetidintherapie beobachtet wurde [24]. Weitere Nebenwirkungen, wie Störung der Eisenresorption, Galaktorrhoe, Verwirrtheitszustände und Neutropenie, sind selten und wurden in den erwähnten Studien nicht beobachtet.

2.4.1.4 Praktische Durchführung

Die einfache intravenöse Applikationsform von Cimetidin machte seine Anwendung bei der Magen-Darm-Blutung verlockend. Cimetidin wurde

Tabelle 4. Cimetidin (C) versus Placebo (P) bei der akuten gastroduodenalen Blutung

Autor	Patientenzahl [n]		Dosis mg	Blutstillung					
				Endgültig		Vorübergehend		Keine	
	C	P		C	P	C	P	C	P
Dykes et al. (1977)	18	15	6 × 200	15	6	2	8	1	1
Dykes et al. (1978)	41	42	6 × 200	33	28	7	13	1	1
MacDougall et al. (1978)	14	10	6 × 200	12	7	–	–	2	3
Hoare et al. (1979)	34	32	6 × 200	26	17	8	15	–	–
Pickard et al. (1979)	33	36	4 × 250	21	26	12	10	–	–
La Brooy et al. (1979)	51	50	4 × 400	40	38	11	12	–	–
Galmiche et al. (1979)	46	47	1,6 g/24 h + 2/1 Antacida	41	35	–	–	5	12
Terés et al. (1980)	20	16	6 × 200	5	4	–	–	15	12
Carstensen et al. (1980)	40	48	6 × 200	25	32	–	–	15	16
	297	296		218	193	40	58	39	45
				73%	65%	13%	20%	13%	15%

Tabelle 5. Resultate kontrollierter Studien mit Cimetidine bei Patienten mit Blutung aus erosiver Gastritis

Autor	Patientenzahl		Blutstillung					
			Endgültig		Vorübergehend		Keine	
	C	P	C	P	C	P	C	P
Dykes et al. (1977)	4	1	4	1	–	–	–	–
Dykes et al. (1978)	7	9	7	9	–	–	–	–
MacDougall et al. (1978)	14	10	12	7	–	–	2	3
Pickard et al. (1979)	18	13	14	11	4	2	–	–
La Brooy et al. (1979)	9	6	9	4	–	2	–	–
Galamiche et al. (1979)	10	12	7	6	–	–	3	6
Terés et al. (1980)	25	12	5	4	–	–	10	8
Carstensen et al. (1980)	3	1	3	1	–	–	–	–
	80	64	61	43	4	4	15	17
			76%	67%	5%	6%	19%	27%

alle 4–6 h, je 200–300 mg, i.v. verabreicht. Allerdings ist bei eingeschränkter Nierenfunktion eine Dosisreduktion notwendig. Bei einer Kreatininclearance von unter 15 ml/min sollten nicht mehr als 2 × 200 mg/24 h verabreicht werden.

2.4.2 Sekretin

2.4.2.1 Pathophysiologische Grundlagen, Wirkungsmechanismus

Sekretin führt zu einer günstigen Beeinflussung mehrerer ulcerogener Prinzipien. Unter anderem umfaßt seine Wirkung die Hemmung der gastrinstimulierten Säuresekretion sowie die Stimulierung der Bicarbonatsekretion in Pankreassaft und Galle [6].
Becker et al. [6] haben bei einem Patienten gezeigt, daß 30 min nach Beginn der Sekretingabe nahezu ein neutraler pH-Wert zwischen 6 und 7 im Magen erreicht und konstant gehalten werden kann.

2.4.2.2 Klinische Wirksamkeit

Sekretin wurde in einer unkontrollierten Studie bei akuten Schleimhautläsionen des Magens und Duodenums eingesetzt [6]. In 72% konnte die Blutung definitiv und in 24% vorübergehend gestillt werden. Wagner et al. [68] haben in einer prospektiven alternierenden Studie die bessere Wirksamkeit von Sekretin gegenüber Cimetidin bei 20 Patienten mit frischen, nicht arteriell blutenden Ulcera oder hämorrhagischen Erosionen gezeigt (Tabelle 6).

2.4.2.3 Nebenwirkungen

In der Studie von Becker et al. [6] wurde bei 5 der 67 Patienten in der Blutgasanalyse eine Acidose beobachtet. Londong et al. [43] berichten über weitere Nebenwirkungen, wie wäßrige Durchfälle, Diuresesteigerung sowie signifikante Lipase, Trypsin und Natriumanstieg im Serum, die unter dosisabhängiger Gabe von Sekretin auftreten. Eine breite klinische Anwendung mit höheren Dosen ist deshalb fragwürdig.

2.4.2.4 Praktische Durchführung

Sekretin wurde in einer Dosis von 0,2–0,5 E/kg/h mit einem Perfusor für die Dauer von 48 h verabreicht.

Tabelle 6. Sekretin (S) bei der akuten gastroduodenalen Blutung

Autor	Patientenzahl	Dosis	Blutstillung		
			Endgültig	Vorübergehend	Keine
Becker et al. (1979)	67	0,3 E/kg/h	48 (72%)	16 (24%)	3 (4%)
Wagner u. Rothmund (1980)	10	S 0,5 E/kg/h	9	1	0
	10	C[a] 1 mg/kg/h	3	1	6

[a] Cimetidin

2.5 Somatostatin

2.5.1 Pathophysiologische Grundlagen, Wirkungsmechanismus

Verschiedene Autoren haben gezeigt, daß Somatostatin die Magensäure und Pepsinsekretion nach Stimulation mit Mahlzeit, Pentagastrin, Histalog, Cerulein, Insulin und Urecholin dosisabhängig bis über 90% hemmt [16]. Wie bei anderen Peptidhormonen hemmt Somatostatin auch die basale und stimulierte Gastrinfreisetzung [59]. Eine ca. 30%ige Reduktion der splanchnischen Durchblutung mit einer Dosis von 250 mg/h wurde von Wahren [69] beobachtet. Mit einer höheren Dosierung von 500 µg/h konnte diese Wirkung nicht signifikant verstärkt werden [38]. Der 3fache pharmakologische Effekt, nämlich die gleichzeitige Reduktion der Magensäuresekretion und die damit verbundene Verbesserung der Gerinnungsverhältnisse, die Gastrinfreisetzung und die splanchnische Durchblutung läßt die Anwendung von Somatostatin bei blutenden Ulcera und Erosionen als interessant erscheinen.

2.5.2 Klinische Wirksamkeit

Eine randomisierte und kontrollierte Studie an unserer Klinik [37] hat ergeben, daß mit Somatostatin ca. 80% der Ulcusblutungen gestillt werden können (Tabelle 7). Weitere unkontrollierte Beobachtungen haben uns gezeigt, daß sich Somatostatin bei 2 Patienten mit Blutung aus erosiver Gastritis ebenfalls als wirksam erwiesen hat. Bei 6 von 8 Patienten mit massiver Streßulcusblutung, die unter der Prophylaxe mit Cimetidin auftraten, konnte die Blutung mit Somatostatin gestillt werden [66].

2.5.3 Nebenwirkungen

Die Verabreichung von Somatostatin kann zu einem geringen Abfall der Blutglucose führen, der kaum signifikant ist und nie die Grenzen einer

Tabelle 7. Somatostatin versus Cimetidin bei der akuten gastroduodenalen Blutung

Autor	Patientenzahl	Dosis	Blutstillung		
			Endgültig	Vorübergehend	Keine
Kayasseh et al. (1980)	10	SST 250 mg/h	8	–	2
	10	CMT 6 × 200 mg/i.v.	1	–	9

Hypoglykämie erreicht [38]. Bei insulinbedürftigen Diabetikern kann es bei Insulinapplikation unter Somatostatin leicht zur Hypoglykämie kommen. Die ursprünglichen Bedenken gegenüber Somatostatin in bezug auf den Hämostasemechanismus sind unberechtigt. Es konnten weder bei Bolusinjektion noch bei Applikation als Infusion Gerinnungsstörungen oder Thrombocythämien beobachtet werden [48]. Vereinzelt wurden Bauchkrämpfe beschrieben [37].

2.5.4 Praktische Durchführung

Die optimale Wirkung von Somatostatin konnte mit einer Dosis von 250 μg/h erreicht werden [38]. Die Anwendung eines Perfusors ist eine Voraussetzung für eine konstante Infusionsrate, die wegen sehr kurzer Halbwertszeit von 1,1–3 min erforderlich ist. Die vorausgegangene Bolusinjektion von 250 μg/h ist möglicherweise nicht unbedingt notwendig.

2.6 Vasoconstriction

2.6.1 Intraarterielle Applikation von Vasopressin

2.6.1.1 Pathophysiologische Grundlagen, Wirkungsmechanismus

Mittels Angiographie kann die Blutung lokalisiert werden, um dann die vasoaktiven Substanzen, wie Vasopressin, selektiv einzusetzen. Die Infusion von Vasopressin in der A. gastrica sinistra führt zu einer Vasoconstriction der Arteriolen und somit zur möglichen Blutstillung. Diese Wirkungen sind durch die Arbeiten von Rösch et al. [60] belegt. Hingegen beträgt der portale Druckabfall nur knapp 10% und erklärt nur teilweise die hämostatische Wirkung des Vasopressins [54].

2.6.1.2 Klinische Wirksamkeit

Die Resultate unkontrollierter Beobachtungen [2, 34, 60, 62] sind in Tabelle 8 dargestellt. Ca. 60% der aktiv blutenden Läsionen konnten definitiv und 8% vorübergehend unter Kontrolle gebracht werden. Die einzige kontrollierte Studie von Conn et al. [13] scheint erfolgversprechender zu sein (Tabelle 8).

2.6.1.3 Nebenwirkungen

Mit der intraarteriellen Applikation sind die systemischen Nebenwirkungen, wie Steigerung des Blutdrucks, Abfall des Herzminutenvolumens, Myokardischämie, verminderte Diurese und Nausea, weniger ausgeprägt als bei der intravenösen systemischen Applikation. Genaue Zahlen über den Prozentsatz solcher Nebenwirkungen liegen bei der intraarteriellen Applikation nicht vor.

Tabelle 8. Vasopressin intraarteriell bei der akuten gastroduodenalen Blutung

Autor	Patienten-zahl	Dosis/E/min	Blutstillung		
			End-gültig	Vorüber-gehend	Keine
Rösch et al. (1972)	28	0,05–0,3	13	3	12
Athanasoulin et al. (1974)	37	0,2	29	2	6
Johnson u. Widrich (1975)	26	0,4	13	2	11
Sherman et al. (1979)	27	0,2–0,4	15	3	9
	118		70 (60%)	10 (8%)	38 (32%)
Conn et al. (1975)	12	0,05–0,4	5 (42%)	4 (33%)	3 (25%)
	18	Placebo	4 (22%)	3 (17%)	11 (61%)

2.6.1.4 Praktische Durchführung

Die intraarterielle Infusion mit Vasopressin bleibt wegen des dazu notwendigen Einlegens eines Arterienkatheters sehr aufwendig und kann nur an größeren Zentren mit der entsprechenden radiologischen Einrichtung verwendet werden. Vasopressin sollte mittels eines Perfusors in steigender Dosierung von 0,05–0,2 E/min verabreicht werden, bis die Vasoconstriction angiographisch nachgewiesen werden kann. Die wirksame Dosis sollte dann über die Dauer von 24 h weitergeführt werden.

2.6.2 Glypressin (Triglycyl-Lysin-Vasopressin = TGLVP)

Es handelt sich um N-Triglycyl-8-Lysin-Vasopressinacetat-Pentahydrat. Durch langsame Abspaltung der Triglycyl-Seitenkette entsteht im Organismus das vasopressorisch aktive Lysin-Vasopressin. Die Halbwertszeit der hämodynamischen Wirkung des Glypressins beträgt mindestens 2 h, im Gegensatz zur Halbwertszeit des Vasopressins von ein paar Minuten [1]. Das neue Hormon hat seine Kardiotoxicität und antidiuretische Wirkung fast verloren, nicht aber seine bronchospastische Wirkung. Wegen der kontrahierenden Wirkung auf die Gefäße im Splanchnicusbereich wurde TGLVP (6 × 20 μg/kg/KG) unkontrolliert bei Sickerblutung im Magen und Duodenum eingesetzt. Brieler u. Thiede [8] veröffentlichten eine Sammelstatistik unkontrollierter Studien, in denen bei 35 von 42 Patienten (ca. 83%) die Sickerblutung definitiv gestoppt wurde. Diese erste Mitteilung muß, vor einer breiteren Anwendung, bestätigt werden.

2.6.3 Levarterenol

Die ersten Arbeiten von Le Veen [41] deuteten darauf hin, daß die lokale, intraperitoneale oder intragastrische Applikation von Vasoconstrictoren,

Tabelle 9. Levarterenol-Lavage bei der akuten gastroduodenalen Blutung

Autor	Patienten-zahl	Dosis	Blutstillung		
			End-gültig	Vorüber-gehend	Keine
Le Veen et al. (1972)	18	4 mg/250 ml/h	12	–	6
Kiselow u. Wagner (1973)	11	8 mg/100 ml/h	6	–	5
Douglas et al. (1974)	12	16 mg/200 ml/h	8	2	2
	41		26 (63%)	2 (8%)	13 (32%)

selbst in großen Dosen, keine systemische Nebenwirkungen haben, weil die Substanzen bei der Leberpassage zerstört werden.

Levarterenol wurde in einer Dosis von 4–16 mg, aufgelöst in 100–250 ml Kochsalz, stündlich durch eine Magensonde verabreicht.

Die derzeit vorliegenden unkontrollierten Studien (Tabelle 9) zeigen eine Blutstillungsrate von 71%. Kontrollierte Studien liegen jedoch nicht vor.

2.7 Hämostyptica (Cyclocapron)

2.7.1 Pathophysiologische Grundlagen, Wirkungsmechanismus

Die lokale Instillation von Hämostyptica zur Blutstillung gehen auf Arbeiten von Cox et al. [15] zurück. Die Autoren fanden intraoperativ vermehrt Plasminogen-Aktivatoren und freies Plasmin in den Magenvenen bei Patienten mit Ulcusblutung, als bei einer Kontrollgruppe. Daraus wurde postuliert, daß Patienten mit Hämatemesis von einer antifibrinolytischen Therapie mit ε-Aminocapronsäure oder Cyclocapron profitieren.

2.7.2 Klinische Wirksamkeit

In einer Doppelblindstudie bei 150 Patienten mit Hämatemesis und Melaena, jedoch ohne endoskopischen Nachweis der Blutungsquelle, fand sich praktisch kein signifikanter Unterschied zwischen den mit Cyclocapron und Placebo behandelten Patienten [14]. In einer weiteren Doppelblindstudie von Biggs et al. [7] wurden 200 Patienten mit gastroduodenaler Blutung randomisiert (Tabelle 10). Während zwischen den beiden Gruppen kein Unterschied bezüglich der Anzahl der benötigten Bluttransfusionen gefunden werden konnte, war die Zahl der operierten Patienten in der Placebogruppe signifikant höher (19% gegenüber 4%).

Tabelle 10. Cyclocapron bei der akuten gastroduodenalen Blutung

Autor	Patienten-zahl n	Dosis g	Blutstillung		
			End-gültig	Vorüber-gehend	Keine
Cormack et al. (1973)	75	1,5 oral 8/h	60 (80%)	–	15 (20%)
Cormack et al. (1973)	75	Placebo	55 (73%)	–	20 (27%)
Biggs et al. (1976)	103	1,0 oral + 1,0/8 h	96 (93%)	3	4 (4%)
Biggs et al. (1976)	97	Placebo	76 (78%)	5	14 (17%)

2.7.3 Nebenwirkungen

Außer Nausea und Erbrechen bei wenigen Patienten wurden keine weiteren Nebenwirkungen angegeben.

2.7.4 Praktische Durchführung

1,0–1,5 g Cyclocapron/8 h werden oral in Tablettenform oder via Magensonde verabreicht. Gleichzeitig kann Cyclocapron in einer Dosis von 1 g/8 h i.v. verabreicht werden. Diese Therapie wird für die Dauer von 48–72 h empfohlen.

3 Schlußfolgerungen, praktische Empfehlung

Die vorliegenden Daten vermitteln den heutigen Stand der medikamentösen Therapie akut blutender gastroduodenaler Läsionen. Die Tatsache, daß ca. 84% [55] der akuten gastroduodenalen Blutungen unter intensivmedizinischer Behandlung „spontan“ zum Stehen kommen, berechtigt eine Streßblutung primär konservativ anzugehen. Dazu gehört in allererster Linie die Behandlung der Grundkrankheit, wie Sepsis, Schock usw. Wie bei der peptischen Ulcusblutung gilt es auch hier, gemeinsam mit dem Chirurgen, den Krankheitsverlauf zu überwachen und die Indikation zur operativen Hämostase nicht zu verpassen. Da die chirurgische Behandlung jedoch bei der Streßblutung mit einer viel höheren Letalität und Rezidivquote behaftet ist, ist es gerechtfertigt, die Blutung, wenn immer möglich, mit konservativen Mitteln unter Kontrolle zu bringen.
Hier gilt es zu beachten, daß die therapeutische Wirksamkeit für Somatostatin, Sekretin und intraarterielle Vasopressingabe durch erste kontrollierte Studien belegt erscheint. Der primäre Einsatz von Somatostatin und Sekretin ist aber wegen der hohen Kosten und bei intraarterieller

Vasopressininfusion wegen großen instrumentellen Aufwands nicht zu empfehlen. Zudem sind die Nebenwirkungen von Sekretin und Vasopressin beträchtlich.

Obwohl die therapeutische Wirksamkeit nicht durch kontrollierte Studien bewiesen ist, erscheint es sinnvoll, die Therapie der Streßblutung mit Antacida zu beginnen, wobei ein intragastrales pH von 7 anzustreben ist. Die dazu nötige Antacidadosis beträgt 60–180 ml/h. Unter dieser Dosis sind in ca. 20% Durchfälle zu erwarten.

Die Gabe von Cimetidin allein – zumindest in einer Dosis von 1200 mg – kann als wirkungslos betrachtet werden. Ob höhere Dosen von besserer Effektivität sind, muß z. Z. noch offen bleiben. In unkontrollierten Studien wurde ein günstiger Einfluß auf den Magen-pH durch eine Kombination mit Pirenzipin beobachtet. Mit der Kombination von Antacida und Cimetidin, unter pH-Kontrollen, können die Antacidadosis und somit die Nebenwirkungen reduziert werden. Obwohl dieses Vorgehen an verschiedenen Orten verwendet wird, liegen keine kontrollierten Studien über die Wirksamkeit vor.

Über die Dauer der medikamentösen Therapie, nach erfolgter Blutstillung, ist nichts Genaues bekannt. Es scheint aber sinnvoll, die Behandlung so lange durchzuführen, bis die Streßursache beseitigt ist und der Patient peroral ernährt werden kann. Dies gilt nur, wenn nicht gleichzeitig auch eine Ulcuskrankheit vorliegt.

Praktische Empfehlung:

1. Behandlung der Grundkrankheit.
2. Absaugen des Mageninhaltes.
3. Intragastrale Instillation von *Antacida*, mit entsprechenden pH-Kontrollen. Falls die benötigte Menge Antacida mehr als 30–60 ml pro Stunde beträgt, um das intragastrale pH um 7 konstant zu halten, kann die zusätzliche Gabe von *Cimetidin* 300 mg/6 h empfohlen werden. Wenn Antacidagaben nicht erwünscht sind, kann eine Kombination von Cimetidin und Pirenzipin unter Kontrolle des Magen-pH versucht werden.
4. Kommt unter der Kombination von Antacida und Cimetidin die Blutung nach 24 h nicht zum Stillstand, so ist die Gabe von Somatostatin 250 µg/h oder Sekretin 0,3–0,5 E/kg/h zu empfehlen. Als Alternative bei genügender Erfahrung und entsprechender technischer Voraussetzung ist die intraarterielle Applikation von Vasopressin in die A. Gastrica sinistra zu diskutieren.
5. Operatives Vorgehen, falls nach 48 h keine Hämostase erreicht und der Kreislauf mit insgesamt 8–10 E Blut nicht stabilisiert werden kann.

Literatur

1. Aronsen KF, Wetterlin S, Emas S, Voijtisek V, Mulder JL, Cort JH (1975) Die Wirkungen von Triglycyl-Lysin-Vasopressin auf Kontrollpersonen und Patienten mit Blutungen des oberen Gastrointestinaltraktes. Klin Wochenschr 53:747–753
2. Athanasoulis CA, Baum S, Waltman AC, Ring EJ, Imbembo A, Van der Salm TJ (1974) Control of acute gastric mucosal hemorrhage, intra-arterial infusion of posterior pituitary extract. N Engl J Med 290:597–603
3. Barr JW, Lakin RC, Rösch J (1975) Similarity of arterial and intravenous vasopressin on portal and systemic hemodynamics. Gastroenterology 69:13–19
4. Bauer H (1979) Cimetidin in der präoperativen Behandlung akut blutender gastroduodenaler Läsionen. M M W 121:1085–1088
5. Bauer H, Schmidt GF (1980) Tierexperimentelle und klinische Untersuchungen zur Kombination von Cimetidin und Somatostatin. Z Gastroenterol 18:314–319
6. Becker HD, Schafmyer A, Börgen HW (1979) Die Behandlung der Blutung aus akuten Schleimhautläsionen des Magens und Duodenums durch Sekretin. Chirurg 50:87–90
7. Biggs JC, Hugh TB, Dodds AJ (1976) Tranexamic acid and upper gastrointestinal hemorrhage – a double-blind trial. Gut 17:720–734
8. Brieler HS, Thiede A (1979) Zur Wirkung vasopressorischer Substanzen auf blutende Oesophagusvarizen und andere intestinale Blutungen. Zentralbl Chir 104:1337–1344
9. Bubrick MP, Wetherille RE, Onstad GR, Andersen RC, Hitchcok CR (1978) Control of acute gastroduodenal hemorrhage with cimetidine. Surgery 84:510–518
10. Burland WL, Parr SN (1977) Experiences with cimetidine in the treatment of seriously ill patients. Proceedings of the second international symposium on H_2-receptor-antagonist. Excerpta Medica, Amsterdam Oxford Princeton, p 345–355
11. Carstensen HE, Bülow S, Hansen OH et al. (1980) Cimetidine for severe gastroduodenal hemorrhage: 1. Randomized controlled trial. Scand J Gastroenterol 15:103–105
12. Cartier F, Gauthier-Lafave F, Larene L, Mottin J, Cara M, Passelece J (1980) Cimetidine in patients at risk of stressulcer: a multi-center controlled trial. Intensive Care Med 6:54
13. Conn HO, Ramsby GR, Storer EH et al. (1975) Intraarterial vasopressin in the treatment of upper gastrointestinal hemorrhage: a prospective controlled clinical trial. Gastroenterology 68:211–221
14. Cormack F, Chakrabart RR, Johar AJ, Fearnley GR (1973) Tranexamic acid in upper gastrointestinal hemorrhage. Lancet I:1027–1028
15. Cox HT, Poller L, Thomson JM (1967) Gastric fibrinolysis: a possible aetiological link with peptic ulcer. Lancet I:1300–1302
16. Creutzfeldt W, Arnold R (1978) Somatostatin and the stomach: exocrine and endocrine aspects. Metabolism 27 [Suppl]:1309–1315
17. Curtis LE, Simonian S, Buerk CA, Hirsch EF, Soroff HS (1973) Evaluation of the effectivenes of controlled pH in management of massive upper gastrointestinal bleeding. Am J Surg 125:474–476
18. Delaney JP, Michel HM, Bond J (1978) Cimetidine and gastric blood flow. Surgery 84:190–193
19. Desmond AM, Reynolds KW (1972) Erosive gastritis: its diagnosis, management and surgical treatment. Br J Surg 59:5–13
20. Douglas HO (1974) Levarterenol irrigation control of massive gastrointestinal bleeding in poor-risk patients. JAMA 230:1653–1657
21. Dunn DS, Silvis S, Onstaad G, Fischer R, Howard RJ, Delany JP (1977) The treatment of hemorrhage gastritis with the H_2-blocking antihistamine, cimetidine. Gastroenterology 72:1053

22. Dykes PW, Kong JY, Hoare A, Hawkins CF, Mils JG (1977) Treatment of upper gastrointestinale hemorrhage with cimetidine. In proceedings of the second international symposium on H_2-receptor-antagonist. Excerpta Medica, Amsterdam, p 334–337
23. Dykes PW, Hoare AM, Hawkins CF, Kang JX (1978) The treatment of upper gastrointestinal hemorrhage with cimetidin. In: Wastell C (ed) The Westminster Hospital Symposium. Livingstone Edinburgh Harlow New York, p 180–190
24. Ellis DM, Hamer JD, Baker SE (1977) Perforation of duodenal ulcer during treatment with cimetidine. Br Med J II:1583
25. Feely J, Wilkinson R, Wood AJ (1981) Reduction of liver blood and propranolol metabolism by cimetidin. N Engl J Med 304:692–695
26. Galmiche JP, Colin R, Veyrac M, Hecketsweiler P, Ouvry D, Teniere P, Ducrotte P (1979) Double-blind controlled trial of cimetidine in bleeding peptic ulcer. European Symposium, H_2-Antagonists. Excerpta Medica, Amsterdam, p 164–171
27. Green FW, Kaplan MM, Curtis LE, Levine PH (1978) Effect of acid and pepsin on blood coagulation and platelet aggregation. A possible contribution to prolonged gastroduodenal mucosal hemorrhage. Gastroenterology 74:38–43
28. Gyr K, Kayasseh L (im Druck) Epidemiologie und Klinik der akuten gastroduodenalen Läsionen. In: Blum AL, Siewert JR (Hrsg) Ulcus Therapie. Ulcus ventriculi und Duodeni: Konservative und operative Therapie. Springer, Berlin Heidelberg New York, 2. Auflage in Druck
29. Halloran LG, Zfan AM, Gayle WE, Wheeler CB, Miller JD (1980) Prevention of acute gastrointestinal complications after severe head injury. A controlled trial of cimetidine prophylaxis. Am J Surg 139:44–48
30. Hastings PR, Skillmann JJ, Bushnell LS, Silen W (1978) Antacid titration in the prevention of acute gastrointestinal bleeding. A controlled randomized trial in 100 critically ill patients. N Engl J Med 298:1041–1045
31. Hermann V, Kaminski DL (1979) Evaluation of intragastric pH in acutely ill patients. Arch Surg 114:511–514
32. Hoare AM, Bradley GVH, Hawkins CF, Kang JY, Dykes PW (1979) Cimetidine in bleeding peptic ulcer. Lancet II:671–673
33. Jick H, Porter J (1978) Drug-induced gastrointestinal bleeding. Report from the Boston collaborative drug surveillance program, Boston University Medical Center. Lancet II:87–89
34. Johnson WC, Widrich WC (1975) Efficacy of selective splanchnic arteriography and vasopressin perfusion in diagnosis and treatment of gastrointestinal hemorrhage. Am J Surg 131:481–489
35. Kamada T, Fusamoto H, Kawano S et al. (1977) Gastrointestinal bleeding following head injury: A clinical study of 433 cases. J Trauma 17:44–47
36. Kamada T, Fusamoto H, Kawano S, Noguchi M, Hiramatsu K, Masuzaw AM, Sato N (1977) Acute gastroduodenal lesions in head injury. Am J Gastroenterol 68:249–253
37. Kayasseh L, Gyr K, Keller U, Stalder GA (1980) Somatostatin and cimetidin in pepticulcer hemorrhage. A randomised controlled trial. Lancet 1:844–846
38. Keller U, Sonnenberg GE, Kayasseh L, Gyr GK, Perruchoud A (1979) Dosisabhängigkeit der Wirkung von Somatostatin auf splanchnische Durchblutung beim Menschen. Schweiz Med Wochenschr 109:595–596
39. Kiselow M, Wagner M (1973) Intragastric instillation of levarterenol. Arch Surg 107:387–389
40. La Brooy SJ, Misiewicz JJ, Edwards J et al. (1979) Controlled trial of cimetidine in upper gastrointestinal hemorrhage. Gut 20:892–895
41. Le Veen HH, Falk G, Diaz C et al. (1972) Control of gastrointestinal bleeding. Am J Surgery 123:154–159
42. Levine BA, Schwesinger WH, Sirinek KR, Jones D, Pruitt BA (1978) Cimetidine prevents reduction in gastric mucosal blood flow during shock. Surgery 84:113–119

43. Londong W, Londong V, Hanssen LE, Schwanner A (1981) Gastric effects and side effects of synthetic secretin in man. Regulatory peptide 2, 4:231–244
44. Lorenz W, Fischer M, Rohde H, Troidl H, Reimann HJ, Ohmann C (1980) Histamine and stress ulcer: New components in organizing a sequential trial on cimetidin prophylaxis in seriously ill patient and defination of a special group at risk. Klin Wochenschr 58:653–665
45. Lucas CE, Sugarawa C, Riddle J, Rector F, Rosenberg B, Walt AJ (1971) Natural history and surgical dilemma of "stress" gastric bleeding. Arch Surg 102:266–273
46. Mac Donald AS, Stecle BJ, Bottomley MG (1976) Treatment of stress-induced upper gastrointestinal hemorrhage with metiamide. Lancet 1:68–70
47. Mac Donald BRD, Williams R (1978) The role of cimetidine in the management of bleeding in liver disease. In: Wastel C (ed) Cimetidine: The Westminster Hospital Symposion. Livingstone, Edinburgh Harlow New York, p 180–190
48. Mac Dougal BRD, Bailey RJ, Williams R (1977) H_2-Receptor antagonists and antacids in the prevention of acute gastrointestinal hemorrhage in fulminant hepatic failure. Lancet I:617–619
49. Macklon AF, Roberts SH, James O (1979) Cimetidine in bleeding peptic ulcer. Lancet II:1135–1136
50. Martin LF, Stalocher DK, David RN, Simonowitz A, Dellinger EP, Martin HM (1979) Failure of cimetidine prophylaxis in the critically ill. Arch Surg 115:492–496
51. Mc Alhany JC, Czwaja AJ, Pruitt BA (1976) Antacid control of complication from acute gastroduodenal disease after burns. J Trauma 16:645–649
52. Mc Elwee HP, Sivinek KR, Levine BA (1980) Cimetidine affords protection equal to antacids in prevention of stress ulceration following thermal injury. Surgery 86:620–628
53. Mielke C, Gerich JE, Lorenzi M, Tsalikian E, Rodvien R, Forsham PH (1975) The effect of somatostatin on coagulation and platelet function in man. N Engl J Med 293:480–483
54. Millette B, Huet PM, Lavoie P, Viallet A (1975) Portal and systemic effects of selective infusion of vasopressin into the superior mesenteric artery in cirrhotic patients. Gastroenterology 69:0–12
55. Palmer ED (1969) The vigorous diagnostic approach to upper-gastrointestinal tract hemorrhage. A 23-year prospective study of 1 400 Patients. JAMA 207:1477–1480
56. Pickard RG, Sanderson I, South M, Kirkham JS, Northfield TC (1979) Controlled trial of cimetidine in akute upper gastrointestinal bleeding. Br Med J 3:661–662
57. Priebe HJ, Skillman JJ, Bushnell LS, Long PC, Silen W (1979) Antacid versus cimetidine in prevention of acute gastrointestinal bleeding. N Engl J Med 302:661–662
58. Ponsky JL, Hoffmann M, Swayngim DS (1980) Saline irrigation in gastric hemorrhage. The effect of temperature. J Surg Res 28:204–205
59. Raptin S, Dollinger HC, Berger L von, Schlegel W, Schröder KE, Pfeiffer EF (1975) Effect of somatostatin on gastric secretin and gastrin release in man. Digestion 13:15–26
60. Rösch J, Dotter CT, Antonovic R (1972) Selective vasoconstrictor infusion in the management of arterio-capillary gastrointestinal hemorrhage. Am J Roentgenol Radium Ther Nucl Med 116:279–288
61. Schulz F, Schiessel R (1979) Therapie von Streß-Ulcusblutung mit Cimetidin. Dtsch Med Wochenschr: 104:1845–1848
62. Sherman LM, Shenoy SS, Cerra FB (1979) Selective intra-arterial vasopressin. Clinical efficaly and complications. Am Surg 189:298–302
63. Simonian S, Curtis LF (1976) Treatment of hemorrhage gastritis by antacid. Ann Surg 184:429–434
64. Speranza V, Basso N, Bogarani M, Fiorani S, Bianchi E, Materia A (1980) Prophylaxis of acute gastroduodenal mucosa lesions: a controlled trial. In: Torsoli A (ed) H_2-antagonists, European Symposium. Experta Medice, Amsterdam

65. Stremple JF, Elliott DW (1975) Hemorrhage due to diffuse erosive gastritis. Arch Surg 110:606–612
66. Teichmann RK (1981) Der Einfluß von Somatostatin auf Streßulcusblutungen. Somatostatin: Klinische und experimentelle Ergebnisse. Münstersche Allgemeinchirurgische Symposien. 29. 5. 1981 Falk-Foundation. S. 55–60
67. Terés J, Bordas JM, Rimola A, Bru C, Rodes J (1980) Cimetidine in acute gastric mucosal bleeding: Results of a double-blind randomized trial. Dig Dis Sci 25:92–96
68. Wagner PK, Rothmund M (1980) Effekt von Cimetidin und Sekretin bei akuten Blutungen aus Magen und Duodenum. Ergebnisse einer prospektiven alternierenden Studie. Z Gastroenterol 18:337–341
69. Wahren J, Felig P (1976) Influence of somatostatin on carbonylhydrate disposal and absorption in diabetes mellitus. Lancet II:1213–1216
70. Waltman AC, Greenfield AJ, Novelline RA, Athanasoulis CA (1979) Pyloroduodenal bleeding and intraarterial vasopressin: clinical results. A J R 133:643–646
71. Wangensteen OH, Root HD, Jenson CB, Imamoglu K, Salmon PA (1958) Depression of gastric secretion and digestion by gastric hyperthermia: its clinical use in massive hematemesis. Surgery 44:265–274

Kapitel 26

Chirurgische Therapie

TH. JUNGINGER

Akute gastroduodenale Läsionen treten vorwiegend bei Patienten auf, deren Vitalfunktionen im Rahmen schwerer Erkrankungen bedroht oder nur durch aggressive Maßnahmen der Intensivmedizin aufrecht zu erhalten sind. Eine Blutung aus diesen Läsionen bedeutet eine ernste Komplikation. Im Gegensatz zur differenzierten Pathogenese ist die chirurgische Therapie unspezifisch. Ihre Beurteilung bleibt problematisch, da der Krankheitsverlauf weniger von der Art der durchgeführten Operation als von der Schwere der Grunderkrankung bestimmt wird [18]. Prospektive Studien fehlen und sind auch für die Zukunft nicht zu erwarten, da durch die verbesserten Möglichkeiten der Prophylaxe die Zahl der Patienten, bei denen operative Maßnahmen wegen blutender akuter gastroduodenaler Läsionen notwendig werden, in den letzten Jahren erheblich abgenommen hat [10].
Im folgenden sollen, ausgehend von der Pathophysiologie der Erkrankung, die Indikation, die Behandlungsverfahren und die Wahl des Eingriffs dargestellt werden.

1 Pathogenese (s. auch Kap. 23)

Akute gastroduodenale Läsionen treten meist nach Operationen, Polytrauma, Verbrennungen, Traumen und Tumoren des zentralen Nervensystems, bei respiratorischer Insuffizienz, Nierenversagen und Sepsis auf („streßbedingte Läsionen"). Pathogenetisch bedeutsam sind eine schockbedingte Mikrozirkulationsstörung der Magenschleimhaut, die Säure und Pepsininwirkung des Magensafts und der pathologische duodenogastrale Reflux mit Rückstrom von Gallensäuren und Lecithin in den Magen [23, 34]. Die Säureproduktion ist nur bei den Magen-Darm-Geschwüren, die im Rahmen von Erkrankungen oder Operationen am Stammhirn (Cushing-Ulcus) und Verbrennungen (Curling-Ulcus) auftreten, erhöht, was die begriffliche Abgrenzung dieser Ulcerationen rechtfertigt [14, 34]. Akute gastroduodenale Läsionen können auch medikamentös bedingt sein (Azetylsalicylsäure, Butazolidin, Alkohol u.a.), wobei im Einzelfall häufig das Zusammenwirken mit den oben genannten Faktoren besteht. Morphologisch finden sich bei den akuten gastroduodenalen Läsionen zunächst Erosionen, später zusätzliche Defekte der Submucosa, selten auch Perforationen. Die Läsionen können solitär oder multiple im Magen und/oder Duodenum an ulcustypischer oder an atypischer Stelle lokalisiert sein, wobei nach Lucas [22], Skillmann [37], Moody [23] und anderen Magencorpus und Fundus bevorzugt sind. Häufig und für die chirurgische Behandlung wichtig ist das multiple Auftreten insbesondere der gastralen Läsionen. Speranza u. Basso [38] unterteilen die akute gastroduodenale Läsion in zwei pathogenetisch verschiedene Krankheitsbilder, die erosive hämorrhagische Gastritis im Magencorpus und -fundus und das akute gastroduodenale Ulcus im Antrum oder Duodenum, eine Differenzierung, die u.a. von Skillmann [36] abgelehnt wird. Das durchschnittliche Intervall zwischen der auslösenden Erkrankung und dem Beginn der Blutung betrug im Krankengut der Mayo-Klinik [18] 19 Tage, zwischen Blutungsbeginn und Operation 7 Tage. Endoskopisch sind die Läsionen schon kurze Zeit nach dem Schockereignis sichtbar [23]. Die Letalität bei blutenden akuten gastroduodenalen Läsionen ist hoch (40–70% [18, 23]) und abhängig von der Intensität des Blutverlustes [18], der Dauer der Blutung [1] und der Zahl der vorhandenen prädisponierenden Faktoren, wobei eine respiratorische Insuffizienz gravierender als eine Sepsis oder das Nierenversagen ist [23].

Die Indikation zur Operation ergibt sich unter Berücksichtigung dieser Erfahrungen aus der Abwägung des Risikos der Operation gegen das Risiko der Blutung.

2 Indikation zur Operation

Wenngleich Unterschiede in der Pathogenese zwischen der akuten gastroduodenalen Läsion und dem chronischen gastroduodenalen Ulcus bestehen, sind im Stadium der Blutung die Kriterien für die Operationsindikation ähnlich. Maßgebend sind das Ausmaß der Blutung, die Art der Blutungsquelle, die Operabilität des Patienten und die Prognose der Grunderkrankung. Vorrangige Bedeutung hat die Intensität der Blutung, wobei auch hier die Einteilung nach Forrest [13] in die massive Blutung, die Sickerblutung und die vorhandene Läsion ohne nachweisbare Blutung praktikabel ist.

Je schwerer der Blutverlust, um so klarer die Operationsindikation. Ist ein Schockzustand trotz Blutersatz von etwa 2000 ml nicht behebbar, besteht ein Blutverlust von mehr als 3 l/24 h oder ist endoskopisch eine arterielle Blutung sichtbar, ist die Indikation zur Operation gegeben, es sei denn die Prognose der Grunderkrankung ist auf Grund anderer deletärer Komplikationen infaust.

Weniger eindeutig ist die Indikation bei kontinuierlichem oder intermittierendem, nichtmassivem Blutverlust, der keine akute Hypovolämie verursacht, jedoch immer wieder Bluttransfusionen erfordert. In dieser Situation haben die Möglichkeiten der medikamentösen oder endoskopischen Blutstillung ihre Berechtigung. Andererseits tolerieren die Patienten eine Operation besser als einen kontinuierlichen Blutverlust mit rezidivierenden Schockzuständen [12]. Eine verbindliche Angabe des richtigen Operationszeitpunkts ist bei der meist komplizierten Gesamtsituation nicht möglich. Nach Hubert et al. [18] steigt die Letalität nach einem Gesamtblutverlust von 17 Einheiten unabhängig von der Art der durchgeführten Operation erheblich an, so daß nach Gabe von 6 Konserven die Operation zu diskutieren, nach 8–10 Konserven jedoch meist dringend indiziert ist. Das hohe Risiko einer Rezidivblutung nach zunächst erfolgreicher konservativer Therapie begründet eine möglichst rasche operative Versorgung.

Abgesehen vom Blutverlust ist die Entscheidung zur Operation um so eher zu stellen, je eindeutiger die Blutungsquelle identifiziert ist [15] und je weniger das Ende der zugrunde liegenden Erkrankung abzusehen ist. Die Zunahme des Blutungsrisikos bei multiplen prädisponierenden Faktoren, insbesondere bei respiratorischer Insuffizienz [18], spricht für eine frühzeitige Operationsentscheidung in dieser Situation, d. h. beim kränkeren Patienten. Die Gesamtprognose kann im Einzelfall nur mit Einschränkung abgeschätzt und bei der Operationsindikation herangezogen werden. Nur bei infauster Prognose mit multiplem Organausfall kann der Verzicht auf ein operatives Vorgehen gerechtfertigt sein. Eine prophylaktische Operationsindikation ergibt sich in Anbetracht der medikamentösen Möglichkeiten nicht. Ausnahmen können Patienten mit Ulcusanamnese sein, die zur Nierentransplantation anstehen.

3 Medikamentös bedingte akute gastroduodenale Läsionen

Bei medikamentös verursachter akuter gastroduodenaler Läsion ist ein operatives Vorgehen in der Regel nicht indiziert [20]. Die Mehrzahl der Läsionen heilt unter konservativer Behandlung und nach Beseitigung der oft bestehenden Gerinnungsstörung ab. Hinweise, wonach im Gegensatz zum peptischen Ulcus bei frühzeitiger Operation ein höheres Risiko als bei verzögertem Vorgehen ist erwarten ist [11], berechtigen ebenfalls zu einer abwartenden Haltung. Die Diskussion über das geeignete Vorgehen (Resektion [6] oder Vagotomie und Drainageoperation [37]) ist offen. Wir bevorzugen in Anlehnung an das Vorgehen beim unkomplizierten peptischen Geschwür beim duodenalen Ulcus die Vagotomie mit Umstechung und bei gastralen solitären oder multiplen Ulcera die Resektion.

4 Operative Verfahren

Ziel des operativen Eingriffs ist die dauerhafte Blutstillung bei möglichst geringem Risiko und niedriger postoperativer Morbidität. Priorität hat die definitive Blutstillung, da jeder weitere Blutverlust die Gesamtprognose verschlechtert und jede erneute Operation mit hoher Letalität belastet ist [18]. Das Spektrum der angewandten Verfahren reicht von der alleinigen Umstechung bis zur Gastrektomie. Allen Methoden gemeinsam ist eine hohe postoperative Letalität und – abgesehen von der Gastrektomie – eine hohe Rezidivblutungsrate [19, 23]. Ein gegenseitiger Vergleich ist nur mit Einschränkung möglich, da relevante Variable wie Grund- und Begleiterkrankungen, Alter des Patienten, Operationsverzögerung, Blutverlust und andere häufig nicht berichtet werden.

Die *alleinige Umstechung* der blutenden Läsionen nach Gastroduodenostomie als kleinstmöglicher Eingriff berücksichtigt nicht spätere Blutungen aus anderen Stellen bei fortbestehender Grunderkrankung. Dies erklärt den hohen Prozentsatz von Blutungsrezidiven (63% [1, 32]). Nur vereinzelt wurden positive Erfahrungen mit dieser Methode mitgeteilt [32].

Die Gastrektomie [26] schaltet die Magenschleimhaut als Blutungsquelle aus und verhindert damit Rezidivblutungen. Infolge des höheren Operationsrisikos und der postoperativen Funktionsstörungen hat die Anwendung dieses Verfahrens als Ersteingriff bei eigentlich Magengesunden nur vereinzelt Befürworter gefunden. Bei Rezidivblutung kann sie im Einzelfall die letzte therapeutische Möglichkeit sein. Cody u. Wichern [4] berichten von 11 Patienten aus der Literatur, bei denen eine Gastrektomie erfolgte, ohne daß Rezidivblutungen auftraten oder Zweiteingriffe notwendig wurden (Letalität 2/11, 18%).

Bei der *2/3-Resektion* des Magens kommt ein Teil der bestehenden und potentiellen Blutungsquellen zum Wegfall, der Magenfundus und das Duodenum bleiben jedoch erhalten, was die relativ hohe Rezidivblutungsrate erklärt (Tabelle 1).

Die Vagotomie wurde unter zwei Gesichtspunkten zur Behandlung der akuten gastroduodenalen Läsion eingeführt [40]: zur Säurereduktion und zur Minderung der Schleimhautdurchblutung des Magens durch Öffnung

Tabelle 1. Operationsergebnisse der chirurgischen Therapie blutender akuter gastroduodenaler Läsionen

	Magenresektion			Vagotomie, Drainage, Übernähung		
	n	Rezidiv-blutung	Gesamt-letalität	n	Rezidiv-blutung	Gesamt-letalität
Pruitt et al. (1970)	20	–	12 (60%)	4	–	3 (75%)
Drapanas et al. (1971)	81	42 (52%)	24 (30%)	118	34 (29%)	22 (19%)
Drapanas et al. (1971)	10	5 (50%)	5 (50%)			
Lucas et al. (1971)	6	4 (66%)	5 (83%)	20	8 (40%)	8 (40%)
Crawford et al. (1971)				6	4 (66%)	3 (50%)
Raithel et al. (1972)				8	4 (50%)	4 (50%)
Byrne u. Guardione (1973)	25	8 (32%)	9 (36%)	28	11 (39%)	10 (35%)
Dinstl (1975)				44	9 (20%)	24 (55%)
Stremple u. Elliott (1975)				15	3 (20%)	7 (45%)
Lindkaer u. Jensen et al. (1976)	100	37 (37%)	36 (36%)	152	47 (31%)	37 (24%)
Richardson u. Aust (1977)	19	7 (37%)	12 (63%)	18	11 (61%)	10 (55%)
Moody u. Cheung (1976)				21	2 (10%)	5 (24%)
Cody u. Wichern (1977)	7	4 (57%)	3 (43%)	16	4 (25%)	6 (38%)
Hubert et al. (1980)	9	6 (33%)	–	21	12 (43%)	–
	277	113 (44%)	106 (39,6%)	471	149 (31,9%)	139 (30,9%)

– Keine Angaben

submucöser arteriovenöser Anastomosen. Der Effekt einer Vagotomie auf die Magendurchblutung wird auf Grund experimenteller Untersuchungen unterschiedlich beurteilt. Olsen et al. [25] konnten am Hund eine Minderung der Mucosaperfusion nur für 30 min nachweisen, Hottenrott et al. [17] fanden 60 min nach truncülärer Vagotomie am Ferkelmagen eine verminderte Mucosadurchblutung von Corpus und Fundus, während Seitz et al. [35] am Hund 3 Wochen und 6 Monate nach selektiver proximaler Vagotomie eine signifikant höhere Mucosadurchblutung als bei Kontrolltieren feststellten. Klinisch erbringt die Vagotomie ohne gleichzeitige Umstechung der blutenden Läsionen ungünstige Resultate [43], mit Umstechung werden teilweise konträre Ergebnisse berichtet (Tabelle 1).

Die *kombinierte Anwendung von Vagotomie und Resektion* (Antrum- bzw. subtotale Resektion) verbindet die Vorteile beider Verfahren: Die humurale und vagale Säurestimulation entfällt, das blutungsgefährdete Areal wird verkleinert und die Magendurchblutung wird – sofern ein vagaler Einfluß und eine Abhängigkeit von der Säureproduktion besteht – reduziert. Dies hat zur Empfehlung des kombinierten Vorgehens als Regeleingriff geführt [5, 9, 11, 21, 32, 37]. Die klinischen Resultate bestätigen dieses Vorgehen durch die geringere Rezidivblutungsrate bei vergleichsweise wenig veränderter postoperativer Letalität (Tabelle 2). Cody u. Wichern [4] fanden auf Grund der Resultate des eigenen Krankenguts

Tabelle 2. Operationsergebnisse der chirurgischen Therapie blutender akuter gastroduodenaler Läsionen

	Vagotomie und Resektion			Krankengut
	n	Rezidiv-blutung	Gesamt-letalität	
Pruitt et al. (1970)	14	–	9 (64%)	Verbrennungen
Drapanas et al. (1971)	44	7 (15%)	9 (20%)	Lit.-Zusammenstellung 1949–1970
Drapanas et al. (1971)	19	2 (11%)	2 (11%)	heterogen
Lucas et al. (1971)	9	1 (11%)	3 (33%)	Sepsis, Trauma
Crawford et al. (1971)	8	0	4 (50%)	heterogen
Byrne u. Guardione (1973)	3	–	1 (33%)	–
Stremple u. Elliott (1975)	24	8 (33%)	10 (42%)	heterogen
Lindkaer-Jensen et al. (1976)	66	12 (8%)	17 (26%)	Lit.-Zusammenstellung 1966–1976
Cody u. Wichern (1977)	7	2 (28%)	4 (57%)	heterogen
Hubert et al. (1980)	9	5 (44%)	–	heterogen
	203	37 (19,9%)	59 (30,4%)	

– Keine Angaben

und der Literatur zwischen der mit Pyroloplastik und Umstechung bzw. der mit Resektion kombinierten Vagotomie keine signifikanten Unterschiede bezüglich der Rezidivblutungsrate, der Reoperationsquote und der Letalität. Die differenten Ergebnisse der einzelnen Autoren sind vermutlich auch durch das unterschiedliche Ausmaß der vorgenommenen Resektion und der Vollständigkeit der Vagotomie mitbedingt.
In neuerer Zeit haben Richardson u. Aust [29] und Rittenhouse et al. [30] die *Devascularisation des Magens* angegeben. Bei 21 Patienten mit unterschiedlicher Grunderkrankung war die Rezidivblutungsrate gering (2/21), die Letalität betrug 38%. Bisher nur vereinzelt angewendet [2, 6, 24, 41] ist eine definitive Beurteilung dieses Vorgehens nicht möglich. Unabhängig davon bleibt das Risiko einer Magenwandnekrose, insbesondere bei Patienten im Schockzustand bei Vierpunktligatur zu bedenken.

5 Wahl des Verfahrens

Kein Verfahren hat sich bei der Behandlung der akuten gastroduodenalen Läsion als eindeutig überlegen erwiesen, so daß die Entscheidung im Einzelfall abhängig von der Art und der Lokalisation der Blutungsquellen sowie von der Gesamtsituation des Patienten getroffen werden muß. Mißerfolge ergeben sich vor allem aus der Schwierigkeit, kleine Blutungsquellen zu identifizieren, zwischen artifizieller und tatsächlicher Läsion zu unterscheiden und auf Grund nichtversorgter Mehrfachläsionen [33]. Dies führt zur Notwendigkeit der prä- oder intraoperativen Gastroduodenoskopie, um die Blutungsquelle zu klären und operativ auszuschalten. Blinde Resektionen mit einer Rezidivblutungsrate von 50% [38] lassen sich hierdurch vermeiden.
Bei multiplen gastroduodenalen Läsionen empfiehlt sich als Regeleingriff die mit Vagotomie kombinierte hohe Magenresektion. Wir eröffnen in jedem Fall den Magen zur Lokalisierung der Blutungsquellen und wählen die Resektionslinie so, daß möglichst alle bestehenden Ulcera in Wegfall kommen. Insbesondere bei nicht absehbarer Besserung der Gesamtsituation und multiplen prädisponierenden Faktoren [16] ist eine ausgedehnte Resektion des Magens neben der Vagotomie indiziert. Finden sich zusätzlich Läsionen im Fundus, ist als Alternative zur Umstechung die Gastrektomie zu diskutieren. Bei solitärem Ulcus im Duodenum und endoskopisch unauffälliger Magenschleimhaut führen wir die Ulcusumstechung mit selektiver proximaler Vagotomie, bei solitärem Ulcus am Magen die 2/3-Resektion, evtl. als Treppenresektion bei subkardialem Ulcus durch. Kann mit diesen Verfahren die Blutung nicht kontrolliert werden, hat die Gastrektomie ihre bedingte Berechtigung.

Literatur

1. Beil AR, Mannix M, Beal JM (1964) Massive upper gastrointestinal hemorrhage after operation. Am J Surg 108:324
2. Berndt V (1981) Operative Behandlung gastroduodenaler Streßläsionen. In: Götz E (Hrsg) Streßläsionen im Magen-Darm-Trakt. Thieme, Stuttgart New York
3. Byrne JJ, Guardione VA (1973) Surgical treatment of stress ulcers. Am J Surg 125:464
4. Cody HS, Wichern WA (1977) Choice of operation for acute gastric mucosal hemorrhage. Report of 36 cases and review of literature. Am J Surg 134:322
5. Crawford FA, Hammon JW, Shingleton WW (1971) The stress ulcer syndrom. Am J Surg 121:644
6. Desmond AM, Reynolds KW (1972) Erosive gastritis: its diagnosis, management, and surgical treatment. Br J Surg 59:5
7. Dinstl K (1975) Die akute Blutung des oberen Verdauungstraktes mit besonderer Berücksichtigung des Streßulkus. Gastroenterologie 8:131
8. Drapanas T, Woolverton WC, Reeder JW, Reed RL, Weichert RF (1971) Experiences with surgical management of akute gastric mucosal hemorrhage. Ann Surg 173:628
9. Dunphy JE, Mikkelsen WP, Moody FG, Silen W (1973) Massive gastrointestinal bleeding. Arch Surg 107:367
10. Elerding SC, Moore EE, Wolz IR, Noston LW (1980) Outcome of operations for upper gastrointestinal tract bleeding – an update. Arch Surg 115:1473
11. Feifel G, Heberer G (1977) Die Problematik der akuten oberen gastrointestinalen Blutung. Chirurg 48:204
12. Fogelman MJ, Garvey JM (1966) Akute gastroduodenal ulcer incident to surgery and disease. Am J Surg 112:651
13. Forrest JAH (1974) Endoscopy in gastrointestinal bleeding. Lancet 2:394
14. Goodmann AA, Osborne MP (1972) An experimental model and clinical definition of stress ulceration. Surg Gynecol Obstet 134:563
15. Griffiths WJ, Neumann DA, Welsh JD (1979) The visible vessel as an indicator of uncontrolled or recurrent gastrointestinal hemorrhage. N Engl J Med 300:1411
16. Herrington JC (1980) Diskussionsbeitrag zu Hubert JP et al. Ann Surg 191:672
17. Hottenrott C, Seufert RM, Becker H, Encke A (1978) Der Einfluß von Vagus und Sympathicus auf die Durchblutung des Ferkelmagens. Langenbecks Arch Chir [Suppl] S. 37
18. Hubert JP, Kiernan PD, Welch JS, Remine WH, Beahrs OH (1980) The surgical management of bleeding stress ulcers. Ann Surg 191:672
19. Kirtley JA, Scott HW, Sawyers JL, Graves HA, Lawler MR (1969) The surgical management of stress ulcers. Ann Surg 169:801
20. Lee ER, Dagradi AE (1975) Hemorrhagic erosive gastritis. Am J Gastroenterol 63:201
21. Lindkaer-Jensen S, Nielsen OV, Pagel J, Christiansen L (1976) Acute hemorrhagic gastritis – diagnosis and treatment. Acta Chir Scand 142:246
22. Lucas CE, Sugawa C, Riddle J, Rector F, Rosenberg B, Walt AJ (1971) Natural history and surgical dilemma of stress gastric bleeding. Arch Surg 102:266
23. Moody FG, Cheung LY (1976) Stress ulcus: their pathogenesis, diagnosis and treatment. Surg Clin North Am 56:1469
24. Ojara EA (1979) Gastric devascularisation in gastroduodenal hemorrhage. East Afr Med J 56:226
25. Olsen WR, Foley WJ, Simon MA (1970) Vagotomie, gastric blood flow, and hemorrhage from gastritis. Am J Surg 119:183
26. Palmer ED (1959) Hemorrhage from erosive gastritis and its surgical implications. Gastroenterology 36:856
27. Pruitt BA, Foley FD, Moncrief JA (1970) Curling's ulcer: a clinical – pathology study of 323 cases. Ann Surg 172:523

28. Raithel D, Mühe E; Decker D (1972) Zur Therapie des Streßulcus. Chirurg 43:328
29. Richardson JD, Aust JB (1977) Gastric devascularization: a useful salvage procedure for massive hemorrhagic gastritis. Ann Surg 185:649
30. Rittenhouse M, McFee AS, Aust JB (1976) Gastric devascularization: an alternate approach to the surgical treatment of massive, diffuse hemorrhage from gastritis. South Med J 69:892
31. Roth H (1970) Zur operativen Behandlung des blutenden gastroduodenalen Streßulkus. Schweiz Med Wochenschr 100:1278
32. Schellerer WH (1974) Untersuchungen zur Klinik und Pathophysiologie des streßbedingten Ulkus. Habilitationsschrift, Universität Erlangen-Nürnberg
33. Schnetzer J (1977) Operativ-taktische Fehler bei der akuten oberen gastrointestinalen Blutung. Wien Med Wochenschr 127:744
34. Schumpelick V, Horatz K, Schreiber HW (1977) Das Streßulcus. Langenbecks Arch Chir 344:141
35. Seitz W, Grimm W, Badenheim W (1980) Die Durchblutung der Magenschleimhaut nach selektiver proximaler Vagotomie – eine experimentelle Studie am Hund. Chir Forum S. 185
36. Skillman JJ (1977) Invited commentary. World J Surg 1:44
37. Skillman JJ, Silen W (1976) Stress ulceration in the acutely ill. Ann Rev Med 27:9
38. Speranza V, Basso N (1977) Progress in the treatment of acute gastroduodenal mucosal lesions. World J Surg 1:35
39. Stremple JF, Elliott DW (1975) Hemorrhage due to diffuse erosive gastritis. Arch Surg 110:606
40. Sullivan RC, Rutherford RB, Wadell WR (1964) Surgical management of hemorrhagic gastritis by vagotomie and pyloroplastic. Ann Surg 159:554
41. Turner FP (1980) Gastric devascularization with preservation of the left gastric artery for control of massive hemorrhage. J Maine Med Assoc 71:215
42. Wangensteen SL, Golden GT (1973) Acute stress ulcers of the stomach: a review. Am Surg 39:562
43. Zimmermann F, Larena A (1973) Beitrag zur Pathogenese und Klinik des Streß-Ulkus. Leber Magen Darm 3:73

Kapitel 27

Indikation und Verfahrenswahl*

W. Lorenz

1 Pathogenetische Gesichtspunkte mit unmittelbarer Auswirkung auf Indikation und Verfahrenswahl

Pathogenetische Gesichtspunkte werden in jedem der vier Kapitel zum Thema Prophylaxe und Therapie akuter gastroduodenaler Läsionen angetroffen [7, 11, 12, 28]. In drei von ihnen werden sie zur Begründung der Indikation und Verfahrenswahl herangezogen, weshalb in diesem Kapitel nur ergänzende Faktoren hinzugefügt werden sollen.

Bei den akuten gastroduodenalen Läsionen handelt es sich der Definition nach um akute pathologische Erscheinungen ohne Zeichen einer chronischen Entzündung und ohne Hinweis auf instrumentelle Läsionen. Sie sind durch keine oder nur eine geringe Bindegewebsbildung in Form von Granulations- oder Narbengewebe gekennzeichnet und erscheinen makroskopisch wie ein ausgestanzter Defekt der Magenschleimhaut [14]. Obwohl es zur endoskopischen und histologischen Differenzierung ganz ausgezeichnete Literatur gibt [25], erscheint eine Differenzierung für Indikation und Verfahrenswahl in Erosionen und Ulcera im engeren Sinne nicht von Bedeutung.

Der Zeitpunkt des Auftretens von akuten gastroduodenalen Läsionen umfaßt wenige Stunden bis zu 21 Tagen nach dem klar zu definierenden streßvollen Ereignis. Das Maximum liegt um den 2. Tag, doch zeigen gerade charakteristische akute Läsionen bei der Verbrennungskrankheit im Duodenum (das sog. Curling-Ulcus) ein Maximum zwischen 14 Tagen und 3 Wochen [3]. Dies bedeutet, daß eine Prophylaxe bei einer ganzen Reihe von streßvollen Bedingungen aus zeitlichen Gründen überhaupt nicht möglich ist, weil die Patienten zu spät in das Krankenhaus eingewiesen werden. Dies nicht bei der Prophylaxe zu berücksichtigen, ist ein Nachteil sehr vieler prospektiver klinischer Studien. Die klinische Kom-

* Mit Unterstützung durch die Deutsche Forschungsgemeinschaft (Lo 199/9)

plikation (manifeste Blutung, Perforation) tritt im Regelfall zwischen dem 4. und 10. Tag auf, bei der Verbrennung sogar noch später.
Die Häufigkeit der Läsionen beträgt bis zu 100% der Patienten, die einer bestimmten streßvollen Situation ausgesetzt wurden. Es besteht aber keine Relation zwischen endoskopisch gesicherter Häufigkeit von akuten gastroduodenalen Läsionen und der klinisch manifesten oder klinisch relevanten Blutung [2]. Dieser Befund ist von äußerster Wichtigkeit für die Indikation von prophylaktischen Maßnahmen, weil für die Klinik eben die klinisch manifeste Läsion von entscheidender Bedeutung ist, nicht aber das Auftreten von Erosionen, die auch nach jedem Sekretionstest mit Pentagastrin beobachtet werden können. Im Vergleich zur endoskopisch nachweisbaren Läsion ist die klinisch manifeste Blutung selten, und die klinisch relevante Blutung und der Katastrophenfall einer schweren hämorrhagischen Gastritis betragen nur etwa 1–2% [16]. Bei einer jährlichen Aufnahme von 4000–5000 Patienten werden im Jahr etwa 10–20 klinisch manifeste gastroduodenale Läsionen beobachtet. Das sind weniger als 1% der gesamten Krankenhauspopulation. Demnach ist die akute gastroduodenale Läsion in der Gesamtpopulation selten, sie ist aber wichtig für Risikogruppen, und diese gilt es exakt zu definieren. So wurden klinisch manifeste gastroduodenale Läsionen bei Unfallverletzten in einer Klinik eben nicht beim Einzeltrauma, nur selten beim Polytrauma, aber mit einer 35fach höheren Häufigkeit beim schweren Polytrauma gefunden [15]. Bei Studien sollte man sich demnach auf Untergruppen beschränken, die ein nachgewiesenermaßen hohes Risiko für eine klinisch manifeste oder relevante Blutung besitzen. Außerdem ist auch bei derartigen Untergruppen eine Prophylaxe vielmehr indiziert als bei allen Patienten, die sich auf einer Wach- und Intensivstation befinden.

2 Beurteilung der Studien, die für Indikation und Verfahrenswahl herangezogen werden

Es gibt nicht nur zahlreiche Studien zur Prophylaxe und Therapie von gastroduodenalen Läsionen, sondern leider auch viele Endpunkte, die in solchen Studien als Entscheidungskriterien für eine bestimmte Maßnahme herangezogen werden. Sie umfassen die Entstehung von Läsionen, die durch wiederholte Endoskopie gesichert wurden [22], subklinische Blutungen, die durch radioaktiv markierte Erythrocyten oder im Haemoccult-Test nachgewiesen wurden [23], klinisch manifeste Blutungen mit endoskopischer Sicherung der Läsionen [15], klinisch evidente Blutung [31, 33] und Perforation oder Tod [4, 22]. Der Kliniker aber, der wissen möchte, welches Verfahren (angewendet oder weggelassen!) Meläna, Hämatemesis, Perforation oder Tod verhindern könnte, ist nur an der klinisch manifesten Blutung interessiert. Die Zahl der in dieser Hinsicht verwendbaren Studien für eine Entscheidungsfindung ist leider außerordentlich gering. Die meisten Studien beschränken sich auf die endoskopisch nachweisbare Läsion und nicht auf die klinische Komplikation. Die Gründe hierfür sind sehr leicht einzusehen, da eben die klinisch manifeste Blutung oder die Perforation viel seltener sind als die endoskopisch nachweisbaren Läsionen.

Ein weiterer entscheidender Nachteil der meisten klinischen Studien für eine Entscheidungsfindung in Indikation und Verfahrenswahl ist die ungenügende Berücksichtigung bereits bekannter prognostischer Faktoren, die auf Entwicklung von Streßläsionen und die Prognose einen entscheidenden Einfluß haben [3]. Wie viele derartige prognostische Faktoren bei einer einzigen streßvollen Läsion, nämlich dem schweren Polytrauma vorkommen können, zeigt die Tabelle 1 [15]. Aber auch bei den akuten gastroduodenalen Läsionen nach Verbrennungen soll Hämokonzentration eine wichtige Rolle spielen [5]. Uns ist keine Studie bekannt, bei der Kontroll- und Testgruppe in dieser Hinsicht miteinander verglichen wur-

Tabelle 1. Pathologische Zustände und streßvolle Bedingungen, die mit akuten gastroduodenalen Läsionen beim schweren Polytrauma vergesellschaftet sind oder sein können. (Nach Lorenz et al. [15], Literatur auch im einzelnen in dieser Arbeit)

Zustand oder Beteiligung	Hypothese einer Beteiligung getestet in	
	Tierexperimenten	prospektiven Studien oder zuverlässigen Erhebungen
Trauma	Friesen et al.	Bowen u. Fleming Glass u. Stremple
Großer chirurgischer Eingriff und p. o. Komplikationen	Merendino et al.	Weber et al.
Schädel-Hirn-Trauma	Cushing	Kamada et al.
Hämorrhagischer Schock	Menguy et al.	Goodman u. Frey
Respiratorische Insuffizienz	Mullane et al.	Skillman et al. Harris et al.
Fettembolie	Baronofsky u. Wangensteen	Mears
Niereninsuffizienz	Mullane et al.	Fischer u. Stremple
Infektion (Sepsis)	Rasche u. Butterfield; Mc Cracken et al.	Le Gall et al.; Lucas et al.
Immobilisation	Bonfils et al.	Holle
Psychologischer Streß	Paré; Sawrey et al.	Wolf u. Wolff
Verbrennung	Hartman	Czaja et al. Feller
"Ulcerogene" Mittel	Robert u. Nezamis Di Pasquale	Kapp et al.; Welch et al.; Rainford; Roth

den. Histamin verursacht akute gastroduodenale Läsionen bei Tier und Mensch und die frühzeitige Behandlung von schweren streßvollen Situationen, wie Unfall, Operationen und Verbrennungen, umfaßt viele Arzneimittel, die Histamin freisetzen können (z.B. Analgetica, Hypnotica, Plasmasubstitute) [17]. Wiederum ist uns keine prospektive kontrollierte Studie bekannt, bei der diese prognostischen Faktoren in Kontroll- und Testgruppe berücksichtigt worden wären. Gerade die berühmtesten Studien zur Streßulcusprophylaxe [23] lassen detaillierte Angaben über die prognostischen Faktoren in Test- und Kontrollgruppe sehr vermissen, daß die Schlußfolgerung aus diesen Studien für eine Verfahrenswahl äußerst fragwürdig erscheinen muß. Die Fülle von prognostischen Faktoren für die Entstehung von akuten gastroduodenalen Läsionen bei Patienten der Wach- und Intensivstation macht es deshalb auch verständlich, weshalb *retrospektive Studien* und Studien mit *historischer Kontrolle* („1965 war es bei uns so ..., 1981 ist es jetzt viel besser") in keinem Fall zu relevanten Aussagen führen können, die Indikation und Verfahrenswahl beeinflussen könnten. Der oft geübte Brauch, die Häufigkeit der Streßulcera von 1962 mit der von 1980 zu vergleichen, entspricht dem berühmten Witz, daß die Abnahme der Störche in der Bundesrepublik Deutschland und die Abnahme der Geburtenrate miteinander parallel gehen und deshalb möglicherweise etwas miteinander zu tun haben.
Aus der bisherigen Kritik prospektiver kontrollierter Studien ergeben sich vier Gesichtspunkte, die bei der Beurteilung der Studien hinsichtlich ihrer Nützlichkeit für Indikation und Verfahrenswahl berücksichtigt werden müssen:

- Beginn und Dauer der prophylaktischen Maßnahmen.
- Klinisch relevanter Endpunkt.
- Brauchbare Untergruppenbildung mit hohem Risiko für akute gastroduodenale Läsionen.
- Ausreichende Darstellung prognostischer Faktoren, um eine Vergleichbarkeit von Test- und Kontrollgruppen entweder zu garantieren oder wenigstens interpretierbar zu machen.

3 Indikation und Verfahrenswahl für prophylaktische Maßnahmen bei akuten gastroduodenalen Läsionen

Die Hauptgruppen von Patienten, bei denen eine konservative Prophylaxe für akute gastroduodenale Läsionen indiziert ist, sind in Tabelle 2 zusammengefaßt. Entsprechend dieser Tabelle werden die Ereignisse prospektiver Studien im folgenden einzeln abgehandelt. Dabei wird auf die Arbeit von Schiessel [28] und die Übersicht von Rohde et al. [27] zurückgegriffen.

Tabelle 2. Hauptgruppen von Erkrankungen, Komplikationen oder Situationen, bei denen eine Indikation zur konservativen Prophylaxe von akuten gastroduodenalen Läsionen besteht

Ausgedehnte Verbrennungen
Schweres Leberversagen
Schädel-Hirn-Trauma
Polytrauma bzw. schweres Polytrauma
Tetraplegie (akute Phase)
Nierentransplantation
Mehrfache Organinsuffizienz
(respiratorische Insuffizienz, Niereninsuffizienz, Leberinsuffizienz, Herz-Kreislauf-Insuffizienz)

Bei *Verbrennungen* gibt es im wesentlichen zwei prospektive randomisierte Studien, nämlich die von McAlhany et al. [21] und von McElwee et al. [22]. In beiden Studien waren Antacida in der Prophylaxe wirksam, in der Studie von McElwee kann man auf Grund der Ungleichheit der beiden Testgruppen mit Antacida und Cimetidin sich für eine Gleichheit der Wirkung von Cimetidin und Antacida aussprechen. Ein essentieller Nachteil der McElwee-Studie, die in Lancet [3] schwer kritisiert wurde, ist das Fehlen von klinisch manifesten gastroduodenalen Läsionen. In einer retrospektiven Studie spricht sich Solem et al. [31] für eine Sondenkost aus, da in einer historischen Kontrolle die Streßulcera mit einer Sondenkost sich verringert hätten. Hier gelten aber die schweren Einschränkungen für die Zuverlässigkeit von Aussagen in Studien mit historischer Kontrolle. Leider wurde in keiner der genannten Studien das echte Curling-Ulcus jemals getestet, das ja in der Regel erst nach 14 Tagen bis 3 Wochen nach schweren Verbrennungen auftritt.

Für das *schwere Leberversagen* gibt es bis heute nur eine prospektive kontrollierte randomisierte Studie, nämlich die von Mc Dougall et al. [18]. Diese Studie favorisiert Cimetidin gegenüber Placebo. Die Gabe von Cimetidin wird deshalb empfohlen, da es die Blutungen verhindert und den Bedarf an Transfusionseinheiten senkt.

Beim *Schädel-Hirn-Trauma* (Schädel-Hirn-Trauma ohne Polytrauma) wurden zwei prospektive randomisierte Studien durchgeführt. Beide Studien [6, 30] testen Cimetidin gegen Placebo. In der Studie von Silvestri hat Cimetidin einen signifikanten Effekt auf die Entstehung der Läsionen, in der Studie von Halloran et al. hat es keinen solchen Effekt, aber es verringert die Incidenz der Komplikationen. Aus beiden Studien kann deshalb Cimetidin für die Prophylaxe empfohlen werden.

Beim *Polytrauma* gibt es eine Veröffentlichung über eine prospektive kontrollierte Studie von Lorenz et al. [15]. Danach verhindert Cimetidin klinisch manifeste gastroduodenale Läsionen und wird deshalb zur Prophylaxe empfohlen. Zu einem ähnlichen Ergebnis kamen Schiessel et al. [28], die ebenfalls eine Verhinderung von Komplikationen gastroduodenaler Läsionen beim Polytrauma beobachteten, wenn auch die Incidenz der endoskopisch nachweisbaren Läsionen nicht gesenkt wurde. Cimetidin ist demnach bei dieser streßvollen Bedingung zur Prophylaxe indiziert.

Bei *Tetraplegie* (akute Phase) kommt es ebenfalls in einem hohen Prozentsatz der Patienten zu akuten gastroduodenalen Läsionen. Nach Untersuchungen von Gyr (Basel) hat bisher Cimetidin keinen positiven Einfluß gehabt, doch muß die Veröffentlichung der Studie abgewartet werden. Auch der Einsatz und die Wirksamkeit anderer Stoffe als Cimetidin ist gegenwärtig in Erprobung.

Bei *Nierentransplantationen* war das gehäufte Auftreten von akuten gastroduodenalen Läsionen in früherer Zeit eine Indikation für eine operative Prophylaxe. Inzwischen liegen prospektive Studien mit einer konservativen Prophylaxe vor. Die Veröffentlichungen von Jones et al. [10] und Rethel et al. [24] sprechen sich für eine Cimetidin-Prophylaxe aus. Schiessel et al. [29] fanden dagegen keinen protektiven Effekt von Cimetidin in einer prospektiven kontrollierten Studie. Die Arbeit von Schiessel et al. läßt sich gegenwärtig noch nicht beurteilen, da sie noch im Druck ist. Gegenwärtig kann demnach Cimetidin empfohlen werden.

Die meisten prospektiven kontrollierten Studien wurden bei *mehrfacher Organinsuffizienz* durchgeführt. Die Frage einer wirksamen Prophylaxe gegen akute gastroduodenale Läsionen bei diesem Syndrom ist aber aus drei Gründen sehr schwer zu beantworten. Zum einen fehlt die klinisch relevante oder klinisch manifeste Blutung als Endpunkt (z. B. Priebe et al. [23]). Zum zweiten ist die Gleichheit prognostischer Faktoren nur sehr schwer zu garantieren und wurde bisher in keiner Studie ausführlich berücksichtigt. Zum dritten ist der Start der prophylaktischen Maßnahmen äußerst ungewiß. Es darf vermutet werden, daß häufig die Prophylaxe überhaupt keine Prophylaxe mehr ist, da bereits die Streßläsionen bestehen. Aus diesem Grund können außerordentlich zufällige Resultate auch in prospektiven kontrollierten Studien erhalten werden. In der Studie von Hastings et al. [8] wurde die Wirksamkeit von Antacida gegenüber Placebo getestet und für positiv befunden. Aus diesem Grunde wurden auch keine weiteren Studien gegen Placebo durchgeführt, und es liegen deshalb Vergleiche von Cimetidin gegen Antacida vor. In der Arbeit von Stothert et al. [32] ist kein Unterschied zwischen Cimetidin und Antacida hinsichtlich der Schleimhautläsionen zu beobachten, dasselbe gilt für die Studie von Martin et al. [19]. In der Arbeit von Hermann et al. [9] wird mit Cimetidin ein höherer (alkalischerer) intragastrischer pH-Wert erreicht als mit Antacida. Dagegen erwies sich beim Vergleich Cimetidin gegen Antacida in der Studie von Priebe et al. [23] das Cimetidin den Antacida unter-

legen. Gegenwärtig ist deshalb die Frage der größeren Wirksamkeit von Cimetidin oder von Antacida nicht entschieden, beide sind zur Prophylaxe von akuten gastroduodenalen Läsionen bei mehrfacher Organinsuffizienz indiziert und beide sind zu empfehlen. Schließlich wurde in einer prospektiven kontrollierten Studie auch Pirenzepin gegen Placebo getestet, wobei Pirenzepin der Placebogruppe hinsichtlich endoskopisch feststellbarer Läsionen überlegen war (Mathes et al. [20]).
Die bisherigen relativ einleuchtenden Erfolge mit der konservativen Prophylaxe akuter gastroduodenaler Läsionen lassen die konservative Prophylaxe für diese Erkrankung als indiziert erscheinen. Hinsichtlich der Verfahrenswahl muß man entsprechend im vorher aufgezeigten Vorgehen differenzieren. *Für eine operative Prophylaxe gibt es im Augenblick keine Indikation mehr.*

4 Indikation und Verfahrenswahl für therapeutische Maßnahmen bei akuten gastroduodenalen Läsionen

Bei dieser Themenstellung kann auf die beiden umfassenden Arbeiten von Kayasseh u. Gyr [12] und Junginger [11] voll zurückgegriffen werden. Die konservative Therapie kann in allgemeine und physikalische Maßnahmen sowie in medikamentöse Maßnahmen unterteilt werden. Für die rationelle Basis von Empfehlungen gelten aber hier hinsichtlich der bisher durchgeführten klinischen Studien ähnliche Einschränkungen wie bei der Prophylaxe.
Zusammenfassend wird die Eiswasserspülung als zweifelhaft in ihrem Effekt und als möglicherweise gefährlich angesehen. Zu wenig wurde bisher endoskopische Blutstillung dargestellt, z.B. mit dem Neodym-Yak-Laser. Es ist zwar erwiesen, daß die endoskopische Blutstillung allein nicht ausreicht, da ein Blutungsrezidiv zu erwarten ist [26]. In Kombination mit der medikamentösen Prophylaxe ist aber die endoskopische Blutstillung sehr wohl denkbar und sollte in prospektiven Studien gründlich geprüft werden.
Von den Medikamenten sind Antacida und Cimetidin in der *Therapie* der akuten gastroduodenalen Blutung von zweifelhaftem Wert, aber dieses Problem ist bisher noch nicht endgültig geklärt. Bisherige Studien (prospektive Studien!) sprechen aber für die Wirksamkeit von Somatostatin und Sekretin [1, 12].
In der Therapie der akuten gastroduodenalen Läsion hat auch die Chirurgie ihre feste Indikation. Chirurgische Therapie ist allerdings bei dem schweren Grundleiden und der relativ vorsichtigen Indikation immer außerordentlich ungünstig, weil sie von vornherein mit einem hohen Risiko belastet ist. Auf diesem Gebiet fehlen leider nahezu vollständig kontrol-

lierte Studien. So wurde bisher die Vagotomie gegen die Resektion nie kontrolliert verglichen, was wegen der geringen Zahlen bei der operativen Therapie auch äußerst schwierig ist. Hier wären sorgfältige retrospektive Studien unter Berücksichtigung der sog. Feinstein-Kriterien [13] von erheblichem Nutzen.
Hinsichtlich der Indikation zum operativen Eingriff sollte eher ein größerer Blutverlust als beim blutenden Ulcus duodeni und ventriculi abgewartet werden, z. B. 3–4 l/24 h, weil ohnehin die Gesamtletalität bei 50–70% liegt. In dieser Hinsicht kann die Arbeit von Junginger [11] auch voll unterstützt werden. Hinsichtlich der Verfahrenswahl werden Vagotomie und Resektion als gleichwertig angesehen, die Unterbindung der vier Hauptarterien des Magens kann bis jetzt nicht generell empfohlen werden.

Literatur

1. Becker HD, Scharfmayer A, Börgen HW (1979) Die Behandlung der Blutung aus akuten Schleimhautläsionen des Magens und Duodenums durch Sekretin. Chirurg 50:87–90
2. Bowen JC, Fleming WH (1974) A prospective study of stress ulceration in Vietnam. South Med J 67:156–160
3. Editorial (1981) Prevention and management of Curling's ulcer. Lancet I:138–139
4. Fischer M, Lorenz W, Rohde H (1980) The use of cimetidine in preventing clinically manifest stress ulcers in patients with severe polytrauma. In: Cimetidine (Tagamet). Excerpta Medica, Amsterdam, p 45–51
5. Friesen SR, Merendino KA, Baronofsky ID, Mears FB, Wangensteen OH (1948) The relationship of bone trauma to the development of acute gastroduodenal lesions in experimental animals and in man. Surgery 24:134–159
6. Halloran LG, Zfass AM, Gayle WE, Wheeler CB, Miller JD (1980) Prevention of acute gastrointestinal complications after severe head injury: A controlled trial in cimetidine prophylaxis. Am J Surg 139:44–48
7. Halter F (1982) Pathogenese akuter gastroduodenaler Läsionen. In: Siewert R, Blum A (Hrsg) Gastrointestinale Notfalltherapie. Springer, Berlin Heidelberg New York, S
8. Hastings PR, Skillman JJ, Bushnell LS, Silen W (1978) Antacid titration in the prevention of acute gastrointestinal bleeding. N Engl J Med 298:1041–1045
9. Hermann V, Kaminski EL (1979) Evaluation of intragastric pH in acutely ill patients. Arch Surg 114:511–516
10. Jones RH, Rudte CJ, Berwick M, Parsons V, Weston MJ (1978) Cimetidine: Prophylaxis against upper gastrointestinal hemorrhage after renal transplantation. Br Med J 1:398–400
11. Junginger TH (1982) Die chirurgische Therapie bei Blutungen aus akuten gastroduodenalen Läsionen. In: Siewert R, Blum A (Hrsg) Gastrointestinale Notfalltherapie. Springer, Berlin Heidelberg New York, S
12. Kayasseh L, Gyr K (1982) Medikamentöse Therapie blutender gastroduodenaler Läsionen. In: Siewert R, Blum A (Hrsg) Gastrointestinale Notfalltherapie. Springer, Berlin Heidelberg New York, S
13. Lorenz W Rundtischgespräch über retrospektive Studien in der Chirurgie. Langenbeck's Arch Chir 355:

14. Lorenz W, Feifel G (1970) Neue Gesichtspunkte zur Pathogenese des Streß- und Steroidulkus. Dtch Med Wochenschr 95:1848–1850
15. Lorenz W, Fischer M, Rohde H, Troidl H, Reimann HJ, Ohmann C (1980) Histamine and stress ulcer: New components in organizing a sequential trial on cimetidine prophylaxis in seriously ill patients and definition of a special group at risk (severe polytrauma). Klin Wochenschr 58:653–665
16. Lorenz W, Fischer M, Neugebauer E, Rohde H (1981) Akute gastroduodenale Läsionen: Gedanken über eine Begleiterkrankung verschiedener pathophysiologischer Zustände und Streßsituationen. In: Domschke W, Wormsley KG (Hrsg) Magen und Magenkrankheiten. Thieme, Stuttgart New York, S 122–130
17. Lorenz W, Doenicke A, Schöning B, Neugebauer E (1981) The role of histamine in adverse reactions to intravenous agents. In: Thornton A (ed) Adverse reactions of anaesthetic drugs. Elsevier Biomedical, Amsterdam Oxford New York, p 169–238
18. Mac Dougall BRD, Bailey RJ, Williams R (1977) H_2-Receptor antagonists and in the prevention of acute gastrointestinal hemorrhage in fulminant hepatic failure. Lancet I:617–619
19. Martin LF, Staloch DK, Simonowitz DA, Dellinger EP, Max MH (1979) Failure of cimetidin prophylaxis in the critically ill. Arch Surg 114:492–497
20. Mattes P, Peros G, Belohlavek D, Malfertheiner P, Herfarth C (1980) Streßulkusprophylaxe mit Pirenzepin – Eine kontrollierte Studie. Z Gastroenterol 18:325–330
21. McAlhany JC, Czaja AJ, Pruitt BA (1976) Antacid control of complications from acute gastroduodenal disease after burns. J Trauma 16:645–649
22. McElwee HP, Sirinek KR, Levine BA (1979) Cimetidine efforts protection equal to antacids in prevention of stress ulceration following thermal injury. Surgery 86:620–626
23. Priebe HJ, Skillman JJ, Bushnell LS, Long PC, Silen W (1980) Antacid versus cimetidine in preventing acute gastrointestinal bleeding. N Engl J Med 302:426–430
24. Rethel R, Klösters W, Linder MM, Poll M, Schwarzbeck A, Walke G (1979) Zur Prophylaxe gastroduodenaler Komplikationen nach Nierentransplantationen. Med Klin 74:1855–1858
25. Roesch W, Ottenjann R (1970) Gastric erosions. Endoscopy 2:93–98
26. Rohde H, Thon K, Fischer M et al. (1980) Results of a defined therapeutic concept of endoscopic neodymium-YAG-laser therapy in patients with upper gastrointestinal bleeding. Br J Surg 67:360
27. Rohde H, Lorenz W, Fischer M (im Druck) Streßulkusprophylaxe: Probleme bei der Differenzierung akuter Läsionen, allgemeine und spezielle Maßnahmen. In: Becker HD (Hrsg) Das Streßulkus. Thieme, Stuttgart New York
28. Schiessel R (1982) Prophylaxe akuter gastroduodenaler Läsionen. In: Siewert R, Blum A (Hrsg) Gastrointestinale Notfalltherapie. Springer, Berlin Heidelberg New York, S
29. Schiessel R, Stalinger M, Wolf A et al. (im Druck) Failure of cimetidine to prevent gastroduodenal ulceration and bleeding after renal transplantation. Surgery
30. Silvestri N, Curzio M, Motta M, Pietri P de, Bonazina F, Minoja G (1980) Cimetidine to prevent stress ulcers. Lancet I:885–887
31. Solem LD, Strate RG, Fisher RP (1979) Antacid therapy and nutritional supplementation in the prevention of Curling's ulcer. Surg Gynecol Obstet 148:367–370
32. Stothert JC, Simonowitz DA, Dellinger EP et al. (1980) Randomized prospective evaluation of cimetidine and antacid control of gastric pH in the critically ill. Ann Surg 192:169–174
33. Stremple JF, Mori H, Lev R, Glass GBJ (1973) The stress ulcer syndrome. In: (eds) Current problems in surgery. Year Book Medical, Chicago, p 1–64
34. Teres J, Bordas JM, Rimola A, Bru C, Rodes J (1980) Cimetidine in acute gastric mucosa bleeding. Results of a double blind randomized trial. Dig Dis Sci 25:92–97

Gastrointestinale Blutung: Sonstige Blutungsquellen

Koordinator: W. Rösch

Kapitel 28

Hämobilie

F. Harder, M. Dürig und C. Lang

1 Definition

Die Hämobilie ensteht durch eine pathologische Verbindung zwischen Gefäßsystem und intra- oder extrahepatischen Gallenwegen. Sie verläuft sicher sehr häufig unbemerkt, mengenmäßig vergleichbar mit der Hämaturie bei Urolithiasis, kann aber in seltenen Fällen zum Verblutungstod führen. Die bisher umfaßendste Beschreibung der Hämobilie stammt von Sandblom [28].

2 Ätiologie

Zu unterscheiden sind die traumatische von der spontanen Hämobilie (Tabelle 1).

Tabelle 1. Ätiologie der Hämobilie. (Nach Sandblom u. Mirkovitch [29])

Formen und Häufigkeit			
Traumatisch	55%	Unfall	37%
		Iatrogen	18%
Spontan	45%	Lithiase	15%
		Leberabsceß Cholangitis Echinococcus Tbc	13%
		Vasculär	11%
		Tumor	6%
Tropische Hämobilie		– Ascariden – Trematoden – Schistosomiasis	

2.1 Traumatische Hämobilie

In 94% ist hier die Verletzung in der Leber lokalisiert. Diese häufigste Form der Hämobilie wird typischerweise 1–4 Wochen, aber selbst bis >3 Jahre nach stumpfem Bauchtrauma mit Vorliebe bei zentralen Leberverletzungen gesehen, wobei sich eine Höhle im Leberparenchym ausbildet. Aber auch nach penetrierenden Verletzungen (Messerstich, Schußverletzung) wird die Hämobilie beobachtet. Während Walt [32] unter 1400 Leberverletzungen nur 1 mal eine Hämobilie beobachten konnte, wird sie von Fékété [8] bei 973 Fällen von Lebertrauma mit 2,5% angegeben. Aber auch iatrogene Leberverletzungen nach blinder oder gezielter Leberbiopsie [5, 7, 12, 18, 23, 24, 26, 30], nach endoskopischer Papillotomie und Steinextraktion [27] sowie nach Operationen an den Gallenwegen [3, 28] können die Hämobilie herbeiführen.

2.2 Spontane Hämobilie (Tabelle 2)

Während die tropische Hämobilie (Ascariden, Trematoden, Schistosomiasis) in Europa nicht bekannt ist, machen das Gallensteinleiden (15%) [28, 31], die entzündlichen Erkrankungen (Cholangitis, Leberabsceß, Echinococcus mit 13%) [28] und Gefäßveränderungen (arteriosklerotische, mykotische, falsche, posttraumatische Aneurysmen, portale Hyper-

Tabelle 2. Einteilung der Hämobilie nach Lokalisation

Intrahepatische Hämobilie

Traumatische:
- Zentrale Leberruptur
- Transcapsuläre (oberflächlich vernähte) Leberruptur
- Transhepatische Drainagen
- Steinextraktionen, operativ und endoskopisch
- Blinde und gezielte Leberbiopsie

Aneurysmen

Primäre und metastatische Tumoren

Echinococcus

Tropische Hämobilie

Extrahepatische Hämobilie

Biliär:
- Lithiase, T-Drain, traumatisch: Gallenblasenausriß

Pankreatisch:
- Pankreatitis, Pseudocysten, Pankreastumor

Vasculäre:
- Arteriobiliäre und portobiliäre Fisteln, verschiedene Aneurysmaformen, Steinarrosionen, Hämangiome, portale Hypertension

tension, Hämangiome mit 11%) [1, 2, 4, 11, 15, 33] den Hauptteil dieser Hämobilieform aus. In weiteren 6% sind primäre Lebertumoren oder Metastasen die Ursache der Hämobilie [10, 14]. Je nach anatomischer Lokalisation der Läsion, die zur Hämobilie führt, ergibt sich eine unterschiedliche Therapie. Die Läsionen können in intra- und extrahepatische unterteilt werden (Tabelle 2).

3 Klinik

Die Klinik der Hämobilie ist geprägt durch die Trias: gastrointestinale Blutung, Gallekoliken und Verschlußikterus. Die Blutung manifestiert sich eher in Form der Meläna als in Form der Hämatemesis. Bei einer gastrointestinalen Blutung, zu der sich für Erkrankungen der Gallenwege charakteristische Symptome gesellen, kann eine Hämobilie vorliegen. Chronisch rezidivierende, geringfügige Blutungen können sich nur als Anämie äußern, ohne Hämatemesis oder Meläna. Für die traumatische Hämobilie typisch ist das Intervall zwischen Trauma und erstmaliger klinischer Manifestation. Es beträgt meist zwischen 1 und 4 Wochen, kann sich aber über Jahre ausdehnen. Zwingt die erste Hämobilieattacke nicht zu therapeutischem Eingreifen oder wird die Diagnose zunächst nicht gestellt, so rezidivieren die Schübe zuweilen über Jahre. Mit oder ohne Blutdruckabfall steht die Blutung mehrheitlich infolge Coagelbildung. Der Ikterus und die Koliken verschwinden nach Abgang oder Auflösung der Coagel. Auch evtl. stauungsbedingte cholangitische Schübe klingen ab.

4 Diagnostik

Der Verdacht auf Hämobilie muß sich bei Feststellen der typischen Trias ergeben. Der Suche nach der Läsion dienen bei der häufigsten traumatischen Hämobilie die Ultraschalluntersuchung und die computerisierte axiale Tomographie. Bei bedrohlicher Blutung und begründetem Verdacht auf Hämobilie soll als erstes die selektive Angiographie, die allein eine exakte Lokalisation ermöglicht und gleichzeitig ein Bild über die sehr stark variierende Gefäßversorgung der Leber ergibt [6], durchgeführt werden. Bei der großen Variabilität der arteriellen Versorgung der Leber müssen Truncus coeliacus und A. mesenterica superior dargestellt werden, um so keine atypischen Gefäßabgänge zu übersehen. Andernfalls wird vorgängig mittels Endoskopie nach der Blutungsquelle gesucht. Blutaustritt aus der Papille ist dabei beweisend für eine Hämobilie. Eine retrograde Darstellung der Gallenwege kann bei der traumatischen Hämobilie unter Umständen Kontrastmittel bis zu einer Verletzungshöhle bringen. Selten sind bei der Suche nach dem Herd auch die Splenoportographie oder die transumbilicale Portographie [17] mit Erfolg eingesetzt worden. Bei gestauten Gallenwegen ermöglicht auch die percutane transhepatische Cholangiographie das Auffinden der biliovasculären Fistel. Intraoperativ kann die Cholangiographie ebenfalls gute Dienste leisten [6] und eine Höhle oder pathologische biliovasculäre Verbindung zur Abbildung bringen. Wohl kann die Szintigraphie eine Inhomogenität zeigen, doch soll diese Untersuchung nicht in erster Linie in der Abklärung eingesetzt werden.

5 Therapie

5.1 Indikation

Die Letalität der unbehandelten Hämobilie liegt bei 50%. Eine abwartende Haltung nach gestellter Diagnose ist deshalb nur äußerst selten indiziert. In ausgewählten Fällen [13, 19] wurde eine kleine Anzahl nicht lebensbedrohlich blutender Patienten mit traumatischer Hämobilie konservativ behandelt und der Verlauf regelmäßig angiographisch nachkontrolliert. Es ließ sich eine zunehmende Verkleinerung der Zerfallshöhle dokumentieren. Die Letalität nach operativer Behandlung beträgt nach Sandblom [28] um die 20%. Die über Monate und Jahre rezidivierenden Schübe von Hämobilie bei intrahepatisch gelegener Verletzungshöhle erklären sich durch die außerordentlich schlechte Heilungstendenz des sonst stark regenerierenden Lebergewebes, wenn es in Galle badet. Dies konnte Sandblom [29] im Tierversuch zeigen, indem die Heilungstendenz von Lebergewebe nur dann gegenüber anderen parenchymatösen Organen um ein Mehrfaches verzögert war, wenn das verletzte Lebergewebe nicht gut drainiert, sondern ständig der Galle ausgesetzt war (Setzen einer Verletzung via Gallenblase).

5.2 Therapeutisches Vorgehen

Das Vorgehen richtet sich nach Ätiologie (Trauma oder spontan) und Lokalisation (extrahepatisch oder intrahepatisch), wobei vor allem die Ätiologie nicht immer präoperativ zu klären ist. Die therapeutischen Möglichkeiten sind in Tabelle 3 dargestellt.

5.2.1 Intrahepatischer Prozeß

5.2.1.1 Percutane Katheterembolisierung

Bei angiographisch klar lokalisierbarer Blutung sollte beim ohnehin schon liegenden Katheter der Versuch einer Occlusion mittels Embolisierung vorgenommen werden [5, 7, 12, 26].

Tabelle 3. Taugliche und untaugliche Behandlungsmethode der Hämobilie

Tauglich	Untauglich
Percutane katheterangiographische Embolisierung	Drainage einer Zerfallshöhle allein
Percutane temporäre Ballonocclusion	T-Drainage
Selektive Arterienligatur	Biliodigestive Fistel allein
Aneurysmaresektion ± Gefäßinterponat	„Blinde" Organresektion (Magen, Colon) bei massiver GI-Blutung
Endaneurysmorrhaphie	
Leberresektion, Pankreasresektion	
Korrekte primäre Versorgung von Leberverletzungen (Höhlenbildungen vermeiden)	

Nach Embolisierung bedarf es einer strengen Überwachung des Patienten. Tatsächlich ist diese elegante, jedoch nicht immer durchführbare Methode nicht ganz ohne Komplikationen. So berichtet Mays [21] über einen Fall einer ischämischen gangränösen Cholecystitis 18 h nach Embolisierung. Als nichtoperative Alternative zur Embolisierung wurde die 24stündige Ballon-Occlusion der zuführenden Arterie vorgeschlagen [5], und zwar insbesondere, wenn es nicht gelingt, den Herd genügend selektiv zu embolisieren. Im beschriebenen Fall war es beim Versuch der Embolisierung nicht möglich, über den Stamm der linken Leberarterie hinaufzugelangen.

5.2.1.2 Arterienligatur, Leberresektion

Gelingt die Blutstillung über die Katheterembolisierung nicht oder liegt ein septischer Herd vor, so muß laparotomiert werden. Bei bekannter Gefäßanatomie wird, wenn möglich, selektiv die arterielle Versorgung unterbunden, je nach Situation die A. hepatica dextra oder sinistra. Bei sonst gesundem Leberparenchym und normalisierten Kreislaufparametern führt diese Maßnahme nicht zu bedrohlichen Lebernekrosen. Immerhin muß daran gedacht werden, daß nach Ligatur der A. hepatica dextra Nekrosen der Gallenblasen beschrieben sind und deshalb die Cholecystektomie vorzunehmen ist. Im Falle von infizierten, nekrotischen Höhlen im Leberparenchym muß die Ligatur stets durch Débridement und Drainage ergänzt werden. Gelingt die Ligatur der rechten oder linken Leberarterie nicht, so soll die A. communis (Restdurchblutung retrograd über die A. gastroduodenalis), nicht aber die A. hepatica propria ligiert werden. Letzteres Vorgehen kann bei gesunder Leber häufig gut ertragen werden, hat aber nachweislich in einer ganzen Anzahl Fälle zu Lebernekrosen mit tödlichem Ausgang geführt [9, 16, 20, 32]. Steht eine massive Blutung auf diese Maßnahme nicht, so muß eine in der Ausdehnung dem Befund angepaßte Leberresektion vorgenommen werden (Débridement oder anatomische Resektion). Die Versagerquote oder Rezidivrate nach Arterienli-

Tabelle 4. Formen, Diagnostik und Therapie der Hämobilie

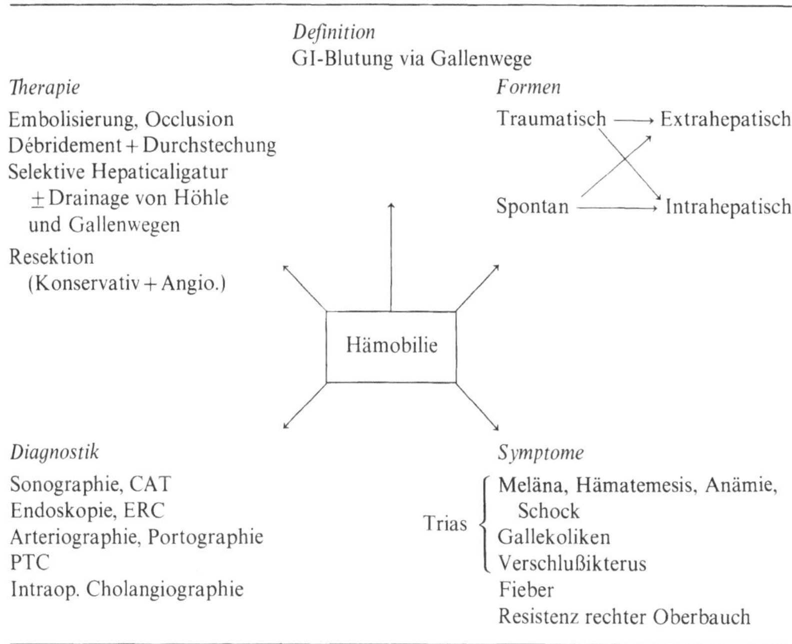

gatur liegt bei ungefähr 20%: infolge Ligatur einer irrelevanten Arterie, wegen rascher Etablierung eines Kollateralkreislaufes oder als Folge venöser Verletzung [6, 9, 12, 22]. Mit einer ähnlichen Versagerquote ist wohl auch nach Embolisierung zu rechnen. Aus der Statistik von Sandblom [28] geht hervor, daß unter den 3 vorwiegend angewandten Verfahren (lokale Maßnahmen, Arteria-hepatica-Ligatur, Leberresektion) alleinige lokale Maßnahmen im Bereich der Zerfallshöhle in der Leber im Vergleich zu den anderen Behandlungsmethoden am häufigsten zu Rezidivblutungen und zum Tod führen.

5.2.2 Extrahepatischer Prozeß

Hier hängt die Verfahrenswahl von der Art der biliovasculären Kommunikation ab. Bei Aneurysmen wird man eine Gefäßligatur oder Resektion (wenn technisch gut möglich mit End-zu-End-Anastomose) vornehmen und insbesondere bei Befall der A. hepatica propria die Kontinuität mit einem Interponat (autologe V. saphena oder Gefäßprothese) gewährleisten. Eine Aneurysmorrhaphie kann gelegentlich durchführbar sein. Die Öffnung in den Gallenwegen erfordert nicht unbedingt eine Übernähung, doch muß ein T-Drain eingelegt werden. Liegt die Blutungsquelle in der Gallenblase (Konkrement, Trauma), so führt die Cholecystektomie zum

Ziel. Vereinzelte Fälle von Blutungen aus einer Pankreaspseudocyste in den Ductus choledochus wurden beschrieben [25]. Die einzuschlagende Behandlung richtet sich jeweils nach Größe und Lage der Pseudocyste sowie nach der Blutungsquelle und kann auch eine Duodenopankreatektomie umfassen.
Abschließend orientiert Tabelle 4 über Formen, Diagnostik und Therapie der Hämobilie.

Literatur

1. Berenson MM, Freston JW (1974) Intrahepatic aneurysm associated with hemobilia. Gastroenterology 66:254–259
2. Boontje AH (1979) Multiple aneurysms of the visceral branches of the abdominal aorta. Vasa 8:42–50
3. Büttner D (1980) Postoperative Hämobilie. Vortrag an der Tagung der Vereinigung Nordwestdeutscher Chirurgen in Hamburg
4. De Toeuf J, Gelin A, Janne P et al. (1977) Hémobilie postopératoire par faux aneurysme de l'artère hépatique et de l'artère gastroduodénale. Acta Chir Belg 5:501–507
5. Dunnick NR, Doppman JL, Brereton HD (1977) Balloon occlusion of segmental hepatic artery. JAMA 238:2524–2526
6. Dürig M, Tondelli P, Harder F et al. (1978) Posttraumatische Hämobilie. Langenbeck's Arch Chir 344:271–279
7. Eggink WF, Perlberger RR, van Urk H (1977) Angiographic control of traumatic hemobilia by selective arterial embolization. Br J Surg 64:635–637
8. Fékété F, Guillet R, Giuli R et al. (1969) Hémobilies traumatiques. Ann Chir 23:2299
9. Flint CM, Polk HC (1979) Selective hepatic artery ligation. Limitation and failures. J Trauma 19:319–323
10. Goldner F (1979) Hemobilia secundary to metastatic liver disease. Gastroenterology 76:595–598
11. Harlaftis NN, Akin JT (1977) Hemobilia from ruptured hepatic artery aneurysm. Am J Surg 229–232
12. Heimbach DM, Ferguson GS, Harley JD (1978) Treatment of traumatic hemobilia with angiographic embolization. J Trauma 18:221–224
13. Hendren WH, Warshaw AL, Fleischlid DJ (1970) Traumatic hemobilia: Nonoperative management with healing documented by serial angiography. Ann Surg 174:991–993
14. Hislop IG, Bourne AJ, Paull CG (1975) Hemobilia from pancreatic cystadenoma. Aust NZJ Surg 45:263–264
15. Horsburgh DS, Citrin Y (1976) Hematobilia secundary to hepatic artery aneurysm. South Med J 69:662–664
16. Kern E, Pichlmayr R, Schriefers KH (1981) Ergebnis einer Umfrage über die Hepaticaunterbindung. Dtsch Ges Chir: Mitteilungen 1:14
17. Künzli HF, Schmidt HE (1970) Intrahepatisches Aneurysma der rechten Leberarterie bei posttraumatischer Hämobilie. Helv Chir Acta 37:559–565
18. Lee SP, Tasman-Jones C, Wattie WJ (1977) Traumatic hemobilia: a complication of percutaneus liver biopsy. Gastroenterology 72:941–944
19. Lockwood TE, Schorn L, Coln D (1977) Nonoperative management of hemobilia. Ann Surg 185:335–340
20. Mays ET (1976) In: Ravitch MM (ed) Current problems in surgery
21. Mays ET, Conti S, Fallazadek H et al. (1979) Hepatic artery ligation. Surgery 86:536–543

22. McGehee RN, Townsend CM, Thompson JC et al. (1974) Traumatic hemobilia. Ann Surg 179:311–315
23. Pohle W, May B, Behle H et al. (1977) Das Hämobiliesyndrom, seltene Komplikation nach gezielter Leberpunktion. Med Welt 28:125–126
24. Redman HI, Joseph RR (1975) Hemobilia and pancreatitis as complications of a percutaneous transhepatic cholangiogram. Am J Dig Dis 20:691–698
25. Ro JO, Yoon BH (1967) Pancreatic pseudocyst as a cause of gastrointestinal bleeding and hemobilia. Am J Gastroenterol 66:287–291
26. Roche A, Doyon D, Harry G et al. (1978) L'embolization artérielle thérapeutique au cours des hémobilies. J Radiol Electrol Med Nucl 59:191–196
27. Safrani W, Schönleben K, Wittrin G et al. (1975) Die Hämobilie. Leber Magen Darm 5:229
28. Sandblom P (1972) Hemobilia. Thomas, Springfield, Ill
29. Sandblom P, Mirkovitch V (1977) Homobilia: some salient features and their causes. Surg Clin North Am 57:397–408
30. Stiehl P (1970) Intrahepatische arteriovenöse Fistel nach Leberpunktion unter Sicht mit massiver Blutung in das Gallengangsystem. Dtsch Gesundheitswes 25:381–385
31. Svenson A, Wikström S (1967) Hemoperitoneum and hemobilia in gallstone disease. Acta Chir Scand 133:169–171
32. Walt AJ (1978) The mythology of hepatic trauma – or Babel revisited. Am J Surg 135:12–18
33. Winchester DP, Seed RW, Bergan JJ et al. (1970) Jaundice, hemobilia and hemoperitoneum. Am J Surg 120:384–387

Kapitel 29

Dünn- und Dickdarm

V. SCHUMPELICK, C. BUSCH und K.-B. KORTMANN

Dünn- und Dickdarm beanspruchen etwa 90% der Länge des Intestinaltrakts und 95% der epithelialen Oberfläche. Demgegenüber ist die Erkrankungshäufigkeit dysproportional. Dies gilt im besonderen Maße für das Symptom Blutung. Ätiologisch bietet sich ein breites Spektrum möglicher Ursachen. Angesichts der geringen absoluten Häufigkeit der intestinalen Blutung sind einige seltenere Ursachen in der täglichen Praxis ausgesprochene Raritäten. Sie seien hier nur der Vollständigkeit halber erwähnt.

Blutungen aus Dünn- und Dickdarm manifestieren sich unter dem Symptom des peranalen Blutabgangs. Nur gelegentlich kann eine sehr hoch sitzende Dünndarmblutung auch zur Hämatemesis führen. Die häufigste Manifestation der Dünndarm- und Dickdarmblutung ist die Hämatochezie.

1 Definition

Hämatochezie ist die schwere Blutung aus Dünn- und Dickdarm, d.h. die Defäkation von rotem Blut und Coagula. Je nach Verweildauer, Blutungslokalisation und Blutmenge kann sich die Blutung aus Dünn- und Dickdarm auch als Meläna manifestieren.

Schwere Dünn- und Dickdarmblutungen führen stets zu einer Hämatochezie, nur von dieser, nicht von den chronischen Sickerblutungen oder okkulten Blutverlusten mit Anämie, sei im folgenden die Rede.

2 Blutungsursachen

2.1 Allgemein

Etwa 10% aller gastrointestinalen Blutungen stammen aus Dünn- und Dickdarm [47, 52]. Wiederum 10% dieser sog. unteren gastrointestinalen

Tabelle 1. Blutungsquellen des Dünndarms (ohne Duodenum)

Ca. 1% aller GI-Blutungen
Ca. 10% der unteren GI-Blutungen

1. Fehlbildungen (Meckel, Duplikaturen)
2. Tumoren (benigne, maligne)
3. Entzündungen (M. Crohn, Typhus, TBC)
4. Vasculäre Ursachen (Angiektasien, Varicen, Vasculitiden, Aneurysmen)
5. Mechanische Ursachen (Strangulation, Invagination, Fremdkörper, Trauma)
6. Postoperative Blutungen (Nähte, Anastomosen)

Tabelle 2. Blutungsquellen des Dickdarms oder Analregion

Ca. 90% der unteren GI-Blutungen (ohne Hämorrhoiden)

1. Divertikulose
2. Angiodysplasie
3. Tumoren (maligne, benigne)
4. Colitis (C. ulcerosa, C. granulomatosa, ischämische C.)
5. Andere Ursachen (Manipulation, Fremdkörper, arteriocolische Fisteln, Amöbenruhr)
6. Postoperative Blutungen (Nähte, Polypektomie, A. p.)

Blutungen haben ihre Ursache im Dünndarm und 90% im Dickdarm (s. Tabellen 1 und 2). Während unter den Blutungsursachen des Dünndarms Tumoren, Fehlbildungen und Entzündungen am häufigsten sind, überwiegen im Dickdarm degenerative Prozesse sowie Tumoren des höheren Lebensalters. Dementsprechend ergibt sich eine eindeutige Altersschichtung mit Präferenz des jüngeren Lebensalters für Dünndarmblutungen, des höheren Alters für Blutungen aus dem Dickdarm.

2.2 Dünndarmblutungen

2.2.1 Tumoren

Sie sind mit über 50% die häufigste Blutungsursache im Bereich des Dünndarms. Insgesamt sind Dünndarmtumoren selten, nur wenige Autoren überblicken ein größeres Erfahrungsgut [14, 27, 37]. Dünndarmtumoren sind in etwa 60–70% maligne. Bezüglich der relativen Häufigkeit schwanken die Angaben der einzelnen Autoren [14, 37]. Nach Miles et al. [37] (s. Tabelle 3) sind am häufigsten die Carcinoide vor den Carcinomen und Lymphomen. In einer Zusammenstellung von vor 20 Jahren durch Darling et al. [14] fand sich noch ein Überwiegen der Carcinome

Tabelle 3. Häufigkeitsverteilung und Blutungsneigung der Dünndarmtumoren

	Miles et al. (1978) n=116 %	Darling et al. (1959) n=132 %	Blutungsneigung
Carcinoide	26	13	++
Carcinome	14	28	++
Lymphome	12	26	+
Sarkome	11	8	+++
Benigne	35	25	++
Leiomyome	11	6	+
Lipome	7	3	+
Adenome	6	9	+
Hämangiome	4	2	+++
Sonstige (Brunnerinome, Neurinome, Peutz-Jeghers, Recklinghausen)	7	5	++

und Lymphome vor den Carcinoiden. Unter den benignen Tumoren stehen an erster Stelle die Leiomyome und Adenome.

Klassifiziert man die Tumoren nach ihrer Blutungsneigung [18], so rangieren an erster Stelle die Hämangiome [31] vor den neurogenen Sarkomen. Eine mäßige Blutungsneigung findet sich bei Carcinoiden, Carcinomen sowie bei einigen gutartigen Geschwülsten. Relativ gering ist die Blutungsneigung der Adenome und der Neurofibrome.

Bezüglich der Lokalisation dieser Tumoren läßt sich nichts allgemein Verbindliches sagen, sämtliche Darmabschnitte können gleichermaßen betroffen sein. Lediglich für das Carcinom konnte eine Präferenz höherer Darmabschnitte nachgewiesen werden [14] (Abb. 1).

2.2.2 Fehlbildungen

Mißbildungen sind die zweithäufigste Blutungsquelle im Dünndarm. Unter ihnen führt das Meckel-Divertikel (Tabelle 4), gefolgt von Duplikaturen, Stenosen und Atresien. Die Dünndarmblutung ist eine häufige Komplikation des Meckel-Divertikels. Sie rührt in der Regel aus einem Ulcus auf der Basis der in 30–50% beobachteten Magenschleimhautheterotopie [20, 50, 62]. Die Blutungsneigung eines Meckel-Divertikels wird in der Literatur mit 3–20% [15, 60] angegeben.

Dünndarmduplikaturen sind häufige Blutungsquellen. Auch sie können mit Magenschleimhautektopien vergesellschaftet sein [20]. Demgegenüber sind Stenosen und Atresien nur in weniger als 5% mit Dünndarmblutungen verbunden [15].

Abb. 1. Verteilungsmuster der Dünndarmkarzinome. (Nach Darling u. Welch [14])

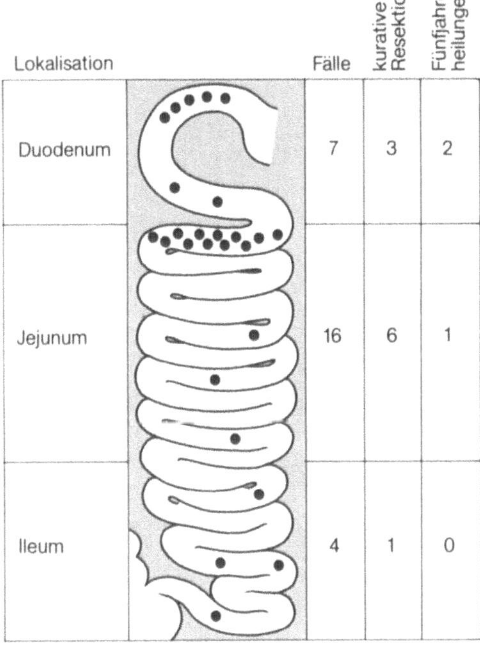

Tabelle 4. Blutungsneigung der Dünndarmfehlbildungen

	Mit Hämatochezie %	
Meckel-Divertikel	3–20%	Simms et al. (1980)
(30–50% Mucosa-Heterotopie)		Daum et al. (1980)
Duplikaturen	2–60%	Farthmann et al. (1978)
Stenosen	Unter 5%	Daum et al. (1979)
Atresien	Unter 5%	Daum et al. (1979)

2.2.3 Entzündungen, Divertikel

Sie führen insgesamt selten zur Blutung in den Dünndarm. Eine Hämatochezie ist beim Morbus Crohn in 1–13% der Fälle das führende Symptom [10, 13, 39, 49]. – Seltener noch ist die Darmtuberkulose mit einer Blutung verbunden [59]. Weitere Blutungsursachen können eine Bilharziose [21] sowie eine Salmonellose [46] sein (Tabelle 5).

Die Blutung als Erstsymptom des Ulcus simplex ist demgegenüber eine ausgesprochene Rarität [63, 64]. Die generalisierte Dünndarmdivertikulose kann in 5–10% zur Hämatochezie führen [51].

Tabelle 5. Blutungsneigung der entzündlichen Dünndarmveränderungen

	Mit Hämatochezie %	
M. Crohn	1–13	Bruyns et al. (1979) Rubin et al. (1980) Schmidt et al. (1980) Mühe et al. (1981)
TBC	1–3	Shermann et al. (1978)
Bilharziose	ca. 10	Fleischer u. Bertling (1979)
Salmonellose	10–15	Ramirez u. Rios (1979)
Ulcus simplex	ca. 10	Stirnemann et al. (1970)
Divertikulose	5–10	Schopen et al. (1971)

Tabelle 6. Vasculäre und mechanische Ursachen der Dünndarmblutung

		Blutungsneigung
Angiomatosen:	Osler-Rendu-Weber-Syndrom	+++
	Schönlein-Henoch-Purpura	++
Systemerkrankungen:	Ehlers-Danlos-Syndrom	+
	Pseudoxanthoma elasticum	+
Vasculitiden:	Panarteriitis nodosa	+
	Endangitis obliterans	+
	Postcoarctations-Syndrom	++
	Hämorrhagische Infarzierung	++
Mechanische Ursachen der Dünndarmblutung		
Fremdkörper, Traumen		+
Strangulationen		+
Invaginationen		+++

2.2.4 Vasculäre und mechanische Ursachen (Tabelle 6)

Das Spektrum vasculärer Ursachen ist breit, es reicht von den Angiomatosen über die Systemerkrankungen hin zu den Vasculitiden. Besonders ausgeprägt ist bekanntermaßen die Blutungsneigung beim Morbus Osler mit den typischen Teleangiektasien. Neben den hereditären können auch degenerative Angiodysplasien [22], ähnlich wie am Dickdarm, zu starken Blutungen führen.

Unter den mechanischen Ursachen überwiegt die Invagination [29, 45], die im Kindesalter die häufigste Form der gastrointestinalen Blutungen ausmacht [15] (Abb. 2).

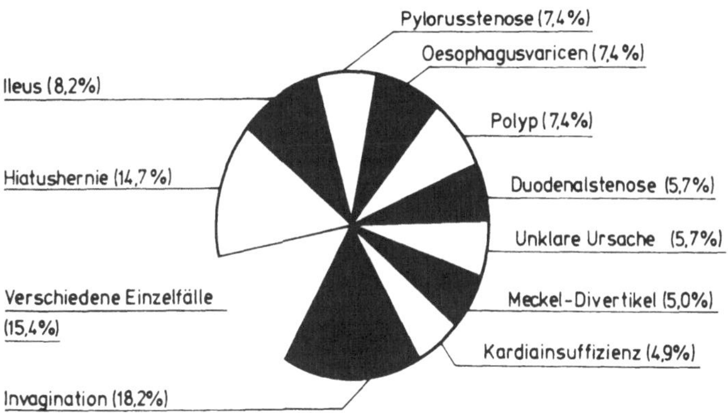

Abb. 2. Häufigkeitsverteilung der gastrointestinalen Blutungen im Kindesalter. (Nach Daum u. Bolkenius [15])

2.2.5 Postoperative Ursachen

Im chirurgischen Patientengut stellen ein großes Kontingent der Dünndarmblutungen postoperative Zustände [54, 56], mit Blutungen aus Anastomosen- oder Enterotomien bzw. Ulcusbildungen nach verschiedenen Formen der Magen-Darm-Operationen.

2.3 Dickdarmblutungen

2.3.1 Divertikulose

Die Divertikelerkrankung des Colons kann als wichtigste Ursache der schweren peranalen Blutung angesehen werden [33, 44, 66]. Dieses ist nicht zuletzt bedingt durch die große Häufigkeit der Divertikulose im fortgeschrittenen Lebensalter. So ist eine Sigma-Divertikulose bei mehr als 50% der 60jährigen Patienten nachzuweisen. Mit einer Blutung muß bei etwa jedem 4. Divertikelträger gerechnet werden [67]. Ist das gesamte Colon oder nur das Colon ascendens betroffen, verdoppelt sich die relative Blutungshäufigkeit auf 50%. Hieraus ist zu folgern, daß die Blutung im Gegensatz zur Entzündung eine Komplikation des rechten Colons und weniger des Sigmas ist [11, 40]. Somit sind entzündliche Veränderungen und Blutungen als Komplikationen der Divertikulose nicht kausalpathogenetisch verbunden, im Gegenteil scheint die blande Divertikulose blutungsgefährdeter zu sein.

Morphologisch ist die Divertikelblutung arteriellen Ursprungs. Wie Meyers et al. [35, 36] zeigen konnten, stehen die Divertikel in enger Nachbarschaft zu den Vasa recta, die durch Propulsion der Divertikelwand ausgespannt werden. Die Blutung kann am Fundus oder Hals des Divertikels

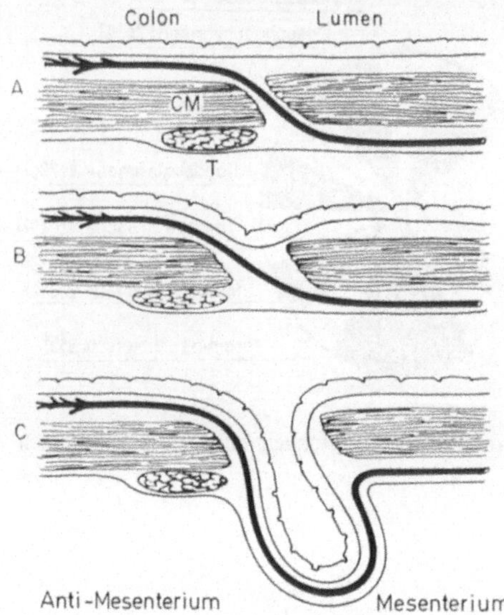

Abb. 3. Schematische Darstellung der Beziehung zwischen Vasa recta und Divertikelbildung im Bereich der Colonwand. (Nach Meyers et al. [36])

auftreten, bei kompletten wie inkompletten Divertikeln gleichermaßen [55] (Abb. 3).

2.3.2 Angiodysplasie

Systematische angiographische Untersuchungen bei schweren Dickdarmblutungen älterer Patienten haben in den letzten Jahren die Angiodysplasie des rechten Colons als Blutungsursache in den Vordergrund gerückt [22, 28, 33]. Insbesondere die Arbeitsgruppe um Boley [6–9] konnte in zahlreichen Untersuchungen zeigen, daß die Angiodysplasie die häufigste Blutungsursache im Greisenalter darstellt. Pathogenetisch wird eine chronische Überdehnung des Coecums angenommen, mit konsekutiver Störung des venösen Abflusses aus der Submucosa (Abb. 4). Hieraus resultiert eine zunehmende Ektasie der Capillaren und Venen mit Ausbildung submucöser Varicen und arteriovenöser Kurzschlüsse. Die Bevorzugung des rechten Colons für derartige Veränderungen wird damit erklärt, daß gemäß dem Laplace-Gesetz hier auf Grund des größten Durchmessers auch die größte Wandspannung herrscht. Derart wird die Drosselung des venösen Rückstroms in der Coecalwand maximal gestört.
Die Angiodysplasie ist eine angiographische Diagnose. In der Regel entgehen angiodysplastische Veränderungen der makroskopischen Inspektion, der Palpation oder der Röntgenkontrastdarstellung. Dies limitiert die coloskopische Diagnostik nichtblutender Läsionen [33, 61]. Intraoperativ lassen sich Angiodysplasien gelegentlich durch Transillumination als dilatierte Gefäßknäuel nachweisen.

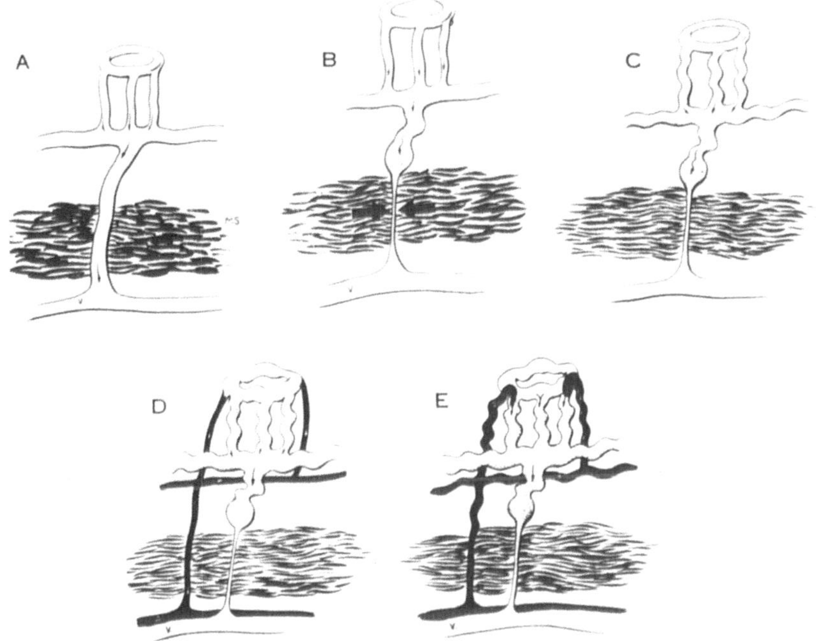

Abb. 4. Schematische Darstellung des möglichen Entstehungsmechanismus der Angiodysplasie. Hell: venöser-, schwarz: arterieller Capillarschenkel, gestrichelt: Dickdarmmuskulatur. (Nach Boley et al. [6])

2.3.3 Tumoren

Das häufigste Dickdarmneoplasma, das Carcinom, ist nur sehr selten mit einer Hämatochezie verbunden. Auch Polypen und Polyposen gehen selten mit einer akuten lebensbedrohlichen Blutung einher [20, 28]. Nur fortgeschrittene Tumorstadien, Sekundärbeteiligungen (z.B. Hypernephrom) oder seltene gutartige Tumoren (Neurinom, Hämangiom) können gelegentlich auch tumorbedingte schwere Dickdarmblutungen verursachen. In der Regel kann aber gelten, daß bei bekanntem Tumor eine Hämatochezie stets nach einer zweiten Ursache forschen lassen sollte.

2.3.4 Colitis

Alle Formen der entzündlichen Dickdarmveränderungen können mit einer Hämatochezie verbunden sein. Dies gilt insbesondere für die Colitis ulcerosa und mehr noch die Colitis granulomatosa (Morbus Crohn). Während Blutbeimengungen regelhaft auftreten, sind schwere lebensbedrohliche Blutungen in weniger als 5% der Fälle zu erwarten. Gleiches gilt für die pseudomembranöse Antibiotica-assoziierte Colitis [9, 12, 24].

Die ischämische Colitis führt in charakteristischer Weise Stunden bis Tage nach der abdominalen Krise zum Blutabgang. Eine schwere lebensbedrohliche Blutung ist auch hier die Ausnahme [28].

2.3.5 Andere Ursachen

Schleimhautläsionen durch mechanische Irritationen (Fremdkörper, Manipulation) können zu starken Blutungen führen. Lebensbedrohlich ist die Blutung bei arteriocolischen Fisteln, wie sie gelegentlich bei Aneurysmen oder intestinaler Fremdkörperwanderung auftreten können [32]. Patienten mit Amöbenruhr sind in gleicher Weise zur Blutung prädisponiert [28].
Schließlich können postoperative Zustände mit gastrocolischen Fisteln, Colotomien oder Anastomosen zu frischen postoperativen Nachblutungen oder späten ulcerösen Läsionen führen [56].

2.3.6 Kombination von Blutungsquellen

Häufig liegen gleichzeitig 2 Blutungsquellen vor. Nach Pichlmayr [44] findet sich bei 30% der Carcinome mindestens ein zusätzlicher Polyp, in 3–5% mindestens ein Zweitcarcinom. In 10% ist ein Carcinom mit Hämorrhoiden, in 3–8% mit einer Divertikulose assoziiert. Angiodysplasie und Divertikulose sind ebenfalls nicht selten gleichzeitig vorhanden. Die Häufigkeitsangaben liegen bei 20–40% [7].

2.4 Altersabhängigkeit der Hämatochezie

Bezieht man die einzelnen Blutungsquellen auf das jeweilige Erkrankungsalter, so ergibt sich eine charakteristische Häufigkeitsverteilung in den einzelnen Altersgruppen. Während im Säuglings- und Kinderalter die Invaginationen vor dem Meckel-Divertikel und den Fehlbildungen rangieren, sind die Verhältnisse im Erwachsenenalter anders. Nach Boley [9] (Tabelle 7) führt im jungen Erwachsenenalter das Meckel-Divertikel die

Tabelle 7. Altersverteilung der unterschiedlichen Formen der Hämatochezie im Erwachsenenalter. (Nach Boley et al. [9])

Jung (bis 25 Jahre)	Mittel (bis 60 Jahre)	Alt (über 60 Jahre)
1. Meckel	Divertikulose	Angiodysplasie
2. Colitis u./Crohn	Colitis u./Crohn	Divertikulose
3. Polyp	Polyp	Carcinom
4.	Carcinom	Polyp
5.	Angiodysplasie	

Häufigkeit der Hämatochezie an. Weitere Blutungsursachen sind die Colitis ulcerosa, der Morbus Crohn und Polypen. Bei den bis zu 60jährigen Patienten ist die Divertikulose vor Colitis, Morbus Crohn, Polyp und Carcinom die häufigste Blutungsquelle. Im Greisenalter sollen die meisten Dickdarmblutungen aus Angiodysplasien stammen. Divertikulose und Carcinom sind demgegenüber seltenere Blutungsursachen.

3 Diagnostik

3.1 Allgemein

Diagnostische Gesichtspunkte seien hier nur soweit erwähnt, wie sie zur Sicherung der Blutungsquelle sowie deren Therapie beitragen. Das Spektrum der Hämatochezie bedingt es, daß Diagnostik und Therapie eng miteinander verwoben sein müssen. Die unbefriedigenden Ergebnisse in der Therapie der Hämatochezie noch vor 2 Jahrzehnten waren in erster Linie Ausdruck diagnostischer Unzulänglichkeit. Magen-Darm-Passagen und Colonkontrastuntersuchungen [68] sind gleichermaßen unzureichend in der Blutungsdiagnostik wie die explorative Laparotomie [58] als alleiniges Verfahren. Erst mit Einführung der selektiven Angiographie [2–5, 11, 42], der Coloskopie [16, 23, 32] und szintigraphischen Untersuchungsverfahren, wie dem Technetium-Scan [57, 65], gelang der direkte Nachweis von Blutungsquellen. Die Kenntnis der Angiodysplasie als häufigste Blutungsquelle des Greisenalters ist ausschließlich einer Verfeinerung angiographischer Diagnostik zu verdanken [9].
Das diagnostische Vorgehen erfolgt in der Regel stufenweise. Beginnend mit wenig belastenden Methoden wächst mit anhaltender Blutung die Notwendigkeit zur Anwendung invasiver Methoden. Eine strikte Schematisierung verbietet sich, der mögliche Ablauf kann in einem Flußdiagramm nur skizziert werden. Entsprechend der unterschiedlichen Blutungsquellen im Erwachsenen- und Kindesalter ergeben sich Unterschiede des Vorgehens.

3.2 Diagnostik der Hämatochezie des Kindes (Abb. 5)

In der ersten Phase der Diagnostik ist durch Laboruntersuchung sicherzustellen, daß keine sog. pädiatrische Blutung, wie z. B. Blutgerinnungsstörung oder Vasopathie vorliegt. Im Falle einer chirurgischen Blutung gilt es die sog. stumme Blutung zu trennen von derjenigen, die mit Bauchsymptomatik einhergeht. Blutungen mit Bauchsymptomatik, als häufig-

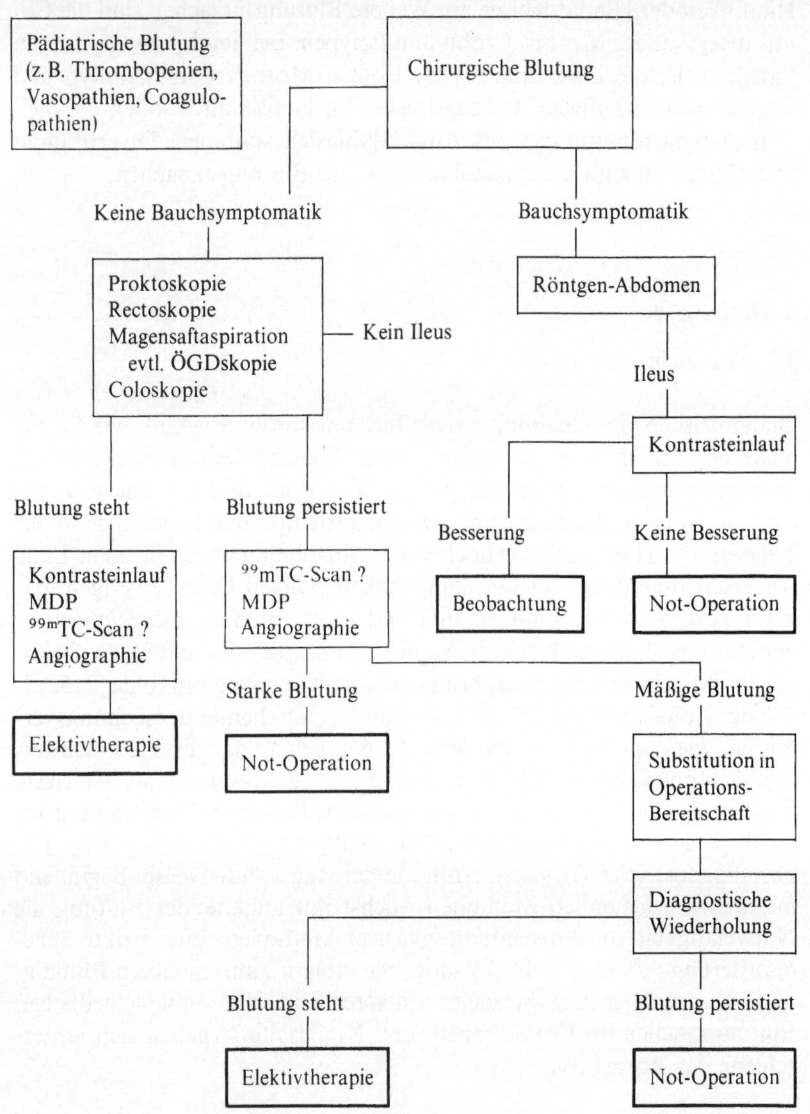

Abb. 5. Diagnostisches Vorgehen bei Hämatochezie des Kindes

ste Form der Hämatochezie des Kindes, sollten mit Röntgenuntersuchung des Abdomens abgeklärt werden. Liegt eine Invagination oder ein Sigmavolvulus vor, kann durch Kontrasteinlauf häufig zugleich die Diagnose gestellt und die Therapie durchgeführt werden. Bei stummen Fällen der Hämatochezie ergibt sich ein Schema, daß dem des Erwachsenen in

etwa entspricht. Nach Abschluß der Basisdiagnostik in Form von Proktoskopie, Rektoskopie oder Oesophagogastroduodenoskopie kann eine coloskopische Diagnostik versucht werden. Steht zu diesem Zeitpunkt bereits die Blutung, kann durch weitere diagnostische Maßnahmen wie Kontrasteinlauf MDP, Technetium-Scan zum Nachweis heterotoper Magenschleimhaut oder Angiographie die Blutungsquelle lokalisiert werden. Bei persistierender Blutung kommt der Angiographie die größte Bedeutung zu. Gelingt es in dieser Phase nicht, die Blutungsquelle zu verifizieren, so bleibt bei starker Blutung nur die Notoperation, bei mäßigen Blutungen der Blutersatz mit Wiederholung einzelner diagnostischer Schritte. Derart kann es gelingen, die Blutungsquelle nachzuweisen und gezielt operativ zu behandeln. Gelingt dies nicht, so bleibt bei Blutungspersistenz nur die Notoperation.
Insgesamt darf beim Kind ohne Bauchsymptomatik in Bereitschaft abgewartet werden, da ein Großteil der Blutungen spontan zum Stillstand kommt. Die explorative Laparotomie mit der Hoffnung, eine bis dahin diagnostisch nicht verifizierte Blutung intraoperativ lokalisieren zu können, ist demgegenüber das unsichere Verfahren [58]. Blutungen mit Bauchsymptomatik sollten dagegen, falls keine präoperative Diagnosestellung gelingt, den Chirurgen nicht zu lange zögern lassen [15].

3.3 Diagnostik der Hämatochezie des Erwachsenen

Nach Abschluß der Basisdiagnostik unter Einschluß von Proktoskopie, Rektoskopie, Oesophagogastroduodenoskopie sowie Ausschluß hämatologischer Blutungsursachen, sollte bei Verdacht auf Blutungsquellen im Bereich des Sigmas oder linken Colons der Versuch einer coloskopischen Diagnose und ggf. Therapie unternommen werden [69] (Abb. 6). In diesem Rahmen kann gelegentlich auch ein Kontrasteinlauf weiterführen. Die zentrale Stellung in der zweiten Phase der Diagnostik der Hämatochezie kommt allerdings der Angiographie zu [3–5]. Weniger einheitlich sind demgegenüber die Ergebnisse mit dem Technetium-Scan [57, 65] zum Nachweis von Magenschleimhautektopie. Gelingt es in dieser Phase nicht, die Blutungsquelle zu lokalisieren, so muß das Entscheidungskriterium zur Sofortoperation der Blutverlust sein. Benötigt der Patient mehr als 6–8 Konserven innerhalb von 24 h, so wird die Notoperation erforderlich. Liegt der Blutverlust darunter, können in Operationsbereitschaft Blut substituiert sowie einzelne diagnostische Schritte wiederholt werden, um vielleicht doch noch eine Lokalisationsdiagnose zu erreichen. Jenseits der 6- bis 8-Konserven-Grenze übertrifft das Risiko weiteren Abwartens das der Notoperation.

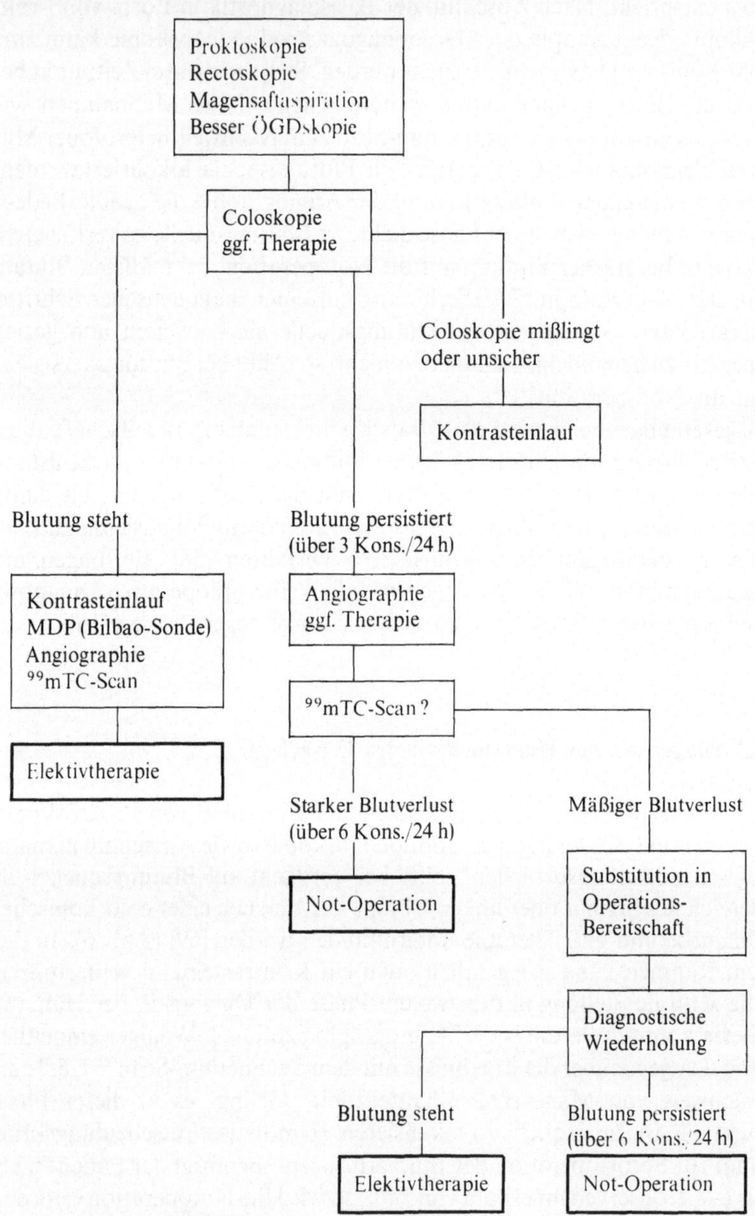

Abb. 6. Diagnostisches Vorgehen bei Hämatochezie des Erwachsenen

4 Therapie

4.1 Indikation

Die Operationsindikation ist gegeben bei jeder anhaltenden, kurzfristig rezidivierenden oder chronischen Blutung, sofern keine therapiefähige extraintestinale Ursache vorliegt [19]. Die hohe Frequenz spontaner Blutstillung rechtfertigt eine abwartende Haltung in Operationsbereitschaft. Für den Zeitpunkt der Operation sind Parameter des Blutverlustes ebenso bedeutsam wie individuelle Charakteristika des Patienten, z. B. Grundkrankheit und Lebensalter. Man sollte dann operieren, wenn sämtliche Maßnahmen der konservativen Blutstillung ausgeschöpft oder unmöglich sind, und bei persistierender Blutung das Risiko eines weiteren Abwartens das der geplanten Operation übertrifft. Erleichtert wird diese Entscheidung bei Zugrundeliegen einer ohnehin therapiepflichtigen Erkrankung bekannter Lokalisation.

4.2 Nichtoperative Verfahren

4.2.1 Endoskopie

Die therapeutische Endoskopie hat im Bereich des Colons ein breites Anwendungsfeld [16, 23, 32]. Insbesondere im Bereich des linken Colons und Sigmas gelingt es nicht selten, z. B. durch Polypektomie, Blutungen zu stillen. Bei starker Hämatochezie ist allerdings die Übersicht eingeschränkt, so daß der therapeutische Einsatz unsicher und nicht selten wenig erfolgversprechend ist. Bei coloskopischem Nachweis einer Angiodysplasie kann durch Elektrocoagulation oder Sklerosierung eine lokale Blutstillung erreicht werden [32, 62]. – Im eigenen Patientengut gelang bei 5 von 40 Patienten mit einer hämodynamisch relevanten Dickdarmblutung die endoskopische Blutstillung (Tabelle 8).

4.2.2 Angiotherapie

Die Infusion von Vasoconstrictiva durch den Angiographiekatheter ermöglicht in 80–90% zumindest eine vorübergehende Blutstillung [1, 5, 9, 67]. In der Mehrzahl der Fälle ist der Effekt allerdings nur vorübergehend, so daß eine definitive Behandlung angeschlossen werden muß. Dieses Verfahren bietet sich vor allem an bei diffusen Blutungsquellen, wie z. B. Colitis ulcerosa, wenn das Operationsrisiko durch zusätzliche Blutung unzuträglich gesteigert ist [12].

Die Embolisationsbehandlung blutender Darmläsionen mit Gelfoam oder Fibrinpartikeln kann ähnlich gute Ergebnisse für sich verzeichnen [25, 34]. Wegen der Nebenwirkungen in Form von Darminfarkten und

Tabelle 8. Ursachen und Therapie der Hämatochezie im Krankengut der Chirurgischen Universitätsklinik Hamburg (1975–1980)

	n	Therapie		Verstorben
		Operat.	Endosk.	
Sigma- und Rectumpolypen	9	4	4	–
Sigmadiverticulose/-itis	9	1	–	–
Sigma-Ca	6	5	–	–
Hämangiom/Angiodysplasie	5	2	1	–
Colon-Ca	4	4	–	–
Ischämische Colitis	1	1	–	1
Leiomyom	1	1	–	–
Dünndarm-Ca	1	1	–	–
Blutungsquelle nicht auffindbar	4	1	–	2
	40	20	5	3

Strikturen [38] sollte allerdings ein derartiges Verfahren nur zur Palliation in Frage kommen. Insbesondere bei ausgedehnten, nichtresektionsfähigen Tumoren kann sich die Indikation zur Embolisation stellen [30].

4.3 Operative Taktik

Bei bekannter Blutungsquelle zielt die Operation auf die Resektion des betroffenen Darmabschnitts. Dies geschieht unter Einhaltung der taktischen Gesichtspunkte der Darmchirurgie [20, 47, 54] sowie Berücksichtigung der Grundkrankheit. Allgemeine Kriterien der Resektabilität und Radikalität behalten auch in der Blutung ihre Gültigkeit. Die Anlage eines protektiven Anus praeter oder einer Coecalfistel sollte großzügig erwogen werden. – Bei Dünndarmblutungen kann durch Liegenlassen des Angiographiekatheters oder Methylenblau-Instillation das betroffene Segment markiert werden [2].

Ist die Blutungsquelle unbekannt, so ist die sorgfältige Exploration des gesamten Magen-Darm-Trakts der erste operative Schritt. Gelingt trotz Diaphanie, Palpation und Inspektion keine Blutungslokalisation, kann versucht werden, durch peranale Coloskopie, unter Führung des Geräts durch den Chirurgen, zumindest den Dickdarm zu inspizieren. Die Colonoskopie durch Colostomie sollte wegen des hohen Infektionsrisikos nicht durchgeführt werden. – Im Bereich des Dünndarms kann es gelegentlich erforderlich sein, durch Enterotomien die Höhe der Blutungsquelle weiter einzugrenzen. In seltenen Fällen ist die blinde Resektion längerer Darmabschnitte unvermeidlich.

4.4 Dünndarm

Das breite Ursachenspektrum der Blutungsquelle im Dünndarm macht eine schematische Darstellung der operativen Dünndarmtherapie wenig sinnvoll. Stellvertretend für die anderen sei das Vorgehen bei den häufigsten Blutungsquellen des Kindes- und Erwachsenenalters dargestellt.

4.4.1 Invagination

Bei Invagination ist in etwa 10% mit einer spontanen Rückbildung zu rechnen [29, 45]. In weiteren 10–20% gelingt die Reposition durch Kontrasteinlauf. Eine operative Revision ist in 50–60% der Fälle erforderlich, bei jedem 3., d.h. 15–20%, muß der betroffene Darm reseziert werden [29, 45] (Tabelle 9).

4.4.2 Tumoren

Ein solitärer Dünndarmtumor bietet auch in der Blutung keine nennenswerten operationstechnischen Probleme. Die Operationsletalität bei Dünndarmtumoren betrug im Krankengut von Miles et al. [37] 3% (Tabelle 10).

Tabelle 9. Behandlungsergebnisse der Dünndarminvagination. (Nach Hutchinson et al. [29] und Pollet et al. [45])

	Invagination %	Blutung 40–50%
Spontanrückbildung	10	
Reposition durch Einlauf	16	
Erfolgloser Einlauf	12	
Operative Revision	57	
Darmresektion	17	Op.-Letalität 1,4%

Tabelle 10. Behandlungsergebnisse der Dünndarmtumoren. (Nach Miles et al. [37])

	5 Jahre %	10 Jahre %	Blutung 10–25%
a) Malignome (n = 79)			
kurativ 46%			Op.-Letalität 10%
palliativ 54%			
Carcinoid	73	50	
Carcinom	15	8	
Lymphom	27	11	
Leiomyosarkom	29	17	
b) Benignome (n = 37)			
kurativ 100%			Op.-Letalität 3%

Beim Malignom ist davon auszugehen, daß nur in etwa 50% eine kurative Resektion möglich ist, mit befriedigender 5-Jahresheilung lediglich für das Carcinoid. Aus diesem Grunde sollte sich die Therapie bei ausgedehntem Tumorbefall auf die Blutstillung beschränken.

4.5 Dickdarm (Tabelle 11)

4.5.1 Tumoren, Polypen

Die Polypektomie bzw. Resektion bedeutet hier gleichzeitig Blutstillung und Heilung der Grundkrankheit. Bei nichtresektablem Tumor kann die Ausschaltung (Umgehung, Anus praeter) die nachfolgende Embolisationsbehandlung vorbereiten [30].

4.5.2 Colitis

Blutende Colitiden sind nach den Kriterien der Chirurgie entzündlicher Dickdarmerkrankungen zu behandeln. Bei Totalbefall des Colons ist in der Blutung die Colektomie und die Anlage eines Ileostomas unvermeidlich. Man sollte versuchen, den Rectumstumpf nach Hartmann zu verschließen, um das Risiko des Patienten durch den sacralen Akt nicht noch zusätzlich zu vergrößern. Dieser kann zu einem späteren Zeitpunkt nachgeholt werden [52]. Bei schlechtem AZ oder Kombination mit toxischem Megacolon (2–5%) ist die Anlage eines doppelläufigen Ileostomas und ggf. von Gasfisteln als Erstmaßnahme am risikoärmsten.

4.5.3 Divertikulose

Ausgehend von der häufigsten Lokalisation im Bereich des Sigmas war die linksseitige Hemicolektomie oder Sigmaresektion für lange Zeit das

Tabelle 11. Therapiewahl bei Dickdarmblutung

Polypen, lokale Befunde	Endoskopie
Carcinom resektabel	Resektion
Carcinom nicht resektabel	Embolisation; Umgehung
M. Crohn	Resektion
Colitis ulcerosa	Colektomie
Divertikulose	
mit Blutungslokalisation	Resektion, meist Hemicol. re.
ohne Blutungslokalisation	Subtotale Colektomie
Angiodysplasie	
mit Blutungslokalisation	Resektion, meist Hemicol. re.
ohne Blutungslokalisation	Hemicolektomie rechts
Angiodysplasie + Divertikulose	Resektion der Blutungsquelle, ggf. Belassung der Divertikel
Unbekannte Blutungsquelle	Subtotale Colektomie

Verfahren der Wahl. Da nach einem derartigen Vorgehen Rezidivblutungen in 30–50% beobachtet wurden [9, 18, 67], favorisierten einige Autoren die subtotale Colektomie mit Ileorectostomie [17, 43]. – Auf Grund der Erkenntnis, daß Divertikelblutungen meist im rechten Colon lokalisiert sind, wird zunehmend auch die rechtsseitige Hemicolektomie empfohlen [69]. Generell kann gelten, daß allein der angiographische Nachweis einer Divertikelblutung, nicht aber der röntgenologische Nachweis einer Divertikulose über Ort und Ausmaß der Resektion entscheiden sollte. Bei linksseitiger Divertikulose und angiographischem Blutaustritt im rechten Colon kann sich so die Notwendigkeit zur rechtsseitigen Colektomie unter Belassung des divertikeltragenden Sigmas ergeben.

4.5.4 Angiodysplasie

Der Nachweis angiodysplastischer Veränderungen erfordert die Resektion des betroffenen Darmabschnitts. Dies gilt sowohl für den bewiesenen Blutaustritt als auch für die momentan nichtblutende Läsion. Problematisch wird das Vorgehen bei ausgedehnten Befunden. Hier kann gelegentlich eine subtotale Colektomie erforderlich werden. In der Regel gelingt es aber, einen beschriebenen Bezirk angiographisch nachzuweisen, um ihn risikoarm durch eine umschriebene Resektion zu entfernen. In dieser Hinsicht unterscheidet sich das Vorgehen bei der Angiodysplasie nicht von dem bei der Divertikulose. Beide Blutungsursachen haben die besten operativen Ergebnisse [48, 53], wenn die Blutungsquelle bekannt ist. War ohne Anwendung der Angiographie und Coloskopie in der Diagnostik die subtotale Resektion gegenüber der Teilresektion bereits einen deutlicher therapeutischer Fortschritt [17] (Tabelle 12), so ist durch den systematischen Einsatz der Angiographie ein weiterer Gewinn zu verzeichnen. In einer systematischen Untersuchung von Wright et al. [69] ließ sich zeigen, daß durch präoperative Lokalisationsdiagnostik mit Angiographie und Coloskopie eine Operationsletalität von 0% zu erreichen war

Tabelle 12. Ergebnisse der chirurgischen Therapie der Dickdarmblutung ohne präoperative diagnostische Sicherung. (Nach Drapanas et al. [17]

	Nachblutung %	Letalität %
Teilresektion (n = 23)	35	30
Subtotale Colektomie (n = 35)	0	11
Sammelstatistik:		
Colostomie (n = 7)	14	45
Teilresektion (n = 64)	50	19
Subtotale Colektomie (n = 65)	0	9,4

Tabelle 13. Ergebnisse der chirurgischen Therapie der Dickdarmblutung mit präoperativer diagnostischer Sicherung. (Nach Wright et al. [69])

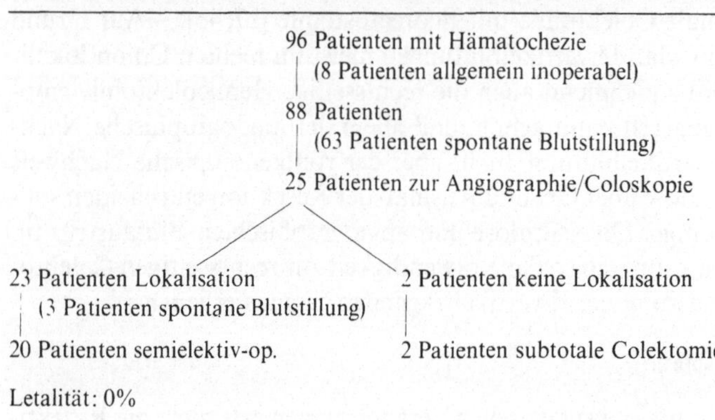

(Tabelle 13). Wirklichkeitsnah an dieser Studie ist auch die Tatsache, daß wegen der hohen Rate spontaner Blutstillung nur in 25% der Fälle eine operative Revision erforderlich war. In diesen Fällen aber sollte die Lokalisationsdiagnostik so sicher sein, daß sie zu einer Minimalisierung des Eingriffs und damit des Risikos führt. Die subtotale Colektomie ist nur den wenigen Fällen vorbehalten, bei denen trotz maximalem diagnostischem Aufwand keine Lokalisation der Blutungsquelle möglich war.

Literatur

1. Athanasoulis CA, Baum S, Rosch J et al. (1975) Mesenteric arterial infusion of vasopressin for hemorrhage from colonic diverticulosis. Am J Surg 129:212–216
2. Athanasoulis CA, Moncure AC, Greenfield AJ, Ryan JA, Dodson TF (1980) Intraoperative localization of small bowel bleeding sites with combined use of angiographic methods and methylene blue injection. Surgery 87:77–84
3. Bar AH, DeLaurentis DA, Parry C, Keohane RB (1980) Angiography in the management of massive lower gastrointestinal tract hemorrhage. Surg Gynecol Obstet 150:226–229
4. Baum S, Nusbaum M, Blakemore WS, Finkelstein AK (1965) The preoperative radiographic demonstration of intraabdominal bleeding from undetermined sites by percutaneous selective celiac and superior mesenteric arteriography. Surgery 58:797–805
5. Baum S, Rosch J, Dotter CT, Ring EJ, Athanasoulis CA, Waltman AC, Courey WR (1973) Selective mesenteric arterial infusions in the management of massive diverticular hemorrhage. N Engl J Med 288:1269–1272
6. Boley SJ, Sammartano RJ, Adams A, DiBiase A, Kleinhaus S, Sprayregen S (1977) On the nature and etiology of vascular ectasias of the colon: degenerative lesions of the aging. Gastroenterology 72:650–660
7. Boley SJ, DiBiase A, Brandt LJ, Sammartano RJ (1979) Lower intestinal bleeding in the elderly. Am J Surg 137:57–64
8. Boley SJ, Sammartano RJ, Brandt LJ, Sprayregen S (1979) Vascular ectasias of the colon. Surg Gynecol Obstet 149:353–359

9. Boley SJ, Brandt LJ, Frank MS (1981) Severe lower intestinal bleeding: Diagnosis and treatment. Clin Gastroenterol 10:65–91
10. Bruyns E, Lubbers EJC, Tongeren JHM van (1979) Major hemorrhage in Crohn's disease. Neth J Med 22:67–71
11. Casarella WJ, Galloway SJ, Taxin RN, Follett DA, Pollock EJ, Seaman WB (1974) Lower gastrointestinal tract hemorrhage: New concepts based on arteriography. Am J Roentgenol 121:357–368
12. Cavaluzzi JA, Kaufman SL, White RI (1976) Vasopressin control of massive hemorrhage in chronic ulcerative colitis. Am J Roentgenol 127:672–675
13. Corona FE, Dyck WP (1973) Massive gastrointestinal hemorrhage as the sole clinical manifestation of regional enteritis. Am J Dig Dis 18:1001–1004
14. Darling RC, Welch CE (1959) Tumors of the small intestine. N Engl J Med 260:397–408
15. Daum R, Bolkenius M (1978) Intestinale Blutungen im Säuglings- und Kindesalter. Z Kinderchir Grenzgeb [Suppl] 27:43–49
16. Deyhle P, Blum AL, Nüesch J, Jenny S (1974) Emergency coloscopy in the management of the acute peranal hemorrhage. Endoscopy 6:229–232
17. Drapanas T, Pennington G, Kappelman M, Lindsey ES (1973) Emergency subtotal colectomy. Ann Surg 177:519–526
18. Farthmann EH (1978) Chirurgische Therapie der Dünn- und Dickdarmblutung. In: (Hrsg) Gastrointestinale Blutung. Symposionsband. Bibliomed, Kassel, S 151–168
19. Farthmann EH, Eichen R (1977) Chirurgische Behandlung der intestinalen Blutung. Chirurg 48:219–226
20. Farthmann EH, Lehberger FJ (1978) Klinik, Diagnostik und Therapie der Fehlbildungen des Dünndarms. In: Bartelheimer H, Classen M, Ossenberg FW (Hrsg) Der kranke Dünndarm. Witzstrock, Baden Baden Köln New York, S 144–150
21. Fleischer K, Bertling J (1979) Blutiger Stuhl – Leitsymptom der Bilharziose. Inn Med 6:255–258
22. Fowler DL, Fortin D, Wood WG, Pinkerton JA, Koontz PG (1979) Intestinal vascular malformations. Surgery 86:377–384
23. Frühmorgen P, Zeus J, Demling L (1974) Endoskopische Diagnostik bei Blutungen aus dem Dünn-, Dick- und Mastdarm. Langenbecks Arch Chir 337:557–561
24. Giacchino JL, Geis WP, Pickleman MD, Dado DV, Hadcock WE, Freeark RJ (1979) Changing perspectives in massive lower intestinal hemorrhage. Surgery 86:368–376
25. Goldberger LE, Bookstein JJ (1977) Transcatheter embolization for treatment of diverticular hemorrhage. Radiology 122:613
26. Herfarth C, Ewe K (1977) Die chirurgische Behandlung des Morbus Crohn. Chirurg 569–576
27. Hoferichter J, Stahlgren LH (1963) Klinik und Behandlung der Dünndarmgeschwülste. Bruns Beitr Klin Chir 206:75–95
28. Hunt RH (1978) Rectal bleeding. Clin Gastroenterol 719–740
29. Hutchinson IF, Olayiwola B, Young DG (1980) Intussception in infancy and childhood. Br J Surg 67:209–212
30. Kauffmann G, Mathias K, Waldmann D (1979) Embolisationsbehandlung der Magen-Darm-Blutung – eine Alternative zur chirurgischen Therapie? Chirurg 50:701–703
31. Klotter HJ, Grönninger J, Neher M: Hämangiome im Dünndarm. Zentralbl Chir 105:1587–1590
32. Longaker CJ, Bubrick MP, Kiser JC (1977) Arteriocolic fistula: an unusual cause of gastrointestinal-tract bleeding. Dis Colon Rectum 20:135–138
33. Lux G, Frühmorgen P, Rösch W (1978) Angiodysplasie des Kolons als Ursache massiver gastrointestinaler Blutungen. Dtsch Med Wochenschr 103:383–387
34. Matolo NM, Link DP (1979) Selective embolization for control of gastrointestinal hemorrhage. Am J Surg 138:840–844

35. Meyers MA, Alonso DR, Baer JW (1976) Pathogenesis of massively bleeding colonic diverticulosis: new observations. Roentgenol 127:901–908
36. Meyers MA, Alonso DR, Gray GF, Baer JW (1976) Pathogenesis of bleeding colonic diverticulosis. Gastroenterology 71:577–583
37. Miles RM, Crawford D, Duras S (1978) The small bowel tumor problem. Ann Surg 189:732–738
38. Mitty HA, Efremidis S, Keller RJ (1979) Colonic stricture after transcatheter embolization for diverticular bleeding. Am J Roentgenol 133:519–521
39. Mühe E, Gall FP, Hager T, Angermann B, Söhnlein B, Schier F, Hermanek P (1981) Die Chirurgie des Morbus Crohn. DMW 106:165–170
40. Noer RJ (1955) Hemorrhage as a complication of diverticulitis. Ann Surg 141:674–685
41. Noer RJ, Hamilton JE, Williams DJ, Broughton DS (1962) Rectal hemorrhage: moderate and severe. Ann Surg 155:794–805
42. Nusbaum M, Baum S (1963) Radiographic demonstration of unknown sites of gastrointestinal bleeding. Surg For 14:374–375
43. Olsen WR (1968) Hemorrhage from diverticular disease of the colon 115:247–263
44. Pichlmayr R, Ziegler H (1974) Blutungen aus dem Dickdarm. Langenbecks Arch Chir 337:577–584
45. Pollet JE (1980) Intussusception: a study of its surgical management. Br J Surg 67:213–215
46. Ramirez R, Rios R (1979) Chirurgische Therapie intestinaler Komplikationen bei Typhus abdominalis. Fortschr Med 97:1391–1394
47. Reifferscheid M, Kanters A (1969) Die akute gastrointestinale Blutung. Chirurg 40:105–109
48. Reifferscheid M, Raguse T (1977) Die chirurgische Behandlung der Divertikulitis. Chirurg 48:577–582
49. Rubin M, Herrington L, Schneider R (1980) Regional enteritis with maior gastrointestinal hemorrhage as the initial manifestation. Arch Intern Med 140:217–219
50. Rutherford RB, Akers DR (1966) Meckel's diverticulum: a review of 148 patients with special reference to the pattern of bleeding and to mesodiverticular vascular bands. Surgery 59:618–626
51. Schopen RD, Lampe K, Hüdepohl M (1971) Generalisierte Divertikulosis des Dünndarms. MMW 113:411–415
52. Schreiber HW Ackeren H v (1965) Die akute Blutung aus Magen und Darm. Med Welt 16:793–798
53. Schreiber HW, Rehner M (1972) Divertikulose, Divertikulitis des Dickdarms. In: Baumgartl, Kremer, Schreiber (Hrsg) Spezielle Chirurgie für die Praxis. Bd II. Thieme, Stuttgart, S 493
54. Schreiber HW, Kortmann KB, Schlosser GA (1978) Chirurgie des Dünndarms. In: Bartelheimer H, Classen M, Ossenberg FW (Hrsg) Der kranke Dünndarm. Witzstrock, Baden Baden Köln New York, S 122–129
55. Schumpelick V, Koch G (1974) Die Bedeutung des inkompletten Divertikels für die Divertikulitis. Langenbecks Arch Chir 336:1–12
56. Schumpelick V, Winkler R (1980) Postoperative Syndrome an Dünn- und Dickdarm. Langenbecks Arch Chir 351:153–158
57. Seltzer MH, Conte PR, Rickert RR, Singer M (1977) Diagnosis of bleeding Meckel's diverticulum using radiopertechnate. Am J Gastroenterol 67:235–239
58. Shandling B (1965) Laparotomy for rectal bleeding. Pediatrics 35:787
59. Sherman HI, Johnson R, Brock T (1978) Massive gastrointestinal bleeding from tuberculosis of the small intestine. Am J Gastroenterol 70:314–316
60. Simms MH, Corkery JJ (1980) Meckels diverticulum. Br J Surg 67:216–219
61. Skibba RM, Hartong WA, Mantz FA, Hinthorn DA, Rhodes JB (1976) Angiodysplasia of the coecum. Colonoscopic diagnosis. Gastrointest Endosc 22:177–180

62. Soltero MJ, Bell AH (1976) The natural history of Meckel's diverticulum and its relation to incidental removal. Am J Surg 132:168–173
63. Stelzner F (1965) Über stenosierende und perforierende Dünndarmgeschwüre rätselhaften Ursprungs. Langenbecks Arch Chir 313:311–314
64. Stirnemann H, Laissue J, Bürki H (1970) Ischämische Dünndarmschäden. Helv Chir Acta 2:157–166
65. Treves S, Grand RJ, Eraklis AJ (1978) Pentagastrin stimulation of technetium-99m uptake by ectopic gastric mucosa in Meckel's diverticulum. Radiology 128:711–712
66. Veidenheimer MC, Corman ML, Colker JA (1978) Colonic hemorrhage. Surg Clin North Am 58:581–590
67. Welch CE, Athanasoulis CA, Galdabini JJ (1978) Hemorrhage from the large large bowel with special reference to angiodysplasia and diverticular disease. World J Surg 2:73–83
68. Wenz W (1969) Die Röntgendiagnostik der akuten gastrointestinalen Blutung. Chirurg 40:100–107
69. Wright HK, Pellicia O, Higgins EF, Sreenivas V, Gupta A (1980) Controlled semielective segmental resection for massive colonic hemorrhage. Am J Surg 139:535–538

Kapitel 30

Anorectale Blutungen

A. AKOVBIANTZ

Die akute, massive anale Blutung manifestiert sich in der Regel als Defäkation von rotem Blut und von Coagula, evtl. vermischt mit Stuhl. Ist man mit der massiven Hämatochesie konfrontiert, dann stellt sich die erste Frage: Handelt es sich um eine obere oder untere gastrointestinale Blutung? Wir müssen uns immer vor Augen halten, daß bei massiven Blutungen aus dem oberen Gastrointestinaltrakt, bedingt durch eine beschleunigte Darmpassage, auch frisches Blut per anum austreten kann. Umgekehrt begünstigen die Antiperistaltik sowie subocclusive Zustände im Colon-, Rectum- und Anusbereich die Coprostase und die Verdauung des im Colon sich befindlichen Bluts und führen zu Pseudomelaena, obwohl die Blutungsquelle im Anorectalbereich oder im Colon liegt.
Von allen massiven Gastrointestinalblutungen stammen ca. 12–14% aus dem Colon-, Anal- oder Rectalbereich; davon benötigen ca. 10–20% wegen Zeichen eines hypovolämischen Schocks eine sofortige Reanimation. Blutungen aus dem Anorectalbereich sind nur selten so massiv, daß sie zur bedrohlichen Hypovolämie führen können. Ihre Häufigkeit im Rahmen der akuten Colonblutungen beträgt ca. 8–10% (Tabelle 1).
Die Ursachen der anorectalen Blutungen sind die folgenden (Tabellen 2 u. 3): Polypen, Rectumcarcinome und Traumata. Die Blutungsquelle einer Proktitis bei Colitis ulcerosa kann sich selektiv im Rectum befinden.

Tabelle 1. Akute, massive Colorectoanale Blutung

	%
Colon	80
Anorectum	10
Quelle unbekannt	10

Tabelle 2. Ätiologie der anorectalen Blutung

Polypen
Rectumcarcinom
Trauma (sexuelle Perversionen, instrumentelle Untersuchungen)
Proktitis bei Colitis ulcerosa, M. Crohn
Strahlenproktitis
Ischämische Proktitis
Endometriose

Auch der Morbus Crohn, selten anorectal lokalisiert, kann stark bluten. Man muß jedoch bei dieser Krankheit im Falle von massiven perianalen Blutungen an ihre häufigste Blutungsquelle, namentlich das Duodenum, denken.

Als weitere Blutungsursachen sind die Strahlenproktitis, welche auch Jahrzehnte nach Irradiatio auftreten kann, sowie ausnahmsweise die ischämische Proktitis und die Endometriose zu erwähnen.

Fremdkörper, Ulcus simplex recti, das Thermometerulcus, welches hauptsächlich bei Kindern, Jugendlichen und Frauen auftritt, innere Hämorrhoiden und Fissuren stellen ebenfalls anorectale Blutungsquellen dar.

Postoperativ kann man unter anderem auch nach einer einfachen Hämorrhoidektomie verbluten.

Bei massiven Anorectalblutungen sowie auch bei Hämorrhagien aus dem Dünndarm und Colon ist das initiale Leitsyndrom der Blutabgang per anum. Die Hypovolämiezeichen entwickeln sich später. Hingegen sind Schock und die nach einem freien Intervall auftretende Hämatochesie für eine Blutungsquelle im oberen Gastrointestinaltrakt typisch (Tabelle 4). Bei massiven Anorectalblutungen mit unstabilem Kreislauf muß unmittelbar doppelspurig vorgegangen werden. Das heißt, daß Diagnostik und Schocktherapie gleichzeitig durchgeführt werden, wobei man eine Infusion (evtl. mit Vasopressin) verwenden kann, da diese vasoconstrictive Substanz auch colorectale Blutungen zur Sistierung bringen kann (Tabelle 5). Im Gegensatz zur oberen gastrointestinalen sowie zur Dünndarm- und

Tabelle 3. Ätiologie der anorectalen Blutung II

Fremdkörper
Ulcus simplex recti
Thermometerulcus
Innere Hämorrhoiden
Postoperative Blutung
Fissur

Tabelle 4. Akute gastrointestinale Blutung

Oberer G-I-Trakt	Unterer G-I-Trakt
Schock	Blutung per ano
↓	↓
Freies Intervall	Freies Intervall
↓	↓
Blutung per ano	Schock

Tabelle 5. Massive anorectale Blutung. Diagnostik und Therapie gleichzeitig

Diagnostik	Therapie
Anamnese	Volumenersatz
↓	↓
klinische Untersuchung	evtl. Vasopressin-Infusion
↓	↓
diagnostische Ano-Recto-Sigmoidoskopie →	therapeutische Ano-Recto-Sigmoidoskopie
↓	↓ (von diagnostischer Ano-Recto-Sigmoidoskopie)
konservative Therapie	Chirurgie

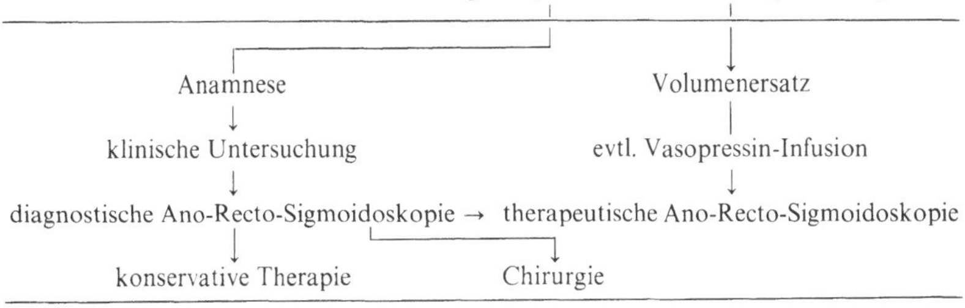

Colonblutung kann die Anamnese bei Blutungen aus dem Anorectalbereich häufig zur Diagnose führen. Man muß aber auch indiskrete, unangenehme Fragen stellen können. Es darf nicht vergessen werden, auch über vorangegangene Bestrahlungen, Radiumeinlagen, colorectoanale Operationen oder Untersuchungen nachzufragen (ich denke hier an transanale Prostatabiopsien, Injektions-, Infrarot- oder Gummiligaturbehandlungen von inneren Hämorrhoiden, weiter an Rectalbiopsien oder Polypektomien!).

Als nächster Schritt erfolgt die Analinspektion und die digitale Rectaluntersuchung. Beide sind bei massiven Blutungen meist bland und erfassen lediglich selten blutende äußere oder prolabierende innere Hämorrhoiden, tiefsitzende Rectumcarcinome, Polypen oder Fremdkörper.

Der Schlüssel zur Diagnose und Therapie der anorectalen Blutungen ist die notfallmäßige Anorectosigmoidoskopie. Um nachfließendes Blut zu beseitigen, was erst die Inspektion des Darms unter Sicht erlaubt, empfehlen wir die Verwendung des sog. Irrigoskops, eines einfachen Instrumentariums mit kombiniertem Irrigations-Aspirations-System. Gelingt es die Blutungsquelle im Anorektum zu identifizieren, so wird je nach Art und Lokalisation der Läsion die geeignete Therapie angeschlossen. Endoskopisch-therapeutisch kann man dann bei Blutungen aus Hämorrhoiden, Carcinomen, Polypen, Ulcera oder iatrogenen Verletzungen mit Hilfe der Elektro-, Infrarot- oder Lasercoagulation eine lokale Blutstillung durchführen. In ausgewählten Fällen können auch Hemoclips und Gummiligaturen zur lokalen Blutstillung verwendet werden.

Ist man nicht mit therapeutisch-endoskopischen Instrumentarien ausgerüstet oder in deren Handhabung unerfahren, so sollte in Regional- und Allgemeinanaesthesie transanal operiert werden. Die Behandlung einer stark blutenden Strahlenproktitis oder einer Blutung im Rahmen einer Colitis ulcerosa ist zunächst immer konservativ. Sie besteht grundsätzlich aus Volumenersatz und intravenöser Gabe von Vasopressin. Lokal sind Steroideinläufe zu verabreichen. Eine Notfalloperation soll, wenn möglich, vermieden werden. Zwingt die persistierende lebensbedrohliche Blutung doch zum Eingriff, dann ist die sog. Ausschaltungscolostomie die einfachere, wenn auch unsicherere Operation. Da nach Kotstromableitung die Blutung aus dem Rectum oftmals nicht sistiert, muß dann in der Folge das blutende Organ entfernt, d.h. das Rectum amputiert werden. Liegt ein durch Strahlen geschädigtes kleines Becken vor, so ist dieser Eingriff mit einer hohen Mortalität und Morbidität belastet. Handelt es sich um eine Colitis ulcerosa, so sollte präoperativ endoskopisch verifiziert werden, daß die Hauptblutungsquelle nicht im Rectum liegt. Sonst wird die im Notfall sehr verbreitete Colektomie mit Belassen des Rectumstumpfs fehlschlagen und ein zweiter, blutstillender Eingriff wird unumgänglich sein.

Tabelle 6. Colonblutung

Großes zu explorierendes Gebiet
Oft verschiedene, einzeln blutende Läsionen
Anamnestisch-klinisch fehlende Hinweise über Ursache und Ort der Blutung
Erschwerte Untersuchung bei massiver Blutung
Fehlende Verfügbarkeit von hochspezialisierten diagnostischen Hilfsmitteln

Ist die anorectale Blutung nicht massiv oder sistiert sie spontan, so kann man auf der Suche nach der Blutungsquelle die angezeigten Untersuchungen stets elektiv unter optimalen Bedingungen und nach Vorbereitung des Patienten durchführen. Liegt die Blutungsquelle proximal des Anorectums, dann sind die therapeutisch-diagnostischen Schwierigkeiten aus folgenden Gründen erheblich größer (Tabelle 6):

1. das zu explorierende Gebiet ist wesentlich größer,
2. häufiges Zusammentreffen verschiedener Läsionen, von denen jede einzelne bluten kann,
3. oft anamnestisch-klinisch keine schlüssigen Hinweise über Lokalisation und Ursache der Blutung,
4. erschwerte Untersuchung bei massiver Blutung,
5. nicht immer sofortige Verfügbarkeit von aufwendigen, spezialisierten diagnostischen Möglichkeiten.

Hier ist es wertvoll, einen schematischen Abklärungsvorgang einzuhalten, um daraus dann die richtigen therapeutischen Schlüsse ziehen zu können. Ebenso entscheidend ist es, zunächst die konservativen diagnostischen und therapeutischen Möglichkeiten wie die selektive intraarterielle Vasopressininfusion, die arterielle Embolisation der Blutungsquelle oder gar die therapeutische Colonoskopie auszuschöpfen. Erst wenn ein Patient während 12 h zur Kreislaufstabilisierung mehr als 8 Einheiten Blut benötigt, wird ein Notfalleingriff unumgänglich. Ist die Blutungsquelle im Colon bekannt, so kann man eine lokale Blutstillung via Colotomie oder aber eine begrenzte Resektion mit primärer Anastomose durchführen. Konnte präoperativ die Blutung im Colon nicht lokalisiert werden, so muß die subtotale Colektomie mit oder ohne primäre Anastomose vorgenommen werden. Bei blinden partiellen Dickdarmresektionen ist das Rezidivblutungsrisiko 50% und die globale Mortalität doppelt so hoch wie nach einer subtotalen Colektomie.

Von der intraoperativen Suche nach Blutungsquellen mittels multiplen Colotomien ist wegen der praktisch sicheren Erfolglosigkeit und der hohen Infektionsrate abzuraten.

Kapitel 31

Indikation und Verfahrenswahl

W. Rösch

85% aller gastrointestinalen Blutungen erfolgen aus dem oberen Verdauungstrakt; Blutungen aus Dünn- und Dickdarm sind vergleichsweise selten und nehmen nur ausnahmsweise lebensbedrohliche Ausmaße an. Die Diagnostik muß deshalb nur selten unter Notfallbedingungen erfolgen. Auf der anderen Seite liegt die Zahl der „obskuren" Blutungsquellen bei peranaler Blutung mit 30% auffallend hoch; ein standardisiertes Vorgehen ist bei der Vielzahl der in Frage kommenden Blutungsquellen im Gegensatz zur Blutung aus dem oberen Verdauungstrakt nur schwer zu geben. Ähnliches gilt für therapeutische Maßnahmen, die sich an den anatomischen Gegebenheiten zu orientieren haben. Kontrollierte Studien liegen hier praktisch nicht vor.

1 Hämobilie

An eine Hämobilie sollte immer dann gedacht werden, wenn sich im Rahmen einer Notfallendoskopie eine frische Blutung im oberen Verdauungstrakt nachweisen läßt, eine Blutungsquelle bei der Inspektion von Speiseröhre, Magen und Bulbus duodeni jedoch nicht zu lokalisieren ist. Dann empfiehlt sich eine direkte Inspektion der Vaterschen Papille mit einem Seitblickinstrument. Fließt hellrotes Blut aus der Papille oder werden in rhythmischen Kontraktionen, evtl. nach Gabe von Glucagon i.v., Blutcoagel aus der Papillenöffnung ausgestoßen, sollte eine retrograde Ductographie von Gallenwegen und Pankreasgang angeschlossen werden.
Nicht immer ist eine klassische Symptomatik gegeben; die Anamnese ist insbesondere bei der spontanen atraumatischen Hämobilie häufig leer [15]. Nachdem sich unserer Erfahrung nach die Blutungen aus dem Bauchspeicheldrüsengang häufen (Wirsungorrhagie, Haemosuccus pancreatis), sollte man primär nur von einer transpapillären Blutung sprechen und erst bei exakter Organlokalisation weiter differenzieren. Die

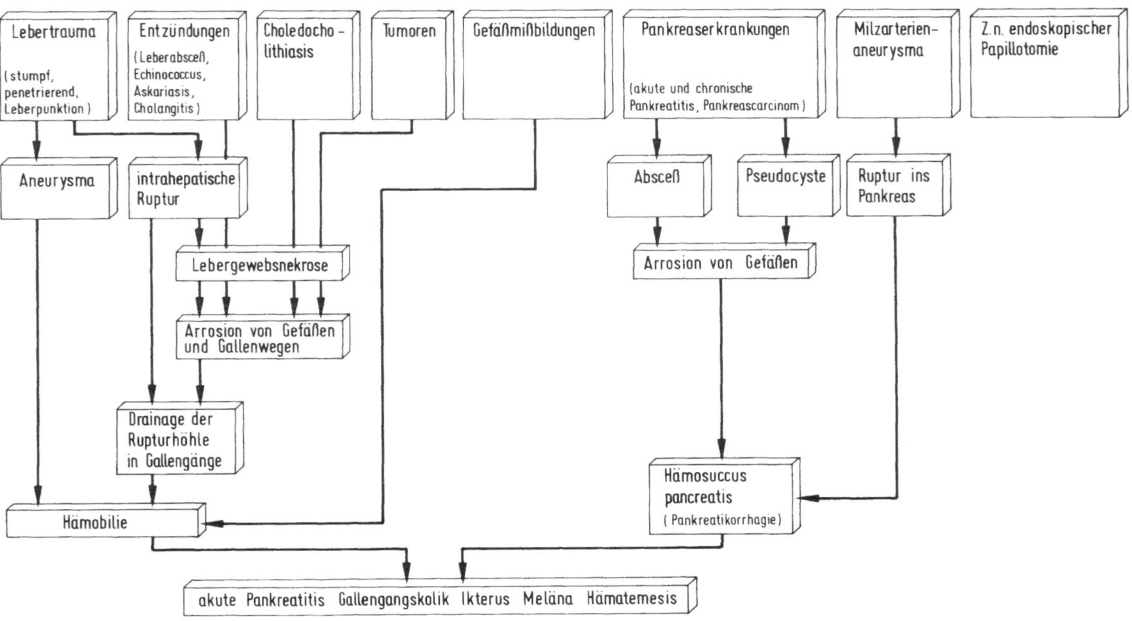

Abb. 1. Pathogenese und Symptomatik der transpapillären Blutung

Tabelle 1. Diagnostisches Procedere bei Hämobilie und Pankreatikorrhagie

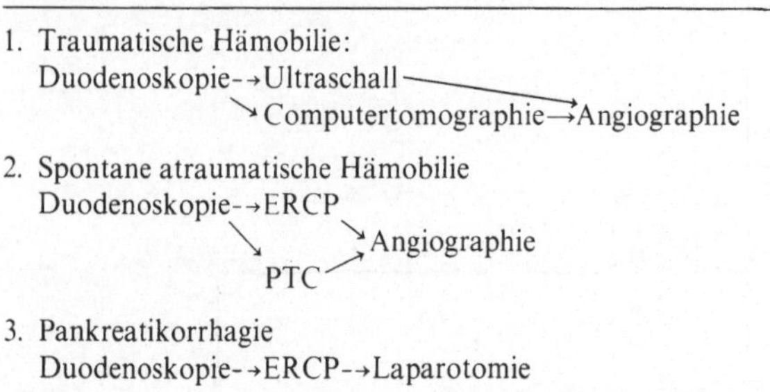

1. Traumatische Hämobilie:
   Duodenoskopie→Ultraschall→Computertomographie→Angiographie
2. Spontane atraumatische Hämobilie
   Duodenoskopie→ERCP→Angiographie
   Duodenoskopie→PTC→Angiographie
3. Pankreatikorrhagie
   Duodenoskopie→ERCP→Laparotomie

in Frage kommenden pathologisch-anatomischen Veränderungen sind in Abb. 1 wiedergegeben.

Das diagnostische Procedere ist in Tabelle 1 aufgeführt, wobei bei der traumatischen Hämobilie die Ultraschalluntersuchung bzw. Computertomographie, bei der spontanen Blutung angiographische Verfahren im Vordergrund stehen. Nicht selten erlaubt jedoch erst die ERCP, insbesondere bei Pankreasaffektionen, eine genaue Lokalisation und Klärung der Blutungsquelle [3]. Eine Bilhämie mit Übertritt von Galle in die Blutbahn ist nach Leberverletzungen vergleichsweise selten, charakteristisch ist die Kommunikation einer großen Lebervene mit einem intrahepatischen Gallengang [18, 22].

Eine Sonderstellung nimmt schließlich noch die Blutung aus dem Papillenbereich nach endoskopischer Sphincterotomie ein. In etwa 5% aller Patienten verläuft nach Untersuchungen von Stolte [19] ein stärkerer Ast der A. retroduodenalis knapp oberhalb der Papillenöffnung. Eine Durchtrennung dieses bis 1,6 mm dicken Gefäßes kann zu einer profusen Blutung Anlaß geben, die auch chirurgisch nur schwer zu beherrschen ist.

Die traumatische Hämobilie tritt rezidivierend über Monate und Jahre auf und führt in 43% [16] schließlich zum Tode. Die ätiologische Vielfalt verlangt nach einer differenzierten Therapie, unter Berücksichtigung individueller Besonderheiten. Für die Behandlung der intrahepatischen Hämobilie können bis heute keine feststehenden Richtlinien angegeben werden, lokale chirurgische Maßnahmen wie Drainage, Umstechungsligatur oder Tamponade der Hämatomhöhle bzw. der Leberruptur sind zwar möglich, können jedoch nicht zur generellen Anwendung empfohlen werden, da die Rezidivgefahr mit etwa 45% bei einer Letalität von 20% sehr hoch ist. Eine Ligatur der A. hepatica oder ihrer Äste ist mit einer Letalität von 25% belastet, allerdings bleiben die Patienten zu 75% blutungsrezidivfrei [17]. Für die postoperative Behandlung wird die Gabe von 2 mg/h Glucagon für 3–4 Tage zur Verbesserung der portalen Leber-

durchblutung empfohlen [13]. Als brauchbares Verfahren hat sich die Leberteilresektion mit einer Letalität von etwa 10% erwiesen; Rezidivblutungen sind extrem selten, doch bei der Möglichkeit mehrfacher intrahepatischer Hämatome durchaus möglich.
Bei der extrahepatischen Hämobilie stehen lokale Maßnahmen im Vordergrund, bei Blutungen aus dem Pankreas empfiehlt sich nach Lokalisation der Blutung die Resektion des erkrankten Drüsenteils.
Percutane Katheterembolisierung und 24stündige Ballonocclusion sind in Einzelfällen erfolgreich eingesetzt worden. Nachdem es sich hierbei nur um eine „symptomatische" Therapie handelt, kommt diesen Maßnahmen eher ein palliativer Charakter zu.

2 Blutungen aus Dünn- und Dickdarm

Vorhersagen über eine mögliche Blutungsquelle im unteren Verdauungstrakt nach Ausschluß einer „Magenblutung" sind nur bedingt möglich; bei Kindern und Jugendlichen ist in erster Linie an eine Invagination, ein blutendes Meckel-Divertikel und hereditäre Polyposeformen zu denken, beim alten Menschen an eine Blutung aus Colondivertikeln bzw. erworbenen Gefäßanomalien (Angiodysplasie). Bei den nicht seltenen angeborenen Gefäßmißbildungen (Morbus Osler) empfiehlt sich neben der üblichen Diagnostik eine intraoperative Endoskopie, da die Teleangiektasien mittels Diaphanoskopie für den operierenden Chirurgen besonders deutlich zutage treten. Gegebenenfalls ist hierbei auch eine endoskopische Therapie durch Elektrocoagulation möglich [17].
Während es um die Notfallcoloskopie bei der massiven peranalen Blutung wieder ruhiger geworden ist [4], kommt der angiographischen Diagnostik eine zunehmende Bedeutung zu, nicht zuletzt auch unter therapeutischen Aspekten. So konnten Johnsrude u. Jackson [10] in 74% angiographisch eine Blutungsquelle finden; in 60% gelang eine Blutstillung durch eine angiographische Pharmakotherapie, in 93% war eine selektive Embolisierung erfolgreich.
Noch unklar ist die Häufigkeit einer Divertikelblutung. Trotz der angiographischen Studien von Meyers et al. [14] neigt man heute dazu, radiologisch nachweisbare Angiodysplasien als Blutungsquelle anzunehmen und eine rechtsseitige Hemicolektomie durchzuführen, auch wenn Sigmadivertikel vorliegen sollten [20].
Der Begriff der Angiodysplasie ist dabei bewußt weit gefaßt, wie die Tabelle 2 nach Weaver et al. [21] zeigt. Trotz der bevorzugten Lokalisation im Coecum und Ascendenzbereich sind derartige Gefäßveränderungen, die angiographisch durch eine "early draining vein" gekennzeichnet sind [12], im gesamten Verdauungstrakt beobachtet worden. Problema-

Tabelle 2. Spektrum der Angiodysplasie des GI-Trakts. (Nach Weaver et al. [21])

Krankheitsbild	Magen	Dünndarm	Dickdarm
M. Osler-Rendu-Weber	×	×	×
v. Willebrand-Jürgens	×	×	×
Blue rubber bleb nevus	×	×	×
CRST-Syndrom	×	0	0
Angiodysplasie mit Aortenstenose	×	×	×
Angiodysplasie ohne Aortenstenose	×	0	×
Strahleninduzierte Angiodysplasie	×	0	×

tisch sind insbesondere die Beobachtungen von Boley et al. [2], die Gefäßektasien bei einem nicht unerheblichen Prozentsatz von über 60jährigen, primär wegen eines Coloncarcinoms operierten Patienten fanden. Nachdem in der Mehrzahl der Fälle einer Blutung aus Gefäßmißbildungen ein spontanes Sistieren eintritt, sollte zunächst vor einer operativen Sanierung der Blutungsquelle eine coloskopische Diagnostik erfolgen. Es gelingt zwar nicht immer, die primär submucös gelegenen Angiodysplasien zu identifizieren, doch sind derartige Veränderungen wiederholt erfolgreich elektrocoaguliert worden [23]. Zum pathologisch-anatomischen Nachweis im Resektionspräparat ist im übrigen nicht selten eine Gefäßfüllung mit Bariumgelatine erforderlich, um die arteriovenösen Shunts zu dokumentieren.

Das bunte Spektrum der Blutungsmöglichkeiten in Dünn- und Dickdarm und ihre relative Seltenheit lassen ein Therapieschema wenig sinnvoll erscheinen. Das Register der operativen Behandlung reicht von der Umstechung oder Excision bis zur subtotalen Resektion. Bei diffusen Gefäßmißbildungen sollte man zur Rezidivverhütung eine möglichst weitgehende Sanierung anstreben. Bei blutender Diverticulose wird heute, nicht zuletzt auch unter dem Aspekt der simultan vorkommenden Dysplasien, eine subtotale Colektomie bevorzugt [6]. Da nur in 25% aller peranalen Blutungen eine operative Sanierung erforderlich ist und es relativ häufig zu einem spontanen Sistieren der Blutung kommt, sollte eine möglichst gezielte Diagnostik erfolgen. Dabei ist durchaus zu diskutieren, ob eine angiographisch im blutungsfreien Intervall diagnostizierte Angiodysplasie bis zur möglichen nächsten Blutungsepisode belassen wird.

3 Akute anorectale Blutungen

75% aller akuten oder rezidivierenden frischen Rectalblutungen sind im Rectosigmoid lokalisierbar. Die Abhängigkeit der Blutungsqualität bei der akuten anorectalen Blutung von Schweregrad, Verweildauer und Lo-

Tabelle 3. Schweregrad und Lokalisation bei peranaler Blutung. (Nach Hotz u. Goebell [8])

Rectalblutung Qualität	Schweregrad der Blutung		Verweil-dauer h	Lokalisation
	I und II Akut-chronisch rezidivierend	III Akut mit Schock		
Frisches Blut (Hämatochezie)	80–1000 ml pro 24 h	Über 1500 ml in 1–5 h	<8	Oberer GI-Trakt (selten) Colon/Rectum (häufig)
Teerstuhl (Meläna)	80–1000 ml pro 24 h	Über 1500 ml in 1–5 h	>8	Oberer GI-Trakt (häufig) Colon (oberhalb einer Stenose)
Occultes Blut (Haemoccult)	20–80 ml in 24 h		Bedeu-tungslos	Gesamter GI-Trakt

kalisation der Blutungsquelle ist in Tabelle 3 wiedergegeben [8]. Häufigste Blutungsquelle sind Hämorrhoiden, auf deren Erörterung bewußt verzichtet wird, da weder bei der Definition noch bei der Behandlung derselben einheitliche Vorstellungen herrschen. So stellt ein Lancet-Editorial die Frage an die Leser: "To tie; to stab; to stretch; perchance to freeze?" Massive Blutungen aus den untersten Darmabschnitten finden sich bei der Colitis ulcerosa in 1,5–3,9%, beim Morbus Crohn in unter 1%. Die Strahlenproktitis tritt großen Sammelstatistiken zufolge in 2,4–25% (durchschnittlich 8%) nach Radiotherapie des kleinen Beckens bei einer Herddosis von über 50 Gy auf, Prädilektionsstellen der ischämischen Colitis sind die linke Colonflexur und der rectosigmoidale Übergang als Nahtstellen benachbarter arterieller Versorgungsgebiete. Tumoren bluten nur selten massiv, desgleichen die Endometriose [11], Colonvaricen [19] oder Amyloidose bzw. rheumatische Vasculitis.

Zumeist läßt sich die Blutungsquelle mit dem Prokto- oder Rectosigmoidoskop einstellen und soweit durch Spülung und Absaugung freilegen, daß lokale Maßnahmen bei umschriebenen Blutungsquellen wie Coagulation oder Excision möglich sind. Bei diffusen Blutungen kann, wenn konservative Maßnahmen wie Vasopressininfusion und lokale Cortisoneinläufe versagen, eine operative Entfernung des gesamten Organs notwendig werden.

Bei der Blutung aus dem unteren Verdauungstrakt besteht nur selten im Gegensatz zur Ulcus- oder Varicenblutung Lebensgefahr; zumeist gelingt es, mit Supportivmaßnahmen einen Zustand zu erreichen, in dem eine breitgefächerte Diagnostik möglich ist. Während im oberen Verdauungstrakt die Notfallendoskopie mit entsprechenden therapeutischen Maßnahmen ganz im Vordergrund steht, spielt sie wegen der anatomischen Gegebenheiten und der Schwierigkeit, beim blutgefüllten Darm übersichtliche Verhältnisse zu bekommen, nur eine untergeordnete Rolle. Hier dominiert die Angiographie, z. T. ergänzt durch die Angiotherapie, wobei insbesondere bei der Angiodysplasie die Untersuchung im blutungsfreien Intervall aufschlußreicher sein kann als während der aktiven Blutung, bei der je nach Erfahrung des Untersuchers 0,5–2,0 ml/min aus dem Gefäßsystem austreten müssen, bevor eine exakte Lokalisation gelingt. Ein einheitliches Therapieprinzip, das hinsichtlich therapeutischer Effizienz kontrolliert wurde, besteht bei der Vielzahl der in Frage kommenden Läsionen nicht; die Therapie hat individuell angepaßt zu erfolgen. Bei exakter Lokalisation der Blutungsquelle scheint man zumindest bei der massiven Colonblutung eine verschwindend geringe Letalität bei entsprechenden operativen Maßnahmen erzielen zu können [24].

Literatur

1. Blackstone MO, Kirsner JB (1979) Establishing the site of gastrointestinal bleeding. JAMA 241:599
2. Boley SJ, Sammartano R, Adams A, DiBiase A, Kleinhaus S, Sprayregen S (1977) On the nature and etiology of vascular ectasias of the colon. Gastroenterology 72:650–660
3. Demling L, Koch H, Rösch W (1979) Endoskopisch retrograde Cholangio-Pankreatikographie. ERCP. Schattauer, Stuttgart New York
4. Deyhle P, Blum AL, Nüesch J, Jenny S (1974) Emergency coloscopy in the management of acute peranal hemorrhage. Endoscopy 6:229–232
5. Editorial (1975) To tie; to stab; to stretch; perchance to freeze. Lancet II:645–646
6. Farthmann EH, Eichen R (1977) Chirurgische Behandlung der intestinalen Blutung. Chirurg 48:219–226
7. Hagenmüller F, Wurbs D, Raschke E, Classen M (1975) Endoskopie in der Diagnostik und Therapie der hereditären haemorrhagischen Teleangiektasie (Morbus Osler-Rendu-Weber) im Magen-Darm-Trakt. Inn Med 2:389–393
8. Hotz J, Goebell H (1977) Rektalblutungen. Notfallmed 3:255–260
9. Izsak EM, Finlay JM (1980) Colonic varices. Am J Gastroenterol 73:131–136
10. Johnsrude IS, Jackson DC (1978) The role of the radiologist in acute gastrointestinal bleeding. Gastrointest Radiol 3:357–368
11. Koller A, Fumagalli I, Ammann R (1971) Rezidivierende Rektalblutungen bei Endometriose des Rektosigmoids. Schweiz Med Wochenschr 101:1148–1150
12. Lux G, Frühmorgen P, Rösch W (1978) Angiodysplasie des Kolons als Ursache massiver gastrointestinaler Blutungen. Dtsch Med Wochenschr 103:383–387
13. Madding GF, Kennedy PA (1972) Hepatic artery ligation. Surg Clin North Am 52:719–724
14. Meyers MA, Alonso DR, Gray GF, Baer JW (1976) Pathogenesis of bleeding colonic diverticulosis. Gastroenterology 71:577–583
15. Rösch W (1979) Die atraumatische (spontane) Haemobilie. Med Welt 30:629–635
16. Sandblom P (1972) Hemobilia. Thomas, Springfield

17. Schildberg FW, Witte J, Heberer G (1976) Die Hämobilie als Sonderform der gastrointestinalen Blutung. Dtsch Med Wochenschr 101:743–748
18. Soehendra N, Werner B (1977) Zur Diagnostik der traumatischen Haemobilie und Bilhaemie. Dtsch Med Wochenschr 102:428–430
19. Stolte M (1979) Some aspects of the anatomy and pathology of the papilla of Vater. In: Classen M, Geenen J, Kawai K (eds) The papilla Vateri and its diseases. Witzstrock, Baden Baden Köln New York
20. Talman EA, Nixon DS, Gutierrez FE (1979) Role of arteriography in rectal hemorrhage due to arteriovenous malformations and diverticulosis. Ann Surg 190:203–213
21. Weaver GA, Alpern HD, Davis JS, Ramsey WH, Reichelsderfer M (1979) Gastrointestinal angiodysplasia associated with aortic valve disease: part of a spectrum of angiodysplasia of the gut. Gastroenterology 77:1–11
22. Wittrin G, Clemens M, Safrany L, Schönleben K (1978) Haemobilie und Bilhaemie – Komplikationen beim Lebertrauma. Zentralbl Chir 103:1463–1470
23. Wolff WI, Grossman MB, Shinya H (1977) Angiodysplasia of the colon: diagnosis and treatment. Gastroenterology 72:329–333
24. Wright HK, Pellicia O, Higgins EF, Sreenivas V, Gupta A (1980) Controlled semielective segmental resection for massive colonic hemorrhage. Am J Surg 139:535–538

Akute Cholecystitis

Koordinator: G. PAUMGARTNER

Kapitel 32

Pathogenese

T. SAUERBRUCH

1 Definition und Einteilung

Der Begriff „akute Cholecystitis" umfaßt ein weites Spektrum entzündlicher Veränderungen der Gallenblasenwand, die zu einer akuten Oberbauchsymptomatik führen. In der initial ödematös verdickten und hyperämischen Gallenblase können sich im weiteren Verlauf Hämorrhagien, Abscesse und Nekrosen unterschiedlichen Schweregrades ausbilden. Je nach Dominanz dieser vielgestaltigen morphologischen Veränderungen wird eine Einteilung in eine serös-fibrinöse, serös-purulente, phlegmonöse, nekrotisierende, ulcerierende und emphysematöse Cholecystitis vorgenommen [7]. Das Gallenblasenempyem stellt die durch eine Infektion hervorgerufene entzündliche Form des Hydrops dar.

Durch histologische Untersuchungen von Gallenblasen, die zu unterschiedlicher Zeit nach Beginn der klinischen Symptomatik entfernt wurden, versuchten Edlund u. Olsson einen repräsentativen Verlauf der akuten Entzündung aufzuzeigen [14]. Das Stadium I, das etwa eine Woche dauert, ist charakterisiert durch ein ausgeprägtes Ödem der Subserosa mit Hämorrhagien und Schleimhautnekrosen. In der zweiten Hälfte der 1. Woche beginnt die Absorption und Organisation des fibrösen Exsudates. Das Stadium II (subakute Cholecystitis) bildet sich in der 2. Woche aus. Im Vordergrund steht die polymorphkernige Leukocyteninfiltration, teilweise verbunden mit Nekrosen und Absceßbildung. Das Ödem wird zunehmend organisiert, es finden sich auch entzündliche vasculäre Veränderungen und Wandinfarzierungen. Im Stadium III (subchronische Cholecystitis), das der 3. und 4. Krankheitswoche zeitlich zuzuordnen ist, sind die polymorphkernigen Zellen weitgehend durch Lymphocyten und Plasmazellen ersetzt und die Nekrosen werden durch Granulome abgebaut. Im Stadium IV (sekundär chronische Cholecystitis), etwa 5 Wochen nach Beginn der Symptomatik, bildet sich eine rigide, mäßiggradig verdickte Gallenblasenwand aus, bei der die Muskulatur teilweise durch Bindege-

webe ersetzt ist. Die Mucosa ist abgeflacht und weist einen breitflächigen Verlust der Schleimhautfalten auf.
Die Gefahr der Gallenblasenperforation besteht vor allem in den ersten 5 Tagen nach Krankheitsbeginn. Sie tritt vorwiegend im Gallenblasenfundus auf, weil die Gefäßversorgung dort schlechter ist [1,9].

2 Pathogenetische Faktoren

2.1 Mechanischer Faktor

In über 90% der Erkrankungen dürfte ein Verschluß des Infundibulums der Gallenblase oder des Ductus cysticus für die Entstehung einer akuten Cholecystitis verantwortlich sein [49].

2.1.1 Gallenblasensteine

Bei 90–98% aller Patienten mit akuter Cholecystitis können Steine der Gallenblase nachgewiesen werden [6, 12, 14, 34, 40] (s. Tabelle 1). Der operative Nachweis eingeklemmter Gallensteine sowie die röntgenologischen und szintigraphischen Befunde einer ausgeschalteten Gallenblase [16, 18] weisen darauf hin, daß vor allem steinbedingte Obstruktionen des Ductus cysticus die akute Entzündung auslösen. Eine vermehrte Mucussekretion und Exsudation in das verschlossene Gallenblasenlumen führt zum Druckanstieg in dem Hohlorgan mit einer Schleimhautdehnung und Ischämie, die möglicherweise zu einer erhöhten Empfindlichkeit des Gewebes gegenüber der Galle führen. Csendes u. Sepulveda [11] fanden bei 25 Patienten mit akuter Cholecystitis und Cysticusverschluß intraoperativ einen mittleren Ruhedruck in der Gallenblase von $36 \pm 1{,}8$ cm H_2O vs. $9{,}9 \pm 0{,}9$ cm H_2O bei 22 Patienten mit chronischer Cholecystitis (Abb. 1).

Tabelle 1. Gallenblasensteine bei der akuten Cholecystitis

Autoren	Patienten *n* (♀:♂)	Nachweis von Gallenblasensteinen
Dalmas et al. (1979)	243	239 (98%)
Mentzer et al. (1975)[a]	2248 (1642:606)	829/919 (90%)
Edlund u. Olsson (1961)	127	124 (98%)
Berk (1940)[a]	3863	3575 (93%)
Judd u. Phillips (1933)	508 (312:196)	484 (95%)

[a] Sammelstatistik

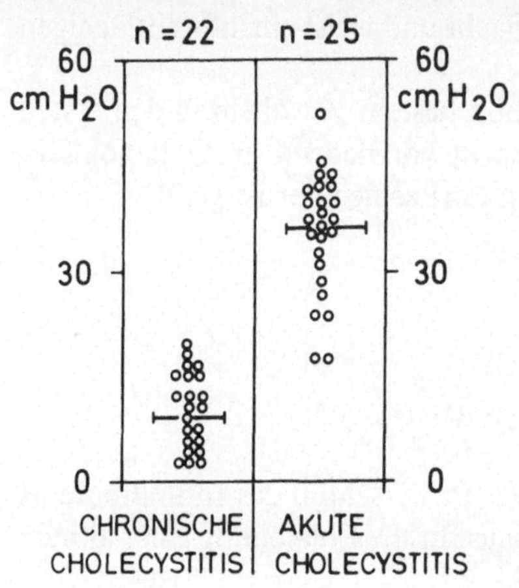

Abb. 1. Intraluminale Ruhedrücke der Gallenblase bei akuter und chronischer Cholecystitis. (Nach Csendes u. Sepulveda [11]

2.1.2 Nicht steinbedingte Obstruktionen

Cysticusverschlüsse ohne Steine sind selten. In Fallmitteilungen wurden akute Cholecystitiden bei tumorbedingten Kompressionen des Ductus cysticus [27, 30], obstruierenden Lymphknoten [7], Gefäßanomalien [27], Cysticustorsionen und Cysticusanomalien beschrieben.

2.2 Chemischer Faktor

2.2.1 Tierexperimentelle Befunde

Untersuchungen am Tier weisen darauf hin, daß neben der Obstruktion und einer Verschlechterung der Wanddurchblutung die Galle selbst ein wichtiges Glied in der Auslösung der akuten Cholecystitis ist.
Werden Ductus cysticus und A. cystica beim Hund ligiert, so läßt sich nach etwa 48 h das Bild der schweren Entzündung mit Wandödem, Hämorrhagien und Nekrosen nachweisen. Die Entzündungsreaktion bleibt aus, wenn der Gallenblaseninhalt durch physiologische Kochsalzlösung ersetzt wird [59] (s. Abb. 2). In weiteren Tierversuchen wurde durch die Applikation von Gallensäuren, eingedickter autologer Galle, von autologem Pankreas- oder Magensaft in die Gallengänge und Gallenblase jeweils eine akute Cholecystitis hervorgerufen, wobei ein gleichzeitiger Cysticusverschluß die Entzündung verstärkte [3, 19, 42, 58, 64, 65].
Eine jüngst erschienene Arbeit von Roslyn et al. [52] unterstreicht ebenfalls die Bedeutung der Gallezusammensetzung für die Entstehung einer akuten Cholecystitis. Die Autoren erzeugten bei Präriehunden durch Fütterung einer cholesterinreichen Diät eine Übersättigung der Galle mit Cholesterin. Wurde anschließend der Cysticus ligiert, so erzielten sie re-

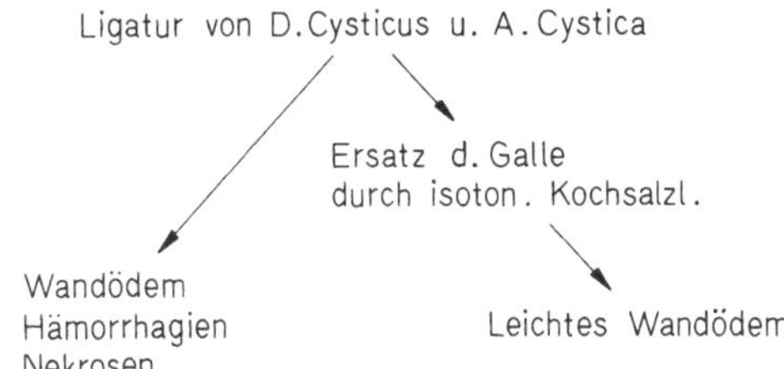

Abb. 2. Induktion der akuten Cholecystitis beim Hund: Die Entzündungsreaktion bleibt aus, wenn die Blasengalle durch Kochsalzlösung ersetzt wird. (Nach Thomas u. Womack [59])

gelmäßig eine akute Cholecystitis, unabhängig davon, ob bereits eine Steinbildung eingetreten war oder nicht. Die Kontrollgruppen ohne Cysticusverschluß mit lithogener Galle bzw. mit Cysticusverschluß ohne Cholesterinübersättigung der Galle entwickelten keine akute Cholecystitis. Möglicherweise sind Cholesterinkristalle für die Auslösung der akuten Cholecystitis mitverantwortlich [52].

2.2.2 Gallenzusammensetzung beim Menschen

Zur Frage, wieweit auch beim Menschen eine Veränderung der Zusammensetzung der Galle, Gallensäuren selbst oder auch Pankreassaft die Entstehung einer akuten Cholecystitis begünstigen, liegen nur wenige Untersuchungen vor.

Die Konzentration von Gallensäuren in der ausgeschlossenen Galle ist meist erniedrigt [4, 56, 57]. Verglichen damit waren die tierexperimentell verwandten Konzentrationen unphysiologisch hoch. Die pathogenetische Bedeutung der Gallensäuren ist daher derzeit nicht geklärt. Es muß auch angezweifelt werden, ob Pankreassekret für die Entstehung der Gallenblasenentzündung beim Menschen eine Rolle spielt. Einerseits ist beim Cysticusverschluß der Reflux von Pankreassaft in die Gallenblase wenig bedeutsam, andererseits korreliert der Nachweis von Amylase in der Blasengalle weder klinisch noch histologisch mit dem Bild der akuten Cholecystitis [51].

Wenn auch die tierexperimentellen Untersuchungen nur bedingt Rückschlüsse auf den Menschen zulassen, so ist eine Änderung der Gallezusammensetzung oder eine vermehrte Empfindlichkeit des Gewebes gegenüber dem Gallenblaseninhalt als pathogenetisches Prinzip dennoch zu berücksichtigen.

Verschiedene Untersucher fanden eine relative oder absolute Erhöhung von Lysolecithin in der Blasengalle bei der akuten Cholecystitis [4, 56, 57]. Lysolecithin hat membran- und gewebstoxische Eigenschaften. Die morphologischen Befunde der menschlichen Cholecystitis sind tierexperimen-

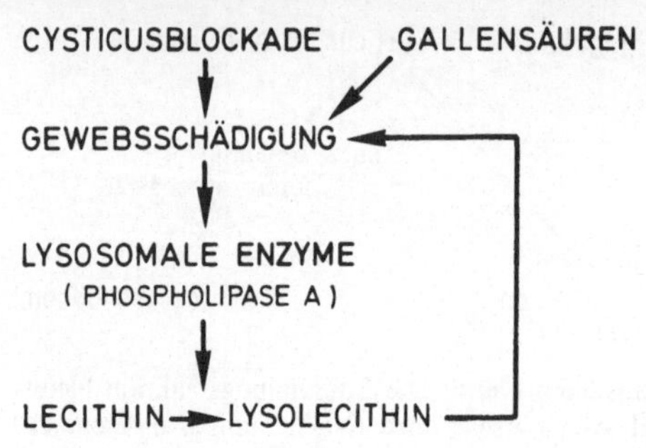

Abb. 3. Theorie zur Pathogenese der akuten Cholecystitis beim Menschen. (Nach Sjödahl u. Wetterfors [56])

tell durch die Gabe von Lysolecithin in die occludierte Gallenblase zu erzielen [24]. Aus diesen Befunden leiten Sjödahl et al. [57] folgendes pathogenetisches Konzept für den Menschen ab: Die steinbedingte Cysticusblockade führt zum lokalen Epithelschaden und zum Freiwerden lysosomaler Enzyme (Phospholipase A). Phospholipase A katalysiert die Entstehung von Lysolecithin aus dem in der Galle vorkommenden Lecithin. Die erhöhten Lysolecithinkonzentrationen führen in einem Circulus vitiosus zu weiteren Gewebsschäden. Ob die Gallensäuren einen potenzierenden Effekt haben, ist fraglich (Abb. 3).

2.3 Bakterieller Faktor

Bei der akuten konkrementbedingten Cholecystitis werden nur bei etwa der Hälfte der Patienten Mikroorganismen nachgewiesen [2, 12, 15, 32, 63] (s. Tabelle 2). Diese bakterielle Besiedelung tritt in der Mehrzahl der Fälle sekundär auf, ist jedoch nicht selten Ursache foudroyanter Krankheitsbilder (Sepsis, Perforation). Da das Keimspektrum weitgehend der Darmflora entspricht, wird vor allem eine Keimascension, möglicherweise entlang der Lymphwege, angenommen [12, 15, 25, 26].
Die Superinfektion der entzündlich veränderten, obstruierten Gallenblase ereignet sich besonders häufig im höheren Lebensalter [14, 32, 61, 63], bei Diabetikern [53] und bei anderen infektanfälligen Patienten.

Tabelle 2. Bakterielle Infektion bei der akuten Cholecystitis

Autor	*n*	Keimnachweis
Andrews u. Dell Henry (1935)	31	13 (42%)
Edlund et al. (1959)	32	17 (53%)
Wacha et al. (1978)	58	26 (45%)
Dalmas et al. (1979)	173	77 (45%)

E. coli, Enterokokken, Klebsiellen, seltener Staphylokokken und verschiedene Proteusarten werden vorwiegend nachgewiesen [12, 15, 23, 63]. Parallel vorkommenden Anaerobiern (Clostridien, B. fragilis, Bacteroides) wurde auch hinsichtlich der Therapie bisher wahrscheinlich zu wenig Aufmerksamkeit gewidmet [17]. Erwähnenswert ist, daß Hermanek bei der Untersuchung von 797 Blasengallen in 7,8% der Fälle Pilze anzüchten konnte [25, 26].

2.3.1 Systemische Infektionen

Septisch bedingte Cholecystitiden im Rahmen systemischer Infektionen sind selten. Sie wurden bei Salmonellosen [8, 62], Klebsiellen-Infektionen [31] und Brucellosen [43] beschrieben.

2.3.2 Emphysematöse Cholecystitis

Die emphysematöse Cholecystitis ist durch das Bild der schweren akuten Gallenblasenentzündung mit röntgenologischem Nachweis der Gasbildung in der Gallenblasenwand und teilweise auch in den Gallengängen charakterisiert. Sowohl pathogenetisch als auch epidemiologisch stellt diese Cholecystitis eine Sonderform dar. Konkremente werden nur in etwa der Hälfte der Fälle gefunden [54]. Wahrscheinlich spielen zunächst gefäßbedingte Faktoren eine wichtige Rolle. Ausgelöst durch eine Wandischämie kommt es etwa 24–48 h nach Beginn der Symptomatik zu einer Besiedelung mit gasbildenden Mikroorganismen. Die Erreger sind häufig Clostridien, seltener Klebsiellen oder bestimmte gasbildende Coli- und Streptokokkenstämme [38]. Im Gegensatz zur steinbedingten akuten Cholecystitis erkranken Männer aus unbekannten Gründen häufiger als Frauen [29, 40, 53, 54]. Bei 30–60% der Patienten besteht gleichzeitig ein Diabetes mellitus [53].

2.4 Vasculärer Faktor

Bei der akuten Cholecystitis finden sich deutlich pathologische Veränderungen der Wandarteriolen [22, 41]. Eine gefäßbedingte Hypoxie der Gallenblasenwand kann den Verlauf der akuten Cholecystitis entscheidend beeinflussen, insbesondere wenn es zur Ausbildung einer Gangrän kommt.

Bei Steinverschlüssen des Cysticus führt möglicherweise eine auf die A. cystica übergreifende ödembedingte Kompression zu Ischämien [29]. Besonders beim degenerativ vorgeschädigten Gefäßbett wird eine kritische Minderperfusion begünstigt. Auf Grund der engen strukturellen Beziehung von A. cystica und Ductus cysticus werden auch torsionsbedingte

Cholecystitiden durch ein Ineinandergreifen von Gallenblasenverschluß und Wandischämie ausgelöst.
Ausschließlich infarktbedingte Cholecystitiden stellen, wohl auf Grund ausreichender Kollateralenbildung, eine Seltenheit dar. Ebenso finden sich nur vereinzelte Mitteilungen in der Literatur über akute gangränöse Entzündungen, die durch embolische Verschlüsse der A. cystica oder A. hepatica hervorgerufen wurden [10, 41].
Immunvasculitiden können bei Beteiligung der Gallenblasengefäße zu fibrinoiden Nekrosen und dem Vollbild der akuten Cholecystitis führen [44, 55]. Dies gilt vor allem für die Polyarteriitis nodosa, bei der die Wandarteriolen der Gallenblase in 10–16% beteiligt sind [46], während hingegen die akute Cholecystitis im Rahmen einer Riesenzellarteriitis sehr selten ist [48].

2.4.1 Schockreaktionen

Die Hypothese, daß schockbedingte Mikrozirkulationsstörungen eine akute Cholecystitis auslösen können, wird durch die klinische Beobachtung posttraumatischer und postoperativ auftretender Cholecystitiden und den histologischen Nachweis von Fibrinoidthromben in Gallenblasenarteriolen nach protrahiertem Schock gestützt [39]. Hierbei könnte, insbesondere beim septischen Schock, nach Verletzungen oder Verbrennungen die Aktivierung des Faktors XII eine Rolle spielen. Becker et al. gelang es, bei Hunden und Affen durch die intravenöse Gabe von Polyphenolaktivatoren des Faktors XII oder von Escherichia-coli-Endotoxin akut entzündliche Veränderungen der Gallenblasengefäße hervorzurufen [5].

2.4.2 Steinfreie, postoperative und posttraumatische akute Cholecystitis

Der Anteil steinfreier akuter Cholecystitiden beträgt etwa 5%. Cysticusobstruktionen, die nicht durch Konkremente bedingt sind, sind seltene Ursachen der steinfreien Cholecystitis (s. auch 2.1.2). Die Cholecystitis ohne Steinnachweis tritt vor allem nach Verbrennungen [45], Polytraumen [37] und bei Patienten, die längere Zeit parenteral ernährt wurden [50], auf. Wie auch bei der emphysematösen Cholecystitis erkranken Männer sehr viel häufiger als Frauen [13, 47]. Die präoperative Diagnosestellung ist schwierig.
Von einigen Autoren wurde ursächlich eine Eindickung der Galle bei längerer Nahrungskarenz angenommen. Bei Wiederaufnahme von Nahrung soll die konzentrierte, hyperviscöse Galle durch eine Kontraktion der Gallenblase zum Cysticusverschluß führen [20, 50]. Die zeitliche Beziehung zum Beginn der oralen Ernährung konnte jedoch von anderen Un-

tersuchern nicht bestätigt werden [37, 47]. Die Autoren diskutieren als Pathogenese schock- und embolisch bedingte Hypoxämien der Gallenblasenwand mit Gangränbildung und sekundärer bakterieller Besiedelung [28, 37, 50].

Das Krankheitsbild der akuten postoperativen oder posttraumatischen Cholecystitis ist teilweise mit dem der steinfreien Cholecystitis gleichzusetzen. Die Erkrankung ereignet sich vorwiegend im höheren Lebensalter und bei Männern [33]. Bei amerikanischen Soldaten im Vietnamkrieg betrug die Incidenz nach operativen Eingriffen 0,5% [37]. 47% der rein postoperativen und 92% der posttraumatisch-postoperativen Cholecystitiden sind steinfrei [33]. Die Art der vorangegangenen Operation ist von geringer Bedeutung. Die Gallenblasenentzündung wurde etwa gleich häufig nach Hüftgelenksoperationen [47], gastroenterologischen und urologischen Eingriffen beobachtet [20, 35, 36, 60]. Der zeitliche Abstand zur Operation liegt zwischen einigen Tagen und 4 Wochen, im Mittel bei 14 Tagen [13].

Die hohe Letalität (30–35%) wird mit der häufigen Ausbildung gangränös-nekrotisierender Cholecystitiden mit einer Perforationsfrequenz von 50% erklärt [13, 21, 28, 60]. Pathogenetisch werden wiederum vorwiegend hypovolämisch, septisch oder embolisch bedingte Durchblutungsstörungen der Gallenblasenwand, insbesondere bei vorgeschädigtem Gefäßbett, mit sekundärer bakterieller Besiedelung angenommen.

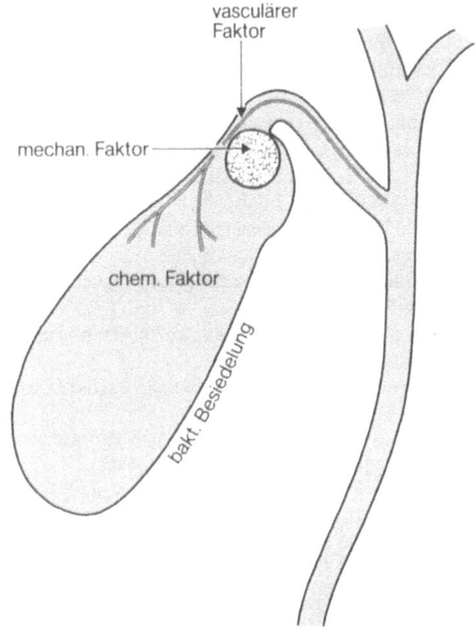

Abb. 4. Pathogenetische Faktoren der akuten Cholecystitis

3 Zusammenfassung

Bei 90–95% der Patienten mit akuter Cholecystitis lösen mechanische Faktoren, nämlich vorwiegend ein Verschluß des Ductus cysticus durch Gallenblasensteine, die Erkrankung aus. Eine Druckerhöhung im Gallenblasenlumen, die eine Schleimhautschädigung hervorrufen kann, ist die Folge. Sekundär dürften weitere pathogenetische Prinzipien eine Rolle spielen und den Entzündungsverlauf beeinflussen: Die ausgeschlossene Blasengalle selbst ist wahrscheinlich durch eine Bildung von Lysolecithin, besonders bei herabgesetzter Resistenz der Schleimhaut, gewebstoxisch. Die bakterielle Besiedelung ist häufig erst eine Folge der mechanisch und chemisch ausgelösten Entzündung, kann jedoch zu foudroyanten Verläufen, gerade bei älteren Menschen und Diabetikern, führen. Bei Sonderformen der Gallenblasenentzündung (steinfreie, posttraumatische, postoperative und emphysematöse Cholecystitis) stehen Gefäßveränderungen, die zu einer Durchblutungsstörung und Gangränbildung der Gallenblase führen, als pathogenetische Faktoren im Vordergrund (Abb. 4).

Literatur

1. Abu-Dalu J, Urca I (1971) Acute cholecystitis with perforation into the peritoneal cavity. Arch Surg 102:108–110
2. Andrews E, Dell Henry L (1935) Bacteriology of normal and diseased gallbladders. Arch Intern Med 56:1171–1188
3. Aronsohn HG, Andrews E (1938) Experimental cholecystitis. Surg Gynecol Obstet 66:748–768
4. Bandomer G, Begemann F, Krüger W, Schumpelick V (1981) Lokale Lithogenität bei akuter Cholecystitis. Verh Dtsch Ges Inn Med 87:867–870
5. Becker CG, Dubin T, Glenn F (1980) Induction of acute cholecystitis by activation of factor XII. J Exp Med 151:81–90
6. Berk JE (1940) The management of acute cholecystitis. Am J Dig Dis 7:325–332
7. Bolck F, Machnik G (1978) Die Entzündung der Gallenblase. In: Doerr W, Seifert G, Uehlinger E (Hrsg) Spezielle pathologische Anatomie, Bd X. Springer, Berlin Heidelberg New York, S 787
8. Campbell CW, Eckman MR (1975) Acute acalculous cholecystitis caused by Salmonella indiana. JAMA 233:815
9. Cassau D, Siewert R (1968) Die Gallenblasenperforation. Bruns Beitr Klin Chir 216:343–349
10. Cinqualbre J, Eisenmann B, Dalcher G, Aeby G, Kieny R (1978) Les gangrènes de la vésicule biliaire. Ann Chir 32:349–353
11. Csendes A, Sepulveda A (1980) Intraluminal gallbladder pressure measurements in patients with chronic or acute cholecystitis. Am J Surg 139:383–384
12. Dalmas H, Picaud R, Anfossi G, Giudicelli G (1979) Les cholécystites aiguës lithiasiques. J Chir 116:193–200
13. DuPriest RW, Khaneja SC, Cowley RA (1979) Acute cholecystitis complicating trauma. Ann Surg 189:84–89

14. Edlund Y, Olsson O (1961) Acute cholecystitis; its etiology and course, with special reference to the timing of cholecystectomy. Acta Chir Scand 120:479–494
15. Edlund YA, Mollstedt BO, Ouchterlony Ö (1959) Bacteriological investigation of the biliary system and liver in biliary tract disease correlated to clinical data and microstructure of the gallbladder and liver. Acta Chir Scand 116:461–476
16. Eikman EA, Cameron JL, Colman M, Natarajan TK, Dugal P, Wagner HN (1975) A test for patency of the cystic duct in acute cholecystitis. Ann Intern Med 82:318–322
17. Finegold SM (1979) Anaerobes in biliary tract infection. Arch Intern Med 139:1338
18. Freitas JE, Gulati RM (1980) Rapid evaluation of acute abdominal pain by hepatobiliary scanning. JAMA 244:1585–1587
19. Gatch WD, Battersby JS, Wakim KG (1946) The nature and treatment of cholecystitis. JAMA 132:119–121
20. Glenn F, Wantz GE (1956) Acute cholecystitis following the surgical treatment of unrelated disease. Surg Gynecol Obstet 102:145–153
21. Golden GT, Sears HF, Wangensteen SL (1973) Post-traumatic cholecystitis. Am Surg 39:275–278
22. Gordon KCD (1967) Cystic arterial patterns in diseased human gall bladders. Gut 8:565–568
23. Goswitz JT (1974) Bacteria and biliary tract disease. Am J Surg 128:644–646
24. Gottfries A (1969) Lysolecithin: a factor in the pathogenesis of acute cholecystitis? Acta Chir Scand 135:213–217
25. Hermanek P (1964) Zur Mykologie der Galle bzw. Gallenblase. Langenbecks Arch Klin Chir 307:277–297
26. Hermanek P (1966) Zur Mykologie der Galle bzw. Gallenblase. Acta Hepatogastroenterol (Stuttg) 13:208–227
27. Hoerr SO, Hazard JB (1966) Acute cholecystitis without gallbladder stones. Am J Surg 111:47–55
28. Howard RJ, Delaney JP (1971) Posttraumatic cholecystitis. JAMA 218:1006–1007
29. Huber T, Kübler R (1979) Akute emphysematoese Cholecystitis. Helv Chir Acta 46:477–481
30. Isler M (1969) Akute Cholecystitis ohne Steine. Schweiz Med Wochenschr 99:115–120
31. Jaffe SA (1943) Extrapulmonary Klebsiella pneumoniae infections. JAMA 122:292–296
32. Järvinen HJ (1980) Biliary bacteriemia at various stages of acute Cholecystitis. Acta Chir Scand 146:427–430
33. Jönsson PE, Andersson A (1976) Postoperative acute acalculous cholecystitis. Arch Surg 111:1097–1101
34. Judd ES, Phillips JR (1933) Acute cholecystic disease. Ann Surg 98:771–779
35. Kasahara Y, Umemura H, Kuyama T, Hidetaka O (1978) Postoperative acute cholecystitis in Japan. World J Surg 2:661–666
36. Knudson RJ, Zuber WF (1963) Acute cholecystitis in the postoperative period. N Engl J Med 269:289–291
37. Lindberg EF, Grinnan GL, Smith L (1970) Acalculous cholecystitis in Viet Nam casualties. Ann Surg 171:152–157
38. May RE, Strong R (1971) Acute emphysematous cholecystitis. Br J Surg 58:453–458
39. Meissner K (1975) Beitrag zum Thema: Die Gallenblase als Schockorgan. Langenbecks Arch Chir 340:59–61
40. Mentzer RM, Golden GT, Chandler JG, Horsley JS (1975) A comparative appraisal of emphysematous cholecystitis. Am J Surg 129:10–15
41. More BM, Merdinger WF, Sommers SC (1965) Cholecystitis and stenotic arteriosclerosis. Am J Clin Pathol 45:465–467
42. Morris CR, Hohf RP, Ivy AC (1952) An experimental study of the role of stasis in the etiology of cholecystitis. Surgery 32:673–685

43. Morris SJ, Greenwald RA, Turner RL, Tedesco FJ (1979) Brucella-induced cholecystitis. Am J Gastroenterol 71:481–484
44. Mowrey FH, Lundberg EA (1954) The clinical manifestations of essential polyangiitis (periarteritis nodosa), with emphasis on the hepatic manifestations. Ann Intern Med 40:1145–1164
45. Munster AM, Goodwin MM, Pruitt BA (1971) Acalculous cholecystitis in burned patients. Am J Surg 122:591–593
46. Offenstadt G, Pinta P, Morel-Maroger L, Hervé JP, Le Picard P (1978) Angéite nécrosante révélée par une cholécystite aiguë et une insuffisance rénale aiguë. Ann Med Interne (Paris) 129:260–271
47. Ottinger LW (1976) Acute cholecystitis as a postoperative complication. Ann Surg 184:162–165
48. Papaioannou CC, Hunder GG (1979) Vasculitis of the gallbladder in a 70-year-old man with giant cell (temporal) arteritis. J Rheumatol 6:71–75
49. Paumgartner G (1981) Pathophysiologie von Gallenblase und Gallenwegen. In: Allgöwer M, Harder F, Hollender LF, Peiper HJ, Siewert JR (Hrsg) Chirurgische Gastroenterologie. Springer, Berlin Heidelberg New York
50. Peterson SR, Sheldon GF (1979) Acute cholecystitis: a complication of hyperalimentation. Am J Surg 138:814–817
51. Popper HL (1933) Pankreassaft in den Gallenwegen. Arch Klin Chir 175:660–695
52. Roslyn JJ, DenBesten L, Thompson JE, Silverman BF (1980) Roles of lithogenic bile and cystic duct occlusion in the pathogenesis of acute cholecystitis. Am J Surg 140:126–130
53. Rosoff L, Meyers H (1966) Acute emphysematous cholecystitis. Am J Surg 111:410–423
54. Sarmiento RV (1966) Emphysematous cholecystitis. Arch Surg 93:1009–1014
55. Schwartz IS, Mendelow H, Winkler L (1966) Polyarteritis nodosa presenting as acute cholecystitis. Am J Clin Pathol 45:468–471
56. Sjödahl R, Wetterfors J (1974) Lysolecithin and Lecithin in the gallbladder wall and bile; their possible roles in the pathogenesis of acute cholecystitis. Scand J Gastroenterol 9:519–525
57. Sjödahl R, Tagesson C, Wetterfors J (1978) On the pathogenesis of acute cholecystitis. Surg Gynecol Obstet 146:199–202
58. Stephenson SE, Nagel CB (1963) Acute cholecystitis: An experimental study. Ann Surg 157:687–694
59. Thomas CG, Womack NA (1952) Acute cholecystitis, its pathogenesis and repair. Arch Surg 64:590–600
60. Thompson JW, Ferris DO, Baggenstoss AH (1962) Acute cholecystitis complicating operation for other diseases. Ann Surg 155:489–494
61. Thorsness ET (1934) Bacteriology of Cholecystitis. Surg Gynecol Obstet 59:752–755
62. Uthman SM (1972) Acalculous acute typoid cholecystitis. Leban Med J 25:503–505
63. Wacha H, Brandt P, Ungeheuer E (1978) Bakteriologische Untersuchung bei akuter und chronischer Cholecystitis. Therapiewoche 28:1401–1402
64. Wolfer JA (1931) The rôle of the pancreatic juice in the production of gall-bladder disease. Surg Gynecol Obstet 53:433–447
65. Womack NA, Bricker EM (1942) Pathogenesis of cholecystitis. Arch Surg 44:658–676

Kapitel 33

Bildgebende Verfahren

G. SCHNEEKLOTH und W. A. FUCHS

Ist die klinische und laborchemische Symptomatologie der akuten Cholecystitis nicht konklusiv und wird damit eine Abgrenzung gegenüber anderen, mit akuten Schmerzen im rechten Oberbauch einhergehenden Erkrankungen notwendig, stehen folgende bildgebende diagnostische Verfahren zur Verfügung:

Konventionelle Röntgendiagnostik
- Abdomenübersichtsaufnahme
- Perorale Cholecystographie
- Intravenöse Cholecysto-Cholangiographie
- Infusionstomographie der Gallenblase

Hepatobiliäre Funktionsszintigraphie
Sonographie
Computertomographie.

1 Konventionelle Röntgendiagnostik

1.1 Abdomenübersichtsaufnahme

Abdomenübersichtsaufnahmen werden in liegender und stehender Position des Patienten durchgeführt. Die Aufnahme im Stehen kann bei schwerkranken Patienten durch eine Aufnahme in linker Seitenlage ersetzt werden; eine der beiden Aufnahmen ist jedoch namentlich zum Nachweis freier intraperitonealer Luft unerläßlich.
Diagnostische Anhaltspunkte für eine akute Cholecystitis sind:

- Verkalkungen im rechten Oberbauch als Hinweis auf eine Cholelithiasis. Da jedoch nur 10–15% aller Gallenkonkremente verkalkt sind [1] (Abb. 1), müssen Verkalkungen anderer Genese, namentlich in Leber, Nieren, Nebennieren, Lymphknoten, Rippenknorpel und Gefäßen, differentialdiagnostisch abgegrenzt werden.

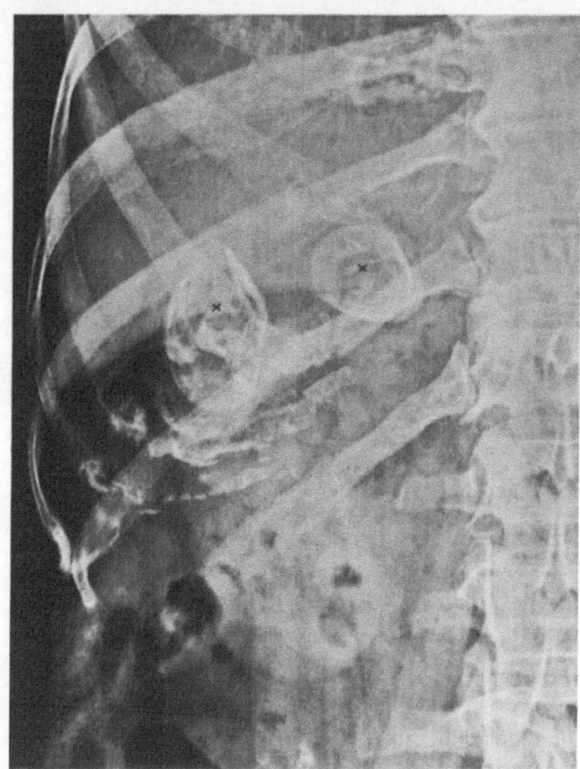

Abb. 1. Verkalkte Gallenblasenkonkremente (x)

- Dilatation gallenblasennaher Dünndarmschlingen, sog. "sentinel loops", als Ausdruck einer lokalisierten Peritonitis. Im Stehen oder in Linksseitenlage lassen sich Luft-Flüssigkeits-Spiegel nachweisen (Abb. 2a, b). Bei Ausdehnung der Peritonitis werden größere Abschnitte des Dünndarms und möglicherweise auch des Dickdarms paralytisch.
- Transparenzmindernde Raumforderung in Lebernähe als Hinweis auf einen Gallenblasenhydrops bzw. ein Gallenblasenempyem. Sie kann in etwa einem Drittel der Fälle nachgewiesen werden (Abb. 3).
- Gas in Gallenblasenlumen und Gallenblasenwand. Es ist für die seltene emphysematöse Cholecystitis charakteristisch (Abb. 4), wird allerdings erst 24–48 h nach Beginn der Erkrankung nachweisbar.

Zusammenfassend ergibt sich, daß die diagnostischen Kriterien der Abdomenübersichtsaufnahme zum Nachweis einer akuten Cholecystitis mit Ausnahme der Cholecystitis emphysematosa unspezifisch sind [1]. Zur

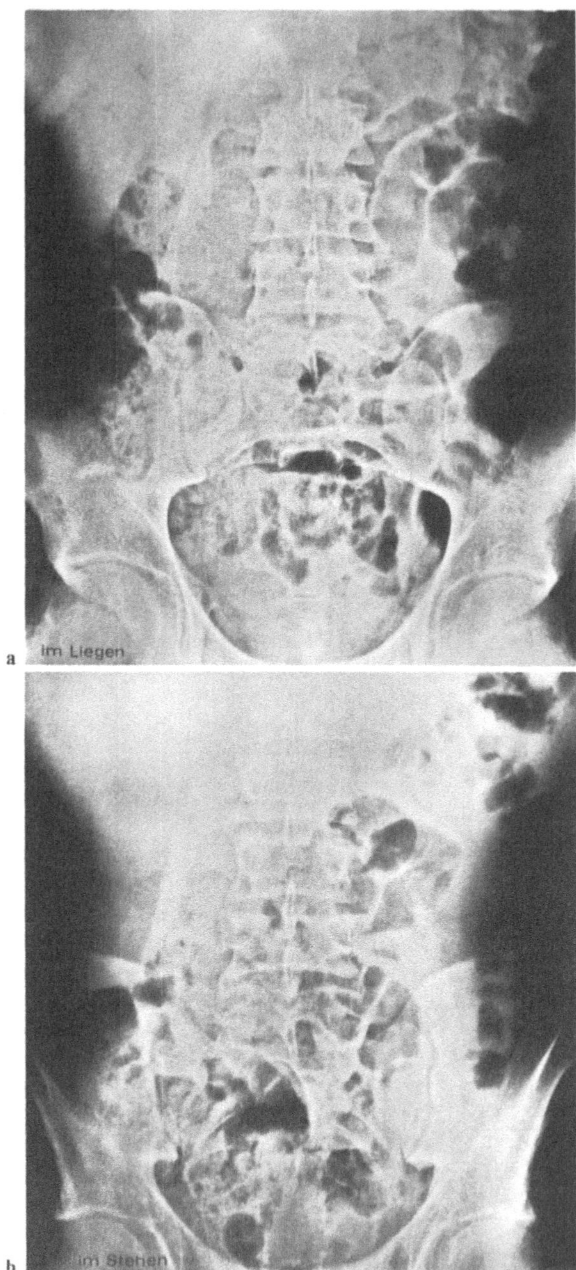

Abb. 2 a, b. Lokalisierte Peritonitis. Dilatation einzelner, gallenblasennaher Dünndarmschlingen. Luftflüssigkeitsspiegel in stehender Position

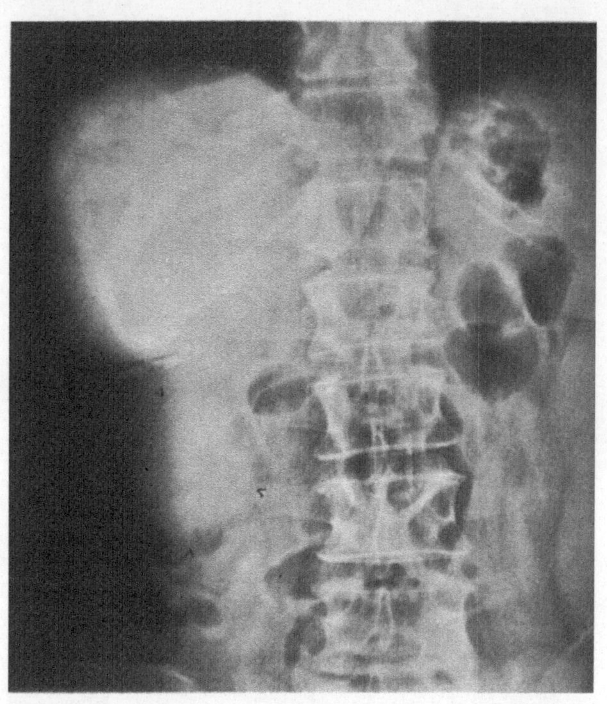

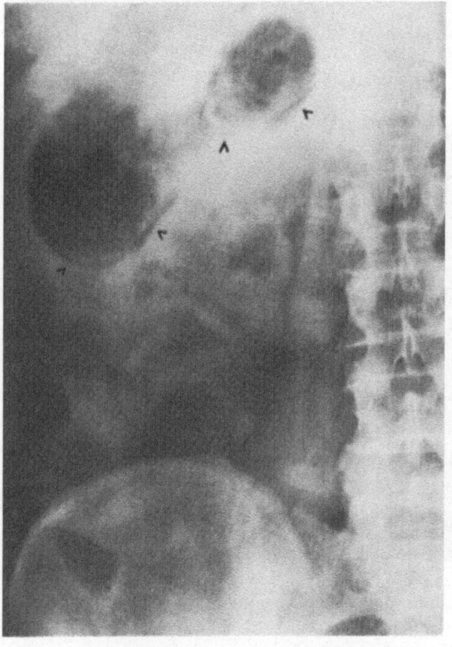

▲ **Abb. 3.** Gallenblasenhydrops. Transparenzmindernde Raumforderung caudal des rechten Leberlappens (>)

◀ **Abb. 4.** Cholecystitis emphysematosa. Gasansammlung in der Gallenblasenwand und im Gallenblasenlumen (>). (Nach Berk u. Clemett [1])

Abgrenzung gegenüber anderen, mit akuten rechtsseitigen Oberbauchschmerzen einhergehenden Erkrankungen, wie namentlich der Ulcusperforation, ist sie dagegen unerläßlich.

1.2 Perorale Cholecystographie

Die perorale Cholecystographie ist ähnlich wie die Sonographie eine Methode der Wahl zum Nachweis einer Cholecystolithiasis. Ihre diagnostische Treffsicherheit liegt hierbei um 90% [2].
Zum Nachweis einer akuten Cholecystitis ist die perorale Cholecystographie dagegen nicht geeignet: Einerseits müssen die Patienten oft parenteral ernährt werden, andererseits können die intestinale Resorption und die hepatocelluläre Sekretion des Kontrastmittels durch Beeinträchtigung der enterohepatischen Zirkulation der Gallensäuren behindert sein und damit eine konklusive Beurteilung um mehrere Stunden verzögern.

1.3 Intravenöse Cholecysto-Cholangiographie

Die diagnostischen Kriterien der intravenösen Cholecysto-Cholangiographie zum Nachweis einer akuten Cholecystitis sind die fehlende Kontrastierung der Gallenblase bei eindeutiger Kontrastierung des Ductus choledochus. Diese Konstellation erlaubt die Diagnose eines Cysticusverschlusses. Ist dagegen eine Kontrastierung der Gallenblase nachzuweisen, kann ein Cysticusverschluß als häufigste Ursache der akuten Cholecystitis ausgeschlossen werden.
Die diagnostische Treffsicherheit bezüglich einer Vésicule exclue bei akuter Cholecystitis liegt um 90%. Zum Ausschluß falsch-negativer Befunde müssen Röntgenaufnahmen bis zu 24 h nach KM-Injektion angefertigt werden, sofern sich die Gallenblase nicht vorher kontrastiert [15]. Namentlich diese Forderung mindert den Wert der intravenösen Cholecysto-Cholangiographie als Notfallmaßnahme beträchtlich.

1.4 Infusionstomographie der Gallenblase

Die Infusionstomographie der Gallenblase wird nach intravenöser Applikation eines *nierengängigen* Kontrastmittels durchgeführt. Dagegen erfolgt die Infusionscholangiographie zur Darstellung des Gallensystems bei ikterischen Patienten mit *lebergängigen* Kontrastmitteln [5].
Das diagnostische Kriterium der Infusionstomographie bezüglich der akuten Cholecystitis ist eine verdickte, infolge Hyperämie stark kontrastierte Gallenblasenwand (Abb. 5).
Die diagnostische Treffsicherheit dieser nur selten angewandten Untersuchungsmethode wird mit 94–98% angegeben [9, 10].

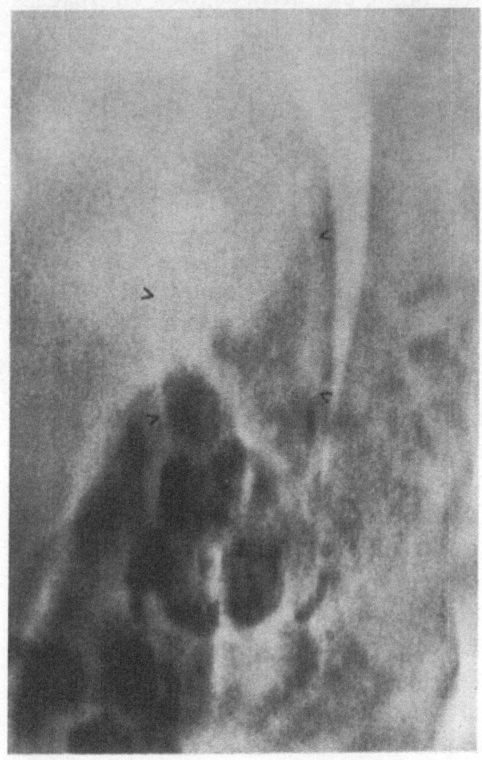

Abb. 5. Infusionstomogramm bei akuter Cholecystitis. Verdickte Gallenblasenwand mit deutlicher Kontrastierung nach intravenöser Injektion eines nierengängigen Kontrastmittels (>)

2 Hepatobiliäre Funktionsszintigraphie

Die hepatobiliäre Funktionsszintigraphie als diagnostische Methode zum Nachweis der akuten Cholecystitis beruht auf der hepatobiliären Ausscheidung von ^{99}Technetium-markierten Derivaten des Imino-di-Acetats [12].
Die Diagnose einer akuten Cholecystitis wird gestellt, wenn in der Gallenblase keine Aktivität gemessen werden kann, obwohl die Leberfunktion normal ist und eine zeitgerechte Anreicherung des Ductus choledochus erfolgt ist. Zum Ausschluß falsch-positiver Ergebnisse werden diese Kriterien erst 4 h nach intravenöser Applikation des Radiopharmakons als konklusiv angesehen [13, 14]. Ist auch dann keine Aktivität in der Gallenblase nachzuweisen, wird die Diagnose einer akuten Cholecystitis gestellt (Abb. 6 b).

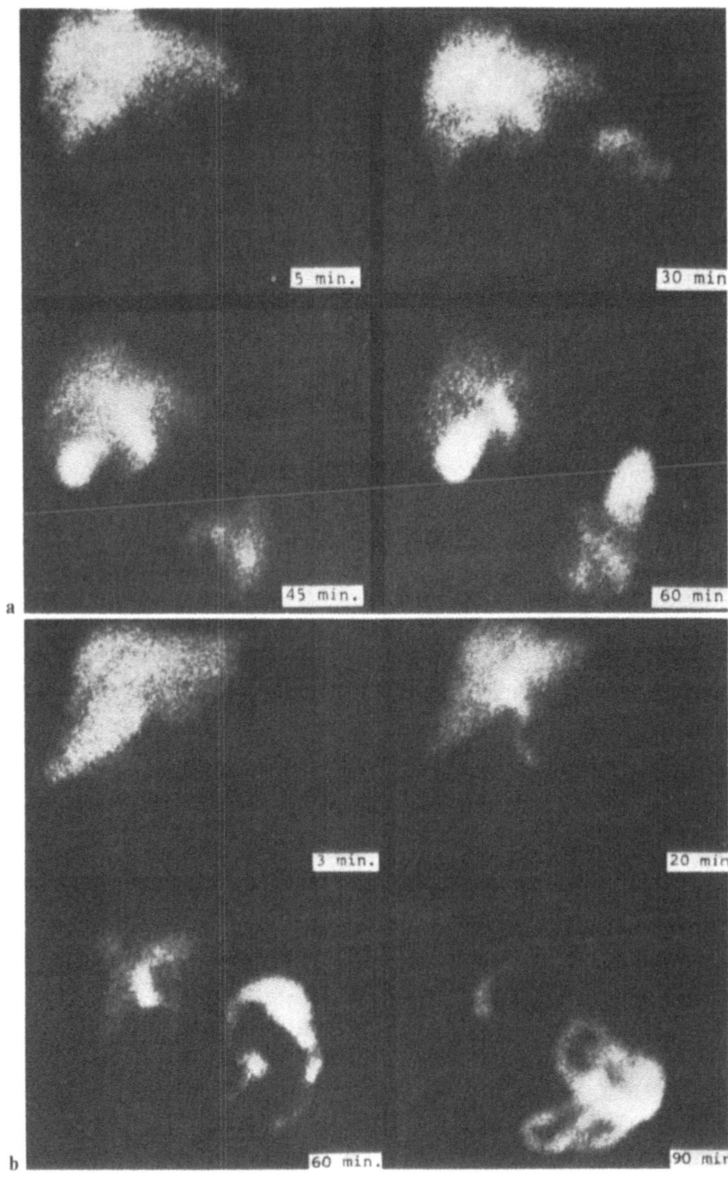

Abb. 6a, b. Hepatobiliäre Funktionsszintigraphie. **a** Normalbefund: Aktivitätsanreicherung im Ductus hepatocholedochus nach 30 min, in der Gallenblase nach 45 min sowie im Magen-Darm-Trakt nach 30–60 min. **b** Akute Cholecystitis: Fehlende Aktivitätsanreicherung in der Gallenblase nach 60 und mehr Minuten bei zeitgerechter Aktivitätsanreicherung im Ductus hepatocholedochus und im Magen-Darm-Trakt. (Nach Weissmann et al. [12])

Eine durch Cysticusverschluß verursachte akute Cholecystitis ist auszuschließen, wenn 1 h nach Applikation des Kontrastmittels die Gallenblase zur Darstellung kommt (Abb. 6a). Eine nicht steinbedingte Cholecystitis ist jedoch auf diese Weise nicht auszuschließen.
Die diagnostische Treffsicherheit der hepatobiliären Funktionsszintigraphie wird mit 98% angegeben [13, 14].

3 Sonographie

Die Sonographie ist eine nichtinvasive morphologische Untersuchungsmethode, die heutzutage in fast allen Spitälern, meist mit transportablen Real-Time-Geräten durchgeführt wird. Eine Kontrastmittelgabe ist nicht erforderlich, eine Belastung durch Röntgenstrahlen oder Radioaktivität besteht nicht.
Die diagnostischen Kriterien der Sonographie bezüglich der akuten Cholecystitis sind:
- Konkremente der Gallenblase (Abb. 7 u. 8).
- Diffuse Wandverdickung, wobei eine Wanddicke von 3,5 mm und mehr als pathologisch anzusehen ist, eine geringere Wanddicke dagegen eine akute Cholecystitis nicht ausschließt (Abb. 7).
- Konturirregularitäten und Konturunschärfen der Gallenblasenwand.
- Diffuse Reflexionen im Gallenblasenlumen, einem Empyem entsprechend (Abb. 8).
- Vergrößerung der Gallenblase.
- Eindeutige Schmerzen im Bereich des sonographisch dargestellten Organs.

Die diagnostische Treffsicherheit der Sonographie bei der Abklärung einer akuten Cholecystitis ist in der Literatur nicht ausdrücklich angegeben. Wird jedoch die diagnostische Treffsicherheit einzelner Kriterien berücksichtigt, wie z.B. die Wandverdickung von 3,5 mm und mehr (98%) [3, 8] oder die Lithiasis (über 90%) [6], ergibt sich die richtige Diagnose in 90–95%.
Bekannte Nachteile der Sonographie, wie meteoristisch geblähte Darmschlingen und Knochen, spielen bei der Beurteilung der Gallenblase, insbesondere wegen ihrer oberflächlichen Lage, eine unbedeutende Rolle.
Somit ergibt sich, daß die Sonographie eine wichtige Untersuchungsmethode zum Nachweis einer akuten Cholecystitis ist. Direkte Zeichen wie Wandverdickung als Ausdruck einer Entzündung, umschriebene, stark reflexogene Areale als Ausdruck von Konkrementen, diffuse Reflexionen im Lumen als möglicher Ausdruck eines Empyems und die Vergrößerung der Gallenblase beim Hydrops oder Empyem sind meist problemlos nachzuweisen. Wenn auch kleine Konkremente im Ductus cysticus selten zur

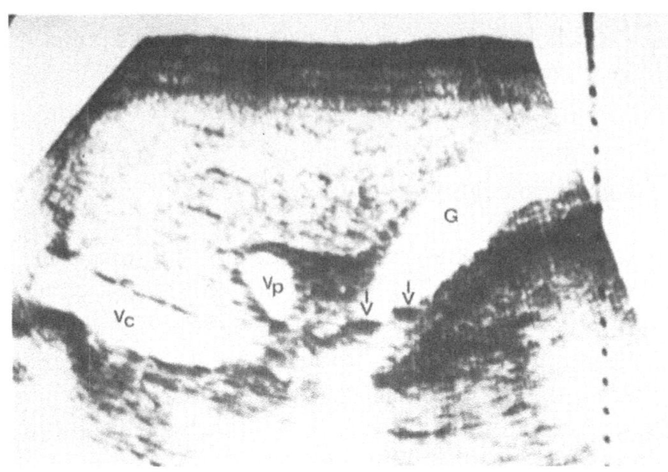

Abb. 7. Cholelithiasis im Sonogramm. Stark reflexogene Areale (→) in den lageabhängigen Gallenblasenabschnitten, Konkrementen entsprechend. (G = Gallenblase, Vc = V. cava inf., Vp = V. portae)

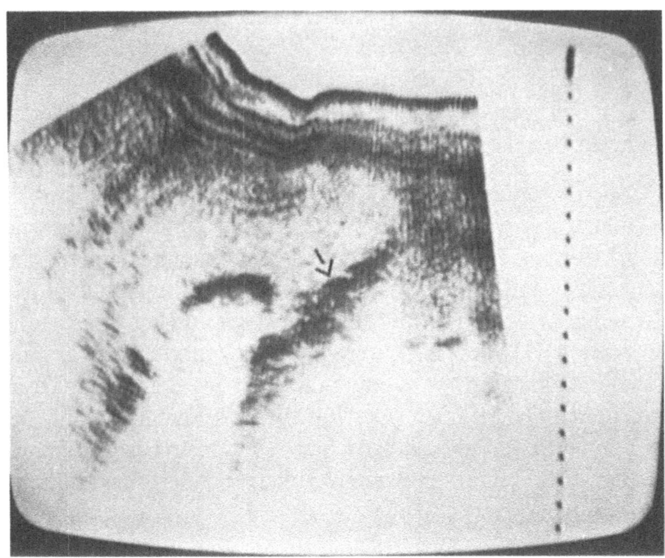

Abb. 8. Gallenblasenempyem im Sonogramm. Vergrößerte Gallenblase mit Konkrement und Wandverdickung (→). Die multiplen Reflexionen im Gallenblasenlumen sind Ausdruck des Empyems

Darstellung kommen, weisen einerseits die genannten Kriterien auf das Vorliegen einer akuten Entzündung hin und macht andererseits der Ausschluß einer Cholecystolithiasis das Vorliegen eines kleinen Cysticuskonkrementes als Solitärbefund unwahrscheinlich.

Zusätzliche Informationen, z.B. über eine begleitende Pankreatitis oder einen pericholecystischen bzw. hepatogenen Absceß, können gewonnen werden.

4 Computertomographie

Die Computertomographie ermöglicht morphologische und teils auch funktionelle Aussagen. Ihre Vorteile sind in einer überlagerungsfreien, exakten Darstellung anatomischer und pathologischer Strukturen zu sehen.

Die diagnostischen Kriterien bezüglich der akuten Cholecystitis sind:

- Verdickung und Hyperämie der Wand (normal: max. 1 mm), die nach intravenöser Injektion eines nierengängigen Kontrastmittels eindrucksvoll dargestellt werden kann (Abb. 9).
- Vergrößerung der Gallenblase (Abb. 10).
- Densitätserhöhung der Gallenflüssigkeit (normal: ca. 20 HE). Eine Densitätserhöhung ist mit einem Empyem, einer Hämorrhagie oder eingedickter Galle kompatibel (Abb. 10).
- Konkremente. Diese sind allerdings nur nachzuweisen, wenn sie eine gegenüber der Gallenflüssigkeit differente Strahlenabsorption aufweisen, d. h. wenn sie Calcium enthalten (Hyperdensität) oder aus Cholesterin bestehen (Hypodensität).

Größere Studien zur Beurteilung der diagnostischen Treffsicherheit der akuten Cholecystitis im Computertomogramm sind bisher nicht durchgeführt worden. Dennoch darf die Dichteanhebung der hyperämischen Gallenblasenwand nach intravenöser Kontrastmittelapplikation als ein signifikantes Kriterium zum Nachweis der akuten Cholecystitis angesehen werden [4, 11]. Von Bedeutung ist die Computertomographie außerdem bei der Abklärung von Komplikationen der akuten Cholecystitis, z. B. eines pericholecystischen oder intrahepatischen Abscesses (Abb. 11) bzw. bei der differentialdiagnostischen Abgrenzung gegenüber anderen, mit akuten Abdominalschmerzen einhergehenden Erkrankungen wie der akuten Pankreatitis.

5 Schlußfolgerungen

Zur Abklärung der akuten Cholecystitis stehen 7 bildgebende diagnostische Verfahren zur Verfügung. Nachfolgende kritische Wertung führt zu einer eliminierenden Beschränkung auf wenige, diagnostisch essentielle Methoden (Tabelle 1):

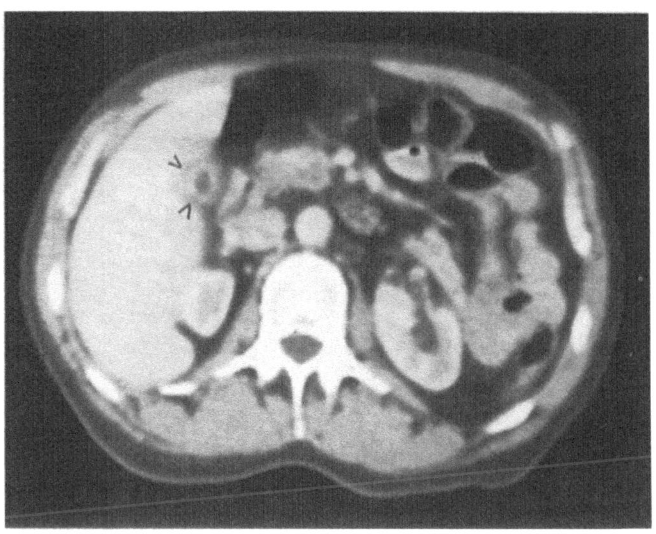

Abb. 9. Akute Cholecystitis im Computertomogramm. Verdickte Gallenblasenwand mit deutlicher Kontrastierung nach intravenöser Injektion eines nierengängigen Kontrastmittels (>)

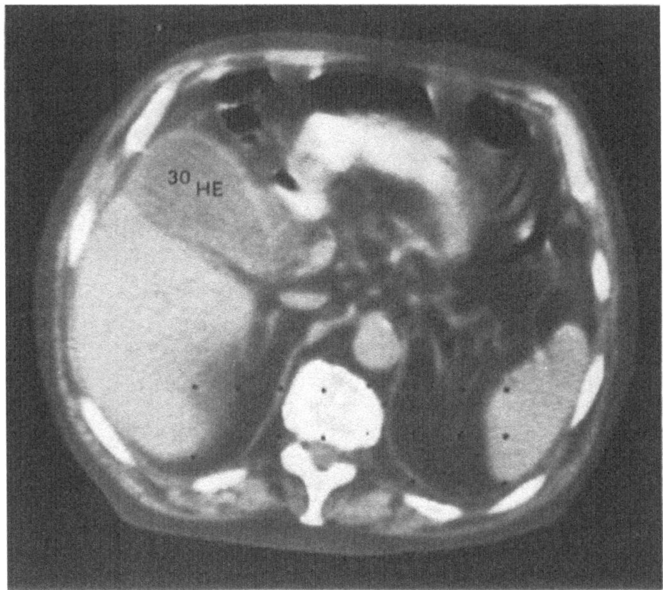

Abb. 10. Akute Cholecystitis im Computertomogramm. Deutlich vergrößerte Gallenblase mit verdickter Wand. Die Densität der Gallenflüssigkeit liegt mit ca. 30 HE zu hoch und ist verdächtig auf ein Empyem

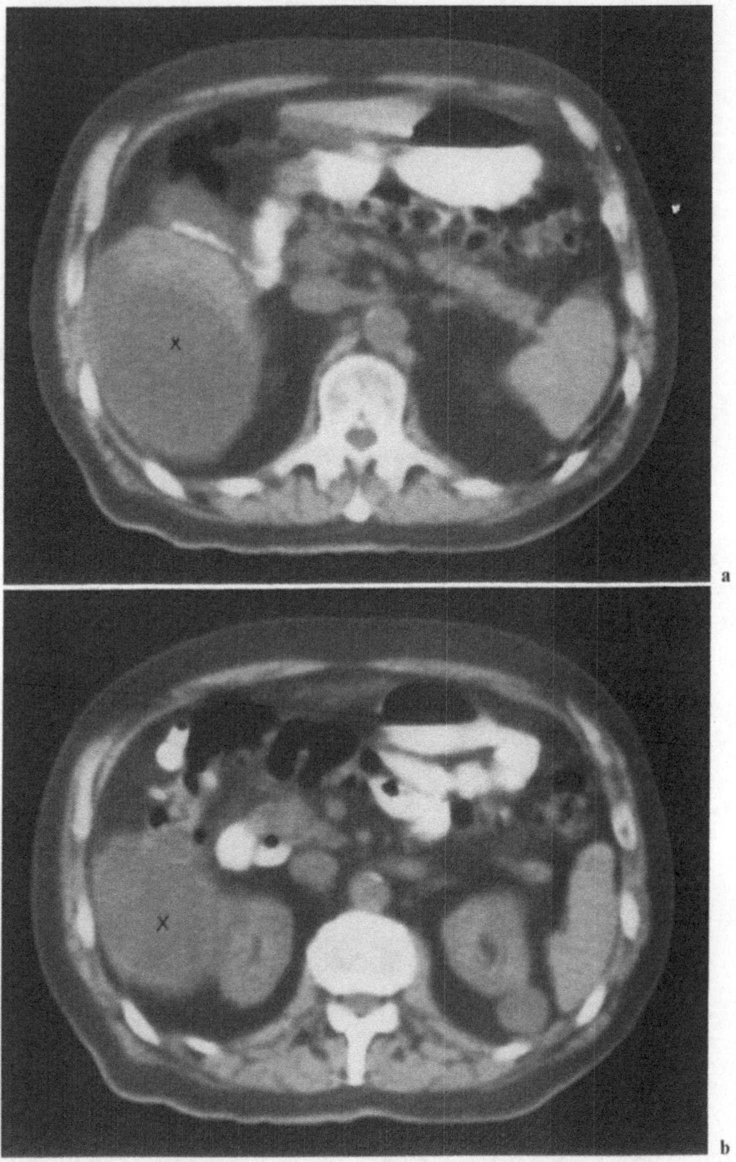

Abb. 11 a, b. Subhepatischer Absceß bei Gallenblasenperforation. Flüssigkeitsansammlung im hinteren subhepatischen Raum (Morison-Tasche) (x) mit Impression der caudalen Abschnitte des rechten Leberlappens

Tabelle 1. Wertigkeit der bildgebenden diagnostischen Verfahren bei der akuten Cholecystitis

Konventionelle Röntgendiagnostik	
Abdomenübersichtsaufnahme	Unspezifisch Ausnahme: Cholecystitis emphysematosa
Perorale Cholecystographie	Ungeeignet
Intravenöse Cholecysto-Cholangiographie	Wenig geeignet
Infusionstomographie der Gallenblase	Bedingt geeignet
Hepatobiliäre Funktionsszintigraphie	Geeignet
Sonographie	Gut geeignet
Computertomographie	Gut geeignet

- Die *Abdomenübersichtsaufnahme* ist unspezifisch, außer bei Vorliegen einer Cholecystitis emphysematosa. Sie sollte dennoch namentlich zum Ausschluß einer Ulcusperforation durchgeführt werden.
- Die *perorale Cholecystographie* ist zur Abklärung einer akuten Cholecystitis ungeeignet. Die intestinale Resorption und die hepatobiliäre Sekretion des Kontrastmittels sind oftmals behindert und verzögern eine konklusive Beurteilung um mehrere Stunden.
- Die *intravenöse Cholecysto-Cholangiographie* ist eine geeignete Methode zum *Ausschluß* einer akuten Cholecystitis. Zum *Nachweis* einer akuten Cholecystitis ist sie dagegen vor allem wegen des großen Zeitaufwandes wenig geeignet, da die Vésicule exclue erst 24 h nach intravenöser Kontrastmittelinjektion beweisend ist.
- Die *Infusionstomographie* der Gallenblase, über die nur wenige Studien vorliegen, kann zum Nachweis einer akuten Cholecystitis eingesetzt werden. Die Diagnose stützt sich auf die Kontrastierung der verdickten, hyperämischen Gallenblasenwand nach Infusion eines nephrotropen Kontrastmittels.
- Die *hepatobiliäre Funktionsszintigraphie* ist eine geeignete Methode zum Nachweis einer akuten Cholecystitis. Sie beruht namentlich auf der fehlenden Aktivitätsanreicherung der Gallenblase 4 h nach intravenöser Applikation des Radiopharmakons. Komplikationen der Cholecystitis wie Abscesse oder pathologische Veränderungen anderer Ätiologie werden mit dieser Untersuchungsmethode nicht erfaßt.
- Die *Sonographie* stellt die richtige Diagnose der akuten Cholecystitis in über 90% der Fälle. Die diagnostischen Kriterien hierbei sind im wesentlichen die Gallenblasenkonkremente und die Wandalterationen. Komplikationen oder konkomitierende Erkrankungen anderer parenchymatöser Organe sind oft zu erfassen.
- Die *Computertomographie* ist eine gut geeignete Methode zum Nachweis einer akuten Cholecystitis. Die Diagnose beruht auf der Dichteanhebung der entzündlich veränderten Gallenblasenwand nach intrave-

Tabelle 2. Essentielle bildgebende diagnostische Verfahren bei der akuten Cholecystitis

	Wertigkeit	Zeitaufwand	Verfügbarkeit der Apparatur	Strahlenbelastung
Funktionsszintigraphie	Geeignet	2–4 h	In allen größeren Spitälern	Gering vorhanden
Sonographie	Gut geeignet	ca. 20 min	In allen Spitälern	Nicht vorhanden
Computertomographie	Gut geeignet	ca. 30 min	In vielen größeren und allen großen Spitälern	Vorhanden

nöser Applikation eines nephrotropen Kontrastmittels. Komplikationen oder andere, die klinische Symptomatologie erklärende Erkrankungen sind meist zu erkennen.

Somit ergeben sich als diagnostisch essentielle Methoden die Funktionsszintigraphie, Sonographie und Computertomographie. Unter besonderer Berücksichtigung von Zeitaufwand, Verfügbarkeit der Apparatur und Strahlenbelastung ist folgendes diagnostisches Procedere vorzuschlagen (Tabelle 2):
Die *Sonographie* sollte die erste diagnostische Maßnahme sein, da sie mit einem geringen Zeitaufwand durchzuführen ist und Geräte inzwischen in nahezu allen Spitälern zur Verfügung stehen.
Ist die sonographische Beurteilung nicht konklusiv, kann die *hepatobiliäre Funktionsszintigraphie* angeschlossen werden. Ihr Zeitaufwand von etwa 4 h ist auch bei akuten Notfällen noch vertretbar.
Die *Computertomographie* ist ähnlich wie die Sonographie eine schnell durchführbare Untersuchungsmethode, die jedoch nur an größeren Zentren zur Verfügung steht. Ihre Strahlenbelastung sei erwähnt. Sie gibt wertvolle Informationen über die eigentliche akute Cholecystitis sowie über deren Komplikationen und differentialdiagnostischen Probleme.

Literatur

1. Berk RN, Clemett AR (1977) Radiology of the gallbladder and bile ducts. Saunders, Philadelphia London Toronto
2. Burhenne HJ (1975) Problem areas in the biliary tract. Curr Probl Diagn Radiol 5:1
3. Engel JM, Deitch EA, Sikemma W (1980) Gallbladder wall thickness: Sonography accuracy and relation to disease. AJR 134:907–909
4. Ferris RA, Kirschner LP, Mero JH, Chung DH (1979) Increased attenuation value in the hydropic gallbladder. J Comput Assist Tomogr 3:545–546

5. Fuchs WA, Preisig R (1975) Prolonged drip-infusion cholangiography. Br J Radiol 48:539
6. Lee JKT, Melson GL, Koehler RE, Stanley RJ (1980) Cholecystosonography: Accuracy, pitfalls and unusual findings. Am J Surg 139:
7. Marchal GJF, Caesar M, Baert AL, Goddeeris PG, Kerremans R, Fevery J (1979) Gallbladder wall sonolucency in acute cholecystitis. Radiology 133:429–433
8. Mindel HJ, Ring BA (1979) Gallbladder wall thickening: Ultrasonic findings. Radiology 133:699–701
9. Moncada R, Cardoso M, Danley R, Rodriguez J, Kimura K, Pickleman J, Brandly J (1977) Acute cholecystitis: 137 patients studied by infusion tomography of the gallbladder. AJR 129:583–585
10. Moncada R, Cardoso M, Danley R, Rodriguez J, Kimura K, Pickleman J, Brandly J (1977) Infusion tomography of the gallbladder: Mechanism of gallbladder wall opacification in experimental acute cholecystitis. AJR 129:587–590
11. Solomon A, Kreel L, Pinto D (1979) Contrast computed tomography in the diagnosis of acute cholecystitis. J Comput Assist Tomogr 3:585–588
12. Subramian G, Chander J, Singh DN, Dham DN, Lakshmpathi N, Sing B (1977) A new radiopharmaceutical for gallbladder studies: 99^{m}-Tc-Sn-Lida complex. Nucl Med 16:83–85
13. Weissmann HS, Frank MS, Bernstein LH, Freeman LM (1979) Rapid and accurate diagnosis of acute cholecystitis with 99^{m}-Te-Hida cholescintigraphy. AJR 132:523–528
14. Weissmann HS, Badia J, Sugarman LA, Kluger L, Rosenblatt R, Freeman LM (1981) Spectrum of 99^{m}-Te-Ida cholescintigraphic pattern in acute cholecystitis. Radiology 138:167–175
15. Wise RE (1962) Intravenous cholangiography. Thomas, Springfield Ill

Kapitel 34

Internistische Therapie

A. Stiehl

Die akute Entzündung der Gallenblase ist relativ selten. Nach einer Untersuchung von Brandt u. Ungeheuer wurde in 10 Jahren bei 4402 Cholecystektomien die Indikation zur Operation nur in 217 Fällen (4,9%) wegen einer akuten Entzündung der Gallenblase gestellt [4]. Von Patienten mit akuter Cholecystitis haben etwa 95% eine Cholelithiasis [12, 13]. Bei der Mehrheit der Patienten liegt ein Cysticusverschluß vor.
Pathologisch-anatomisch ist die akute Cholecystitis charakterisiert durch eine celluläre Infiltration und ein Ödem der Gallenblasenwand. Entsteht die akute Cholecystitis in einer bereits chronisch entzündeten Gallenblasenwand, so lassen sich histologisch zusätzlich eine Bindegewebsvermehrung und Muskelhypertrophie der Wand, divertikelartige Wandausstülpungen, evtl. mit Cysten oder Ektasien, und eine Atrophie der Mucosa nachweisen [10].

1 Symptomatik

Typisch für die Cholecystitis ist der ausgeprägte Spontan- und Druckschmerz in der Gallenblasengegend (Leitsymptom lokale Peritonitis). Je schwerer die Cholecystitis ist, um so mehr angrenzendes Peritoneum wird von der Entzündung erfaßt und um so ausgebreiteter ist die Peritonitis (Leitsymptom: diffuse Peritonitis). Nur in seltenen Fällen fehlt die charakteristische Schmerzsymptomatik [9]. Weitere wichtige Symptome sind Brechreiz, Fieber, Ikterus und eine tastbar vergrößerte Gallenblase (Tabelle 1).
Klinisch wichtig ist die Unterscheidung von Gallenkolik und Gallenblasenentzündung. Der Schmerz der Gallenkolik beginnt in der Gallenblasengegend und strahlt in Epigastrium, Rücken und Schulter aus [11, 23], die Gallenblasenregion selbst ist bei der Palpation oft druckempfindlich. Die Gallenblasenentzündung kann mit einer Kolik beginnen. Die Unter-

Tabelle 1. Symptome bei Cholecystitis. (Nach Gagic et al. [9])

	Häufigkeit/Gesamtzahl
Bauchschmerzen	91/93
Brechreiz + Erbrechen	85/93
Fieber	51/93
Ikterus	24/93
Palpable Masse	25/93

Tabelle 2. Labordaten bei Cholecystitis. (Nach Gagic et al. [9])

		Häufigkeit/Gesamtzahl
Leukocyten	> 10000	60/93
Bilirubin	> 2 mg-%	34/93
Alk. Phosph.	> 85 E/l	29/93
SGOT	> 50 E/l	38/93
Amylase	> 200 E/l	14/93

scheidung, wann noch eine Kolik und wann bereits eine Cholecystitis vorliegt, kann dann schwierig werden. Dauerschmerz, Fieber und Leukocytose finden sich nicht bei der einfachen Gallenkolik und sind Hinweise auf eine Cholecystitis.

2 Diagnostik

Es gibt keine für die Cholecystitis charakteristischen Laboruntersuchungen. Oft, aber nicht immer pathologisch sind BKS und Leukocytenzahl. Die in Tabelle 2 aufgezeigten Laboruntersuchungen zeigen ein Übergreifen der Entzündung auf Gallenwege, Leber oder Pankreas an [9].
Hohe Serumbilirubinwerte werden insbesondere bei Patienten mit zusätzlicher Choledocholithiasis gefunden, aber auch Patienten mit Cholecystitis ohne Choledocholithiasis haben oft erhöhte Bilirubin-Konzentrationen im Plasma [8].
Bei akuter Cholecystitis bietet sich nach der körperlichen Untersuchung bei Patienten mit diffuser Abwehrspannung die Röntgen-Abdomen-Übersichtsaufnahme als nächste Maßnahme an (Tabelle 3). Die Untersuchung dient 1. dem Nachweis evtl. vorhandener freier Luft im Abdomen als Hinweis auf eine Perforation, 2. dem Nachweis eines evtl. vorhandenen Ileus, 3. dem Nachweis evtl. vorhandener schattengebender Konkremente, 4. dem Nachweis einer Aerobilie und 5. dem Nachweis einer Rarität, des submucösen Gallenblasenemphysems [5].

Tabelle 3. Diagnostik: akute Cholecystitis

1. Anamnese und Untersuchung
2. Labor (BKS, Blutbild, Leberwerte, Pankreasenzyme, Elektrolyte, harnpflichtige Substanzen). Bei Fieber Blutkultur
3. Röntgen: Abdomen-Übersicht
4. Sonographie: Oberbauch
5. Computertomographie: Oberbauch

Die Sonographie wird zur weiteren Abklärung der Cholecystitis durchgeführt. Im Gegensatz zu röntgenologischen Verfahren mit Kontrastmittelgabe kann die Sonographie auch bei Patienten mit Leberparenchymschaden oder Jodallergie durchgeführt werden. Sie erlaubt nicht nur eine Beurteilung des Gallenblaseninhaltes, sondern zusätzlich der Gallenblasenwand (Entzündungszone) und der angrenzenden Organe. Nach McKay [19] kann in etwa 78% der Patienten mit akuter Cholecystitis mit einem aussagefähigen Untersuchungsergebnis durch die Sonographie gerechnet werden.

Technisch schwierig wird die Sonographie bei geblähtem Abdomen. Ist das Untersuchungsergebnis nicht eindeutig, so kann die Computertomographie zur weiteren Klärung herangezogen werden. Das Computertomogramm erlaubt, wie die Sonographie, nicht nur eine Beurteilung der Gallenblasenkonfiguration, sondern zusätzlich der Gallenblasenwand und der umgebenden Organe.

Spezielle szintigraphische Verfahren [21] erlauben eine Darstellung der Gallenblasenwand und können in dafür eingerichteten Zentren ebenfalls zur Beurteilung der Cholecystitis herangezogen werden. Diese Verfahren erscheinen aber zur Abklärung einer Cholecystitis nicht obligat.

Bei Patienten ohne Leberschaden und ohne Kontrastmittelallergie kann die röntgenologische Darstellung des Gallengangs durch intravenöse Kontrastmittelgabe versucht werden. Die Untersuchung dient insbesondere zum Nachweis evtl. vorhandener Gallengangssteine. Die Aussagekraft der i.v. Cholangiographie ist oft jedoch nicht befriedigend. Bei Patienten, bei denen gleichzeitig ein Leberschaden vorliegt, ist die Methode nicht möglich, da das Kontrastmittel nicht in ausreichender Konzentration in die Gallenwege ausgeschieden wird. Gleiches gilt für die Cholecystographie durch orale Kontrastmittelgabe, die als Untersuchungsverfahren bei der akuten Cholecystitis auch wegen des hohen Zeitaufwands nicht geeignet ist.

Die endoskopische Darstellung des Gallengangs durch ERC eignet sich weniger zur Abklärung einer akuten Cholecystitis als vielmehr zur Untersuchung der Gallenwege bei subakuter bzw. chronischer Cholecystitis.

3 Therapie

Das therapeutische Vorgehen bei akuter Cholecystitis richtet sich nach dem klinischen Bild. Bei schwerer Cholecystitis mit diffuser Peritonitis oder bei Komplikationen, wie Perforation, Gangrän, Nekrose oder Empyem der Gallenblase ist ebenso wie bei der traumatischen Verletzung der Gallenblase eine sofortige Operation notwendig [22]. Bei weniger schweren Krankheitsbildern (Leitsymptom lokale Peritonitis) muß nicht sofort operiert werden. Diese Patienten können innerhalb von 24–48 h nach entsprechender präoperativer Vorbereitung der Operation zugeführt werden [22]. Wegen der nicht geringen Letalität bei operativen Eingriffen während der akuten Cholecystitis wurde bisher von einigen Chirurgen die Operation im Intervall nach 4–6 Wochen bevorzugt [13]. Zur Zeit scheint sich die Tendenz zur Frühoperation mehr und mehr durchzusetzen [6, 7, 18, 25].

Bis zur Operation sollte eine adäquate konservative Behandlung durchgeführt werden. Von den in Tabelle 4 zusammengefaßten Maßnahmen sind die Antibioticabehandlung und die Schmerzbekämpfung von besonderer Bedeutung.

Über den Wert der Antibioticabehandlung im Frühstadium der akuten Cholecystitis, wenn noch kein Fieber und keine Leukocytose feststellbar sind, gibt es kontroverse Meinungen [3, 16, 20]. Unstrittig ist, daß bei schwerer Cholecystitis mit Fieber oder Leukocytose eine Antibioticabehandlung eingeleitet werden sollte, da das Risiko der postoperativen Sepsis dadurch gemindert werden kann [14, 15].

Bakterielle Untersuchungen haben ergeben, daß bei akuter Cholecystitis in 70% Bakterien gezüchtet werden können [1]. In 18% konnten Anaerobier nachgewiesen werden [1]. Die Austestung ergab eine hohe Empfindlichkeit gegen Ampicillin, Cephalosporin und Gentamycin. Wegen der Anaerobier wird zusätzlich der Einsatz von Metronidazol (Clont, Fagyl) empfohlen [1]. Bevorzugt werden sollten gallengängige Antibiotica, wie Ampicillin oder Cephalosporin in Kombination mit Metronidazol [1]. Auch die neueren Breitspektrum-Penicilline, wie z.B. Acylureido-Penicillin (Baypen), sind zur Behandlung der akuten Cholecystitis geeignet. Gut gallengängige Antibiotica sind insbesondere dann zu bevorzugen, wenn

Tabelle 4. Konservative Behandlung der Cholecystitis acuta

Nahrungskarenz
Magensonde (besonders bei Subileus und Ileus)
Flüssigkeits- und Elektrolytersatz
Antibiotica
Schmerzmittel

eine Cholangitis vorliegt und wenn kein Cysticusverschluß vorliegt. Umgekehrt können weniger gut gallengängige Antibiotica (z.B. Gentamycin) zur Behandlung der Cholecystitis bei Cysticusverschluß, einer evtl. vorhandenen Peritonitis oder bei biliärer Sepsis ebenfalls herangezogen werden [15].

Die Schmerzbehandlung kann mit Kombinationspräparaten von Spasmolytica und Analgetica versucht werden (z. B. Spasmo-Cibalgin, Buscopan compositum, Baralgin). Bei starken Schmerzen kann Fortral oder Dolantin eingesetzt werden. Stärkere Schmerzmittel erschweren die klinische Verlaufsbeobachtung und sollten deshalb nur zurückhaltend eingesetzt werden. Opiate sollten wegen ihrer tonisierenden Wirkung auf die Papilla Vateri nicht eingesetzt werden, da eine gleichzeitige Cholangitis oder Pankreatitis oft nicht mit ausreichender Sicherheit ausgeschlossen werden kann.

Literatur

1. Bergan T, Dobloug I, Liavag I (1979) Bacterial isolates in cholecystitis and cholelithiasis. Scand J Gastroenterol 14:625–631
2. Berger M, Smith E, Holm HH, Mascatello V (1977) Utility of ultrasound in differential diagnosis of acute cholecystitis. Arch Surg 112:273–275
3. Bevan PG, Williams JD (1971) Rifamide in acute cholecystitis and biliary surgery. Br Med J 3:284–287
4. Brandt P, Ungeheuer E (1974) Die chirurgische Behandlung der Cholelithiasis: Indikation und Ergebnisse. Leber Magen Darm 4:75–79
5. Campbell EW, Rogers CL (1974) Submucosal gallbladder emphysema. JAMA 227:790–791
6. Fowkes FGR, Gunn AA (1980) The management of acute cholecystitis and its hospital cost. Br J Surg 67:613–617
7. Glenn F (1981) Surgical management of acute cholecystitis in patients 65 years of age and older. Ann Surg 183:56–59
8. Dumont A (1976) Significance of hyperbilirubinemia in acute cholecystitis. Surg Gynecol Obstet 142:855–857
9. Gagic N, Frey CF, Gaines R (1975) Acute cholecystitis. Surg Gynecol Obstet 140:868–874
10. Gronemeyer R, Bässler R (1975) Pathologie der Gallenwegserkrankungen. Klinikarzt 4:361–368
11. Gunn A, Keddie N (1972) Some clinical observations on patients with gallstones. Lancet II:239–241
12. Hoerr SO, Hazard JB (1966) Acute cholecystitis without gallbladder stones. Am J Surg 111:47–55
13. Karran S, Lane RHS (1979) Calculous disease and cholecystitis. In: Wright R, Alberti KGMM, Karran St, Millward-Sadler GH (eds) Liver and Biliary Disease. Saunders, London Philadelphia Toronto, p 1191–1218
14. Keighley MRB, Drysdale RB, Quoraishi A, Burdon DW (1975) Antibiotic treatment of biliary sepsis. Surg Clin North Am 55:1379

15. Keighley MRB, Drysdale RB, Quoraishi AH, Burdon DW, Alexander-Williams J (1976) Antibiotica in biliary disease: The relative importance of antibiotic concentrations in the bile and serum. Gut 17:495–500
16. Kune GA, Burdon JGW (1975) Are antibiotics necessary in acute cholecystitis? Med J Aust 2:627
17. Lindberg EF, Grinnan GL, Smith L (1970) Acalculous cholecystitis in Viet Nam casualties. Ann Surg 171:152–157
18. McArthur P, Cuschier IA, Shields R, Sells RA (1975) Controlled clinical trial comparing early with interval cholecystectomy for acute cholecystitis. Proc R Soc Med 68:676–678
19. McKay AJ, Duncan JG, Imrie CW, Joffi SN, Blumgart LH (1978) A prospective study of the clinical value and accuracy of grey scale ultrasound in detecting gallstones. Br J Surg 65:330–333
20. Morran C, McNaught W, McArdle CS (1978) Prophylactic cotrimoxazole in biliary surgery. Br Med J II:462–464
21. Ram MD, Hagihera PF, Kim EE, Coupal J, Griffen WO (1981) Evaluation of biliary disease by scintigraphy. Amer J Surg 141:77–83
22. Schreiber HW, Eichfuss HP, Schumpelick V (1980) Indikatorische und technische Fehler bei der Cholezystektomie. Aktuel Chir 15:211–232
23. Stiehl A (1980) Erkrankungen der Gallenblase und Gallenwege. In: Schettler G (ed) Innere Medizin, Bd 2. Thieme, Stuttgart New York, S 281–295
24. Tabrisky J, Lindstrom RR, Herman MW, Castagna J, Sarti D (1975) Value of gallbladder B-scan ultrasonography. Gastroenterology 68:1246–1252
25. Tondelli P, Allgöwer M (1980) Ersteingriffe an den Gallenwegen. Internist 21:584–596

Kapitel 35

Chirurgische Therapie

P. TONDELLI

1 Behandlungsmöglichkeiten der akuten Cholecystitis

Zur Beurteilung der verschiedenen Behandlungsmöglichkeiten muß man sich der *Ätiologie*, *Pathogenese* und des *Spontanverlaufs der akuten Cholecystitis* erinnern. Sie ist Folge einer Obstruktion am Gallenblasenausgang. In 95% der Fälle ist die Blockade durch einen Gallenstein bedingt. Bei anhaltender Sekretion der Gallenblasenwand kommt es zur massiven Überdehnung mit Zirkulationsstörung und letztendlich zur Nekrose. Dem primär meist aseptischen Prozeß pfropft sich sekundär oft ein Infekt auf. Die akute Cholecystitis kann in der Folge entweder abklingen oder bis zur Perforation und Abscedierung fortschreiten. Nach spontaner Rückbildung ist bei nichtsanierter Cholelithiasis jederzeit eine Rezidivcholecystitis möglich.

Die folgenden drei *Behandlungsmöglichkeiten* stehen *bei akuter Cholecystitis* zur Diskussion: a) alleinige konservative Therapie, b) zweizeitige chirurgische Therapie mit Cholecystostomie, und c) einzeitige chirurgische Therapie mit Cholecystektomie.

1.1 Alleinige konservative Therapie

Die konservative Behandlung beschränkt sich darauf, die relativ große Spontanheilungstendenz der akuten Cholecystitis zu unterstützen: Mit Antibiotica wird der Infekt verhindert oder angegangen; Nahrungskarenz, Infusionstherapie, evtl. Absaugen des Magens, dienen dazu, den begleitenden paralytischen Ileus zu lindern. Nicht immer kann allerdings mit diesen Maßnahmen eine weitere Progredienz der akuten Cholecystitis oder gar eine Perforation verhindert werden. Klingt die Entzündung aber ab, besteht weiterhin die Gefahr der Rezidivcholecystitis, da die auslösenden Steine nicht entfernt sind. Eine medikamentöse Auflösung ist bei meist „ausgeschlossener" Gallenblase aber nicht möglich. Die alleinige konservative Therapie ist aus diesen Gründen nur bei sehr betagten Patienten mit hohem Operationsrisiko und kurzer Lebenserwartung indiziert.

1.2 Zweizeitige chirurgische Therapie mit Cholecystostomie

Bei der zweizeitigen chirurgischen Therapie wird die entzündlich veränderte gestaute Gallenblase in einem ersten Schritt lediglich drainiert. Die *Cholecystostomie* bannt zwar die Gefahr der fortschreitenden Entzündung mit Perforation, führt aber zu einem langwierigen Verlauf und muß später durch die Cholecystektomie ergänzt werden. Bei Inkaufnahme einer Letalität, wie sie für die Cholecystostomie angegeben wird, ist heute in jedem Fall auch eine Cholecystektomie möglich. Für die zweizeitige chirurgische Therapie mit Cholecystostomie gibt es deshalb unseres Erachtens heute keine Indikation mehr.

1.3 Die einzeitige chirurgische Therapie mit Cholecystektomie

Die einzige Therapie mit Aussicht auf definitive Heilung ist die *Cholecystektomie*. Entzündlicher Herd und zugrundeliegende Steinkrankheit werden dabei gleichzeitig saniert. Die Cholecystektomie kann heute bei schonender Anaesthesie und Operationstechnik nahezu jedem Patienten zugemutet werden. Sie ist als Therapieverfahren der Wahl bei akuter Cholecystitis heute allgemein unbestritten. Zur Diskussion steht allerdings noch immer der optimale *Zeitpunkt für die Operation:*

Frühcholecystektomie, d. h. semielektive Operation innerhalb von 24–48 h nach Spitaleintritt; bei jenen seltenen Patienten, bei denen eine längere Vorbereitung das Operationsrisiko wesentlich senkt, evtl. bis zu 4 Tagen nach Spitaleintritt, oder
Spätcholecystektomie, d. h. vorerst konservative Behandlung, Entlassung des Patienten nach Abklingen der Symptome und Wahloperation 2–4 Monate später während einer erneuten Hospitalisation.

2 Früh- oder Spätcholecystektomie bei der akuten Cholecystitis?

2.1 Theoretische Argumente für und wider Früh- bzw. Spätcholecystektomie

Abbildung 1 stellt den Behandlungsablauf und die wesentlichsten Komplikationen bei Früh- und Spätcholecystektomie dar.

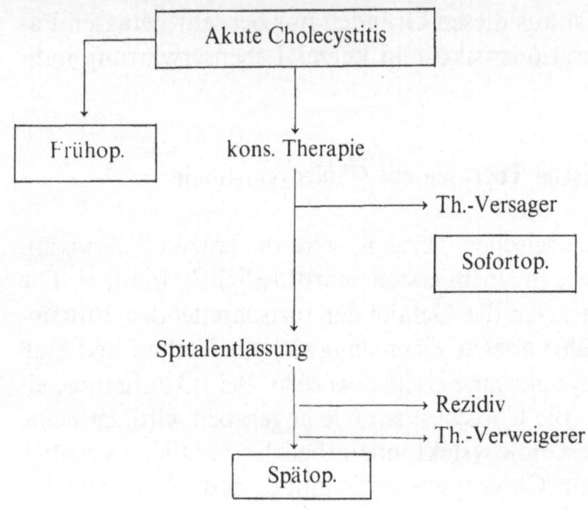

Abb. 1. Behandlungsablauf und Komplikationen bei Früh- und Spätcholecystektomie

Frühoperation. Abklärungsuntersuchung und initiale Behandlung werden sofort nach Eintritt des Patienten vorgenommen, so daß die Cholecystektomie in der Regel innerhalb von 24–48 h durchgeführt werden kann.

Spätoperation. Parallel zu den Abklärungsuntersuchungen wird die konservative Therapie bis zum Abklingen der Symptome fortgeführt und dann der Patient mit gesicherter Diagnose einer Cholelithiasis bzw. akutem Status nach Cholecystitis entlassen. Bei einigen Patienten wird die konservative Behandlung ohne Erfolg bleiben und der Entzündungsprozeß zunehmen oder gar eine Gallenblasenperforation auftreten. Bei dieser Patientengruppe ist dann eine *Sofortoperation* (Notfalloperation innerhalb von 24 h) unumgänglich. Die übrigen Patienten werden 2–4 Monate nach der ersten Hospitalisation zur Wahlcholecystektomie aufgeboten. Während der Wartezeit stellt sich bei einigen Patienten eine Rezidivcholecystitis ein: erneute Hospitalisation, evtl. sogar Sofortoperation sind notwendig, oder aber die Patienten werden nach Abklingen der Symptome wieder entlassen. Eine weitere Patientengruppe schließlich wird sich bei diesem Vorgehen wegen fehlenden Beschwerden nicht mehr zur Operation melden.
Die folgenden Argumente werden für die Früh- bzw. Spätcholecystektomie angeführt (Tabelle 1):

Frühoperation:

1) Der *Entzündungsherd* und evtl. septische Herd *wird* sofort *entfernt.*
2) Durch die Entfernung der Gallenblase ist die *Gefahr einer Gallenblasenperforation oder einer Abscedierung gebannt* – eine notfallmäßige

Tabelle 1. Theoretische Vorteile der Früh- bzw. Spätcholecystektomie

	Frühop.	Spätop.
Keine Fehldiagnose		X
Entfernung Entzündungsherd	X	
Seltener Gallenblasenperforationen (Sofortoperation)	X	
Keine Rezidivcholecystitis	X	
Seltener Gallengangstein	X	
Seltener biliodigestive Fisteln	X	
Technisch leichtere Operation	X	
Verkürzte Hospitalisation	X	
Geringere Operationsletalität		X

Sofortoperation, die bei verschlechtertem Zustand vorgenommen werden muß und eine besonders hohe Letalität aufweist, läßt sich dadurch meist vermeiden.

3) Die Gefahr einer *Rezidivcholecystitis* während der Wartezeit auf die Wahloperation ist *ausgeschlossen.*
4) Bei sofortigem Eingreifen ist es *seltener nötig, den Gallengang zu revidieren,* da keine Zeit verstreicht, während der ein Steinabgang von der Gallenblase in den Choledochus stattfinden kann.
5) Bei der Frühoperation werden *seltener cholecysto-digestive Fisteln* angetroffen, die sich im Rahmen der Abheilung der akuten Cholecystitis ausbilden können.
6) Diese und die narbigen Veränderungen, wie sie nach der akuten Entzündung entstehen, erschweren die Cholecystektomie wesentlich. Als ein weiterer Vorteil der Frühoperation wird deshalb die *technische Einfachheit der Cholecystektomie* im akuten Entzündungsstadium erwähnt, mit entsprechend geringerer Gefahr von Verletzungen von Nachbarstrukturen.
7) Bei Frühoperationen ist eine deutlich *kürzere Hospitalisationszeit* notwendig.

Spätoperation:

1) Es steht genügend Zeit zur Abklärung zur Verfügung und damit sind *Fehldiagnosen seltener.*
2) Das *Operationsrisiko* ist bei den häufig betagten Patienten nach Abklingen der akuten Entzündung *geringer.*

Mit diesen Argumenten wird in zahlreichen Arbeiten die eigene Taktik der Früh- bzw. Spätcholecystektomie begründet, ohne daß aus diesen Resultaten definitive Schlüsse gezogen werden können, welches Verfahren nun wirklich das bessere ist.

2.2 Resultate der chirurgischen Therapie der akuten Cholecystitis

Anhand einer Analyse der publizierten Resultate soll im folgenden die Frage Früh- oder Spätcholecystektomie bei akuter Cholecystitis erörtert werden.

2.2.1 Resultate bei Cholecystostomie, Cholecystektomie (Früh- und Spätoperation)

Zur Beurteilung der Resultate der chirurgischen Behandlung bei akuter Cholecystitis können 3 Arbeiten mit großer Patientenzahl angeführt werden. Bei diesen Serien handelt es sich um ausschließlich chirurgisch versorgte Patienten, allerdings unter Anwendung verschiedener Behandlungstaktiken: Cholecystostomien und Cholecystektomien (früh oder spät durchgeführt) sind gemeinsam aufgeführt (Tabelle 2). In einer Sammelstatistik sämtlicher staatlicher Spitäler des US-Bundesstaates Ohio wird eine Letalität von 3,5% angegeben. Sie bezieht sich auf 4206 Patienten aus 5 Jahren (1962–1966) [9]. McSherry u. Glenn publizierten eine Letalität von 3,8% [5]. In dieser Serie wurden 2347 Fälle erfaßt, die in 46 Jahren von 1932–1978 an einem New Yorker Spital operiert wurden. Außerdem veröffentlichte Meyer eine persönliche Statistik: In 7 Jahren von 1958–1964 wurden 245 Patienten mit einer Letalität von 4,5% chirurgisch behandelt [6]. Aus diesen großen Serien kann ersehen werden, daß die chirurgische Behandlung der akuten Cholecystitis mit einer durchschnittlichen Letalität von 3,5–4,5% einhergeht.

2.2.1.1 Resultate bei Frühcholecystektomie

Die Resultate der Frühcholecystektomie bei akuter Cholecystitis sind mit den eben erwähnten Resultaten bei gemischter chirurgischer Behandlungstaktik durchaus vergleichbar, wenn nicht besser. 4 Patientenserien, die konsequent mit Frühcholecystektomie behandelt wurden, sind erwähnenswert (Tabelle 3). Raine gab 1975 bei 156 Patienten eine Letalität von 2,5% an [8], Van der Linden in einer noch nicht publizierten Serie bei 222 Patienten 2,7% [12], Järvinen 1979 bei 497 Patienten 3,2% [1]. Schließlich seien noch unsere eigenen Resultate angeführt [13]. In den 10 Jahren von 1970–1979 haben wir am Departement für Chirurgie, Kantonsspital Basel, bei 395 Patienten mit akuter Cholecystitis eine frühzeitige Cholecystektomie vorgenommen. Dabei verloren wir 13 Patienten, was einer Letalität von 3,3% entspricht. Schlüsselt man die Resultate bei Frühcholecystektomie nach Alter auf (Tabelle 4), so zeigt sich, daß bei Patienten unter 70 Jahren eine Letalität von lediglich 0,4% zu verzeichnen war. Bei der Altersgruppe von 70–79 Jahren lag die Letalität bei 5,6% und bei über 80jährigen bei 18,9%. Diese Analyse zeigt, daß die Letalität

Tabelle 2. Letalität der chirurgischen Therapie bei akuter Cholecystitis (Cholecystostomie, Cholecystektomie-Früh- und Spätoperation)

Ohio-Hospitals [9]	1962–1966 (5 J.)	$n=4206$	3,5% (9)
McSherry u. Glenn [5]	1932–1978 (46 J.)	$n=2347$	3,8% (5)
Meyer [6]	1958–1964 (7 J.)	$n=245$	4,5% (6)

Tabelle 3. Letalität bei Frühcholecystektomie

Autor	Patientenzahl	Operationsletalität %
Raine [8]	156	2,5
Van der Linden [12]	222	2,7
Järvinen et al. [1]	497	3,2
Tondelli (nicht publiziert) [13]	395	3,3

Tabelle 4. Letalität Frühcholecystektomie in Abhängigkeit vom Patientenalter (Resultate aus der Allgemeinchirurgischen Klinik, Departement für Chirurgie der Universität, Kantonsspital Basel [13])

Alter	Letalität
<70 J.	1/269 = 0,4%
70–79 J.	5/89 = 5,6%
>80 J.	7/37 = 18,9%
Total	13/395 = 3,3%

durch das allgemeine Risiko einer Abdominalerkrankung in sehr hohem Alter bedingt ist. Die Todesursache der 13 verstorbenen Fälle unterstreicht diese Feststellung. Lediglich 2 Patienten verloren wir an lokalen Komplikationen durch die akute Cholecystitis, 1 Patienten durch Sepsis bei Peritonitis, 1 Patienten durch eine Cholangitis in Folge eines nicht entfernten Gallengangssteins. Die weiteren 11 Patienten verstarben an allgemeinen Komplikationen: 7 an kardiorespiratorischer Insuffizienz, 1 an einem Herzinfarkt, 1 an einem cerebrovasculären Insult, 1 an einer Lungenembolie und 1 an einer Ulcusblutung.

2.2.1.2 Resultate prospektiver randomisierter Studien über Früh- und Spätcholecystektomie

Wenn eine Frage wie Früh- und Spätcholecystektomie bei akuter Cholecystitis diskutiert wird, werden heute prospektiv randomisierte Studien verlangt. 4 solcher Studien sind durchgeführt und publiziert worden: Van der Linden [10], McArthur [4], Lahtinen [3] und Järvinen [2]. Die Resultate lassen sich wie folgt zusammenfassen:

Die Frühcholecystektomie ließ sich bei gesicherter Diagnose vornehmen. Gallenblasenperforationen und damit besonders risikoreiche Sofortoperationen waren bei Frühcholecystektomie seltener. Selbstverständlich fehlten in dieser Gruppe die Rezidivcholecystitiden ganz. Gallengangssteine waren in der einen Hälfte der publizierten Serien bei Frühcholecystektomien seltener, in der anderen Hälfte waren sie in beiden Gruppen gleich häufig. Die Operation wurde in der einen Hälfte der Publikationen bei frühem Eingreifen als technisch leichter, in der anderen Hälfte als technisch schwieriger beurteilt. In allen Studien zeigte sich, daß die Hospitalisationszeit durch die Frühoperation deutlich verkürzt wurde. Die Gesamtletalität war bei Früh- und Spätoperation gleich. Die 4 prospektiven randomisierten Studien zeigten damit, daß die Frühcholecystektomie mit gesicherter Diagnose und nichterhöhter Letalität im Vergleich zur Spätoperation möglich ist und dabei 4–12 Tage Hospitalisationszeit eingespart werden können.

Bei der Beurteilung der Resultate der 4 prospektiven randomisierten Studien sind nach Van der Linden [12] *zwei Einwände* anzubringen: 1. im Rahmen dieser Studien wurden, wie die Letalität zeigt, stark selektionierte Patientengruppen beurteilt; 2. im Rahmen dieser Studien wurden zwei Verfahren verglichen, nämlich Frühcholecystektomie und Spätcholecystektomie, mit der die jeweilige Klinik nicht die gleiche Erfahrung hatte. Entweder wurde in der entsprechenden Klinik vor der Studie die Taktik der Frühcholecystektomie oder die Taktik der Spätcholecystektomie verfolgt. Das neue Verfahren war damit bezüglich Erfahrung benachteiligt. Wie Van der Linden 1980 über den Wert prospektiver randomisierter Studien in der Chirurgie generell feststellte [11], ist dies ein wesentlicher Einwand gegenüber solchen Untersuchungen, bei denen an einer Klinik zwei verschiedene Operationsverfahren verglichen werden.

Zum ersten Einwand: Patientenselektion. Daß im Rahmen dieser 4 prospektiven randomisierten Studien ein stark selektioniertes Patientengut verglichen wurde, zeigen die Letalitätsziffern (Tabelle 5). Van der Linden verglich 70 gegen 70 Patienten und verzeichnete bei den insgesamt 140 Patienten eine Letalität von 0% [10], während er in einer anderen Serie bei akuter Cholecystitis eine Letalität von 4,9% [12] nachweisen konn-

Tabelle 5. Letalität Cholecystektomie: Vergleich zwischen Patientenserien prospektiv randomisierter Studien und anderer Patientenserien der gleichen Autoren

Autor	Prospektiv randomisierte Studie							Übrige Patientenserie
	Patientenzahl						Letalität	Letalität
	Frühop.		Spätop.		Total			
Van der Linden [10]	70	+	70	=	140		0% (10)	4,9%
McArthur [4]	17	+	15	=	32	32	0% (4)	–
Lahtinen [3]	49	+	44	=	93		2,2% (3)	–
Järvinen [1]	80	+	75	=	155		0,6% (2)	3,2%

te. Järvinen verglich 80 gegen 75 Patienten und stellte bei den insgesamt 155 Patienten in der prospektiven Serie eine Letalität von 0,6% fest [2], während er im übrigen eine Letalität von 3,2% publizierte [1]. McArthur publizierte für die 32 Fälle in der prospektiven Studie eine Letalität von 0% [4], Lahtinen bei 93 Fällen eine Letalität von 2,2% [3] – im Vergleich zu anderen Statistiken extrem gute Resultate.

Zum zweiten Einwand: Unterschiedliche Erfahrungen der Kliniken mit der Früh- bzw. Spätcholecystektomie. Bevor Van der Linden seine prospektive randomisierte Studie begann, wurde in seiner Klinik bei akuter Cholecystitis spät, d.h. während einer zweiten Hospitalisation, cholecystektomiert. Der Vergleich Früh-/Spätoperation fiel entsprechend bei der Beurteilung der technischen Leichtigkeit bzw. der Wundinfektionsrate, die als Ausdruck für die Länge der Operation gelten kann, zugunsten der Spätoperation aus [10]. Gerade umgekehrt war das Resultat bei Lahtinen, der vor Beginn der randomisierten Studie an seiner Klinik die Frühcholecystektomie pflegte [3].

2.2.1.3 Resultat der retrospektiven, vergleichenden Studie über Früh- und Spätcholecystektomie von Van der Linden [12]

Aus den genannten Gründen sind die Resultate der 4 prospektiven randomisierten Studien mit Vorsicht zu interpretieren. Van der Linden hat deshalb an seiner Klinik 2 Patientengruppen retrospektiv verglichen, nämlich 190 Patienten, die in den Jahren 1962–1965 operiert wurden, zu einer Zeit, in der an seiner Klinik durchwegs die Spätcholecystektomie gepflegt wurde, und 222 Patienten aus den Jahren 1974–1977, zu einer Zeit, zu der die Klinik bereits seit mehreren Jahren auf die Frühcholecystektomie übergegangen war. Es handelt sich dabei um sämtliche Patienten, die in diesen jeweils 4 Jahren operiert wurden, d.h. es wurde keine Patientenselektion vorgenommen. In der Gruppe der Spätoperation verlor Van der Linden 14 von 190 Patienten oder 7,4%, in der Gruppe der Frühoperation 6 von 222 oder 2,7%. Erstmals wurde in dieser Untersuchung eine signifikante Verminderung der Operationsletalität durch die Frühcholecystektomie mitgeteilt. Die hohe Letalität bei der Spätoperation war im wesentlichen durch die Gruppe der Therapieversager bei vorerst konservativer Behandlung bedingt. In dieser Gruppe hat er eine Letalität von 30% zu verzeichnen.

Seine in dieser Arbeit publizierten Resultate können wie folgt zusammengefaßt werden: Die Frühoperation ist bei gleicher Treffsicherheit der Diagnostik wie die Spätoperation durchführbar. Die Zahl der Gallenblasenperforationen bzw. der deswegen notwendigen Sofortoperationen ist bei Frühoperation signifikant geringer. Während die Rezidivcholecystitis nach Frühoperation selbstverständlich fehlt, kommt sie bei Spätoperationen in 20% der Fälle vor. Die Incidenz der Gallengangssteine ist in beiden Gruppen gleich. Die biliodigestiven Fisteln sind jedoch in der Gruppe der Frühoperation signifikant seltener. Im Schwierigkeitsgrad der Operation wird kein Unterschied gefunden. Wiederum ist die Hospitalisationszeit in der Gruppe der Frühoperation signifikant geringer, in dieser Studie aber auch – und dieser Nachweis erfolgt zum ersten Mal – die Operationsletalität.

3 Schlußfolgerungen und Behandlungstaktik

Auf Grund der Analyse der vorliegenden Resultate und insbesondere der retrospektiven vergleichenden Untersuchung von Van der Linden (unveröffentlicht) [12], kann heute bei akuter Cholecystitis die Frühcholecystektomie innerhalb von 24–48 h bis maximal 4 Tage nach Spitaleintritt empfohlen werden. Abklärungsuntersuchungen werden parallel mit den präoperativen Vorbereitungen vorgenommen. Damit kann meist innerhalb kurzer Zeit bei gesicherter Diagnose, bei durch Infusionen korrigierten Volumen- und Elektrolytverhältnissen, bei durch Digitalisierung kompensierter Herzfunktion und bei durch Insulin eingestelltem Zuckerstoffwechsel die Operation durchgeführt werden. Ist die typische Klinik der akuten Cholecystitis mit lokalisiertem rechtsseitigem Oberbauchperitonismus und palpabler druckdolenter Gallenblase nicht bereits beweisend, kann heute die Diagnose der akuten Cholecystitis mit einem Sonotomogramm rasch gesichert werden. Dieses Verfahren erlaubt auf nichtinvasivem Weg mit hoher Treffsicherheit den Nachweis einer gestauten, steinhaltigen Gallenblase. Nur in wenigen unklaren Fällen ist noch ein intravenöses Cholecystocholangiogramm notwendig, eine Untersuchung, die innerhalb von 4 h mit dem Bild einer ausgeschlossenen Gallenblase (nichtdargestellte Gallenblase bei dargestellten Gallengängen) die akute Cholecystitis mit ebenfalls sehr hoher Treffsicherheit diagnostizieren läßt. Die Frage der präoperativen Antibioticagabe bei akuter Cholecystitis ist noch offen. Immerhin steht fest, daß bei Operation innerhalb von 24 h nach Auftreten der Symptome in 30% der Fälle die Bakterienkulturen aus der Gallenblase positiv sind, während sie nach 24–72 h gar in 80% der Fälle positiv ausfallen [7]. Prospektive Studien müssen noch zeigen, ob mit der präoperativen und kurzfristig postoperativen Antibioticatherapie die Zahl der Infektionskomplikationen vermindert werden kann. Mit der Frühoperation ist die Gefahr einer Gallenblasenperforation und die Notwendigkeit einer Sofortoperation, die eine besonders hohe Letalität aufweist, gebannt. Das Rezidiv der akuten Cholecystitis während der Wartezeit auf den Wahleingriff ist ausgeschlossen. Die Frühcholecystektomie geht bei sicher nicht erhöhter, evtl. sogar verminderter Gesamtletalität mit einer deutlich verkürzten Hospitalisationszeit einher. Von der Taktik der frühzeitigen Cholecystektomie muß nur in jenen seltenen Fällen abgewichen werden, wo eine über 4 Tage dauernde Vorbehandlung eine wesentliche Verringerung des Operationsrisikos verspricht. Im Sinne einer verschobenen Dringlichkeit kann hier vorerst konservativ vorgegangen, die Cholecystektomie meist aber noch in der gleichen Hospitalisation geplant werden. Nur bei einer kleinen Gruppe sehr betagter Risikopatienten muß man sich eine alleinige konservative Therapie überlegen.

PS: Für die zur Verfügung gestellte, noch nicht publizierte Arbeit [12] sei Herrn Prof. W. van der Linden an dieser Stelle ganz herzlich gedankt.

Literatur

1. Järvinen H, Hästbacka J, Turunen MI (1979) The treatment of acute cholecystitis. Act Chir Scand 145:399–403
2. Järvinen HJ, Hästbacka J (1980) Early cholecystectomy for acute cholecystitis. A prospective randomized study. Ann Surg 191:501–505
3. Lahtinen J, Alhava EM, Aukee S (1978) Acute cholecystitis treated by early versus delayed surgery. A controlled clinical trial. Scand J Gastroenterol 13:673–676
4. McArthur P, Cuschieri A, Sells RA, Shields R (1975) Controlled clinical trial of early versus delayed cholecystectomy. Br J Surg 62:850–852
5. McSherry CH, Glenn F (1980) The incidence and causes of death following surgery for nonmalignant biliary tract disease. Ann Surg 191:271–275
6. Meyer KA, Capos NJ, Mittelpunkt A (1967) Personal experiences with 1261 cases of acute and chronic cholecystitis and cholelithiasis. Surgery 61:661–668
7. Nielsen ML, Justesen T (1976) Anaerobic and aerobic bacteriological studies in biliary tract disease. Scand J Gastroenterol 11:437–446
8. Raine PAM, Gunn AA (1975) Acute cholecystitis. Br J Surg 62:697–700

9. Review (1970) 28621 Cholecystectomies in Ohio. Results of a survey in Ohio hospitals by the gallbladder survey committee, Ohio Chapter, American College of Surgeons. Am J Surg 119:714–1717
10. Van der Linden W, Sunzel H (1970) Early versus delayed operation for acute cholecystitis. A controlled clinical trial. Am J Surg 120:7–13
11. Van der Linden W (1980) Pitfalls in randomized surgical trials. Surgery 87:258–262
12. Van der Linden W, Edlund G (in press) Early versus delayed cholecystectomy. The effect of a change in management. Br J Surg
13. Tondelli P (unveröffentlicht)

Kapitel 36

Indikationen und Verfahrenswahl

G. PAUMGARTNER

Jede diagnostische und therapeutische Erwägung beim Verdacht auf eine akute Cholecystitis muß davon ausgehen, daß in mehr als 90% aller akuten Entzündungen der Gallenblase eine Cholelithiasis vorliegt. Das primum movens ist fast immer ein Cysticusverschluß. Diesem *mechanischen* Faktor gesellen sich *chemische* (Freisetzung lysosomaler Enzyme aus der geschädigten Schleimhaut, Bildung von Lysolecithin) *vasculäre* (Kompression der A. cystica durch Ödem, Veränderungen an den Wandarteriolen) und/oder *bakterielle* (in ca. 50% Besiedelung mit Keimen vor allem der Darmflora) Faktoren hinzu. Dadurch wird der klinische Verlauf der akuten Cholecystitis, die an sich eine relativ große Spontanheilungstendenz zeigt, entscheidend beeinflußt. So leisten z. B. Gefäßveränderungen und/oder eine verminderte Infektabwehr bei Diabetikern einem nekrotisierenden und/oder einem septischen Verlauf Vorschub. Dem muß im therapeutischen Konzept Rechnung getragen werden. Cysticusverschlüsse ohne Steine (Tumor, Lymphknoten, Cysticustorsion etc.) sind selten, ebenso wie Entzündungen der Gallenblase, bei denen eine mechanische Komponente fehlt und eine bakterielle (systemische Infektion, Sepsis) oder vasculäre Ursache (Vasculitis, embolische oder arteriosklerotische Verschlüsse der A. cystica) im Vordergrund steht. Die Pathogenese der heute häufiger beobachteten Cholecystitis nach längerer Nahrungskarenz (parenterale Ernährung) ist noch nicht vollständig geklärt.

Die Kenntnis der oben erwähnten pathogenetischen Faktoren, auf welche Sauerbruch [2] in einem der vorhergehenden Beiträge näher eingegangen ist, stellt eine der Grundlagen für das diagnostische und therapeutische Vorgehen bei der akuten Cholecystitis dar.

1 Diagnostik

Das Leitsymptom lokale Peritonitis im rechten Oberbauch oder Entzündungszeichen (Fieber, Leukocytose) erlauben die Abgrenzung einer akuten Cholecystitis von Gallenkoliken, die in annähernd 70% der akuten Cholecystitis vorausgehen. Die Abgrenzung einer protrahierten Gallenkolik von einer akuten Cholecystitis kann jedoch schwierig sein, weil keine scharfe Trennlinie existiert. Hier stehen, wie überhaupt bei der Diagnose der akuten Cholecystitis, die *Klinik* und die *Beurteilung des Krankheitsverlaufes* im Vordergrund. Persistenz des Schmerzes (> 6 h), Zeichen lokaler Peritonitis und Fieber sprechen dafür, daß bereits eine Entzündung der Gallenblase vorliegt. In dieser Situation ist es für das weitere therapeutische Vorgehen entscheidend, die klinische Verdachtsdiagnose durch *Laborbefunde* sowie durch ein *bildgebendes Verfahren* zu sichern und andere Ursachen einer lokalen Peritonitis im rechten Oberbauch auszuschließen.

Die Häufigkeit der wichtigsten klinischen Symptome und der pathologischen Laborbefunde bei akuter Cholecystitis sind dem Beitrag von Stiehl [4] zu entnehmen. Es erscheint erwähnenswert, daß von Gagic et al. [1] Fieber bei nur 54% und eine Leukocytose nur bei 65% aller Patienten mit gesicherter akuter Cholecystitis beobachtet wurden. Nur bei 2 von 93 Patienten fehlte die charakteristische Schmerzsymptomatik. Die Diagnose der akuten Cholecystitis muß sich somit auf 3 Säulen stützen: *Klinik*, *Labor* und *bildgebende Verfahren*.

Die Entwicklung neuer bildgebender Verfahren hat im vergangenen Jahrzehnt auch für die Abklärung von Gallenwegserkrankungen revolutionierende Fortschritte gemacht. Welches der bildgebenden Verfahren beim Verdacht auf eine akute Cholecystitis als erstes zum Einsatz kommen soll, hängt nicht nur von der *Treffsicherheit* der Methode, sondern auch von ihrer *Verfügbarkeit* und der *Erfahrung* mit ihr im jeweiligen Krankenhaus, dem *Risiko* und der *Belastung* für den Patienten sowie den *Kosten* ab. Auf Grund dieser Kriterien sollte heute als erstes Verfahren die *Sonographie* eingesetzt werden. Sie erlaubt es, die richtige Diagnose mit geringem Zeitaufwand und ohne Risiko für den Patienten mit hoher Treffsicherheit (90%) zu stellen. Entsprechende Geräte (meist transportable Real-Time-Geräte) sind in fast allen Krankenhäusern vorhanden. Die wichtigsten diagnostischen Kriterien sind eine diffuse Wandverdickung (> 3,5 mm in 98%), Konturirregularitäten und Konturunschärfen der Wand einer meist vergrößerten Gallenblase, die in über 90% Konkremente enthält.

Wenn auch Übereinstimmung darüber herrscht, daß von den bildgebenden Verfahren die Sonographie an erster Stelle steht, ist das weitere diagnostische Vorgehen bei nicht eindeutigem sonographischen Befund an verschiedenen Zentren unterschiedlich. Je nach Ausrüstung und Erfahrung werden in diesen unklaren Fällen eine *intravenöse Cholecysto-Cholangiographie*, eine *hepatobiliäre Funktionsszintigraphie* oder eine *Computertomographie* durchgeführt. Die Vor- und Nachteile dieser diagnostischen Verfahren wurden im Kapitel von Schneekloth u. Fuchs [3] besprochen. Es ist beruhigend, daß fast immer die Klinik und die Sonographie ausreichen, um eine akute Cholecystitis zu diagnostizieren. Es sei in diesem Zusammenhang aber daran erinnert, neben den neuen Techniken die Abdomenübersichtsaufnahme (z. B. zum Ausschluß einer Ulcusperforation) nicht zu vergessen.

2 Therapie

Unter Internisten und Chirurgen herrscht Übereinstimmung darüber, daß bei der akuten Cholecystitis die *Cholecystektomie* die Therapie der Wahl darstellt. Sie ist die einzige Therapie mit Aussicht auf definitive Heilung. Die alleinige konservative Therapie ist nur bei sehr betagten Patienten mit hohem Operationsrisiko und kurzer Lebenserwartung indiziert. Wenn die Cholecystektomie auch von allen als die definitive Therapie der akuten Cholecystitis angesehen wird, so gehen die Meinungen hinsichtlich des optimalen Zeitpunktes der Operation doch noch auseinander. Unbestritten ist die Notwendigkeit einer Sofortoperation (Notfalloperation innerhalb von 24 h) bei diffuser Peritonitis und Verdacht auf Komplikationen wie Perforation, Gangrän, Nekrose oder Empyem. In allen anderen Fällen stellt sich jedoch die Frage, ob eine *Frühcholecystektomie* (semielektive Operation innerhalb von 24–48 h, evtl. noch bis zu 4 Tagen nach Spitaleintritt) oder eine *Spätcholecystektomie* (vorerst konservative Behandlung, Entlassung nach Abklingen der Symptome und elektive Operation nach 2–4 Monaten) durchzuführen sei. Die Ausführungen von Tondelli [5], denen neben seinen eigenen Ergebnissen 4 randomisierte Studien und eine Untersuchung von Van der Linden zugrunde liegen, sowie die Diskussion unter den beim Athener Symposium anwesenden Chirurgen lassen es als nicht angezeigt erscheinen, eines der beiden Vorgehen mit Sektierertum zu vertreten. Die beiden Vorgangsweisen unterscheiden sich hinsichtlich ihrer Vor- und Nachteile nicht so deutlich voneinander, daß die jeweilige lokale Erfahrung mit dem einen oder anderen Verfahren unberücksichtigt bleiben darf. Bisher kann nicht als gesichert gelten, daß die Letalität der Frühoperation geringer ist als die der Spätoperation. Die Letalität der Frühoperation ist aber auch nicht höher. Die Sicherung der Diagnose war auch in der bei der Frühoperation zur Verfügung stehenden Zeit möglich, und es konnten auf diese Weise 4–12 Tage Spitalaufenthalt eingespart werden.

Die Mehrzahl der beim Athener Symposium vertretenen Chirurgen bevorzugen, so wie Tondelli [5], die Frühcholecystektomie innerhalb von 24–48 h bis maximal 4 Tage nach Spitaleintritt. Durch die Frühoperation sollen vor allem Sofortoperationen bei Auftreten von Komplikationen während der Phase der konservativen Therapie, Rezidive nach Spitalentlassung vor der geplanten Spätoperation und Therapieverweigerung nach erfolgreicher konservativer Therapie vermieden werden. Daß dies bei kürzerer Hospitalisationszeit möglich ist, schlägt zusätzlich zu Buche. Von der Taktik der Frühoperation muß jedoch in jenen Fällen mit erhöhtem Operationsrisiko abgewichen werden, bei denen durch eine längere Vorbehandlung eine wesentliche Verringerung des Risikos zu erwarten ist.

Über die bis zur Operation durchzuführende Therapie besteht hinsichtlich einer Reihe von Maßnahmen weitgehende Übereinstimmung. Dazu gehören die *Nahrungskarenz* im akuten Stadium, das Legen einer *Magensonde* bei Erbrechen und Verdacht auf paralytischen Ileus, der *parenterale Flüssigkeits- und Elektrolytersatz* sowie die Verabreichung von Schmerzmitteln [4]. Unbestritten ist auch die Gabe von *Antibiotica* bei schwerer Cholecystitis mit Fieber und Leukocytose oder gar einem septischen Zustandsbild. Auf Grund der Empfindlichkeit der am häufigsten bei akuter Cholecystitis gefundenen Bakterien, der Gewebs- und Gallengängigkeit sind Mezlocillin und mit Einschränkungen Ampicillin meist gut geeignet. Cephalosporine sind bei Enterokokkeninfektionen fast immer unwirksam und sollten daher nur nach Empfindlichkeitsprüfung eingesetzt werden. Bei schweren Zustandsbildern wie biliärer Sepsis oder Peritonitis ist die Kombination mit einem Aminoglykosid (z. B. Gentamycin), bei diffuser Peritonitis eine noch zusätzliche Gabe von Metronidazol angezeigt. Hinsichtlich einer generellen Gabe von Antibiotica sind die Meinungen geteilt. Bei schweren Verläufen, gefährdeten Patienten (z. B. Diabetikern, alten Patienten, Patienten mit verminderter Infektabwehr) und solchen mit Verdacht auf einen bakteriellen Infekt erscheint die prophylaktische Gabe von Antibiotica jedoch angezeigt.

Literatur

1. Gagic N, Frey CF, Gaines R (1975) Acute cholecystitis. Surg Gynecol Obstet 140:868–874
2. Sauerbruch T (Beitrag im vorliegenden Band, s. Kap. 32) Pathogenese der akuten Cholecystitis
3. Schneekloth G, Fuchs WA (Beitrag im vorliegenden Band, s. Kap. 33) Bildgebende Verfahren bei der akuten Cholecystitis
4. Stiehl A (Beitrag im vorliegenden Band, s. Kap. 34) Die akute Cholecystitis: Internistische Strategie
5. Tondelli P (Beitrag im vorliegenden Band, s. Kap. 35) Chirurgische Therapie der akuten Cholezystitis

Toxisches Megacolon

Koordinator: K. Ewe

Kapitel 37

Grundlagen

H. F. Otto

Toxische Colondilatationen (toxisches Megacolon) sind als Komplikation ulceröser und granulomatöser Colitiden selten. Das klinische Bild des toxischen Megacolons wird beherrscht durch hohes Fieber, profuse Durchfälle, durch Störungen des Wasser-, Eiweiß- und Elektrolythaushaltes, oft durch eine ausgeprägte Lethargie der Patienten [18]. Das häufig kombinierte Auftreten mit Perforationen und profusen, unstillbaren Blutungen erklärt die hohe Mortalität dieser „darmeigenen" Komplikationen chronisch-entzündlicher Dickdarmerkrankungen [5, 21, 22, 27, 29, 33, 35, 61, 64].

Die ersten kasuistischen Mitteilungen über toxische Colondilatationen betrafen ausschließlich Colitis-ulcerosa-Patienten [11, 36, 37, 39, 56]. Lange Zeit wurde das toxische Megacolon als (krankheits-)typische Komplikation lediglich der Colitis ulcerosa angesehen, gelegentlich sogar als ein mögliches differentialdiagnostisches Kriterium in der Abgrenzung ulceröser und granulomatöser Colitiden [3].

Die erste detaillierte Beschreibung eines toxischen Megacolons bei granulomatöser Colitis Crohn wurde 1967 von Schachter et al. [58] publiziert. Toxische Colondilatationen sind bei granulomatösen Colitiden offenbar in gleicher Häufigkeit zu finden wie bei ulcerösen Colitiden (s. unten). Sie können als Komplikation chronischer Krankheitsverläufe (akute Attakke) auftreten, aber auch als akut-fulminante Erstmanifestation. Bei akutfulminanten Erstmanifestationen ist häufig nicht sicher zwischen ulcerösen und granulomatösen Colitiden *(„colitis indeterminate")* zu unterscheiden [26, 51, 52].

Toxische Colondilatationen sind in seltenen Fällen (Einzelkasuistiken) bei *Salmonalla*-Infektionen (S. typhi murium, enteritidis) [59] und *Amöben-Colitis* [10, 17, 25] sowie bei *ischämischen* [2, 54] und *pseudomembranösen* (Clostridium difficile) Colitiden beschrieben worden [30, 55].

1 Häufigkeit

Angaben zur Häufigkeit toxischer Colondilatationen bei chronisch-entzündlichen Dickdarmerkrankungen sind breit gestreut (Tabellen 1 u. 2). Bezogen auf die Gesamtzahl aller ulcerösen Colitiden tritt das toxische Megacolon in 1,6–6,0% auf [15, 36, 41, 49, 57]. Fulminante Krankheitsverläufe führen in 9,5–22,0% zu toxischen Colondilatationen [16, 22, 32, 53].

Angaben über toxische Colondilatationen bei granulomatösen Colitiden (Tabelle 2) schwanken zwischen 4,4 und 15,1% [9, 19, 29, 49].

Die unterschiedlichen Häufigkeitsangaben zur toxischen Colondilatation bei ulcerösen und granulomatösen Colitiden beruhen z.T. wenigstens

Tabelle 1. Häufigkeit toxischer Colondilatationen in verschiedenen Untersuchungsserien (Colitis ulceros)

1.	10/624	1,6%	Edwards u. Truelove (1964)	
2.	7/320	2,2%	Lumb et al. (1955)	
3.	36/1230	2,9%	McInerney et al. (1962)	Bezogen auf alle Colitisfälle
	36/379	9,5%	McInerney et al. (1962)	Bezogen auf schwere, fulminante Verläufe
4.	18/220	8,2%	Binder et al. (1974)	
5.	55/399	13,8%	Jalan et al. (1969)	
6.	30/195	15,3%	Ewerwahn u. Winkler (1977)	Bezogen auf alle Colitisfälle
	30/81	37,0%	Ewerwahn u. Winkler (1977)	Bezogen auf schwere, fulminante Verläufe
7.	28/157	17,8%	Strauss et al. (1976)	
8.	18/97	21,6%	Flatmark et al. (1975)	Bezogen auf ausschließlich fulminante Verläufe

Tabelle 2. Häufigkeit toxischer Colondilatationen in verschiedenen Untersuchungsserien (Colitis granulomatosa Crohn)

1.	7/160	4,4%	Greenstein et al. (1975)
2.	12/90	6,3%	Buzzard et al. (1974)
3.	14/87	15,1%	Farmer et al. (1968)[a]

[a] In der Untersuchungsserie von Farmer et al. ergaben sich deutliche Unterschiede zwischen „granulomatösen" und „nicht-granulomatösen" Crohn-Manifestationen im Colon im Hinblick auf die Häufigkeit toxischer Dilatationen. Bei den „granulomatösen" Crohn-Fällen lag die Häufigkeit bei 8,3% (4/48), bei den sog. „nicht-granulomatösen" Crohn-Fällen bei 25,6% (10/39)

darauf, daß nicht immer exakt und gleichsinnig zwischen totalen und/ oder subtotalen bzw. segmentalen toxischen Dilatationen im Ablauf schwerer Krankheitsattacken einerseits und akut-fulminanten Krankheitsverläufen andererseits unterschieden wird [32]. Auf diesen Umstand ist mutmaßlich auch der extrem hohe Anteil toxischer Colondilatationen in der Serie von Ewerwahn u. Winkler [16] zurückzuführen. Im Einzelfall ist die klinische Differentialdiagnose zwischen akut-fulminanten Episoden und toxischen Dilatationen sicher schwierig, oft unmöglich. Daß es fließende Übergänge zwischen akut-fulminanten Krankheitsverläufen und toxischen Dilatationen gibt, ist hinreichend auch morphologisch belegt.

Als einigermaßen realistisch für die Colitis ulcerosa müssen die Zahlen von Edwards u. Truelove [15] sowie von Lumb et al. [36] angesehen werden.

2 Definition

Definitionsgemäß liegt eine toxische Colondilatation dann vor, wenn bei nachgewiesener ulceröser oder granulomatöser Colitis und einer entsprechenden klinischen Symptomatik (s. Kap. 38) der Querdurchmesser des Colon transversum in luftgefülltem Zustand 5,5 cm und bariumgefüllt 6,5 cm überschreitet [31, 44]. Im Hinblick auf die schweren Intoxikationssymptome wird mit dem Begriff „toxisches Megacolon“ zunächst ein klinischer Zustand beschrieben.

Jalan et al. [32] geben auf Grund einer retrospektiven Analyse von 55 toxischen Colondilatationen die in Tabelle 3 zusammengestellten diagnosti-

Tabelle 3. Diagnostische Kriterien der toxischen Colondilatation. Retrospektive Analyse von 55 Fällen. (Nach Jalan et al. [32])

1. *Dilatation* (Evidence of dilatation)
   Klinisch: Aufgetriebenes Abdomen und/oder Peritonismus, Abwehrspannung, hochgradige Berührungsempfindlichkeit
   Röntgenologisch: Segmentale oder totale Colondilatation, wenigstens über 5,5 cm bzw. 6,5 cm (vgl.: McConnell et al. [40], Neschis et al. [44], Hywel Jones u. Chapman [31]

2. *Zeichen der Intoxikation*

Fieber	> 38,6 °C
Tachykardie	> 120/min
Leukocytose	> $10,5 \times 10^9$/l
Anämie: Hämoglobin	< 60%
Hypalbuminämie	< 3,0 g/dl (vgl.: Fazio [21])

3. Nachfolgende *patho-anatomische* Bestätigung der Dilatation und der ausgeprägten transmuralen Entzündung

schen Kriterien an. Sind drei der aufgeführten vier klinischen Symptome (Fieber, Tachykardie, Leukocytose, Anämie) eindeutig nachweisbar, muß eine toxische Colondilatation angenommen werden (vgl. auch: Norland u. Kirsner [45] sowie Truelove u. Marks [63]). Nach Fazio [20] ist auch eine Hypalbuminämie ($< 3{,}0$ g/dl) u. a. ein gutes diagnostisches Kriterium. Die klinischen Symptome, mithin die diagnostischen Kriterien, des toxischen Megacolons sind bei Patienten mit ulcerösen und granulomatösen Colitiden offenbar identisch [63].

3 Pathologie

Patho-anatomisch imponiert eine von Fall zu Fall und innerhalb einzelner Colonabschnitte wechselnd starke, z. T. extreme Dilatation. Sie kann das gesamte Colon betreffen (Tabelle 4) oder nur einzelne Abschnitte [5, 35, 36, 39]. Das Colon transversum scheint besonders häufig betroffen zu sein [32, 45].
Flächenhafte, hämorrhagisch imbibierte Ulcerationen reichen oft bis in die Muscularis propria [43]. Nach Norland u. Kirsner [45] sind in der überwiegenden Zahl der Fälle weit mehr als 50% der Mucosa durch Ulcerationen zerstört. Die Darmwand ist z. T. papierdünn, oft nur noch 2–3 mm dick, extrem verletzlich. Die Serosa ist trüb und glanzlos. Die Gefäße sind hyperämisch, das pericolische Fettgewebe ist ödematös verdickt. Das Darmlumen enthält reichlich Blut und Eiter. Crile u. Thomas [13] beschreiben das toxisch dilatierte Colon als einen mit „Faeces, Eiter und Blut gefüllten Serosasack“. In vielen Fällen ist das Rectum weniger massiv betroffen, gelegentlich sogar ausgespart [20, 21].
Histologisch findet man eine außerordentlich floride und transmural entwickelte Entzündung. Das Entzündungsinfiltrat besteht aus Granulocyten, Lymphocyten, Plasmazellen, aus histio- und makrophagocytären Zellformen. Wie bei floriden ulcerösen und granulomatösen Colitiden findet man auch beim toxischen Megacolon eine ausgeprägte plasmacelluläre Dyscrasie mit einer disproportional starken Vermehrung von IgG-

Tabelle 4. Toxisches Megacolon, Makromorphologie (Ausdehnung). (Chirurgische Klinik und Pathologisches Institut der Universität Hamburg)

	Chirurgische Klinik	Pathologisches Institut
Colon: gesamt	12[a]	5
Colon: segmental	2	4
Total	14	9

[a] Nach Ewerwahn u. Winkler [16]

Tabelle 5. Toxisches Megacolon (Colitis ulcerosa): Kasuistik (Pathologisches Institut der Universität Hamburg)

Fall	Alter Geschl.	Befall	Krkh.-Dauer	Tiefe der Ulcerationen[a]	Perforationen	Histologische/ Immunhistologische Befunde
1.	19 J/w	Total	3 Monate	D	+	b c d e f
2.	27 J/w	Total	7 Monate	D	+	b c d e f g
3.	25 J/m	Segm.	5 Jahre	C1	–	b c d g
4.	31 J/w	Total	2 Monate	D	+	b c d e f
5.	27 J/m	Segm.	7 Jahre	C1	–	b c e f
6.	39 J/w	Segm.	3 Jahre	C2	+	b c d
7.	41 J/w	Total	3 Monate	D	+	b c g
8.	27 J/w	Segm.	4 Jahre	D	–	b c d f g
9.	23 J/w	Segm.	3 Jahre	D	–	b c e f g

[a] Graduierung der Tiefeninfiltration nach Buckell et al. [8]
b Störungen der Mikrozirkulation
c Fibrinoide Gefäßwandnekrosen
d Vasculitische Veränderungen
e Vasculäres IgG (basalmembranfixiert)
f C1q/C3 (basalmembranfixiert, Gefäße)
g IgE (Plasmazellen)

und IgE-Immunocyten (Tabelle 5). Flächenhafte und tiefreichende Ulcerationen, häufig durch einen hämorrhagischen Fibrinschorf begrenzt, kennzeichnen das Bild. Im Bereich der Muscularis propria sind ausgedehnte degenerative und nekrolytische Faserveränderungen zu finden. Die noch erhaltene Mucosa ist ödematös, oft pseudopolypenartig verquollen. Man findet die Stigmata einer hochaktiven Entzündung mit abscedierenden Kryptitiden. Auffallend sind Störungen der Mikrozirkulation mit fibrinoiden Gefäßwandnekrosen, mit entzündlichen Gefäßwandinfiltraten (Vasculitis), mit disseminierter intravasaler Gerinnung. Im Bereich der vasculären Basalmembran besonders der kleinen Gefäße sind freies IgG und die Komplementkomponenten C1q und C3 (membranfixiert) immunhistologisch nachweisbar; ein Befund, der häufig auch bei floriden ulcerösen, weniger dagegen bei granulomatösen Colitiden zu finden ist [24, 48]. Die großen Gefäße zeigen eine erhebliche Kongestion. Die autonomen Nervenplexus sind in den transmuralen Entzündungsprozeß einbezogen [45]. Vor allem leukocytäre Infiltrate führen zu entzündlichen und degenerativen Veränderungen der Ganglienzellen (vgl. auch: Oehmichen u. Reifferscheid [47]). Bockus et al. [6] sprechen in diesem Zusammenhang von einem „toxisch-aganglionären Megacolon". Naturgemäß sind Alterationen („Paralyse", Destruktion) des Plexus submucosus häufiger und in stärkerem Ausmaß zu beobachten als solche des Plexus myentericus.

4 Anmerkungen zur Pathophysiologie

Die „eigentliche Ursache" (Ätiologie und Pathogenese) toxischer Colondilatationen im Ablauf ulceröser und granulomatöser Colitiden ist unbekannt [20, 28, 32, 41, 45, 61, 63]. Auch die beschriebenen patho-anatomischen Befunde erlauben keine kausalanalytischen Rückschlüsse. Die schweren entzündlichen Destruktionen sowohl der Muscularis propria als auch der darmeigenen Nervenplexus erklären zwar die „Paralyse" und Dilatation des Colons, nicht aber die Frage, warum es in Einzelfällen zu derart ausgeprägten transmuralen Entzündungsprozessen kommt. Die Frage nach dem exakten Mechanismus toxischer Colondilatationen „verliert sich bis heute in Spekulationen" ("etiologic speculation": Marshak et al. [39]).

Zufolge ausschließlich klinisch-anamnestischer Daten werden verschiedene „ätiologische Faktoren" ("immediate precipitating factors": Norland u. Kirsner [45]) diskutiert:

1) *Dyselektrolytämien*, insbesondere Hypokaliämien [12]. Nach Jalan et al. [32] ist eine Hypokaliämie, wie überhaupt jede Dys- und/oder Hypo-Elektrolytämie, Indikator der Krankheitsintensität, kaum aber primäre Ursache der Colondilatation.

2) *Pharmaka*, wie Opiate, Alkaloide, Anticholinergica [23, 60] oder Loperamid (Imodium) [7]. Unter 36 toxischen Colondilatationen fanden Garrett et al. [23] 17 Patienten (=47,2%), die kurz vor Beginn der toxischen Attacke mit Opiaten behandelt worden waren. Daraufhin mit kleinen Mengen Tinctura Opii durchgeführte Untersuchungen an 14 Patienten mit milden oder mittelschweren Colitisverläufen ergaben, daß das Medikament selbst in geringer Dosierung (15 Tropfen) zunächst die Colonmotilität stimuliert. Ausgehend von diesen Untersuchungen folgerten Garrett et al. [23], daß die "hypermotility and increased tonus changes produced by narcotics in patients with chronic ulcerative colitis may bear a relationship to the development of toxic dilation of the colon when these drugs are administered to patients with acute fulminating form of the disease".

Andererseits haben schon 1942/48 Adler et al. [1] sowie Posey et al. [50] zeigen können, daß Narkotica selbst in geringer Dosierung effektive Inhibitoren der propulsiven Colonmotilität sind (zitiert nach: Norland u. Kirsner [45]). Das toxische Megacolon ist atonisch und nichtpropulsiv (ausführliche Diskussion bei: Jalan et al. [32], Norland u. Kirsner [45]). Von anderen Autoren sind ursächliche Beziehungen zwischen der Gabe von Narkotica und der Entwicklung einer toxischen Colondilatation nicht beobachtet worden [56].

3) *Röntgenkontrastdarstellungen* des (colitiskranken) Colons. Auf mögliche Beziehungen zwischen Röntgenkontrastuntersuchungen colitiskran-

ker Patienten und der Entwicklung toxischer Colondilatationen haben erstmals Smith et al. [60] sowie McInerney et al. [41] aufmerksam gemacht. Sie sind auch in späteren Studien immer wieder diskutiert worden [5, 44, 46]. Aus der zeitlichen Sequenz wurde auf eine kausale geschlossen. Die Befunde sind widersprüchlich. Möglicherweise kommt es in einem Teil der Fälle zur röntgenkontrast- und luftbedingten Kompression der intramuralen Blutgefäße, insofern zu einer Gewebsischämie bzw. -hypoxie.

4) Corticosteroide und Schwangerschaften scheinen ursächlich keinen Einfluß auf die Entwicklung einer toxischen Colondilatation zu haben. Ursprüngliche Vermutungen sind durch größere Serien hinlänglich widerlegt worden [14, 39, 41, 45, 63].

5) Ob bakterielle (Super-)Infektionen im Bereich des colitiskranken Darmes für die Entwicklung toxischer Colondilatationen ursächlich eine Rolle spielen (Endotoxinschock, endotoxin-induzierte Fibringerinnsel [34]), ist nicht entschieden, zumal systematische Untersuchungen bislang fehlen. 1969 haben Jalan et al. [32] erstmals über bakterielle Befunde bei Patienten mit toxischem Megacolon berichtet: Unter 38 Patienten hatten 11 eine positive Blutkultur. Bei 9 Patienten war die Kultur gramnegativ, bei 2 Patienten wurde Staphylococcus aureus gefunden. 9 dieser 11 Patienten starben.

In neuerer Zeit wird *Clostridium difficile* ursächlich mit der Entwicklung toxischer Colondilatationen in einen Zusammenhang gebracht. Allerdings sind auch hier die Befunde widersprüchlich [4, 42, 62].

Das toxische Megacolon als Komplikation chronisch-entzündlicher Darmkrankheiten ist selten. Laut größerer Literaturübersichten, tritt es in etwa gleicher Häufigkeit sowohl bei ulcerösen als auch bei granulomatösen Colitiden auf. Die exakten pathogenetischen Mechanismen, die im Ablauf chronisch-entzündlicher Darmkrankheiten ggf. zur Entwicklung toxischer Colondilatationen führen, sind nach wie vor ungeklärt. Diskussionen über „ätiologische" Faktoren müssen so lange spekulativ bleiben, solange die Ätiologie der Grundkrankheit unbekannt ist.

Literatur

1. Adler HF, Atkinson AJ, Ivy AC (1942) Effect of morphine and dilaudid on the ileum, and of morphine, dilaudid and atropine on the colon of man. Arch Intern Med 69:974
2. Balslev I, Jensen HE, Norgaard F, Poll P (1970) Ischemic colitis. Acta Chir Scand 136:235–242
3. Barron RA, Jarkowski TL, Ruel RE (1964) Ileocolitis, the importance of a more precise definition. Am J Dig Dis 9:862–871
4. Bartlett JG (1981) Clostridium difficile and inflammatory bowel disease. Gastroenterology 80:863–865

5. Binder SC, Patterson JF, Glotzer DJ (1974) Toxic megacolon in ulcerative colitis. Gastroenterology 66:909–915
6. Bockus HL, Roth JLA, Buchman E, Kalser M (1958) Ulcerative colitis. I. Classification of types, clinical behavior, life history, prognosis. In: Jones FA (ed) Modern trends in gastroenterology, vol 2. Hoeker, New York, p 296
7. Brown JW (1979) Toxic megacolon associated with Loperamide therapy. JAMA 241:501–502
8. Buckell NA, Williams GT, Bartram CI, Lennard-Jones JE (1980) Depth of ulceration in acute colitis. Correlation with outcome and clinical and radiologic features. Gastroenterology 79:19–25
9. Buzzard AJ, Baker WNW, Needham PRG, Warren RE (1974) Acute toxic dilatation of the colon in Crohn's colitis. Gut 15:416–419
10. Cardosa JM, Kimura K, Stoopen M, Cervantes LF, Elizondo L, Churchill R, Moncada R (1977) Radiology of invasive amoebiasis of the colon. Am J Roentgenol 128:935–941
11. Case Records of the Massachusetts General Hospital, Case 19023, 23201, 27242. N Engl J Med 208:94 (1933); 216:894–896 (1937); 224:1029–1031 (1941)
12. Cohn EM, Copit P, Tumen HJ (1965) Ulcerative colitis with hypopotassemia. Gastroenterology 30:950–957
13. Crile G, Thomas CY (1951) The treatment of acute toxic ulcerative colitis by ileostomy and simultaneous colectomy. Gastroenterology 19:58–68
14. DeDombal FT, Watts JM, Watkinson G, Goligher JC (1965) Ulcerative colitis and pregnancy. Lancet II:599–602
15. Edwards FC, Truelove SC (1964) The course and prognosis of ulcerative colitis. Part III: Complications. Gut 5:1–15
16. Ewerwahn WJ, Winkler R (1977) Die zweizeitige chirurgische Therapie der akuten komplizierten Colitis ulcerosa. Indikation, Erfahrungen und Ergebnisse. Dtsch Med Wochenschr 102:860–865
17. Faegenburg D, Cheal H, Mandel PR, Ross ST (1967) Toxic megacolon in amoebic colitis. A case report. Am J Roentgenol 99:74–76
18. Fahrländer H, Bianchi L Mihatsch MJ (1979) Die chronisch entzündlichen Darmkrankheiten. Ergeb Inn Med Kinderheilkd 42:1–111
19. Farmer RG, Hawk WA, Turnbull RB (1968) Regional enteritis of the colon: A clinical and pathologic comparison with ulcerative colitis. Am J Dig Dis 13:501–514
20. Fazio VW (1980) Toxic megacolon in ulcerative colitis and Crohn's colitis. Clin Gastroenterol 9:389–407
21. Fazio VW, Turnbull RB, Goldsmith MG (1976) Ileostomy-colostomy for the megacolon phase of toxic ulcerative colitis. In: Harris R, Clearfield MD, Dinoso VP (eds) Gastrointestinal emergencies. Grune & Stratton, New York, p 209–219
22. Flatmark A, Fretheim B, Gjone E (1975) Early colectomy in severe ulcerative colitis. Scand J Gastroenterol 10:427–431
23. Garrett JM, Sauer WG, Moertel CG (1967) Colonic motility in ulcerative colitis after opiate administration. Gastroenterology 53:93–100
24. Gebbers JO, Otto HF (1978) Evidence for local immune complexes in ulcerative colitis. Acta Gastroenterol Belg 41:329–350
25. Giacchino JL, Pickleman J, Bartizal JF, Banich FE (1978) The therapeutic dilemma of acute amoebic and ulcerative colitis. Surg Gynecol Obstet 146:599–603
26. Gloor F (im Druck) Die nicht klassifizierbaren ulcerösen Colitiden. Schweiz Med Wochenschr
27. Goligher JC, Hoffman DC, DeDombal FT (1970) Surgical treatment of severe attacks of ulcerative colitis, with special reference to the advantages of early operation. Br Med J 4:703–706
28. Greenstein AJ, Kark AE, Dreiling DA (1975) Crohn's disease of the colon. III. Toxic dilatation of the colon in Crohn's colitis. Am J Gastroenterol 63:117–128

29. Heberer G, Hoffmann K, Bary S v (1976) Operative Behandlung entzündlicher Dickdarmerkrankungen: Colitis ulcerosa, Morbus Crohn, Divertikulitis. Dtsch Med Wochenschr 101:605–611
30. Hoogland T, Cooperman AM, Farmer RG, Fazio VW (1977) Toxic megacolon – unusual complication of pseudomembranous colitis. Cleve Clin Q 44:149–155
31. Hywel Jones J, Chapman M (1969) Definition of megacolon in colitis. Gut 10:562–564
32. Jalan KN, Sircus W, Card WI et al. (1969) An experience of ulcerative colitis. I. Toxic dilatation in 55 cases. Gastroenterology 57:68–82
33. Jalan KN, Prescott RJ, Sircus W et al. (1970) An experience of ulcerative colitis. III. Long term outcome. Gastroenterology 59:598–609
34. Juhlin L, Krause U, Shelley WB (1980) Endotoxin-induced microclots in ulcerative colitis and Crohn's disease. Scand J Gastroenterol 15:311–314
35. Koudahl G, Kristensen M (1975) Toxic megacolon in ulcerative colitis. Scand J Gastroenterol 10:417–421
36. Lumb G, Protheroe RHB, Ramsay GS (1955) Ulcerative colitis with dilatation of the colon. Br J Surg 43:182–188
37. Madison MS, Bargen JA (1951) Fulminating ulcerative colitis with unusual segmental dilatation of the colon: Report of a case. Mayo Clin Proc 26:21–24
38. Marshak RH, Lester LJ, Friedman AI (1950) Megacolon, a complication of ulcerative colitis. Gastroenterology 16:768–772
39. Marshak RH, Korelitz BI, Klein SH, Wolf BS, Janowitz HD (1960) Toxic dilation of the colon in the course of ulcerative colitis. Gastroenterology 38:165–180
40. McConnell F, Hanelin J, Robbins LL (1958) Plain film diagnosis of fulminating ulcerative colitis. Radiology 71:674–681
41. McInerney GT, Sauer WG, Baggenstoss AH, Hodgson JR (1962) Fulminating ulcerative colitis with marked colonic dilation: A clinicopathologic study. Gastroenterology 42:244–256
42. Meyers S, Mayer L, Bottone E, Desmond E, Janowitz HD (1981) Occurrence of Clostridium difficile toxin during the course of inflammatory bowel disease. Gastroenterology 80:697–700
43. Mogan GR, Sachar DB, Bauer J, Salky B, Janowitz HD (1980) Toxic megacolon in ulcerative colitis complicated by pneumomediastinum: Report of two cases. Gastroenterology 79:559–562
44. Neschis M, Siegelman SS, Parker JG (1968) Diagnosis and management of the megacolon of ulcerative colitis. Gastroenterology 55:251–259
45. Norland CC, Kirsner JB (1969) Toxic dilatation of colon (toxic megacolon): Etiology, treatment and prognosis in 42 patients. Medicine (Baltimore) 48:229–250
46. Odyniec NA, Judd ES, Sauer WG (1967) Toxic megacolon: Significant improvement in surgical management. Arch Surg 94:638–641
47. Oehmichen M, Reifferscheid P (1977) Intramural ganglion cell degeneration in inflammatory bowel disease. Digestion 15:482–496
48. Otto HF, Gebbers JO (1981) Electron microscopic, ultracytochemical and immunohistological observations in Crohn's disease of the ileum and colon. Virchows Arch [Pathol Anat] 391:189–205
49. Papp JP, Pollard HM (1970) Toxic dilatation of the colon in granulomatous colitis. Report of 2 cases. Am J Dig Dis 15:1105–1113
50. Posey EL, Bargen JA, Dearing WH, Code CF (1948) The effects of certain so-called antispasmodies on intestinal motility. Gastroenterology 11:344
51. Price AB (1977) Difficulties in the differential diagnosis of ulcerative colitis and Crohn's disease. In: Yardley JH, Morson BC, Abell MR (eds) The gastrointestinal tract (International Academy of Pathology Monograph, No 18, p 1–14). Williams & Wilkins, Baltimore

52. Price AB (1978) Overlap in the spectrum of non-specific inflammatory bowel disease – colitis indeterminate. J Clin Pathol 31:567–577
53. Prohaska JV, Greer D, Ryan JF (1964) Acute dilatation of the colon in ulcerative colitis. Arch Surg 89:24–30
54. Rosato EF, Rosato FG, Scott J (1969) Ischaemic dilatation of the colon. Am J Dig Dis 14:922–928
55. Rosen IB, Cooter NB, Ruderman RL (1973) Necrotizing colitis. Surg Gynecol Obstet 137:645–649
55. Roth JLA, Valdes-Dapena A, Stein GN, Bockus HL (1959) Toxic megacolon in ulcerative colitis. Gastroenterology 37:239–255
57. Roth JLA, Stitcher JE, Stein GN, Valdes-Dapena A (1975) Toxic megacolon complicating ulcerative colitis. In: Lukash WM, Johnson RB (eds) The systemic manifestations of inflammatory bowel disease. Thomas, Springfield Ill, p 133–175
58. Schachter H, Goldstein MJ, Kirsner JB (1967) Toxic dilation complicating Crohn's disease of the colon. Gastroenterology 53:136–142
59. Schofield PF, Mandal BK, Ironside AG (1979) Toxic dilatation of the colon in salmonella colitis and inflammatory bowel disease. Br J Surg 66:5–8
60. Smith FW, Law DH, Nickel WF, Sleisenger MH (1962) Fulminant ulcerative colitis with toxic dilation of the colon: Medical and surgical management of eleven cases with observations regarding etiology. Gastroenterology 42:233–243
61. Strauss RJ, Flint GW, Platt N, Levin L, Wise L (1976) The surgical management of toxic dilatation of the colon: A report of 28 cases and review of the literature. Ann Surg 184:682–688
62. Trnka YM, Lamont JT (1981) Association of Clostridium difficile toxin with symptomatic relapse of chronic inflammatory bowel disease. Gastroenterology 80:693–696
63. Truelove SC, Marks CG (1981) Toxic megacolon. Part I: Pathogenesis, diagnosis and treatment. Clin Gastroenterol 10:107–117
64. Watts JM, DeDombal FT, Goligher JC (1966) Long-term complications and prognosis following major surgery for ulcerative colitis. Br J Surg 53:1014–1023

Kapitel 38

Konservative Therapie

H. MALCHOW

1 Definition

Das toxische Megakolon tritt als Folge einer fulminanten Colitis auf und führt zu einer segmentalen oder totalen Dilatation der betroffenen Darmsegmente. Als fulminant kann eine Colitis dann bezeichnet werden, wenn eine ausgeprägte Diarrhoe mit mindestens 6 ungeformten Stühlen besteht, die große Mengen Blut enthalten. Hinzu kommen Allgemeinerscheinungen wie Fieber, Tachykardie, beschleunigte Blutsenkungsreaktion, Leukocytose und abfallende Hämoglobinwerte [18]. In Abwandlung von Jalan et al. [7] definiert Fazio [5] den toxischen Zustand so, daß zumindest zwei der nachfolgenden Symptome vorliegen müssen: Tachykardie (>100/min), Fieber mit Werten über 38,6 °C, eine Leukocytose ($>10{,}5 \times 10^9$/l) oder eine Hypalbuminämie ($<3{,}0$ g/dl). Darüber hinaus müssen die Darmschlingen gebläht sein. Andere Symptome, wie Berührungsempfindlichkeit des Abdomens, niedriger Blutdruck, Elektrolytstörung und Anämie sind zumeist ebenfalls nachweisbar, sind jedoch nicht zur Diagnosestellung erforderlich. Ein Megacolon wird dann angenommen, wenn eine Röntgenaufnahme des Abdomens (ohne Kontrastmittel) ein auf mindestens 5 cm erweitertes Colon zeigt, bei dem die Haustrierung weitgehend oder ganz aufgehoben ist [5, 10]. Wenn das Colon fehlt, können sich die gleichen Mechanismen am verbleibenden Restdarm abspielen, also ein toxisches Megaileum auftreten [8, 9].

2 Ursachen (Tabelle 1)

Ein toxisches Megacolon kann durch verschiedene Krankheiten ausgelöst werden (Tabelle 1). Nach Fazio [5] liegt dem toxischen Megacolon etwa gleich häufig ein Morbus Crohn oder eine Colitis ulcerosa zugrunde, dem entsprechen auch unsere eigenen Beobachtungen.

Tabelle 1. Krankheiten, bei denen ein toxisches Megacolon entstehen kann

Krankheit	Häufigkeit	Literatur
Amöbencolitis	Selten	[4]
Ischämische Colitis	Selten	[1]
Pseudomembranöse Colitis	Selten	[12]
Enterocolitis bei M. Hirschsprung	Selten	[5]
Colitis ulcerosa	Etwa 50%	
Morbus Crohn	Etwa 50%	

3 **Befunde** (Tabelle 2)

Während eine Tachykardie mit einer Frequenz von mehr als 100 Pulsschlägen pro Minute sehr häufig ist, sind die Temperaturen nur bei wenigen Patienten höher als 38,6 °C, obwohl subfebrile Temperaturen bei fast allen Patienten nachweisbar sind. Das Albumin ist stets erniedrigt (unter 3,0 g/dl). Eine rasche Verstärkung von Anämie und Hypalbuminämie weist auf einen zunehmend ernsten Zustand hin. Die ausgeprägten Elektrolytstörungen mit Hypokaliämie (und Hyponatriämie) sind gleichfalls als Folge der diffusen transmuralen Entzündung mit Sequestration von Wasser, Elektrolyten, Albumin und Blut in die Darmwand und das Lumen aufzufassen. Die Hypokaliämie ist somit in der Regel die Folge und nicht die Ursache einer toxischen Dilatation. Fazio [5] hebt besonders die Hypalbuminämie (Albumin < 1,9 g/dl) als signum malum ominis hervor. Nach Torsoli [15] sind weitere Laborwerte geeignet, die Schwere einer fulminanten Colitis bzw. des toxischen Megacolons vorherzusagen, hierzu zählen Albumin < 2,5 g/dl, Chlorid < 95 mval/l, Calcium < 4,2 mval/l, Phosphat < 1,5 mval/l.

Tabelle 2. Symptome bei toxischem Megacolon

Tachykardie	Abmagerung
Fieber	Exsikkose
Blässe	Elektrolytstörung
Lethargie	Anämie
Leukocytose	Hypalbuminämie
Bauchschmerzen	Gelbsucht
Blutiger Durchfall	Geblähtes Abdomen
Verstopfung	Druckschmerz
Hypotonie	Metabolische Alkalose

4 Diagnose (Tabelle 3)

Vor Einleitung einer Therapie eines toxischen Megacolons sollte die Diagnose gesichert werden, ohne jedoch den Patienten hierdurch zu gefährden. Bei einer bekannten Vorgeschichte mit Morbus Crohn oder Colitis ulcerosa wird die Diagnose in der Regel leicht gestellt. Bei einem kurzen Verlauf der Krankheit – ohne gesicherte Diagnose – müssen eine Reihe weiterer Krankheiten ausgeschlossen werden: enteritische Salmonellosen, Cholera, Typhus, Amöbiasis, pseudomembranöse Enterocolitis, Volvulus, Diverticulitis, ischämische Colitis oder die Obstruktion durch einen Tumor. Eine Röntgenaufnahme des Abdomens im Liegen (sog. „Abdomen leer" wie Nieren-Leeraufnahme) ist dann als beweisend anzusehen,

Tabelle 3. Diagnose eines toxischen Megacolons

- ● Anamnese einer chronisch entzündlichen Darmerkrankung
- ○ Ausschluß einer Colitis anderer Natur
- ● Röntgenaufnahme „Abdomen leer"
- ○ Endoskopie, atraumatisch und ohne Luft

wenn auf ihr die Dilatation und Distanzierung der Darmschlingen *sowie* eine verstrichene Haustrierung zu erkennen ist. Nur bei denjenigen Patienten, bei denen die Vorgeschichte nicht eindeutig auf eine chronisch entzündliche Darmerkrankung hinweist, ist eine orientierende endoskopische Inspektion der unteren Darmabschnitte erforderlich. Das oberste Gebot für die Durchführung eines solchen diagnostischen Eingriffs ist jedoch, daß dieser völlig atraumatisch und ohne Insufflation von Luft vorgenommen wird.

5 Konservative Maßnahmen zur Behandlung des toxischen Megacolons

5.1 Erste Maßnahmen

Die erste Maßnahme beim Vorliegen oder einem drohenden toxischen Megacolon besteht darin, Medikamente, die einen solchen Zustand provozieren können, abzusetzen oder nicht zu verordnen (Tabelle 4). So zum Beispiel: a) Diphenoxylat und Atropin (=Reasec). Pitmann [14] beschreibt die mögliche Auslösung eines toxischen Megacolons und die Besserung dieses Zustands nach Absetzen der Substanzen; b) Loperamid (=Imodium). Brown [3] hat die Entwicklung eines toxischen Megacolons unter Loperamid beobachtet; c) Opiate (z. B. Tinctura opii) sollen nach der Mitteilung von Garrett et al. [6] ebenso die Entwicklung eines toxischen Megacolons provozieren können.

Tabelle 4. *Wichtigstes Behandlungsprinzip* bei einer fulminanten Colitis oder einem sich entwickelnden toxischem Megacolon: *nicht schaden*, daher

Vermeiden von:	*a) Medikamenten, die die Transitzeit im Darm herabsetzen* Spasmolytica Analgetica Antidiarrhoica
	b) Maßnahmen, die das Colon irritieren Abführen Colon-Kontrasteinlauf Coloskopie Rectoskopie mit Gabe von Luft

Aufgrund dieser Beobachtungen, die natürlich nicht im kontrollierten Versuch am Menschen nachvollzogen werden können, muß generell bei der fulminanten Colitis oder bei einem beginnenden toxischen Megacolon alles unterlassen werden, was die Entwicklung eines solchen Zustands begünstigen könnte, und das bedeutet, alle diejenigen Medikamente oder Substanzen zu meiden, die geeignet sind, die Transitzeit der Ingesta zu verkürzen. Dazu zählen auch alle Maßnahmen, die die Schleimhaut reizen könnten oder mit einer Insufflation von Luft verbunden sind. Gemeint sind die Abführprozeduren zur Vorbereitung diagnostischer Eingriffe wie Colonkontrasteinlauf [13], Coloskopie (mit Biopsie) oder die Insufflation von Luft bei der Rectoskopie (Tabelle 4).

5.2 Ausgleich von Mangelzuständen (Tabelle 5)

Bei einer fulminanten Colitis, bzw. beim toxischen Megacolon, entstehen sehr rasch erhebliche, allgemeine Auswirkungen auf den Körper, die zum großen Teil auf den Verlust von Blut, Eiweiß, Elektrolyten und Flüssigkeit zu beziehen sind. Daher besteht ein weiteres wichtiges Behandlungsprinzip im Ausgleich von solchen Mangelzuständen. Auch hierzu gibt es Berichte, jedoch keine kontrollierten Studien [5, 17]. Bei der Korrektur

Tabelle 5. Ausgleich von Mangelzuständen bei fulminanter Colitis bzw. bei toxischem Megacolon

- Volumengabe nach zentralvenösem Druck
- Elektrolytkorrektur nach Serumspiegeln insbesondere K^+ und Na^+
- Ausgleich der metabolischen Alkalose
- Albumininfusion
- Bluttransfusion
- Vitaminzufuhr bei Mangel

des Volumenmangels richtet man sich nach dem zentralvenösen Druck. Eine metabolische Alkalose muß korrigiert werden. Elektrolyte werden nach Maßgabe der Serum-Elektrolytspiegel ausgeglichen, und Albumin sowie Blut sollten großzügig substituiert werden, um einen möglichst guten Allgemeinzustand herbeizuführen (Tabelle 5).

5.3 **Ernährung** (Tabellen 6a und b)

Ein weiteres Behandlungsprinzip beruht darauf, jegliche orale Nahrungszufuhr zu vermeiden. Lediglich einige Schlückchen Wasser sind erlaubt. Auch dieses Regime, das selbstverständlich mit einer totalen parenteralen Ernährung kombiniert werden muß, ist nicht durch kontrollierte Studien gesichert. Einige Erfahrungsberichte heben jedoch die günstige Wirkung dieser Maßnahme hervor [5, 16, 17]. Da erstens mit einer langen Krankheitsdauer zu rechnen, zweitens die Wahrscheinlichkeit einer Operation

Tabelle 6a. Totale parenterale Ernährung bei fulminanter Colitis/toxischem Megacolon

Zentralvenöser Zugang
Kontinuierliche Zufuhr über 24 h
30–50 kcal/kg Körpergewicht
Aminosäurenlösungen
Glucoselösungen
Fettemulsionen

Tabelle 6b. Beispiel einer total parenteralen Ernährung bei fulminanter Colitis/toxischem Megacolon

500 ml Aminosäurelösung	8% ig	Mischbeutel + Elektrolyte nach Bedarf
500 ml Glucoselösung	40% ig	
500 ml Aminosäurelösung	8% ig	Mischbeutel + Elektrolyte nach Bedarf
500 ml Kohlenhydratlösung	20% ig	
Im Nebenschluß mit 10–20% Fettlösung		
1. Tag	50 ml	
2. Tag	60 ml	
3. Tag	70 ml	
4. Tag	80 ml	
5. Tag	90 ml	
6. Tag	100 ml	
bis auf	500 ml/Tag steigern	
Darüber hinaus bei Bedarf:	5% Albuminlösung	
	Bluttransfusion	
	Elektrolytlösungen	

groß ist und somit die orale Nahrungskarenz über mehrere Wochen beizubehalten sein wird, empfiehlt es sich, einen zentralvenösen Zugang zu schaffen, der gleichzeitig auch zur Kontrolle einer adäquaten Volumenzufuhr genutzt werden kann. Ein untertunnelter Venenkatheter ist hierfür besonders geeignet, da durch ihn das Risiko der Infektion am besten eingeschränkt werden kann. Bei der totalen parenteralen Ernährung sollte auch die Zufuhr von Fett berücksichtigt werden (Tabellen 6a und b).

5.4 Weitere supportive Maßnahmen (Tabelle 7)

Diese weiteren supportiven Maßnahmen sollen überwiegend Schäden verhindern helfen, die im Gefolge des schweren Krankheitszustands oder seiner Behandlung eintreten könnten. Sie sind weitgehend empirisch und für diese Krankheit nicht im kontrollierten Versuch abgesichert, gehören jedoch zum Standardrüstzeug der Betreuung von schwerkranken Patienten einer Intensivstation (Tabelle 7). Während die Absaugung von verschluckter Luft und Sekret aus dem Magen durch eine Magensonde sowie die Vermeidung von Streßulcera durch die Gabe von Cimetidin weitgehend gesicherte und unproblematische Maßnahmen darstellen, ist die Heparinisierung differenzierter zu handhaben. Bei einer möglichen gramnegativen Sepsis mit Endotoxinschock und somit konsekutivem Verbrauch von Thrombocyten ist eine vorsichtig gesteuerte Vollheparinisierung unter Kontrolle der partiellen Prothrombinzeit (PTT) erforderlich. Soll lediglich das bei dieser Krankheit erhöhte Thromboserisiko bekämpft werden, so ist eine niedrig dosierte Heparintherapie (10000–15000 E in 24 h) – am besten den Infusionen beigegeben oder mit Perfusor im Nebenschluß laufend – ausreichend.

Tabelle 7. Weitere supportive Maßnahmen

Magensonde	→	Kontinuierliche Absaugung von Luft
Cimetidin	→	4stündlich 200 mg i.v. zur Vermeidung eines Streßulcus Antacida könnten zu einer Belastung des Dickdarms führen
Heparin	→	a) Sepsis mit Verbrauch b) Verhinderung von Thrombosen bei der Thromboseneigung (Thrombocytose, Bettruhe, Cortison)

5.5 Antibiotica

Infolge der diffusen transmuralen Entzündung entsteht in den befallenen Darmabschnitten eine sehr große Wundfläche, die mit Bakterien besiedelt ist. Die toxische Dilatation begünstigt das Durchwandern der Erreger, die bei einer Perforation natürlich ganz massiv ist. Eine antibiotische Therapie wird daher generell geübt [5, 17]. Kontrollierte Versuche fehlen. Bei der Wahl der Antibiotica sollte man berücksichtigen, daß diese eine gute Wirkung gegen gramnegative Erreger und anaerobe Keime aufweisen. Liegt bereits eine Einschränkung der Nierenfunktion vor, so muß bei der Wahl der Antibiotica dieser Umstand berücksichtigt werden. Empfehlenswert sind u. a. folgende Kombinationen: Cephazolin plus Tobramycin (nicht bei Einschränkung der Nierenfunktion); oder Carbenicillin plus Gentamicin plus Metronidazol; oder Mezlocillin plus Gentamycin plus Metronidazol.

5.6 Glucocorticoide

Die Glucocorticoide sind die einzige Substanzklasse, von der man sich eine wirksame medikamentöse Beeinflussung einer fulminanten Colitis oder des toxischen Megacolons verspricht, obschon zur Wirkung der Glucocorticoide bei diesem foudroyanten Krankheitszustand auch keine kontrollierten Studien bekannt sind [17]. Gesichert ist jedoch, daß Prednison sowohl in der akuten Phase des Morbus Crohn [14] als auch bei einer akuten Exacerbation der Colitis ulcerosa [18] günstig wirkt. Die Gabe von ACTH ist unüblich geworden [17]. Intravenös applizierbare Prednisolon-Derivate werden infolge ihrer geringen Quote an Nebenwirkungen bevorzugt [17]. Die empfohlene Dosis liegt zwischen 100 und 250 mg Prednisolon pro Tag. Vermutungen, daß die postoperativen Resultate durch eine präoperative Steroidmedikation ungünstig beeinflußt werden könnten, haben sich nicht bestätigt [17]. Aus diesen Gründen ist die intravenöse Gabe von Prednisolon – obwohl durch kontrollierte Studien nicht abgesichert – die einzige spezifische konservative Maßnahme (Tabelle 8).

Tabelle 8. Medikamentöse Therapie des toxischen Megacolons

Prednisolon 100–250 mg/Tag auf zwei Einzeldosen verteilt
Bei erfolgreichem Ansprechen der Krankheit nach 1 Woche langsame Dosisreduktion

5.7 Dauer der konservativen Maßnahmen (Tabelle 9)

Eine fulminante Colitis oder ein toxisches Megacolon kann – sofern keine absoluten Operationsindikationen vorliegen – in Übereinstimmung mit der klinischen Erfahrung [5, 17] bis zu 72 h nach den oben niedergelegten Kriterien konservativ behandelt werden. Tritt innerhalb dieser Zeit keine Besserung ein, so wird die Indikation zur Operation gestellt. Kommt es innerhalb 72 h zu einer Verschlechterung, so stellt sich die Operationsindikation entsprechend früher. Bei einer Besserung können die konservativen Bemühungen fortgesetzt werden. Ein Erfolg einer konservativen

Tabelle 9. Dauer der konservativen Maßnahmen bei fulminanter Colitis[a]/toxischem Megacolon[b]

Falls keine Verschlechterung, 72 h
Bei Verschlechterung: Sofort Op-Indikation
Bei Besserung: Fortsetzen der konservativen Bemühungen

[a] Bei fulminanter Colitis ohne toxisches Megacolon kann die Op-Indikation eher zurückhaltend gestellt werden
[b] Bei einem toxischen Megacolon ist es besser, im Zweifel zu früh als zu spät zu operieren

Therapie wird jedoch nur bei fulminanter Colitis, nicht aber beim toxischen Megacolon zu erwarten sein [2, 17], da dann meistens zu einem späteren Zeitpunkt operiert werden muß. Die konservativen Maßnahmen haben jedoch auch beim toxischen Megacolon ihre Berechtigung, da sie geeignet sind, den Patienten in einen operationsfähigen Zustand zu bringen.

Eine Definition von „Besserung“, „gleichbleibendem Zustand“ oder „Verschlechterung“ ist nicht einfach zu geben. Am besten wird sein, wenn man sich vom Lokalbefund leiten läßt. Bestehen Zweifel, sollte man eher eine Verschlechterung annehmen. Der Lokalbefund sollte unter Berücksichtigung des Allgemeinzustands gemeinsam vom Chirurgen und Gastroenterologen beurteilt werden. In den ersten 3 Tagen sind solche gemeinsamen Visiten in 12stündigen Intervallen anzuraten.

Literatur

1. Balslev I, Jensen HE, Norgaard F, Poll P (1970) Ischemic colitis. Acta Chir Scand 136:235–242
2. Binder SC, Patterson JF, Glotzer DJ (1974) Toxic megacolon in ulcerative colitis. Gastroenterology 66:909–915
3. Brown JW (1979) Toxic megacolon associated with loperamide therapy. JAMA 241:501–502
4. Cardoso JM, Kimura K, Stoopen M, Cervantes LF, Elizondo L, Churchill R, Moncada R (1977) Radiology of invasive amoebiasis of the colon. Am J Roentgenol 128:935–941
5. Fazio VW (1980) Toxic megacolon in ulcerative colitis and Crohn's colitis. Clin Gastroenterol 9:389–407
6. Garrett JM, Sauer WG, Moertel CG (1967) Colonic motility in ulcerative colitis after opiate administration. Gastroenterology 53:93–100
7. Jalan KN, Sircus W, Card WI et al. (1969) An Experience of ulcerative colitis: I. Toxic dilation in 55 cases. Gastroenterology 57:68–82
8. Jenss H. Malchow H (1979) Rezidiv einer Colitis ulcerosa im Dünndarm nach Kolektomie? Was nicht sein darf, das nicht sein kann. Z Gastroenterol 17:745–748
9. Malchow H, Schmeisser W, Schomerus H et al. (1976) Toxisches Megaileum – Rezidiv einer Colitis ulcerosa im Dünndarm nach Kolektomie? Z Gastroenterol 14:388–399
10. Marshak RH, Lester LJ, Friedmann AI (1950) Case reports: Megacolon, a complication of ulcerative colitis. Gastroenterology 16:768–772
11. Pitman FE (1974) Adverse effects of Lomotil. Gastroenterology 67:408–409

12. Rosen IB, Cooter NB, Ruderman RL (1973) Necrotizing colitis. Surg Gynecol Obstet 137:645–649
13. Smith FW, Law DH, Nickel WF Jr, Sleisenger MH (1962) Fulminant ulcerative colitis with toxic dilatation of the colon: Medical and surgical management of eleven cases with observations regarding etiology. Gastroenterology 42:233–243
14. Summers RW, Switz DM, Sessions JT Jr, Becktel JM, Best WR, Kern F Jr, Singleton JW (1979) National cooperative Crohn's disease study: Results of drug treatment. Gastroenterology 77:847–869
15. Torsoli A (1981) Toxic Megacolon. Part II: Prevention. Clin Gastroenterol 10:117–121
16. Truelove SC, Jewell DP (1974) Intensive intravenous regimen for severe attacks of ulcerative colitis. Lancet I:1067–1070
17. Truelove SC, Marks CG (1981) Toxic Megacolon. Clin Gastroenterol 10:107–117
18. Truelove SC, Witts LJ (1955) Cortisone in ulcerative colitis. Final report on a therapeutic trial. Br Med J II:1041–1048
19. Truelove SC, Willoughby CP, Lee EG, Kettlewell MGW (1978) Further experience in the treatment of severe attacks of ulcerative colitis. Lancet II:1086–1088

Kapitel 39

Chirurgische Therapie

M. ROTHMUND

1 Vorbemerkungen

Das toxische Megacolon mit seinem oft foudroyanten Verlauf und seiner schlechten Prognose bedarf des maximalen Einsatzes intensivmedizinischer Möglichkeiten und einer gleichzeitigen Betreuung durch Gastroenterologen und Allgemeinchirurgen, so daß die hier zu besprechende chirurgische Therapie nur eingebettet in eine interdisziplinäre Behandlung betrachtet werden kann. Die gegenseitige konsiliarische Beratung *von Anfang an* garantiert am ehesten die sinnvolle Ausschöpfung konservativer Maßnahmen, ohne daß die Indikation zum operativen Eingriff zu spät gestellt wird.

Probleme in der Behandlung des Krankheitsbildes ergeben sich daraus, daß der einzelne Arzt nur wenig Erfahrung mit der Erkrankung hat. In der eigenen Klinik wurden z. B. in 15 Jahren 13 Patienten mit einem solchen Krankheitsbild operiert. Etwa eine operative Behandlung einer fulminanten Colitis pro Jahr wurde auch nach einer Befragung von Ritchie [14] in 34 Disktrikthospitälern in England angegeben. Neben der geringen Erfahrung mit der Erkrankung trägt die Tatsache, daß der Verlauf bei Klinikaufnahme oft schwer abschätzbar ist und eindeutige Kriterien für den Übergang von der konservativen zur operativen Behandlung fehlen, zur schlechten Prognose der Erkrankung bei. Hinzu kommt, daß zur operativen Therapie verschiedene Verfahren angegeben werden, deren unterschiedliche Indikation nicht klar abgegrenzt ist. Letztlich erschwert der Umstand, daß zur Behandlung dieses Krankheitsbildes keine kontrollierbaren Studien vorliegen und auch auf Grund des seltenen Vorkommens und der Eigenart des hochakuten, lebensbedrohlichen Krankheitsbildes in der Zukunft keine solchen Studien zu erwarten sind, einen rationellen Zugang zur Therapie. Die angeführten Besonderheiten des toxischen Megacolons führen zu der dringenden Empfehlung, solche Patienten früh in eine speziell gastroenterologisch ausgerichtete Klinik zu überweisen.

2 Indikation zur operativen Behandlung

Das toxische Megacolon ist definiert als eine Exacerbation einer entzündlichen Erkrankung des Colons mit schmerzhaftem, druckempfindlichem Abdomen und einer bei der Röntgenübersichtsaufnahme sichtbaren, mehr oder weniger ausgeprägten Dilatation des Colons. Hinzu kommen die Zeichen eines „toxischen" Allgemeinzustandes: Fieber, Tachykardie, Leukocytose, Anämie und Hypalbuminämie [6, 7, 17, 18]. Liegen die genannten Symptome und Befunde vor, ist zunächst eine konservative Behandlung angezeigt. Es muß jedoch nochmals darauf hingewiesen werden, daß schon zu Beginn einer solchen Behandlung möglichst ein erfahrener Chirurg konsiliarisch hinzuzuziehen ist. Die Behandlung kann 24–72 h fortgeführt werden, wenn sich eine Besserungstendenz zeigt. Schon das Ausbleiben einer Besserung oder eine Verschlechterung innerhalb dieses Zeitraumes unter adäquater Therapie [5] bedeutet die Indikation zur operativen Behandlung.

Im Einzelfall wird es nicht schwer sein, Zeichen einer Verschlechterung (Zunahme der o. g. Symptome und Befunde) festzustellen. Schwieriger, für den weiteren Verlauf jedoch auch wesentlicher, ist es, Kriterien zu definieren, die einen schweren Verlauf der Erkrankung voraussehen lassen. Solche prognostisch relevanten Kriterien, die bei der Aufnahmeuntersuchung einfach zu erheben sind, wurden von Lennard-Jones et al. [13] für die fulminante Colitis ausgearbeitet, sind jedoch auch für das toxische Megacolon mit geringen Einschränkungen brauchbar. Von 56 am Aufnahmetag erhobenen Befunden und Symptomen zeigten sich im wesentlichen die Körpertemperatur, die Puls- und Stuhlfrequenz sowie der Serumalbuminspiegel für die Prognose wertvoll.

Bei retrospektiver Analyse des Verlaufs von mehr als 160 Patienten mit schwerer Colitis war vor allem die Korrelation von Stuhlfrequenzen und Körpertemperatur prognostisch gut brauchbar (Tabelle 1). Eine niedrige Stuhlfrequenz bei einer Temperatur von unter 38 °C läßt demnach auf einen günstigen, eine hohe Stuhlfrequenz bei Temperatur über 38 °C auf ei-

Tabelle 1. Mißerfolgsquote (%) bei konservativer Behandlung von schwerer Colitis. (Nach Lennard-Jones [13])

Stuhlfrequenz	Temperatur	
	<38 °C	>38 °C
0–5	4	38
6–8	9	60
>9	34	80

nen ungünstigen Verlauf schließen. Für das toxische Megacolon muß hier einschränkend gesagt werden, daß die Stuhlfrequenz beim Vollbild der Erkrankung kein zuverlässiger Parameter ist, da ein paralytischer Ileus eine niedrige Stuhlfrequenz vortäuschen kann.

Sicherlich muß bei diesem Krankheitsbild entsprechend dem individuellen Verlauf entschieden werden. Im Zweifelsfall sollte eher früher als später operiert werden, da mit dem Eintreten von Komplikationen, wie schwere Blutung und Perforation, die Letalität rapide zunimmt [3, 7]. Eine klare Indikationsstellung ergibt sich dann, wenn bei den Patienten eine diffuse Peritonitis vorliegt und die Röntgenübersichtsaufnahme des Abdomens freie Luft zeigt und damit der Hinweis auf eine Perforation gegeben ist. Hier muß möglichst rasch nach Kontrolle der wichtigsten klinischen und laborchemischen Parameter operiert werden. Eine Indikation zur Operation ergibt sich auch dann, wenn eine schwere Blutung aus dem

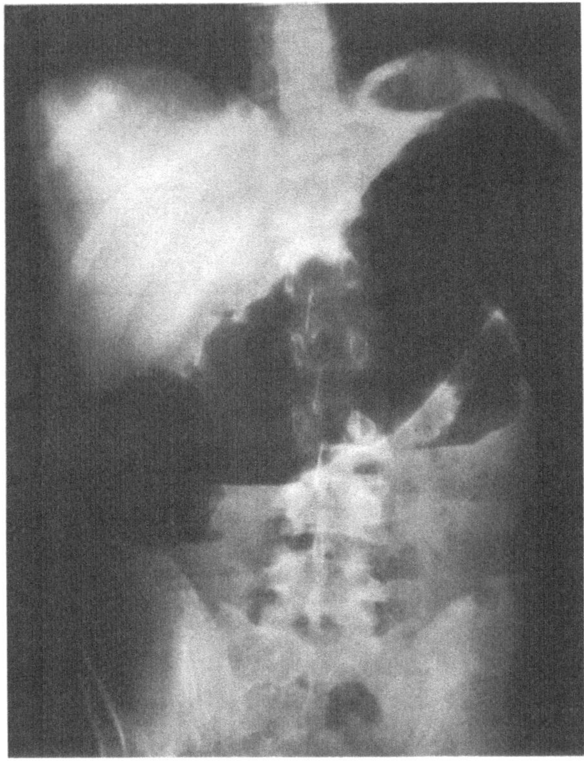

Abb. 1. Toxisches Megacolon mit Dilatation des Colon transversum, Röntgenaufnahme beim stehenden Patienten. Man erkennt die aufgehobene Haustrierung im Bereich der caudalen Wand des Colon transversum und die sich spontan abbildenden pseudopolypösen Schleimhautinseln am Oberrand des Colon transversum

Colon im Vordergrund der Symptome der toxischen Dilatation steht. Eine Grenze kann ähnlich wie beim blutenden Ulcus bei einem Verbrauch von 2–2,5 l Konservenblut pro 24 h gesehen werden. Ist mehr als diese Menge zur Erhaltung eines bestimmten Hämoglobin- und Hämatokritwertes nötig, muß operiert werden. Nicht generell empfohlen wird eine sofortige Operationsindikation ohne internistische Vorbehandlung bei extremer Dilatation des Colons und Nachweis von Schleimhautinseln bei der Abdomenübersicht (Abb. 1).

3 Präoperative Diagnostik

Unmittelbar vor der Operation sollte eine Abdomenübersicht mit Markierung des Nabels durch einen metallenen Gegenstand durchgeführt werden. Plant man die noch später zu besprechende doppelläufige Ileostomie mit multiplen Colostomien, kann hiermit der topographisch-anatomische Bezug der am meisten geblähten Colonabschnitte zum Nabel festgelegt werden. Unmittelbar vor dem operativen Eingriff, am besten auf dem Operationstisch, sollte eine vorsichtige Rectoskopie stattfinden, die auf jeden Fall ohne Luftinsufflation erfolgen muß. Sie dient vor allem dazu, Luft und Flüssigkeit aus dem Sigma und Rectum abzusaugen, zum anderen kann bei schwerer Blutung festgestellt werden, ob die Blutungsquelle im Rectum oder weiter cranial liegt, was Konsequenzen für die Verfahrenswahl hat (s. Verfahrenswahl, S. 417). Ein Kontrasteinlauf mit Gastrografin oder gar mit Barium ist überflüssig und gefährlich, ebenso der Versuch einer Coloskopie.
Der Grad der Dilatation läßt nur eingeschränkt Schlußfolgerungen auf die Schwere des Krankheitsbildes zu. Im Krankengut der Cleveland-Klinik wurde bei 115 Patienten mit toxischem Megacolon die Dilatation mit durchschnittlich 9,1 cm (minimal 5 cm, maximal 16 cm) angegeben [7]. Der am häufigsten betroffene Darmabschnitt ist meistens das Colon transversum. Dies scheint jedoch vor allem Folge des Umstandes zu sein, daß die Röntgenaufnahmen dieser Patienten im Stehen erfolgt. Nach einer Untersuchung von Kramer u. Wittenberg [12] kommt es zu einer Umverteilung der Luft im Colon entsprechend der Lage des Patienten.
Unmittelbar präoperativ sollte nicht vergessen werden, die geplante Plazierung des Ileostomas, das in jedem Fall erforderlich ist, wenn möglich im Sitzen und im Stehen, auf der Bauchhaut anzuzeichnen.

4 Operative Behandlung

Prinzipiell stehen zur operativen Behandlung des toxischen Megacolons drei verschiedene Verfahren zur Verfügung:

1) Die Colektomie mit terminaler Ileostomie unter Erhaltung des Rectums (Abb. 2),
   a) mit blindem Verschluß des Rectums (nach Hartmann),
   b) mit Einnähen des Rectosigmoids als Colostomie in die Bauchdekke,
2) die Proktocolektomie mit terminaler Ileostomie (Abb. 3),
3) die Ausschaltungs- und Dekompressionsoperation nach Turnbull [19], bei der die Kotpassage durch das Colon mit Hilfe einer doppelläufigen Ileostomie ausgeschaltet wird und über den am meisten geblähten Colonabschnitten Colostomien angelegt werden (Abb. 4).

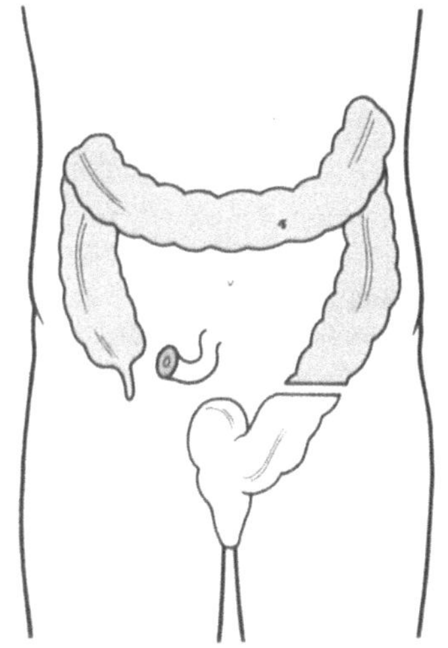

Abb. 2. Schema der Colektomie mit terminaler Ileostomie (entfernte Darmabschnitte grau)

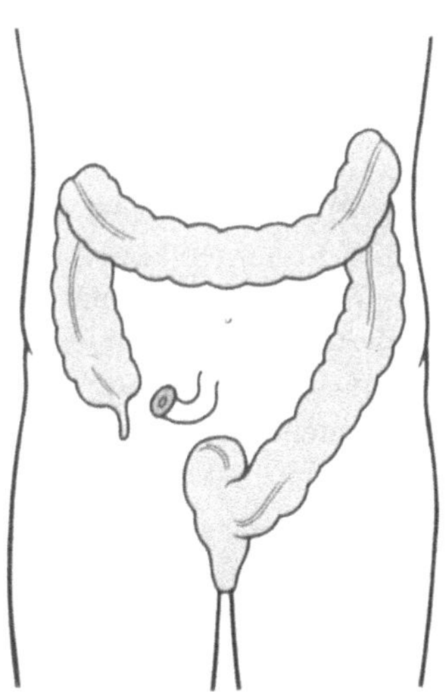

Abb. 3. Schema der Proktocolektomie mit terminaler Ileostomie (entfernte Darmabschnitte grau)

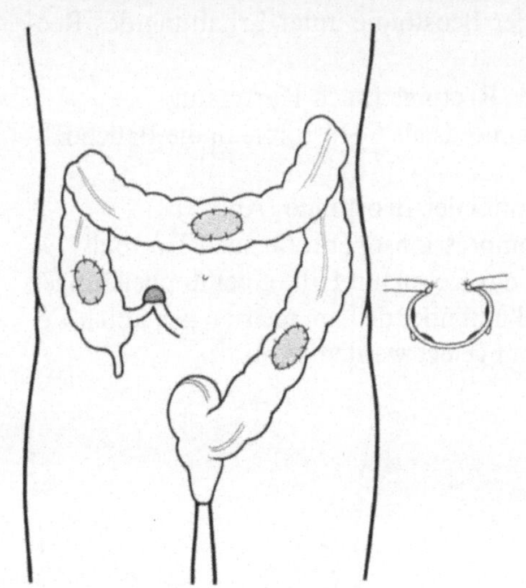

Abb. 4. Schema der Dekompressions- und Ausschaltungsoperation nach Turnbull mit doppelläufiger Ileostomie und mehreren Colostomien über den am meisten geblähten Darmabschnitten, schematische Darstellung der „Quarantänenaht" vor Eröffnung der Colostomien (eröffnete Darmanteile grau)

Tabelle 2. Letalität der Colektomie beim toxischen Megacolon in der Literatur

Autor	n	Letalität %
Adams [1]	12	25
Straub et al. [16]	28	32
Flatmark et al. [8]	21	3,7
Binder et al. [2]	43	7
Koudahl u. Kristensen [11]	20	30
Block et al. [4]	35	6,1

Die Colektomie und terminale Ileostomie unter Erhaltung des Rectums bzw. Rectosigmoids ist das nach der Literatur am häufigsten durchgeführte Verfahren zur chirurgischen Behandlung des toxischen Megacolons [6, 17]. Die Letalität des Verfahrens liegt zwischen 6 und 32% (Tabelle 2), wobei die Zahlen der verschiedenen Autoren wegen der Heterogenität der Patientengruppen, der abweichenden Indikationsstellung und des unterschiedlichen Berichtszeitraumes nicht vergleichbar sind. Die Colektomie hat den Vorteil, daß die Entzündungsquelle und die Ursache des toxischen Zustandsbildes vollständig entfernt wird. Die Erhaltung des Rectums führt zu einer Limitierung des großen Eingriffes, jedoch scheint sie auf Dauer nur wenig nützlich. Nach dem Bericht von Binder et al. [2] über 43 Patienten nach Colektomie war später in keinem Fall eine Ileorectostomie möglich. Im weiteren Verlauf zeigten sich zusätzliche Rectumre-

Tabelle 3. Letalität der Proktocolektomie beim toxischen Megacolon in der Literatur

Autor	n	Letalität %
Binder et al. [3]	37	9,1
Sirinek et al. [15]	19	8–19?
Fry u. Atkinson [9]	23	27
Block et al. [4]	14	14,3

Tabelle 4. Ergebnisse der chirurgischen Behandlung des toxischen Megacolons der Cleveland-Klinik. (Nach Fazio [7])

	n	Letalität %
Colektomie + Ileostomie	26	11,5
Ausschaltung/Dekompression (Turnbull [19])	83	3,6 (6,0)
Gesamt	109	7,8
Letalität bei präop. Perforation 29,4%		

sektionen bei etwa 75% der Patienten als erforderlich. Fazio [7] gibt die Rate der später möglichen Ileorectostomien mit nur 20% der Patienten nach Colektomie an.

Entscheidender Nachteil der Colektomie ist die Eröffnung von gedeckten Perforationen während der Operation, vor allem bei der Auslösung der linken Colonflexur. Da gedeckte Perforationen beim toxischen Megacolon sehr häufig sind, wird die Indikation zur Colektomie eingeschränkt. Sie ist vorwiegend dann indiziert, wenn schon eine freie Perforation eingetreten ist oder eine schwere Blutung im Vordergrund des Krankheitsbildes steht (s. Verfahrenswahl, S. 417).

Die Proktocolektomie ist bei der zu besprechenden Indikation als maximaler Eingriff anzusehen, der möglichst vermieden werden sollte. Obwohl nach einer Übersicht der Literatur (Tabelle 3) die Letalität im Bereich der Colektomie liegt, wird die Proktolektomie von den meisten Autoren abgelehnt. Sie ist lediglich indiziert bei schweren Blutungen vorwiegend aus dem Rectum.

In jüngerer Zeit wird vor allem von seiten der Cleveland-Klinik, die mit dem Krankheitsbild des toxischen Megacolons viel Erfahrung hat, die Ausschaltungs- und Dekompressionsoperation nach Turnbull [19] empfohlen und weltweit vielerorts nachgeahmt. Neuerdings liegt ein Bericht über 115 Patienten mit toxischem Megacolon vor [7]. Die Letalität der Ausschaltungs- und Dekompressionsmethode betrug bei 83 Patienten 3,6%. Zu berücksichtigen ist jedoch, daß es sich hier lediglich um ein Verfahren zur Beseitigung des akuten Zustandes handelt. Eine spätere Colektomie nach etwa 3 Monaten ist immer erforderlich. Die angegebene Letalitätszahl von 3,6% erhöht sich auf 6%, wenn man diese Zweitoperation mit hinzurechnet (Tabelle 4).

5 Operationstechnik

Colektomie und Proktocolektomie sind standardisierte Operationsverfahren, die auch in der elektiven Colonchirurgie verwendet werden. Aus diesem Grund ist eine detaillierte Beschreibung hier nicht erforderlich. Die Dekompressions- und Ausschaltungsoperation nach Turnbull ist nur zur Behandlung des toxischen Megacolons indiziert und soll deshalb ausführlicher besprochen werden. Nach präoperativer Darstellung der am meisten geblähten Darmabschnitte im Bezug zum Nabel und einer vorsichtigen Rectoskopie mit Absaugen von Gas und Darminhalt aus Rectum und Sigma wird eine mediane Unterbauchlaparotomie gemacht. Entweicht beim Öffnen des Peritoneums Luft oder weist der Geruch auf eine freie Perforation, die zuvor bei der Röntgenübersicht nicht bemerkt wurde, hin, verbietet sich die Operation. Ist dies nicht der Fall, werden die Bauchdecken mit Haken angehoben und die Bauchhöhle und insbesondere das Colon lediglich *besichtigt*. Im typischen Fall ist das Colon fast in ganzer Länge von Netz abgedeckt. Auf keinen Fall darf das Colon „exploriert“ werden, da hier gedeckte Perforationen aufgerissen werden können. Die Laparotomie dient im wesentlichen nur dazu, die terminale Ileumschlinge aufzusuchen und sie an der zuvor markierten Stelle durch die Bauchdecke zu ziehen. Die Laparotomie wird beendet, die Bauchdecke verschlossen und das doppelläufige Ileostoma durch mucocutane Naht nach Eröffnen des Ileums eingenäht (loop ileostomy). Anschließend erfolgen Incisionen über den am meisten geblähten Darmabschnitten, meistens über dem Colon ascendens und transversum, seltener über dem Colon descendens oder Colon sigmoideum (Abb. 4). Nach Eröffnen des Peritoneums wird das Colon lediglich wieder inspiziert, und es werden vorsichtig der Peritonealrand der geschaffenen Wunde und die Colonwand so aneinandergenäht, daß eine ovale, etwa 3×4 cm große Stelle der vorderen Colonwand sichtbar bleibt. Nach Legen dieser „Quarantänenähte“, die ein späteres Überlaufen von Darminhalt in das Peritoneum verhindern sollen, wird das Colon eröffnet, so daß sich der Inhalt entleeren kann. Postoperativ erfolgt eine den Regeln der Intensivmedizin entsprechende Therapie [7, 19].

6 Verfahrenswahl (Tabelle 5)

Nach den bisher vorliegenden Berichten in der Literatur kann man keine Übereinstimmung der verschiedenen Autoren bei der Verfahrenswahl beobachten. Die Indikationen zur einen oder anderen Methode unterliegt vorwiegend subjektiven Bedingungen. Es läßt sich jedoch bei kritischer Betrachtung eine Verfahrenswahl entsprechend objektiver Kriterien formulieren:

Der am häufigsten anzutreffende Befund ist das toxische Megacolon mit mehreren gedeckten Perforationen. Dies zeigt sich bei der Laparotomie an den Adhäsionen des Colons zur vorderen Bauchwand, an der Verklebung mit Teilen des Netzes oder anderer umliegender Organe (Dünndarm). Diese Verklebungen dürfen bei der Inspektion auf keinen Fall gelöst werden, eine manuelle „Exploration" des Colons verbietet sich daher. Sie würden auch bei einer Colektomie und Proktocolektomie eröffnet, mit der Konsequenz einer Kontamination der freien Bauchhöhle mit dem Darminhalt. In dieser Situation ist deshalb die Ausschaltungs- und Dekompressionsoperation als Methode der Wahl zu betrachten.

Die Colektomie ist indiziert bei der leichtesten und den schwersten Verlaufsformen des toxischen Megacolons, d. h. sie ist indiziert bei toxischem Megacolon und Fehlen von gedeckten Perforationen sowie bei der schweren Blutung aus dem Colon und freier Perforation [7]. Die relativ leichte Form des toxischen Megacolons beim Fehlen von gedeckten Perforationen ist selten anzutreffen und kann meist konservativ behandelt werden. Ist doch die Indikation zur Operation gegeben, kann die Colektomie vorgezogen werden, da hier das Aufgehen von gedeckten Perforationen während der Operation unwahrscheinlich ist und das entzündliche Organ entfernt wird. Schon präoperativ eingetretene Perforationen und schwere Blutungen aus dem Colon sind die sinnvollste und häufigste Indikation für die Colektomie. Es wäre falsch, Perforationen übernähen zu wollen. Ebenso ist nicht zu erwarten, daß eine Blutung aus dem Colon nach einer

Tabelle 5. Verfahrenswahl bei der chirurgischen Behandlung des toxischen Megacolons

Toxisches Megacolon mit gedeckten Perforationen (häufigster Befund)	1 Toxisches Megacolon ohne gedeckte Perforation 2 Freie Perforation 3 Schwere Blutung	Schwere Blutung vorwiegend aus Rectum (selten)
↓	↓	↓
Ausschaltung und Dekompression (Turnbull-Operation)	Colektomie und terminale Ileostomie	Proktocolektomie

Ausschaltungs- und Dekompressionsoperation nach Turnbull zum Stehen kommt. Unterschiedlich wird beurteilt, ob man den verbleibenden Rectum-Sigma-Abschnitt blind verschließen oder als Colostomie in den linken Unterbauch einnähen soll. Für das Einnähen in die Bauchdecke spricht die Tatsache, daß das ausgeschaltete Sigma und Rectum einer lokalen Spülbehandlung besser zugänglich ist und daß Komplikationen (Abscesse und Fistelbildungen), wie man sie nach Blindverschluß des Rectums sehen kann, nicht vorkommen.
Die Proktocolektomie ist als Ultima-ratio-Methode zu betrachten, obwohl sie von einigen Autoren grundsätzlich propagiert wird [4, 15]. Im Krankengut der Cleveland-Klinik mit 115 Patienten wurde sie lediglich einmal vorgenommen. Die Proktocolektomie erscheint nur dann indiziert, wenn eine schwere Blutung, vorwiegend aus dem Rectum, im Vordergrund der Symptome des toxischen Megacolons steht.

7 Zusammenfassung

Nach einer Übersicht von Binder et al. [2] über 497 Patienten mit toxischem Megacolon hat die konservative Therapie eine Letalität von etwa 30%, während nach operativer Behandlung, die fast drei Viertel der in dieser Übersicht zusammengestellten Patienten betraf, eine Letalität von 8,7% gefunden wurde, wenn keine weiteren Komplikationen vorlagen. Dies spricht für ein nicht zu langes Hinauszögern einer Indikation zur Operation beim toxischen Megacolon. Tritt eine freie Perforation und damit eine kotige Peritonitis ein, steigt die Letalität erwartungsgemäß auf über 50%. Diesem Ereignis sollte durch eine nicht zu spät angesetzte Operation zuvorgekommen werden. Die Gesamtletalität, die Binder et al. [2] mit 21,6% angeben und die der Letalitätsquote bei konservativer Therapie von 30% gegenübersteht, geht in ihrer Höhe im wesentlichen zu Lasten der hohen Letalität der Patienten mit schon eingetretener Perforation oder schwerer Blutung.

Literatur

1. Adams JT (1973) Toxic dilatation of the colon. A surgical disease. Arch Surg 106:678
2. Binder SC, Patterson JF, Glotzer DJ (1974) Toxic megacolon in ulcerative colitis. Gastroenterology 66:909
3. Binder SC, Miller HH, Deterling RA Jr (1975) Emergency and urgent operations for ulcerative colitis. The procedure of choice. Arch Surg 110:284
4. Block GE, Moossa AR, Simonowitz D, Hassan S (1977) Emergency colectomy for inflammatory bowel disease. Surgery 82:531
5. Ewe K (1980) Therapie der toxischen Kolondilatation. Dtsch Med Wochenschr 105:430

6. Farthmann EH, Lindemann M, Knauf M (1980) Klinik und Therapie der toxischen Colondilatation. In: Schönborn H, Neher M, Schuster HP, Mangold G (Hrsg) Intensivmedizin bei gastroenterologischen Erkrankungen. Thieme, Stuttgart
7. Fazio VW (1980) Toxic megacolon in ulcerative colitis and Crohn's colitis. Clin Gastroenterol 9:389
8. Flatmark A, Fretheim B, Gjone E (1975) Early colectomy in severe ulcerative colitis. Scand J Gastroenterol 10:427
9. Fry PD, Atkinson KG (1976) Current surgical approach to toxic megacolon. Surg Gynecol Obstet 143:26
10. Jalan KN, Sircus W, Card WI et al. (1969) An experience of ulcerative colitis. I. Toxic dilatation in 55 cases. Gastroenterology 57:68
11. Koudahl G, Kristensen M (1975) Toxic megacolon in ulcerative colitis. Scand J Gastroenterol 10:417
12. Kramer P, Wittenberg J (1981) Colonic gas distribution in toxic megacolon. Gastroenterology 80:433
13. Lennard-Jones JE, Ritchie JK, Hilder W, Spicer CC (1975) Assessment of severity in colitis: A preliminary study. Gut 16:579
14. Ritchie JK (1974) Results of surgery for inflammatory bowel disease: A further survey of one hospital region. Br Med J 1:264
15. Sirinek KR, Tetirick CE, Thomford NR, Pace WG (1977) Total proctocolectomy and ileostomy. Procedure of choice for acute toxic megacolon. Arch Surg 112:518
16. Strauss RJ, Flint GW, Platt N, Levin L, Wise L (1976) The surgical management of toxic dilatation of the colon: A report of 28 cases and review of the literature. Ann Surg 184:682
17. Truelove SC, Marks CG (1981) Toxic megacolon. Clin Gastroenterol 10:107
18. Truelove SD, Witts L (1955) Cortisone in ulcerative colitis. Br Med J 2:1041
19. Turnbull RB Jr, Hawk WA, Weakley FL (1971) Surgical treatment of toxic megacolon. Ileostomy and colostomy to prepare patients for colectomy. Am J Surg 122:325

Kapitel 40

Indikation und Verfahrenswahl

K. Ewe

Das toxische Megacolon, die toxische Colondilatation, ist eine der schwersten Komplikationen der chronisch entzündlichen Darmerkrankungen. Sie ist glücklicherweise selten. Von den Teilnehmern des Symposions hatten wenige mehr als 3–4 Fälle in ihrem Leben gesehen. Es ist deshalb nicht einfach, gesicherte Aussagen zur Therapie des toxischen Megacolons zu machen, denn kontrollierte Studien hierzu existieren nicht und sind auch nicht zu erwarten.

Im Unterschied zu vielen der gastroenterologischen Notfalltherapien, die hier besprochen werden, spielt die Diagnostik bei der toxischen Colondilatation nur eine vergleichsweise untergeordnete Rolle: Die zugrunde liegende Erkrankung – Colitis ulcerosa oder Morbus Crohn – ist in der Regel breits bekannt, andere Krankheiten kommen differentialdiagnostisch nur selten in Betracht; die toxischen Allgemeinsymptome sind nicht zu übersehen, und die Dilatation ist mit einer Abdomenleeraufnahme leicht zu dokumentieren.

Das toxische Megacolon entsteht in der Regel nicht plötzlich aus einer mäßig aktiven Colitis heraus. Es entwickelt sich vielmehr meist aus einer schweren fulminanten Verlaufsform. Diese erfordert im Prinzip die gleiche Therapie wie das toxische Megacolon und wird deshalb in das internistische Referat miteinbezogen.

Warum nun das Colon in dem einen Fall mit schwerer Colitis dilatiert und in einem anderen nicht, ist nicht klar. Einige der möglichen auslösenden Ursachen – Medikamente, diagnostische Manipulation – werden im pathologischen und internistischen Referat besprochen.

Internist und Chirurg betonen die Wichtigkeit der engen interdisziplinären Zusammenarbeit. Die internistische Therapie ist im wesentlichen eine Behandlung nach den Regeln der Intensivmedizin, wobei der Substitution und Bilanzierung ein besonderer Stellenwert zukommt. Der entscheidende Punkt in dieser kritischen Phase ist, den richtigen Zeitpunkt für die Operation nicht zu verpassen.

Die Tendenz geht heute zur frühzeitigen Operation. Im ersten Referat sind die pathologischen Darmveränderungen eindrucksvoll beschrieben: Das toxisch dilatierte Megacolon gleicht einem mit Faeces, Eiter und Blut gefüllten Serosasack. Mucosa einschließlich Gefäßen, Nerven und Ganglien sind schwer, z.T. irreversibel geschädigt. Es ist deshalb wenig sinnvoll, mit allen Mitteln der Intensivtherapie einen Patienten halten zu wollen, dessen Darm nicht mehr zu retten ist.

Die Entscheidung darüber, ob es zu einer Besserung kommt oder nicht, fällt meist in den ersten 2–3 Tagen. Ist der Zustand dann noch unverändert oder sogar schlechter, sollte operiert werden. Körpertemperatur und Stuhlfrequenz sind zwei Befunde, die eine gewisse Voraussage für den Ausgang zulassen (chirurgisches Referat): Bei einer Stuhlfrequenz von $<5/24$ h und Temperatur <38 °C ist in 96% der Fälle eine internistische Behandlung angezeigt. Bei einer Stuhlfrequenz von $>9/24$ h und Temperaturen >38 °C muß in 80% operiert werden. Nach welchem Operationsverfahren?

Im chirurgischen Referat werden drei Verfahren diskutiert: Die Colektomie mit terminaler Ileostomie, die Proktocolektomie mit terminaler Ileostomie und die Ausschaltungs- und Dekompressionsoperation nach Turnbull. Die Indikationen für die einzelnen Operationsverfahren werden herausgearbeitet und gegeneinander abgewogen. Die Problematik bei der fulminanten Colitis und dem toxischen Megacolon – auf das Wesentliche reduziert – würde sein: Die fulminante Verlaufsform einer chronisch entzündlichen Darmerkrankung gehört in die Hand des Internisten, und er ist auch mit seiner Intensivmedizin oft therapeutisch erfolgreich. Das toxische Megacolon wird hingegen meist zum chirurgischen Fall. Wann nun die fulminante Colitis zum toxischen Megacolon wird, ist die eigentlich schwierige Entscheidung, die auch therapeutische Konsequenzen hat. Sie muß vom Internisten und Chirurgen ausdiskutiert werden. Gedanken und Gesichtspunkte hierfür sind in allen drei Referaten zu finden.

Akute Pankreatitis

Koordinatoren: P. G. LANKISCH und H. J. PEIPER

Kapitel 41

Grundlagen

P. G. Lankisch

1 Definition

Der Begriff „Pankreatitis“ bezeichnet die nichttumorösen Erkrankungen des Pankreas, die mit den Zeichen der akuten oder chronischen Entzündung einhergehen.
Nach der Klassifikation des Internationalen Pankreas-Symposiums in Marseille 1963 unterscheidet man folgende Pankreatitisformen:

1. akute reversible Formen
   a) akute Pankreatitis
   b) rezidivierende akute Pankreatitis
2. chronische progressive Formen
   a) chronische rezidivierende Pankreatitis
   b) chronische Pankreatitis.

Die akuten reversiblen Formen sind gekennzeichnet durch kurzdauernde Schmerzattacken, passagere Fermententgleisung und kurzfristige exokrine und endokrine Pankreasinsuffizienz. Nach Abklingen des akuten Schubes normalisiert sich bei den akuten Formen die Pankreasfunktion, während es bei der chronischen rezidivierenden Pankreatitis zu einem progredienten exokrinen und endokrinen Funktionsverlust kommt.
Pathologisch-anatomisch unterscheidet man bei der akuten Pankreatitis

1. die akute interstitielle oder ödematöse Pankreatitis
   und
2. die akute hämorrhagisch nekrotisierende Pankreatitis.

Eine strenge Trennung der beiden Formen ist nicht möglich, da eine ödematöse Pankreatitis in eine Pankreasnekrose übergehen kann. Es ist jedoch nicht gesichert, ob der akuten hämorrhagisch nekrotisierenden Pankreatitis regelmäßig ein ödematöses Vorstadium vorausgeht. Im Gegensatz zur ödematösen Pankreatitis ist die hämorrhagisch nekrotisierende Pankreatitis gekennzeichnet durch

1. Parenchymnekrosen,
2. Fettgewebsnekrosen,
3. intra- und peripankreatisches Ödem,
4. Hämorrhagien im Pankreas und seiner Umgebung.

Eine sichere klinische differentialdiagnostische Unterscheidung zwischen den beiden pathologisch-anatomischen Erscheinungsformen ist häufig nicht zu treffen.

2 Ätiologie

Die Ätiologie der akuten Pankreatitis ist äußerst vielgestaltig (Tabelle 1). Seit Jahrzehnten sind die Beziehungen zwischen Alkoholismus sowie Gallenwegserkrankungen und Pankreatitis bekannt. In den letzten Jahren ist noch eine größere Anzahl weiterer ätiologischer Faktoren hinzugekommen, die z.T. selten, z.T. auch noch umstritten sind.
Offenbar bestehen deutliche geographische Unterschiede in der Frequenz der verschiedenen ätiologischen Faktoren. Nach einer Zusammenstellung von Goebell u. Hotz [8] sind in Europa die biliär bedingten akuten Pankreatitiden weitaus am häufigsten, während Statistiken aus Südafrika und den Vereinigten Staaten z.T. ein Dominieren der alkoholbedingten Pankreatitis zeigen. Einschränkend muß jedoch diskutiert werden, ob nicht in den Statistiken aus Übersee Patienten mit einem akuten Schub einer rezidivierenden chronischen Pankreatitis in die Zahlen eingingen.

Tabelle 1. Ätiologische Faktoren der akuten Pankreatitis. (Modifiziert nach Creutzfeldt u. Schmidt [5])

1. Obstruktion und Reflux
   a) Gallenwegserkrankungen
   b) Andere Ursachen der Obstruktion
   c) Duodenalerkrankungen
3. Alkoholismus
3. Infektionen
4. Traumatische Ursachen
   a) Postoperativ
   b) Posttraumatisch
5. Medikamente/Toxine
6. Gefäßprozesse
7. Endokrine und metabolische Ursachen
8. Hereditäre Pankreatitis
9. Nervale Faktoren

2.1 Obstruktion und Reflux

2.1.1 Gallenwegserkrankungen

Gallensteine werden in 40–80% der Patienten mit akuter bzw. rezidivierender akuter Pankreatitis gefunden. Damit liegt die Gallensteinfrequenz um ein Mehrfaches höher als in der normalen Population. Nach großen Sammelstatistiken kommt es bei etwa 5% der Patienten mit Gallensteinen zu einer Pankreatitis. Goebell u. Hotz [8] hatten bei 1 450 Patienten mit biliärer Pankreatitis bei 72% eine Cholecysto-, bei 20% eine Choledocholithiasis und bei nur 2% der Fälle eine Steineinklemmung vor der Ampulla Vateri festgestellt; bei 8% fand sich lediglich eine entzündliche Gallenblase ohne Steinbildung. Untersuchungen von Acosta u. Ledesma [1] haben vor einigen Jahren die Bedeutung der Gallensteine für das Auslösen einer akuten Pankreatitis unterstrichen. Sie hatten bei Patienten mit akuten Gallenwegserkrankungen mit und ohne Pankreatitis im Stuhl nach Gallensteinen gesucht. Kleine Gallenkonkremente fanden sich bei Patienten mit Pankreatitis in 94% der Fälle, während sie in einem Kontrollkollektiv der Gallensteinträger ohne Pankreatitis nur in 8% nachweisbar waren. Diese Ergebnisse lassen vermuten, daß kleine Konkremente, besonders beim Vorliegen einer gemeinsamen, relativ langen Ampulle, in dieser kurz vor ihrem spontanen Abgang in das Duodenum steckenbleiben und in dieser Zeit einen Reflux von bakteriell oder chemisch veränderter Gallenflüssigkeit mit Entwicklung einer akuten Pankreatitis verursachen können.

2.1.2 Andere Ursachen der Obstruktion

Eine Stenose in den Pankreasausführungsgängen oder der Papille durch Pankreasgangkonkremente, Gallenkonkremente, Tumoren, entzündliche Strikturen, Ascariden, Epithelmetaplasien sowie Spasmen des Sphincter Oddi oder Entzündungen der Papille kann durch die Abflußstörung für das Pankreassekret die Entstehung einer akuten Pankreatitis begünstigen. Tierexperimentell führt die Obstruktion des Pankreasganges allein lediglich zu einer Atrophie des exokrinen Parenchyms. Wird bei einer akuten Obstruktion ein starker Sekretionsreiz ausgelöst, entwickelt sich ein Pankreasödem. Durch Ruptur kleiner Pankreasgänge tritt hierbei möglicherweise enzymreiches Pankreassekret ins Interstitium (und in Lymph- und Blutbahnen) über. Die Entwicklung einer akuten Pankreatitis ist nach tierexperimentellen Untersuchungen zwar nicht die Regel, aber möglich. Werden zusätzliche lokale Durchblutungsstörungen erzeugt, tritt praktisch gesetzmäßig eine hämorrhagisch nekrotisierende Pankreatitis auf. Letzteres dürfte jedoch nur theoretisch interessant sein. Dagegen erscheint von praktischer Bedeutung, daß eine Obstruktion, die gleichzeitig einen Reflux der Galle gestattet, häufig zur Pankreasnekrose führt [15, 16].

2.1.3 Duodenalerkrankungen

Bei den Duodenalerkrankungen unterscheidet man Prozesse, die zu einer kurzen oder längerfristigen Verlegung des Pankreasganges führen, wie papillennahe Duodenaldivertikel, Pankreas anulare, arterio-mesenteriale Duodenalkompression, entzündliche oder maligne Duodenalstriktur. Ein solcher Mechanismus führt tierexperimentell durch Anlegen einer blinden Duodenalschlinge (Pfeffer-Technik) zu einer akuten hämorrhagischen Pankreatitis. Ferner kann es durch Penetration eines Ulcus ventriculi oder duodeni ins Pankreas zu einer akuten Pankreatitis kommen.

2.2 Alkoholismus

Alkoholiker stellen die zweitgrößte Gruppe der Pankreatitispatienten dar. Die akute Alkoholzufuhr bewirkt eine Hemmung der Pankreassekretion, wenn der Magensaft nicht in das Duodenum übertritt. Ist dies der Fall, so entsteht eine schwache Stimulierung durch Sekretinfreisetzung. Chronische Alkoholzufuhr führt nach einigen Monaten zu einem Verschwinden der Hemmung und zu einer vermehrten Enzymsekretion. Die gesteigerte Proteinkonzentration im Pankreassaft bei chronischer Alkoholzufuhr verursacht wahrscheinlich über die Ausfällung von „Protein-Plaques" die Veränderungen, die für eine chronische Pankreatitis typisch sind. Wie Alkoholismus zu einer akuten Pankreatitis führt, ist bislang nicht klar. Diskutiert werden direkte Wirkungen auf das Pankreasparenchym, Erhöhung des Sphincter-Oddi-Tonus und entzündliche Duodenum- und Papillenveränderungen, die den Sekretabfluß aus dem Pankreas stören.

Da erst ein langjähriger schwerer Alkoholabusus von ca. 8–10 Jahren zu einer chronischen Pankreatitis führt und ein gelegentlicher Alkoholexzeß bei Patienten, die nicht regelmäßig Alkohol trinken, keine akute Pankreatitis auslöst, ist anzunehmen, daß eine alkoholbedingte Pankreatitis nur bei einem vorgeschädigten Pankreas auftritt [6].

Für den Kliniker ist die Frage, ob es tatsächlich eine akute alkoholbedingte Pankreatitis gibt oder nicht, nur von begrenztem Interesse. Die Therapie wird dadurch nicht beeinflußt.

2.3 Infektion

Infektiös bedingte akute Pankreatitiden von eigenständigem Krankheitswert schienen bislang selten zu sein. Meistens handelte es sich um leichtere Begleiterkrankungen des Pankreas, die mit Abklingen des infektiösen Prozesses von selbst ausheilten. Hierbei handelte es sich um Mumpserkrankungen, infektiöse Mononucleose, Virushepatitis oder Coxsackie-Virusinfektionen. Nach neueren systematischen Untersuchungen aus dem angelsächsischen und skandinavischen Raum konnte jedoch gezeigt werden, daß in einem hohen Prozentsatz von Patienten mit akuter Pankreatitis Coxsackie-Viren der Gruppe B und vor allem Mycoplasma pneumoniae nachweisbar waren [3, 7, 9, 12]. Weitere Untersuchungen müssen zeigen, ob dies ein Zufallsbefund war oder ob tatsächlich eine ätiologische Verbindung zwischen diesen Viren und einer akuten Pankreatitis besteht.

2.4 Traumatische Ursachen

Postoperative Pankreatitiden machen bis über 10% der Gesamtzahl der akuten Pankreatitis aus; sie werden meistens nach Eingriffen am Magen und an den Gallenwegen beobachtet, treten jedoch auch nach pankreasfernen Eingriffen auf. Die Ursachen der postoperativen Pankreatitis sind noch unzureichend bekannt. Diskutiert werden eine direkte Traumatisierung des Pankreasparenchyms oder des -gangsystems, vasculäre Schädigungen und eine funktionelle oder organische Stase des Duodenalinhaltes mit möglichem Reflux.
Das Trauma als Ursache der akuten Pankreatitis ist selten; sie kann sich sowohl nach stumpfem wie nach penetrierendem Bauchtrauma entwikkeln, wird allerdings nur in 1–2% aller stumpfen Bauchtraumata beobachtet. Die Pankreatitis wird ausgelöst durch die Quetschung des Pankreas gegen die Wirbelsäule, wobei es zur Ruptur des Organs und des Gangsystems sowie zu ausgedehnter Hämatombildung kommen kann.

2.5 Medikamente/Toxine

Akute Pankreatitiden wurden nach Einnahme einer Reihe von Medikamenten beobachtet. Während für einige Präparate ein Zusammenhang mit der akuten Pankreatitis als gesichert angesehen werden kann, ist er bei anderen Medikamenten nur möglich und noch nicht ausreichend abgesichert [11]. Da eine akute Pankreatitis nach Gabe dieser Medikamente nur in sehr seltenen Fällen auftritt und die Liste der angeschuldigten Medikamente ganz verschiedene Stoffgruppen umfaßt, läßt sich ein gemeinsames pathogenetisches Prinzip, nach dem eine medikamentös induzierte akute Pankreatitis auftritt, nicht erkennen.
Als ebenso exotisches wie klassisches Beispiel einer toxisch ausgelösten Pankreatitis gilt die Entstehung dieser Erkrankung wenige Stunden nach dem Stich der Skorpionart Tityus trinitatis aus Trinidad [4]. Ferner sind Einzelfälle von Pankreatitiden nach E 605, Methylalkohol und Kohlenmonoxid bekannt.

2.6 Gefäßerkrankungen

Auf Grund des guten Kollateralkreislaufs im Pankreas führen Gefäßerkrankungen allein sicherlich nur selten zu einer akuten Pankreatitis. Es gibt jedoch Fallberichte über akute Pankreatitiden als Folge arterieller Embolien in Pankreasarterien und bei Periarteriitis nodosa.

2.7 Endokrine Ursachen

Klinisch manifeste Pankreatitiden treten in rund 7% der Fälle von primärem Hyperparathyreoidismus auf; etwa zwei Drittel der Fälle entfallen auf die akute Form. Akute Pankreatitiden sind besonders häufig während hyperparathyreoter Krisen und somit am ehesten durch die Hypercalcämie bedingt.

Im Sektionsmaterial konnte bei einem Fünftel aller Fälle eines hyperosmolaren diabetischen Komas eine akute Pankreatitis nachgewiesen werden. Als verantwortlicher Faktor wurden neben den metabolischen Störungen Zirkulationsstörungen infolge Schockzustandes bei intra- und extracellulärer Dehydratation diskutiert.

Auch eine Schwangerschaft scheint einen gewissen prädisponierenden Faktor für eine akute Pankreatitis darzustellen, möglicherweise als Folge der endokrinen und metabolischen Umstellung des Organs. Als Ursache kann auch eine nicht seltene, mechanisch bedingte Darmatonie mit daraus resultierendem Reflux diskutiert werden.

Schließlich ist zu erwähnen, daß bei familiär auftretenden primären Hyperlipoproteinämien vom Typ I, IV und V gehäuft akute Attacken einer rezidivierenden Pankreatitis auftreten können. Hiervon abzugrenzen sind Triglyceriderhöhungen, wie sie in der Akutphase einer Pankreatitis sekundär auftreten können und die nach Abklingen der Erkrankung wieder verschwinden sollen. Schließlich kann eine Hyperlipidämie durch chronischen Alkoholabusus induziert sein, der unabhängig von der Hyperlipidämie für einen akuten Pankreatitisschub verantwortlich sein kann.

2.8 Hereditäre Pankreatitis

Bei der hereditären Pankreatitis handelt es sich um ein sehr seltenes Ereignis. Familien mit dieser Erkrankung sind jedoch in fast allen Ländern nachgewiesen worden. Der Vererbungsmodus folgt dem eines autosomalen Gens mit inkompletter Penetranz.

2.9 Nervale Faktoren

Eine nervale Auslösung wird bei vereinzelten Fällen mit akuter Pankreatitis diskutiert, bei denen eine übermäßige Reizung des Nervus vagus durch Vergiftungen mit Muscarin und E 605 bewirkt wurde.

3 Pathogenese

Der Vielfalt ätiologischer Faktoren steht bei der akuten hämorrhagisch nekrotisierenden Pankreatitis ein weitgehend einheitliches pathogenetisches Prinzip gegenüber. Es beruht auf der intrapankreatischen Aktivierung von Verdauungsenzymen des Pankreas und der nachfolgenden Autodigestion des Organs. Zwei Vorgänge müssen unterschieden werden:

1. die auslösenden Mechanismen, die die Verdauungsenzyme im Pankreas aktivieren,
2. die enzymatischen Prozesse, die zur Ausbildung der typischen pathoanatomischen und pathophysiologischen Veränderungen führen [15].

3.1 Intrapankreatische Inaktivierung

Das Pankreas ist normalerweise gegen die enzymatische Wirkung seiner Verdauungsenzyme dadurch geschützt, daß diese als inaktive Vorstufen vorliegen und darüber hinaus Inhibitoren im Pankreasgewebe, -sekret und im Serum existieren.

Im Duodenum erfolgt initial die Aktivierung des Trypsins durch die Enterokinase, wobei das Trypsin seinerseits anschließend sämtliche Zymogene des Pankreas aktivieren kann. Dieser physiologische Vorgang führt zu der Annahme, daß eine vorzeitige intrapankreatische Aktivierung von Trypsin den Zündfunken für die Autodigestion bei der akuten Pankreatitis darstellt [16].

Als auslösende Faktoren werden diskutiert:

a) Reflux von Duodenalinhalt bzw.
b) Reflux von Galle in den Pankreasgang.

Normalerweise verhindern der Sphincter Oddi, die Schleimhautfaltenstruktur der Papilla Vateri sowie das Druckgefälle zwischen Pankreas und Duodenum einen solchen Reflux. Durch entsprechende organische Veränderungen der Papille, der Sphinctermuskulatur und durch einen Druckanstieg im Duodenum könnte jedoch dieser natürliche Schutzwall durchbrochen werden.

Seit langem ist tierexperimentell bekannt, daß durch die retrograde Injektion von Galle oder Gallensäuren in den Pankreasgang von Versuchstieren akute Pankreatitiden ausgelöst werden können, die eine weitgehende Ähnlichkeit mit der Pankreatitis beim Menschen aufweisen [16]. Gallensäuren wirken auf Grund ihres Detergenzieneffektes direkt cytotoxisch auf die Acinuszellen und könnten durch Freisetzung kleiner Mengen aktiven Trypsins zu einer Aktivierung der Pankreasenzym-Vorstufen beitragen. Darüber hinaus sind Gallensäuren Aktivatoren der Phospholipase A und der Lipase. Schließlich liefert das in der Galle in hoher Konzentration enthaltene Lecithin das Substrat für die Lysolecithinbildung durch Phospholipase A.

Ähnlich wie für den Reflux von Duodenalsaft mußte auch hier eine Umkehrung der Druckverhältnisse angenommen werden, die jedoch durch eine kurzfristige Steineinklemmung bei einem gemeinsamen Ausführungsgang zustande kommen könnte.

Neuere Untersuchungen haben gezeigt, daß auch durch eine Aktivierung des Komplementsystems eine akute Pankreatitis tierexperimentell ausgelöst werden kann [18, 19]. Offenbar kommt den Komplementfaktoren auch eine gewisse prognostische Bedeutung zu. Ein Vergleich der Komplementwerte von Patienten, die eine akute Pankreatitis überlebten bzw. an ihr verstarben, ergab deutlich niedrigere Werte für die letal verlaufenen Fälle. Bei Patienten, bei denen kurz nach dem Tode eine Untersuchung des Pankreas möglich war, fand sich analog zu den Tierexperimenten eine Komplementablagerung um die Parenchymnekrosen herum [10]. Weitere Untersuchungen müßten noch klären, ob die Komplementveränderungen Ursache oder Folge einer akuten Pankreatitis sind.

3.2 Autodigestive Wirkung aktiver Verdauungsenzyme des Pankreas

Durch Injektion reiner aktiver Enzyme in den Pankreasgang konnte gezeigt werden, daß die verschiedenen Enzyme unterschiedliche autodigestive Wirkungen haben und die für eine akute Pankreatitis charakteristischen Befunde hervorrufen können. Kallikrein setzt beispielsweise Kinine frei. Tierexperimentell entwickelt sich ein ausgeprägtes Ödem. Die Elastase führt vor allem zu Hämorrhagien. In Gegenwart von Gallensäuren bewirkt Lipase die Ausbildung schwerer Fettgewebsnekrosen. Durch lokale Anhäufung freigesetzter Fettsäuren ist ein sekundäres Übergreifen der Nekrose auf angrenzendes Pankreasparenchym möglich. Aktive Phospholipase A führt in Gegenwart von Gallensäuren ebenso wie Lysolecithin zu schwersten Parenchym- und Fettgewebsnekrosen. Untersuchungen am menschlichen Pankreas berechtigen zu der Annahme, daß bei einer akuten Pankreatitis des Menschen die Phospholipase A einen entscheidenden pathogenetischen Faktor bei der Entstehung der Pankreasnekrose darstellt [14, 16]. Untersuchungen von Schmidt u. Creutzfeldt konnten zeigen, daß das menschliche Pankreas einen besonders hohen Gehalt von Phospholipase A aufweist [14]. Im nekrotischen Pankreasgewebe von Patienten, die an einer akuten Pankreatitis verstorben waren, fand sich eine starke Abnahme von Lecithin und Kephalin bei gleichzeitiger Lysolecithinbildung, was als Beweis für eine intrapankreatische Wirkung der organeigenen Phospholipase anzusehen ist. Inzwischen haben weitere Untersuchungen die Bedeutung der Phospholipase A unterstrichen [13].

Beim Hund führten Phospholipase-A-Injektionen in die Portal- oder Femoralvene zu einem deutlichen Abfall des arteriellen Blutdruckes sowie zu einem Lungenödem und zu deutlichen Veränderungen des Lungen-Surfactants. In einem weiteren Tierexperiment konnte nachgewiesen wer-

den, daß Phospholipase A zu einer Hydrolyse der Phospholipide der Lungencapillaren führte. Somit könnte die Phospholipase A für die sog. Pankreatitislunge oder das Adult-respiratory-distress-Syndrom verantwortlich sein (Übersicht bei [13]).
Zieve u. Vogel [20] konnten einen parallelen Anstieg der Phospholipase A im Vergleich zu Serumamylase und -lipase bei akuter Pankreatitis nachweisen. In einer Untersuchung von Schröder et al. [17] hatten Patienten mit schwerer hämorrhagischer Pankreatitis deutlich höhere Phospholipase-A-Werte im Serum als Patienten mit einer klinisch leichteren Verlaufsform.
In diesem Zusammenhang finden Therapieversuche der akuten Pankreatitis mit Phospholipase-A-Inhibitoren Interesse. Aho et al. [2] fanden nach intravenöser und intraperitonealer Gabe von Procainhydrochlorid sofort und 2 h nach Auslösung einer Natriumtaurocholat-Pankreatitis eine signifikante Verbesserung der Überlebensrate im Vergleich zu unbehandelten bzw. mit Aprotinin therapierten Tieren. Es bleibt abzuwarten, ob eine Therapie mit Phospholipase-A-Inhibitoren tatsächlich ein Fortschritt in der Behandlung der Erkrankung ist. Sie unterstreichen jedoch die pathophysiologische Bedeutung des Enzyms für die akute Pankreatitis.

4 Zusammenfassung

1. Die Verdauungsenzyme des Pankreas können die für eine akute Pankreatitis charakteristischen pathologisch-anatomischen Befunde hervorrufen.
2. Zur initialen Aktivierung kommt eine kleine Menge von Trypsin in Frage, das seinerseits Phospholipase A, Elastase, Kallikrein und weitere Enzyme freisetzt, selbst aber rasch inaktiviert wird.
3. Diese Enzymaktivierung könnte durch den Reflux von Galle oder Duodenalinhalt in das Pankreas ausgelöst werden. Die Bedingungen, unter denen eine solche Aktivierung erfolgen kann, sind jedoch noch nicht ausreichend bekannt.
4. Es ist daher bis heute leider nicht möglich, zwischen den erkannten ätiologischen Faktoren und dem Auftreten einer akuten Pankreatitis eine pathogenetische Brücke zu schlagen.

Literatur

1. Acosta JM, Ledesma CL (1974) Gallstone migration as a cause of acute pancreatitis. N Engl J Med 290:484–487
2. Aho HJ, Nevalainen TJ, Lindberg RLP, Aho AJ (1980) Experimental pancreatitis in the rat. The role of phospholipase A in sodium taurocholate-induced acute haemorrhagic pancreatitis. Scand J Gastroenterol 15:1027–1031

3. Arnesjö B, Edén T, Ihse I, Nordenfelt E, Ursing B (1976) Enterovirus infections in acute pancreatitis – a possible etiological connection. Scand J Gastroenterol 11:645–649
4. Bartholomew C (1970) Acute scorpion pancreatitis in Trinidad. Br Med J I:666–668
5. Creutzfeldt W, Schmidt H (1970) Aetiology and pathogenesis of pancreatitis (current concepts). Scand J Gastroenterol [Suppl] 6:47–62
6. Dürr GH-K (1979) Acute pancreatitis. In: Howat HT, Sarles H (eds) The exocrine pancreas. Saunders, London Philadelphia Toronto, pp 352–401
7. Freeman R, McMahon MJ (1978) Acute pancreatitis and serological evidence of infection with mycoplasma pneumoniae. Gut 19:367–370
8. Goebell H, Hotz J (1976) Die Ätiologie der akuten Pankreatitis. In: Forell MM (Hrsg) Handbuch der Inneren Medizin, Bd 3/6 Pankreas, 5. Aufl. Springer, Berlin Heidelberg New York, S 615–675
9. Imrie CW, Ferguson JC, Sommerville RG (1977) Coxsackie and mumpsvirus infection in a prospective study of acute pancreatitis. Gut 18:53–56
10. Lankisch PG, Koop H, Kaboth U (1981) Serum complement factors in human acute pancreatitis. Hepato-gastroenterology 28:261–263
11. Mallory A, Kern F Jr (1980) Drug-induced pancreatitis: a critical review. Gastroenterology 78:813–820
12. Mardh P-A, Ursing B (1974) The occurrence of acute pancreatitis in mykoplasma pneumoniae infection. Scand J Inf Dis 6:167–171
13. Nevalainen TJ (1980) The role of phospholipase A in acute pancreatitis. Scand J Gastroenterol 15:641–650
14. Schmidt H, Creutzfeldt W (1969) The possible role of phospholipase A in the pathogenesis of acute pancreatitis. Scand J Gastroenterol 4:39–48
15. Schmidt H, Creutzfeldt W (1973) Akute und rezidivierende Pankreatitis (einschl. der sog. Begleitpankreatitis). In: Demling L (Hrsg) Klinische Gastroenterologie. Bd II. Thieme, Stuttgart, S 929–957
16. Schmidt H, Creutzfeldt W (1976) Etiology and pathogenesis of pancreatitis. In: Bockus HL (ed) Gastroenterology. Vol. 3. Saunders, Philadelphia London Toronto, pp 1005–1019
17. Schröder T, Kivilaakso E, Kinnunen PKJ, Lempinen M (1980) Serum phospholipase A_2 in human acute pancreatitis. Scand J Gastroenterol 15:633–636
18. Seelig R, Seelig HP (1975) The possible role of serum complement system in the formal pathogenesis of acute pancreatitis. I. Immunopathogenetic pancreatitis – Local Schwartzman-Sanarelli phenomenon – Endotoxin induced pancreatitis. Acta Hepatogastroenterol (Stuttg) 22:263–268
19. Seelig R, Seelig HP (1975) The possible role of serum complement system in the formal pathogenesis of acute pancreatitis. II. Cobra venom factor pancreatitis – sodium-taurocholate and deoxycholate pancreatitis. Acta Hepatogastroenterol (Stuttg) 22:335–346
20. Zieve L, Vogel WC (1961) Measurement of lecithinase A in serum and other body fluids. J Lab Clin Med 57:586–599

Kapitel 42

Diagnostik

G.H.-K. Dürr

Alle Überlegungen zu der Frage, welche diagnostischen Maßnahmen bei akuter Pankreatitis notwendig sind, müssen von der Frage ausgehen, welchen Zwecken solche Maßnahmen dienen sollen. Hierauf gibt es drei Antworten: Diagnostische Maßnahmen bei akuter Pankreatitis sind notwendig, um 1. die Erkrankung nachzuweisen, 2. die Therapie zu steuern und 3. ätiologische Faktoren zu erkennen.

1 Notwendige Diagnostik zum Nachweis der akuten Pankreatitis

Die Diagnosestellung bei akuter Pankreatitis kann schwierig sein. Um die Häufigkeit von Fehldiagnosen abzuschätzen, wurden 20 Publikationen ausgewertet, in denen Angaben hierzu erscheinen [13]. Die richtige Diagnose wurde vor der Laparotomie oder Autopsie bei 727 von 2146 Patienten verfehlt (34%); andererseits wurde bei 94 von 332 Patienten eine Pankreatitis fälschlich diagnostiziert (28%). Man muß also damit rechnen, daß die Erkrankung bei konservativem Vorgehen in etwa einem Drittel der Fälle anfänglich nicht erkannt wird und daß die Erstdiagnose einer akuten Pankreatitis in etwa einem Drittel der Fälle nicht stimmt. Schwierigkeiten bei der Definition des Krankheitsbildes mögen zu dieser diagnostischen Unsicherheit beitragen. Streng genommen läßt sich die akute Pankreatitis nur durch den Nachweis von typischen makroskopischen oder mikroskopischen Veränderungen an der Drüse und ihrer Umgebung beweisen. Bei konservativem Vorgehen sind diese morphologischen Beweise nicht verfügbar. Die Diagnose stützt sich dann auf Anamnese und klinischen Befund sowie auf die Ergebnisse bildgebender diagnostischer Verfahren und biochemischer Untersuchungen.

Die entscheidende Bedeutung von Anamnese und klinischem Untersuchungsbefund soll hier nochmals hervorgehoben werden. Wegweisend sind die typischen Schmerzen und Symptome wie Übelkeit, Brechreiz,

Tabelle 1. Klinische Symptome bei akuter Pankreatitis

Symptome	Häufigkeit (in %) nach			
	Schmidt u. Creutzfeldt [44]	Schönborn [45]	Olsen [39]	Jacobs et al. [23]
Schmerz	90–100	97	100	85
Schmerzausstrahlung in den Rücken	50	?	50	42
Anorexie	?	?	83	?
Übelkeit, Erbrechen	75–85	76	92	54
Meteorismus	70–80	70	?	?
Verminderung der Darmgeräusche	70–80	56	50	?
Fieber	60–80	74	12	27 (>101 °F)
Abwehrspannung	50	?	?	?
Erhöhter Blutdruck (transitorisch)	10–15	?	40	?
Schock	40–60	35	1	19
Tastbare Resistenz im Abdomen	10–20	?	6	11
Ikterus	20	13	8	?
Hämatemesis	3	?	12	?
Meläna	4	?	?	?
Ascites $\frac{\text{vermutet}}{\text{nachgewiesen}}$	?	?	$\frac{18}{10}$	?
Tachypnoe (>30/min)	?	?	?	50
Tachykardie (>120/min)	?	?	?	6

Meteorismus und Verminderung der Darmgeräusche. Über die Häufigkeit dieser Symptome und weiterer klinischer Untersuchungsbefunde wurde mehrfach berichtet (Tabelle 1). In der Regel läßt sich allerdings die Diagnose aus Anamnese und klinischem Untersuchungsbefund nicht mit Sicherheit stellen, da andere akute Abdominalerkrankungen wie z. B. die akute Cholecystitis, das perforierte Ulcus und der Darmverschluß unter einem sehr ähnlichen klinischen Bild ablaufen können [12]. Hinzuweisen ist hier auch auf die Tatsache, daß eine akute Pankreatitis schmerzlos verlaufen kann. Aus verständlichen Gründen ist diese Sonderform der Erkrankung nicht leicht zu erkennen und ihre Häufigkeit deswegen schwer abzuschätzen. In 4 Publikationen, in denen diese Verlaufsform erwähnt wird, hatten von insgesamt 302 Patienten mit nachgewiesener akuter oder rezidivierend akuter Pankreatitis 26 (8,6%) keine Schmerzen [13].

Auf die bildgebenden diagnostischen Verfahren soll hier nur am Rande eingegangen werden. Über Computertomographie und Sonographie wird

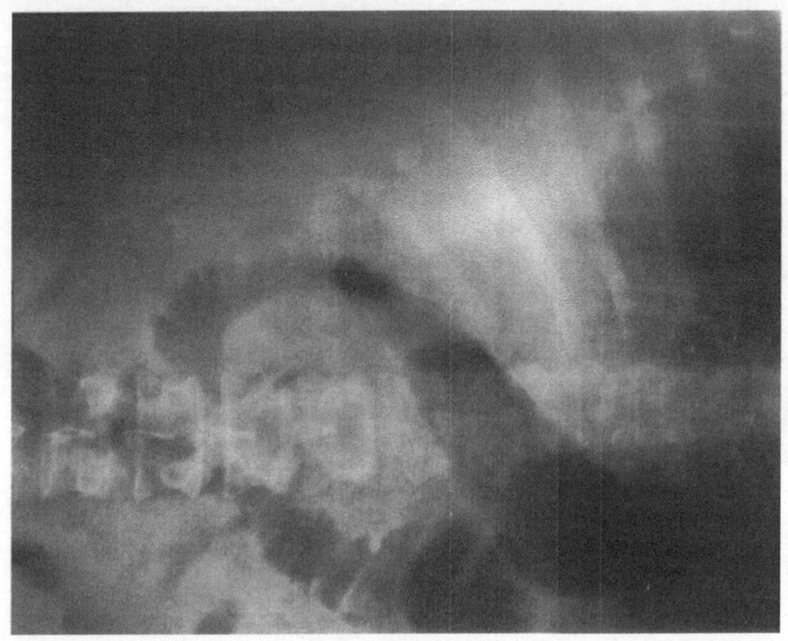

Abb. 1. Oberbauch-Leeraufnahme bei akuter Pankreatitis. Die Aufnahme erfolgte mit horizontalem Strahlengang in Linksseitenlage in Hartstrahltechnik (Nach Dombrowski u. Vielhauer [9]). Man erkennt die für die Duodenalatonie typische Gasfüllung der Duodenalschlinge, außerdem auch die Aufweitung der Schlinge und eine Glättung ihrer Innenkontur. (Die Aufnahme wurde freundlicherweise zur Verfügung gestellt von Prof. Dr. H. Dombrowski, Abt. für Röntgendiagnostik im Zentrum für Innere Medizin der Philipps-Universität Marburg)

an anderer Stelle berichtet. Die Leeraufnahmen von Abdomen und Thorax gehören zum diagnostischen Standardprogramm bei akuter Pankreatitis. Diagnostische Hilfen können die Röntgenzeichen einer lokalen Darmatonie geben, die sich auf das Duodenum (Duodenalatonie, s. Abb. 1), isolierte Dünndarmschlingen im li. Oberbauch (sentinel loop) oder Abschnitte des Colons (colon cut-off) beschränken kann. Banks [4] weist in seiner Monographie über die Pankreatitis auf ein weiteres Röntgenzeichen hin, nämlich die Distanzierung der Konturen von Magen und Quercolon. Diese „klassischen" Röntgenzeichen geben nur bei wenigen Patienten wesentliche diagnostische Hilfen. Reid u. Kune [41] fertigten bei 99 ihrer 113 Patienten mit nachgewiesener akuter Pankreatitis Abdomenleer- und Thoraxaufnahmen an, in keinem Fall fanden sie das colon-cut-off-Zeichen oder isoliert geblähte Dünndarmschlingen. Trotzdem sind diese Röntgenuntersuchungen notwendige Bestandteile des diagno-

stischen Programms; denn von gleicher Bedeutung wie der positive Nachweis der akuten Pankreatitis ist der Ausschluß anderer akuter abdomineller Erkrankungen (z. B. einer Ulcusperforation).
Entscheidend für die Diagnosestellung bei akuter Pankreatitis ist das Ergebnis der biochemischen Untersuchungen; ohne Nachweis einer „Enzymentgleisung" kann auch heute die akute Pankreatitis nicht diagnostiziert werden (es sei denn, das Pankreas kann bei der Laparotomie oder Autopsie direkt inspiziert werden). Altbekannt ist der Anstieg der Amylaseaktivität in Serum und Urin. Obwohl die Amylase seit Anfang dieses Jahrhunderts diagnostisch eingesetzt wird, sind die meßtechnischen Probleme bei ihrer Bestimmung noch nicht befriedigend gelöst. Den besten Beweis hierfür liefert die Tatsache, daß eine große Zahl ganz verschiedener Amylasebestimmungsmethoden gebräuchlich ist; zu den klassischen Meßmethoden sind in den letzten Jahren die vollenzymatisch kontinuierlich messenden Verfahren hinzugekommen (Übersicht bei Dürr [14]). Die Amylasebestimmung weist nicht nur meßtechnische Probleme auf, auch die diagnostische Aussagekraft dieser Meßgröße ist beschränkt. Die diagnostische Spezifität liegt nach unserer Erfahrung unter 50%: Von 190 Patienten mit erhöhter Serum-Amylase-Aktivität hatten 109 keine klinisch faßbare Pankreaserkrankung [13]. Der größte Teil dieser „falsch" pathologischen Amylaseaktivitäten liegt zwischen dem Ein- bis Dreifachen der oberen Grenze des Normbereiches, während Amylaseaktivitäten, die das Fünffache der oberen Normgrenze überschreiten, weitgehend pathognomonisch für die akute Pankreatitis (oder eine Parotitis) sind. Deswegen fordern viele Autoren als notwendiges Kriterium für die Diagnose einer akuten Pankreatitis eine Erhöhung der Amylaseaktivität auf mindestens das Zwei- bis Dreifache (gelegentlich sogar bis auf das Fünffache) der oberen Normgrenze. Mit so „strengen" diagnostischen Kriterien erhöht man allerdings das Risiko, eine akute Pankreatitis zu übersehen, denn auch die diagnostische Empfindlichkeit der Amylasebestimmung ist begrenzt. Jacobs et al. [23] fanden während der Frühphase der Hospitalisation bei 56 von 519 Patienten mit akuter Pankreatitis normale Serum-Amylase-Aktivitäten. Durch Verlaufskontrollen ließ sich die diagnostische Empfindlichkeit verbessern, nur 3 der 519 Patienten wiesen bei mehrfachen Kontrollen ausschließlich Normalwerte auf.
Wegen dieser Probleme wird seit einiger Zeit von verschiedenen Arbeitsgruppen versucht, die diagnostische Validität der Amylasebestimmung durch die Auftrennung der Amylase in ihre Isoenzyme zu erhöhen. Eine ausführliche Übersicht über die menschlichen und tierischen Isoamylasen haben Merritt u. Karn [34] und Karn [26] gegeben. Die Auftrennung der Amylase in ihre Isoenzyme kann säulenchromatographisch [49] und elektrophoretisch erfolgen [16, 46]. Technisch einfach ist der Einsatz eines Inhibitors, der selektiv die Aktivität der Speichelamylase hemmt [38]; hier-

bei werden allerdings nur globale Werte für die jeweiligen prozentualen Anteile von Pankreas und Speichelamylase an der Gesamtaktivität des Enzyms erhalten, während bei der elektrophoretischen Auftrennung das Isoamylasemuster sichtbar gemacht wird. Eine Testpackung zur Isoamylasebestimmung, die auf dem Inhibitorprinzip beruht, ist kommerziell erhältlich. Die diagnostische Wertigkeit der Isoamylasebestimmung wird derzeit an verschiedenen Stellen intensiv geprüft. Sie ist sicherlich höher als diejenige der Bestimmung der globalen Amylaseaktivität [8, 28]. Eine endgültige Bewertung ihres Stellenwertes in der Pankreasdiagnostik, insbesondere im Vergleich zur Lipasebestimmung und zum Trypsinnachweis im Serum kann derzeit noch nicht erfolgen.

Seit Jahrzehnten ist bekannt, daß bei einer akuten Parenchymschädigung der Bauchspeicheldrüse neben der Amylaseaktivität auch die Aktivität der Lipase im Serum ansteigt. Williamson [51] hat eine Übersicht über die verschiedenen Meßtechniken zur Serum-Lipase-Bestimmung gegeben. Als Referenzmethode gilt die kinetisch-titrimetrische Methode von Rick [42], die jedoch technisch etwas heikel ist. In den letzten Jahren hat die Industrie zahlreiche Testpackungen zur Lipasebestimmung auf den Markt gebracht. Diese beruhen auf verschiedenen Meßverfahren (Suchtest nach Härtel et al. [20] mit Hilfe eines pH-Indikators; photometrische Messungen nach Myrick [35]; turbidimetrische Messung nach Vogel u. Zieve [47] oder nach Ziegenhorn et al. [52]). Die Verfügbarkeit dieser relativ handlichen Verfahren hat zu einer Art „Renaissance" von Studien geführt, die die klinische Wertigkeit dieser Meßgröße prüfen [6, 21, 22, 25, 31]. Im Verlauf einer Pankreatitis verhalten sich Amylase- und Lipaseaktivität in etwa parallel [30], die neueren Studien zeigen jedoch deutlich, daß das Maximum der Enzymaktivität (ausgedrückt als Vielfaches der oberen Normgrenze) bei der Lipase höher liegt als bei der globalen Amylaseaktivität.

Als weitere Meßgröße, die die akute Parenchymschdigung der Bauchspeicheldrüse anzuzeigen vermag, steht seit einigen Jahren die Trypsinbestimmung im Serum zur Verfügung. Wachek [48] berichtet, daß Patienten mit akuter Pankreatitis immer Serum-Trypsinwerte hatten, die deutlich über dem oberen Grenzwert des Normbereiches lagen. bislang ist die Trypsinbestimmung jedoch nur als Radio-Immuno-Assay erhältlich, der im Notfall-Labor kaum durchführbar ist.

Eine Reihe weiterer Meßgrößen wurde zum Nachweis der akuten Parenchymschädigung des Pankreas vorgeschlagen, sie können hier nicht ausführlich besprochen, sondern nur am Rande erwähnt werden. Besonders kontrovers war in den letzten Jahren die Frage, ob die renale Clearancerate der Amylase bei akuter Pankreatitis spezifisch ansteigt; unsere eigenen Erfahrungen mit dieser Meßgröße waren eher enttäuschend [15]. Eine Übersicht über die Bedeutung anderer Pankreasenzyme in der Diagnostik wird von Roth [43] gegeben. Der diagnostische Wert des von Nerenberg et al. [36, 37] vorgeschlagenen Radio-Immun-Assay auf ein pankreasspezifisches Protein ist noch nicht abschätzbar.

2 Notwendige Diagnostik zur Steuerung der Therapie

Häufig ist es schwierig, die Indikation für spezielle Behandlungsmaßnahmen zu stellen, die über die obligate Basistherapie hinausgehen [19]. Diagnostische Maßnahmen können mithelfen, Behandlungsmaßnahmen besser zu steuern und rational zu begründen, wenn es gelingt, Risikopatienten zu charakterisieren, (drohende) Komplikationen frühzeitig zu erkennen und die Indikation für spezielle therapeutische Eingriffe zu präzisieren.

2.1 Allgemeine Charakterisierung von Risikopatienten („prognostische Indices")

Grundlage des Urteils über den Grad der Gefährdung unserer Patienten bei akuter Pankreatitis ist der sorgfältig erhobene klinische Befund, der engmaschig kontrolliert werden muß – dies kann gar nicht genug betont werden. In der Frühphase der Erkrankung kann jedoch das klinische Bild, das der Patient bietet, gerade bei den schweren Verlaufsformen irreführend sein. McMahon et al. [33] berichten, daß der Schweregrad bei 62% der schweren Pankreatitisattacken kurz nach Klinikaufnahme falsch eingeschätzt wurde. Risikopatienten lassen sich somit durch die klinische Untersuchung allein nicht mit hinreichender Zuverlässigkeit charakterisieren. Nach allgemeiner Ansicht ist die Prognose bei hämorrhagisch-nekrotisierender Pankreatitis schlechter als bei der ödematösen Pankreatitis. Von dieser Regel gibt es Ausnahmen; denn auch die ödematöse Pankreatitis kann einen schweren Verlauf nehmen, und in fünf verschiedenen Autopsieserien fand sich eine ödematöse Pankreatitis immerhin bei 95 von 397 Patienten, die an akuter Pankreatitis verstorben waren [13]. Trotzdem gilt, daß Zeichen von Hämorrhagie und/oder Pankreasnekrosen die Prognose belasten. Die Suche nach solchen Zeichen kann also mithelfen, Risikopatienten zu charakterisieren. Klinisch ist auf die Zeichen von Cullen und von Grey-Turner zu achten; diese sind jedoch selten und werden nur bei etwa einem Prozent aller Patienten mit akuter Pankreatitis beobachtet, während hämorrhagisch nekrotisierende Verlaufsformen bekanntlich wesentlich häufiger sind. *Biochemische Marker* können Hämorrhagie und Nekrose anzeigen. Hierzu gehört insbesondere das Methäm-Albumin. Lankisch et al. [31] haben die Erfahrung früherer Autoren bestätigt, daß der positive Nachweis von Methäm-Albumin bei Patienten mit akuter Pankreatitis eine schwere (in der Regel hämorrhagisch nekrotisierende) Verlaufsform anzeigt. Möglicherweise kann auch ein Anstieg der Aktivität der Dexoxyribonuclease oder der Ribonuclease als biochemischer Marker einer Pankreasnekrose betrachtet werden [5, 24, 50], jedoch haben diese Meßgrößen bislang noch keinen Eingang in die Routinediagnostik gefunden.

Ein wesentlicher Beitrag zur Charakterisierung von Risikopatienten wurde von Ranson et al. [40] geleistet. Sie zeigten, daß sich aus dem *biochemischen Muster*, welches durch die Ermittlung verschiedener konventioneller Meßgrößen bestimmt werden kann, schon frühzeitig ein prognostischer Index errechnen läßt, der mit hoher Treffsicherheit den Schweregrad der Erkrankung anzeigt. Dammann et al. [10] fanden in einer retrospektiven Studie, daß die Frühindices von Ranson [40] (Alter, Leukocytenzahl, Blutzucker, SGOT, LDH) zwar eine absolut sichere Aussage über den unterschiedlichen Verlauf der akuten Pankreatitis nicht zulassen, daß sie jedoch geeignet sind, eine potentiell gefährdete Gruppe von Patienten zu erfassen. Diese einfach zu ermittelnden Meßgrößen sollten also zum diagnostischen Standardprogramm gehören. Zur Ermittlung des prognostischen Index nach Ranson werden nur objektive Meßgrößen herangezogen. Ein ähnliches Konzept verfolgt die Arbeitsgruppe von Kümmerle, jedoch wird bei der dort entwickelten Einteilung in Schweregrade auch der klinische Befund berücksichtigt [27].

McMahon et al. [33] messen der diagnostischen *Peritoneallavage* für die Charakterisierung von Risikopatienten einen hohen Wert zu. Sie führten den Eingriff durchschnittlich 7 h nach dem Eintritt der Patienten in die Klinik durch. Eine korrekte Voraussage des Verlaufs gelang ihnen bei 76% der schweren Pankreatitisattacken anhand von Menge und Farbe der aus dem Bauchraum aspirierbaren freien Flüssigkeit oder anhand der Farbe der Spülflüssigkeit nach Spülung mit einem Liter angewärmter physiologischer Kochsalzlösung. Diese Befunde bedürfen noch der Bestätigung durch andere Arbeitsgruppen, vieles spricht jedoch dafür (so auch meine eigene Erfahrung bei mehreren Einzelfällen), daß die diagnostische Peritoneallavage tatsächlich ein wertvolles Mittel zur Charakterisierung von Risikopatienten darstellt.

Erwähnenswert ist an dieser Stelle, daß in der Berliner Arbeitsgruppe bei akuter Pankreatitis mit relativ großzügiger Indikationsstellung die *Laparoskopie* durchgeführt wird, um hämorrhagisch nekrotisierende Verlaufsformen zu erkennen [3]. Dieses Vorgehen hat sich in anderen Zentren bislang kaum durchsetzen können.

2.2 Frühzeitiger Nachweis (drohender) Komplikationen

Der Kreislaufschock ist bei schwer verlaufender akuter Pankreatitis die wichtigste und bedrohlichste Komplikation. Häufig und vital bedrohlich sind auch die *respiratorische Insuffizienz* und das *Nierenversagen. Sepsis* und *Hypocalcämie* sind bei den Komplikationen ebenfalls zu nennen. Oberstes Gebot zur Erkennung dieser Komplikationen ist die sorgfältige klinische Überwachung des Patienten nach den Regeln der Intensivmedizin, wobei neben dem Abdominalbefund die engmaschige Kontrolle der kardiopulmonalen Situation und die sorgfältige Flüssigkeitsbilanzierung von besonderer Bedeutung sind. Auf die Überwachung des zentralvenösen Druckes sollte nicht verzichtet werden. Häufige Kontrollen des *Musters einfacher biochemischer Meßgrößen* erleichtern zusätzlich den frühzeitigen Nachweis (drohender) Komplikationen. Zu nennen sind hier einfache hämatologische Parameter (Hb, Hämatokrit, Leukocytenzahl), Gesamteiweiß, Elektrolyte, harnpflichtige Substanzen, Blutgase und Serum-Calcium-Spiegel. Nicht jeder Patient benötigt den gleichen Aufwand an klinischer Überwachung und Labordiagnostik. Die Entscheidung, ob und wann ein Patient mit akuter Pankreatitis auf die Intensivstation gelegt werden muß, ist immer individuell zu treffen; sie hängt auch von der Güte der Überwachung auf den Normalstationen ab, die bekanntlich sehr unterschiedlich sein kann. Patienten mit manifesten Komplikationen wegen Kreislaufschock, Niereninsuffizienz oder respiratorischer Insuffizienz (arterielle Sauerstoffspannung unter 65 mm Hg) sollten grundsätzlich auf der Intensivstation behandelt werden, ebenso Patienten, bei denen die biochemischen Marker von Hämorrhagie und Pankreasnekrose positiv sind oder bei der diagnostischen Peritoneallavage sich Hinweise auf eine hämorrhagisch-nekrotisierende Verlaufsform der Erkrankung ergeben. Darüber hinaus ist intensiv-medizinische Überwachung immer dann empfehlenswert, wenn die oben beschriebenen Verfahren zur Charakterisierung von Risikopatienten Hinweise auf eine höhere Gefährdung des Patienten geben.

2.3 Präzisierung der Indikation für spezielle Therapiemaßnahmen

Die Entscheidung über Art, Umfang und Zeitpunkt spezieller Therapiemaßnahmen kann bei akuter Pankreatitis sehr schwierig sein, beispielhaft sei hier genannt die therapeutische Peritoneallavage und der „spezifische“ chirurgische Eingriff, d.h. die chirurgische Beseitigung des „Katastrophenherdes“ durch drainierende oder resezierende Verfahren im akuten Stadium der Erkrankung [18]. Die Problematik der Indikationsstellung zu solchen Maßnahmen wird im Rahmen dieses Symposiums noch diskutiert werden. Es gibt keinen diagnostischen Test, auf den allein die Indikation zu solchen Therapieverfahren sich stützen könnte, jedoch dienen alle diagnostischen Verfahren, die der Charakterisierung von Risikopatienten dienen und Komplikationen erkennen lassen, auch der Präzisierung der Indikationsstellung. Sie müssen ausgeschöpft werden, um im Einzelfall zu einer rational begründbaren Entscheidung für oder gegen eine eingreifende Therapie zu gelangen.

3 Notwendige Diagnostik zur Erfassung ätiologischer Faktoren bei akuter Pankreatitis

Zum diagnostischen Standardprogramm bei akuter Pankreatitis gehört die Suche nach *Gallensteinen, Fettstoffwechselstörungen, Hyperparathyreoidismus und Virusinfekten.* Zur Gallensteindiagnostik werden die üblichen morphologischen Untersuchungstechniken eingesetzt, an erster Stelle die Sonographie, alternativ konventionelle Röntgentechniken. Bei letzteren ist zu bedenken, daß im akuten Stadium der Pankreatitis auch eine normale Gallenblase sich häufig nicht darstellt, so daß ein sicherer Nachweis oder Ausschluß von Gallensteinen röntgenologisch nicht immer erfolgen kann. McMahon u. Pickford [32] berichteten, daß bei Patienten mit akuter Pankreatitis die Gallensteinträger anhand des biochemischen Musters von SGOT, Bilirubin und alkalischer Phosphatase erkannt werden könnten; Dammann et al. [11] waren jedoch nicht in der Lage, diese Befunde zu bestätigen. Nach den Befunden von Acosta et al. [1] werden bei biliärer Pankreatitis fast immer Gallensteine im Stuhl ausgeschieden. Nach diesen Befunden läßt sich die biliäre Ursache einer akuten Pankreatitis mit hoher Treffsicherheit erkennen, wenn man sich der Mühe unterzieht, den Stuhl auf Gallensteine zu untersuchen. Zur Suche nach Fettstoffwechselstörungen ist obligat die Bestimmung des Cholesterin- und Triglyceridspiegels im Serum. Die Bestimmung des Serum-Calcium-Spiegels gehört zum diagnostischen Standardprogramm, eine differenziertere Diagnostik zum Ausschluß eines Hyperparathyreoidismus ist nur in wenigen Fällen erforderlich. In diesem Zusammenhang muß auch darauf hingewiesen werden, daß in jüngster Zeit Zweifel geäußert wurden, ob ein kausaler Zusammenhang zwischen Hyperparathyreoidismus und Pankreatitis wirklich besteht [7]. Zum diagnostischen Programm sollten auch virusserologische Untersuchungen gehören, insbesondere scheint eine Infektion mit Coxsackie- oder Echoviren nicht ganz selten eine Pankreatitis zu verursachen.

Abschließend soll eine tabellarische Zusammenstellung derjenigen diagnostischen Maßnahmen gegeben werden, die bei akuter Pankreatitis für notwendig zu erachten sind:

1) Notwendige Diagnostik zum Nachweis der akuten Pankreatitis
   a) Anamnese und klinischer Befund
   b) Abdomenleeraufnahme und Thoraxaufnahme

c) Biochemischer Nachweis der „Enzymentgleisung"
obligat: Amylase und/oder Lipase
fakultativ: Amylase-Clearance, Isoamylase, Trypsin

2) Notwendige Diagnostik zur Charakterisierung von Risikopatienten bei akuter Pankreatitis
   a) Klinische Beurteilung
   b) Ermittlung des Musters einfacher biochemischer Meßgrößen (Blutzucker, Leukocyten, SGOT, LDH)
   c) fakultativ: Methämalbuminbestimmung
   d) fakultativ: Diagnostische Peritoneallavage
   e) verzögert: 48-h-Kriterien nach Ranson

3) Notwendige Diagnostik zum frühzeitigen Nachweis (drohender) Komplikationen bei akuter Pankreatitis
   a) Klinische Überwachung nach den Regeln der Intensivmedizin
   b) Häufige Kontrollen des Musters einfacher biochemischer Meßgrößen:
   Hb, Hämatokrit, Gesamteiweiß *(Schock)*,
   Elektrolyte, Kreatinin, Harnstoff *(Niereninsuffizienz)*,
   Blutgase *(respiratorische Insuffizienz)*,
   Leukocyten *(Sepsis)*,
   Serum-Calcium *(Hypocalcämie)*,
   Blutzucker *(Zuckerstoffwechselstörungen)*

4) Notwendige Diagnostik zur Erfassung ätiologischer Faktoren bei akuter Pankreatitis
   a) Alkoholismus und Arzneimittel: Anamnese
   b) Cholelithiasis: Sonographie, Röntgenuntersuchung, Stuhluntersuchung, biochemische Cholestase-Marker (Bilirubin, alkalische Phosphatase)
   c) Hyperlipidämie: Cholesterin, Triglyceride
   d) Hyperparathyreoidismus: Serum-Calcium-Spiegel, differenziertere Diagnostik nur bei spezieller Indikation
   e) Virusinfekt: serologische Untersuchung auf Infektion mit Mumps, Coxsackie- und Echoviren.

Literatur

1. Acosta JL, Rossi R, Ledesma CL (1977) The usefulness of stool screening for diagnosing cholelithiasis in acute pancreatitis. A description of the technique. Am J Dig Dis 22:168–172
2. Ammann R (1976) Acute pancreatitis. In: Bockus HL (ed) Gastroenterology. 3rd edn, Saunders, Philadelphia London Toronto
3. Arbeiter G, Marsch-Ziegler U, Leonhardt H, Schäfer IH (1981) Retrospektive Erhebung zum Wert der Laparoskopie bei der Differenzierung von akuter oedematöser und akuter haemorrhagisch-nekrotisierender Pankreatitis in der Frühphase der Erkrankung. Z Gastroenterol 19:173–177

4. Banks PA (1979) Pancreatitis. Plenum, New York London
5. Barlow GB, Witear SH, Wilkinson AW (1979) The excretion of alcaline ribonuclease by children undergoing surgery. Br J Surg 66:412–414
6. Beck-Ostendorp E, Köchli HP, Degiampietro P, Colombo JP (1981) Erprobung von drei Lipasemethoden. Med Lab (Stuttg) 34:77–82
7. Bess MA, Edis AJ, Heerden van JA (1980) Hyperparathyreoidism and pancreatitis. Chance or a causal association? JAMA 243:246–247
8. Caillens H, Jaffray P, Benoit MO, Ekindjian OG, Souciet C, Leger L (1980) Spécificité des amylases. Détermination des isoamylases pancréatiques. Nouv Presse Med 9:3079–3081
9. Dombrowski H, Vielhauer E (1972) Internistisch-radiologische Untersuchungstaktik: Abdomen. Internist 13:231–246
10. Dammann HG, Wichert v P, Schreiber HW (1979) Prognostische Indizes bei der akuten Pankreatitis. Eine postoperative Studie. Zentralbl Chir 104:397–404
11. Dammann HG, Döpner M, Wichert v P, Harders H (1980) Zur Frage der Gallensteindiagnostik bei der akuten Pankreatitis mit Hilfe von Labormethoden. Chirurg 51:656–658
12. Diaco JF, Miller LD, Copeland EM (1969) The role of early diagnostic laparotomy in acute pancreatitis. Surg Gynecol Obstet 129:263–269
13. Dürr GHK (1979) Acute pancreatitis. In: Howat HT, Sarles H (eds) The exocrine pancreas. Saunders, Philadelphia London Toronto
14. Dürr HK (im Druck) Das exokrine Pankreas. Pathophysiologie und Methoden. MTA
15. Dürr HK, Bindrich D, Bode JC (1977) The frequency of macroamylasemia and the diagnostic value of the amylase to creatinine clearance ratio in patients with elevated amylase activity. Scand J Gastroenterol 12:701–705
16. Dürr HK, Wachter U, Bode C, Bode JC (1980) Analyse des Isoamylasemusters: Rationelle Methoden und deren Anwendung bei Patienten mit Amylaseerhöhung unklarer Ätiologie. Verh Dtsch Ges Inn Med 86:1009–1011
17. Fruchart JC, Sezille G, Ghisbain H et al. (1980) Dosage de la lipase serique. Etude critique. Nouv Presse Méd 9:509–512
18. Goebell H, Dürr GHK (im Druck) Akute Pankreatitis – pro und contra der modernen Therapie. Internist Heft 11, 22:684–693
19. Goebell H, Hotz J (1980) Akute Pankreatitis. Gesichertes und ungesichertes in der Behandlung. Dtsch Ärztebl 76:2399–2405
20. Härtel A, Banauch D, Helger R (1971) Ein Suchtest für Lipase im Serum. Z Klin Chem Klin Biochem 9:396–397
21. Hansen W (1980) Akute Pankreatitis. Ergebnisse einer vergleichenden Untersuchung von Amylase, Lipase und Trypsin. Der informierte Arzt 8:62–69
22. Hoffmann G (1980) Ergebnisse der Erprobung des turbidimetrischen Lipase-Tests. Medica, 12. Int. Kongreß, Düsseldorf, 21.11.1980
23. Jacobs ML, Daggett WM, Civetta JM et al. (1977) Acute pancreatitis. Analysis of factors influencing survival. Ann Surg 185:43–51
24. JAMA – Medical News (1979) Early warning of necrotic pancreatitis. JAMA 241:1444
25. Junge W (1980) Erfahrungen mit der Lipasebestimmung in der Routine. Medica, 12. Int. Kongreß, Düsseldorf, 21.11.1980
26. Karn RC (1978) The comparative biochemistry, physiology and genetics of animal alpha-amylases. Adv Comp Physiol Biochem 7:1–103
27. Kümmerle F, Neher M, Schönborn H, Mangold G (1975) Vorzeitige Operation bei akuter hämorrhagisch-nekrotisierender Pankreatitis. Dtsch Med Wochenschr 100:2241–2245
28. Lankisch PG, Koop H, Otto J, Oberdieck U (1978) Evaluation of methemalbumin in acute pancreatitis. Scand J Gastroenterol 13:975–978

29. Lankisch PG, Luerssen K, Koop H (1980) Pankreas-Isoamylasebestimmung. Ein Suchtest für die Diagnostik der exokrinen Pankreasinsuffizienz? Dtsch Med Wochenschr 105:1636–1637
30. Lifton LJ, Slickers KA, Pragay DA, Katz LA (1974) Pancreatitis and lipase. A reevaluation with a five minute turbidimetric lipase determination. JAMA 229:47–50
31. Lorentz K, Flatter B (1980) Neuere Verfahren zur Bestimmung von Alpha-Amylase und Lipase. I. Mitteilung: Alpha-Amylase. II. Mitteilung: Lipase. Med Lab (Stuttg) 33:217–225 u. 236–239
32. McMahon MJ, Pickford IR (1979) Biochemical prediction of gallstone pancreatitis by computer. Lancet II:543
33. McMahon MJ, Pickford IR, Playforth MJ (1980) Early prediction of severity of acute pancreatitis using peritoneal lavage. Acta Chir Scand 146:171–175
34. Merritt AD, Karn RC (1977) The human alpha-amylases. Adv Hum Genet 8:135–234
35. Myrick JE (1976) A spectrophotometric method for the kinetic measurement of lipase activity. Dissertation, University of Alabama, Birmingham
36. Nerenberg ST, Parasad R, Pedersen L, Biskup NS, Faiferman J (1980) Isolation and characterisation of a human pancreas-specific protein. Clin Chem 26:209–213
37. Nerenberg ST, Prasad R, de Marco Pedersen L, Biskup N (1980) Radioimmunoassay for detection of latent chronic alcoholic pancreatitis, an unrecognized clinical syndrome. Clin Chem 26:214–218
38. O'Donnell MD, McGeeney KF (1976) Purification and properties of an alpha-amylase inhibitor from wheat. Biochim Biophys Acta 422:159–169
39. Olsen H (1974) Pancreatitis. A prospective clinical evaluation of 100 cases and review of the literature. Am J Dig Dis 19:1077–1090
40. Ranson JH, Rifkind KM, Roses DF, Fink SD, Eng K, Spencer FC (1974) Prognostic signs and the role of operative management in acute pancreatitis. Surg Gynecol Obstet 139:69–81
41. Reid BG, Kune GA (1978) Accuracy in diagnosis of acute pancreatitis. Med J Aust 65:583–587
42. Rick W (1969) Kinetischer Test zur Bestimmung der Serumlipase-Aktivität. Z Klin Chem Klin Biochem 7:530–539
43. Roth M (1979) Pancreatic enzymes other than amylase. Clin Biochem 12:272–274
44. Schmidt H, Creutzfeldt W (1973) Akute und rezidivierende Pankreatitis (einschließlich der sogenannten Begleitpankreatitis). In: Demling L (Hrsg) Klinische Gastroenterologie. Thieme, Stuttgart, S 929–969
45. Schönborn H (1973) Intensivmedizin bei akuter Pankreatitis. Intensivmedizin 10:299–310
46. Skude G (1975) Electrophoretic separation, detection, and variation of amylase isoenzymes. Scand J Clin Lab Invest 35:41–47
47. Vogel WC, Zieve C (1963) Clin Chem 9:168–181
48. Wachek W (1981) Serum-Trypsin-Bestimmung in der Pankreasdiagnostik. Laboratoriumsblätter 31:21–26
49. Warshaw AL, Lee KH (1977) Characteristic alterations of serum isoenzymes of amylase in diseases of liver, pancreas, salivary glands, lung, and genitalia. J Surg Res 22:362–369
50. Warshaw AL, Lee K-H (1979) Serum ribonuclease elevations and pancreatic necrosic in acute pancreatitis. Surgery 86:484
51. Williamson T (1976) The estimation of pancreatic lipase: A brief review. Med Lab Sci 33:265–279
52. Ziegenhorn J, Neumann U, Knitsch KW, Zwez W (1979) Determination of serum lipase. Clin Chem 25:1067

Kapitel 43

Sonographie

G. SCHNEEKLOTH und G. ALBERS

1 Einführung

Das *Informationsmittel der Sonographie* sind Schallwellen, deren Frequenzen oberhalb des menschlichen Hörbereiches liegen (Ultraschallwellen; Frequenzen zwischen 1 und 10 MHz). Das *Prinzip der Sonographie* beruht auf der Lotung und teilweisen Reflexion der Schallwellen an akustischen Grenzflächen. Diese sind die Grenzen zwischen zwei Medien mit unterschiedlicher Impedanz. Die reflektierten Schallwellen können als Amplituden (A-mode-Verfahren) oder als Lichtpunkte (B-mode-Verfahren) wiedergegeben werden, wobei erst die Summe der gespeicherten Lichtpunkte das zweidimensionale Schnittbild ergibt. Die Höhe der Amplituden und die Helligkeit der Lichtpunkte in einer Grauwertskala stehen in direkter Beziehung zur reflektierten Schallintensität.

Das Ultraschallbild der normalen parenchymatösen Abdominalorgane ist Ausdruck der Anzahl und Verteilung vorhandener kollagener Fasern [3]. So beruhen Unterschiede im Reflexionsmuster dieser Organe auf verschiedenem Kollagengehalt und führen pathologische Prozesse durch Änderung des Kollagengehaltes zu einer Abwandlung der sonographischen Strukturen. Da Schallwellen weder Luft noch Knochen durchdringen können, sind der sonographischen Untersuchung Grenzen gesetzt. Eine vollständige Beurteilung des gesamten intra- und retroperitonealen Raumes gelingt in bis zu 25% nicht. Bei Adipositas reicht die Eindringtiefe der Schallwellen oft nicht aus, um auch tiefergelegene Organstrukturen darzustellen. Wunden und Narben können die Führung des Schallkopfes derart behindern, daß das Untersuchungsergebnis nicht konklusiv ist.

Für die Ultraschalluntersuchungen stehen Compound-Scan-Geräte und Real-Time-Geräte zur Verfügung. Neben den herkömmlichen *Compound-Scan-Geräten*, bei denen zum Aufbau eines Bildes ein einzelner Schallkopf manuell über die zu untersuchende Körperregion geführt wer-

den muß (Abb. 2), gibt es ein automatisiertes Compound-Scan-System, bei dem bis zu acht mechanische Sektor-Scanner simultan verwendet werden können. Die Überlagerung der Sektorbilder ergibt dann ein compoundähnliches Bild (Abb. 1 b, 4 und 5). Die gebräuchlichsten *Real-Time-Geräte* enthalten in einem einzelnen Schallkopf entweder eine mechanisch bewegte Schallquelle (Sector-Scanner) oder zahlreiche Einzelelemente, die in einer Reihe liegend nacheinander (linear array) oder durch unterschiedliche elektronische Steuerung (phased array) angeregt werden. Diese Systeme erzielen einen schnellen Bildaufbau mit hoher Auflösung (Abb. 1c). Während der rasche, vom Untersucher unabhängige Bildaufbau der Real-Time-Geräte als Vorteil gegenüber den Compound-Scan-Geräten zu betrachten ist, muß der kleinere Bildausschnitt der Real-Time-Geräte als Nachteil bezeichnet werden.
Die im diagnostischen Bereich angewandten Schallintensitäten von weniger als 10 mW/cm^2 sind nach dem heutigen Wissensstand als unschädlich anzusehen [1]. Dadurch sind Kontrolluntersuchungen uneingeschränkt möglich.

2 Normales Pankreas

Das Pankreas wird in Transversal-, Longitudinal- und Schrägschnitten dargestellt. Überlagerungen der einzelnen Pankreasabschnitte durch Gas im Magen, Quercolon und Duodenum erschweren die Beurteilung in unterschiedlichem Ausmaß. Durch Änderung der Schallstrahlrichtung, Kompression der vor dem Pankreas gelegenen Darmschlingen mit dem Schallkopf oder Lageänderung des Patienten kann dennoch oft eine ausreichende Darstellung des Organs erzielt werden.
Das normale Pankreas wird in bis zu 90% aller abdominalen Untersuchungen sichtbar, wobei Caput und Corpus (Abb. 1 c) häufiger erfaßt werden als die Cauda pancreatis (Abb. 1 b). Die wesentlichen Orientierungshilfen zur Lokalisation des Pankreas sind die großen Abdominalgefäße. Das Organ ist erfahrungsgemäß nur beurteilbar, wenn die Aorta abdominalis, V. cava inferior, A. mesenterica superior sowie das venöse Gefäßsystem V. portae – V. lienalis – V. mesenterica superior zur Abbildung kommen (Abb. 1). Gelingt lediglich die Darstellung der Aorta abdominalis und V. cava inferior einerseits und des dorsalen Leberrandes andererseits, kann zwar die sog. Pankreasloge, nicht aber das Pankreas selbst evaluiert werden.

Die *sonographische Beurteilung* des Pankreas erfolgt nach Größe, Reflexionsmuster und Form:

- Das Caput pancreatis mißt im Normalfall nicht mehr als 2,5 cm, das Corpus und die Cauda pancreatis nicht mehr als 2,0 cm. Altersphysiologische Schwankungen müssen im Einzelfall berücksichtigt werden.

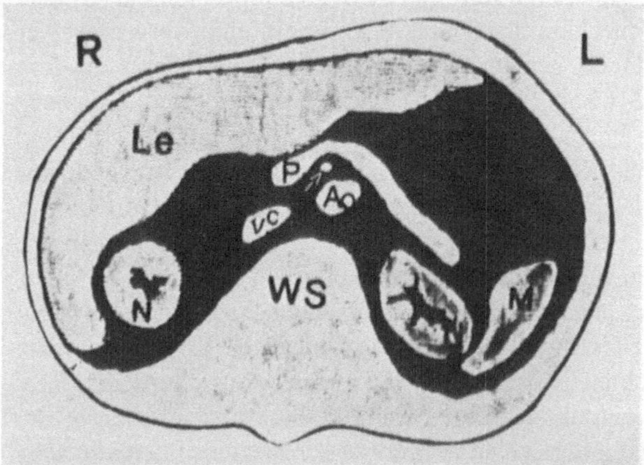

a

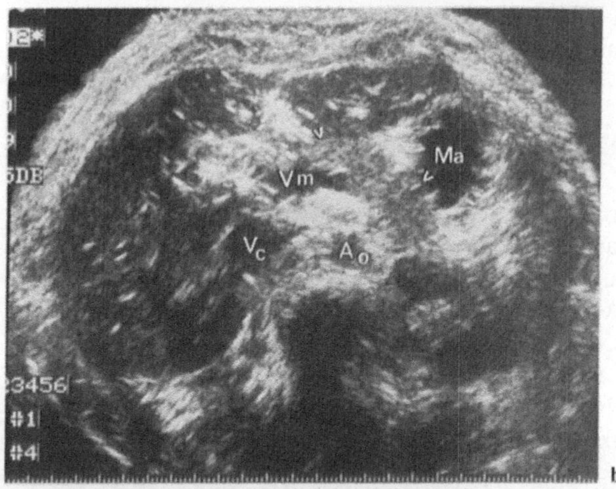

b

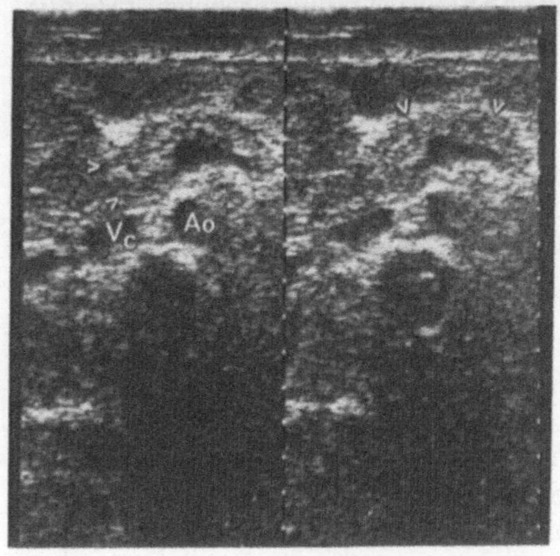

c

Abb. 1 a–c. Normales Pankreas im Transversalschnitt. **a** Schematische Zeichnung (→: A. mesenterica superior). (Nach Schneekloth u. Götz [7]) **b** Compound-Scan-Bild (>: Corpus und Cauda pancreatis). **c** Real-Time-Bild (>: Caput und Corpus pancreatis)

- Das Reflexionsmuster des gesunden Pankreas hat eine Dichte, die gleich oder größer, nicht aber geringer ist als diejenige des Leberparenchyms. Insbesondere bei älteren Menschen ist das Reflexionsmuster infolge physiologischer Regressionsvorgänge dichter als dasjenige der Leber.
- Form und Lage des Pankreas sind variabel. Es gibt S-, L-, Hantel-, Hufeisen- und Ringformen sowie schräge, transversale und longitudinale Positionen.

3 Akute Pankreatitis

Bei der *ödematösen Form der akuten Pankreatitis* sind für die sonographische Diagnose folgende Veränderungen zu beachten:

- Volumenvermehrung des gesamten Organs oder eines Organabschnittes.
- Echoarmes und fast echofreies Reflexionsmuster der erkrankten Organabschnitte.
- Konturunschärfen und erschwerte Abgrenzbarkeit des porto-lienalen Gefäßsystems und des Ductus pancreaticus.
- Schmerzhaftigkeit des Organs bei verstärktem Schallkopfdruck.

Die sonographischen Befunde, die im Ablauf einer akuten ödematösen Pankreatitis zu beobachten sind, können einer Initial-, einer Haupt- und einer Rückbildungsphase zugeordnet werden [4]. In der Initialphase lie-

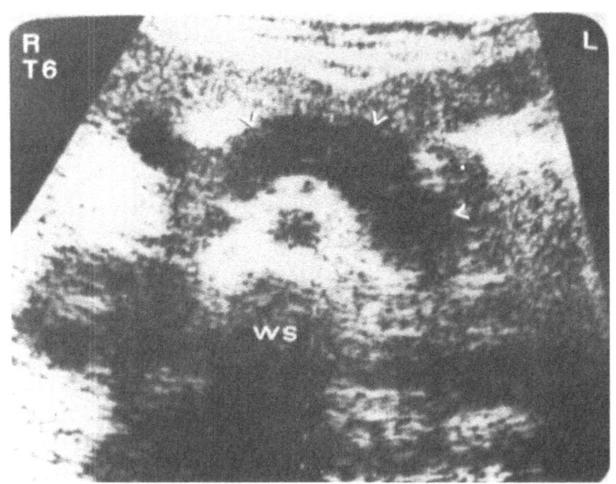

Abb. 2. Akute ödematöse Pankreatitis. Volumenvermehrung des gesamten, fast echofreien Organs (>). (Nach Schneekloth et al. [6])

gen zwar eine klinische Symptomatologie und für eine Pankreatitis charakteristische pathologische Laborwerte vor, weist aber die Sonographie keine nennenswerte Volumenvermehrung des Organs und keine nennenswerte Änderung des Reflexionsmusters nach. In der Hauptphase lassen sich trotz oftmals nachzuweisender Rückläufigkeit der pathologischen Laborwerte die typischen sonographischen Kriterien der akuten Pankreatitis darstellen, nämlich eine erhebliche Volumenvermehrung und ein fast echofreies Reflexionsmusters des Organs (Abb. 2). In dieser Phase sind zahlreiche kurzfristige Kontrolluntersuchungen notwendig, um mögliche Komplikationen wie Nekrosen zu erfassen. In der Rückbildungsphase, die sich über Monate erstrecken kann, bilden sich die pathologischen sonographischen Befunde in der Regel vollständig zurück.

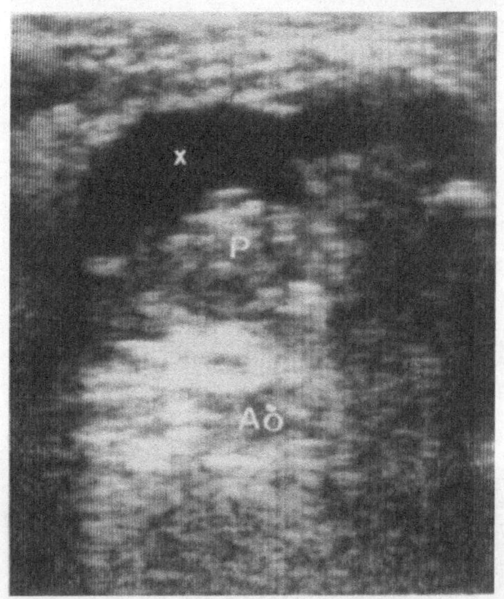

a

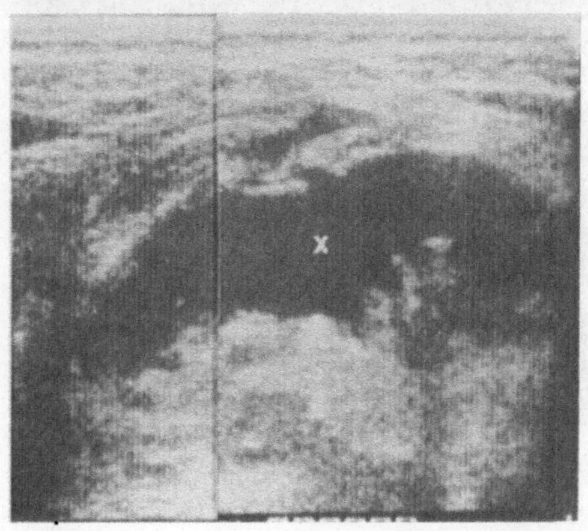

b

Abb. 3 a, b. Akute hämorrhagisch-nekrotisierende Pankreatitis. **a** Raumforderung mit inhomogenem Reflexionsmuster. Die ventral gelegenen echofreien Areale entsprechen Nekrosen *X*, die dorsal gelegenen soliden Strukturen Parenchymresten *P*. **b** Zunahme der Nekrosen innerhalb von 24 h. Nur noch wenige Parenchymreste nachweisbar. (Nach Schneekloth et al. [6])

Die *hämorrhagisch-nekrotisierende Pankreatitis* ist eine schwere Komplikation der akuten ödematösen Entzündung. Das Reflexionsmuster ist sehr inhomogen, wobei erhaltene Parenchymreste mit unterschiedlich dichtem Reflexionsmuster neben z. T. ausgedehnten Blutungs- und Nekrosearealen mit überwiegend cystischem Reflexionsmuster beobachtet werden (Abb. 3 a, b). Das Ausmaß dieser Nekrosen und ihre Ausdehnung

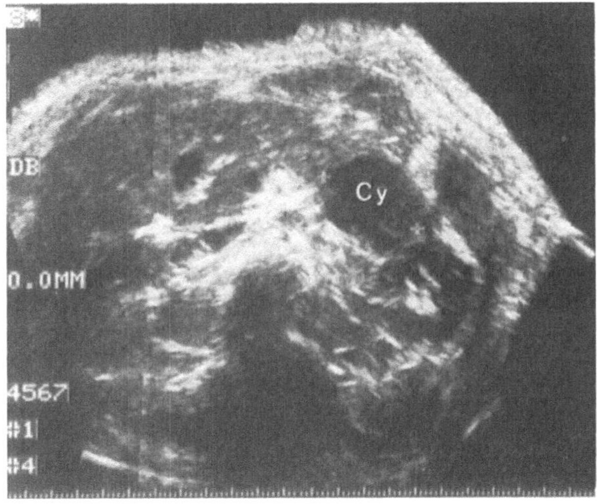

Abb. 4. Pseudocyste in der Cauda pancreatis. 4 cm großes, echofreies Areal im Bereich der Cauda pancreatis, ventral der linken Niere, lateral der Aorta abdominalis und medial der Milz

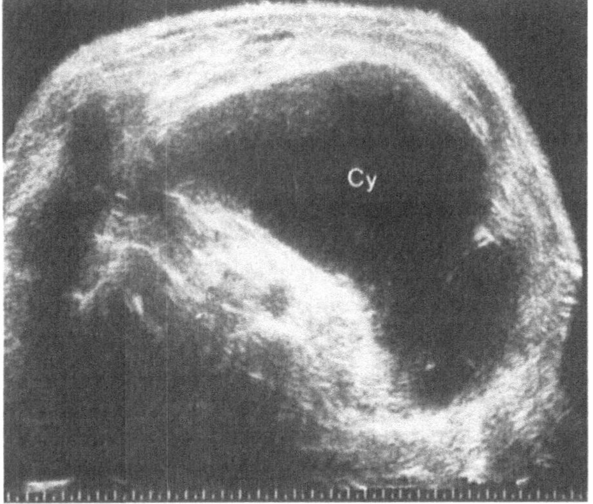

Abb. 5. Pseudocyste des Pankreas mit Ausdehnung in die Bursa omentalis und den linken vorderen Pararenalraum

in die vorderen Pararenalräume, die Bursa omentalis, die übrige Peritonealhöhle – und möglicherweise auch in das Mediastinum – sind infolge meist gleichzeitig bestehender Darmparalyse sonographisch nicht mit der Genauigkeit nachzuweisen, wie sie für das therapeutische Vorgehen notwendig ist. Der Einsatz der Ganzkörper-Computertomographie erscheint zu diesem Zeitpunkt angezeigt.

Verlaufsbeobachtungen über mehrere Wochen bis Monate lassen in der Regel das Auftreten von Pseudocysten erkennen (Abb. 4 und 5). Diese kommen solitär oder multipel vor und liegen häufiger in Corpus und Cauda als im Caput pancreatis. Volumina bis zu mehreren Litern werden beobachtet. Während ihre intraabdominale Ausbreitung meist gut zu erfassen ist, gelingt die Darstellung der extraabdominalen Ausbreitung, z. B. in das Mediastinum, nur selten. Das Reflexionsmuster der Pseudocysten ist bei Fehlen von strukturbedingten Binnenechos cystisch, bei Vorliegen von nekrotischem Gewebe oder organisierten Einblutungen komplex.

Abkürzungsverzeichnis der in den Abbildungen verwendeten Kürzel: *Ao* = Aorta; *Cy* = Cyste; *Le* = Leber; *M* = Milz; *Ma* = Magen; *N* = Niere; *P* = Pankreas; *Vc* = Vena cava inferior; *Vm* = Vena mesenterica superior; *WS* = Wirbelsäule

4 Stellenwert

Die Sonographie ist die Methode der Wahl bei der Abklärung abdominaler Schmerzen. In der Hand des Erfahrenen besticht sie durch hohe Aussagekraft und rasche Durchführbarkeit. Sie ist reproduzierbar und wegen fehlender Organschädigungen beliebig oft wiederholbar. Eine Strahlenexposition findet nicht statt.

Bei der Abklärung der akuten Pankreatitis sollte die Sonographie neben den klinischen und laborchemischen Untersuchungen zusammen mit der Abdomenübersichtsaufnahme und der Thoraxaufnahme die erste diagnostische Maßnahme sein (Tabelle 1). Die Abdomenübersichtsaufnahme muß andere Ursachen eines akuten Abdominalschmerzes, insbesondere eine intraperitoneale Perforation, ausschließen. Die Thoraxaufnahme kann neben einem linksseitigen begleitenden Pleuraerguß andere, mit Abdominalschmerzen einhergehende Erkrankungen, wie z. B. einen Lungeninfarkt, nachweisen.

Zur Verlaufsbeobachtung der akuten unkomplizierten Pankreatitis eignet sich die Sonographie besonders gut, wobei insbesondere Änderungen von Organgröße und Reflexionsmuster nachgewiesen werden können. Zahlreiche kurzfristige Kontrolluntersuchungen ermöglichen außerdem, das Auftreten von Pankreasnekrosen rechtzeitig zu erfassen. Zu diesem Zeitpunkt erscheint uns der zusätzliche Einsatz der Ganzkörper-Computertomographie notwendig, denn das Ausmaß der hämorrhagischen Nekrosen

Tabelle 1

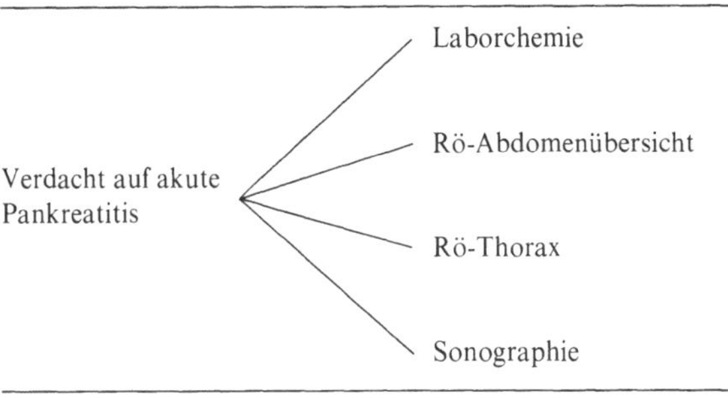

Tabelle 2

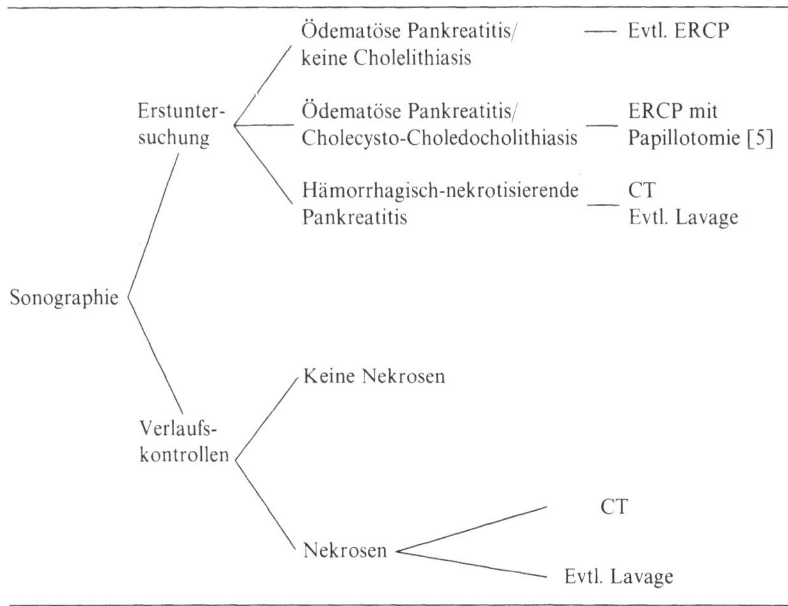

und deren exakte Ausdehnung ist nur mit Hilfe der Computertomographie zu erfassen (Tabelle 2). Die Genauigkeit dieser Aussage spielt für das therapeutische Procedere eine außerordentlich große Rolle. Die computertomographische Untersuchung einer akuten ödematösen Pankreatitis dagegen wird nur dann erforderlich, wenn wegen starkem Meteorismus das Pankreas sonographisch nicht konklusiv zu beurteilen ist. Der Nachweis einer hämorrhagisch-nekrotisierenden Pankreatitis mittels einer Lavage der Nekrosehöhlen erscheint nur noch in den Krankenhäusern notwendig, die nicht über einen auch notfallmäßig einsatzbereiten Ganzkörper-Computertomographen verfügen.

Eine weitere Bedeutung der sonographischen Untersuchung liegt im Nachweis einer Cholecysto-Choledocholithiasis, die in 45–75% aller Fälle Ursache der akuten oder akut-rezidivierenden Pankreatitis ist [2]. Bei Vorliegen einer Choledocholithiasis kann die ERCP als therapeutische Maßnahme (Papillotomie und Steinentfernung) angeschlossen werden (Tabelle 2) [5]. Bei fehlendem Nachweis einer Cholelithiasis, aber rezidivierend auftretenden Pankreatitiden, sollte die ERCP zur Abklärung kleinerer Gallengangsteine durchgeführt werden. Auch andere, akute Oberbauchschmerzen verursachende Erkrankungen wie die akute Cholecystitis, die akute Harnstauungsniere, die Hydronephrose und das Aortenaneurysma werden sonographisch erfaßt.

Literatur

1. Baller ML, Dalrymple GD (1978) Biological effects of diagnostic ultrasound: A review. Radiology 126:479
2. Bartram JC, Kumar P (1981) Clinical radiology in gastroenterology. Blackwell, Oxford London Edinburgh Boston Melbourne
3. Birnholz JC (1977) On maps and comparing cross-sectional imaging methods. Am J Roentgenol 129:1133
4. Freise J, Gebel M (1979) Diagnostische Kriterien der Pankreassonographie im Verlauf einer unkomplizierten akuten Pankreatitis. Fortschr Röntgenstr. 130(3):315
5. Satrany L, Neuhaus B, Krause S, Portocarrero G, Schott B (1980) Endoskopische Papillotomie bei akuter, biliär bedingter Pankreatitis. Dtsch Med Wochenschr 105:115
6. Schneekloth G, Frank Th, Albers G (1982) Ultraschalltomographie abdomineller Organe und der Schilddrüse im Grey-Scale-Bild. 2. neubearb. Aufl. Enke, Stuttgart
7. Schneekloth G, Götz A-J (1980) Ultrasonographie des Abdomens. Audiovisueller Einführungskurs. Enke, Stuttgart

Weitere Literatur

Sarti DA, Sample WF (1980) Diagnostic ultrasound. G. K. Hall & Co., Boston

Weill FS (1978) Ultrasonography of digestive disease. C. V. Mosby Comp., Saint Louis

Kapitel 44

Computertomographie

A. L. Baert und E. Ponette

Computertomographie und Sonographie sind Untersuchungstechniken zur morphologischen Diagnosesicherung und Verlaufsbeobachtung. Sie sind daher eine wichtige Entscheidungshilfe für eine stadiengerechte Therapie der akuten Pankreatitis.

Nach unserer Erfahrung und dieser von Silverstein et al. [31] u. a. ist wegen der besseren morphologischen Darstellbarkeit des Organs bei akuter Pankreatitis die Computertomographie der Sonographie aus folgenden Gründen überlegen:

1) Bei vielen Patienten mit akuter Pankreatitis kann wegen der Luftüberlagerung als Folge eines nicht seltenen Ileus keine befriedigende Bildqualität mit der Sonographie erzielt werden.
2) Durch die Computertomographie läßt sich eine viel eindeutigere anatomische Information, z. B. über Ausbreitung des peripankreatischen Exsudats in den verschiedenen abdominellen Strukturen, erhalten.

Pathologisch-anatomisch gesehen unterscheidet man bei der akuten Pankreatitis eine ödematöse, klinisch meist mild verlaufende von einer hämorrhagisch-nekrotisierenden, klinisch meist schwer verlaufenden Form. Da eine frühzeitige Erkennung der beiden Formen von klinisch großer Bedeutung ist [17], hat man wiederholt versucht, mit Hilfe der Computertomographie eine pathologisch-anatomische Differenzierung zu treffen. Hierzu nutzt man die Kontrastmittelanreicherung von normalem Pankreasparenchym nach intravenöser Gabe eines nierengängigen Kontrastmittels.

Bei gesunden Patienten beobachtet man nach intravenöser Bolusgabe von Kontrastmittel immer eine eindeutige Densitätserhöhung des Pankreas. Im Mittel ist eine Densitätserhöhung von 35–40 auf 120–140 H.U. zu registrieren, allerdings sinkt die Densität bereits nach 1 min schon wieder unter einen Wert von 100 H.U. ab. Allerdings ist für die Darstellung die-

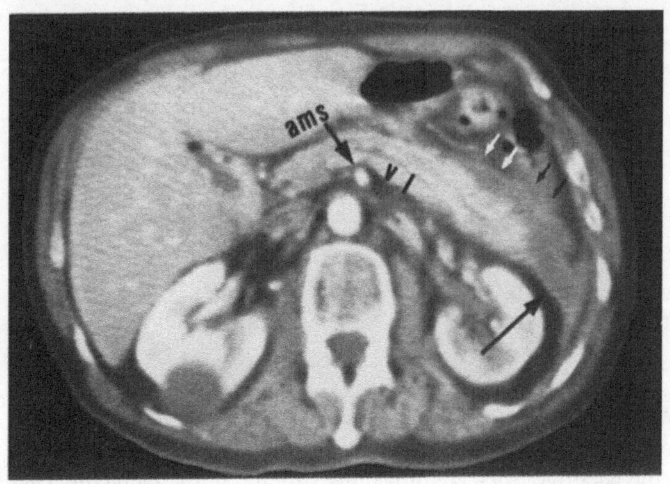

Abb. 1. Akute ödematose Pankreatitis. CT-Bild 20 s nach i.v. Bolus eines nierengängigen Kontrastmittels. Intensive und eindeutige Kontrastanhebung des Pankreasparenchyms im Körper und Schwanzbereich. Keine wesentliche Volumenvergrößerung des Organs. Das peripankreatische Exsudat, dargestellt als ein hypodenses Areal ventral und laterodorsal des Pankreasschwanzes ist sehr umschrieben und nur lokalisiert im linken vorderen pararenalen Raum. Ventral begrenzt durch das parietale Peritoneum (→) und dorsal durch das ventrale Teil der Fascia renalis. Das Colon descendes ist leicht nach vorn verlagert. *Vl* = Vena lienalis. *ams* = Arteria mesenterica superior

ser dynamischen Veränderungen unbedingt eine Computertomographieanlage mit kurzen Scanzeiten notwendig.

Dieses Phänomen, von uns [2, 20] intravenöse Pankreaticographie genannt, ist auch bei der CT-Untersuchung von Patienten mit akuter Pankreatitis sehr wertvoll. Wir haben dabei festgestellt, daß bei vielen Patienten das Organ selbst relativ wenig oder gar nicht an Volumen zugenommen hat, daß sich aber um das Pankreas herum größere oder kleinere peripankreatische Exsudationen gebildet haben (Abb. 2).

Das peripankreatische Exsudat breitet sich meistens im vorderen und hinteren pararenalen retroperitonealen Raum aus sowie ventral in Richtung der Bursa omentalis und des Mesocolons transversums hin. Der linke vordere pararenale Raum ist häufiger betroffen als der rechte [26].

In anderen Fällen kann man mit derselben Methode feststellen, daß das peripankreatische Exsudat sehr eingegrenzt und elektiv um den Pankreasschwanz herum lokalisiert ist, mit nur einer geringen Verdickung der linken Fascia renalis vor allem in ihrem ventralen Teil [2] (Abb. 1).

Bei sehr leichten Formen der Erkrankung beobachtet man eben nur eine Verwaschung der Grenzen des Organs mit dem umgebenden Fettgewebe, das hierbei auch manchmal Strukturveränderungen zeigt im Sinne von netzig streifiger Zeichenvermehrung der lipomatösen Septen, wie auch von Buurman u. Grabbe [5] beobachtet.

Unseren Erfahrungen nach entsprechen diese Computertomographiebilder pathologisch-anatomisch gesehen der akuten ödematösen Pankreatitis.

In früheren Berichten über CT-Untersuchungen bei akuter Pankreatitis, durchgeführt mit Geräten mit längeren Scanzeiten und ohne Boluskontrastmittelverabreichung [1, 8, 10, 11, 13, 15, 18, 21, 23, 25, 29] wird das Volumen des Pankreas bei akuter Pankreatitis immer als mäßig bis stark vergrößert beschrieben, weil das peripankreatische inflammatorische Exsudat als isodense Struktur im Vergleich mit dem Pankreasgewebe bei der Bestimmung des Volumens mit eingeschlossen war. Durch eine selektive Anreicherung des Pankreasparenchyms nach i.v. Bolusapplikation des Kontrastmittels ist es nun aber möglich das Organ von den peripankreatischen entzündlichen Gewebeveränderungen eindeutig abzugrenzen und so eine korrektere Volumenbestimmung vorzunehmen.

Bei schweren Stadien der akuten Pankreatitis kann im CT-Bild die Densität des Organs vor Kontrastmittelgabe durch die Anwesenheit von leicht oder mäßig hypodensen Arealen inhomogen sein, übereinstimmend mit intrapankreatischen nekrotischen Bezirken (Teilnekrosen) (Abb. 3). Sind die liquiden Sequester hämorrhagisch durchtränkt und mit einer eiweißreichen Flüssigkeit gefüllt, resultiert daraus im Nativ-Bild ein isodenser Wert im Vergleich zum normalen Gewebe [12]. Die i.v. Bolusinjektion von Kontrastmittel ermöglicht hier durch den dichten Anstieg des normalen Gewebes die nicht mehr perfundierten nekrotischen Areale von dem verbleibenden normal perfundierten Parenchym zu unterscheiden. In ausgeprägten Fällen kann man dabei feststellen, daß das normale Pankreasgewebe nur noch in Form von kleinen unregelmäßig konfigurierten angefärbten Inseln übrigbleibt [24].

Die von Haertel et al. [12] und Isikoff et al. [14] beschriebenen intrapankreatischen hyperdensen Areale als Ausdruck kleiner intrapankreatischen Hämorrhagien bei den schweren Formen der akuten Pankreatitis haben wir bisher nicht beobachten können. Es muß in diesem Zusammenhang darauf hingewiesen werden, daß wegen des häufig anwesenden Meteorismus und dem hieraus resultierenden starken Absorptionsunterschied die CT-Bilder unter diesen Umständen nicht immer artefaktfrei sind – auch bei Geräten mit kurzen Scanzeiten – und daß die Densitätsmessungen deswegen nicht immer zuverlässig sind.

In anderen, aber selteneren, schweren Formen von akuter Pankreatitis haben wir keine nachweisbare Parenchymanfärbung des ganzen Organs nach intravenöser Boluskontrastmittelgabe beobachten können. Dies wird auch von Friedmann u. Mödder [9] berichtet. Dennoch entspricht ein solches Bild des Verlusts der capillären Perfusion des Pankreas nicht im-

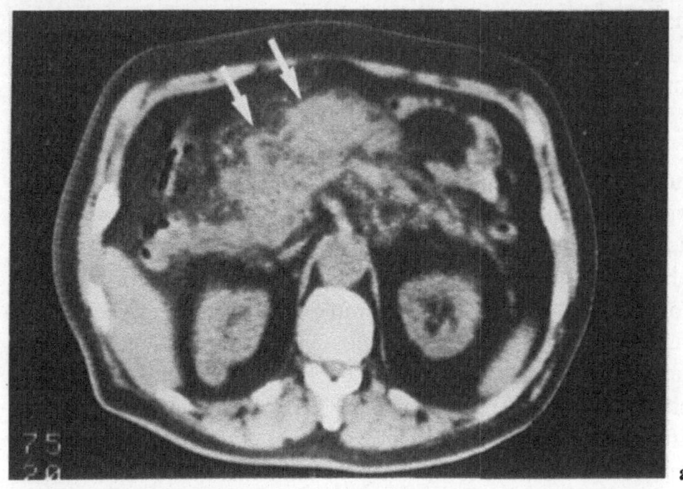

a

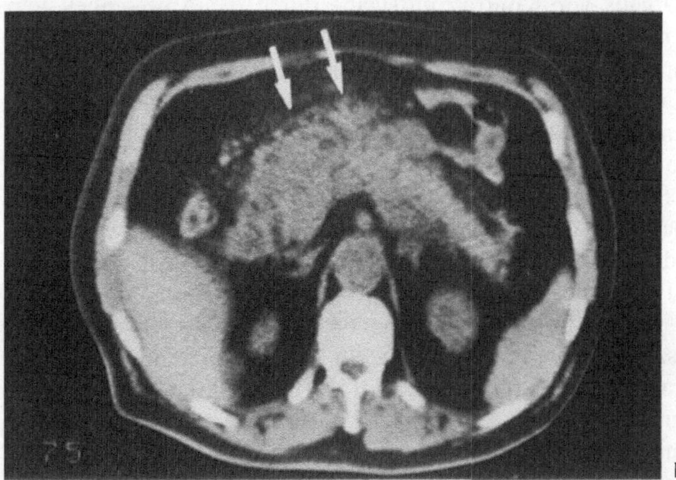

b

Abb. 2a–d. Akute ödematöse Pankreatitis. **a, b** Nativscan. Ausgedehnte Weichteilschatten, die weitgehend die Form und Konfiguration eines stark vergrößerten Pankreasorgans suggerieren. **c, d** Schnelle sequentielle Scans von caudal *c* nach cranial *d* in derselben Schnitthöhe wie *a* und *b*. Das Pankreasparenchym zeigt eine starke homogene Kontrastanreicherung und hat nicht wesentlich an Volumen zugenommen. Dorsal und vor allem ventral des Pankreaskörpers ist nun eine nicht Konstrastkaptierende umschriebene Exsudatbildung im peripankreatischen Fettgewebe eindeutig vom Pankreas selbst abzutrennen. Dieses peripankreatische Exsudat ist isodens oder nur leicht hypodens im Vergleich zum normalen Pankreasparenchym und könnte deswegen fälschlicherweise als ein vergrößertes Pankreas angesehen werden, falls kein i.v. Kontrastmittelbolus gegeben wurde

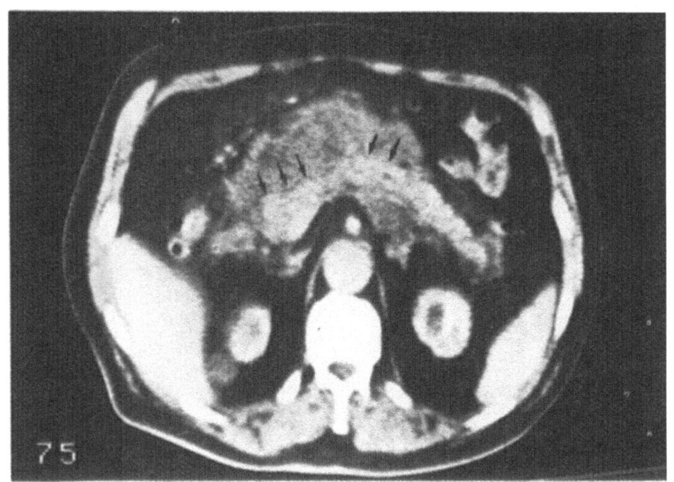

Abb. 2 c

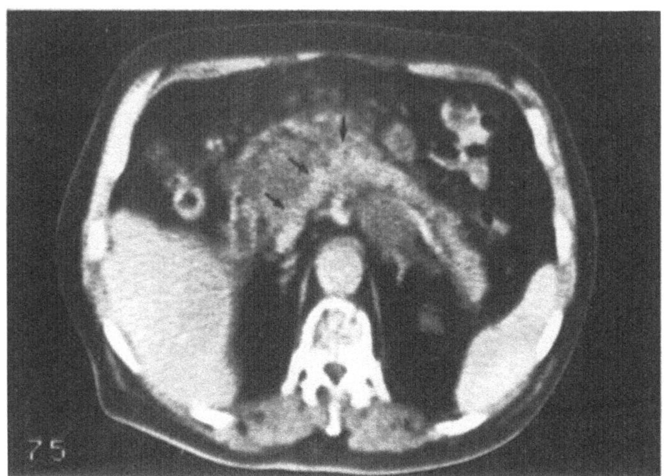

Abb. 2 d

mer einer irreversiblen morphologischen Änderung im Sinne einer Totalnekrose des Organs, eher einer funktionellen Störung im Sinne einer reversibelen Ischämie, weil man bei Kontrolluntersuchungen nach mehreren Tagen bei solchen Patienten zuweilen wiederum eine normale Kontrastanhebung des Pankreas beobachten kann.

Bei schweren Stadien der akuten Pankreatitis ist die peripankreatische Exsudatbildung noch mehr ausgeprägt als bei dem ödematösen Stadium und breitet sich weiter aus in die einzelnen Compartimente des retroperitonealen Raums, aber vorwiegend entlang der anatomisch präformierten Ausbreitungswege, wie durch Meyers [22] beschrieben. Diese sind das

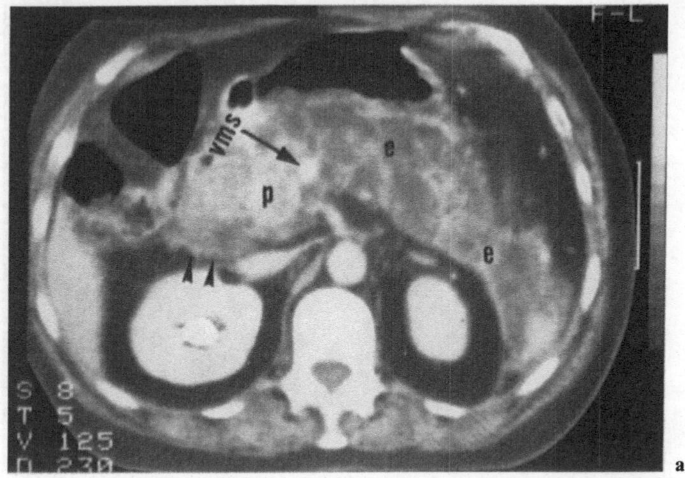

a

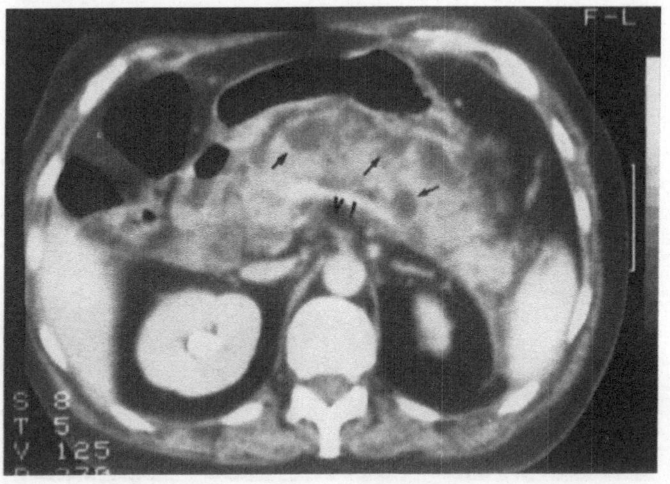

b

Abb. 3 a, b. Akute hämorrhagische nekrotisierende Pankreatitis. Schnelle sequentielle Scans von caudal *a* nach cranial *b* nach i.v. Bolus eines nierengängigen Kontrastmittels. **a** Inhomogene Kontrastanreicherung des mäßig vergrößerten Pankreaskopfes *p*. Sehr ausgedehntes inflammatorisches Exsudat *e* im stark verbreiterten vorderen pararenalen Raum links. Auch Exsudatbildung im vorderen pararenalen Raum rechts hinter dem Pankreaskopf. *vms* = Vena mesenterica superior. **b** Innerhalb des Pankreaskörpers mehrere runde hypodense Areale (→), die keine Kontrastanreicherung aufzeigen: teilnekrotische Bezirke. *Vl* = Vena lienalis

Mesocolon transversum, das Mesenterium des Dünndarms, die vorderen und hinteren pararenalen Räume und entlang des Ligamentum phrenicocolicum und Ligamentum lienorales. Dorsal kann das Exsudat sich hinter den Zwerchfellpfeilern hindurch bis in das untere hintere Mediastinum ausbreiten.

Infolge der fermentativen Aktivität des Exsudats werden fasciale Pläne nicht immer respektiert. Durch Destruktion und Perforation des parietalen Peritoneums kommt es zur Ausbreitung des Exsudats in die Bursa omentalis und damit bei offenem Foramen Winslow in die freie Bauchhöhle. Diese sog. pankreatogene Ascites ist im CT-Bild erkennbar durch einen dünnen hypodensen Flüssigkeitssaum lateral oder dorsal der Leber oder lateral der Milz.

Die oben beschriebenen mittels CT mit Hilfe der Bolusinjektion erhobenen Befunde ergeben eine in dieser Genauigkeit bisher nicht erreichte in vivo morphologische Darstellung der pathologischen Entität der hämorrhagischen nekrotisierenden Pankreatitis, wie durch autoptische und operative Befunde gesichert ist [5, 7, 12, 19, 21, 25, 28, 31]. Buurman u. Grabbe [5] sowie Haertel et al. [12] vertreten die Meinung, daß man im CT-Bild zusätzlich auch noch eine supperativ abscezdierende Form von der hämorrhagischen nekrotisierenden unterschieden kann, weil im ersten Fall kein Auflösen der retroperitonealen Fascien auftreten soll. Diese Auffassung verdient weitere Beachtung.

Die Zuordnung der morphologischen CT-Befunde der ödematosen bzw. hämorrhagischen nekrotisierenden Pankreatitis zu der klinischen Stadieneinteilung ruft jedoch noch immer Schwierigkeiten hervor.

Butzelaar et al. [4] und vor allen Dammann et al. [6, 7] haben darauf hingewiesen, daß das CT-Bild der akuten Pankreatitis bezogen auf den klinischen Schweregrad erhebliche Überschneidungen aufweist.

Selbst Patienten mit CT-Zeichen einer schweren Pankreatitis können klinisch einen symptom- und komplikationsarmen Verlauf aufweisen.

Umgekehrt kann man bei relativ wenig ausgeprägten CT-Änderungen einen schnell auftretenden Schock und letalen Verlauf feststellen.

Das CT-Bild allein läßt also keine sicheren Rückschlüsse auf den zu erwartenden klinischen Schweregrad der akuten Pankreatitis zu. Die Indikation zur operativen Maßnahme soll sich also nicht nur auf den CT-Befund stützen, sondern die klinischen und laborchemischen Parameter einbeziehen.

Neben ihrer Bedeutung für die Diagnostik ist die Computertomographie auch wertvoll für die Verlaufsbeobachtung der akuten Pankreatitis.

Computertomographisch kann sich die Abscedierung bei akuter Pankreatitis durch den Nachweis von kleinen Luftblasen im peripankreatischen Exsudat zeigen. Diese pathologische Luft ist allerdings nur in einer Minderheit der Fälle feststellbar. Wenn das nicht der Fall ist, ist die com-

putertomographische Unterscheidung zwischen einem Pankreasabsceß und einem umschriebenen hämorrhagisch nekrotischen Exsudat aufgrund der Dichtewerte nicht möglich.
Bei der Entwicklung von Pseudocysten gestattet die Computertomographie die Differenzierung von dickwandigen Pseudocysten mit hämorrhagischem und nekrotischem Inhalt von dünnwandigen Pseudocysten mit klarer Flüssigkeit.
Die Computertomographie ermöglicht besser als die Sonographie die genaue Darstellung der anatomischen Lage und Ausbreitung der Pseudocysten im Verhältnis zu den umgebenden Organen, wie z. B. Pseudocysten der hinteren Magenwand, intralienale Pseudocysten oder Pseudocysten des hinteren Mediastinums. Zum Überwachen und Abschätzen der Volumenänderung einer mittels CT nachgewiesenen Pseudocyste wird jedoch die Sonographie auch wegen ihrer fehlenden Strahlenbelastung wertvoll sein.
Ferner ist es mit Hilfe der Computertomographie sehr einfach, vasculäre Komplikationen zu erkennen, die im Laufe einer akuten Pankreatitis auftreten können, z. B. Thrombose der Vena mesenterica superior oder Erosion der A. lienalis mit falschem Aneurysma als Folge einer Pseudocyste.
Aufgrund dieser Möglichkeiten ist die Computertomographie, durchgeführt mit Kontrastmittelgabe und kurzen Scanzeiten, eine sehr wertvolle Methode zur Diagnostik und Verlaufsbeobachtung der akuten Pankreatitis und unserer Meinung nach der Sonographie weit überlegen.

Literatur

1. Baert AL, Ponette E, Pringot J, Marchal G, Coenen Y, Dardenne A (1977) Axiale computergesteuerte Tomometrie bei akuter und chronischer Pankreatitis. Radiologie 17:181–188
2. Baert AL, Wackenheim A, Jeanmart L (1980) Abdominal computer tomography. Springer, Berlin Heidelberg New York
3. Boymond P, Hauser H, Fiala JM, Brand U (1980) Tomodensitométrie axiale et pancréatique aîgue. Helv Clin Acta 47:575–579
4. Butzelaar RMJ, Buyink P, Kühler W, Keeman J (1979) Computertomographie en akute pancreatitis. Ned Tijdschr Geneeskd 123:520–525
5. Buurman R, Grabbe E (1981) Ganzkörper-Computertomographie. In: Friedmann G, Bücheler E, Thurn P (Hrsg) Pankreas Thieme, Stuttgart, p 263–289
6. Dammann HG,. Grabbe E, Flashoff D (1981) Klinische, laborchemische und computertomographische Charakterisierung des vital bedrohten Patienten bei akuter Pankreatitis. Leber Magen Darm 11:174–178
7. Dammann HG, Grabbe E, Runge M (1980) Computer tomography and acute pancreatitis. Lancet II:860
8. Fawcit RA, Forbes SC, Isherwood I, Braganza J, Howat HT (1978) Computed tomography of pancreatic disease. Br J Radiol 51:1–4
9. Friedmann G, Mödder U (1980) Stadieneinteilung und Verlaufsbeobachtung der akuten Pankreatitis durch Angio-Computertomographie. Leber Magen Darm 10:303–308

10. Haaga JR, Alfidi RJ, Havrilla TR et al. (1977) Definitive role of CT scanning of the pancreas. Radiology 124:723–730
11. Haaga JR, Alfidi RJ, Zelch MG, Meaney TF, Boller M, Gonzales L, Jelden G (1978) Computer tomography of the pancreas. Radiology 120:589–595
12. Haertel M, Tillman U, Fuchs W (1979) Die akute Pankreatitis im Computertomogramm, RöFo 130(5):525–530
13. Isherwood I, Fawcitt RA (1979) Computed tomography of the pancreas in the exocrine pancreas. In: Howat Sarles (ed) Saunders, Philadelphia, pp 227–242
14. Isikoff MB, Hill MC, Silverstein W, Barkin J (1981) The clinical significance of acute pancreatic hemorraghe. AJR. 136:679–684
15. Kivisaari L, Virtama P, Rantakokko V (1979) Computerised tomography of the pancreas with acute pancreatitis. Ann Clin Res 11:90–93
16. Kreel L, Haertel M, Katz D (1977) Computed tomography of the normal pancreas. J Comp Axial Tomogr 1:290–299
17. Kummerle F, Neher M, Schönborn H, Mangold G (1975) Vorzeitige Operation bei akuter hämorrhagisch-nekrotisierender Pankreatitis. Dtsch Med Wochenschr 100:2241–2245
18. Lackner K, Frommhold H, Grauthoff H, Mödder U et al. (1980) Wertigkeit der Computertomographie und der Sonographie innerhalb der Pankreasdiagnostik. Fortschr Röntgenstr. 132–509–513
19. Lubrano JM, Ducellier R (1980) Apport de la tomodensitométrie dans les manifestations aigües de la pathologie pancréatique. Chirurgie 106:279–284
20. Marchal G, Baert AL, Wilms G (1979) Intravenous pancreaticography in computed tomography. J Comp Assist Tomogr 3:727–732
21. Mendez G, Isikoff M, Mill MC (1980) CT of acute pancreatitis interim assessment. AJR. 135:463–469
22. Meyers MA (1976) Radiology of the abdomen. Springer, Berlin Heidelberg New York
23. Mödder U, Friedmann G, Bücheler E et al. (1979) Wert und Ergebnisse der Computertomographie bei Pankreaserkrankungen. Fortschr Röntgenstr 130:57–61
24. Mödder U, Friedmann G, Rosenberger J (1981) Wert der Angio-CT für Stadieneinteilung, Verlaufsbeobachtung und Therapie bei akuter Pankreatitis. Fortschr Röntgenstr 134:22–27
25. Pistolesi GF, Marzoli GP, Quarta Cozosso P, Pederzoli P, Procarci C (1978) Computed tomography in surgical pancreatic emergencies. JCAT 2:165–169
26. Reich N (1979) Computed tomography of the retroperitoneum. Anatomic and pathologic considerations in total body computerised tomography. Int. Symposium Heidelberg. Thieme, Stuttgart
27. Rosenberger J, Mödder U, Pilchmaier H, Friedmann G (1979) Die Computertomographie des Pankreas. Münch Med Wochenschr 121:1037–1040
28. Sager WD, zur Nedden MD, Lepuschutz H, Zalaudek G, Bodner E, Fotter R, Lammer J (1981) Computertomographische Diagnostik der Pankreatitis und des Pankreaskarzinoms. Computertomographie 1:52–58
29. Sheedy P, Stephens D, Hattery R, Mac Carty R, Williamson B (1977) Computed tomography of the pancreas. Radiol Clin N Am 15:349
30. Siegelman SS, Copeland B, Saba GP, Cameron JC, Sanders RC, Lerhoun E (1980) CT of fluid collections associated with pancreatitis. AJR 134:1121–1132
31. Silverstein W, Isikoff MB, Hill MC, Barkin J (1981) Diagnostic imaging of acute pancreatitis. AJR 137:497–502

Kapitel 45

Allgemeine konservative Therapie

M. Otte

1 Definition

Unter allgemeiner konservativer Therapie werden bei der Behandlung der akuten Pankreatitis Maßnahmen verstanden, die nicht – wie z. B. Versuche, die Pankreassekretion zu hemmen – von ihrem Ansatz her organbezogen sind. Ihr Einsatz erfolgt prophylaktisch oder symptomatisch mit dem Ziel, lokale, vor allem aber systemische Komplikationen der akuten Pankreatitis nach Möglichkeit zu verhindern oder, falls sie eingetreten sind, zu behandeln.

2 Allgemeine Maßnahmen

Ausgehend von pathophysiologischen Vorstellungen wurden bei akuter Pankreatitis zahlreiche allgemeine Maßnahmen vorgeschlagen. Soweit sie heute noch Relevanz haben, gibt sie Tabelle 1 wieder.

2.1 Intensivmedizinische Überwachung

Im Verlauf jeder, auch der am Anfang harmlos erscheinenden Pankreatitis können lebensbedrohliche Komplikationen auftreten. Dieser unvorhersehbare Verlauf vieler akuter Pankreatitiden macht die engmaschige Kontrolle des Krankheitsbildes notwendig. Jeder Patient mit Verdacht auf akute Pankreatitis sollte daher intensivmedizinisch überwacht werden. Nur so kann das Auftreten von Komplikationen verhindert bzw. ihr Auftreten so rechtzeitig erkannt werden, daß sie mit Aussicht auf Erfolg therapiert werden können. In der Regel werden 48 h genügen, um die Prognose der Erkrankung abzuschätzen; in diesem Zeitraum entscheidet sich das Schicksal des Patienten. Das Überwachungsprogramm auf der Inten-

Tabelle 1. Allgemeine Maßnahmen bei akuter Pankreatitis

Intensivmedizinische Überwachung
Nach Möglichkeit mindestens 48 h, in Abhängigkeit vom Krankheitsbild ggf. länger

Nulldiät
Sie ist einzuhalten bis klinische Besserung und deutliche Reduktion der Serumlipase- und -amylasewerte eingetreten sind. Eine vollständige Normalisierung muß nicht abgewartet werden

Magensonde, Dauerabsaugung
Notwendig bei *schweren* Pankreatitiden, obligat bei Ileus. Bei leichten Pankreatitiden in ihrem Wert umstritten

Bilanzierung von Flüssigkeit, Elektrolyten
Notwendig zumindest während der ersten 48 h, Fortsetzung je nach klinischem Verlauf

Dopamin, Heparin
Bei Schock bzw. Zeichen des Verbrauchs gemäß den üblichen intensivmedizinischen Kriterien und Dosierungsschemata

Analgetica
Kontraindiziert sind Morphine. Erlaubt und wirksam Pentazocin, Pethidin, Procainhydrochlorid u.a.

Antibiotica
Ihre prophylaktische Gabe ist umstritten, bei Anhalt für Infektion selbstverständlich gemäß den üblichen Kriterien

Parenterale Hyperalimentation
Bei schweren und protrahiert verlaufenden akuten Pankreatitiden oft nicht zu umgehen, auch gegen Fettemulsionen keine Einwände. Risiko der katheterinduzierten Sepsis

---

Tabelle 2. Intensivüberwachung bei akuter Pankreatitis

Stündlich	Urinausscheidung (> 30 ml) RR, Puls
Alle 6–8 h	Temperatur, Blutzucker, Blutgase, Na, K
2mal täglich	Klinische Untersuchung, Einfuhr – Ausfuhr
Täglich	Hb, HK, Leukocyten, Thrombocyten, Lipase oder Amylase, Ca^{++}, Harnstoff-N, Kreatinin, Ges.-Eiweiß, Albumin, Quick-Wert, ggf. Gerinnungsstatus

sivstation umfaßt verschiedene Verlaufskontrollen in unterschiedlichen Zeitabständen (Tabelle 2).

Besondere Bedeutung kommt den Kreislaufparametern sowie der Beobachtung der Nierenfunktion zu, denn Schock und Nierenversagen sind die häufigsten der gefürchteten Komplikationen der akuten Pankreatitis. Durch die Messung der Blutgase werden pulmonale Risiken frühzeitig erfaßbar.

Durch die zusätzliche Registrierung der aufgeführten Laborparameter lassen sich weitere objektive Daten gewinnen, die prognostische Aussagen

Tabelle 3. Prognostisch ungünstige Indices bei akuter Pankreatitis. (Modifiziert nach Ranson et al. [6, 31])

A. Frühindices (bei stat. Aufnahme)	
Alter	> 55 Jahre
Leukocyten	> 15000
Blutzucker	> 200 mg.-%
SGOT	~ 30 E/l (Original: 250 Sigma Frankel E/100 ml)
LDH	> 250 E/l
B. Verlaufsindices (innerhalb 48 h)	
Hämatokritabfall	> 10%
Calcium i. S.	< 8 mg.-% (< 2,0 mmol/l)
Basendefizit	> 4 mval
Harnstoff-N-Anstieg	> 5 mg.-%
Flüssigkeitsretention (geschätzt)	> 6 l
Arterieller pO_2	< 60 mm Hg

erleichtern. Ihre Auswahl geht auf Ranson et al. [32, 33] zurück. Auf der Suche nach relevanten Faktoren, die Aufschluß über den weiteren Verlauf einer akuten Pankreatitis geben, kamen sie bei einer retrospektiven Analyse ihres Krankenguts zu dem Ergebnis, daß neben dem Lebensalter eine Reihe von Laborwerten Hinweise geben können [31]. 5 sog. Frühindices, die bereits zum Zeitpunkt der stationären Aufnahme erhoben werden können, stehen 6 weitere Meßwerte gegenüber, die im Verlauf der ersten 48 h anfallen. Eine Aufstellung der Parameter, die sich als prognostisch ungünstig erwiesen haben, gibt Tabelle 3 wieder.

Je mehr dieser prognostisch ungünstigen Faktoren nachweisbar werden, um so höher die Letalität und um so länger die Verweildauer auf der Intensivstation. Bei Nachweis von mehr als 3 dieser 11 Zeichen ist mit einem schweren Krankheitsverlauf zu rechnen und weitere intensivmedizinische Behandlung notwendig, wobei die komplikationsbelasteten lebensbedrohlichen Verläufe den Einsatz sämtlicher intensivmedizinischer und operativer Maßnahmen erzwingen können. Die gleiche Gruppe [30] überprüfte die Validität der Früh- und Verlaufsindices mit diskriminanzanalytischen Verfahren. In 89% der Fälle war mit Hilfe der Frühindices eine korrekte Voraussage der Prognose möglich, in 96% bei Berücksichtigung der im Verlauf erhobenen Meßwerte. Dammann et al. [7] haben die Laborparameter an ihrem Krankengut überprüft und kamen im wesentlichen zu den gleichen Resultaten, fanden jedoch, daß der SGOT und der Leukocytenzahl keine oder nur eine untergeordnete prognostische Bedeutung zukommt. Unter Berücksichtigung der Ranson-Kriterien kamen sie [6] zu dem Schluß, daß zwar im Einzelfall mit Hilfe der 5 Frühindices eine sichere Aussage über den Verlauf der akuten Pankreatitis nicht möglich ist, daß diese Parameter jedoch mit hoher Treffsicherheit eine potentiell gefährdete Gruppe erfassen, für die eine „vorzeitige Intensivtherapie“ gefordert wird, die eine aggressive intravenöse Flüssigkeitszufuhr und je nach Vorliegen von prognostischen Zeichen Beatmung und Peritonealdialyse beinhaltet.

3 Allgemeine konservative Therapie

3.1 Nulldiät

Nulldiät beinhaltet die totale orale Nahrungs- und Flüssigkeitskarenz. Sie gehört seit mehr als 40 Jahren zur Basistherapie der akuten Pankreatitis [19]. Rational ist sie durch das Bestreben begründet, die Pankreassekretion auf ein Minimum zu reduzieren und in diesem Sinne keine allgemeine therapeutische Maßnahme, die obiger Definition gehorcht. Darüber hinaus aber soll durch die Nulldiät verhindert werden, daß ein allfälliger paralytischer Ileus verschlechtert wird, bzw. Übelkeit und Erbrechen als Folge von Magenentleerungsstörungen verhütet werden. Der Nutzen der Nulldiät ist weder durch unkontrollierte noch durch kontrollierte Studien überprüft. Die Maßnahme ist aber physiologisch begründet und es gibt keinen Anlaß, davon abzugehen, zumal die Patienten in der Regel appetitlos sind und unerwünschte Nebenwirkungen bei zeitlich limitierter Anwendung nicht zu befürchten sind.
Wir setzen die Nulldiät fort, bis eine deutliche Besserung des klinischen Bilds und ein Rückgang der Serumlipasekonzentration in die Nähe des Normbereichs eingetreten ist, warten aber nicht die volle Normalisierung ab, bevor die orale Nahrungsaufnahme wieder erlaubt wird.

3.2 Magensonde, Dauerabsaugung des Mageninhalts

Die Magensonde zur Dauerabsaugung des Mageninhalts gehört ebenfalls traditionell zur Basistherapie der akuten Pankreatitis. Auch diese Maßnahme hat eine organbezogene und eine allgemeine Komponente. Organbezogen soll sie eine Ruhigstellung des Pankreas bewirken, indem verhindert wird, daß Magensaft in das Duodenum gelangt und dort Sekretionshormone liberiert. Als allgemeine therapeutische Maßnahme dient die Dauerabsaugung der Ileustherapie. An der Notwendigkeit der Prozedur als organbezogene Therapie wird neuerdings gezweifelt. Die erste klinisch kontrollierte Studie, die Zweifel am Nutzen der Dauerabsaugung aufkommen ließ [25], wurde wegen der relativ geringen Fallzahl ($n = 29$) und der milden Spontanverläufe der einbezogenen Pankreatitiden kritisiert [28]. Durch zwei weitere kontrollierte Studien wurde jedoch das Ergebnis bestätigt und resümiert, daß bei leichten und mittelschweren alkoholischen Pankreatitiden - das sind fast immer ödematöse Formen - der Krankheitsverlauf durch den Einsatz der Magensonde nicht günstig beeinflußt wird [12, 27]. Da im Gegensatz zur Nulldiät auch unerwünschte Nebenwirkungen in Form von Sondendruckläsionen auftreten, die Quelle potentieller Blutungen sein können — von der subjektiven Belästigung des Patienten einmal abgesehen -, sollte die Magensonde nur bei den schweren Formen der akuten Pankreatitis eingesetzt werden, die praktisch immer mit einem Ileus einhergehen. Bei dieser Komplikation gehört die Dauerabsaugung zur Standardtherapie.

3.3 Bilanzierung des Flüssigkeits- und Elektrolythaushalts

Die zentrale Stellung unter den Komplikationen der akuten Pankreatitis nimmt der Schock ein. In bis zu 50% der letal verlaufenden Fälle stellt er die unmittelbare Todesursache dar [26]. Es handelt sich fast immer um einen Volumenmangelschock. Der frühzeitige Volumenersatz mit Albumin und Blut, wie ihn Elliot [10] in die Therapie der akuten Pankreatitis eingeführt hat, brachte eine entscheidende Senkung der Letalität.
Der vorbeugende Volumenersatz auch bei unkompliziert erscheinenden akuten Pankreatitiden mit einer Flüssigkeitszufuhr von 2–3 l/die hat sich durchgesetzt [15], wobei für diese prophylaktische Indikation Elektrolyt- und Zuckerlösungen ausreichen. In der Regel sollte der Volumenersatz unter Kontrolle des zentralvenösen Drucks (ZVD) erfolgen, da einmal der Volumenbedarf wesentlich größer sein kann als die empfohlenen 2–3 l, andererseits Überwässerung insbesondere bei Vorliegen renaler Komplikationen rasch zum Lungenödem führen kann. Gerade bei den schweren Verlaufsformen, deren Letalität auch heute noch deutlich über 50% liegt, können infolge Volumensequestration in dritten Räumen Flüssigkeitsmengen bis zu 12 l/die notwendig werden [6]. Erst durch diese z. T. exzessiven Volumina wird bei den schweren Krankheitsbildern das Ziel der Substitution erreicht, die Hämodynamik und die Nierenfunktion aufrechtzuerhalten.
Eine Hypocalcämie mit Serumkonzentrationen $\leqq$ 8 mg-% geht mit einer schlechten Prognose der akuten Pankreatitis einher [7, 17]. Sie wird traditionsgemäß mit hohen Dosen Calciumgluconat i.v. therapiert. Ob dieses Vorgehen den Verlauf der schweren akuten Pankreatitis ändert, ist bislang nicht überprüft, es werden durch die Substitution aber sicher die Folgen des Calciummangels, insbesondere die gesteigerte neuromusculäre

Erregbarkeit und EKG-Veränderungen, verhindert. Milde Formen der Hypocalcämie bedürfen nicht unbedingt der Korrektur, zumal derartige Meßwerte Folge einer Hypalbuminämie sein können [2].
Die Korrektur der meist vorhandenen Hypokaliämie erfolgt intravenös nach Maßgabe der Meßwerte.
Die Wirksamkeit der Volumen- und Elektrolytsubstitution bei akuter Pankreatitis ist tierexperimentell und klinisch gut belegt, eine kontrollierte Studie beim Menschen verbietet sich aus verständlichen Gründen.

3.4 Medikamentöse Schockbekämpfung

Bevor eine Schocksymptomatik bei akuter Pankreatitis medikamentös therapiert wird, sollte sichergestellt sein, daß der Volumenmangel beseitigt ist. Nach adäquater Volumensubstitution kann ohne Bedenken Dopamin infundiert werden. Unerwünschte Nebenwirkungen sind nicht zu erwarten, da Dopamin im Gegensatz zum Hund beim Menschen nicht die basale Bicarbonat- und Enzymsekretion des Pankreas beeinflußt [23]. Auch gegen den Einsatz von Heparin bei Zeichen des Verbrauchs gibt es keine Einwände. Beide Substanzen sind in der Schocktherapie fest etabliert, gesicherte pankreasspezifische Therapieeffekte sind beim Menschen nicht belegt. Tierexperimentell konnte eine protektive Wirkung von Heparin gezeigt werden, allerdings nur, wenn es vor der Applikation der Noxe verabreicht wurde [14]. Auch eine Verbesserung der Mikrozirkulation im Pankreas durch Heparin ist bislang nur experimentell belegt [40], klinische Studien fehlen.

3.5 Analgetica

Analgetica per se haben keinen zu sichernden günstigen Einfluß auf das Krankheitsbild der akuten Pankreatitis. Diskutiert wurde früher eine Hemmung der cephalen Phase der Pankreassekretion. Die symptomatische Gabe schmerzstillender Medikamente ist bei der regelhaften Schmerzsymptomatik der Pankreatitis praktisch immer notwendig. Auf Grund experimenteller Befunde [9] wird Morphin für kontraindiziert gehalten, da es den Tonus des Sphincter Oddi erhöht. Zu den empfohlenen Substanzen gehören Pentazozin, Pethidin und Procainhydrochlorid.
Procainhydrochlorid wird meist in Dosen von 2 g/die als Infusion verabreicht. Nebenwirkungen (Tachykardie, Dyspnoe, Angst, Verwirrtheit) werden bei dieser Dosierung selten beobachtet. Im Tierexperiment senkt

Procain signifikant die Mortalität der taurocholatinduzierten akuten Pankreatitis der Ratte [1]. Als Wirkmechanismus werden Hemmung der Phospholipase A und eine Verbesserung der Zirkulation diskutiert. Studien, die den Einfluß von Procain auf die Prognose der akuten Pankreatitis des Menschen geprüft haben, liegen bislang nicht vor.
Die Gabe von Spasmolytica, die auf den Sphincter Oddi wirken wie Nitroglycerin und Amylnitrit ist wegen ihrer möglichen schockverstärkenden Wirkung umstritten [4], ein therapeutischer Nutzen ist auch für andere Spasmolytica nicht gesichert [8].

3.6 Antibioticaprophylaxe

In den meisten, auch jüngsten Therapieempfehlungen [2, 15, 24] wird die Antibioticaprophylaxe als Basistherapie aufgeführt, um das Einwandern von Keimen aus den Gallenwegen oder dem Magen-Darm-Trakt und damit lokale Infektionen und Sepsis zu verhindern. Aus unkontrollierten Studien waren positive Schlüsse gezogen worden [11]. Retrospektive Analysen hatten bereits Zweifel aufkommen lassen, daß septische Komplikationen damit zu verringern sind und statt dessen eher die Gefahr besteht, resistente Keime zu züchten [22, 39]. Erwähnenswert ist in diesem Zusammenhang eine der größten Studien über die chirurgische Therapie des Pankreasabsceß [3], die 74 Fälle umfaßt, bei einer Gesamtzahl von ca. 2000 im gleichen Zeitraum behandelten akuten Pankreatitiden. Diese Abscedierungen waren aufgetreten, obwohl generell Tetracyclin prophylaktisch eingesetzt wurde.
Bei den bisher durchgeführten drei kontrollierten Studien war einhellig kein günstiger Einfluß der Antibioticaprophylaxe mit Ampicillin zu erkennen [4, 5, 13]. Ampicillin war seines breiten Spektrums, das insbesondere auch E. coli umfaßt und seiner guten Gallengängigkeit wegen gewählt worden. Leider ist aus diesen Studien die logische Schlußfolgerung, keine Antibioticaprophylaxe bei akuter Pankreatitis zu betreiben, nur mit Einschränkung zu ziehen. In allen drei Untersuchungsreihen wurden fast nur alkoholinduzierte Pankreatitiden behandelt, nicht jedoch in nennenswertem Umfang biliäre Formen, bei denen das Übergreifen einer Gallenwegsinfektion auf das geschädigte Pankreas immerhin denkbar ist. Dennoch bedeutet es sicher keine Überinterpretation der Resultate, wenn geschlossen wird, daß die akute Pankreatitis keine Ausnahme darstellt von dem jüngst wieder bekräftigten [37] therapeutischen Credo, daß für prophylaktische Antibioticagabe generell keine Indikation besteht. Besteht begründeter Verdacht, daß auslösende Ursache einer akuten Pankreatitis eine Gallenwegserkrankung ist, die mit einer Infektion einhergeht, dann

erscheinen Antibiotica in ihrem Einsatz gerechtfertigt. Treten bei akuter Pankreatitis septische Komplikationen auf, so werden sie wie sonst auch, nach Möglichkeit auf Grund von Testungen, antibiotisch therapiert. Problematisch bleibt aber, gerade bei der akuten Pankreatitis, die Sepsis rechtzeitig zu diagnostizieren, da die Leukocytose, sonst ein wichtiges Indiz, bei dieser Erkrankung auch ohne bakterielle Infektion die Regel ist. In etwa 4% der akuten Pankreatitiden ist mit einer Abscedierung zu rechnen [3]. Diese Komplikation bedarf der chirurgischen Intervention. Die frühe Erkennung ist durch Sonographie und Computertomographie leichter geworden. In vielen Fällen wird die Sonographie zur Klärung ausreichen; diese Methode ist heute fast überall verfügbar, am Bett durchführbar und eignet sich besonders gut für Verlaufskontrollen. Starker Meteorismus, ein Ileus oder aber eine Diskrepanz zwischen klinischem Bild und dem Resultat der Sonographie können die Indikationen für die Computertomographie sein.

3.7 Parenterale Hyperalimentation

Tierexperimentell läßt sich die stimulierte Pankreassekretion durch Infusion von hypertoner Glucoselösung und auch durch die parenterale Verabreichung essentieller Aminosäuren um bis zu 53% reduzieren [34, 35]. Dieser Befund und die Tatsache eines erheblichen Katabolismus bei einem Teil der Pankreatitiden [29] initiierte die parenterale Hyperalimentation als therapeutisches Konzept [18]. Untersuchungen zur Wirkung dieser Maßnahme am Tiermodell der akuten Pankreatitis wurden bisher nicht durchgeführt. In einer retrospektiven Analyse des Krankheitsverlaufs von 46 Patienten mit schwerer akuter Pankreatitis, die ab dem 4. oder 5. Krankheitstag mit essentiellen Aminosäuren und hypertoner Glucose hyperalimentiert worden waren, kamen Goodgame u. Fischer [16] zu dem Schluß, daß Verlauf, Komplikationshäufigkeit und -schwere nicht beeinflußt werden, sondern daß die parenterale Ernährung lediglich als unterstützende, den Gewichtsverlust bremsende Therapie zu werten sei. Diese Maßnahme ging zudem in den ersten 1–2 Wochen mit einem erhöhten katheterinduzierten Sepsisrisiko von 17% einher. Bei protrahiert verlaufenden Pankreatitiden ist die parenterale Ernährung oft jedoch nicht zu umgehen, um den Ernährungszustand nicht bedrohlich werden zu lassen. Mit Blick auf diese verlängerten Verläufe der Hinweis, daß Elementardiäten eine wesentlich geringere Stimulation der Pankreassekretion bewirken als übliche Kost und ihr Einsatz daher zu erwägen ist, wenn diese noch nicht toleriert wird [20, 38].

Allgemein gilt derzeit, daß der Nutzen der parenteralen Hyperalimentation als spezifische Therapie bei akuter Pankreatitis ungesichert und mit dieser Indikation daher nicht zu empfehlen ist. Die parenterale Ernährung wird sich jedoch in Fällen von schweren protrahiert verlaufenden akuten Pankreatitiden aus calorischen Gründen oft nicht vermeiden lassen.

4 Schlußfolgerungen

Zusammenfassend ist unser Repertoire an allgemeinen therapeutischen Maßnahmen bei akuter Pankreatitis in den letzten Jahren nicht größer geworden, sondern durch die Resultate kontrollierter Studien, die traditionsreiche Verfahren ins Zwielicht gerückt haben, sogar geschrumpft (Tabelle 1). Entscheidende Bedeutung kommt der intensiven Überwachung der Patienten zu. Diese Überwachung in den prognostisch entscheidenden ersten 48 h wird regelmäßig durch allgemeine Basismaßnahmen ergänzt. Dazu zählen Nulldiät und die prophylaktische Volumensubstitution mit 2–3 l/die und als Bedarfsmedikation Analgetica unter Vermeidung von Morphinen. Eine generelle Antibioticaprophylaxe ist nicht indiziert. Noch ungeklärt ist der Nutzen von Antibiotica bei den biliären Formen der akuten Pankreatitis, wenn eine bakterielle Besiedelung der Gallenwege nicht auszuschließen ist.
Dieses Basisprogramm wird bei Bedarf ergänzt durch symptomatische Maßnahmen bis hin zum Einsatz sämtlicher intensivmedizinischer Möglichkeiten.

Literatur

1. Aho HJ, Nevalainen TJ, Lindberg RLP, Aho AJ (1980) Experimental pancreatitis in the rat. The role of phospholipase A in sodium taurocholate-induced acute hemorrhagic pancreatitis. Scand J Gastroenterol 15:1027–1031
2. Bank S, Marks IN, Barbezat GO (1977) Treatment of acute and chronic pancreatitis. Drugs 13:373–381
3. Bolooki H, Jaffe B, Gliedman ML (1968) Pancreatic abscesses and lesser omental sac collections. Surg Gynecol Obstet 126:1301–1308
4. Cameron JL, Howes R, Zuidema GD (1975) Antibiotic therapy in acute pancreatitis. Surg Clin North Am 55:1319–1324
5. Craig RM, Dordal E, Myles L (1975) The use of ampicillin in acute pancreatitis. Ann Intern Med 83:831–832
6. Dammann HG, Wichert P v, Schreiber HW (1979) Prognostische Indizes bei der akuten Pankreatitis. Zentralbl Chir 104:397–404
7. Dammann HG, Döpner M, Wichert P v, Harders H (1981) Die Beurteilung der Frühprognose der akuten Pankreatitis. Zentralbl Chir 106:154–160
8. Dürr HK, Bode JC (1976) Klinik und Therapie der akuten Pankreatitis. Leber Magen Darm 6:282–293

9. Economou G, Ward-McQuaid JH (1971) A cross-over comparison of the effect of morphine, pethidine, pentazocine, and phenazocine on biliary pressure. Gut 12:218–221
10. Elliott DW (1957) Treatment of acute pancreatitis with albumin and whole blood. Arch Surg 75:573–579
11. Evans FC (1969) Pancreatic abscess. Am J Surg 117:537–540
12. Field BE, Hepner GW, Shabot HM, Schwartz AA, State D, Worthen N, Wilson R (1979) Nasogastric suction in alcoholic pancreatitis. Dig Dis Sci 24:339–344
13. Finch WT, Sawyers JL, Schemker S (1976) A prospective study to determine the efficacy of antibiotics in acute pancreatitis. Ann Surg 183:667–670
14. Gabryelewicz A, Niewiarowski S, Prokopowicz J, Chlebowski J (1969) Heparin and protease inhibitors in the prevention of experimental pancreatic necrosis in dogs. Digestion 2:7–16
15. Goebell H (1978) Was ist gesichert in der Therapie der akuten Pankreatitis? Internist 19:700–706
16. Goodgame JT, Fischer JE (1977) Parenteral nutrition in the treatment of acute pancreatitis. Ann Surg 186:651–658
17. Jacobs ML, Daggett WM, Civetta JM et al. (1977) Acute pancreatitis: Analysis of factors influencing survival. Ann Surg 185:43–51
18. Jordan GL, Spjut HJ (1972) Hemorrhagic pancreatitis. Arch Surg 104:489–493
19. Katsch G (1939) Aktive internistische Therapie der akuten Pankreatitis. Z Klin Med 135:554–561
20. Keith RG (1980) Effect of low fat elemental diet on pancreatic secretion during pancreatitis. Surg Gynecol Obstet 151:337–343
21. Kelly GA, Wahrwold DL (1976) Pancreatic secretion in response to an elemental diet and intravenous hyperalimentation. Surg Gynecol Obstet 143:87–91
22. Kodesch R, DuPont HL (1973) Infectious complications of acute pancreatitis. Surg Gynecol Obstet 136:763–768
23. Lankisch PG, Koop H (1978) Dopamin-Wirkung auf die basale Pankreassekretion des Menschen. Dtsch Med Wochenschr 103:391–392
24. Lankisch PG, Koop H (1980) Aktueller Stand von Diagnostik und Therapie der akuten Pankreatitis. Dtsch Z Verdau Stoffwechselkr 40:88–100
25. Levant JA, Secrist DM, Resin H, Studevant RAL, Guth PH (1974) Nasogastric suction in the treatment of alcoholic pancreatitis. JAMA 229:51–52
26. Louw JH, Marks IN, Bank S (1967) The management of severe acute pancreatitis. Postgrad Med J 43:31–44
27. Naeije R, Salingret E, Clumeck N, Troyer A de, Devis G (1978) Is nasogastric suction necessary in acute pancreatitis? Br Met J 2:659–660
28. Palmer ED (1974) On proving therapeutic effectiveness in acute pancreatitis. JAMA 229:73
29. Pollock AV (1959) Acute pancreatitis. Analysis of 100 patients. Br Med J I:6–14
30. Ranson JHC, Pasternack BS (1977) Statistical methods for quantifying the severity of clinical acute pancreatitis. J Surg Res 22:79–91
31. Ranson JHC, Rifkind KM, Roses DF, Fink SD, Eng K, Localio SA (1974) Objective early identification of severe acute pancreatitis. Am J Gastroenterol 61:443–451
32. Ranson JHC, Rifkind KM, Roses DF, Fink SD, Eng K, Spencer FC (1974) Prognostic signs and the role of operative management in acute pancreatitis. Surg Gynecol Obstet 139:69–81
33. Ranson JHC, Rifkind KM, Turner JW (1976) Prognostic signs and nonoperative peritoneal lavage in acute pancreatitis. Surg Gynecol Obstet 143:209–219
34. Saito Y, Tokutake K, Matsuno S, Noto H, Honda T, Sato T (1978) Effects of hypertonic glucose and amino acid infusions on pancreatic exocrine function. Tohoku J Exp Med 124:99–115

35. Saitoh Y, Honda T, Matsuno S, Noto H, Miyashita E, Sato T (1979) Effects of eight amino acids on the exocrine pancreatic function. Tohoku J Exp Med 129:257–272
36. Schönborn H (1973) Intensivmedizin bei akuter Pankreatitis. Intensivmedizin 10:299–310
37. Siegenthaler W, Fuchs P, Lüthy R (1981) Die Prophylaxe bakterieller Infektionen. Internist 22:57–61
38. Voitk A, Brown RA, Echave V, McArdle AH, Gurd FR, Thompson AG (1973) Use of an elemental diet in the treatment of complicated pancreatitis. Am J Surg 125:223–227
39. Warshaw AL (1972) Pancreatic abscesses. N Engl J Med 287:1234–1236
40. Wright PW, Goodhead P (1970) Prevention of hemorrhagic pancreatitis with fibrinolysin or heparin. Arch Surg 100:42–46

Kapitel 46

Spezielle konservative Therapie: Sekretionshemmung

H. Goebell

1 Definition des therapeutischen Prinzips

Die Ruhigstellung der entzündeten Bauchspeicheldrüse wird seit den Überlegungen von Katsch u. Nordmann zur grundsätzlichen konservativen Therapie der akuten Pankreatitis in den 30er Jahren als ein Hauptprinzip angesehen. Der Austritt von Verdauungsenzymen aus den Acinuszellen in das entzündete Gewebe soll verhindert werden. Im Laufe der Zeit wurden Maßnahmen gefunden, die die Ruhigstellung auf verschiedenen Ebenen bewirken [4, 7].

2 Wirkungsprinzipien zur Ruhigstellung der Bauchspeicheldrüse

Die Ruhigstellung der Bauspeicheldrüse läßt sich auf verschiedenen Ebenen erreichen:

1) Hemmung der Magensekretion und damit indirekt der Pankreassekretion.
2) Hemmung der Pankreassekretion über eine Blockade der Acinuszellen.
3) Hemmung der Pankreassekretion über einen Eingriff in celluläre Mechanismen.

2.1 Hemmung der Magensekretion und indirekt der Pankreassekretion

Die im Magen produzierte Säure setzt im Duodenum Sekretin frei, welches wiederum das Pankreas zur Flüssigkeits- und Bicarbonatsekretion anregt. Nahrungszufuhr führt zur Freisetzung von Gastrin und Cholecystokinin-Pankreozymin, welche die Enzymsekretion der Bauchspeicheldrüse bewirken. Eine Hemmung der Magensekretion und Magentätigkeit dient indirekt somit der Ruhigstellung des Pankreas. Ganz allgemein dient sie aber auch der Entlastung des Darmes, der bei akuter Pankreatitis nicht selten paralytisch wird. Folgende Maßnahmen werden eingesetzt:

2.1.1 Orale Nahrungs- und Flüssigkeitsrestriktion

Es handelt sich um eine der wichtigsten Maßnahmen, die dem Patienten auch subjektiv Erleichterung bringt. Eine klinisch kontrollierte Studie liegt nicht vor, ist wohl auch weder sinnvoll noch ethisch vertretbar.

2.1.2 Magenabsaugung über eine Sonde

Die Entlastung des Magens von Flüssigkeit, Säure und Luft wird subjektiv von schwerer Kranken als gut empfunden. Es handelt sich auch um ein allgemein anerkanntes chirurgisches Prinzip bei paralytischem Ileus. Drei kontrollierte Studien [6, 19] fanden bei der leichten und mäßiggradigen akuten Pankreatitis keinen meßbaren Nutzen der Sonde, weder subjektiv noch objektiv. Man braucht die Magensonde daher nicht routinemäßig anzuwenden, sondern wird sie als nützlich bei den schweren Pankreatitiden und bei Ileus einsetzen.

2.1.3 Antacida

Die systematische Anwendung von Antacida zur Neutralisierung des Magensaftes widerspricht dem Prinzip der totalen Entlastung des Magen-Darm-Traktes, da jeweils relativ große Dosen in regelmäßigen Abständen zugeführt werden müssen. Eine klinische Studie zu ihrem Nutzen bei akuter Pankreatitis existiert nicht. Man wird daher zugunsten anderer Maßnahmen in der Regel auf sie verzichten.

2.1.4 Cimetidin

Cimetidin erscheint als ideales Medikament, auf intravenösem Wege die Magensäurebildung wirkungsvoll zu unterdrücken. Im Experiment an der Ratte [11] wurde allerdings gefunden, daß bei Induktion einer Pankreatitis die Letalität der mit Cimetidin behandelten Gruppe höher lag als bei den Kontrollen. 3 Fallberichte mit akuter Pankreatitis im engen Zusammenhang mit einer Cimetidintherapie wurden veröffentlicht, ohne für eine Pankreasschädigung beweisend zu sein [1, 28]. Eine klinische Studie [16] fand in der Cimetidin-Gruppe höhere Amylasewerte als bei der Vergleichsgruppe. Neuere klinische Untersuchungen haben ergeben, daß Cimetidin keinen direkten Einfluß auf die Pankreassekretion hat, sich bei Patienten mit Pankreatitis nicht ungünstig auswirkt, aber wohl auch keinen erkennbar besseren Verlauf der Erkrankung bedingt [Lankisch PG, persönliche Mitteilung]. Es bleibt somit Cimetidin als wirkungsvolles

Prinzip der Magensekretionshemmung, das man adjuvant anwenden kann, vor allem zur Prophylaxe einer gastrointestinalen Blutung. *Dosierung:* Als Dosis empfiehlt sich 2,4 g in 24 h als Zusatz zur Infusion für die Zeit der totalen parenteralen Ernährung.

2.1.5 Weitere Maßnahmen

Eine Gruppe von Substanzen, nämlich Atropin, Glucagon, Calcitonin und Somatostatin hemmt die Magensekretion. Der Hauptgrund für ihre Anwendung bei der akuten Pankreatitis besteht aber in ihrer starken Hemmwirkung auf die Bauchspeicheldrüse. Sie wird daher bei dem folgenden Prinzip besprochen.

2.2 Hemmung der Pankreassekretion durch Blockade der Acinuszellen

Die folgenden Maßnahmen zielen auf eine Hemmung der Enzymfreisetzung aus den Acinuszellen.

2.2.1 Atropin und andere Anticholinergica

Mit Atropin wird eine Hemmung der cholinerg bewirkten Pankreassekretion erreicht, und zwar sowohl der stimulierten als auch der basalen Sekretion. Man kann daher eine Beeinflussung der kephalen Phase der Pankreassekretion, die über den N. vagus stimuliert wird als auch des cholinergen Grundtonus annehmen [25]. Atropin wäre so die ideale Droge zur Hemmung der Pankreassekretion und wurde daher zur Behandlung der akuten Pankreatitis empfohlen [5] und weiterhin benutzt [9]. Offene klinische Studien mit Atropin oder Anticholinergica konnten einen Nutzen allerdings nicht belegen [22, 26]. Auch eine kontrollierte Studie mit $6 \times 0{,}4$ mg pro Tag zeigte keinen Effekt auf den Verlauf [2].
Eine wirkungsvolle Hemmung der Pankreassekretion beim Menschen läßt sich durch die übliche Dosierung von $4 \times 0{,}5$ mg/die nicht erreichen, sondern bedarf etwa 4mal höherer Dosen. Dies bedeutet aber nichttolerierbare Nebenwirkungen wie Tachykardie, Darm- und Blasenatonie, Mundtrockenheit. Diese Überlegungen und der fehlende Nachweis eines Nutzens haben dazu geführt, den Einsatz von Atropin oder seinen Derivaten bei der akuten Pankreatitis nicht mehr zu empfehlen [8].

2.2.2 Glucagon

Glucagon hemmt wirkungsvoll die stimulierte Enzymsekretion in der Bauchspeicheldrüse und die HCL-Sekretion des Magens. Tierexperimentelle Daten zum Nutzen bei akuter Pankreatitis sind widersprüchlich [2].

In mehreren kontrollierten Untersuchungen beim Menschen fanden sich keine Wirkungen auf die Sterblichkeit [3, 12, 17] oder auf den Verlauf der Erkrankung [3, 12, 17, 18, 20]. Glucagon wurde bei diesen Untersuchungen sowohl bei der idiopathischen und biliären Pankreatitis [3, 17] als auch der alkoholischen Form [20] eingesetzt. Der mangelnde Nachweis eines günstigen Effektes hat dazu geführt, daß Glucagon heute für diese Indikation nicht mehr empfohlen wird.

2.2.3 Calcitonin

Synthetisches Lachscalcitonin hemmt wie Glucagon die stimulierte Enzymsekretion der Bauchspeicheldrüse. Zwei kontrollierte Studien mit diesem Hormon bei akuter Pankreatitis liegen vor [10, 21]. In beiden Studien mit zusammen 196 Patienten (Calcitonin n = 101, Placebo n = 96) fand sich bei intensiver Basisbehandlung entsprechend anerkannter Maßstäbe keine Senkung der Letalität durch Calcitonin. In beiden Studien wurde bei sorgfältiger Beobachtung des Verlaufes aber ein signifikant günstigerer Verlauf bei folgenden Parametern gefunden: frühere und häufigere Normalisierung der Serumamylase; weniger Patienten mit einer Zunahme des Schmerzes; ein höherer Prozentsatz schmerzfreier Patienten, die innerhalb von 6 Tagen völlig, das heißt klinisch und laborchemisch, sich völlig normal befanden. Insgesamt geben diese Befunde Anlaß, die Gabe von synthetischem Lachscalcitonin innerhalb der ersten Tage der akuten Pankreatitis als adjuvante Maßnahme zur Stabilisierung des Krankheitsverlaufes zu empfehlen. Die Dosis beträgt 60 µg synthetisches Lachscalcitonin als Zusatz zur Infusion in 24 h für die ersten 3–5 Tage.

2.2.4 Somatostatin

Somatostatin hemmt die stimulierte Pankreassekretion und die Freisetzung gastrointestinaler Hormone. Möglicherweise bewirkt Somatostatin eine Hemmung der Pankreassekretion über eine starke Drosselung der Splanchnicusdurchblutung. Bei der durch Taurocholat induzierten Pankreatitis der Ratte fand sich kein günstiger Effekt auf Ausmaß, Verlauf und Letalität der Erkrankung [13]. Im Gegensatz dazu bewirkt Somatostatin bei der experimentell gesetzten akuten Pankreatitis von Hunden eine deutliche Senkung der Sterblichkeit und des Ausmaßes der Entzündung [24]. Offene Untersuchungen bei einigen Patienten mit akuter Pankreatitis scheinen ebenfalls günstig zu sein [15]. Zur Zeit läuft in Deutschland eine breit angelegte kontrollierte Studie zur Wirkung von Somatostatin bei der akuten Pankreatitis. Ihr Ergebnis wird uns wertvolle Hinweise für die Bedeutung dieses Behandlungsprinzips geben [Usadel K, persönliche Mitteilung]. Vorher sollte diese Substanz nicht unkontrolliert eingesetzt werden.

2.3 Hemmung der Pankreassekretion über intracelluläre Mechanismen

Keine der auf dieser Basis eingesetzten Wirkungsprinzipien hat bisher einen bedeutsamen Beitrag zur Behandlung der akuten Pankreatitis erbracht. Sie seien kurz aufgeführt:

2.3.1 Acetazolamid (Diamox)

Diese Substanz hemmt die Carboanhydrase und bewirkt eine verminderte Flüssigkeits- und Bicarbonatsekretion der Drüse. Experimentelle oder kontrollierte klinische Studien bei akuter Pankreatitis liegen nicht vor. Diamox wurde in den 60er Jahren eingesetzt und dann weitgehend wieder verlassen. Unerwünschte Nebenwirkungen auf den Säure-Basen- und Elektrolythaushalt waren ausschlaggebend.

2.3.2. Propylthiouracil

Durch allgemeine Hemmung des Zellstoffwechsels könnte diese Substanz Entzündungsprozesse hemmen, wie in kontrollierten Untersuchungen bei der akuten Alkoholhepatitis gezeigt wurde. Beim Pankreas wurde die experimentelle Pankreatitis des Hundes günstig beeinflußt [3]. Ein kontrollierter Einsatz bei der akuten Pankreatitis des Menschen erfolgte nicht.

2.3.3 Hypothermie

In den 60er Jahren wurden einige Untersuchungen zu den Wirkungen einer Hypothermie auf den Ablauf der experimentellen und klinischen Pankreatitis durchgeführt, insgesamt ohne durchschlagenden Erfolg. Bei 4 Patienten mit bei Laparotomie gefundener hämorrhagischer Pankreatitis führte eine Senkung der Körpertemperatur auf 33°–35 °C für 48–72 h zum Überleben von 3 Patienten. Kontrollierte Untersuchungen fehlen, die Methode hat sich nicht durchgesetzt, zumal Hypothermie selbst zu akuter Pankreatitis führen kann.

Schlußfolgerungen

Die kritische Durchsicht der zu einer Hemmung der Pankreassekretion bei akuter Pankreatitis benutzten Prinzipien läßt für die Praxis folgenden Schluß zu:
Bei vielen Wirkungsprinzipien liegen keine klinisch kontrollierten Studien vor, bei anderen konnte die Wirkung in derartigen Untersuchungen nicht bestätigt werden: *Sinnvoll* ist:

1) die strikte orale Nahrungs- und Flüssigkeitsrestriktion bis zur klinischen Besserung des Zustandes. Eine noch erhöhte Amylase im Serum

Tabelle 1. Sinnvolle Maßnahmen zur Sekretionshemmung der Bauchspeicheldrüse bei akuter Pankreatitis

Obligat	Fakultativ	Dosierung	Dauer
Keine Flüssigkeit Keine Nahrung Oral			Bis zur klinischen Besserung
	Magensonde bei schwerer Pankreatitis/Ileus		Bis zur klinischen Besserung
	Cimetidin	2,4 g i.v./Tag zur Infusion	Für die Zeit der totalen parenteralen Ernährung. Prophylaxe: Magenblutung.
	Synthetisches Lachscalcitonin	60 µg/Tag zur Infusion	Bis zur klinischen Besserung

kann bei klinischem Normalbefund einen Aufbau der Nahrung zulassen;

2) die Magensonde zur Entlastung des Magen-Darm-Traktes bei den schwerer Kranken, d. h. nicht in jedem Fall, sondern nach dem Befinden;
3) die intravenöse Gabe von Cimetidin zur Hemmung der HCL-Sekretion des Magens als adjuvante Maßnahme, auch wenn der klinische Nutzen für Überleben und Befund bisher nicht gezeigt wurde *und*
4) die adjuvante intravenöse Gabe von synthetischem Lachscalcitonin zur Stabilisierung des Zustandes bei der mittelschweren und schweren Pankreatitis auf Grund der positiven Erfahrungen in zwei kontrollierten Studien.

Diese Prinzipien sind in Tabelle 1 zusammengefaßt. Für die Anwendung von Antacida, Atropin und Anticholinergica, Glucagon, Azetazolamid besteht z. Z. keine ausreichende rationale Grundlage in Befinden und Studie. Für die routinemäßige Gabe von Somatostatin reichen die bisher bekannten Daten noch nicht aus. Eine laufende kontrollierte Studie wird in Kürze Auskunft dazu geben.

Literatur

1. Arnold F, Double PJ, Bell G (1978) Acute pancreatitis in a patient treated with cimetidine. Lancet I:382
2. Cameron JL, McKigan D, Zuidema GD (1971) Evaluation of atropine in acute pancreatitis. Surgery 148:206

3. Dürr HK, Maroske D, Zelder O, Bode JC (1978) Glukagon therapy in acute pancreatitis. Gut 19:175
4. Dürr HK (1979) Acute pancreatitis. In: Howat HT, Sarles H (eds) The exocrine pancreas. Saunders, London, p 352
5. Elmslie RG (1967) Aspects of the management of acute pancreatitis. Med J Aust 54:211
6. Field BE, Hepner GW, Shabot MM, Schwartz AA, State D, Worthen N, Wilson R (1979) Nasogastric suction in alcoholic pancreatitis. Dig Dis Sci 24:339
7. Goebell H (1978) Was ist gesichert in der Therapie der akuten Pankreatitis? Internist 19:700
8. Goebell H, Hotz J (1979) Akute Pankreatitis — Gesichertes und Ungesichertes in der Behandlung. Dtsch Ärztebl 76:2399
9. Goebell H, Hotz J, Plewka W (1979) Zur Therapie der akuten Pankreatitis in der Bundesrepublik Deutschland 1977, eine Umfrage. Z Gastroenterol 17:110
10. Goebell H, Ammann R, Herfarth C et al. (1979) A double-blind trial of synthetic salmon calcitonin in the treatment of acute pancreatitis. Scand J Gastroenterol 14:881
11. Hadas N, Wapnick S, Grosberg SJ (1978) Cimetidine in pancreatitis. N Engl J Med 299:487
12. Lankisch PG, Winckler J, Schmidt H (1975) Glukagonbehandlung der akuten Pankreatitis. Dtsch Med Wochenschr 100:854
13. Lankisch PG, Koop H, Winckler K, Fölsch U, Creutzfeldt W (1977) Somatostatin therapy of acute experimental pancreatitis. Gut 18:713
14. Levanth JA, Secrist DM, Resin H, Sturdevant RAL, Gut PM (1974) Nasogastric suction in the treatment of alcoholic pancreatitis. JAMA 229:51
15. Limberg B, Kommerell B (1980) Treatment of acute pancreatitis with somatostatin. N Engl J Med 303:284
16. Meshkimpour H, Molinari MD, Gardner L, Berk JE, Hoehler FK (1979) Cimetidine in the treatment of acute alcoholic pancreatitis. Gastroenterology 77:687
17. MRC (1977) Multicentre trial glucagon and aprotinin. Death from acute pancreatitis. Lancet II:632
18. MRC (1980) Multicentre trial. Morbidity of acute pancreatitis: the effect of atropine and glukagon. Gut 21:334
19. Naeije R, Salingret E, Clumeck N, Froyer A de, Devis G (1978) Is nasogastric suction necessary in acute pancreatitis? Br Med J 2:659
20. Olazabal A, Fuller R (1978) Failure of glucagon in the treatment of alcoholic pancreatitis. Gastroenterology 74:489
21. Paul F, Ohnhaus EE, Hesch RD et al. (1979) Einfluß von Salm-Calcitonin auf den Verlauf der akuten Pankreatitis. Dtsch Med Wochenschr 104:615
22. Ranson JHC, Rifkind KM, Turner JW (1976) Prognostic signs and non-operative peritoneal lavage in acute pancreatitis. Surg Gynecol Obstet 143:209
23. Reid LC, Paulette RE, Challis TW, Hinton JW (1958) The mechanism of the pathogenesis of pancreatic necrosis and the therapeutic effect of propylthiouracil. Surgery 43:538
24. Schwedes U, Althoff PH, Klempa I et al. (1979) Effect of somatostatin on bile-induced acute hemorrhagic pancreatitis in the dog. Horm Metab Res 11:655
25. Singer MV, Vesper J (1979) Wirkung von Atropin auf das Pankreas. Schweiz Med Wochenschr 109:1454
26. Trapnell JE (1966) The natural history and prognosis of acute pancreatitis. Ann R Coll Surg 38:265
27. Wels PB, Taheri SA (1962) Hypothermia in acute hemorrhagic pancreatitis. Arch Surg 85:817
28. Wilkinson ML, O'Drisoll R, Kierman TJ (1981) Cimetidine and pancreatitis. Lancet I:610

Kapitel 47

Spezielle konservative Therapie: Enzyminhibitoren

J. Hotz

1 Definition des therapeutischen Prinzips

Nach auch heute noch gültiger Auffassung spielt die Aktivierung von Trypsinogen zu Trypsin eine zentrale (jedoch nicht endgültig definierte) Rolle in der Pathogenese der akuten Pankreatitis (AP). Es wird vermutet, daß nach dieser „Initialzündung" aktives Trypsin die Proenzyme Chymotrypsinogen, Proelastase, Prophospholipase A und Kallikreinogen aktiviert und daß hierdurch Ödem und Coagulationsnekrosen des Pankreasparenchyms („Autodigestion"), aber auch pankreasferne Organschädigungen durch zirkulierende aktivierte Pankreasenzyme sowie gefäßaktive und toxische Substanzen (Lungencapillarschaden, Schock, Schmerzauslösung) gebahnt werden [11]. Für die Aktivierung von Phospholipase A sind neben aktivem Trypsin auch Gallensäuren notwendig; das aktive Enzym bewirkt wahrscheinlich eine Hydrolyse von Membranphospholipiden mit konsekutivem Zellschaden [10].
Ziel der Therapie der AP mit Enzyminhibitoren ist es, durch möglichst vollständige Hemmung von aktiviertem Trypsin diesen Vorgang an der Wurzel zu blockieren. Unter dieser Vorstellung wurde vorwiegend der Trypsin-Kallekrein-Inhibitor Aprotinin experimentell und klinisch eingesetzt, in einigen vorwiegend tierexperimentellen Studien auch antifibrinolytisch wirkende Substanzen wie εAminocapronsäure (EACA) und ihre Derivate sowie Phospholipase-A-Inhibitoren versucht.

2 Wirkungsmechanismen dieses Prinzips

2.1 Aprotinin

Aprotinin (Trasylol, Bayer; Antagosan, Behring-Werke) hemmt die proteolytische Aktivität von aktiviertem Trypsin. Der Aktivierungsvorgang von Trypsinogen zu Trypsin, z. B. durch Enterokinase, wird nicht beeinflußt. Darüber hinaus hemmt Aprotinin auch andere esteroproteolytische Enzyme wie Kallikrein, Plasmin; die Aktivität von Chymotrypsin wird nicht direkt gehemmt, sondern die trypsinabhängige Aktivierung von Chymotrypsinogen zu Chymotrypsin durch Blockierung der Trypsinaktivität unterbunden. Das aus 58 Aminosäuren bestehende und durch 3 Disulfidbrücken stabilisierte Polypeptid (Molekulargewicht 6500) inaktiviert die verschiedenen Enzyme durch kompetitive und äquimolare Bindung an das aktive Zentrum, ohne hierbei das Substrat zu zerstören. Der Bindungsvorgang folgt dem Massenwirkungsgesetz, so daß auch bei hoher Inhibitorkonzentration eine geringe Restaktivität bestehen bleibt. Aprotinin wird im Gastrointestinaltrakt nicht absorbiert und muß deshalb parenteral verabreicht werden. Die Halbwertszeit nach i.v. Injektion beträgt 60–120 min, die Substanz wird in den proximalen Nierentubuluszellen abgebaut und die niedermolekularen Bruchstücke über die Nieren ausgeschieden. Die Dosis wird in Kallekrein-Inhibitor-Einheiten (KIE) angegeben, die Substanz in Ampullen zu 100000 und 200000 KIE vertrieben.

2.2 Antifibrinolytica (EACA, PAMBA, AMCA)

EACA und ihre wirksameren Derivate Paraaminomethylbenzoesäure (PAMBA) und Aminomethylcyclohexancarboxylsäure (AMCA) hemmen die Aktivierung von Plasminogen und in hohen Konzentrationen auch von Plasmin, Trypsin und Kallekrein. Der Einsatz dieser Antifibrinolytica zielt auf die Besserung der Mikrozirkulation durch Verminderung einer gesteigerten Fibrinolyse mit nachfolgender intravasaler Gerinnung und in zweiter Linie auf die Hemmung der tryptischen Aktivität und auf eine Kallekreininhibition ab.

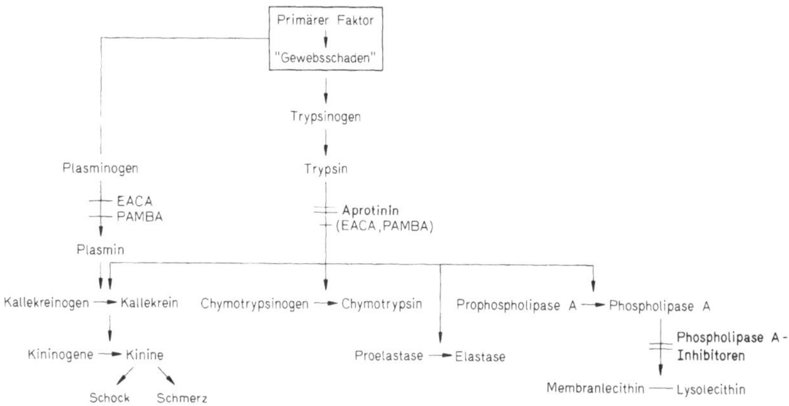

Abb. 1. Angriffspunkte von Enzyminhibitoren (Aprotinin, EACA/PAMBA, Phospholipase-A-Inhibitoren) in der Pathogenese der akuten Pankreatitis (hypothetisches Modell)

2.3 Phospholipase-A-Inhibitoren

Für die Hemmung der Aktivität von Phospholipase A stehen zahlreiche Substanzen zur Verfügung, wie Schwermetalle, Antimalariamittel, Lokalanaesthetica, verschiedene Antibiotica u. a. (Übersicht bei [10]). Ziel ist es, durch frühzeitige Gabe dieser Hemmstoffe den durch dieses Enzym verursachten membranzerstörenden Prozeß im Pankreas zu verhindern bzw. abzuschwächen und die Ausdehnung zu bremsen [10]. Außerdem soll die mögliche Schädigung des Surfactant der Lungencapillaren durch zirkulierende Phospholipase A mit Ausbildung einer akuten respiratorischen Insuffizienz unterbunden werden.

3 Experimentelle Untersuchungen zum Wirkungsmechanismus

Die unter Abschn. 2 beschriebenen Wirkungen des Aprotinins wurden sämtlich im Tierversuch und beim Menschen gezeigt. Für die antifibrinolytischen Substanzen EACA, PAMBA und Phospholiphase-A-Inhibitoren liegen vorwiegend tierexperimentelle Belege vor [5, 6, 10]. Es erhebt sich jedoch angesichts der Unsicherheiten bei der Pathogenese der AP die Frage, inwieweit die vorhandenen Wirkungen den akuten Entzündungsprozeß günstig beeinflussen können. Das hauptsächliche Problem ist hierbei der Zeitfaktor, d. h. die gewünschte Wirkung zielt auf das Initialergebnis bei der Entstehung der AP ab, kann in der Regel im klinischen Bereich aber erst in Folgestadien eingesetzt werden, nachdem das Initialergebnis bereits weitgehend abgeschlossen ist.

4 Klinische Studien zur Wirksamkeit

4.1 Aprotinin

In den Jahren 1963–1971 wurden insgesamt 8 kontrollierte Therapiestudien (z. T. in Doppelblindtechnik) zur Frage der therapeutischen Wirksamkeit von Aprotinin bei der akuten Pankreatitis durchgeführt [2]. Trotz Dosissteigerung des Präparates um das 8- bis 10fache ließ sich in allen Studien kein signifikanter Einfluß auf die Letalität der AP und – soweit geprüft – auf den klinischen Verlauf nachweisen. Diese negativen Resultate standen im Gegensatz zu enthusiastischen Therapieerfolgen in offenen klinischen Beobachtungen.

Durch eine 1974 von Trapnell et al. [12] vorgelegte Doppelblindstudie wurde erstmals ein positiver Effekt von Aprotinin bei der AP gezeigt. Die englischen Autoren beobachteten eine signifikant niedrigere Sterblichkeit von 5,7% in der mit Aprotinin (800 000 KIE/Tag) behandelten Patientengruppe (n = 53) gegenüber 25% (n = 52) in der Placebogruppe. Die unerwartet hohe Letalität in der Kontrollgruppe löste Zweifel an der vergleichbaren Auswahl der Patientenkollektive aus. Die daraufhin ebenfalls in England durchgeführten Studien des Medical Research Councils London [7] bzw. von Imrie et al. in Glasgow [4] bestätigten die Vermutung einer zu hohen Letalität der Placebogruppe in der Studie von Trapnell et al. [12]: Die Letalität betrug in der Placebogruppe 11% (n = 123) bzw. 8,6% (n = 82) gegenüber 9% (n = 66) bzw. 8,8% (n = 80) in der mit Aprotinin behandelten Gruppen.

Der Kritik an der Studie von Trapnell et al. wurde mit dem Argument begegnet, daß in der Studie von Trapnell ausschließlich schwere Pankreatitiden biliärer Genese bei Patienten höherer Altersgruppen, in den zwei englischen Folgestudien jedoch auch leichtere Pankreatitiden nichtbiliärer, meist alkoholischer Genese untersucht wurden. Die Analyse und Stratifizierung der Ergebnisse der zwei Folgestudien nach Alter über 60 Jahre und nach biliärer Genese lassen jedoch ebenfalls keine Unterschiede in der Letalität und im Krankheitsverlauf mit und ohne Aprotinin erkennen.

Auch in der von Gauthier et al. [1] in Frankreich vorgelegten Studie mit ähnlichem Versuchsaufbau ließ sich kein signifikanter Unterschied in der Letalität finden. Der klinische Verlauf zeigte in allen drei Studien ebenfalls keine signifikanten Unterschiede [1, 4, 8]. Bei fehlendem Nachweis einer Wirksamkeit von Aprotinin ist mit Nebenwirkungen wie lokal durch Infusion bedingte Thrombophlebitis und schwerer anaphylaktischer Reaktion zu rechnen.

4.2 Antifibrinolytica

Weder im Tierversuch [6] noch in einer klinischen Studie [5] ergaben sich überzeugende Hinweise für den Einsatz von EACA oder ihrer Derivate bei der Therapie der AP. In einer Studie von Meinel u. Wolff [9] erwies sich die Behandlung mit PAMBA derjenigen mit Aprotinin als gleichwertig. Gleichzeitig wurde leider keine Kontrollgruppe untersucht, so daß sich aus diesem Ergebnis eine Wirksamkeit von PAMBA nicht ableiten läßt.

4.3 Phospholipase-A-Inhibitoren

Frühere günstige klinische nur schlecht kontrollierte Beobachtungen wurden im Tierexperiment, nicht aber in kontrollierten Therapiestudien untermauert (Übersicht bei [10]). Möglicherweise ist jedoch der günstige Effekt einer Procain-Dauerinfusion auf die Schmerzentwicklung bei der

AP weniger auf eine direkte analgetische Wirkung als vielmehr auf die Hemmung der Phospholipase A zurückzuführen.

5 Schlußfolgerungen – Praktische Empfehlungen

Der günstige Effekt von Aprotinin bei der experimentellen Pankreatitis hat sich in fast allen kontrollierten klinischen Studien nicht bestätigen lassen. Deshalb kann diese kostenintensivere und mit Nebenwirkungen belastete Therapie bei der AP nicht mehr empfohlen werden. Die theoretische Möglichkeit des Einsatzes anderer Enzyminhibitoren, wie antifibrinolytische Substanzen oder Phospholipase-A-Inhibitoren, ist bisher nur vereinzelt kontrolliert auf die klinische Wirksamkeit untersucht worden und hat hier enttäuscht.

Literatur

1. Gauthier A, Gillet M, Di Costanzo J, Camelot G, Maurin P, Sarles H (1978) Etude controllée multicentrique de l'aprotinine et du glucagon dans le traitement des pancréatites aigues. Gastroenterol Clin Biol 2:777
2. Goebell H (1971) Was ist gesichert in der Therapie der akuten und chronischen Pankreatitis? Internist 12:498–504
3. Goebell H, Hotz J (1979) Akute Pankreatitis — Gesichertes und Ungesichertes in der Behandlung. Dtsch Ärztebl 38:2399–2405
4. Imrie CW, Benjamin IS, Ferguson JC, McKay AJ, Mackenzie I, O'Neill J, Blumgart LH (1978) A single-centre double-blind trial of trasylol therapy in primary acute pancreatitis. Br J Surg 65:337–341
5. Kontinnen YP (1971) Epsilon-aminocaproic acid in treatment of acute pancreatitis. Scand J Gastroenterol 6:715–718
6. Lankisch PG, Koop H, Winckler K, Kösterling H (1977) Therapie der akuten experimentellen Pankreatitis mit dem Antifibrinolytikum PAMBA. Z Gastroenterol 12:722–727
7. MRC (1977) Multicentre trial of glucagon and aprotinin. Death from acute pancreatitis. Lancet 2:632–635
8. MRC (1980) Multicentre trial: Morbidity of acute pancreatitis: The effect of aprotinin and glucagon. GUT 21:334–339
9. Meinel H, Wolff E (1975) Die Behandlung der akuten Pankreatitis mit dem Antifibrinolytikum PAMBA. Dtsch Gesundheitswes 30:127–130
10. Nevalainen TJ (1980) The role of phospholipase A in acute pancreatitis. Scand J Gastroenterol 15:641–650
11. Schmidt H, Creutzfeldt W: Etiology and pathogenesis of pancreatitis. In: Bockus HL (ed) Gastroenterology, 3rd edn. Saunders, London Philadelphia Toronto, p 1005–1019

Kapitel 48

Renale und respiratorische Komplikationen

H. Koop u. P.G. Lankisch

1 Renale Komplikationen

1.1 Definitionen

1.1.1 Akutes Nierenversagen

Das akute Nierenversagen ist gekennzeichnet von einer Oligurie/Anurie sowie dem gleichzeitigen Anstieg der harnpflichtigen Substanzen. Pathologisch-anatomisch liegt ihm eine Schädigung des Tubulussystems zugrunde (acute tubular necrosis).

1.2 Grundlagen und Wirkungsmechanismen der Therapie (Tabelle 1)

Eine renale Mitbeteiligung bei akuter Pankreatitis ist sehr häufig und besteht zumeist in einer Leukocyturie, Erythrocyturie oder Proteinurie [5, 6, 17]. Nicht selten jedoch kommt es zur Ausbildung eines akuten Nierenversagens. Hauptursache ist der Schock bei Pankreatitis, der auf einem intravasalen Volumenmangel beruht. Im Rahmen einer schweren akuten Pankreatitis werden erhebliche Mengen eiweißreichen Exsudats als retroperitoneales Ödem und als Ascites dem Extracellulärraum entzogen; diese

Tabelle 1. Pathophysiologie und therapeutisches Prinzip bei renalen Komplikationen bei akuter Pankreatitis

Pathophysiologischer Mechanismus	Therapeutisches Prinzip
Schock	Volumensubstitution
	Albuminsubstitution
	Catecholamine
Dissiminierte intravasale Gerinnung (DIC)	Heparin (low dose)
Toxische Substanzen	Peritonealdialyse
Oligurie/Anurie	Peritonealdialyse

Volumensequestratin kann mehr als 30% des zirkulierenden Blutvolumens betragen [30]. Im Gefolge kann es über den intravasalen Volumenmangel zu einem prärenalen Nierenversagen kommen. Daher besteht die wesentliche kausale Therapie wie auch die Prophylaxe des akuten Nierenversagens in einer ausreichenden Substitution von Elektrolytlösungen und Albumin. Parameter zur Verlaufskontrolle ist der zentrale Venendruck (ZVD), insbesondere im Stadium der Oligurie. Gelegentlich ist aber die Gabe von Catecholaminen, insbesondere Dopamin, unvermeidlich; Dopamin fördert in niedrigen Dosen zudem die Nierendurchblutung. Gegen den Einsatz von Dopamin bei akuter Pankreatitis bestehen beim Menschen keine Bedenken, da es — im Gegensatz zum Tierexperiment — die Pankreassekretion nicht stimuliert, sondern eher hemmt [13].
Bei Schockzuständen mit Zeichen einer disseminierten intravasalen Gerinnung (DIC) ist eine Anticoagulation mit niedrigen Haparindosen vorzunehmen; höhere Heparindosen, die zu einer Verlängerung der Thrombinzeit führen, lassen Blutungen in das Pankreas oder das Retroperitoneum, besonders bei hämorrhagischer Pankreatitis, befürchten.
Bei schon eingetretener Oligurie oder Anurie treten jedoch, wenn eine ausreichende Diurese mit Furosemid nicht erreicht werden kann, Dialyseverfahren in den Vordergrund. Es hat sich gezeigt, daß die Hämodialyse zu keiner wesentlichen Verbesserung der Prognose führt [3, 5]. Dagegen scheint die Peritonealdialyse über die Elimination harnpflichtiger Substanzen hinaus auch einen günstigen Effekt auf den Verlauf der akuten Pankreatitis selbst zu haben. Als Wirkungsmechanismus müssen verschiedene Angriffspunkte diskutiert werden:

1.2.1 Elimination harnpflichtiger Substanzen

Bei schon eingetretenem Nierenversagen ist die Entfernung harnpflichtiger Substanzen elementares therapeutisches Ziel. Hierzu wird die Peritonealdialyse schon seit Jahrzehnten in der Behandlung chronischer Nierenerkrankungen wie auch des akuten Nierenversagens auf dem Boden anderer extrarenaler Erkrankungen angewandt und gilt dort als gleichwertige Alternative zur Hämodialyse.

1.2.2 Elektrolytausgleich

Aufgrund der freien Diffusion der Ionen über die Peritonealmembran können durch die Peritonealdialyse auch der Elektrolyt- und Säure-Basen-Haushalt günstig beeinflußt werden.

1.2.3 Schmerzlinderung

Stets eindrucksvoll ist die klinische Beobachtung, daß rasch nach Beginn einer Lavagebehandlung die häufig heftigen Schmerzen deutlich nachlassen oder nicht selten ganz verschwinden. Dieser analgetische Effekt dürfte unter anderem auf der Entfernung vasoaktiver Substanzen, z. B. der Kinine, beruhen.

1.2.4 Entfernung toxischer Substanzen

Tierexperimentell konnte gezeigt werden, daß im Ascites bei Pankreatitis wahrscheinlich mehrere toxische Substanzen vorhanden sind. Diese führen sowohl bei intravenöser [1, 29] als auch bei intraperitonealer Injektion [16] zu einer z. T. lang andauernden Senkung des Blutdrucks. Weiterhin dürften diese bisher nicht vollständig identifizierten Substanzen die Permeabilität der Gefäße erhöhen und somit die Exsudation von Flüssigkeit weiter begünstigen.
Aus dem Tierexperiment ergibt sich bisher kein Hinweis, daß die peritoneale Spülbehandlung den Entzündungsprozeß am Pankreas selbst günstig beeinflußt [16]; ihr Vorteil liegt vielmehr in der wirksamen Beeinflussung der systemischen Auswirkungen der akuten Pankreatitis. Da Wirkungen der Peritonealdialyse, wie Stabilisierung des Elektrolythaushaltes, Schmerzlinderung und Entfernung toxischer Substanzen, als therapeutische Ziele auch schon vor Eintritt eines akuten Nierenversagens gelten dürfen, wird die Durchführung einer Lavagebehandlung in einem früheren Stadium der Erkrankung zunehmend diskutiert. Daher soll im folgenden bei der Besprechung der peritonealen Spülbehandlung der akuten Pankreatitis nicht konsequent zwischen Fällen mit oder ohne eingetretenes Nierenversagen unterschieden werden.

1.3 Therapeutischer Effekt

1.3.1 Fallberichte

Erstmals führten Wakely u. Hunter (zit. nach [2]) eine Peritonealdialyse bei akuter Pankreatitis durch. Bis 1977 finden sich in der Literatur Berichte über eine Lavage bei 92 Patienten mit schwerer, meist hämorrhagischer Pankreatitis mit und ohne Nierenversagen [12]; 30% von ihnen verstarben. Aus dieser für diese Gruppe niedrigen Letalitätsrate schlossen die Untersucher auf einen günstigen Effekt.
In einer retrospektiven Untersuchung verglichen Ranson u. Spencer [23] die Wirkung der peritonealen Spülbehandlung bei Patienten mit akuter Pankreatitis. 18 von ihnen wurden in der Frühphase der Erkrankung dialysiert, während 61 Patienten einer Standardtherapie ohne Lavage unterzogen wurden. Obwohl die Gesamtletalität nicht wesentlich durch die Peritonealspülung gesenkt wurde, wirkte sich die Dialyse jedoch deutlich auf die Frühletalität aus: Während 45% der nichtdialysierten Patienten

zumeist an respiratorischen oder kardiovasculären Komplikationen in den ersten 10 Tagen verstarben, überlebten alle dialysierten Patienten diese Phase; diese Patienten starben jedoch bis auf eine Ausnahme an Pankreasabscessen im weiteren Krankheitsverlauf.

1.3.2 Kontrollierte Studien

Bisher liegen über die Wirksamkeit der peritonealen Spülbehandlung bei Patienten mit akuter Pankreatitis zwei kontrollierte Studien vor:
Ranson et al. [26] verglichen die Peritonealdialyse mit konventioneller Therapie in einer randomisierten Studie bei 10 Patienten gleichen klinischen Schweregrades (Tabelle 2). Die Anzahl der auf der Wachstation bzw. im Krankenhaus verbrachten Tage war nach Dialysebehandlung kürzer, Leukocytose, Hyperamylasämie und Hypolcämie weniger ausgeprägt als unter Basistherapie. Ein Patient der nichtdialysierten Gruppe verstarb. Aufgrund der eindrucksvollen klinischen Besserung unter der Lavage brachen die Untersucher die Studie ab, da der nächste Patient nach klinischen und den von Ranson aufgestellten prognostischen Krite-

Tabelle 2. Ergebnisse einer kontrollierten Studie über die Wirkung der peritonealen Spülbehandlung bei 10 Patienten mit schwerer akuter Pankreatitis. (Nach Ranson et al. [26])

	Letalität	Intraabdom. Sepsis	Nieren-versagen	Aufenthalt Wachstation[a]	Aufenthalt Klinik[a]
Peritonealdialyse-Behandlung (n = 5)	0/5	0/5	1/5	8,4 ± 0,5	33 ± 12
Konservative Therapie (n = 5)	1/5	1/5	3/5	17,4 ± 18,5	40 ± 13

[a] In Tagen ($\bar{x} \pm S_D$)

Tabelle 3. Ergebnisse der kontrollierten Studie von Stone u. Fabian [31] zum Effekt der Peritonealdialysebehandlung bei akuter Pankreatitis

Untersuchter Parameter	Initial Peritoneal-dialyse	Initial Standardtherapie	
		Nach 24 h Peritonealdialyse	Standard-therapie fortgesetzt
Klinische Besserung innerhalb von 24 h	29/34 (85%)	14/17 (62%) (24 h nach Dialysebeginn)	13/36 (38%)
Respiratorische Insuffizienz	1/34 (3%)	Nicht aufgeführt	6/19 (32%)
Verstorben	5/34 (15%)	3/17 (18%)	6/19 (32%)

rien so schwer krank war, daß ihm aus ethischen Gründen eine Dialysetherapie nicht verweigert werden konnte.

Eine Untersuchung an einer größeren Zahl von Patienten wurde von Stone u. Fabian [31] vorgelegt. Die Studie umfaßt 70 Patienten mit schwerer akuter Pankreatitis alkoholischer Genese; die Einteilung des Schweregrades erfolgte nach Kriterien, die denen von Ranson et al. [26] sehr ähnlich sind. 34 Patienten wurden peritonealdialysiert, in den übrigen 36 Fällen wurde eine übliche Standardtherapie durchgeführt. 17 Patienten der letzten Gruppe wurden aufgrund des schlechten klinischen Zustandes sekundär nach 24 h einer Lavage unterzogen.

Die Ergebnisse sind in Tabelle 3 zusammengefaßt. Neben der eindrucksvollen klinischen Besserung kam es unter der Spülbehandlung auch zu einer deutlichen Verminderung respiratorischer Komplikationen und der Letalität. Der letalitätssenkende Effekt war auch bei der verzögert dialysierten Gruppe noch nachweisbar, obwohl diese Patienten vorher auf die Standardtherapie nicht angesprochen hatten. Ein Patient der dialysierten Gruppe verstarb an einer bakteriellen Peritonitis; andere dialysebedingten Komplikationen bestanden in einer Blutung aus der Punktionsstelle in einem Fall und einer Verminderung der Serum-Albumin-Konzentration bei 2 Patienten mit fortgeschrittener Lebercirrhose.

1.4 Nebenwirkungen

Die gefürchtetste Komplikation der Peritonealdialysetherapie bei akuter Pankreatitis sind septische Verlaufsformen. Während in der retrospektiven Untersuchung von Ranson u. Spencer [23] der zunächst deutliche Effekt auf die Frühletalität innerhalb der ersten 10 Tage durch das Auftreten von Pankreasabscessen im weiteren Verlauf wieder aufgehoben wurde, beobachteten Stone u. Fabian [31] diese Komplikationen nur bei einem von 51 dialysierten Patienten. Ob es ratsam ist, dem Dialysat von vornherein Antibiotica zuzusetzen, bedarf der klinischen Prüfung; jedoch erscheint es gerechtfertigt, Antibiotica erst dann hochdosiert und gezielt zu verabreichen, wenn Zeichen wie Fieber drohende septische Komplikationen anzeigen.

Durch das periodische Einlaufen von 1–1,5 l Spülflüssigkeit in die Peritonealhöhle kann es zu einer intermittierenden Hypoventilation kommen, die unter Umständen die respiratorische Situation verschlechtern kann. Weiterhin sind Hyper- wie Hypohydratation zu vermeiden, da erstere den pulmonalen Gasaustausch weiter erschwert, während letztere die ohnehin schon bestehende Hämokonzentration bei akuter Pankreatitis verstärken würde. Schließlich sei darauf verwiesen, daß die Osmolarität der Dialyselösungen zumeist mit Glucose aufrechterhalten wird. Da mit einer nicht unbeträchtlichen Glucoseresorption zu rechnen ist, kann dieses vermehrte Kohlenhydratangebot die bei akuter Pankreatitis häufige Hyperglykämie noch verstärken.

1.5 Kosten-Nutzen-Analyse

Überlegungen zu den Kosten einerseits und dem klinischen Nutzen andererseits haben bei der Bewertung der Peritonealdialyse-Behandlung bei akuter Pankreatitis nur eine geringe Bedeutung.
1) Bei schon eingetretenem akuten Nierenversagen mit Oligurie oder Anurie muß ohnehin eine Dialysetherapie durchgeführt werden. Da die peritoneale Spülbehandlung als effektiver gelten muß, hat sie den Vorzug vor der Hämodialyse oder der arteriovenösen Spontanfiltration.
2) Ist es (noch) nicht zu einer dialysepflichtigen renalen Komplikation gekommen, kommt die Lavagetherapie für schwere Fälle einer akuten Pankreatitis in Frage; in dieser Gruppe ist die Letalität besonders hoch (50–70%), dagegen die Zahl wirksamer therapeutischer Verfahren klein. Hier scheint, wie die kontrollierenden Untersuchungen belegen, die Peritonealdialyse ein wirkungsvoller Beitrag in der Therapie dieser schweren Erkrankung zu sein.

1.6 Indikation zur Peritonealdialyse-Therapie

1) Die Indikation zur peritonealen Spülbehandlung bei akuter Pankreatitis ist bei schon eingetretenem Nierenversagen unstrittig. Sie sollte der Hämodialyse oder Hämofiltration vorgezogen werden.
2) Weiterhin ist die Lavagetherapie vorrangig zu diskutieren, wenn nach den prognostischen Kriterien von Ranson et al. [26] und/oder dem Nachweis von Methämalbumin [14] eine schwere bzw. hämorrhagische Pankreatitis vorliegt.

2. Pulmonale Komplikationen

2.1 Definitionen

2.1.1 Schocklunge

Die Schocklunge ist eine nicht primär entzündliche Erkrankung des Lungenparenchyms, bei der der primäre Schaden an der Alveolar-Capillar-Einheit mit Permeabilitätsstörungen abläuft, ausgelöst oder gefördert durch Toxine, lysosomale Enzyme, Hypoxie, Capillarminderperfusion etc. [32].

2.2 Grundlagen der Wirkung der Therapie

Durch die moderne Intensivmedizin und die damit verbundene Verbesserung der Schockbehandlung sowie der Behandlung des akuten Nierenversagens durch frühzeitige Volumen- und Albuminsubstitution und die Peritonealdialyse wird in den letzten Jahren zunehmend häufig das Auftreten einer oft tödlich verlaufenden respiratorischen Insuffizienz beobachtet.

Während anfänglich ein Zusammenhang zwischen einer progredienten Verschlechterung der pulmonalen Situation einerseits und mechanischen Behinderungen der Atmung, z. B. durch einen Pleuraerguß, gesehen wurde [27], wird die respiratorische Insuffizienz in den letzten Jahren als eine primäre Störung des Lungenparenchyms gedeutet. Einschränkungen des pulmonalen Gasaustausches sind bei Patienten mit akuter Pankreatitis häufig und nicht immer klinisch apparent: Auch in Fällen einer nur leichten oder mittelschweren Pankreatitis lassen sich oft Diffusionsstörungen nachweisen [7]. Intensive Studien der respiratorischen Funktion lassen den Schluß zu, daß es sich bei der respiratorischen Insuffizienz bei akuter Pankreatitis um eine Variante der sog. „Schocklunge" (adult respiratory distress syndrome = ARDS) handelt [22]. Pathologisch-anatomische Untersuchungen belegen dieses Konzept [15].

Über die pathogenetischen Mechanismen gibt es noch keine gesicherten Erkenntnisse, jedoch werden folgende Punkte diskutiert (Tabelle 4): Lecithinase-Infusionen imitieren im Tierexperiment Störungen der respiratorischen Funktion, wie sie bei akuter Pankreatitis auftreten [20]. Dies könnte auf ursächliche Veränderungen des Surfactant-Faktors durch aus dem Pankreas freigesetzte Lecithinase(n) wie Phospholipase A bei der Entwicklung der ARDS hindeuten; dies wird gestützt durch Untersuchungen an Hunden mit experimenteller Pankreatitis [18]. Andererseits

Tabelle 4. Pathophysiologie und therapeutisches Prinzip bei respiratorischer Insuffizienz bei akuter Pankreatitis

Pathophysiologischer Mechanismus	Therapeutisches Prinzip
Interstitielles Ödem Intraalveoläres Ödem Intrapulmonale AV-Shunts	Kontrollierte Beatmung ggf. mit PEEP
Disseminierte intravasale Gerinnung (DIC)	Heparin
Verminderung des onkotischen Drucks	Albuminsubstitution (cave: Übersubstitution!)
Störungen des Surfactant-Faktors	(Phospholipase-A-Hemmstoffe?) (Steroide??)
Freie Fettsäuren	?

werden ebenfalls – erhärtet durch tierexperimentelle Befunde [11] – zirkulierende freie Fettsäuren, die im Serum von einigen Patienten mit akuter Pankreatitits in hohen Konzentrationen gefunden werden, als pathogenischer Faktor diskutiert [32]. Schließlich dürften Veränderungen im Flüssigkeitshaushalt der Lunge eine bedeutsame Rolle bei der Entwicklung der ARDS zukommen [34].

Es sei hier ausdrücklich darauf hingewiesen, daß zwischen dem Schweregrad der akuten Pankreatitis und dem Auftreten einer respiratorischen Insuffizienz keine strenge Korrelation besteht: Auch bei leichteren Verlaufsformen entzündlicher Pankreaserkrankungen kann es zu dieser schweren Komplikationen kommen [4, 24].

2.3 Diagnostik und therapeutisches Prinzip (Tabelle 4)

Röntgenologische Verfahren sind zur Erfassung der Frühstadien der Schocklunge bei akuter Pankreatitis nicht geeignet [24, 25, 28, 34]. Dennoch sollte auf eine Thoraxaufnahme nicht verzichtet werden. Der empfindlichste Parameter ist der arterielle Sauerstoffpartialdruck (pO_2) [24, 25]. Die Bedeutung des pO_2-Wertes für die Prognose wird deutlich aus Untersuchungen der Glasgower Arbeitsgruppe um Imrie, die zeigen konnten, daß bei einem Abfall des pO_2 unter 70 mmHg die Letalität sprunghaft ansteigt [21].

Aus den oben beschriebenen pathogenetischen Prinzipien ergibt sich als einzige erfolgversprechende Therapie eine maschinelle Beatmung, wenn eine geringe O_2-Gabe zu keinem beträchtlichen Anstieg des pO_2 führt. Wie auch bei anderen Formen der Schocklunge sollte rechtzeitig intubiert und häufig auch mit PEEP (*p*ositive *e*nd-*e*xspiratory *p*ressure) beatmet werden [8, 9, 34].

2.4 Indikation zur Beatmung

Die Indikation ist bei einem pO_2 unter 65 mmHg zu stellen [34]; eine bereits vor Erkrankungsbeginn bestehende Hypoxämie ist jedoch mit zu berücksichtigen. Wichtiger jedoch als der absolute pO_2-Wert ist die Ten-

Tabelle 5. Therapie der respiratorischen Insuffizienz. (Nach von Wichert u. Bartelheimer [34])

Indikation zur Beatmung	$pO_2 < 65$ mm Hg
Beatmungstechnik	Kontrollierte, volumengesteuerte Beatmung PEEP FiO_2 nach pO_2 steuern (80–120 mm Hg)

denz zu einer Verschlechterung bei der Verlaufskontrolle. Anfangs mag eine Spontanatmung unter erhöhtem Atemdrucksweg (PAP) erfolgreich sein. Bei weiterer Verschlechterung sollte die Sauerstoffkonzentration (FiO_2) unter kontrollierter volumengesteuerter Beatmung so gesteuert werden, daß pO_2-Werte von 80—120 mmHg erreicht werden. Meistens ist dann eine Beatmung mit PEEP notwendig. Steroide werden für die Therapie der Schocklunge immer wieder empfohlen, sie haben jedoch bei der respiratorischen Insuffizienz auf dem Boden einer akuten Pankreatitis keinen Effekt [8]. Nur bei rechtzeitiger Intubation und Beatmung scheinen die schweren respiratorischen Komplikationen bei akuter Pankreatitis beherrschbar [9].

Literatur

1. Amundsen E, Ofstad E, Hagen PO (1968) Experimental acute pancreatitis in dogs. I. Hypotensive effect induced by pancreatic exudate. Scand J Gastroenterol 3:659–664
2. Arnesjö B, Breland U, Petersson BG (1975) The effect of peritoneal lavage on the postoperative course after colonic anastomosis and perforation in the rat. Acta Chir Scand 141:433–436
3. Balsløv JT, Jørgensen HE, Nielsen R (1962) Acute renal failure complicating severe acute pancreatitis. Acta Chir Scand 124:338–354
4. Boumghar M, Cavin R (1978) Respiratorische Komplikationen bei schwerer akuter Pankreatitis. Schweiz Rundsch Med 67:1394–1401
5. Creutzfeldt W, Scheler F, Quellhorst E, Schmidt H (1967) Akutes Nierenversagen bei Pankreatitis. Arch Klin Med 213:197–218
6. Dabels J, Diwok K, Gülzow M (1966) Nierenschädigung bei akuten Pankreaserkrankungen. Dtsch Z Verdau Stoffwechselkr 26:229–241
7. DeTroyer A, Naeije R, Yernault JC, Englert M (1978) Impairment of pulmonary function in acute pancreatitis. Chest 73:360–363
8. Hayes MF, Rosenbaum RW, Zibelman M, Matsumoto T (1974) Adult respiratory distress syndrome in association with acute pancreatitis. Am J Surg 127:314–319
9. Interiano B, Stuart ID, Hyde RW (1972) Acute respiratory distress syndrome in pancreatitis. Ann Intern Med 77:923–926
10. Kellum JM, DeMeester TR, Elkins RC, Zuidema GD (1972) Respiratory insufficiency secondary to acute pancreatitis. Ann Surg 175:657–662
11. Kimura T, Toung JK, Margolis S, Permutt S, Cameron JL (1979) Respiratory failure in acute pancreatitis. Ann Surg 189:509–514
12. Lankisch PG (1980) Therapie der akuten Pankreatitis. Tierexperimentelle Untersuchungen. Thieme, Stuttgart New York
13. Lankisch PG, Koop H (1978) Dopamin-Wirkung auf die basale Pankreassekretion des Menschen. Dtsch Med Wochenschr 103:391–392
14. Lankisch PG, Koop H, Otto J, Oberdieck U (1978) Evaluation of methaemalbumin in acute pancreatitis. Scand J Gastroenterol 13:975–978
15. Lankisch PG, Koop H, Rahlf G (1979) Pulmonary complications in acute hemorrhagic pancreatitis. Gut 20:443
16. Lankisch PG, Koop H, Winckler K, Schmidt H (1979) Continuous peritoneal dialysis as treatment of acute experimental pancreatitis in the rat. II. Analyses of its beneficial effect. Am J Dig Dis 24:117–122

17. Lankisch PG, Wolfrum DI, Koop H, Winckler K (1979) Amylase/creatinine clearance ratio and tubular proteinuria in acute pancreatitis. Digestion 19:375–379
18. Maciver AG, Metcalfe IL, Possmayer F, Harding PGR, Passi RB (1977) Alteration of surfactant chemistry in experimental hemorrhagic pancreatitis. J Surg Res. 23:311–314
19. McWilliams H, Gross R (1974) Pancreatitis and the lungs. Am Surg 40:448–452
20. Morgan AP, Jenny ME, Haessler H (1968) Phospholipids, acute pancreatitis and the lungs: Effect of lecithinase infusion on pulmonary surface activity in dogs. Ann Surg 167:329–335
21. Murphy D, Imrie CW, Pack A, Davidson JF, Blumgart LH (1976) The mechanism of acute respiratory insufficiency in acute pancreatitis. Br J Surg 63:669
22. Murphy D, Pack AI, Imrie CW (1980) The mechanism of arterial hypoxia occurring in acute pancreatitis. Q J Med 49:151–163
23. Ranson JHC, Spencer FC (1978) The role of peritoneal lavage in severe acute pancreatitis. Ann Surg 187:565–575
24. Ranson JHC, Roses DF, Fink SD (1973) Early respiratory insufficiency in acute pancreatitis. Ann Surg 178:75–79
25. Ranson JHC, Turner JW, Roses DF, Rifkind KM, Spencer FC (1974) Respiratory complications in acute pancreatitis. Ann Surg 179:557–565
26. Ranson JHC, Rifkind KM, Turner JW (1976) Prognostic signs and nonoperative peritoneal lavage in acute pancreatitis. Surg Gynecol Obstet 143:209–219
27. Roseman DM, Kowlessar OD, Sleisenger MH (1960) Pulmonary manifestations of pancreatitis. N Engl J Med 263:294–296
28. Rovner AJ, Westcott JL (1976) Pulmonary edema and respiratory insufficiency in acute pancreatitis. Radiology 118:513–520
29. Satake K, Rozmanith JS, Appert HE, Carballo J, Howard JM (1973) Hypotension and release of kinin-forming enzyme into ascites fluid exudate during experimental pancreatitis in dogs. Ann Surg 177:497–502
30. Schmidt H (1969) Schock bei Pankreatitis. In: Heilmeyer L, Holtmeier JH (Hrsg) Herzinfarkt und Schock. Thieme, Stuttgart, S 225–231
31. Stone HH, Fabian TC (1980) Peritoneal dialysis in the treatment of acute alcoholic pancreatitis. Surg Gynecol Obstet 150:878–882
32. Warshaw AL, Lesser PB, Rie M, Cullen DJ (1975) The pathogenesis of pulmonary edema in acute pancreatitis. Ann Surg 182:505–510
33. Wichert P von (1979) Die Schocklunge. Med Klin 74:1–8
34. Wichert P von, Bartelheimer H (1978) Grundsätze der intensiv-medizinischen Behandlung der akuten Pankreatitis. In: Bartelheimer H, Classen M, Ossenberg FW (Hrsg) Die Behandlung der kranken Bauchspeicheldrüse. Thieme, Stuttgart, S 10–16

Kapitel 49

Operative Therapie

M. Neher

1 Definitionen

Unter „chirurgischer Therapie" der akuten Pankreatitis versteht man zum einen die intensivmedizinische Behandlung und zum anderen eventuell zusätzlich notwendig werdende operative Maßnahmen.
Intensivmedizin und Operation stellen bei den schweren Formen der akuten Pankreatitis eine Behandlungseinheit dar; Voraussetzung jeder operativen Behandlung ist die Intensivmedizin. Die Operation ist in die intensivmedizinische Behandlung eingebettet, die vor und nach dem chirurgischen Eingreifen unabdingbar ist. Wir sprechen deshalb von einem kombinierten konservativ-operativen Therapiekonzept. Es soll bei jedem Schweregrad der akuten Pankreatitis – unabhängig von der Vielfalt der Verläufe und der Schwierigkeit der jeweiligen Einteilung der akuten Pankreatitis – eine praktikable Behandlung anbieten.
Bezüglich des Zeitpunktes des operativen Eingreifens unterscheidet man die frühzeitige von der verzögerten Operation (Abb. 1). Die frühzeitige Operation setzt in der akuten Krankheitsphase ein. Der ideale Zeitpunkt ist nach eingetretener Nekrose, aber vor dem Auftreten organspezifischer Komplikationen. Kümmerle spricht deshalb von der „vorzeitigen" Operation [15].

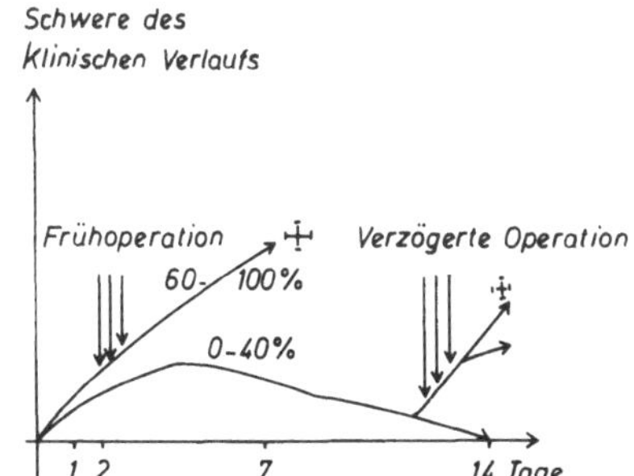

Abb. 1. Akute hämorrhagisch-nekrotisierende Pankreatitis. Definition: Frühzeitiger und verzögerter Operationszeitpunkt

Unter „verzögerter Operation“ versteht man ein operatives Eingreifen nach Überstehen der akuten Phase der Pankreatitis auf konservativem Therapieweg, frühestens nach etwa 10–14 Tagen [14].

2 Wirkungsmechanismus

Die Notwendigkeit frühzeitigen Eingreifens bei schwerem Verlauf der akuten Pankreatitis ergibt sich daraus, daß nach Trapnell [19] und nach Höffler [9] drei Viertel der Todesfälle innerhalb der ersten Woche und beinahe die Hälfte innerhalb der ersten 48 h auftreten.
Das Ziel der operativen Maßnahmen besteht darin, die Nekrosen zu entfernen. Dadurch läßt sich die Intoxikation des Organismus durch toxische Metaboliten aus den Nekrosen verhindern. Außerdem wird die Quelle für die Überflutung des Organismus mit aktivierten Pankreasenzymen beseitigt.

3 Verlauf unter konservativer Therapie

Besteht nun überhaupt die Notwendigkeit operativen Eingreifens bei der akuten Pankreatitis?
Unter konservativer Therapie hat die „ödematöse“ Pankreatitis eine günstige Prognose, während die Totalnekrose eine infauste Prognose aufweist (Tabelle 1). Zwischen diesen beiden Extremformen liegen die Fälle mit einer mehr oder weniger großen Teilnekrose. Welche Heilungschancen haben sie unter konservativer Behandlung?

Tabelle 1. Verlauf der verschiedenen Schweregrade der akuten Pankreatitis unter konservativer Behandlung

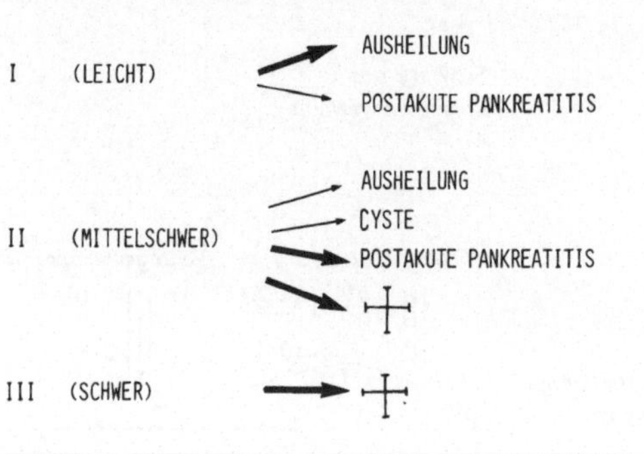

1) Günstigenfalls werden sie bei geringer Ausbildung resorbiert und narbig organisiert oder es entwickelt sich eine Pseudocyste mit kräftiger Cystenwand und verflüssigtem nekrotischen Inhalt.
2) Nach Überstehen der akuten Phase kommt es aufgrund der Folgeerscheinungen der Nekrosen, nämlich der Sequester- und nicht selten Absceßbildung, zu ernsthaften Komplikationen („postakute Pankreatitis“). Bei nichtoperativer Behandlung weist diese sequestrierend-abzcedierende Pankreatitis eine hohe Letalität auf; nach Mason et al. [16] gehen die Pankreasabscesse mit einer annähernd 100%igen Letalität einher.
3) Die ungünstigste Prognose liegt dann vor, wenn in der akuten Krankheitsphase ein schweres klinisches Bild mit Organkomplikationen einsetzt, wie es bei den subtotalen und totalen Nekrosen üblich ist.

Zur Häufigkeit dieser einzelnen Verlaufsmöglichkeiten bei partieller Pankreasnekrose läßt sich nur wenig sagen:
In unserem Krankengut lag von 27 Patienten, die mit partieller Nekrose operativ behandelt wurden, bei 12 Patienten ein schwerer Verlauf vor mit Veränderungen, wie wir sie bei letal verlaufenen Pankreatitiden kennen. Bei den anderen 15 Patienten kam es nach Überstehen der akuten Phase zu einer postakuten Pankreatitis, die verzögert operiert wurde. Hier sind übrigens nur Patienten berücksichtigt, die von Anfang an in unserer stationären Behandlung waren, bei denen also keine Selektion durch irgendwelche Vorbehandlungen stattgefunden hatte.
Die schlechte Prognose der hämorrhagisch-nekrotisierenden Pankreatitis wird auch deutlich an folgenden Zahlen: Der Anteil der hämorrhagisch-nekrotisierenden Verlaufsformen an der akuten Pankreatitis entspricht in

Tabelle 2. Letalität der akuten Pankreatitis unter konservativer Therapie

		Anzahl	+
Foster u. Ziffren [5]	(1962)	42	28 (66,6%)
Frey [6]	(1969)	306	78 (25%)
Cohen et al. [2]	(1969)	30	2 (6,7%)
Gordon u. Calne [7]	(1972)	41	6 (15%)
Interiano et al. [11]	(1972)	50	5 (10%)
Feller et al. [4]	(1974)	200	12 (6%)
Letalität der hämorrhagisch-nekrotisierenden Pankreatitis			
Foster u. Ziffren [5]	(1962)	28	23 (82%)
Gülzow [8]	(1966)	28	25 (89%)
Anteil der hämorrhagisch-nekrotisierenden Form an der Gesamtzahl der akuten Pankreatitis			
Gülzow [8]	(1966)		23% (901 ak. P.)

etwa dem Anteil der tödlichen Pankreatitiden (Tabelle 2). Da die „ödematöse" Pankreatitis eine nur geringe Letalität (unter 5%) aufweist, gehen die letalen Verläufe somit zu Lasten der hämorrhagisch-nekrotisierenden Pankreatitis.

Neben der hohen Letalitätsrate der akuten hämorrhagisch-nekrotisierenden Pankreatitis unter konservativer Therapie lassen sich auch pathologisch-anatomische Gründe für ein operatives Vorgehen anführen: Bei ausgedehnten Nekrosen kommt zur Überschwemmung des Organismus mit aktivierten Pankreasenzymen zusätzlich noch eine Intoxikation des Organismus durch die Nekrosen hinzu, wie wir sie auch bei Nekrosen in anderen Organen und Geweben kennen.

4 Tierexperimentelle Untersuchungen zur Wirksamkeit des therapeutischen Prinzips

Ein weiterer Grund für operatives Vorgehen bei der akuten hämorrhagisch-nekrotisierenden Pankreatitis ergibt sich aus eigenen tierexperimentellen Untersuchungen: Bisher gelang es im Tierversuch nicht, bei einer trotz Einsatzes aller konservativen Maßnahmen tödlich verlaufenden Pankreatitis durch eine Operation ein Überleben zu erreichen. Nach Erzeugen einer „tödlichen" akuten Pankreatitis durch intraductale Galle-, bzw. Gallesalzinjektion wurde von Hollenberg et al. [10] eine partielle Pankreatektomie und durch Rittenbury u. Egdahl [17] und Katz et al. [12] eine Duodenopankreatektomie jeweils beim Hund durchgeführt. Es zeigte sich, daß bei Resektion innerhalb von 28 bzw. 30 min nach Erzeugung der Pankreatitis eine Verlängerung der Überlebenszeit um 1–2 Tage, nicht aber ein Überleben zu erreichen war. In einer eigenen tierexperimentellen Untersuchung konnte nun gezeigt werden, daß eine frühzeitige totale und auch subtotale Pankreatektomie ein Überleben einer an sich tödlichen

Tabelle 3. Ergebnisse der „vorzeitigen Operation" bei potentieller letaler Pankreasnekrose im Tierexperiment

	Versuchstiere				Kontrolltiere	
OP-Beginn	40 min nach Erzeugung der Pankreatitis		60 min nach Erzeugung der Pankreatitis		Total	Subtotal
Resektion	Total	Subtotal	Total	Subtotal		
Anzahl	10	10	10	10	16	15
1 Woche überlebt	6	6	4	3	13	11
4 Wochen überlebt	2	6	3	2	10	10

Pankreatitis beim Hund ermöglicht. Durch intraductale Injektion von 20 ml 5%iger Natriumtaurocholsäurelösung wurde bei Bastardhunden eine hämorrhagisch-nekrotisierende Pankreatitis erzeugt, die innerhalb von 24 h zum Tode führt [3, 20]. Die Ergebnisse dieser Untersuchung mit den Überlebensraten sind aus Tabelle 3 zu entnehmen. Es zeigt sich also, daß durch eine frühzeitige totale und subtotale Pankreatektomie ein Überleben einer „tödlichen" Pankreatitis zu erreichen war. Nicht nur eine totale, sondern auch eine $^{4}/_{5}$-Resektion war erfolgreich. Diese Erkenntnis ist deshalb besonders wichtig, weil beim Menschen bei der Totalnekrose der Bauchspeicheldrüse üblicherweise nur eine subtotale Linksresektion durchgeführt wird.

5 Untersuchungen am Menschen

Die Ergebnisse der operativen Behandlung der akuten hämorrhagisch-nekrotisierenden Pankreatitis weisen im eigenen Krankengut eine Überlebensrate von gut $^{2}/_{3}$ bei frühzeitigen und verzögerten Eingriffen bei partiellen Nekrosen auf (Tabelle 4). Die Ergebnisse bei subtotalen und totalen Pankreasnekrosen zeigt Tabelle 5. Es liegen hier nur Einzelerfolge vor.

Tabelle 4. Ergebnisse der operativen Behandlung der partiellen Nekrosen

	Patienten	Alter > 65 Jahre
Frühzeitige Operation	18 (6+)	5 (3+)
Verzögerte Operation	124 (38+)	18 (10+)
Gesamt	142 (44+)	
Letalitätsrate	31%	
1971–VI/1980		

Tabelle 5. Ergebnisse der frühzeitigen Operation bei subtotaler und totaler Nekrose

Zeitraum	Anzahl	Alter > 65 Jahre	Von Anfang an hier
1972	1 (1+)	–	–
1973	2 (2+)	–	1 (+)
1974	2 (2+)	1 (+)	2 (2+)
1975	4 (4+)	1 (+)	2 (2+)
1976	7 (4+)	1 (+)	3
1977	7 (5+)	–	1
1978	4 (3+)	–	1
1979	4 (2+)	–	2 (1+)
VI/1980	–	–	–
Gesamt	31 (23+)	3 (3+)	12 (6+)

Tabelle 6. Therapieprogramm der akuten Pankreatitis Schweregrad II

Frühzeitige Operation	7	(3+)
Peritonealdialyse	9	(6+)
Keine Operation	3	(2+)
Frühzeitige Operation	2	(1+)
Verzögerte Operation	4	(3+)

In der Klinik ist bisher ungeklärt, ob eine operative Ausräumung der Nekrosen die Intoxikation des Organismus durch Pankreasenzyme in einem gewissen Maße noch zu verhindern vermag. Die fatalen Folgen der Parenchymnekrosen auf den Organismus sind dagegen nur durch ihre Entfernung zu verhindern.

Es gibt bisher keine größere prospektive Vergleichsstudie zwischen konservativer und operativer Therapie der hämorrhagisch-nekrotisierenden Pankreatitis. Die Problematik einer solchen Studie zeigt nach unserer Meinung eine begrenzte prospektive Studie, die wir 1975–1977 in der Behandlung der akuten Pankreatitis vom Schweregrad II durchgeführt haben (Tabelle 6).

Es wurde randomisiert zwischen frühzeitiger Operation und primärer Peritonealdialysebehandlung. Allerdings waren wir nicht konsequent bei den Patienten, die peritonealdialysiert wurden. Von 9 Patienten wurde dann bei 6 Patienten doch noch eine Operation vorgenommen, aufgrund weiterer oder erneut einsetzender Verschlechterung. Ähnlich wie beim akuten Abdomen halten wir den Verzicht auf einen operativen Eingriff bei einer potentiell letalen Pankreatitis für nicht vertretbar.

6 Nebenwirkungen (Komplikationen)

Die Gründe für die noch hohe Letalität bei den schweren Verlaufsformen mit ausgedehnten Nekrosen sind darin zu suchen,

- daß zum Zeitpunkt der Operation zumeist schon Organkomplikationen vorliegen und daß somit die Forderung nach „frühzeitiger Operation" nicht erfüllt ist, nämlich die Operation vor Auftreten lebensbedrohlicher Komplikationen durchzuführen;
- daß nach zunächst aussichtsreichem Überstehen der operativen Ausräumung von seiten der ausgedehnten Wundhöhlen postoperative Komplikationen drohen, wie Abscesse, Peritonitis, Ileus, Sepsis, Blutungen und Fistelbildungen.

7 Indikationsstellung

Nachdem die Notwendigkeit operativen Eingreifens bei einer schweren akuten Pankreatitis dargestellt wurde, erhebt sich nun die Frage, wie man praktisch vorgeht.

Voraussetzung für operatives Eingreifen bei Verläufen mit schlechter Prognose unter konservativer Therapie ist das Erkennen solcher Verläufe. Dazu ist es notwendig, daß nicht nur die Diagnose einer akuten Pankreatitis früh gestellt wird, sondern auch differenziert wird, ob eine hämorrhagisch-nekrotisierende Verlaufsform vorliegt. Besteht nun überhaupt die Möglichkeit, eine hämorrhagisch-nekrotisierende Verlaufsform aufgrund nekrosespezifischer Parameter zu erkennen und somit eine Schweregradeinteilung im Einzelfall vorzunehmen?

Aufgrund einer retrospektiven Verlaufsbeobachtung bei letalen Pankreatitiden durch Schönborn et al. [18] und durch retrospektive und prospektive Auswertungen unseres Krankengutes spechen folgende klinische und klinisch-chemische Veränderungen für eine hämorrhagisch-nekrotisierende Pankreatitis (Tabelle 7):

Die Einteilung in Schweregrade erfolgt nun entsprechend dem Vorhandensein und der Anzahl dieser nekrosespezifischen Parameter (Tabelle 8):

Tabelle 7. Diagnostische Kriterien der hämorrhagisch-nekrotisierenden Pankreatitis

Abwehrspannung (diffus > lokalisiert)			
Entzündlicher Konglomerattumor			
Leukocyten	>	12000	
Blutzucker	>	140	mg/dl
Calcium	<	4,2	mVal/l
Kreatinin	>	1,4	mg/dl
Harnstoff	>	60	mg/dl
Basendefizit	>	2	mVal/l

Tabelle 8. Klassifizierung der akuten Pankreatitis

	I	II	III
Diagn. Zeichen	$\leqq 2$	$\geqq 4$	$\geqq 6$
Sonographie/CT	Überwiegend ödematös	Umschriebene Nekrosen	Ausgedehnte Nekrosen
Manifeste Organkomplikationen	Keine	Selten	Häufig
Verlauf unter konservativer Therapie	Rasch reversibel	Übergang in „postakutes Stadium"	Potentiell letal

Tabelle 9. Indikation zur frühzeitigen Operation bei akuter hämorrhagisch-nekrotisierender Pankreatitis

Folgende Kriterien müssen vorliegen:
Klinischer Schweregrad II oder III
Unter intensivmedizinischer Therapie Verschlechterung des klinischen und klinisch-chemischen Befundes bei engmaschiger Verlaufsbeobachtung (bei Schweregrad III mit Organkomplikationen auch schon bei ausbleibender Besserung)
Im Sonogramm oder Computertomogramm Parenchymnekrosen und ggf. „Nekrosestraßen“

Tabelle 10. Indikation zur verzögerten Operation bei akuter hämorrhagisch-nekrotisierender Pankreatitis

Fieberanstieg, Schüttelfrost, Leukocytenanstieg
Sepsis
Neu einsetzende Organkomplikationen (akutes Nierenversagen, respiratorische Insuffizienz)
Seltene Komplikationen wie massive Blutungen, Peritonitis (Magen/Darmperforation, fortschreitender Absceß), Duodenalstenose, Ileus, Verschlußikterus

Computertomographie und Sonographie ermöglichen es neuerdings, das Ausmaß von Parenchymnekrosen und peripankreatischen Nekrosestraßen zu erkennen. Allerdings muß hier die Einschränkung gemacht werden, daß in der frühen akuten Phase „Ödem“ und Nekrose noch nicht in jedem Falle sicher abzugrenzen sind [1, 13].

Die Indikation zum frühzeitigen Eingriff zeigt Tabelle 9.

Die Indikation zum verzögerten Eingriff zeigt Tabelle 10.

Aus unserer Sicht kann folgendes stadiengerechte Behandlungskonzept empfohlen werden:

Zunächst prinzipiell konservative Basistherapie, frühzeitige Operation nur bei schweren Verlaufsformen nach Versagen der Intensivtherapie am 2.–4. Tag nach Krankheitsbeginn; verzögerte Operation in der postakuten Phase ab dem 10.–14. Tag.

Literatur

1. Braun B, Dormeyer H, Kujat C, Pernice H, Neher M, Schwerk W, Schönborn H (1981) Die Bedeutung der Sonographie für Diagnostik und Therapie der akuten ödematösen und nekrotisierenden Pankreatitis. In: Rettenmaier G, Loch E-G, Hausmann M, Trier HG (Hrsg) Ultraschalldiagnostik in der Medizin. Thieme, Stuttgart
2. Cohen R, Priestley JT, Gross JB (1969) Abdominal surgery in the presence of acute pancreatitis. Mayo Clin Proc 44:309

3. Elliott DW, Williams RD, Zollinger RM (1957) Alterations in the pancreatic resistance to bile in the pathogenesis of acute pancreatitis. Ann Surg 146:669
4. Feller JH, Brown RA, Mac Laren Toussaint GP, Thompson AG (1974) Changing methods in the treatment of severe pancreatitis. Am J Surg 127:196
5. Foster PD, Ziffren SE (1962) Severe acute pancreatitis. Arch Surg 85:252
6. Frey CF (1969) The operative treatment of pancreatitis. Arch Surg 98:406
7. Gordon D, Calne RJ (1972) Renal failure in acute pancreatitis. Br Med J III:801
8. Gülzow M (1966) Zur Einteilung der Pankreatiden. Dtsch Z Verdau Stoffwechselkr 26:3
9. Höffler H (1979) Pankreasnekrose. Todesursachen, Überlebenszeit und Wahl des Operationszeitpunktes. Dtsch Med Wochenschr 104:315
10. Hollenberg M, Kobold EE, Pruett R, Thal AP (1962) Occurence of circulating vasoactive substances in human and experimental pancreatitis. Clin Congr Am Coll Surg 13:302
11. Interiano B, Stuard ID, Hyde RW (1972) Acute respiratory distress syndrome in pancreatitis. Ann Int Med 77:923
12. Katz W, Silverstein M, Kobold EE, Thal AP (1964) Trypsin release, Kinin production, and shock. Relationship in experimental and human pancreatitis. Arch Surg 89:322
13. Klose KJ, Neher M, Günther R, Lotz R, Thelen M (1981) Computertomographie der Pankreatitis. Vortrag Deutscher Röntgenkongreß, München
14. Kümmerle F (1963) Akute und chronische Pankreatitis. Chirurgische Therapie. Dtsch Med J 14:590
15. Kümmerle F, Neher M, Schönborn H, Mangold G (1975) Vorzeitige Operation bei akuter hämorrhagisch-nekrotisierender Pankreatitis. Dtsch Med Wochenschr 100:2241
16. Mason HDW, Forgash A, Balch HH (1975) Intestinal fistula complicating pancreatic abscess. Surg Gynecol Obstet 140:39
17. Rittenbury MS, Egdahl RH (1960) The effect of total pancreatectomy on experimental hemorrhagic pancreatitis in the dog. Fed Proc 19:190
18. Schönborn H, Schuster HP, Prellwitz W (1972) Klinische und klinisch-chemische Verlaufsbeobachtungen und autoptische Befunde bei der nekrotisierenden Pankreatitis. Chirurg 43: 254
19. Trapnell J (1972) The natural history and management of acute pancreatitis. Clin Gastroenterol 1:147
20. Wanke M (1968) Experimentelle Pankreatitis. Proteolytische, lipolytische und biliäre Form. In: Bargmann W, Doerr W (Hrsg) Zwanglose Abhandlungen aus dem Gebiet der normalen und pathologischen Anatomie, Heft 19, Thieme, Stuttgart

Kapitel 50

Chirurgische Therapie der Komplikationen

K. H. HERZOG

Frequenz und Schwere von Allgemein- und Lokalkomplikationen im Verlauf einer akuten Pankreatitis werden vom Schweregrad der Erkrankung bestimmt. Während das Ödem der Drüse als weitgehend unproblematisch gilt, endet die Totalnekrose mit fataler Regelmäßigkeit letal. Beim lokalisierten und disseminierten Nekrosenbefall bestehen für den Betroffenen Chancen zum Überleben, falls die obligaten systemischen und allgemeinen Komplikationen beherrscht werden können.
Folgende chirurgische Komplikationen können auftreten: Sepsis und Absceß, Pseudocyste, Blutung, Ikterus, Ileus, Fistel, segmentäre Portalhypertension, Refluxoesophagitis und Duodenalstenose (Tab. 1).

Tabelle 1.

Peripankreatitische Komplikation	Zeit des Auftretens, Besonderheiten
Sepsis, Absceß	2. Krankheitswoche; häufiger nach Frühoperation
Pseudocyste	2. bis 3. Woche; spontane Rückbildung häufig
Blutung, intragastral, -duodenal; intraabdominal	1. bis 2. Krankheitswoche; später in Cysten und Nekrosehöhlen
Ikterus	In der 1. Woche zumeist toxisch bedingt, mechanisch selten; ab 3. Woche mechanisch (Pankreaskopfschwellung)
Ileus	1. Woche; paralytisch bedingt; mechanisch äußerst selten (Voroperationen?)
Fistel	3. Woche; pankreodigestiv; selten zur Körperoberfläche (postoperativ)
Segmentäre Portalhypertension	Im Spätverlauf, bedingt durch Milvenenthrombose
Refluxoesophagitis	Im Spätverlauf infolge anhaltender Magenatonie und Sondenwirkung
Duodenalstenose	Im Spätstadium; durch Übergreifen der Entzündung und nachfolgender Fibrosierung

1 Sepsis

Die Sepsis beginnt bei konservativem Vorgehen zumeist in der 2. Behandlungswoche, nach Frühoperationen kommt sie häufiger vor [22]. Das typische Krankheitsbild wird primär nicht bakteriell bedingt, sondern toxisch, wie negative Blutkulturen zeigen. Später können aerobe und anaerobe Darmkeime nachgewiesen werden. Der klinische Verlauf unter adäquater Therapie mit Antibiotica und Glucocorticoiden entscheidet dann über die Indikation zur Laparotomie. Sonographische und computertomographische Kontrollen geben Aufschluß über morphologische Veränderungen im Drüsenbereich und der Umgebung. Die sonographisch oder computertomographisch gesteuerte Feinnadelpunktion mit Drainage bringt nach bisheriger Erfahrung vorübergehende Entlastung [25, 26]. Auf diese Weise werden bakteriologische Untersuchung und Antibiogramm ermöglicht, womit dann die Antibioticawahl gegebenenfalls neu getroffen werden kann.

Verschlechterung oder ausbleibende Besserung erfordern die Nekrektomie und Nekrotomie, die Drüse und Retroperitonealraum mit Nekrosestraßen sowie die Abdominalhöhle weitmöglich einbeziehen.

Multiple Spüldrainagen parapankreatisch, retroperitoneal und abdominal beschließen den Eingriff, dem nötigenfalls die Gallenwegssanierung mit T-Drainage des Choledochus hinzugefügt wird. Zur Spülung verwenden wir kaliumfreie Elektrolytlösung und bilanzieren Zu- und Ablauf 6stündlich. Innerhalb der ersten 24 h beträgt die Menge der Spülflüssigkeit 12 l, an den folgenden Tagen die Hälfte so lange, bis klare Flüssigkeit abläuft. Das aus dem intraoperativ entnommenen Exsudat erstellte Antibiogramm bestimmt die Anwendung der allgemein zu applizierenden Antibiotica, ihre Lokalanwendung ist umstritten [5]. Postoperativ wird unter Intensivtherapiebedingungen zumeist Respiratoranwendung erforderlich.

2 Pankreasabsceß

Der Pankreasabsceß ist eine frühe Spätfolge von lokalisierten Nekrosen mit Exsudatbildung. Nach primär schwerem Krankheitsverlauf treten zumeist ab der 2. Erkrankungswoche septische Symptome auf, die sonographisch lokalisierbar sind.

Der Pankreaskopfabsceß verursacht in der Regel eine Duodenalstenose, die dann mit wäßrigem Kontrastmittel röntgenologisch nachweisbar ist. Falls durch Antibioticaanwendung und nach sonographisch gesteuerter Punktion und Drainage eine deutliche Besserung nicht erreicht werden kann, sollte die Laparotomie bei Persistenz septischer Erscheinungen in-

nerhalb von 2–4 Tagen erfolgen. Absceßspaltung und -entleerung sowie äußere Drainage mit Spülbehandlung führen zur schnellen Heilung.
Ein nicht mehr „heißer" Absceß darf in eine y-förmig ausgeschaltete Jejunumschlinge oder, bei entsprechender Lage, auch transduodenal in das Duodenum abgeleitet werden. Stets ist nach anderen Nekrosehöhlen zu fahnden und bei Vorliegen sind zusätzliche Spüldrainagen anzulegen. Die simultane Sanierung von Gallenwegserkrankungen ist von Fall zu Fall zu erwägen.
Für vorliegende Restabscesse in präformierten Räumen oder interenterisch empfiehlt sich das gleiche Vorgehen wie bei Nekrosehöhlen.

3 Peripankreatische Pseudocyste

Exsudatkollektionen, sog. Pseudocysten, im peripankreatischen Raum sind eine häufige Pankreatitisfolge. Ihre Frequenz betrug im Rostocker Krankengut von etwa 1000 Fällen um 8%, festgestellt durch Palpation und Röntgenkontrastuntersuchung. Tatsächlich dürfte die Quote wesentlich höher liegen, wie erste sonographische und computertomographische Untersuchungen vermuten lassen [25]. Ohne das Stadium klinisch manifester Infektion zu durchlaufen, können große Pseudocysten entstehen, die Verdrängungserscheinungen an Nachbarorganen und Arrosionsblutung verursachen, in die Bauchhöhle perforieren und bei langzeitiger Persistenz zur cystogenen Kachexie führen können; eine Cysteninfektion kann jederzeit eintreten. Das mittlere Intervall zwischen Cystenbildung und Entwicklung von Komplikationen beträgt nach den Berechnungen von Bradley et al. [3] 13 Wochen. Es empfiehlt sich deshalb aus prophylaktischen Gründen aktivchirurgisches Vorgehen bereits nach 8 Wochen.
Durch ultraschall- oder computertomographisch gesteuerte Punktion und Drainage kann versucht werden, die Rückbildung einer Cyste zu erreichen. Größere Erfahrungen liegen hier noch nicht vor. Allenfalls bietet sich dieses Verfahren bei älteren Kranken und Vorliegen schwerer Zweiterkrankungen an.
Methodisch verdient die Pseudocystojejunostomie mit Y-Schlinge Vorzug gegenüber anderen Verfahren. Die cystojejunale Derivation erwies sich bei mehr als 100 eigenen Operationen verschiedener Art als am günstigsten. Voraussetzung für die Durchführung einer cystodigestiven Anastomose ist eine geeignete Cystenwand. Eine brüchige, dünne Wand erlaubt die Anastomosierung nicht, hier muß man sich mit der äußeren Katheterdrainage begnügen. Ideales Verfahren bei Pseudocysten ist die Exstirpation, die jedoch oftmals nicht durchführbar ist, am häufigsten noch bei Schwanzcysten.

Bei Pseudocysten droht die Gefahr typischer *Komplikationen.* Die prognostisch ungünstige Cystenperforation in die freie Bauchhöhle mit klinischen Zeichen der Peritonitis erfordert die sofortige Laparotomie zur Cysten- und Abdominaldrainage und anschließender Spülbehandlung.
Wenn eine Perforation bei schnell wachsender Cyste droht, sollte die Laparotomie alsbald erfolgen. Perforationen in benachbarte Hohlorgane gehen nicht mit dramatischen Zeichen, wie der freie Durchbruch, einher [20]. Sie können als Fisteln persistieren und werden erst bei Röntgenuntersuchung oder Laparotomie entdeckt.
Die Laparotomie wird minutendringlich bei *Arrosionsblutung* aus den Milzgefäßen. Zumeist kommt man mit der Laparotomie zu spät, und die Kranken sterben im Entblutungsschock. Bei der Operation wird versucht, die Cyste zu eröffnen und zunächst eine Tamponade zur provisorischen Blutstillung durchzuführen, um den Kreislauf auffüllen zu können. Definitiv erfolgt dann die Milzexstirpation mit Ligatur der Milzgefäße zentral ihrer Arrosion.
Die sich mit typischen septischen Zeichen ankündigende *Infektion* einer Pseudocyste erlaubt die zunächst abwartende Haltung mit Antibioticanwendung und engmaschiger klinischer Untersuchung. Anhaltend septische Erscheinungen und Zunahme der Bauchsymptome indizieren die operative Drainage mit Spülung, anderenfalls darf weiter konservativ behandelt werden. Bei Vorliegen allgemeiner Kontraindikationen kann man mit sonographisch gesteuerter Punktion und Drainage eine passagere Entlastung herbeiführen [25].

4 Blutungen

Leichtere Blutungen in die Bauchhöhle bei Gefäßarrosion im Drüsenbereich und infolge venöser Stauung in das Magen- und Duodenallumen kommen häufig vor. Da sie zumeist von kleineren venösen Gefäßen ausgehen, wird aktiv-chirurgisches Vorgehen dabei nicht erforderlich. In seltenen Fällen zwingt eine Massivblutung zur Laparotomie, bei der sich dann das Auffinden der Blutungsquelle schwierig gestaltet. Nötigenfalls sollte dann die intraoperative Gastroduodenoskopie zur Klärung herangezogen werden, die – wenn immer möglich – schon präoperativ zum Ausschluß gastroduodenaler Läsionen einzusetzen ist. Intraabdominale operationspflichtige Blutungen stammen zumeist aus den Milzgefäßen, die dann aufgesucht und ligiert werden müssen.

5 Ikterus

Der in der Frühphase einer Pankreatitis auftretende Ikterus ist in aller Regel toxisch bedingt, seine rapide Zunahme kann auf mechanische Ursa-

chen hindeuten. Laborchemische Parameter erbringen oftmals keine Differenzierung. Zur Sicherung der Diagnose bietet sich die PTC mit Drainage und gegebenenfalls kurativer Papillotomie bzw. Lithotripsie an [16]. Gelingt dies nicht, erscheint der Versuch einer Papillotomie auf endoskopischem, transduodenalem Weg gerechtfertigt [24]. Sie belastet den Schwerkranken weniger als eine Laparotomie, die dann bei Versagen der ERP unumgänglich wird und die komplexe Gallenwegssanierung einschließlich pankreatischer und peripankreatischer Nekrotomie und -ektomie mit Anlage multipler Spüldrainagen beinhaltet.
Das klassische OPIE-Syndrom – der simultane Verschluß von Gallen- und Pankreasgangausmündung durch Stein mit Ikterus und Pankreatitis – stellt eine Rarität dar, die wir innerhalb von 20 Jahren nur einmal sahen.

6 Ileus

Infolge Exsudatbildung in der Abdominalhöhle und durch Ausbreitung der Gewebsnekrotisierung zwischen die Mesenterialblätter ist die Motilitätsstörung von Magen und Darm eine obligate Begleiterscheinung mittelschwerer und schwerer, gelegentlich selbst leichterer Pankreatitiden. Der Pathogenese entsprechend handelt es sich um paralytische Zustände, und die Bezeichnung Darmatonie wäre hier korrekter als die Kennzeichnung als Ileus. Eine chirurgische Therapie muß dabei zwangsläufig ineffektiv bleiben, obwohl über Anlage von Darmfisteln berichtet wird [22]. Die mit dem Eingriff verknüpften Gefahren erscheinen eher von Nachteil für den Verlauf. Eine Magenablaufsonde verhindert die weitere Distension des geblähten Gastroenterons und dürfte wirksamer sein, obwohl hier ein kontrollierter Beweis auch noch aussteht.
Die Anwendung von Peristaltica bzw. Sympathicolytica nach Abklingen der Akutphase ist der Darmtätigkeit förderlich.

7 Pankreasfisteln

Spontane äußere und innere *Pankreasfisteln* bilden sich nach Pankreatitis der Schweregrade 2 und 3. Innere blinde Fisteln im Retroperitoneum und Verbindungen zu Hohlorganen bedürfen in aller Regel zunächst keiner aktiven Behandlung, wenn die Pankreatitis abklingt und keine Infektion eintritt, insbesondere durch die Fistel nicht ein zentral obturierter Gang drainiert wird.
Pankreocolische Fisteln werden operiert, wenn Zeichen der Maldigestion oder Infektion vorliegen. Die in die freie Bauchhöhle ausmündende Fistel mit chronischem hochfermenthaltigem Erguß führt zur Kachexie des Kranken und erfordert alsbald eine pankreojejunale Ableitungsoperation, die prompt Besserung erbringt. Spontane und nach Katheterdrainage von Pseudocysten sich entwickelnde äußere Fisteln werden chirurgisch-

operativ angegangen, wenn bei erheblichen Exkretmengen von mehr als 200–300 ml/Tag im Verlauf von Monaten der Kranke hinfällig bleibt oder sich nicht erholt und die röntgenologische Fistulographie keinen freien Abfluß über die Duodenalpapille ergibt. Verfahren der Wahl ist dann die Fistula- oder Pankreojejunostomie mit Y-Schlinge.

8 Segmentäre Portalhypertension

Milzvenenthrombose mit segmentärer *Portalhypertension* folgt akuten Pankreatitiden in einer geschätzten Frequenz von etwa 1%. Zu erwarten wäre, daß dieses Ereignis häufiger eintritt, liegen doch die Milzgefäße im Zentrum der lokalen destruktiven Vorgänge. Vermutlich wird manche intragastrale Blutung in der akuten Krankheitsphase durch Milzvenenstau mit -thrombose verursacht. Die segmentäre portale Hypertension mit Milzvergrößerung, Magenfornix- und Oesophagusvaricen manifestiert sich vom 6. Monat nach Krankheitsbeginn an. Nach diagnostischer Sicherung stellt die Milzexstirpation den adäquaten Eingriff dar [9–12, 27].

9 Refluxoesophagitis

Eine weitere Spätfolge perakuter Pankreatitiden, die peptische Refluxoesophagitis mit Stenose ist Folge lang anhaltender Magenatonie und Sondeneinwirkung zugleich. Falls hier mit Sondenernährung nach 2–3 Monaten kein Erfolg eintritt, werden *transgastrische* Bougierung, gastrale Vagotomie und Fundoplikatur sowie Pyloroplastik erforderlich, um eine perorale Nahrungsaufnahme wieder zu ermöglichen.

10 Duodenalstenose

Die Fortleitung der pankreatitischen Vorgänge auf das Duodenum bedingt dessen ödematös entzündliche Wandinfiltration, die in Fibrose mit Stenosierung des Lumens übergehen kann. Röntgenuntersuchung klärt die Passagefähigkeit. Zunächst exspektatives Verhalten ist stets gerechtfertigt. Über eine endoskopisch placierte Sonde erfolgten enterale Ernährung des Kranken und orale Anwendung von Cimetidin. Wenn die perorale Nahrungsaufnahme nach einigen Wochen unter dieser Behandlung nicht möglich wird, ist die Hemigastrektomie mit infrapapillärer Gastroduodenostomie oder Gastrojejunostomie indiziert.

Literatur

1. Ammann R (1976) Acute Pancreatitis. In: Bockus HL (Hrsg) Gastroenterology. Saunders, London Toronto
2. Becker V (1980) Akute Pankreatitis – Morphologie, Pathogenese, Prognose. Chirurg 51:357–363

3. Bradley EL, Clements JL, Gonzalez AC (1979) The natural history of pancreatic pseudocysts: a unified concept of management. Am J Surg 137:135–141
4. Bretholz A, Knoblauch M, Ammann R et al. (1979) Pseudozysten und Retentionszysten bei akuter und chronischer Pankreatitis. Dtsch Med Wochenschr 104:89–94
5. Finch WT, Sawyers JL, Schenker S (1976) A prospective study to determine the efficacy of antibiotics in acute pancreatitis. Ann. Surg 183:667–672
6. Fritsch A (1980) Akute Pankreatitis – Indikationen, Verfahrenswahl und Ergebnisse der operativen Behandlung. Chirurg 51:376–379
7. Grunst J, Paumgartner G (1980) Akute Pankreatitis – Klinik – Diagnose und internistische Therapie. Chirurg 51:364–370
8. Gülzow M, Herzog KH, Zastrow R (1972) Diagnostik und Therapie der akuten Pankreatitis. Zentralbl Chir 97:1222–1233
9. Herzog KH (1968) Infektionen von Bauchhöhle, Retroperitoneum, Damm und Anus. In: Schmitt W (Hrsg) Chirurgie der Infektionen. Barth, Leipzig
10. Herzog KH (1973) Pankreas- und Papillenchirurgie. DDR Med Rep 2:606–619
11. Herzog KH (1975) In: Gülzow M (Hrsg) Erkrankungen des exkretorischen Pankreas. Fischer, Jena
12. Herzog KH (1977) Pankreas, portale Hypertension. In: Serfling, Schober, Schmitt (Hrsg) Lehrbuch der speziellen Chirurgie, 2. Aufl. Barth, Leipzig
13. Hollender LF (1976) Traitement chirurgicale de la pancréatite aiguë. Schweiz Med Wochenschr 106:266–272
14. Hollender LF, Marrie A, Meyer C et al. (1980) Akute Pankreatitis – Indikationen, Verfahrenswahl und Ergebnisse der operativen Behandlung. Chirurg 51:371–375
15. Kasper H, Sommer H (1976) Klinik der akuten Pankreatitis. In: Forell MM (Hrsg) Handbuch der Inneren Medizin, Bd 3/6. Springer, Berlin Heidelberg New York
16. Köster R, Terwort M (1979) Perkutane transhepatische antegrade Steinzertrümmerung und pneumatische Dehnung einer strikturierten Hepatikojejunostomie. ROEFO 131:555–557
17. Lankisch PG, Koop H (1980) Aktueller Stand von Diagnostik und Therapie der akuten Pankreatitis. Dtsch Z Verdau Stoffwechselkr 40:88–100
18. Meshkinpour H, Molinari MD, Gardner L et al. (1979) Cimetidine in the treatment of acute alcoholic pancreatitis. A randomized, double blind study. Gastroenterology 76:1201–1205
19. Molnar W, Stochum AE (1978) Transhepatic dilatation of choledochoenterostomy strictures. Radiology 129:59–64
20. Neher M, Kümmerle F (1978) Gastrointestinale Komplikationen bei akuter Pankreatitis. Dtsch Med Wochenschr 103:1400–1404
21. Ottenjann R (1978) Instruments and technique of endoscopic papillotomy (EPT). In: Demling L, Classen M (eds) Endoscopic sphincterotomy of the papilla of Vater. Thieme, Stuttgart
22. Ranson JHC, Kenneth M (1976) Prognostic signs and nonoperative peritoneal lavage in acute pancreatitis. Surg Gynecol Obstet 143:209–219
23. Ranson JHC, Spencer FC (1977) Prevention, diagnosis and treatment of pancreatic abscess. Surgery 82:99–105
24. Safrany L, Neuhaus B, Krause S et al. (1980) Endoskopische Papillotomie bei akuter, biliaer bedingter Pankreatitis. Dtsch Med Wochenschr 105:115–119
25. Smith FR, Barkin JS, Pererias R et al. (1979) Therapeutic percutaneous aspiration of pancreatic pseudocysts. Gastroenterology 76:1250–1254
26. Tac LC, Pearson FG, Delarue NC et al. (1980) Percutaneous fine needle aspiration biopsy. Cancer (Phila) 45:1480–1485
27. Voss J, Herzog KH, Schuz J (1975) Segmentäre postale Hypertonie durch Milzvenenthrombose bei Pankreaserkrankungen. VI. Gastroenterologenkongreß d. DDR, Rostock-Warnemünde 29.9.–5.10.1975

Kapitel 51

Indikationen und Verfahrenswahl aus internistischer Sicht

P. G. Lankisch

1 Einleitung

Zum Zeitpunkt der Diagnosestellung ist bei einer akuten Pakreatitis der wesentliche Teil der Autodigestion bereits abgelaufen. Ein direktes Eingreifen in das pathogenetische Geschehen (intrapankreatische Enzymaktivierung und Autodigestion) ist leider bis heute nicht möglich.
Ziel der Therapie ist daher, eine symptomatische, eventuell auch prophylaktische Beeinflussung der klinischen Folgeerscheinungen und Komplikationen.
Diese therapeutischen Maßnahmen lassen sich in eine organbezogene und eine systemische Therapie gliedern. Die Mehrzahl der therapeutischen Maßnahmen ist nicht durch klinische kontrollierte Studien belegt, sondern beruht auf pathophysiologischen Überlegungen, klinischen unkontrollierten Studien oder tierexperimentellen Untersuchungen. Bei einigen therapeutischen Verfahren, wie z. B. der Schockbehandlung und der Schmerzbeseitigung, sind kontrollierte Studien aus ethischen Gründen ohnehin nicht möglich.

2 Organbezogene Therapie der akuten Pankreatitis (Tabelle 1)

Für die organbezogene Therapie sind zwei verschiedene Verfahren vorgeschlagen worden:

a) die Ruhigstellung des Pankreas durch indirekte oder direkte Hemmung der Pankreassekretion
   und
b) die Hemmung autodigestiver Enzyme.

Tabelle 1. Organbezogene Therapie der akuten Pankreatitis

Ziele u. Maßnahmen	Prüfung der Wirksamkeit	
	Tierexperimentell	Klinisch (kontrolliert)
1. Ruhigstellung des Pankreas		
A) Indirekte Hemmung der Pankreassekretion		
Nulldiät	0	0
Dauerabsaugen des Magens	0	–
Antacida	0	0
Cimetidin	+/–	+/–
B) Direkte Hemmung der Pankreassekretion		
Atropin	+	–
Carboanhydrasehemmer	0	0
Glucagon	+/–	–
Calcitonin	0	–
Somatostatin	+/–	0
2. Hemmung autodigestiver Enzyme		
Aprotinin	+/–	(+)/–
Antifibrinolytica	+/–	–
Phospholipase-A-Hemmer	+	0

Wirksamkeit positiv beurteilt +
negativ beurteilt –
nicht untersucht 0

2.1 Prinzip: Hemmung der Pankreassekretion

2.1.1 Indirekte Hemmung

2.1.1.1 Absolute Nahrungs- und Flüssigkeitskarenz

Durch das Einhalten einer sog. Nulldiät soll erstens eine endogene Stimulation des Pankreas durch Übertritt von saurem Mageninhalt in das Duodenum verhindert und zweitens eine Magendekompression und Entlastung des Darmes bei Ileus erreicht werden. Klinisch ist diese therapeutische Maßnahme bisher nicht überprüft worden. Eine Nulldiät sollte jedoch zu Beginn einer akuten Pankreatitis eingehalten werden, um den nicht seltenen paralytischen Ileus nicht zu verschlimmern bzw. Übelkeit und Erbrechen als Folge einer Magenentleerungsstörung zu verhüten. Die Wertigkeit einer parenteralen Hyperalimentation ist umstritten, sie ist jedoch bei protrahiert verlaufenden Pankreatitiden nicht zu umgehen.

2.1.1.2 Dauerabsaugen des Magens

Ebenso wie die Nulldiät soll das Dauerabsaugen des Magens eine endogene Stimulation des Pankreas verhindern und zur Magendekompression bzw. Ileusentlastung beitragen. Drei kontrollierte Studien [17, 37, 41] haben keinen günstigen Einfluß dieses Verfahrens auf Schmerzsymptomatik, Übelkeit, Analgeticabedarf, Temperatur- und Amylaseanstieg gezeigt. Alle drei Untersuchungen enthielten jedoch keine schweren Krankheitsverläufe, bei denen ein Ileus obligat und somit das Dauerabsaugen des Magens weiterhin notwendig ist.

2.1.1.3 Antacida

Antacida sollen über ihre Wirkung auf die Magensekretion ebenfalls die endogene Stimulation des Pankreas verhindern, ihre Wirkung ist bei der akuten Pankreatitis jedoch nicht gesichert.

2.1.1.4 Cimetidin

Cimetidin soll ebenfalls über eine Hemmung der Magensekretion indirekt eine Hemmung der Pankreassekretion durch Verhinderung der endogenen Stimulation über den Sekretin-Pankreozymin-Mechanismus bewirken.
In den letzten Jahren wurden mehrere Kasuistiken über Patienten veröffentlicht, bei denen eine akute Pankreatitis durch Cimetidin ausgelöst worden war. Tierexperimentell fanden Hadas et al. [21], daß Cimetidin die Letalität einer 5%-Natriumtaurocholat-Pankreatitis bei Ratten verzehnfachte. Dieses Ergebnis konnte jedoch an anderen tierexperimentellen Pankreatitismodellen nicht bestätigt werden [16, 36].
In einer klinischen kontrollierten Studie fanden Meshkinpour et al. [39] etwas höhere Serum-Amylasewerte bei Patienten mit akuter Pankreatitis nach Cimetidin. Retrospektive Untersuchungen von Dammann et al. sowie unserer Arbeitsgruppe zeigten auch beim Menschen, daß Cimetidin nicht schädlich auf den Verlauf der akuten Pankreatitis wirkt [9, 36]. Perez de Oteyza et al. [44] fanden sogar eine klinische und laborchemische Besserung durch Cimetidin bei akuter Pankreatitis. Weitere Untersuchungen zur Frage, ob Cimetidin tatsächlich einen günstigen Effekt auf den Verlauf einer akuten Pankreatitis hat, sind sicherlich erforderlich.
Nach den bisherigen Untersuchungen kann Cimetidin bei akuter Pankreatitis in schweren Fällen zur Blutungsprophylaxe gegeben werden.

2.1.2 Direkte Hemmung

2.1.2.1 Atropin

Atropin hemmt die Magen- und Pankreassekretion und wirkt spasmolytisch auf den Sphincter Oddi. Wegen dieser Eigenschaften wäre die Gabe von Atropin eigentlich eine ideale therapeutische Maßnahme bei der akuten Pankreatitis. In den anwendbaren Dosen von $4 \times 0{,}5$ mg/24 h subcu-

tan lassen sich diese Effekte nicht erzielen. In höherer Dosierung treten jedoch Nebenwirkungen wie Verstärkung der Ileussymptomatik, Tachykardien und Atropinpsychosen auf, so daß auf eine Atropinmedikation verzichtet werden sollte.
Die einzige klinische kontrollierte Studie zur Wirkung von Atropin auf den Verlauf einer akuten Pankreatitis zeigte keinen günstigen Effekt [6].

2.1.2.2 Carboanhydrasehemmer (Diamox)
Der Carboanhydrasehemmer Diamox hemmt die Flüssigkeits- und Bicarbonatsekretion des Pankreas. Wegen der unerwünschten Nebenwirkungen auf den Elektrolyt- und Säure-Basen-Haushalt sollte dieses Präparat jedoch ebenfalls nicht eingesetzt werden, zumal seine Wirkung auf den Verlauf der akuten Pankreatitis bisher nicht untersucht worden ist.

2.1.2.3 Glucagon
Glucagon hemmt die ekbole und in einem geringeren Ausmaß auch die hydrokinetische Pankreassekretion. Nachdem ein erster Bericht über die Wirkung von Glucagon bei Patienten mit akuter Pankreatitis einen günstigen Effekt zu zeigen schien [27], wurden zahlreiche andere, ebenfalls positive, aber unkontrollierte Studien durchgeführt [29]. Tierexperimentell konnte ein günstiger Einfluß von Glucagon auf die Pankreatitis beim Schwein gezeigt werden [51], der sich jedoch bei anderen tierexperimentellen Modellen und anderen Species nicht bestätigte [7, 13, 31, 38, 42]. Spätere klinische kontrollierte Untersuchungen haben ebenfalls keinen günstigen Effekt von Glucagon auf den Verlauf oder die Letalität der akuten Pankreatitis beim Menschen gezeigt [10, 14, 19, 40]. Somit kann auf den Einsatz von Glucagon bei der akuten Pankreatitis verzichtet werden.

2.1.2.4 Calcitonin
Ebenso wie Glucagon hemmt auch Calcitonin vorwiegend die Enzymsekretion des Pankreas. Tierexperimentell ist die Wirkung dieses Hormons auf den Verlauf der akuten Pankreatitis bisher nicht untersucht worden. Zwei klinische kontrollierte Studien haben lediglich einen günstigen Einfluß von Calcitonin auf einzelne klinische und laborchemische Parameter der akuten Pankreatitis zeigen können. Die Letalität wurde jedoch nicht beeinflußt [20, 43]. Der Einsatz dieses Hormons bei der akuten Pankreatitis ist somit nicht obligat, sondern als fakultativ im Sinne einer adjuvanten Therapie anzusehen.

2.1.2.5 Somatostatin
Auch Somatostatin hemmt vorwiegend die ekbole Pankreassekretion. Tierexperimentelle Untersuchungen haben bisher nicht zu einem einheitlichen Ergebnis geführt [1, 32, 47]. Eine klinische kontrollierte Studie zur Wirkung von Somatostatin auf den Verlauf der akuten Pankreatitis beim

Menschen wird zur Zeit noch durchgeführt; die Ergebnisse müssen abgewartet werden.

2.1.3 Zusammenfassung

Es gibt bislang keinen sicheren Hinweis dafür, daß eine Hemmung der exokrinen Pankreassekretion bei einer akuten Pankreatitis überhaupt einen günstigen Einfluß besitzt. Der Einsatz entsprechender Präparate ist somit sicher nicht obligat, zumal wir nicht einmal wissen, ob das Pankreas im Stadium der akuten Enzündung überhaupt sezerniert. Wahrscheinlich sind eine Flüssigkeits- und Nahrungskarenz sowie ein Dauerabsaugen des Magens zur Verhütung einer Sekretionsstimulation ausreichend.

2.2 Prinzip: Hemmung autodigestiver Enzyme

2.2.1 Aprotinin

Die Zahl der klinischen und experimentellen Untersuchungen für und wider den Einsatz von Aprotinin ist Legion. Zehn verschiedene Doppelblindstudien ergaben keinen eindeutigen Effekt [26]. In einer erneuten Doppelblindstudie konnten Trapnell et al. mit einer wesentlich höheren Dosierung die Letalität einer akuten biliär bedingten oder idiopathischen Pankreatitis signifikant senken. Die Letalität der aprotininbehandelten Patienten in der Altersgruppe über 60 Jahre lag ebenfalls signifikant unter der der Kontrollgruppe [49]. Diese Aprotininwirkung ließ sich jedoch in drei weiteren Studien nicht reproduzieren [19, 25, 40]. Der Einsatz dieses Verfahrens erscheint daher bislang nicht ausreichend gerechtfertigt.

2.2.2 Antifibrinolytica

Antifibrinolytica wie ε-Aminocapronsäure (EACA) und ihre Derivate 4-Amino-Methylcyclohexancarbonsäure-(1) (AMCA) und p-Aminomethylbenzoesäure (PAMBA) hemmen Plasmin und Trypsin und erhöhen die Antitrypsinaktivität des Plasmas, wobei PAMBA die beiden anderen an Wirkung übertrifft. Tierexperimentell fand sich bei Ratten kein günstiger Einfluß von PAMBA auf Letalität und Ausmaß der Organzerstörung nach Pankreatitis [12, 33]. In einer tierexperimentellen und einer klinischen kontrollierten Studie hatte die zusätzliche Therapie mit EACA keinen signifikanten Effekt [11, 28].

2.2.3 Phospholipase-A-Hemmer

Tierexperimentelle Untersuchungen haben gezeigt, daß die Phospholipase A durch Bildung cytotoxischer Lysophospholipide und die Zerstörung der Zellmembranen für die Parenchymnekrosen bei akuter Pankreatitis verantwortlich ist. Darüber hinaus hat die Phospholipase A systemische Wirkung und führt z. B. beim Hund zum Blutdruckabfall sowie zu Veränderungen des Lungen-Surfactant. Sie ist möglicherweise für die bei der Pankreatitis nicht seltene Schocklunge verantwortlich. Tierexperimentelle Untersuchungen haben jetzt einen günstigen Effekt auf die Letalität der akuten Pankreatitis bei Ratten mit Hilfe von Procainhydrochlorid gezeigt [2]. Klinische unkontrollierte Untersuchungen haben ebenfalls eine günstige Wirkung von Phospholipase-A-Hemmern gezeigt; der Beweis für ihre Wirksamkeit in einer kontrollierten Studie steht z. Z. jedoch noch aus [50].

2.2.4 Zusammenfassung

Zum gegenwärtigen Zeitpunkt können auf der Hemmung autodigestiver Enzyme beruhende therapeutische Verfahren für die akute Pankreatitis nicht empfohlen werden.

3 Systemische Therapie der akuten Pankreatitis (Tabelle 2)

3.1 Allgemein

Die Aufstellung der zur systemischen Therapie der akuten Pankreatitis geeigneten Verfahren zeigt mehrere therapeutische Maßnahmen, die als

Tabelle 2. Systemische Therapie der akuten Pankreatitis

Ziele u. Maßnahmen	Prüfung der Wirksamkeit	
	Tierexperimentell	Klinisch (kontrolliert)
1. Schockbehandlung	0	0
2. Schmerzbeseitigung		
Analgetica	0	0
Peritonealdialyse	0	0
3. Entfernung toxischer Substanzen		
Peritonealdialyse	+	+
Drainage des Ductus thoracicus	+	0
4. Renale Insuffizienz		
Hämodialyse	0	0
Peritonealdialyse	+	+
5. Respiratorische Insuffizienz		
O_2-Gabe/kontrollierte Beatmung	0	0
6. Infektionsprophylaxe		
Antibiotica	0	–

Wirksamkeit positiv beurteilt +
negativ beurteilt –
nicht untersucht 0

sog. Basistherapie aufgefaßt werden müssen. Da im Verlaufe jeder, auch im Anfang noch harmlos erscheinenden Pankreatitis lebensbedrohliche Komplikationen auftreten können, ist eine anfängliche Intensivüberwachung unerläßlich.

3.2 Schockbehandlung

Der Schock bei einer akuten Pankreatitis ist bedingt durch Volumenmangel und/oder Freisetzung hypotensiver Substanzen. Neben den üblicherweise beim Schock einzusetzenden therapeutischen Verfahren gilt die Gabe von Albumin und Blut als eine wesentliche, gesicherte Maßnahme [15]. Beim Kreislaufschock kann ohne Bedenken Dopamin gegeben werden, da Dopamin beim Menschen nicht zu einer Stimulation des Pankreas führt [30]. Durch Erbrechen, Ascites, Ileus, retroperitoneales Ödem und Dauerabsaugen des Magens können Flüssigkeits- und Elektrolytverluste erheblich sein und müssen ausgeglichen werden. Auch ohne Schockzeichen sollten anfangs mindestens 2,5–3 l/24 h Elektrolytlösung infundiert werden, um die immer vorhandene Sequestrierung abzufangen.

3.3 Schmerzbehandlung

3.3.1 Analgetica

Zur Schmerzbekämpfung kommt Procainchlorid (2 g/24 h) in Frage, ferner Pyrazolon-Abkömmlinge oder Pethidin. Morphium ist kontraindiziert. Die analgetische Wirkung von Aprotinin ist nicht gesichert.

3.3.2 Peritonealdialyse

Der schmerzstillende Effekt der Peritonealdialyse ist in einer kontrollierten Studie bisher nicht gesichert worden. Es entspricht jedoch klinischer Erfahrung, daß bereits nach dem ersten Einlauf der Spülflüssigkeit Schmerzfreiheit bzw. eine deutliche Besserung der Schmerzsymptomatik eintritt.

3.4 Entfernung toxischer Substanzen

3.4.1 Peritonealdialyse

Die Untersuchungen von Amundsen et al. [3] und Lankisch et al. [35] haben den Nachweis von hypotensiven Substanzen im Ascites von Hunden und Ratten mit experimenteller Pankreatitis erbracht. Diese Befunde lassen eine frühzeitige kontinuierliche Peritonealdialyse zur Entfernung des Ascites ratsam erscheinen. Hierdurch ließen sich tierexperimentell die Überlebenszeit sowie die Überlebensrate von Ratten mit experimenteller Pankreatitis signifikant erhöhen [34].

Zur Frage, ob die Peritonealdialyse auch beim Menschen eine günstige Wirkung auf den Verlauf der akuten Pankreatitis hat, liegen nur wenige Untersuchungen vor. In einer kontrollierten Studie verglichen Ranson et al. [46] die Wirkung der Peritonealdialyse mit der der konventionellen Therapie der akuten Pankreatitis bei je 5 Patienten gleichen klinischen Schweregrades. Die Anzahl der auf der Wachstation bzw. im Krankenhaus verbrachten Tage war nach der Dialysebehandlung kürzer, Leukocytose, Hyperamylasämie und Hypocalcämie weniger ausgeprägt als unter der Basistherapie. Respiratorische Komplikationen traten in beiden Gruppen gleich häufig auf. Ein Patient der nichtdialysierten Gruppe verstarb. Die Untersuchung wurde abgebrochen, da der nächste Patient nach klinischen und prognostischen Kriterien so schwer krank war, daß ihm aus ethischen Gründen eine Dialysetherapie nicht verweigert werden konnte.
Ausgehend von dieser Untersuchung, verglichen Ranson u. Spencer [45] retrospektiv die Wirkung der Dialysebehandlung bei 103 Patienten mit schwerer akuter Pankreatitis. Zwar hatte die Peritonealdialyse keinen günstigen Einfluß auf die Gesamtletalität, die Frühletalität war jedoch deutlich reduziert: 45% der Gesamtletalität der nichtdialysierten Patienten entfielen auf die ersten 10 Tage. Todesursachen waren meist respiratorische und kardiovasculäre Komplikationen. Während dieser Frühphase verstarb kein einziger dialysierter Patient. Todesursache in dieser Gruppe waren peripankreatische Abscesse, die im späteren Krankheitsverlauf auftraten.
In einer weiteren, 70 Patienten mit schwerer akuter Pankreatitis umfassenden kontrollierten Studie konnten Stone u. Fabian [48] einen signifikant günstigen therapeutischen Effekt der Peritonealdialyse auf die Letalität der Erkrankung zeigen. Sie war in der nichtdialysierten Patientengruppe doppelt so hoch wie bei Patienten, die einer Dialysetherapie unterzogen wurden. Bemerkenswerterweise hatte die Peritonealdialyse auch einen guten Effekt auf die respiratorische Insuffizienz: 6 nichtdialysierte, aber nur 1 dialysierter Patient verstarb direkt an den Folgen der respiratorischen Komplikationen.
Aber auch in dieser Untersuchung traten unerwünschte Nebenwirkungen der Peritonealdialyse auf, zu denen Eiweißmangel, Blutung um die Einstichstelle des Katheters sowie eine Kathetersepsis gehörten.
Zusätzlich zu den sonst erforderlichen Kontrollen der Laborwerte sind bei der Durchführung einer Peritonealdialyse bei der akuten Pankreatitis besonders engmaschige Messungen erforderlich von

1) arteriellem pO_2-Gehalt (Verschlechterung der bei Pankreatitis nicht seltenen Schocklunge durch das Einlaufen von 1½–2 l Spülflüssigkeit in die Peritonealhöhle und Hochdrücken des Zwerchfells),
2) Blutzucker (Verstärkung der nicht seltenen Hyperglykämie durch die Glucose in der Spülflüssigkeit),

3) Flüssigkeitsbilanz (angestrebt werden muß eine ausgeglichene Bilanz, um die Hämokonzentration bei akuter Pankreatitis nicht zu verstärken).

3.4.2 Drainage des Ductus thoracicus

Brzek u. Bartos [5] konnten durch Drainage des Ductus thoracicus tierexperimentell und in klinischen nichtkontrollierten Untersuchungen eine Besserung der akuten Pankreatitis nachweisen; eine kontrollierte Studie hierzu steht noch aus.

3.5 Renale Insuffizienz

3.5.1 Hämodialyse

Bei Anurie sollte zunächst ein Versuch mit Mannitol (250 ml einer 20%-igen Lösung i.v. innerhalb von 30 min unter Kontrolle des zentralen Venendruckes) gemacht werden. Bei anhaltender Anurie ist ein Dialyseverfahren angezeigt. Dabei hat die Hämodialyse keinen signifikanten Effekt auf den Verlauf der Erkrankung [4]. Die für diese Verfahren notwendige Heparinisierung kann überdies bei einer schweren Pankreatitis problematisch sein.

3.5.2 Peritonealdialyse

Nach den bisherigen Untersuchungen stellt die Peritonealdialyse die Therapie der Wahl bei renaler Insuffizienz dar (s. 3.4.1).

3.6 Respiratorische Insuffizienz

Beim Abfall der arteriellen Sauerstoffspannung auf unter 70 mm Hg sollte Sauerstoff über eine Nasensonde gegeben werden. In einer prospektiven Studie ließ sich durch diese Routinemaßnahme bei Patienten über 60 Jahre mit einem arteriellen pO_2 von unter 60 mm Hg die Letalität bei akuter Pankreatitis deutlich senken [24]. Sinkt die arterielle Sauerstoffspannung trotz der Gabe von Sauerstoff weiter ab, ist eine kontrollierte Beatmung mit positivem endexspiratorischen Druck unverzüglich durchzuführen [22].

3.7 Infektionsprophylaxe/Infektionsschutz

Neuere Untersuchungen haben die früher propagierte Antibioticaprophylaxe der akuten Pankreatitis als nicht eindeutig gesichert erscheinen lassen. In drei kontrollierten Untersuchungen [8, 18, 23] bei Patienten mit alkoholbedingter Pankreatitis klinisch leichten Schweregrades zeigte sich kein Vorzug einer prophylaktischen Antibioticagabe (Ampicillin). Da auch bei Patienten mit Pankreatitis alkoholischer Genese eine biliäre Ursache nicht immer mit Sicherheit ausgeschlossen werden kann, ist trotzdem, insbesondere bei anfänglich schweren Pankreatitiden, ein gallengängiges Antibioticum zu empfehlen.

3.8 Diabetes mellitus

Im Rahmen einer akuten Pankreatitis kommt es nicht selten zu einem Blutglucoseanstieg. Hohe Blutglucosewerte gelten als prognostisch ungünstig, weil sie beim Nichtdiabetiker auf einer ausgedehnten Organschädigung beruhen. Engmaschige Blutglucosekontrollen sind erforderlich, Insulin sollte ab einem Blutglucosewert von 250 mg% gegeben werden, wobei gewöhnlich die Kaliumsubstitution erhöht werden muß.

3.9 Die disseminierte intravasculäre Gerinnungsstörung (DIC)

Eine Heparinbehandlung sollte im Rahmen der Schocktherapie in Lowdose-Form eingeleitet werden. Beim Auftreten einer intravasculären Gerinnungsstörung ist Heparin ebenfalls indiziert und sollte in entsprechender Dosierung verabreicht werden. Die Anwendung von Heparin zur Verbesserung der Mikrozirkulation des Pankreas bei akuter Pankreatitis befindet sich noch im experimentellen Stadium.

4 Zusammenfassende Therapieempfehlung

Auf Grund der bisher vorliegenden Untersuchungen können die in Tabelle 3 zusammengefaßte Basistherapie der akuten Pankreatitis sowie die Behandlung eventuell auftretender Komplikationen empfohlen werden. Während der Intensivtherapie sind klinische und laborchemische Kontrollen erforderlich (Tabelle 4), um die Entwicklung von systemischen oder organbezogenen Komplikationen rechtzeitig erkennen und behandeln zu können.

5 Nachsorge

Die Basisbehandlung der akuten Pankreatitis (Tabelle 3) sollte bis zur deutlichen klinischen Besserung der Erkrankung (Schmerzfreiheit, Normalisierung der Körpertemperatur, des abdominellen Tastbefundes und

Tabelle 3. Internistische Therapie der akuten Pankreatitis

Basistherapie:	Intensivüberwachung Analgetica Nulldiät Dauerabsaugen des Magens Parenterale Volumen-, Elektrolyt- und ggf. Albuminsubstitution Antibiotica Heparin (low dose)
Schocktherapie	
Therapie der renalen Insuffizienz:	Peritonealdialyse
Therapie der respiratorischen Insuffizienz:	O_2-Gabe ⟶ kontrollierte Beatmung (PEEP)
Therapie der endokrinen Insuffizienz:	Insulin
Therapie der disseminierten intravasculären Gerinnungsstörung (DIC):	Heparin

Tabelle 4. Verlaufskontrollen bei akuter Pankreatitis

Stündlich:	Blutdruck, Frequenz, Urinausscheidung
Alle 6–8 h:	Temperatur, Hämatokrit, Blutglucose, Elektrolyte, Blutgase, Einfuhr-Ausfuhr-Bilanz
2 × täglich:	Klinische Untersuchung (Abdomen, Ascites, Cullen-Zeichen, Grey-Turner-Zeichen, Tetanie)
Täglich:	Amylase im Serum und Urin, Leukocyten, Thrombocyten, Albumin, Ges.-Eiweiß, Kreatinin, Calcium, Methämalbumin, Gerinnungsstatus

der Enzyme) beibehalten werden. Die orale Nahrungsaufnahme ist langsam und zunächst mit einer wenig Fett und Eiweiß enthaltenden Diät zu beginnen. Coffeinhaltige Getränke und Alkohol sind zu vermeiden.

In der akuten Krankheitsphase sollten in regelmäßigen und kurzfristigen Abständen Ultraschalluntersuchungen durchgeführt werden, um die Rückbildung des zunächst vergrößerten Pankreas zu verfolgen und rechtzeitig Abscesse und Pseudocysten zu erkennen.

Röntgenkontrastmitteluntersuchungen des Colons und, falls Ultraschalluntersuchungen nicht möglich sind, auch des Magens und Duodenums sind erforderlich, um Stenosen durch Pseudocysten und/oder peripankreatische Nekrosen und Entzündungsprozesse auszuschließen.

Literatur

1. Adler G, Koch H, Kern HP (1980) Effect of somatostatin on rat exocrine pancreatic secretory process in normal diseased state. Z Gastroenterol 18:418–426
2. Aho HJ, Nevalainen TJ, Lindberg RLP, Aho AJ (1980) Experimental pancreatitis in the rat. The role of phospholipase A in sodium taurocholate-induced acute hemorrhagic pancreatitis. Scand J Gastroenterol 15:1027–1031
3. Amundsen E, Ofstad E, Hagen PO (1968) Experimental acute pancreatitis in dogs. I. Hypotensive effect induced by pancreatic exudate. Scand J Gastroenterol 3:659–664
4. Balsløv JT, Jørgensen HE, Nielsen R (1962) Acute renal failure complicating severe acute pancreatitis. Acta Chir Scand 124:348–354
5. Brzek V, Bartos V (1969) Therapeutic effect of the prolonged thoracic duct lymph fistula in patients with acute pancreatitis. Digestion 2:43–50
6. Cameron JL, Mehigan D, Zuidema GD (1979) Evaluation of atropine in acute pancreatitis. Surg Gynecol Obstet 148:206–208
7. Condon RE, Woods JH, Poulin TL, Wagner WG, Pissiotis CA (1974) Experimental pancreatitis treated with glucagon or lactated Ringer solution. Arch Surg 109:154–158
8. Craig RM, Dordal E, Myles L (1975) The use of ampicillin in acute pancreatitis. Ann Intern Med 83:831–832
9. Dammann HG, Augustin HJ (1978) Cimetidine and acute pancreatitis. Lancet I:666
10. Debas HT, Hancock RJ, Soon-Shiong P, Smythe HA (1980) Glucagon therapy in acute pancreatitis: Prospective randomized double-blind study. Can J Surg 23:578–580
11. Diwok K, Gülzow M, Trettin HJ (1965) Die Wirkung der ε-Aminocapronsäure auf die experimentelle Pankreatitis der Ratte. Z Gesamte Inn Med 20:111–112
12. Diwok K, Leithäuser W, Nowotny P (1971) Zur Wirkung von Contrykal, PAMBA und Heparin auf den Verlauf einer experimentellen Pankreatitis bei Ratten. Dtsch Z Verdau Stoffwechselkr 31:113–121
13. Dürr HK, Weihe W, Bode C, Bode JC (1977) A controlled trial of glucagon in acute experimental pancreatitis in rats. Z Gastroenterol 15:728–783
14. Dürr HK, Maroske D, Zelder O, Bode JC (1978) Glucagon therapy in acute pancreatitis. Report of a double-blind trial. Gut 19:175–179
15. Elliot DW, Zollinger RM, Moore R, Ellison EH (1955) The use of human serum albumin in the management of acute pancreatitis. Gastroenterology 28:563–587
16. Evander A, Ihse I (1980) Cimetidine treatment in acute experimental pancreatitis. Eur Surg Res 12:301–309
17. Field BA, Hepner GW, Shabot M, Schwartz AA, State D, Worthen N, Wilson R (1979) Nasogastric suction in alcoholic pancreatitis. Dig Dis Sci 24:339–344
18. Finch WT, Sawyers JL, Schenker S (1976) A prospective study to determine the efficacy of antibiotics in acute pancreatitis. Ann Surg 183:667–671
19. Gauthier A, Gillet M, Di Constanzo J, Camelot G, Maurin P, Sarles H (1978) Etude controlée multicentrique de l'aprotinine et du glucagon dans le traitement des pancréatites aiguës. Gastroenterol Clin Biol 2:777–784
20. Goebell H, Ammann R, Herfarth C et al. (1979) A double-blind trial of synthetic salmon calcitonin in the treatment of acute pancreatitis. Scand J Gastroenterol 14:881–889
21. Hadas N, Wapnick S, Grosberg SJ, Sugaar S (1979) Cimetidine induced mortality in experimental pancreatitis. Gastroenterology 76:1148
22. Hayes ME, Rosenbaum RW, Zibelman M, Matsumoto T (1974) Adult respiratory distress syndrome in association with acute pancreatitis. Evaluation of positive and expiratory pressure ventilation and pharmacologic doses of steroids. Am J Surg 127:314–319
23. Howes R, Zuidema GD, Cameron JL (1975) Evaluation of prophylactic antibiotics in acute pancreatitis. J Surg Res 18:197–200

24. Imrie CW, Blumgart LW (1975) Acute pancreatitis: a prospective study on some factors in mortality. Bull Soc Int Chir 6:601–603
25. Imrie CW, Benjamin IS, Ferguson JC, McKay AJ, Mackenzie I, O'Neill J, Blumgart LW (1978) A single-centre double-blind trial of trasylol therapy in primary acute pancreatitis. Br J Surg 65:337–341
26. Kasper H, Sommer H (1976) Klinik der akuten Pankreatitis. In: Pankreas. Forell MM (Hrsg) (Handbuch der Inneren Medizin, Bd 3/6) Springer, Berlin Heidelberg New York
27. Knight MJ, Condon JR, Smith R (1971) Possible use of glucagon in the treatment of pancreatitis. Br Med J II:440–442
28. Konttinen YP (1971) Epsilon-aminocapronic acid in the treatment of acute pancreatitis. Scand J Gastroenterol 6:715–718
29. Lankisch PG (1980) Therapie der akuten Pankreatitis. Tierexperimentelle Untersuchungen. Thieme, Stuttgart
30. Lankisch PG, Koop H (1978) Dopamin-Wirkung auf die basale Pankreassekretion des Menschen. Dtsch Med Wochenschr 103:391–392
31. Lankisch PG, Winckler K, Bokermann M, Schmidt H, Creutzfeldt W (1974) The influence of glucagon on acute experimental pancreatitis in the rat. Scand J Gastroenterol 9:725–729
32. Lankisch PG, Koop H, Winckler K, Fölsch UR, Creutzfeldt W (1977) Somatostatin therapy of acute experimental pancreatitis. Gut 18:713–716
33. Lankisch PG, Koop H, Winckler K, Köstering H (1977) Therapie der akuten experimentellen Pankreatitis mit dem Antifibrinolytikum PAMBA. Z Gastroenterol 15:722–727
34. Lankisch PG, Koop H, Winckler K, Schmidt H (1979) Continuous peritoneal dialysis as treatment of acute experimental pancreatitis in the rat. I. Effect on length and rate of survival. Dig Dis Sci 24:111–116
35. Lankisch PG, Koop H, Winckler K, Schmidt H (1979) Continuous peritoneal dialysis as treatment of acute experimental pancreatitis in the rat. II. Analysis of its beneficial effect. Dig Dis Sci 24:117–122
36. Lankisch PG, Koop H, Winckler K, Otto J, Creutzfeldt W (1981) Cimetidin: Gefährlich bei akuter Pankreatitis? Z Gastroenterol 19:497–498
37. Levant JA, Secrist DM, Resin H, Sturdevant RAL, Guth PH (1974) Nasogastric suction in the treatment of alcoholic pancreatitis. A controlled study. JAMA 229:51–52
38. Manabe T, Steer ML (1979) Experimental acute pancreatitis in mice. Protective effects of glucagon. Gastroenterology 76:529–534
39. Meshkinpour H, Molinary MD, Gardner L, Berk JE, Hoehler FK (1979) Cimetidine in the treatment of acute alcoholic pancreatitis. A randomized double-blind study. Gastroenterology 77:687–690
40. MRC (1977) Multicentre trial of glucagon and aprotinin Death from acute pancreatitis. Lancet II:632–635
41. Naeije R, Salingret E, Clumeck N, De Troyer A, Devis G (1978) Is nasogastric suction necessary in acute pancreatitis? Br Med J II:659–660
42. Papp M, Ribet A, Fodor I, Nemeth PE, Feher S, Horvath JE, Folly G (1975) Glucagon treatment of experimental acute pancreatitis. Acta Med Acad Sci Hung 32:105–116
43. Paul F, Ohnhaus EE, Hesch RD et al. (1979) Einfluß von Salm-Calcitonin auf den Verlauf der akuten Pankreatitis. Ergebnisse einer prospektiven Doppelblindstudie. Dtsch Med Wochenschr 104:615–622
44. Perez de Oteyza C, Rebollar JL et al. (1980) Tratamiento controlado de la pancreatitis aguda. Ensayo doble ciego con cimetidina. Rev Clin Esp 158:263–266
45. Ranson JHC, Spencer FC (1978) The role of peritoneal lavage in severe acute pancreatitis. Ann Surg 187:565–575

46. Ranson JHC, Rifkind KM, Turner JW (1976) Prognostic signs and nonoperative peritoneal lavage in acute pancreatitis. Surg Gynecol Obstet 143:209–219
47. Schwedes U, Althoff PH, Klempa I et al. (1979) Effect of somatostatin on bile-induced hemorrhagic pancreatitis in the dog. Horm Metab Res 11:655–661
48. Stone HH, Fabian TC (1980) Peritoneal dialysis in the treatment of acute alcoholic pancreatitis. Surg Gynecol Obstet 150:878–882
49. Trapnell JE, Rigby CC, Talbot CH, Duncan EHL (1974) A controlled trial of trasylol in the treatment of acute pancreatitis. Br J Surg 61:177–182
50. Tykkä H, Mahlberg K, Pantzar P, Tallberg T (1980) Phospholipase A_2 inhibitors and their possible clinical use in the treatment of acute pancreatitis. Scand J Gastroenterol 15:519–528
51. Waterworth MW, Barbezat GO, Hickman R, Terblanche J (1976) A controlled trial of glucagon in experimental pancreatitis. Br J Surg 63:617–620

Kapitel 52

Indikation und Verfahrenswahl aus chirurgischer Sicht

H.-J. PEIPER

So bedeutungsvoll die konservativen Maßnahmen bei der gesicherten akuten Pankreatitis auch sind — in der Mehrzahl der Fälle bleiben sie das Verfahren der Wahl —, so wichtig ist eine *operative Behandlung* unter Voraussetzungen, die heute noch kontrovers beurteilt werden. Schwierigkeiten in der Bestimmung des Schweregrades der Erkrankung, noch mäßig belegte Fakten bezüglich des günstigsten Zeitpunktes eines chirurgischen Eingriffes und unterschiedliche Auffassungen über die Art des operativen Vorgehens machen Indikation und Verfahrenswahl bei der akuten Pankreatitis zu einem besonders heftig umstrittenen Problemkreis.
Nach Jahrzehnten vereinzelter operativer Versuche [5, 8, 21] war eine strikt konservative Einstellung [17] vorherrschend, bis die so überaus unbefriedigenden Ergebnisse seit Anfang der 60er Jahre neue Impulse für ein chirurgisches Vorgehen erbrachten. Insbesondere die Resektionsbehandlung, zuerst von Watts (1963) [22] erfolgreich als Pankreaskopfresektion bei hämorrhagisch-nekrotisierender Pankreatitis durchgeführt und dann insbesondere von der französischen Schule propagiert [6, 11, 14, 16] zeigte durch Beseitigung der Quelle des tryptischen Geschehens neue Ansatzpunkte.
Unser Kommentar zur heutigen Situation muß auf das Problem stoßen, daß bisher nur sehr wenige harte Fakten zur Entscheidung der strittigen Fragen vorliegen. Es gibt praktisch keine Ergebnisse aufgrund klinischer Studien. Die diesbezüglichen Schwierigkeiten gehen u. a. aus einer Studie der Mainzer Gruppe hervor, die sie zum Vergleich Peritonealdialyse gegenüber Operation begonnen hatten, ähnlich wie dies von Lankisch in Kap. 51 beschrieben wurde. Diese Untersuchung mußte aber abgebrochen werden, weil in der konservativen Gruppe immer wieder Komplikationen auftraten, aufgrund derer die betreffenden Patienten herausgenommen und einer Operation zugeführt worden waren. Für jede derartige Untersuchung, insbesondere aber für die Indikationsstellung ist eine Zuordnung des Patienten zu einem bestimmten Krankheitsstadium bzw.

Tabelle 1. Einteilung der Pankreatitiden. (Nach Hollender et al. 1980 [6])

Klinik	Laborparameter
Grad I:	
Anamnese:	Keine massiven Veränderungen von BZ, Serum-Ca^{++}, Harnst. und Hkt.
Epigastrische Schmerzen +	
Erbrechen (±)	Amylase i. S. ↗↗↗
Befunde:	Amylase i. U. ↗↗
Druckschmerz im Epigastrium (+)	Lipase i. S. (↗)
Geringe Abwehrspannung	
Kein Ikterus	Kontinuierliche Verbesserung durch konservative Therapie
Allgemeiner Zustand:	
Kreislauf stabil, schnelles Ansprechen auf konservative Behandlung	
Grad II: Begrenzte Nekrosen	
Anamnese:	Leukocytose über 15000, Hk unter 30%, Anstieg der harnpflichtigen Substanzen, Ansteigen des BZ Hypocalciämie
Epigastrale Schmerzen ++	
Erbrechen ±	
Befunde:	Amylase i. S.: ↗
Diffuser Druckschmerz im Abdomen mit Punct. max. im Epigastrium	Lipase i. S.: ↗↗
	Die Punktion des Abdomens liefert bräunliche, fermentreiche Flüssigkeit
Geblähtes Abdomen	
Subileus + Resistenz im Oberbauch (+)	Trotz konservativer Behandlung wenig Besserung der Laborwerte
Subikterus oder Ikterus, progredient	
Allgemeiner Zustand:	
Kreislauf instabil, Temperatur 38 °C	
Flüssigkeitsbedarf von mehr als 3l/24 Std, um ZVD und Diurese zu halten	
Wenig Ansprechen auf medizinische Behandlung	
Grad III: Ausgedehnte Nekrosen	
Anamnese und Befunde wie bei Grad II	Leukocytose über 20000, starker BZ-Anstieg, Hypocalciämie, metabol. Acidose, Hypoxie, Transaminasen-Anstieg, Harnstoff stark erhöht
Schwere Schocksymptomatik	
Nierenversagen, respiratorische Insuffizienz, Encephalopathie, gastro-intestinale Blutungen	Amylase i. S.: (↗)
Trotz konservativer Therapie weitere Verschlechterung	Lipase i. S.: ↗↗
	Trotz konservativer Behandlung weitere Verschlechterung

Schweregrad der akuten Pankreatitis vorauszusetzen. Eine entsprechende Einteilung wurde zuvor von Neher (s. Kap. 49) gebracht und entspricht dem Vorschlag von Kümmerle [9, 10]. Eine entsprechende, noch differenziertere Aufstellung stammt von Hollender et al. [6] (Tab. 1).

Die Schwierigkeit in der Beurteilung von Operationsergebnissen bei der akuten Pankreatitis liegt darin, daß eine Klassifizierung der Fälle schwerfällt und man nur unter Zugrundelegen von Gruppen vergleichbarer morphologischer Befunde überhaupt zu einer Auslegung der Ergebnisse kommen kann.

Obwohl pauschal gesehen die *Operationsletalität* bei der akuten Pankreatitis während der letzten Jahre von rund 80% auf etwa die Hälfte (ca. 40%) gesenkt worden zu sein scheint [6], muß man berücksichtigen, daß hierbei eben nicht nur Indikation und Verfahrenswahl, sondern auch die Verbesserung intensivmedizinischer Maßnahmen zu Buche schlägt.

1 Operationsindikation

Beim *Schweregrad I* – hierbei handelt es sich offenbar um die *ödematöse Form* der akuten Pankreatitis – bleibt die Therapie auf konservative Maßnahmen beschränkt, es sei denn eine Laparotomie wird zur Diagnosestellung erforderlich. In diesem Falle scheint die Prognose nicht durch den explorativen Eingriff verschlechtert zu werden [4, 23]. Direkte Manipulationen an der Bauchspeicheldrüse sollten hierbei allerdings unterbleiben. Allenfalls kommt eine Gallenwegssanierung in Frage, wenn eine biliäre Genese vorzuliegen scheint.

Relativ klar ist die Indikationsstellung zum operativen Eingriff auch beim *Grad III*. Hierbei handelt es sich ja um *subtotale bis totale Pankreasnekrosen*, ein Stadium also, in dem es häufig zu manifesten Organkomplikationen kommt; ein Stadium übrigens, das in der Mehrzahl der Fälle letal verläuft, ob wir nun konservative oder operative Maßnahmen ergreifen. Allerdings ist der chirurgische Eingriff als Verzweiflungsakt manchmal doch erfolgreich. Er betrifft die Behandlung von Komplikationen, wie Abscessen oder Pseudocysten.

Spekulativ bleibt die Indikation zur Operation im *Stadium II*, also bei *begrenzten Nekrosen*. Die zeitliche Erfassung eines Überganges von der ödematösen zur nekrotisierenden Form scheint für das Schicksal der Patienten entscheidend zu sein. Hier möchte man Kranke vor Eintritt in dieses Stadium erfassen und sie frühzeitig einem chirurgischen Eingriff zuführen, in der Hoffnung, den Krankheitsverlauf dadurch wirklich günstig beeinflussen zu können. Auch diese Annahme konnte bisher nicht schlüssig belegt werden, erscheint aber logisch. Sind erst einmal *irreversible Komplikationen*, wie respiratorische Insuffizienz oder akutes Nierenversagen, eingetreten, ist die Prognose extrem schlecht [10].

Verläßliche Parameter zur Auswahl der Patienten gibt es bisher leider nicht. Die von Ranson [18] aufgestellten Zeichen, wie Oligurie, Elektrolytverschiebungen, Verschlechterung der Amylase- und Lipasewerte, Acidose, Abfall des Serum-Ca^{++} u.a., vermögen nur als relative Hinweise zu dienen. Eine Entscheidung kann nur aufgrund der klinischen Entwicklung und durch gemeinsame Konsultationen zwischen Internisten und Chirurgen getroffen werden. Neuerdings bietet sich mit dem Methhämalbuminnachweis im Serum oder im Peritonealdialysat [12b] eine Möglichkeit, die hämorrhagisch-nekrotisierende Form der akuten Pankreatitis festzustellen.

Klinische Argumente für eine Operationsindikation stellen sich heute bei:

- protrahiertem Schock, Niereninsuffizienz und Elektrolytentgleisung,
- Versagen der intensivmedizinischen Behandlung,
- stetiger Verschlechterung des Allgemeinzustandes,
- zunehmender (enzymatischer) Encephalopathie,
- respiratorischer Insuffizienz,
- Temperaturanstieg und Leukocytose,
- paralytischem Ileus.

Neuerdings dürfte es in 70–80% der Fälle gelingen, durch Sonographie und Computertomographie die ödematöse von der schweren nekrotisierenden Pankreatitis zu unterscheiden. Möglicherweise erleichtert dies für den Einzelfall in Zukunft eine Stadienzuordnung der akuten Pankreatitis. Dieses Problem ist für die Indikationsstellung von großer Bedeutung. Vieles spricht dafür, den Zeitpunkt der Indikationsstellung zur Operation von dem Erfassen der ersten Nekrosen abhängig zu machen. Hierzu erscheinen einige Daten von Bayer [3] aufschlußreich, die er auf dem Chirurgen-Kongreß in München im Rahmen der wissenschaftlichen Ausstellung vorstellte. Aufgrund seines Krankengutes steht die Ausdehnung extrapankreatischer Nekrosen in unmittelbarer Beziehung zur Letalität. Unter Berücksichtigung der Tatsache, daß es zu vornehmlich vier retroperitonealen Nekrosestraßen kommen kann, stellte der Autor fest, daß die Letalität ohne derartige Nekrosestraßen 26% betrug, bei einer, zwei, drei oder vier Nekrosestraßen aber sprungartig anstieg. Daraus muß man den Schluß ziehen, daß die Feststellung des Beginns der Nekrosebildung und des späteren Ausmaßes für die Indikationsstellung zur Operation wichtig sein muß. Die von Baert (s. Kap. 44) vorgestellten computertomographischen Bilder und deren Deutung lassen eine Hilfestellung für die Zukunft erhoffen, obwohl die Unterscheidung zwischen peripankreatischem Ödem und bereits manifester Nekrose unvermindert schwierig sein dürfte.
Allerdings muß eingeräumt werden, daß es bisher nicht bewiesen ist, ob das Ausmaß der Nekrosen wirklich den Verlauf so entscheidend beeinflußt. Hier läßt sich nur ein Analogieschluß ziehen durch die Feststellung, daß infolge umfangreicher Nekrosen eine Überschwemmung mit freiwer-

denden Enzymen stattfindet, wobei wahrscheinlich auch massiv Toxine aus dem zerfallenden Gewebe freiwerden. Die häufigen septischen Komplikationen könnten dadurch entstehen, daß in den Nekrosebezirken bei 50% der Fälle eine Keimbesiedlung vorhanden ist. Auf der anderen Seite wird aber auch eine folgenlose Resorption von Nekrosen für möglich gehalten. Bedeutsam ist die Klärung dieser Frage für die Wahl des Operationszeitpunktes. In diesem Zusammenhang erleichtern die von der Mainzer Gruppe [9, 10, 10b] aufgestellten Begriffe „frühzeitig", „verzögert" und „Spätoperation" die Verständigung, aber natürlich nicht die Einigung auf ein schon heute gültiges Konzept. Frühzeitig, auch „vorzeitig" [10] meint eine Indikationsstellung während der ersten 24–48 h (bzw. 2.–4. Tag), „verzögert" nach 8-10 Tagen, wobei die Zwischenzeit von Hollender als besonders ungünstig und letalitätsbelastet angesehen wird, oder später als „Spätoperation". Es gibt aus erklärlichen Gründen bisher sehr wenige Studien zur Festlegung des besten Operationszeitpunktes. Die Mainzer Arbeitsgruppe bezieht sich bei ihrer Befürwortung der Frühoperation auf die Ergebnisse der experimentellen Studie von Neher (s. Kap. 49). Sie konnte zeigen, daß bei der experimentell erzeugten Pankreatitis im Falle einer Frühoperation in den ersten 24 h durch subtotale oder totale Pankreatektomie ein Überleben möglich ist, was ansonsten tierexperimentell oder auch in der Humanmedizin praktisch unmöglich ist. Daneben meint Neher als Argument für die Frühoperation anführen zu sollen, daß etwa 50% der Todesfälle bei akuter hämorrhagisch-nekrotisierender Pankreatitis bereits innerhalb der ersten Verlaufswoche eintreten. Im übrigen führt Neher eine Verbesserung der Operationsletalität infolge frühzeitiger Operation bei partiellen Nekrosen im eigenen Krankengut an. Kritisch sei vermerkt, daß bei einer solchen Indikationsstellung natürlich auch Fälle reseziert werden, die ohnehin eine günstigere Prognose aufweisen und glücklicherweise allein unter intensivmedizinischen Maßnahmen zur Ausheilung kommen können.

Dieser dezidiert aktiven Einstellung zur *Operation in der Frühphase* steht heute noch ein mehr *chirurgisch-konservatives* bzw. möglichst *organerhaltendes Konzept* gegenüber [4]. Dieses beinhaltet operative Zurückhaltung in der Frühphase und aktives Vorgehen in der Sekundärphase. Diesbezügliche Letalitätszahlen (20–35%) liegen zumindest nicht schlechter als nach frühzeitiger Parenchymresektion (Linksresektion: 35–40%, partielle bis totale Pankreatektomie: >60%).

Zusammenfassend meinen wir für die Indikationsstellung, daß sie bei Progredienz, insbesondere im Stadium III zweifelsfrei ist, im Stadium II aber noch eine Ermessensfrage bleibt, die von einzelnen Experten durchaus mit einer frühzeitigen Operation gelöst werden kann, für die Mehrzahl der Chirurgen aber ein *verzögertes Vorgehen* bedeutet. Die Verfahrenswahl bleibt eine dann zu lösende Frage.

2 Verfahrenswahl

Es geht also bei der chirurgischen Therapie der akuten Pankreatitis im wesentlichen um die direkten Maßnahmen an der hämorrhagisch-nekrotischen Bauchspeicheldrüse, weniger um die unbestritten angezeigten Eingriffe zur Beseitigung lithogener Ursachen bzw. die Relaparotomie bei der postoperativen Pankreatitis mit dem Ziel der Beseitigung mechanischer Faktoren.

Nachfolgend einige kritische Ausführungen zur Verfahrenswahl im einzelnen:

Lavage der Pankreasloge. Eine ausgiebige Drainage zur Entfernung von Sequestern und Sekret ist sinnvoll, der Effekt der Spülung umstritten. Eine vorherige oder postoperative Peritoneallavage erscheint logisch (Entfernung systemisch wirksamer Substanzen), zeitigte in klinischen Studien [15, 19] aber keine signifikante Senkung der Letalität.

Nekrosektomie. Sie beinhaltet die Entfernung der avitalen Pankreasanteile unter Belassung vitaler Drüsenbezirke.

Sequesterentfernung. Sie betrifft die Beseitigung völlig abgetrennter Gewebeanteile, die sich leicht mittels Digitoklasie auslösen lassen. Außerdem betrifft sie u. a. die Ausräumung der Nekrosestraßen.

Pankreasteilresektion. Da die hämorrhagisch-nekrotisierende Pankreatitis in 70% der Fälle segmental, d. h. links von der V. mesenterialis sup. lokalisiert ist, läßt sich der Krankheitsherd durch Linksresektion zumeist ausreichend beseitigen. Sie ist nach Demarkierung der Nekrosen bzw. Sequestrierung dieses Pankreasabschnittes nach Ablauf der ersten Woche technisch meist gut durchführbar. Der Eingriff wird mit einer ausgiebigen Drainage (Spül-Saug-Drainage) der Pankreasloge abgeschlossen.

Totale Pankreatektomie. Von einigen Autoren versucht [2] wegen des unvorhersehbaren Verlaufs der nekrotisierenden Pankreatitis und möglicher Rezidive im Restpankreas bei Befall von über $^{2}/_{3}$ des Organs und sicheren Nekrosen im Kopf und Corpus sowie Hinweisen auf Sepsis und Niereninsuffizienz bzw. cerebraler Beteiligung. Überhohe Operationsletalität läßt dieses Verfahren nicht als geeignet erscheinen.

Gallengangssanierung bzw. -entlastung. Auch hier steht Meinung gegen Meinung. Retrospektive Untersuchungen zeigten sowohl eine Verbesserung der Prognose bei *frühzeitiger Entlastung* im Falle biliärer Pankreatitis [1] wie auch im Falle schwerer Pankreatitis eine offensichtliche Letalitätserhöhung [20]. Ranson riet deshalb, den Eingriff an den Gallenwegen bis zum Abklingen der Erkrankung aufzuschieben oder lediglich eine Cholecystektomie durchzuführen. Hollender et al. [6] raten hingegen generell zur Cholecystektomie und zur Einlage eines T-Drains bzw. notfalls zur Cholecystostomie. Bei Steinen in den Gallenwegen dürfte die Choledochusrevision mit Drainage unbedingt angezeigt sein. Eine transduodenale Papillotomie kann ggf. bei eingeklemmtem präpapillären Konkrement erforderlich werden. Wir befürworten bei Hinweis auf biliäre Genese konsequenterweise die Sanierung der Gallenwege, meinen aber, daß diese Überlegungen bei der alkoholischen bzw. ideopathischen Pankreatitis entfallen.

Dreifachstomie-Operationen [4, 7, 13] betreffen Gastrostomie zur Langzeitdekompression des Magens, Jejunostomie zur Ernährung und Gallengangsdrainage bzw. Cholecystostomie – sie sind in ihrer Zwangsläufigkeit fragwürdig und zudem komplikationsbehaftet. Auch sind sie hinderlich bei den häufig erforderlichen Reoperationen.

Zusammenfassend können wir feststellen, daß bei frühzeitiger Pankreasresektion häufig zu viel gesundes Gewebe geopfert und ein Diabetes produziert wird, der vorteilhafte Effekt zwar plausibel erscheint, aber noch nicht schlüssig bewiesen ist – eine Resektionsbehandlung aber generell bei fortschreitender Erkrankung in Frage kommt. Außer Frage steht die ausgiebige und häufig wiederholte Ausräumung von Nekrosemassen aus der Pankreasloge bzw. den Nekrosestraßen im Retroperitonealraum. Sinnvoll dürfte die gründliche Drainage des Retroperitonealraumes sein, wahrscheinlich zunächst in Form einer Spül-Saug-Drainage. Eine Gallenwegssanierung kommt für Fälle nachgewiesener biliärer Genese in Betracht. Sekundäre Organkomplikationen, wie Absceß, Sepsis, Pseudocyste, stellen absolute Indikationen zur verzögerten Operation dar und sollten rechtzeitig durch äußere odere innere Drainage entlastet werden.

Literatur

1. Acoste JM, Pellegrinis CA, Skinner DB (1980) Etiology and pathogenesis of acute biliary pancreatitis. Surgery 88:118
2. Alexandre JH, Germain M, de Hochepied F, Chambon HG, Trevoux-Pail J, Poilleux F (1974) Place de la pancréatectomie totale dans le therapeutique des pancréatites aigues. Chirurgie 100:893
3. Bayer M (1980) „Akute Pankreatitis", auf der Wissenschaftlichen Ausstellung beim Deutschen Chirurgen-Kongreß in München
4. Fritsch A (1980) Akute Pankreatitis, Indikationen, Verfahrenswahl und Ergebnisse der operativen Behandlung. Chirurg 51:376
5. Guleke N (1912) Die neueren Ergebnisse in der Lehre der akuten und chronischen Erkrankungen des Pankreas, mit besonderer Berücksichtigung der entzündlichen Veränderungen. In: Ergebnisse der Chirurgie und Orthopädie, Bd IV. Springer, Berlin, S 408
6. Hollender LF, Marrie A, Meyer Ch, Blanchot Ph, Castellanos JG (1980) Akute Pankreatitis – Indikationen, Verfahrenswahl und Ergebnisse der operativen Behandlung. Chirurg 51:371
7. Kiekens R, Kinnaert P, Govaerts JP (1967) Le jejunostomie d'alimentation dans le traitement de le pancréatite aigue grave. Acta Chir Belg 66:45
8. Körte W (1896) Beitrag zur chirurgischen Behandlung der Pankreas-Entzündungen, nebst Experimenten über Fettgewebs-Nekrose. Berliner Klinik 102:27

9. Kümmerle F, Neher M, Schönborn H, Mangold G (1975) Vorzeitige Operation bei akuter hämorrhagisch-nekrotisierender Pankreatitis. Dtsch Med Wochenschr 100:2241
10. a. Kümmerle F (1978) Frühindikation der akuten Pankreatitis: Operation. Langenbecks Arch Chir 347:563
10. b. Kümmerle F (1980) Akutes Nieren- und Lungenversagen bei diffuser Peritonitis und hämorrhagisch-nekrotisierender Pankreatitis. Dtsch Med Wochenschr 103:82
11. Lagache G, Vankemmel M, Edelmann G, Boutelik P, Guivarck P, Hollender LF, Colin R, Bories-Azeau (1974) Le traitement des pancréatites aigues nécrosantes par la ablation chirurgicale précoce des postious nécrosés. Chirurgie 100:155
12. a. Lankisch PG, Koop H, Winckler K, Schmidt H (1979) Continous peritoneal dialysis as treatment of acute experimental pancreatitis in rat. Dig Dis Sci 24:111
12. b. Lankisch PG, et al. (1978) Evaluation of methaemalbumin in acute pancreatitis. Scand J Gastroent 13:975–978
13. Lawson DW, Daggett WM, Civetta JM, Corry RJ, Bartlett MK (1970) Surgical treatment of acute necrotizing pancreatitis. Ann Surg 172:605
14. Leger L, Chiche B, Ghouti A (1977) Notre expérience de la pancréatite aigue. Chirurgie 103:846
15. Maroske D (1981) Akute hämorrhagisch-nekrotisierende Pankreatitis: Laparotomie oder Peritonealspülung? Ergebnisse einer prospektiven kontrollierten randomisierten klinischen Studie. In: Symposium „Controverses su les pancréatites aigues“ Strasbourg 1981. Med Chir Dig 10 (im Druck)
16. Mercadier M (1977) Sur un série de 100 cas de pancréatites aigues graves opérés précocément. Chirurgie 103:835
17. Nordmann O (1938) Neuere Anschauungen über die akute Pankreasnekrose. Arch Klin Chir 193:370
18. Ranson JHC, Rifkind KM, Roses DF, Fink K, Spencer FC (1974) Prognostic signs and the role of operative management in acute pancreatitis. Surg Gynecol Obstet 139:69
19. Ranson JHC, Spencer FC (1978) The role of peritoneal lavage in severe acute pancreatitis. Ann Surg 187:565
20. Ranson FHC (1979) The timing of biliary surgery in acute pancreatitis. Ann Surg 189:654
21. Schmieden V, Sebening W (1927) Chirurgie des Pankreas. Langenbecks Arch Chir 148:319
22. Watts JT (1963) Total pancreatectomy for fulminant pancreatitis. Lancet II:384
23. White TT, Heimbach DM (1976) Sequestrectomy and hyperalimentation in the treatment of hemorrhagic pancreatitis. Am J Surg 132:270

Ileus

Koordinator: A. ENCKE

Kapitel 53

Grundlagen

A. Encke

„Darmverschluß entsteht, wenn die Brusthöhle warm, die Leibeshöhle kalt wird, denn es trocknen dann die Eingeweide aus und verfilzen infolge entzündlicher Anschwellung, so daß weder die Innenluft noch die Gase hindurch können" (Corpus Hippocraticum).

Das Wort „Ileus" leitet sich vom griechischen *ειλειν* (= drehen, aufrollen) ab. Der Begriff wird am besten als „Störung der Darmwegsamkeit" charakterisiert, denn er bezeichnet, didaktisch unglücklich, einerseits die Darmverlegung, andererseits die Paralyse der Darmwand. Ätiologisch werden der mechanische, der funktionelle (paralytische) und der primär vasculär bedingte Ileus unterschieden. Ein Darmverschluß kann komplett oder inkomplett (Subileus), zeitlich akut, subakut, chronisch oder chronisch-rezidivierend und je nach Lokalisation als hoher oder tiefgelegener Dünndarm- bzw. Dickdarmileus auftreten.

Der *mechanische Ileus* tritt ohne und mit Gefäßbeteiligung auf. *Occlusion* bedeutet die Verlegung durch äußere Kompression oder Abknickung, *Obturation* die Verlegung durch ein inneres Hindernis. Beim Tumorleiden können sich beide Komponenten überschneiden. Beim Dünndarmileus stehen ursächlich Briden, Adhäsionen, Strikturen, Hernien und Tumoren im Vordergrund (Abb. 1).

Beim akuten Dickdarmverschluß dominieren das Carcinom (55%), der Volvulus (15%), die Diverticulitis (10%) und Pseudoobstruktionen. Im Neugeborenen-, Säuglings- und Kleinkindesalter [7] muß vor allem an Atresien, Darmduplikaturen und Darmwandcysten, im vorgerückten Alter auch an den Gallenstein- und Askaridenileus, an Fremdkörper und Nahrungsmittelreste gedacht werden. Durch *Strangulation* der Darmwurzel kommt es zur Gefäßbeteiligung, die die klinische Symptomatik beschleunigt und die Gefährdung des Kranken erhöht. Zu denken ist in erster Linie an Briden, incarzerierte Hernien, deren allgemeines Letalitätsrisiko durch die prophylaktische Bruchoperation erfreulich zurückgegangen ist, einen Volvulus und die Invagination, letztere beim Kind spontan,

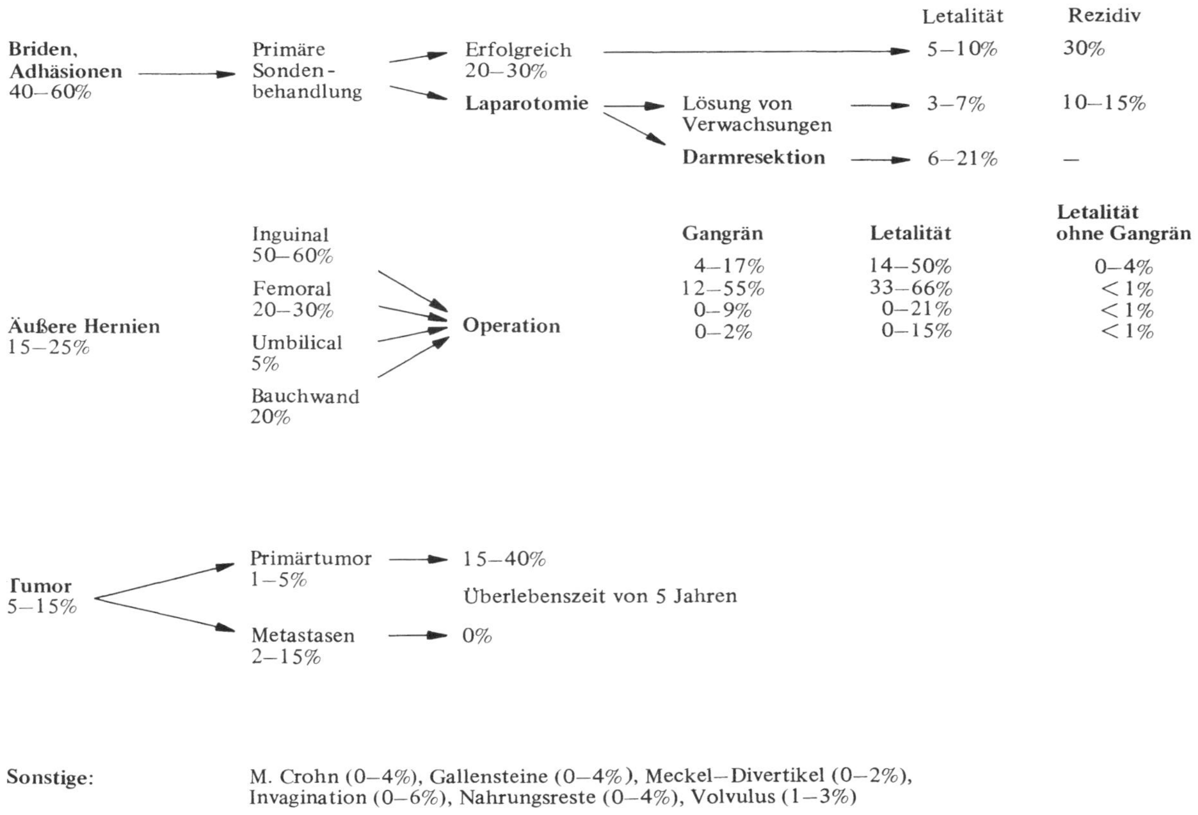

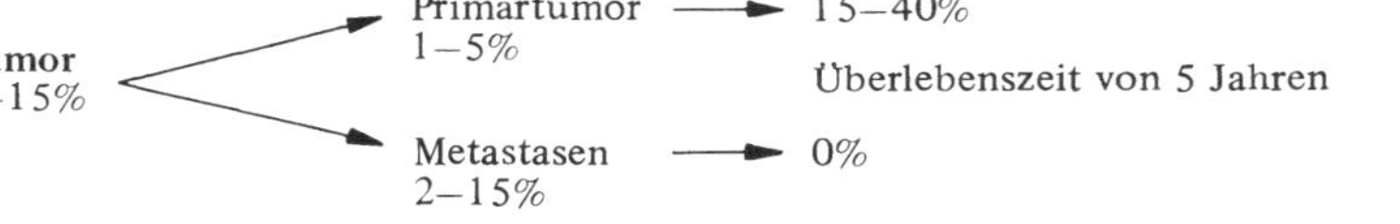

Abb. 1. Häufigkeit und Prognose des mechanischen Dünndarmileus. (Nach Moore [9])

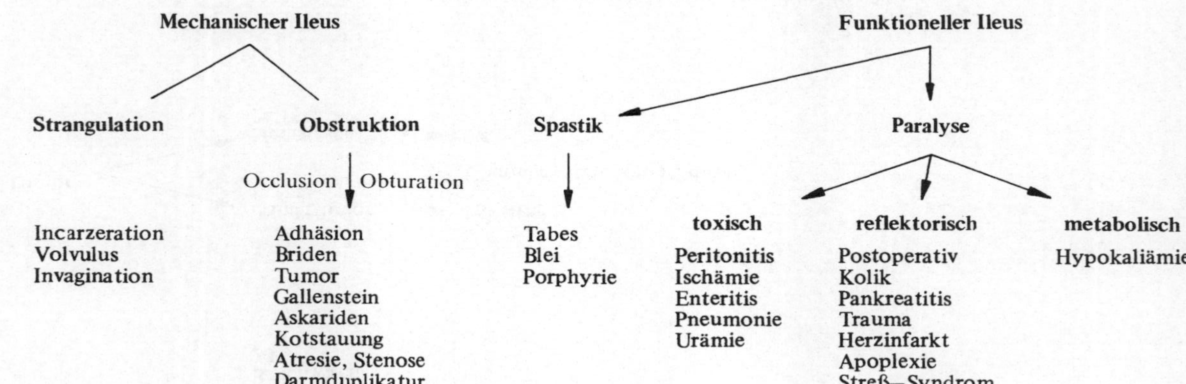

Abb. 2. Ätiologie des mechanischen und funktionellen Ileus

beim Erwachsenen tumorbedingt (Polypen) mit venöser Stauung des invaginierten Darmwandanteils (Hämorrhagie und rectale Blutung).

Beim *funktionellen Ileus* unterscheiden wir in Anlehnung an Kern [8] die stoffwechselbedingte oder neurogene Darmparalyse, die Paralyse als Begleiterscheinung einer lokalen Erkrankung, in den meisten Fällen einer Peritonitis, die Darmparalyse als Endstadium eines mechanischen Ileus (Durchwanderung) und schließlich den seltenen paralytischen Ileus „sui generis".

Eine Sonderform stellt der *primär vasculär bedingte Ileus* (arterielle Embolie, chronische Arteriopathie, venöse Thrombose) dar, der frühzeitig zur toxischen Paralyse infolge Ischämie der Darmwand und Durchwanderungsperitonitis führt. Abb. 2 enthält eine Übersicht der häufigsten Ileusursachen.

Die Letalität des Ileus schlechthin wird auch heute noch mit 15–20% angegeben. Das Risiko steigt mit zunehmendem Lebensalter, wenn man von der besonderen Gefährdung des Neugeborenen und Säuglings absieht. Es steigt außerdem mit zunehmender Dauer des Ileus, nach Kümmerle stündlich um 1%.

Beim *postoperativen mechanischen Ileus* überwiegen Adhäsionen (70%) gefolgt von Strangulationen (18%), Volvulus (3,3%) und inneren Hernien (4,5%). Häufigste Voroperationen sind die Appendektomie, gefolgt von Eingriffen an Colon, Magen, Duodenum, Rectum, Dünndarm, Uterus und Adnexen [2]. Insgesamt stellen Störungen der Darmwegsamkeit etwa 20–30% aller postoperativen Komplikationen nach Abdominaleingriffen dar. Bei 0,5–1,5% aller Bauchoperationen tritt ein postoperativer Ileus auf.

Für die *Auslösung der Ileuskrankheit* wird die prästenotische bzw. allgemeine *Darmwanddistension* bei paralytischem Ileus verantwortlich gemacht. Die Übergänge von Atonie und paralytischem Ileus sind fließend. Die „physiologische" postoperative *Atonie* ist an Magen (24 h), Dünndarm (nur wenige Stunden) und Dickdarm (48–72 h) reflexbedingt (?) unterschiedlich stark und lange ausgeprägt. Beim eigentlichen Ileus, gleich welcher Genese, führt die Distension der Darmwand über verschiedene, z. T. parallel verlaufende *Circuli vitiosi* (Abb. 3) rasch zu einer schweren Allgemeinerkrankung, in deren Mittelpunkt der *Schock* steht (Abb. 4). Die wesentlichen, für die Entwicklung der Ileuserkrankung verantwortlichen Störungen sind dabei der massive *Flüssigkeits- und Elektrolytverlust* nach innen (Sekretions- und Resorptionsstörung) und nach außen (Erbrechen); die Behinderung der *Darmmotilität* mit *Stase* des Darminhaltes, Bakterienwachstum und Toxinbildung (Endotoxin); die lokale *Ischämie* und *Hypoxie* der Darmwand mit Schädigung der Mucosafunktionen und Freisetzung biogener Amine; die Beeinträchtigung der *Makro- und Mi-*

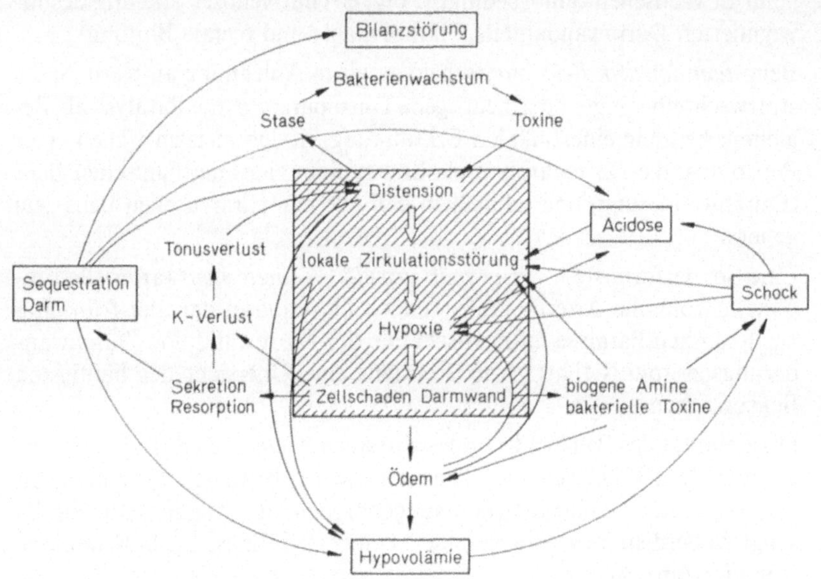

Abb. 3. Die wichtigsten Circuli vitiosi beim Ileus. (Nach Seidel u. Richter [14])

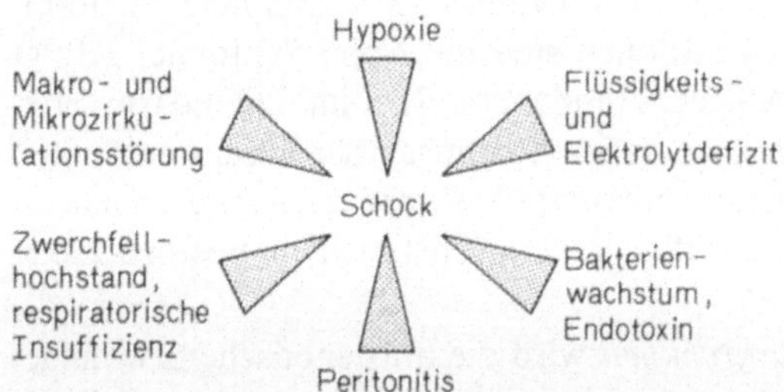

Abb. 4. Die Entwicklung der Ileuskrankheit. (Nach Kern [8])

krozirkulation durch einen erhöhten *Sympathicotonus* und bei fortschreitendem *Volumenmangelschock*.

Erbrechen, gelegentlich Diarrhoen, vor allem aber die *Sequestrierung* von Flüssigkeit und Elektrolyten ins Darmlumen, das ja nicht zum Körperinneren gehört, führen frühzeitig zum Volumenmangelschock. Die hierdurch bedingte Durchblutungsstörung des Splanchnicusgebietes führt neben der lokalen Wandschädigung zu einer weiteren Beeinträchtigung der Resorptions- und Sekretionsleistung der Darmschleimhaut. Eine direkte druckbedingte Störung des capillären Resorptions- und Gegenstrommechanismus der Schleimhautzotten dürfte erst bei höheren Drücken, die nur selten erreicht werden, eintreten. In der Bilanz beträgt die normale Sekretionsleistung des Darmes 8 l Flüssigkeit und 100 g Eiweiß pro Tag, die Rückresorption 7,5 l Flüssigkeit und 90 g Eiweiß. Es resultiert somit ein

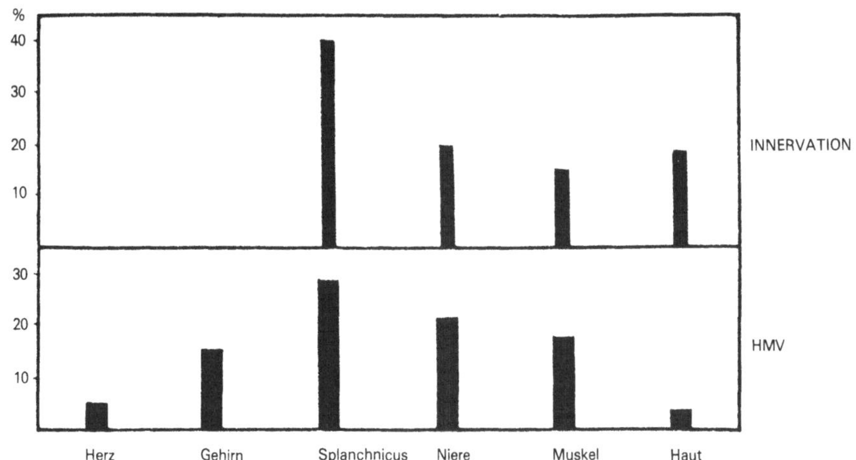

Abb. 5. Regionale Verteilung der α-adrenergen Innervation und des Herzminutenvolumens im menschlichen Organismus. (Nach Green u. Kepchar [3])

täglicher Verlust von 0,5 l Flüssigkeit und 10 g Eiweiß. Demgegenüber beträgt der Flüssigkeitsverlust des Darmes beim Ileus 6–8 l, der Eiweißverlust 100 g pro Tag!

Ziel der normalen *Darmmotilität* ist die Durchmischung und Fortbewegung des Darminhaltes. Die Bewegung erfolgt durch segmentierende Kontraktionen (Propulsion und Retropulsion). Sie wird myogen (intrinsic) und neurogen (intrinsic, weniger extrinsic) gesteuert. Parasympathische Fasern wirken im allgemeinen kontraktionsfördernd, sympathische hemmend. Die Rolle humoraler Faktoren für die physiologische Darmmotilität ist bisher nicht eindeutig geklärt. Im Experiment steigern Cholecystikinin, Motilin, Prostaglandine, Serotonin und Gastrin die Kontraktionstätigkeit, während Glucagon, Sekretin, VIP und Somatostatin hemmend wirken [5]. Beim Darmverschluß tritt eine Steigerung der Peristaltik (intramurale Reflexe, Serotonin- und Histaminfreisetzung) auf. Serotonin ist zu 90%, Histamin nach dem Magen mit zweithöchster Konzentration in der Darmwand lokalisiert. Bei reflektorischer Darmlähmung (Atonie) und anhaltender Paralyse findet sich ein gesteigerter Sympathicotonus mit Nachweis erhöhter Catecholamine im Blut [1]. Daß der Darm auf alle adrenergen Notfallreflexe, z. B. im Rahmen des postoperativen Adaptationssyndroms, besonders empfindlich reagiert, erklärt sich auch aus der Verteilung der α-adrenergen Innervation des menschlichen Organismus (Abb. 5). Mit der sympathicotonen Hemmung der Darmmotilität geht eine starke sympathicotone Reduktion der Durchblutung einher [3]. Das Splanchnicusgebiet erhält nämlich 28% des Herzzeitvolumens, davon knapp 60% bzw. 16% des gesamten HZV allein über die A. mesenterica superior.

Im Rahmen des Ileus führt die behinderte Darmmotilität zur *Stase des Darminhaltes* mit Autolyse und Fäulnisvorgängen, die ihrerseits das Bakterienwachstum und eine Lähmung der glatten Darmmuskulatur induzieren. Die gebildeten *Toxine*, speziell gramnegative *Endotoxine*, gelangen außerdem über die geschädigte Darmwand in den Kreislauf und in die Peritonealhöhle, womit sich der Kreis zum septischen Schock und zur Peritonitis schließt.
Besondere Beachtung verdient die *hypoxische Schädigung der Darmwand.* Die experimentelle Erhöhung des intraluminalen Druckes führt zu einer *Reduktion der Darmwanddurchblutung*, am Dünndarm ausgeprägter als am Dickdarm (Abb. 6). Die quantitative Blutflußmessung im Gewebe mittels radioaktiver Microspheres weist dabei vor allem eine Beeinträchtigung der Mucosadurchblutung bei erhöhter Muscularisdurchblutung aus. Der Quotient zwischen Mucosa- und Muscularisdurchblutung ändert sich von 2:1 auf 1:4 [12]. Allerdings werden die experimentell erzeugten Drucksteigerungen im Darmlumen in der Klinik auch bei ausgeprägtem Ileus kaum erreicht. Die Beeinträchtigung der Makro- und Mikrozirkulation der Darmwand dürfte deshalb neben einem erhöhten Sympathicotonus auf morphologische Veränderungen des Gefäßverlaufes im Ileusdarm zurückzuführen sein. Diese Annahme wird durch neuere Befunde [13] unterstützt, die nachweisen, daß bei der *Distension* des Darmes nicht der *Innendruck*, sondern die Zunahme der *Wandspannung* die entscheidende Rolle spielt (Abb. 7). Die resultierende *Gewebshypoxie* führt zu einer Schädigung der Darmwand mit Ödem, erhöhter Durchlässigkeit für Bakterien und Toxine und vermehrter Sequestration von Flüssigkeit in das Darmlumen, was wiederum zur Bluteindickung in der Mikrozirkulation der Darmwand mit Steigerung der Gewebshypoxie führt. Die Freisetzung vasoaktiver biogener Amine (Serotonin, Histamin, Adrenalin) potenziert die Schocksituation. Morphologisch finden sich im protrahierten Stadium Ulcerationen und eine Durchwanderungs- oder Perforationsperitonitis. Die Behinderung des venösen Blutrückflusses aus der Darmwand führt zu einer Reduzierung des Pfortaderflusses, des HZV und der Durchblutung der A. mesenterica superior [4]. Außerdem fällt die Darmperistaltik als „peripheres Herz im Pfortaderkreislauf" fort. Naturgemäß steht die Gewebshypoxie beim vasculär bedingten Ileus von Anfang an im Vordergrund.
Beim *funktionellen (paralytischen) Ileus* steht als auslösendes Moment eine Aktivierung des nervalen und adrenalen Sympathicotonus im Vordergrund. Es handelt sich demnach nicht um eine Paralyse, sondern eine aktive Hemmung über α- und β-Receptoren. Im Blut kann eine Erhöhung der entsprechenden Catecholamine nachgewiesen werden [1]. Dies erklärt, warum der funktionelle Ileus so häufig als Begleiterscheinung einer anderen Grunderkrankung und nur selten sui generis auftritt. Die Folgen

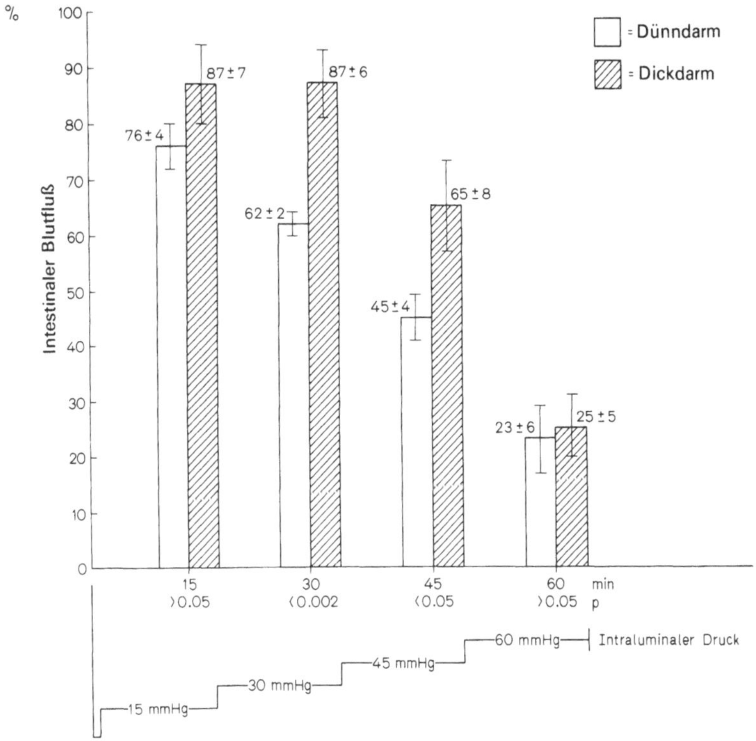

%
Intestinaler Blutfluß
100
90
80
70
60
50
40
30
20
10
0
□ = Dünndarm
▨ = Dickdarm
76 ± 4
87 ± 7
62 ± 2
87 ± 6
45 ± 4
65 ± 8
23 ± 6
25 ± 5
15 30 45 60 min
›0.05 ‹0.002 ‹0.05 ›0.05 p
15 mmHg
30 mmHg
45 mmHg
60 mmHg
Intraluminaler Druck

Abb. 6. Gesamtblutfluß der Darmwand bei schrittweiser Erhöhung des intraluminalen Druckes in Prozent des Ausgangswertes. Bestimmung des Blutflusses pro 100 g Gewebe mittels radioaktiver Microspheres. (Nach Ruf et al. [12])

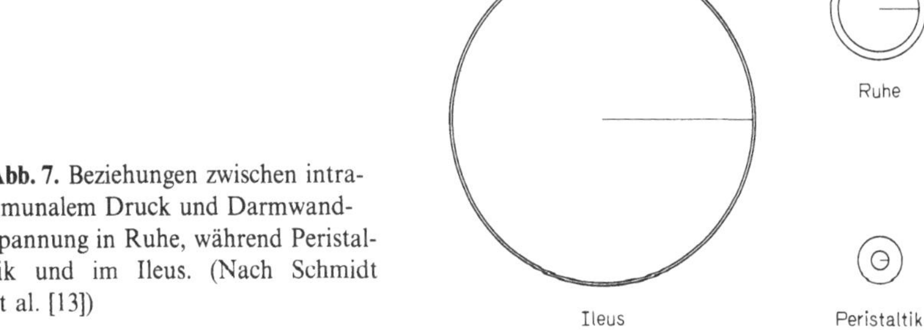

Abb. 7. Beziehungen zwischen intralimunalem Druck und Darmwandspannung in Ruhe, während Peristaltik und im Ileus. (Nach Schmidt et al. [13])

der Darmdistension und Wandschädigung entwickeln sich schleichender und langsamer als bei prästenotischer Überdehnung oder primär vasculärer Darmwandschädigung. Im Vordergrund des klinischen Bildes steht die Grunderkrankung, im chirurgischen Krankengut am häufigsten die Peritonitis.

Therapeutische Folgerungen. Die notwendigen Notfallmaßnahmen ergeben sich aus der aufgezeichneten Pathophysiologie. Die Entlastung der Darmwandüberdehnung und das Absaugen des aufgestauten toxischen Darminhaltes durch eine Magensonde sowie der Ausgleich des Volumen- und Elektrolytdefizites sind die ersten therapeutischen Maßnahmen. In diesem Zusammenhang muß darauf hingewiesen werden, daß die intestinale Gasansammlung, die zur Überdehnung des Darmes beiträgt, in erster Linie durch verschluckte, nichtresorbierte Luft und nicht durch bakterielle Gasbildung verursacht wird. Beim *mechanischen Ileus* sind darüber hinaus naturgemäß die schnellstmögliche Beseitigung des Hindernisses, beim *Gefäßverschluß* die Resektion des betroffenen Darmabschnittes oder gefäßchirurgische Wiederherstellung der Durchblutung die entscheidenden Maßnahmen. Beim *paralytischen Ileus* steht in der Regel die Behandlung der Grunderkrankung im Vordergrund. Darüber hinaus bietet sich neben den allgemein bekannten Maßnahmen der konservativen Ileustherapie der Versuch einer medikamentösen Sympathicolyse an. Die speziellen therapeutischen Maßnahmen werden in den folgenden Kapiteln dargestellt.

Literatur

1. Appel A, Spitz P (1979) Der Einfluß der sympathico-nervalen und sympathicoadrenalen Aktivität auf die Motilität des Darmes. Therapiewoche 29:4042
2. Farthmann EH, Lehberger FJ (1978) Postoperativer mechanischer Ileus. Langenbecks Arch Chir 347:379
3. Green HD, Kepchar HJ (1958) Control of peripheral resistance in major systemic vascular beds. Physiol Rev 39:617
4. Hahnloser PB, Burn GP, Tibblin S, Schenk WG Jr (1970) Kreislaufdynamik bei experimenteller Überdehnung des Magens, des Dünndarms und der Abdominalhöhle. Helv Chir Acta 37:259
5. Harvay RF (1975) Hormonal Control of gastrointestinal motility. Am J Chir Dis 20:523
6. Hentschel M (1981) Ileus. In: Häring R (Hrsg) Dringliche Bauchchirurgie. Thieme, Stuttgart
7. Joppich J (1981) Ileus durch Anomalien. Chirurg 52:134
8. Kern E (1980) Postoperativer Ileus – Grundsätzliches zu Pathophysiologie und Klinik. Chirurg 51:193–197
9. Moore JB (1980) Mechanical small bowel obstruction. In: Eisemann B (ed) Prognosis of surgical disease. Saunders, Philadelphia
10. Reifferscheid M (1975) Störungen der Darmwegsamkeit. In: Zenker R, Deucher F, Schink W (Hrsg) Chirurgie der Gegenwart, Bd 2/15. Urban & Schwarzenberg, München
11. Richter H, Eckert P (1978) Ileus. Thieme, Stuttgart
12. Ruf W, Suehiro GT, Suehiro A, Pressler H, McNamara (1980) Intestinal blood flow at various intraluminal pressures in the piglit with closed abdomen. Ann Surg 191:157–163
13. Schmidt E, Bruch HP, Laven R (1978) Dickdarmdynamik im Ileus. Chirurg 49:104
14. Seidel W, Richter H (1975) Ileus und Peritonitis. In: Lindenschmidt TO (Hrsg) Pathophysiologische Grundlagen der Chirurgie, 2. Aufl. Thieme, Stuttgart, S 523–546

Kapitel 54

Diagnostik

W. WENZ

Ileus und Peritonitis erfordern als Notfallsituation bildgebende Untersuchungen, die zu jeder Tageszeit rasch und schonend durchgeführt werden können. Drei *nichtinvasive Verfahren* stehen zur Verfügung:

- Röntgennativaufnahmen
- Ultraschalluntersuchung
- Computertomographie.

Ergänzt wird die Diagnostik durch folgende *Kontrastmitteluntersuchungen:*

- Magendarmpassage
- Kontrasteinlauf
- Angiographie.

Dreh- und Angelpunkt bildgebender Verfahren bei Ileus und Peritonitis bleibt auch in nächster Zukunft die Nativröntgendiagnostik, die bei den im allgemeinen schwerkranken Patienten am günstigsten auf dem Durchleuchtungstisch vorgenommen wird, mit Übersichtsaufnahmen des Abdomens im Stehen und Liegen sowie im seitlichen Strahlengang. Zum Ausschluß extraabdominaler Ursachen des akuten Bauchgeschehens (Pneumonie, Pleuritis, Mediastinitis, Herzveränderungen) ist die Thoraxaufnahme obligatorisch.

1 Ileus

1.1 Okklusion bzw. Obturation

Röntgenologisches Leitsymptom ist der vermehrte Luft- und Flüssigkeitsgehalt der Darmschlingen. Beim mechanischen Ileus ist innerhalb von 6 h in über 90% der Fälle ein typisches Röntgenbild zu erwarten [9]:

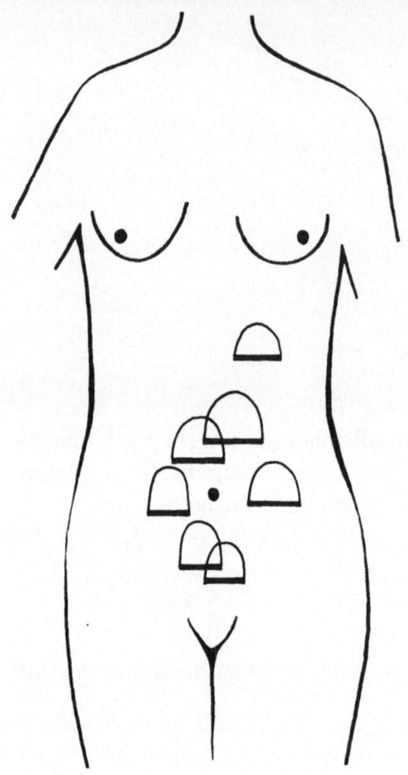

Abb. 1. Dünndarmileus (schematisch)

Massive Luftansammlung mit großem Flüssigkeitsspiegel oral des Hindernisses:
Isolierter Spiegel im erweiterten Magen – *Pylorusstenose;* Magen- und Duodenalspiegel – *Duodenalstenose oder -verschluß;* stehende Darmschlingen im mittleren und linken Oberbauch – *hoher Dünndarmileus;* Spiegel im mittleren und rechten Unterbauch – *tiefer Dünndarmileus* (Abb. 1 u. 2).

Der Dickdarm ist in diesen Fällen nicht beteiligt (sog. „leerer Abdominalrahmen") [18].
Beim *Dickdarmileus* ist das Colon oral des Hindernisses erheblich gebläht, zeigt Spiegel, und je nach der Dauer des Verschlusses ist auch der Dünndarm beteiligt. Für den Dickdarmileus typisch sind die randständigen, vorwiegend luft-, weniger flüssigkeitsgefüllten Darmschlingen.
Gelegentlich ist durch den Nachweis eines weichteildichten Schattens, an dem die geblähten Darmabschnitte enden, ein Tumor als Hindernis zu identifizieren [21] (Abb. 3 u. 4).

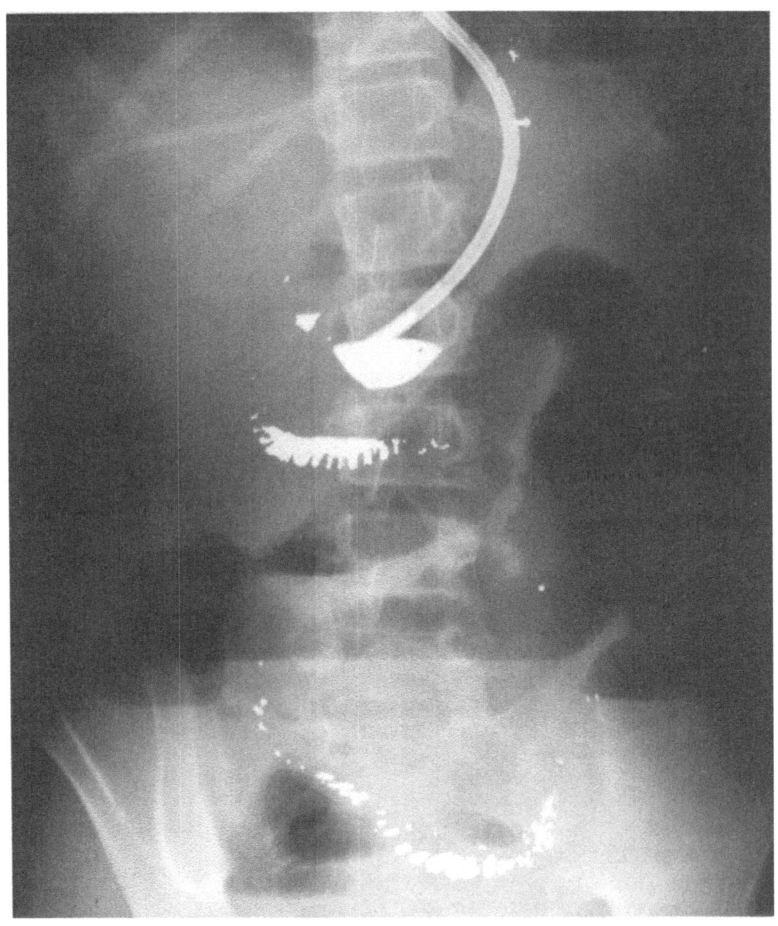

Abb. 2. Dünndarmileus: Bridenileus nach Appendektomie. Miller-Abott-Sonde in situ. Komplikation: Perforation des Quecksilber-enthaltenden Ballons mit Quecksilberansammlung im Dünndarm

Besonderes diagnostisches Gewicht erhält die Abdomenübersichtsaufnahme beim *Gallensteinileus:*

Nachweis lufthaltiger Gallengänge;
in seltenen Fällen konkrementbedingte Aussparungen im lufthaltigen Duodenum oder direkter Nachweis eines größeren kalkhaltigen Konkrements im Duodenum oder vor der Valvula Bauhini bei ausgeprägtem Bild eines Dünndarmileus.

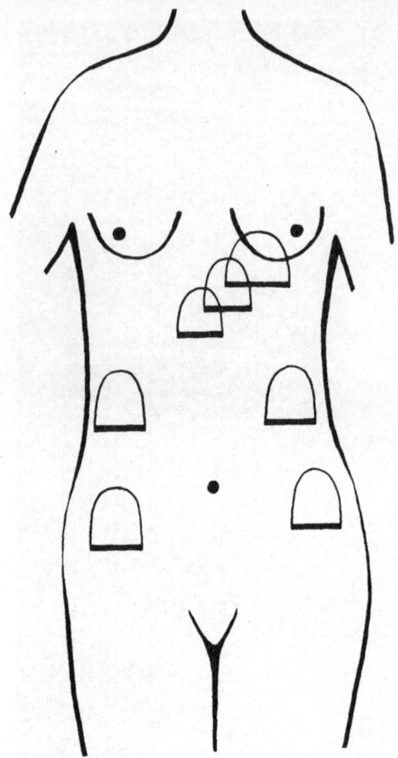

Abb. 3. Dickdarmileus (schematisch)

1.2 Strangulationsileus

Strangulationsverschlüsse mit Abschnürung der Mesenterialgefäße und Störung der Darmwandernährung führen rasch zu einem bedrohlichen Zustand, da eine Kombination von Passagebehinderung mit Gewebsnekrose vorliegt.

Dies gilt im besonderen für die *incarcerierte Hernie:* Gelegentlich Nachweis erheblich geblähter Darmschlingen innerhalb eines Bruchsackes mit obligat oral davon gelegenen Luft-Flüssigkeits-Spiegeln enthaltenden Darmabschnitten.

Die Lokalisation der incarcerierten Hernie ist an den typischen Prädilektionsstellen (Inguinalhernie, Femoralhernie, Scrotalhernie, Narbenbruch), nicht schwierig, kann jedoch erhebliche diagnostische Rätsel aufgeben. So ist für die Treitz-Hernie zwar eine umschriebene Blähung einer Dünndarmschlinge im linken Oberbauch beschrieben worden. Im eigenen Krankengut haben wir eine solche paraduodenale Herniation aber erst angiographisch erkennen können [23].

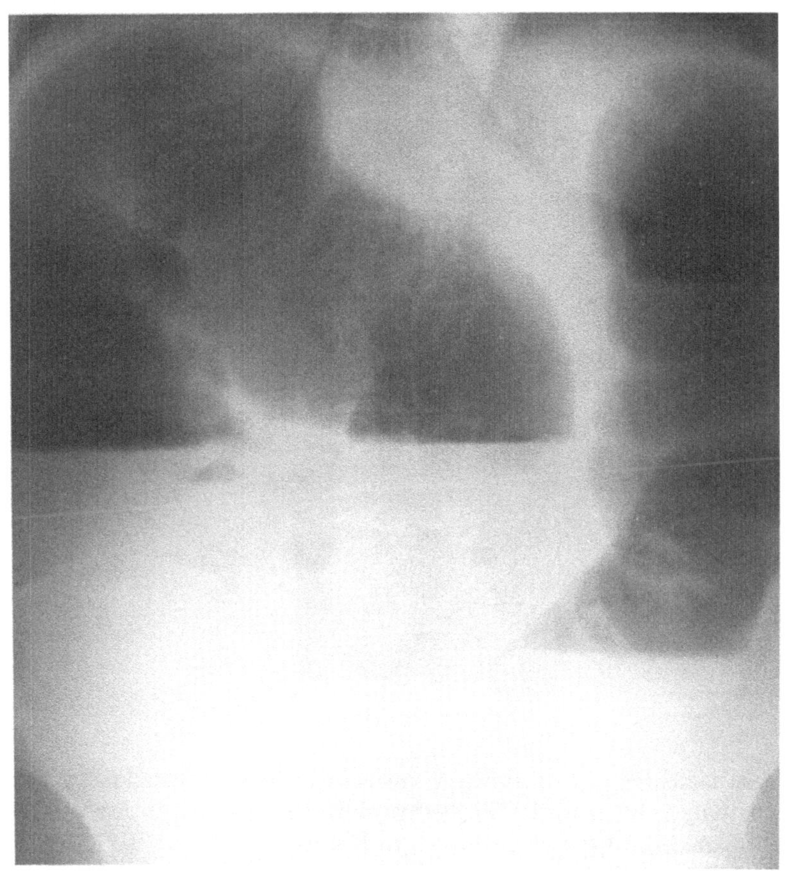

Abb. 4a. Ausgeprägtes Bild eines Dickdarmileus

Mit der ebenfalls schwierigen Diagnostik von Hernien im Ileocoecalbereich beschäftigten sich neuerdings Harbin et al. [12]. Bei der Bariummahlzeit liegen die Darmschlingen des terminalen Ileums dicht gepackt und lassen sich nicht gegeneinander verschieben.
Die seltene Incarceration einer Spigel-Hernie ist erst durch den sonographischen Nachweis von Darmanteilen in der Bauchwand neuerdings einwandfrei möglich [7].

1.3 Invagination

Häufigste Lokalisation ist die Ileocoecalgegend. Im Nativbild steht dementsprechend der Dünndarmileus im Vordergrund, wobei in Höhe der

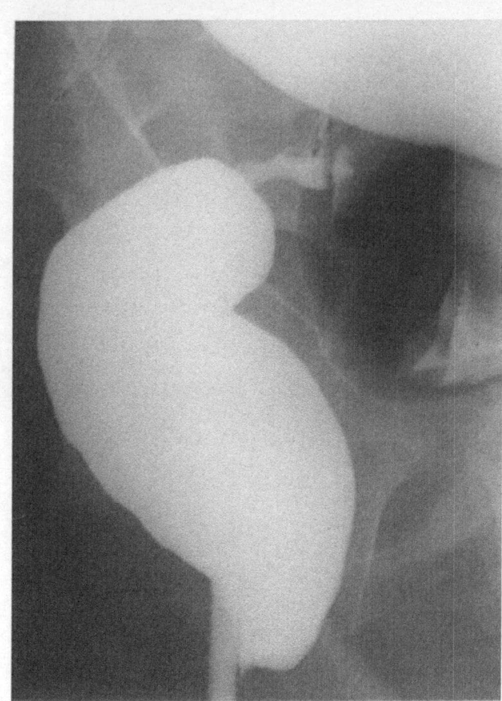

Abb. 4b. Kontrasteinlauf mit Nachweis eines stenosierend wachsenden Rectosigmacarcinoms

meist tastbaren „Invaginatwalze" nicht selten eine weichteildichte Verschattung sichtbar wird. Gesichert wird die Diagnose durch den vorsichtigen, am besten mit wasserlöslichem Kontrastmittel durchzuführenden Kontrasteinlauf, der ohne apparative Hilfe (Pneumocolongerät) und nur mit einem Einlaufgefäß durchgeführt werden darf. Die Kontrastmittelsäule am Hindernis ist durch eine typische Kokardenform gekennzeichnet. Nur in den allerersten Phasen der Invagination darf ein Repositionsversuch durchgeführt werden. Zu berücksichtigen ist immer die Gefahr der Perforation und die Möglichkeit eines Tumors als auslösende Ursache der Invagination, so daß die Laparotomie ohnehin nicht zu umgehen ist. Die Invagination als gelegentliche Komplikation in einer Schwangerschaft läßt sich, wie Brühlmann et al. [4] beobachten konnten, schon auf der Abdomennativaufnahme durch den Nachweis des weichteildichten Invaginats differenzieren.

1.4 Volvulus

Die Torsion eines Darmteils bedingt eine Verlegung proximal der Läsion und den Darmkollaps distalwärts unter deutlicher Verschlechterung der

Blutversorgung im gedrehten Teil des Intestinums. Dünndarm und Sigma sind am häufigsten befallen, Coecum und Magen deutlich seltener.
Die Röntgensymptomatik der *Magentorsion* hängt von der Torsionsachse ab. Bei der Drehung um die Längsachse kann der Verschluß sowohl die Kardia als auch den Pylorus betreffen, wobei der Magen erweitert und cranialwärts disloziert ist, so daß ein linksseitiger Zwerchfellhochstand resultiert. Bei der oralen Kontrastpassage kann unter Umständen das Kontrastmittel in den Magen eindringen [19].
Beim *Volvulus des Dünndarms* – meist mit einer Malrotation verbunden – sind geblähte Darmschlingen meist in einer abnormalen Lage oft nach rechts und unterhalb der Leber verlagert. Durch die massive Gefäßkompression kommt es früh zu einem sog. Thumb-printing der Darmwand und zum Nachweis kleiner intramuraler Gasansammlungen [17].
Beim *Coecalvolvulus* ist das radiologische Leitsymptom das Fehlen des Blinddarms im Bereich des rechten Darmbeins; er ist massiv nach links verlagert, unter Umständen in den Bereich des linken Hypochondriums. Gelegentlich sind nur 2 Flüssigkeitsspiegel links der Mittellinie zu sehen, eine im Magen und die andere im Coecum.
Am häufigsten ist der *Sigmavolvulus* mit röntgenologisch parallel zueinander verlaufenden Sigmaschenkeln, die extrem gebläht bis unter das linke Zwerchfell reichen können. Im Stehen finden sich meist 2 Sigmaspiegel. In Zweifelsfällen klärt der vorsichtige Kontrasteinlauf die Situation mit einer schnabelförmig zulaufenden Obstruktion.
Rund 90% der mechanischen Ileusfälle sind durch die sorgfältige Auswertung der Abdomenübersichtsaufnahmen im Hinblick auf die einzuschlagende chirurgische Intervention zu klären. Kontrasteinlauf und Magendarmpassage sind allerdings wertvolle, z. T. entscheidende diagnostische Stützen.

1.5 Probleme der Bariumpassage beim Ileus

Die Indikation zur Barium-Breipassage beim Ileus wird seit jeher z. T. sehr gegensätzlich diskutiert. Galt die Bariumpassage wegen der möglichen Eindickung des Bariums durch Flüssigkeitsresorption im Dickdarm als zusätzliche Gefährdung beim Ileuspatienten, so wurden seit den Arbeiten von Friman-Dahl (1957) dünne Bariumsuspensionen bei weiter Indikationsstellung appliziert. Erst in jüngerer Zeit haben Grossman et al. [10] im Tierversuch eindeutig nachgewiesen, daß die Applikation von Bariumaufschwemmungen beim experimentell verengten Dickdarm des Hundes (Kaliber 4–10 mm) zu keinerlei Bariumretention führen. Diese Ergebnisse geben jenen unrecht, die von einer ausschließlichen Applikation wasserlöslicher Kontrastmittel beim Ileuspatienten ausgehen.

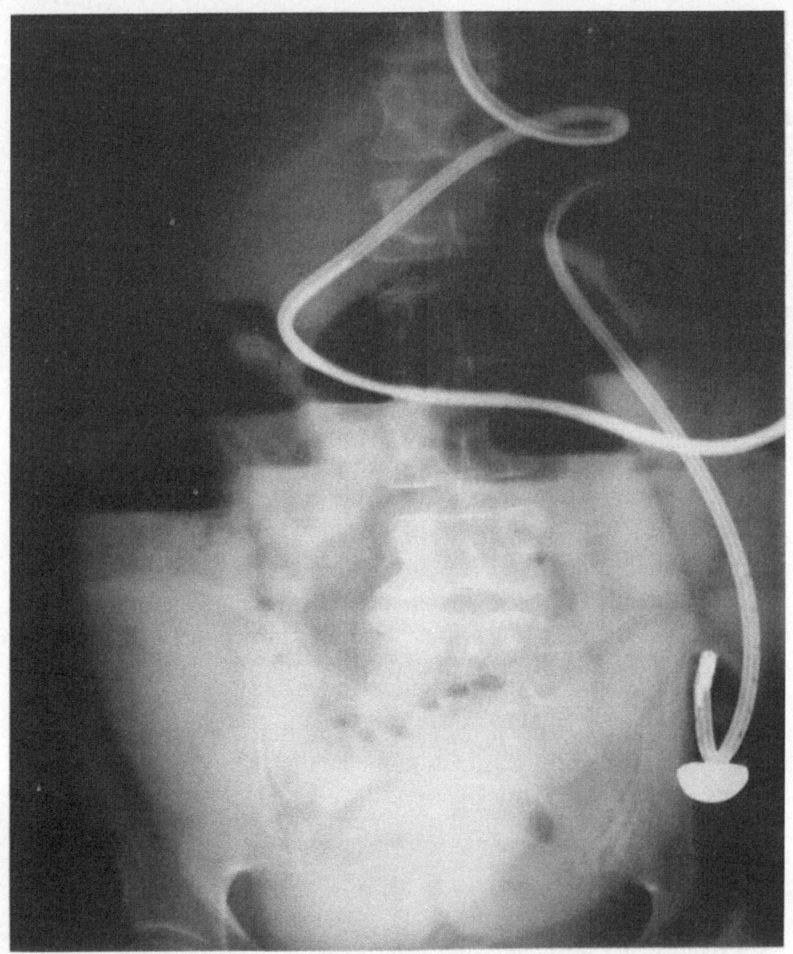

Abb. 5. Dünndarmileus. Gastrografingabe über die Miller-Abott-Sonde und homogene Verteilung des Kontrastmittels in den weiten Dünndarmschlingen, ohne daß eine Lokalisation des Hindernisses möglich ist

Können Perforation und Penetration sowie Fistelbildungen ausgeschlossen werden, dann sprechen *gegen die Verwendung wasserlöslicher Kontrastmittel* folgende Gründe:

1) Unangenehmer, oft zum Erbrechen reizender Geschmack (nicht alle Kontrastmittel können über die Sonde appliziert werden).
2) Geringerer Kontrast der wasserlöslichen Kontrastmittel gegenüber Barium.

3) Hygroskopische Eigenschaft der wasserlöslichen Kontrastmittel, die – hochkonzentriert – die Flüssigkeitsansammlung im ohnehin überdehnten Darm vermehren.
4) Die im Dünndarm erfolgende Resorption der trijodierten Kontrastmittel, so daß nach stundenlangem Zuwarten oft eine Situation wie im Nativbild anzutreffen ist. Gefahr, den rechtzeitigen Zeitpunkt zur operativen Intervention zu verpassen (Abb. 5)!

Im eigenen Krankengut hat sich eine dünne Bariumsuspension in einer Menge von 150–200 ml – am besten über eine Sonde vor Ort appliziert – als optimal erwiesen. *Die einzige Indikation für die Kontrastmittelapplikation beim mechanischen Ileus ist unseres Erachtens die Frage, kompletter/inkompletter* Ileus? Nur selten wird im Zustand der vollständigen Passagebehinderung die zugrundeliegende Ursache eruiert werden können.

2 Peritonitis

Röntgenologisch erscheint die Peritonitis unter dem Bild des „paralytischen Ileus". Charakteristisch auf der Übersichtsaufnahme ist das Vorhandensein von Luft-Flüssigkeits-Spiegeln sämtlicher Darmabschnitte, also des Magens, des Dünndarms und des Dickdarms. Die Unterscheidung gegenüber einem mechanischen Dickdarmileus mit Aufstau des Darminhalts in den Dünndarm ist in den meisten Fällen aufgrund der Röntgenuntersuchung allein nicht möglich (Abb. 6).

Die Übersichtsaufnahme läßt zwar mit einem Blick die funktionelle Passagestörung erkennen, nicht aber die Ursache:

- Peritonitis
- toxische Darmparalyse
- reflektorische Darmparalyse
- Durchblutungsstörung
- Elektrolytstörung
- Stoffwechselstörung.

Einzige Ausnahme ist die *Perforationsperitonitis.* Röntgenologisches Leitsymptom ist der Nachweis freier Luft in der Bauchhöhle, die sich auf der im Stehen angefertigten Übersichtsaufnahme als einseitige oder doppelseitige subphrenische Gasansammlung kenntlich macht. In etwa 8 von 10 Perforationen ist die freie subphrenische Gasansammlung röntgenologisch erkennbar, und zwar insbesondere bei der häufigsten Ursache der Perforationsperitonitis, dem Gastroduodenalulcus, aber auch bei der Dünn- und Dickdarmperforation [5].

In weiteren 10% der Fälle kann bei fehlender Luft unter dem Zwerchfell der Verdacht auf eine Perforation bestätigt werden, wenn der Patient in

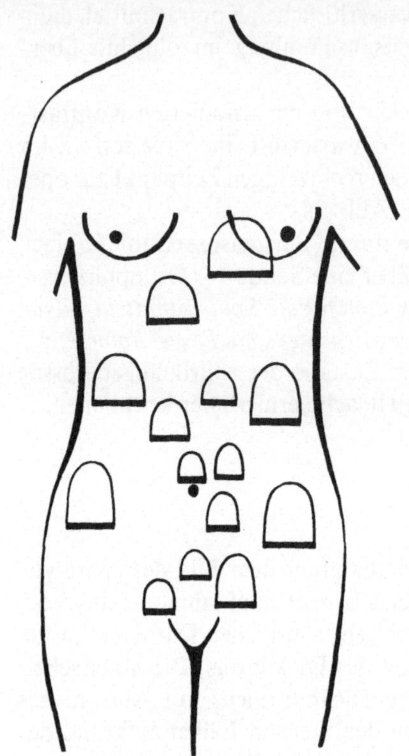

Abb. 6. Paralytischer Ileus (schematisch)

linker Seitenlage untersucht wird. In solchen Fällen läßt sich Luft im Bereich des rechten Leberlappens unter der Bauchwand nachweisen [18]. In etwa 10% reicht offensichtlich die Luftmenge nicht aus, um in der Übersichtsaufnahme differenziert werden zu können.

Die Differentialdiagnose der subphrenischen Gasansammlung muß auf der rechten Seite die Coloninterposition (Chilaiditi-Syndrom) berücksichtigen und die seltene Pneumatosis intestinalis: Luft zwischen den Darmschlingen oder unterhalb der Leber, die bei Lagewechsel ihre Stellung nicht verändert. Es muß außerdem damit gerechnet werden, daß durch Verklebungen oder andere nicht bekannte Situationen selbst größere Defekte am Magendarmkanal im Röntgenbild zu keiner Luftansammlung in der freien Bauchhöhle führen.

Im Gegensatz zum mechanischen Ileus kommt der Abdomenübersichtsaufnahme bei der Peritonitis deshalb nur begrenzte Bedeutung zu, weshalb hier zusätzliche bildgebende Verfahren notwendig sind (Abb. 7): Beim Verdacht auf Penetration oder Perforation eines *Gastroduodenalulcus* erfolgt zusätzlich vorsichtige Insufflation von Luft oder Applikation von wasserlöslichem Kontrastmittel zum Nachweis der Perforation.

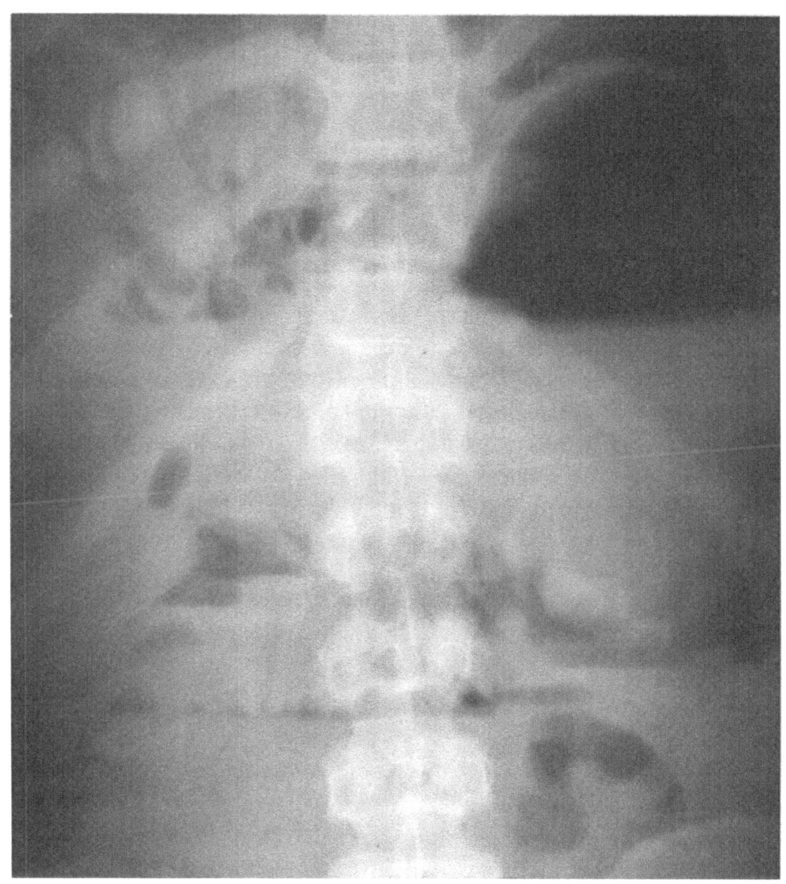

Abb. 7. Paralytischer Ileus bei ischämischer Darmnekrose und Luft im Pfortadersystem

Die Magendarmpassage kann notwendig sein zur Darstellung einer entzündlichen Intestinalveränderung (z. B. *M. Crohn*), der Kontrasteinlauf bei einer *Colitis ulcerosa*, wobei die Diagnose eines *toxischen Megacolons* bereits aus der Übersichtsaufnahme zu stellen ist: Extrem geblähte Dickdarmschlingen mit winzigen intramuralen Luftansammlungen und evtl. freier subphrenischer Gasdarstellung. Der Colonkontrasteinlauf ist hier kontraindiziert [3].

Entzündliche Infiltrationen, beginnende Absceßbildung, umschriebene eitrige Flüssigkeitsansammlungen und Blutungen im Rahmen einer Peritonitis sind rasch mit Hilfe der Ultraschalluntersuchung zu lokalisieren. Mit Hilfe des Real-time-Scanners sind die echoarmen Flüssigkeitsstrukturen – insbesondere in den abhängigen Partien – rasch zu identifizieren und vor allem die Absceßbildung zu lokalisieren [13]. Erwähnt sei der Amöbenabsceß, die Paranephritis, die Perityphlitis oder die Abscedierung nach Cholecystektomie oder in der Nachbarschaft einer Anastomose [20].

Die Ultraschalluntersuchung erlaubt hier nicht selten die frühzeitige gezielte Drainage durch Punktion, so daß auf einen größeren Zweiteingriff verzichtet werden kann.

Steht eine *Computertomographie* zur Verfügung, so gelten für diese ähnliche Indikationen wie für die Ultraschalldiagnostik, die jedoch schneller, billiger und – da mobil – selbst auf der Intensivstation vorgenommen werden kann [11, 15]. Man wird sich der Computertomographie jedoch besonders dann bedienen, wenn es um den topographischen Gesamtquerschnitt geht mit der besseren Übersicht und insbesondere zur Klärung entzündlicher Prozesse in der Umgebung der im Stadium der Peritonitis meist stark geblähten Darmschlingen; diese engen den Spielraum der Ultraschalldiagnostik deutlich ein. Beide Verfahren – Ultraschall und Computertomographie – haben jedoch eine besondere Bedeutung bei der differentialdiagnostischen Abklärung der Peritonitis, jener Krankheitsbilder, die klinisch peritonitisähnlich verlaufen:

- Chole- und Urolithiasis
- Cholecystitis
- Pankreatitis (Abb. 8)
- posttraumatische Veränderungen, wie zweizeitige Milzruptur
- retroperitoneales Hämatom
- Marcumarblutung usw.

Über erste Beobachtungen zur Bedeutung der Computertomographie für die chirurgische Therapie berichten Robins et al. [16]: Unter 262 nachuntersuchten CT-Patienten zeigte sich, daß die Untersuchung in 36% eine wesentliche Information zur Diagnose, Prognose oder Therapie beitragen konnte. Als Ergebnis des CT konnte ein vorgesehener chirurgischer Eingriff bei 16 Patienten abgesetzt und in 11 Fällen die vorgesehene Operation abgeändert werden. 44% der Untersuchungen brachten neue Informationen, die aber keine klinische Bedeutung hatten.

Schließlich darf die *Angiographie* nicht unerwähnt bleiben, da Durchblutungsstörungen in den Anfangsphasen nicht nur ein uncharakteristisches klinisches Bild zeigen, sondern auch auf der Röntgennativaufnahme nur selten den weiteren Verlauf erahnen lassen. Beim geringsten Verdacht, insbesondere wenn eine Emboliequelle bekannt ist, sollte sofort die selektive Arteriographie der Visceralarterien, bei negativem Befund auch der Nierenarterien, vorgenommen werden.

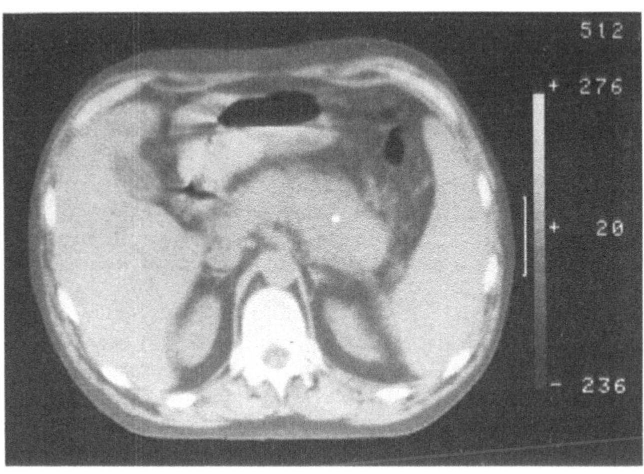

Abb. 8. Computertomographie bei akuter Pankreatitis: umschriebene Organvergrößerung im Schwanzbereich, unscharfe Konturen, beginnendes peripankreatisches Ödem

Auch hier liegen mittlerweile experimentelle Untersuchungen vor [1], bei denen Röntgenveränderungen nach Ligatur der A. mesenterica superior festgestellt wurden: isolierte Dünndarmblähung im Sinne der Pseudoobstruktion. Spezifisches Frühsymptom ist die Darmwandverdickung durch Ödem und Lumeneinengung mit Distanzierung zur Nachbarschlinge.

10 h nach Ligatur kommt es zur kombinierten Dünn- und Dickdarmblähung mit Spiegeln als Zeichen der Durchwanderungsperitonitis. Spezifisches Spätsymptom sind Gasblasen in der Darmwand, in der V. mesenterica superior und den intrahepatischen Pfortaderästen als Ausdruck einer Invasion gasbildender Bakterien in die ischämische Darmwand und Hinweis auf eine infauste Prognose (Abb. 7).

Während die akute mesenteriale Embolie oder die arterielle Thrombose angiographisch leicht zu diagnostizieren sind [22], müssen zur Objektivierung der venösen mesenterialen Thrombose qualitativ besonders hochwertige Angiogramme vorliegen, mit Serien bis zu 20 s postinjectionem, um die Stase im venösen Schenkel sichtbar zu machen.

Bei der sog. „non-occlusive-mesenteric ischemia“ ist meist nur eine Engstellung der Mesenterialgefäße – oft mit Spasmen – festzustellen, da sich hier die Veränderungen (Digitalisüberdosierung) vorwiegend intramural abspielen. Die arterielle Injektion vasoaktiver Substanzen (im eigenen Krankengut z. Z. Levadosin) erlaubt nicht selten eine so wirksame Thera-

Tabelle 1. Perfusionsbehandlung bei "non-occlusive disease" (Nach Kauffmann et al. [14])

1. Sicherung der Diagnose: Selektive Mesentericographie
2. Probatorische Injektion von 1 ml Levadosin über den noch liegenden Angiographiekatheter
3. Kontrollmesentericographie zur Erfolgsbeurteilung und Wahl der Perfusionsdosis
4. Eine Ampulle Levadosin (10 ml) in 40 ml NaCl, je nach Schwere der Spasmen Perfusorstellung 5 oder 4, entsprechend einer Laufgeschwindigkeit von 12 bzw. 5 ml/h (Perfusor, Braun-Melsungen)
5. Entsprechend klinischem Befund nach 6–12 h Probelaparotomie oder Kontrollangiographie
6. Fortführung einer intravenösen Dauermedikation, z. B. mit Isoptin i. v.

pie, daß die ohnehin meist nutzlose Laparotomie entfallen kann (Tabelle 1).

3 Zusammenfassung: Röntgenologisches Vorgehen bei Ileus und Peritonitis

Dreh- und Angelpunkt bildgebender Verfahren bei der Diagnostik des *Ileus* ist die Röntgennativaufnahme, die mit dem Nachweis geblähter Darmschlingen mit Flüssigkeitsspiegeln entscheidende Hinweise für die einzuschlagende Therapie im Hinblick auf Ileusursache (mechanisch-paralytisch) und Art (Obturation, Strangulation, Invagination, Volvulus) gibt. Nur selten sind zur endgültigen Sicherung der Diagnose Magendarmpassage und Kontrasteinlauf notwendig.

Bei der *Peritonitis* ist das Röntgenbild mit dem Nachweis der Darmparalyse zu wenig spezifisch, um die Therapie in eine entscheidende Bahn zu lenken. Nur beim Nachweis freier Luft in der Bauchhöhle erübrigt sich als Hinweis auf eine Perforationsperitonitis im allgemeinen eine weitere Diagnostik, da die Operation dringlich ist. Der Nachweis von Flüssigkeitsansammlungen, entzündlicher Infiltration und Abscessen im Rahmen der Peritonitis ist heute Domäne der Ultraschalluntersuchung, die gleichzeitig durch gezielte Punktion die Therapie bereits zu einem frühen Stadium erlaubt und gleichzeitig als Verlaufskontrolle außerordentlich wertvoll ist. Mehr differentialdiagnostische Bedeutung haben bei der Peritonitis die Computertomographie und die Angiographie zum Nachweis peritonitisähnlicher Situationen (Tabelle 2).

Tabelle 2. Diagnostisches Vorgehen bei Ileus und Peritonitis

1. Nativaufnahmen des Abdomens und des Thorax in aufrechter Position
   Bei Nachweis von freier subphrenischer Luft → Perforation → Operation
   Besteht klinisch Verdacht auf Perforation ohne Luftnachweis → Aufnahme in linker Seitenlage → freie Luft → Operation
2. *Ileusbild*: Hochsitzender Ileus oder Dünndarmileus → Magen-Dünndarm-Sonde → evtl. 150 ml dünne Bariumaufschwemmung zur Lokalisation des Hindernisses
3. *Dickdarmileus*: Kontrasteinlauf zur Lokalisation des Hindernisses
4. *Paralytischer Ileus*: Sonographie (Absceß, Blutung, Pankreatitis usw.)
   Computertomographie (gleiche Indikation)
   Evtl. Fistelfüllung zum Nachweis einer Anastomoseninsuffizienz
   Bei Verdacht auf Gefäßprozeß → Angiographie

Literatur

1. Beyer D, Horsch S, Bohr M, Schmitz T (1980) Röntgensymptomatik der experimentellen Darmischaemie beim Hund nach Ligatur der A. mesenterica superior. Fortschr Röntgenstr 132:377
2. Beyer D, Köster R (1980) Diagnostischer Wert von Abdomenübersichtsaufnahmen bei akuter Pankreatitis. Fortschr Röntgenstr 131:9
3. Brombart MM (1980) Radiologie des Verdauungstraktes. Thieme, Stuttgart New York
4. Brühlmann W, Blum AL, Landolt M, Siebenmann R (1980) Jejuno-jejunale Invagination in der Schwangerschaft mit diagnostischer Leeraufnahme. Fortschr Röntgenstr 132:86
5. Dombrowski H (1976) Röntgenologische Diagnostik und Differentialdiagnostik beim akuten Bauchschmerz. In: Streicher H-J, Rolle J (Hrsg) Der Notfall: Akuter Bauchschmerz. Thieme, Stuttgart
6. Fletcher JP, Little JM (1979) Intestinal pseudo-obstruction. Med J Aust 2:339
7. Fried AM, Meeker WR (1979) Incarcerated spigelian hernia, ultrasonic differential diagnosis. Am J Röntgenol 133:107
8. Friedmann G, Mödder U (1982) Computertomographie bei Bauchtrauma. Radiologe 22:106
9. Friedmann G, Wenz W, Ebel K-D, Bücheler E (1982) Dringliche Röntgendiagnostik. Traumatologie und akute Erkrankungen. Thieme, Stuttgart
10. Grossmann RI, Miller WT, Dann RW (1980) Orale barium sulfate in partial large-bowel obstruction. Radiology 136:327
11. Gschwend MJ, Sheedy PF, Stephens DH, Hatterey RR (1980) Computed tomography of the abdomen in evaluation of patients with fever of unknown origin. Radiology 136:407
12. Harbin WP, Andres J, Kim SH, Borden S (1979) Internal hernia into Terves' field pouch. Radiology 130:71
13. Hauenstein KH, Wimmer B, Billmann P, Nöldge G, Zavisic D (1982) Die Rolle der Sonographie beim stumpfen Bauchtrauma. Radiologe 22:112
14. Kauffmann GW, Friedburg H, Anger W, Rückauer S (1982) Diagnose, Differentialdiagnose und Behandlung der sogenannten „non-occlusive disease. (Im Druck)
15. Knochel JQ, Koehler TR, Lee T, Welch DM (1980) Diagnosis of abdominal abscesses with computed Tomography, ultrasound and 1100 IN-leucocyte Scans. Radiology 137:425

16. Robins AH, Pugatc RD, Gerzov SG, Faling LJ, Johnson WC, Spira R, Gale DR (1980) Further observation on the medical efficacy of computed tomography of the chest and abdomen. Radiology 137:719
17. Samuel E, Laws JW (1980) The acute abdomen. In: Sutton D (ed) A textbook of radiology and imaging. Churchill Livingstone, Edinburgh London Melbourne New York
18. Swart B, Meyer G (1974) Akutes Abdomen. Radiologe 14:1
19. Teschendorf W, Wenz W (1978) Röntgenologische Differentialdiagnose. Bd II: Erkrankungen der Bauchorgane. Thieme, Stuttgart
20. Weill FS (1982) Ultraschalldiagnostik in der Gastroenterologie. Springer, Berlin Heidelberg New York
21. Wenz W (1967) Zur Röntgendiagnostik des akuten Abdomens in der Chirurgie. Radiologie 7:61
22. Wenz W (1974) Abdominal angiography. Springer, Berlin Heidelberg New York
23. Wenz W, Schwaiger M (1975) Angiographische Diagnostik einer Treitz'schen Hernie. Dtsch Med Wochenschr 100:442

Kapitel 55

Chirurgische Primärtherapie

S. LANGER

Ohne Zweifel spielt der Ileus als akutes abdominelles Krankheitsbild in der täglichen chirurgischen Praxis eine dominierende Rolle. Eine Zusammenstellung unseres Krankenguts von mehr als 750 operierten Ileuspatienten zeigt zum einen seine Häufigkeit, zum anderen deutet sie die Vielfalt seiner Erscheinungsformen an (Tabelle 1). Seine Gefährlichkeit schlägt sich in einer nach wie vor hohen Globalletalität von 20–25% nieder [1, 3, 4, 18]. Analysiert man diese Zahl, so offenbart sich ihr unmittelbarer Bezug zum Faktor Zeit, d. h. zur Dauer des Verschlußzustands. Hat die chirurgische Intervention im Frühstadium der Erkrankung eine relativ gute Prognose, sinken die Überlebenschancen mit manifester Ileuskrankheit signifikant [6–8, 14, 18, 24] (Abb. 1).
Geradezu zwangsläufig ergibt sich hieraus die Forderung zur Frühdiagnose als kardinale Voraussetzung für den Therapieerfolg.

Tabelle 1. Ursachenhäufigkeit bei operativ behandeltem Ileus (Chirurgie RWTH Aachen 1966–1981)

n = 753			
Mechanisch		Paralytisch	
Briden, Adhäsionen	183	Perforationsperitonitis	116
Incarcerationen	121	(incl. Enterocolitis necroticans)	
Tumorstenosen	109	Durchblutungsstörungen	37
Entzündliche Erkrankungen	97		
Invaginationen	52		
Atresien			
Lageanomalien	11		
Fremdkörper	6		
Gallensteine	5		

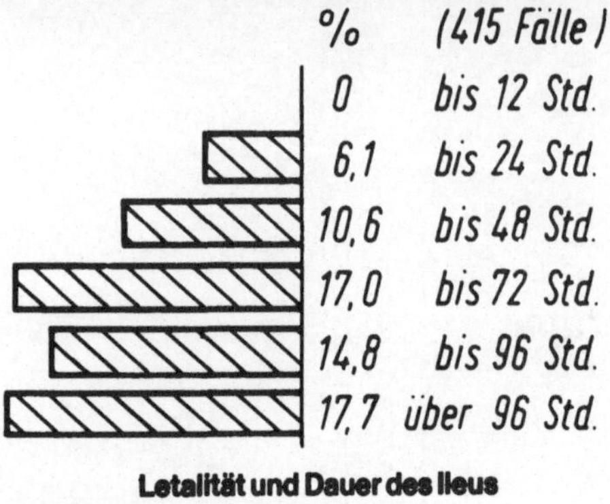

%	(415 Fälle)
0	bis 12 Std.
6,1	bis 24 Std.
10,6	bis 48 Std.
17,0	bis 72 Std.
14,8	bis 96 Std.
17,7	über 96 Std.

Letalität und Dauer des Ileus

Abb. 1. Letalität (%) in Abhängigkeit von der Dauer des Ileus. (Nach Reifferscheid [18])

Tabelle 2. Allgemeine Aspekte zur Operationsindikation beim Ileus

1. Diagnostisch gesicherter, konservativ nicht lösbarer mechanischer Verschluß
2. Gemischter Ileus
3. Paralytischer Ileus bei
   a) Peritonitis
   b) frustraner konservativer Therapie

Dies jedoch bedeutet:

1) das „akute Abdomen" rechtzeitig als Darmverschluß zu deuten,
2) die Dringlichkeit der sofortigen Intervention gegenüber der konservativen Vorbehandlungsdauer abzugrenzen,
3) zu klären, ob ein mechanischer, paralytischer oder gemischter Ileus vorliegt, und
4) nach Möglichkeit den Darmverschluß noch präziser als Strangulations-, Occlusions-, Dünn- oder Dickdarmileus zu differenzieren.

1 Operative Strategie

Ist der Entscheid zur Operation getroffen (Indikationskriterien s. Tabelle 2), so stehen zwei therapeutische Prinzipien im Vordergrund unserer Strategie:
Zum einen gilt es, für eine rasche Druckentlastung des überdehnten Darms durch Entfernen des gestauten Darminhalts Sorge zu tragen; zum anderen, eine Wiederherstellung der Passage anzustreben.

Die Reihenfolge des taktischen Vorgehens unterliegt zwangsläufig zahlreichen Prämissen. So müssen Allgemeinbefinden und Intoxikationsgrad des Kranken, Ausmaß und Charakter des Verschlusses sowie die Effizienz einer konservativen Druckentlastung in das voroperative Kalkül einbezogen werden [13, 18, 20, 21].
Das Ergebnis dieser Überlegungen ist mitentscheidend bei der Wahl der Bauchdeckenincision. Hierbei richten wir uns – wenn möglich – nach der klinisch-anamnestisch und röntgenologisch festgestellten Verschlußhöhe. Bei stehenden, aufgebäumten Schlingen gehen wir über deren Basis ein. Bei solitärem Spiegel incidieren wir über der Luftsichel selbst. Grundsätzlich bewährt hat sich – vornehmlich bei unklarer Diagnose – der paramediane Zugang. Er läßt sich je nach angetroffenem Befund in caudaler und cranialer Richtung erweitern [18].

2 Darmdekompression

Als Erstmaßnahme nach der Baucheröffnung ist die Druckentlastung immer dann unumgänglich, wenn sie präoperativ nicht gelang und die überdehnten Darmschlingen eine Exploration der Bauchhöhle verhindern.
Für die Darmdekompression bieten sich zwei Möglichkeiten an: das geschlossene und offene Vorgehen. Anzustreben ist die Entlastung ohne Eröffnung, da mit der Darmeröffnung die Komplikations- und Sterblichkeitsrate ansteigt [18, 19, 22]. Andererseits setzt das geschlossene Vorgehen, d.h. das Ausmelken des Darms in aboraler oder retrograder Richtung, eine vitale Darmwand voraus. Überdies gilt es zu bedenken, daß selbst durch behutsames Ausmelken vermehrt toxische Eiweißprodukte in die Blutbahn gelangen. Offensichtlich vermag vornehmlich das langstreckige retrograde Ausmassieren beim tiefsitzenden Dünndarmileus das Schockgeschehen zu vertiefen [5, 10, 11]. Wir bevorzugen daher ein anderes Vorgehen:
Bereits präoperativ wird transnasal eine Miller-Abbott-Sonde im Magen bzw. endoskopisch im Duodenum plaziert, die dann bei offenem Abdomen unter fortlaufender Absaugung an das Hindernis vorgeschoben wird [12, 18] (Abb. 2 u. 3).
Zwingt jedoch der intraoperativ angetroffene Befund, z. B. die nicht herauslösbare strangulierte und incarcerierte Schlinge, zur offenen Druckentlastung, stehen alternativ die Punktions- oder Schlauchabsaugung durch Enterotomie zur Verfügung. Ob die Enterotomie als Fistel belassen werden muß, hängt von dem angetroffenen Befund und dem Schweregrad der Ileuskrankheit ab. Nicht zuletzt fürchten wir neben der Infektion die von der Punktions- und Enterotomiestelle ausgehende Insuffizienzgefahr [3, 9, 18].

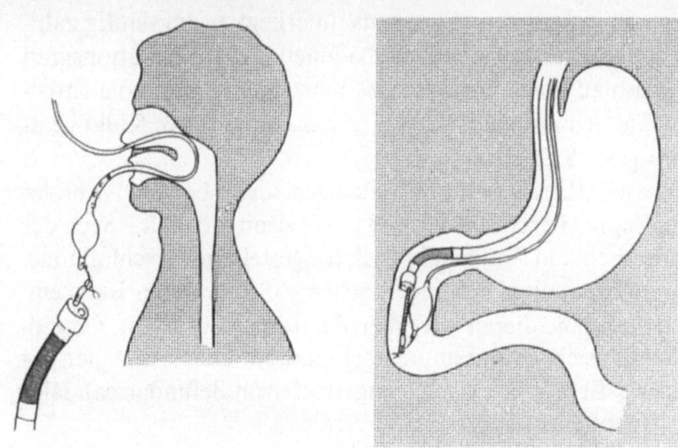

Abb. 2. Technik der transnasalen, endoskopischen Sondeneinführung. (Nach Meissner [13])

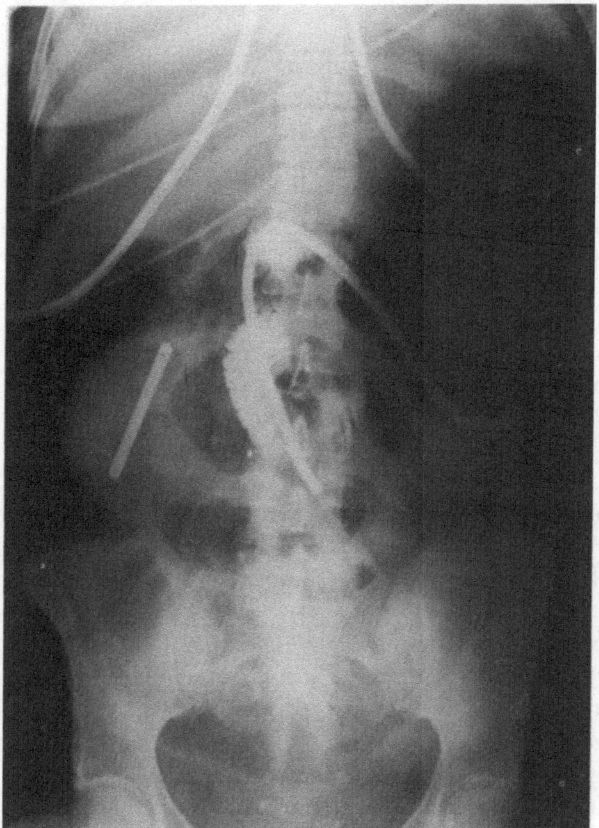

Abb. 3. Röntgenkontrolle zur Lokalisation der Sondenspitze

3 Wiederherstellung der Passage

Naturgemäß erscheint es erstrebenswert, das Hindernis in gleicher Sitzung definitiv zu beseitigen. Das Leitmotiv sollte jedoch lauten: Lebensrettung hat Vorrang vor jedem Rekonstruktionsversuch. Vorrangig gilt dies für alle resezierenden Verfahren am Ileusdarm mit Anastomosierung. Nahtbruch und nachfolgende Peritonitis sind lebensbedrohliche Komplikationen. Ihre Letalität beträgt nahezu 40% [3, 12, 18].

Andererseits können im Einzelfall die Überdehnungsschädigung des Ileusdarms, entzündliche oder tumoröse Veränderungen zur Resektion zwingen. Besonderes Augenmerk muß dann einer subtilen Anastomosen-

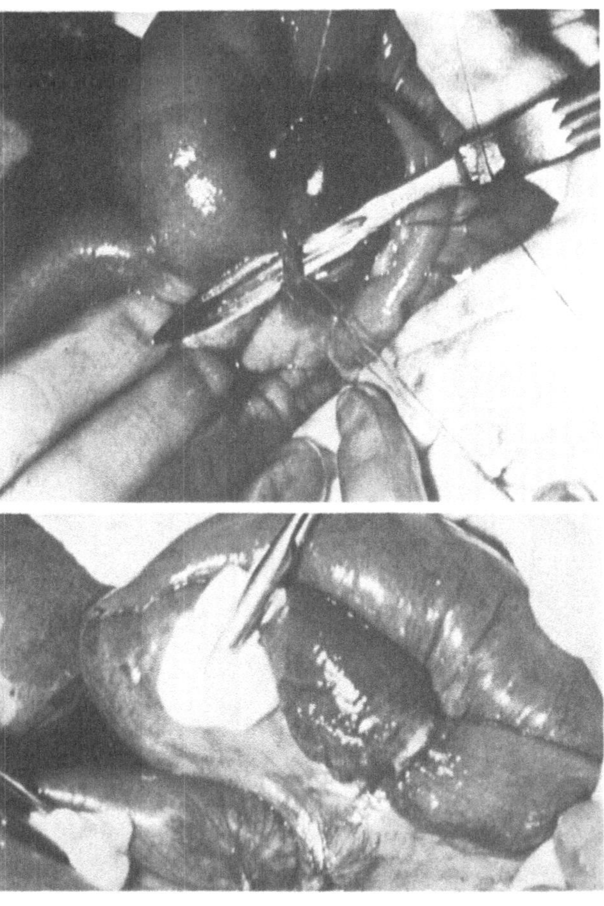

Abb. 4. Obere Bildhälfte: Bridenileus. Untere Bildhälfte: Zustand nach Bridenlösung, Schnürfurche am Darm

technik mit sorgfältigem Verschluß der Mesenteriallücke gelten. In besonders gelagerten Einzelfällen, z. B. nach einer Rechtshemicolektomie mit Ileotransversostomie bei Morbus Crohn, schützen wir die Anastomose mit einer protektiven Ileostomie [2]. Besteht keine Möglichkeit, den ileusgeschädigten Darmanteil in seiner gesamten Länge zu resezieren, so führen wir über die Anastomose eine Miller-Abbott-Sonde vor. Ihre Funktion ist zweifach: Zum einen entlastet sie die Naht, zum anderen vermag sie dem Ileusrezidiv durch eine gelenkte Verklebung der Darmschlingen vorzubeugen [15, 16].

Keine Probleme in der Passagewiederherstellung bieten gut reponierbare, incarcerierte Hernien, die Invagination, solitäre Briden oder der retorquierbare Volvolus (Abb. 4). Gravierender und eingreifender dagegen kann die Lösung breitflächiger, zum Ileus führender Adhäsionen sein. Nach Brenner und Hollender sollen bereits unversorgte, kleinflächige Serosadefekte in mehr als 30% zu einem Ileusrezidiv führen [3]. Sorgfältige Reserosierung der Defekte oder das lockere Aufsteppen einer Nachbarschlinge beugen dem Ileusrezidiv vor.

Eine weitere prophylaktische Maßnahme sehen wir in der sorgfältigen und geordneten Reposition der Darmschlingen in die Bauchhöhle. Dies erreichen wir wie beschrieben mit der Darmschienung auf einer transnasal eingeführten, bis ans Cöcum vorgeführten langen Miller-Abbott-Sonde [12, 17, 18, 21] (Abb. 5).

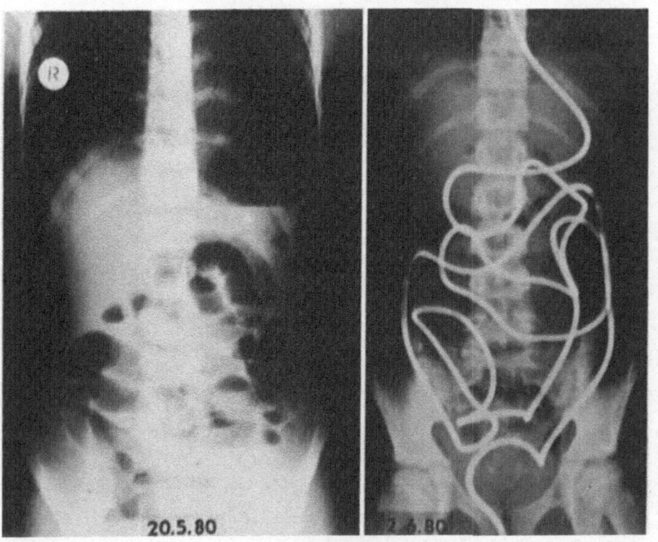

Abb. 5. Linke Bildhälfte: Rö.-Bild bei rezidivierendem Adhäsionsileus. Rechte Bildhälfte: Innere Darmschienung mit Miller-Abbott-Sonde

4 Ausweichverfahren

Nicht bei jedem Darmverschluß wird es möglich sein, das Hindernis in der ersten Sitzung zu beseitigen. Schlechter Allgemeinzustand, zeitraubende Präparation, entzündliche Veränderungen oder das ausgedehnte Carcinom sind Bedingungen, die zu einem anderen Vorgehen zwingen können. Hier bietet sich die Umgehungs- oder Enteroanastomose als bessere Alternative zur oralen Fistelung an. Beispielhaft sei die Ileotransversostomie beim stenosierenden, nichtoperablen Rechtscoloncarcinom erwähnt. Gleichwohl erfordert die Umgehungs- bzw. Enteroanastomose wie die Resektionsanastomose eine äußerst aseptische und subtile Nahttechnik [18].

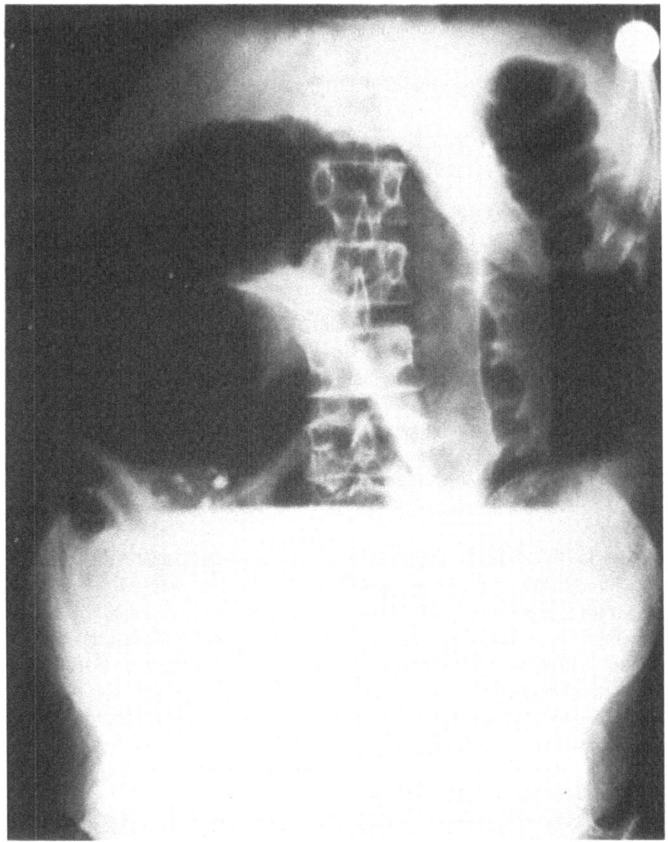

Abb. 6. Typisches Rö.-Bild eines dekompensierten Dickdarmileus. Indikation zur Cöcostomie

Im Bemühen um eine Passage-Wiederherstellung stellt die orale Fistelung die Ultima ratio dar. Berechtigt ist sie beim Kranken im desolaten Allgemeinzustand. Gleichermaßen vertretbar ist sie für den Kranken mit paralytischem Ileus. Ist nach adäquater Bereinigung der Paralyse-Ursache keine ausreichende Dekompression und Stimulation zu erreichen, so bleibt häufig kein anderer Ausweg, als das untere Ileum zu fisteln und von hier aus den paralytischen Darm abzusaugen [9, 18].

Eine absolute Anzeigestellung zur Colostomie bzw. Cöcalfistel stellt der dekompensierte Dickdarmileus mit insuffizienter Ileocöcalklappe dar. Selbst bei operablem Tumor gilt hier nach wie vor das Postulat der Mehrzeitigkeit (Abb. 6).

Literatur

1. Aigner PW, Käufer C (1976) Operative Behandlungsmethoden und Spätprognose bei Adhäsionsileus. Aktuel Chir 11:235–242
2. Breuer P, Peters H, Sperber I (1980) Die ileocolische und ileorectale Anastomose mit und ohne protektive Ileostomie. Vortr 98. Kongr Deutsche Gesellschaft für Chirurgie München
3. Eckert P, Koch G, Schlosser GA (1978) Chirurgische Therapie des Ileus. In: Richter H, Eckert P (Hrsg) Ileus. Thieme, Stuttgart, S 97–109
4. Elzenbaum vH (1975) Letalität bei akutem operiertem Ileus. Zentralbl Chir 100:146–151
5. Esser G (1978) Technik der Dekompression beim Ileus: Darmentleerung durch Ausstreifen. Langenbecks Arch Chir 347:387–392
6. Farthmann EH, Lehberger FJ (1978) Postoperativer mechanischer Ileus. Langenbecks Arch Chir 347:379–385
7. Kapral W (1977) Taktik und Ergebnisse beim postoperativen Frühileus. Aktuel Chir 12:117–126
8. Kern E (1970) Zur Chirurgie des postoperativen Ileus. Chirurg 41:130–134
9. Kieninger G (1978) Darmdekompression bei der Paralyse: Stoma. Langenbecks Arch Chir 347:429–431
10. Kogel H, Raguse T (1978) Immunologische Aspekte beim Dünndarmileus im Tierexperiment. In: Richter H, Eckert P (Hrsg) Ileus. Thieme, Stuttgart, S 16–23
11. Kusche J, Jostarndt L, Stahlknecht CD, Lorenz W, Reichert G, Richter H (1978) Einfluß von intraluminärem Druckanstieg und Durchblutungsveränderungen auf den Amingehalt und Stoffwechsel der Darmwand. In: Richter H, Eckert P (Hrsg) Ileus. Thieme, Stuttgart, S 38–44
12. Langer S (1981) Erfahrungen mit der Dünndarmschienung anhand von 112 Fällen. Vortr 22. Tag. der österr Ges f Chirurgie, Linz
13. Meissner K (1978) Darmdekompression bei der Paralyse mit geschlossenem Vorgehen: Sonde. Langenbecks Arch Chir 347:426–428
14. Reifferscheid M (1965) Die Pathophysiologie des Darmverschlusses. Zentralbl Chir 90:1539–1542
15. Reifferscheid M, Philipp R (1965) Die praeventive Darmschienung zur Verhütung von mechanischem und paralytischem Ileus. Chirurg 36:156–158

16. Reifferscheid M, Philipp R (1967) Zur Problematik des rezidivierenden Adhäsionsileus. Zentralbl Chir 92:370
17. Reifferscheid M, Pesendorfer H, Schwilden ED (1973) Maßnahmen zur Verhütung des Adhäsionsileus. Beitr Klin Chir 220:125
18. Reifferscheid M (1975) Störungen der Darmwegsamkeit. In: Zenker R, Deucher F, Schink W (Hrsg) Chirurgie der Gegenwart, Bd II. Urban & Schwarzenberg, München Berlin Wien, S 1–49
19. Reifferscheid M (1976) Postoperativer Ileus. Symposium: Aktuelle Fragen aus der Allgemein-Chirurgie: Frühkomplikationen nach Laparotomie, Mehrfachverletzungen, obere Gastrointestinalblutung. Gelsenkirchen
20. Richter H (1978) Technik der Dekompression: Darmentleerung mit Sonde. Langenbecks Arch Chir 347:393–395
21. Schramm H (1978) Möglichkeiten der Therapie und Prophylaxe des rezidivierenden Ileus beim Erwachsenen durch innere Dünndarmschienung. Zentralbl Chir 103:1357–1361
22. Seidel W (1978) Technik der Dekompression: Darmentleerung mit Enterotomie. Langenbecks Arch Chir 347:397–398
23. Wangensteen OH (1975) Alte und neue Ansichten über therapeutische Probleme beim Darmverschluß. Zentralbl Chir 100:1089–1098
24. Zierott G, Deltz E, Maatz E (1977) Was leistet die herkömmliche Ileusdiagnostik? Med Welt 28:474–477

Kapitel 56

Die innere Darmschienung

H.P. Eichfuss, G. Thoma und N. Soehendra

Die Indikation zur inneren Schienung ist immer dann gegeben, wenn eine Dekompression des Darmes erforderlich wird. Diese Situation ist in der Regel beim Ileus und bei der Peritonitis gegeben. Als Rezidivprophylaxe beim Ileus ist die Sondenbehandlung mit gutem Erfolg anwendbar (Tabelle 1).

Irreversible Flüssigkeits-, Elektrolyt- und Säurebasen-Regulationsstörungen als Folge der Darmdistension können sehr rasch auf die vitalen Funktionen einwirken. Die Entlastung des gestauten Darmes ist daher die vordringlichste therapeutische Aufgabe [1, 3, 6].

Ungeachtet der vielfältigen Ursachen des Ileus ist eine Sondenbehandlung als Sofortmaßnahme immer angezeigt. Beim mechanischen Ileus dient sie der präoperativen Vorbereitung und Besserung des Zustandes des Patienten. Bei unklaren Krankheitsbildern sollte ein Behandlungsversuch mit der Sonde nur in den ersten 12 h nach Beginn der Symptomatik unternommen werden. Adäquate operative Theorie und klärende Diagnostik dürfen dadurch nicht unnötig hinausgeschoben werden. Ist die kritische Situation beherrscht, kann die Sonde zur direkten Gastrografingabe benutzt werden, um radiologisch Art und Lokalisation des Hindernisses festzustellen. Beim mechanischen Ileus wird die Sonde intraoperativ durch den gesamten Dünndarm weitergeschoben und als innere Schienung belassen [5].

Die Intestinalsonde kann ihren Zweck nur dann erfüllen, wenn sie früh genug und richtig plaziert wird. Für den Weitertransport der transnasal in den Magen eingeführten Sonde ist der Pylorus oft eine unüberwindli-

Tabelle 1. Indikation zur Sondenbehandlung

Inkompletter Ileus
Rezidivprophylaxe nach Ileusoperation
Vorsorgliche Maßnahme bei diffuser Peritonitis

che Barriere. Die bislang praktizierten Verfahren mit Quecksilberballast erfordern zusätzlich Durchleuchtungskontrollen unter Mitarbeit des Patienten bzw. operativ-manuelle Hilfen; sie sind allerdings nicht immer erfolgreich.

1 Endoskopische Sondeneinführung

Einfacher und rascher wird unter endoskopischer Sicht die Sonde eingeführt. Mit einer speziellen Faßzange wird die zuvor transnasal in den Magen eingelegte Sonde an der Spitze gefaßt und unter Sicht gezielt über den Pylorus bis tief in das Duodenum gebracht. Nach Blocken des Ballons mit 60 ml Luft wird das Endoskop entfernt und anschließend die Luft im Ballon auf 15 ml reduziert. Wir verwenden seit 5 Jahren die dreiläufige Dennis-Einmal-Sonde, weil Absauggefahr und Schädigungen der Darmwand im Vergleich zur herkömmlichen Miller-Abbott-Sonde bei ihr geringer sind.
Durch kontinuierliches Nachschieben der Sonde wird sie durch die Darmkontraktion voranwandern. Wird eine Operation erforderlich, kann nach Laparatomie der Darm über die Sonde abgesaugt und diese bis in das Ileum oder auch Coecum gebracht werden.

2 Operative Dekompression

Gelingt es ausnahmsweise nicht, eine Sonde transnasal in den Darm zu bringen – hierfür sind meist anatomische Ursachen wie ein deformiertes Duodenum oder eine Duodenalkompression ursächlich –, kann eine intraoperative Dekompression durchgeführt werden. Erscheint ein Ausstreichen des distendierten Dünndarms nach aboral und Absaugung des Inhalts über eine Magensonde nicht ausreichend, muß eine Sondeneinführung über eine Enterostomie erwogen werden.

3 Operationstechnik

Die intraoperative Einführung der Sonde geschieht über eine obere Jejunumschlinge. 25–30 cm aboral vom Treitz-Ligament wird über eine kleine Darmincision die Sonde aboral unter kontinuierlicher Absaugung vorgeschoben (Abb. 1).
Die sichere Ableitung der Sonde aus dem Darmlumen wird über eine Tunnelierung nach dem Prinzip von Witzel vorgenommen. Das Sonden-

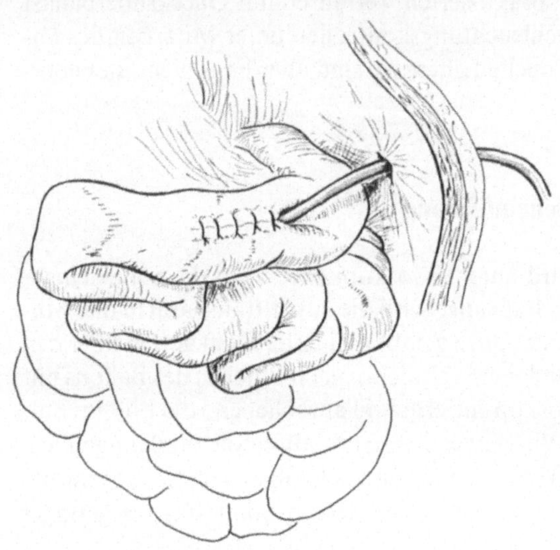

Abb. 1. Sondeneinführung über eine Enterostomie. Ausleiten der Miller-Abbott- oder Dennis-Sonde aus dem Jejunum durch eine nach Witzel durchgeführte Röhrenbildung. Die Sonde wird links lateral über eine getrennte Incision in der Bauchdecke ausgeleitet und fixiert

ende sollte über eine gesonderte Incision in der Bauchdecke li. lateral ausgeleitet und außen fixiert werden. Das Ergebnis einer inneren Schienung wird durch Röntgenkontrollen veranschaulicht (Abb. 2).

Den Vorzügen der Sondenbehandlung mit Synchronisation von transitorischer oder definitiver Therapie und der Gewinnung diagnostischer Hinweise stehen verschiedene Nachteile gegenüber (Tabelle 2). So kann die orale oder nasale Einführung der Sonde über das Duodenum schwierig oder sogar unmöglich sein. Die Komplikationen der inneren Schienung entsprechen denen anderer Fremdkörper. Drucknekrosen und Ulcerationen, Blutungen sowie Sondenverwicklungen wurden beschrieben.

Eine unphysiologische Raffung des Darms durch das Mißverhältnis zwischen Längsausdehnung des Intestinalrohrs und Länge der Sonde kann zur Invagination führen. Um den durch die Sonde direkt verursachten Komplikationen möglichst zu begegnen, muß eine oral oder enteral eingebrachte Sonde nach 2–4 Tagen gelockert, bewegt und stets neu fixiert werden. In der Regel treten nach 6–8 Tagen die ersten intestinalen bindegewebigen Verklebungen auf, so daß zu diesem Zeitpunkt mit der schrittweisen Sondenextraktion begonnen werden sollte. Nach unseren Erfahrungen haben sich 30 cm pro Tag als ausreichend und nicht zu rasch erwiesen. Bei einem derartigen Vorgehen sahen wir bei keinem unserer Kranken eine tödliche Komplikation durch die Sonde.

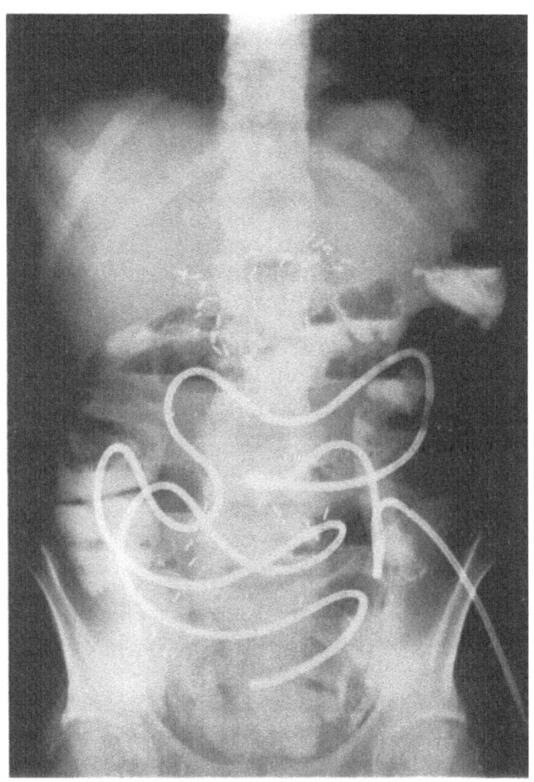

Abb. 2. Abdomenübersicht. Innere Schienung über eine Enterostomie im oberen Jejunum. Clip-Markierungen nach retroperitonealer Lymphknotenentfernung bei Hodenteratom

Tabelle 2. Nachteile der inneren Darmschienung

Schwierigkeiten beim Duodenaltransit
Drucknekrosen
Perforation
Blutungen
Invagination

Eine Kontraindikation erfährt die Anwendung der inneren Schienung im Säuglings- und Kindesalter. Die anatomischen Verhältnisse verhindern die Anwendung einer funktionell wirksamen Sonde. Diese kann nur dann eine rasche Dekompression erzielen, wenn ihre lichte Weite nicht geringer als 18 Charrière beträgt. Sonden mit geringerem Lumen verstopfen leicht und können einen zusätzlichen mechanischen Stop verursachen [2].

4 Ergebnisse

Auf Grund der Erfahrungen mit der Endoskopie sind wir in der Lage, schwer einzuführende Sonden selbst bei unruhigen, bewußtlosen oder nicht operationsbereiten Kranken peroral zu legen. Hilfsschienen zur besseren Überwindung anatomischer Engpässe im Duodenum sind weitere unterstützende Faktoren, die eine breitere Anwendung ermöglichen.

Die innere Schienung wurde von uns in den letzten 5 Jahren 256 mal angewendet. Bei 62 Patienten mußte die Sonde operativ und bei 194 konnte sie endoskopisch eingeführt werden (Tabelle 3).

Hauptindikation war der postoperative Frühileus. Es folgte der mechanische und der paralytische Ileus. Bei 12 Patienten lag eine diffuse Peritonitis zugrunde, die Anlaß zur Ileusprophylaxe durch Sondenschienung war. Bezieht man die Anwendung der inneren Schienung auf die Ileus-Häufigkeit in diesem Zeitraum, so betrug sie 23%. Die Komplikationsrate lag

Tabelle 3. Indikationen zur inneren Schienung

Einführung	Postoperativer Ileus	Ileus		Prophylaxe	Ernährung	n
		Mechanisch	Paralytisch			
Enterostomie	21	17	12	7	5	62
Endoskopisch	65	47	53	20	9	194
	86	64	65	27	14	256

Tabelle 4. Innere Schienung. 7 Komplikationen (2,7%) bei 256 Sondenbehandlungen

Drucknekrosen und Blutung	2
Perforation	1
Sondenverwicklung	3
Invagination	1

Tabelle 5. Innere Schienung. Endoskopische Sondenbehandlung

	n	Erfolgreich
Postoperativer Frühileus	65	50
Mechanischer Ileus	47	4
Paralytischer Ileus	36	36
Nahtinsuffizienz	17	9

bei 2,7%. 2 Patienten verstarben an den primären durch die Sonde ausgelösten Komplikationen. Dies entspricht einer Letalitätsquote von 1% (Tabelle 4).
Die Ergebnisse der endoskopischen Sondenbehandlung bei insgesamt 165 Kranken zeigt die Tabelle 5.
Bei allen Patienten mit schwerer postoperativer Magen-Darm-Atonie und paralytischem Ileus konnte die Passagestörung innerhalb von 2–3 Tagen behoben werden. Bei mehr als zwei Drittel der Patienten mit Frühileus nach Eingriffen im Abdomen oder Thorax war ein Erfolg zu verzeichnen. Eine erneute Operation konnte entweder entfallen oder aber auf einen späteren, günstigeren Zeitpunkt verschoben werden. Beim klinisch eindeutigen mechanischen Ileus wurde die Sonde präoperativ ins Duodenum eingeführt, damit sie intraoperativ leichter bis ins terminale Ileum vorgeschoben werden konnte. Bei einigen Patienten mit einem vermuteten Bridenileus hat sich die Passage nach Entlastung des Darms völlig normalisiert, so daß die geplante Operation überflüssig wurde. Nur 10 Kranke hatten eine Nahtinsuffizienz nach Eingriffen am unteren Oesophagus bzw. Magen. Die die Anastomose überbrückende Sonde bietet dabei gleichzeitig die Möglichkeit der parenteralen Ernährung. Da bei septischen Patienten der erhöhte Energiebedarf allein parenteral nicht immer ausreichend gedeckt werden kann, ist eine Unterstützung der Langzeitinfusionstherapie durch eine Sondenernährung oft sinnvoll.
Nach unseren bisherigen Erfahrungen mit der inneren Darmschienung läßt sich feststellen:
Bei der Behandlung des postoperativen Frühileus hat sich die Sonde bewährt. Bei 26 Kranken konnte 10mal eine Relaparatomie verhindert werden. Bei 12 weiteren wurde der Zeitpunkt der Re-Intervention auf einen späteren und dadurch günstigeren Zeitpunkt hinausgeschoben.
Wir halten diese Methode für ein wichtiges Hilfsmittel, um Rezidivoperationen beim Ileus mit unterschiedlicher Pathogenese zu vermeiden. Die Indikation zur operativen Mesenterialplicatur nach Noble oder Childs halten wir daher für den Ausnahmefall. In den letzten 5 Jahren konnte dank der inneren Schienung bei uns jegliche Mesenterialplicatur vermieden werden.

Als *Schlußfolgerung* kann gelten:

1) Die Sondenbehandlung ist eine für die Frühtherapie des inkompletten Ileus geeignete Methode.
2) Mit der inneren Schienung des Dünndarms kann die Zahl der Relaparatomien gesenkt werden.
3) Neben der Dekompression bietet die innere Schienung den Vorteil einer Rezidivprophylaxe.

Literatur

1. Deucher F, Alder A, Moser R, Noethiger F (1973) Ileus. In: Demling L (Hrsg) Klinische Gastroenterologie, Bd I. Stuttgart, Thieme
2. Eckert P, Eichfuss HP, Knipper A, Soehendra N (1977) Die innere Schienung des Dünndarms. Akt Chir 10:389
3. Hamelmann H, Pichlmaier H (1961) Die Bedeutung langer Darmsonden bei der Ileusbehandlung. Chirurg 32:555
4. Soehendra N, Rehner M, Doehn M (1976) Endoskopische Behandlungshilfen beim postoperativen Ileus. In: Pichlmayr R (Hrsg) Postoperative Komplikationen. Springer, Berlin Heidelberg New York
5. Soehendra N, Kempeneers I, Doehn M (1980) Therapeutische Notfallendoskopie. Intensivmed Prax 2:1
6. Wangensteen OH (1964) Einige Überlegungen zur Behandlung des Darmverschlusses. Langenbecks Arch Klin Chir 308:167

Kapitel 57

Mesenterialplicatur

K. Dinstl

1 Definition und Wirkungsmechanismen

Unter Mesenterialplicatur versteht man die Faltung des Dünndarms oder des Dünndarmgekröses, um kontrollierte Adhäsionen zwischen den Dünndarmschlingen zu erzeugen und unkontrollierte Adhäsionen (Ileus) zu verhindern. Zwei prinzipielle Methoden stehen zur Auswahl:
Die Plication nach Noble [10] und die Plication nach Childs-Phillips [3] (Abb. 1).

2 Historische Vorbemerkungen [13]

Bereits 1911 hat Richardson einen Serosadefekt mit einem Mesenterialblatt gedeckt, um unkontrollierte Adhäsionen zu vermeiden.
1913 gaben Coffey und 1929 Schmidt eine Darmeinhüllungsmethode an, um denselben Effekt zu erzielen.
1934 deckte der Gynäkologe Wichmann Serosadefekte mit umliegendem Darm.
1937 beschrieb Noble seine Methode der Dünndarmplicatur, während aus später genannten Gründen 1960 Childs und Phillips die wesentlich einfacher durchzuführende Methode der Mesenterialplicatur beschrieben.
Beide Methoden können durch die Sondenschienung des Dünndarms, die im deutschen Sprachraum von Reifferscheid u. Phillip [11] beschrieben wurde, ersetzt werden.

3 Methode nach Noble [10]

Bei Durchführung der Noble-Operation soll nach folgenden Punkten vorgegangen werden:

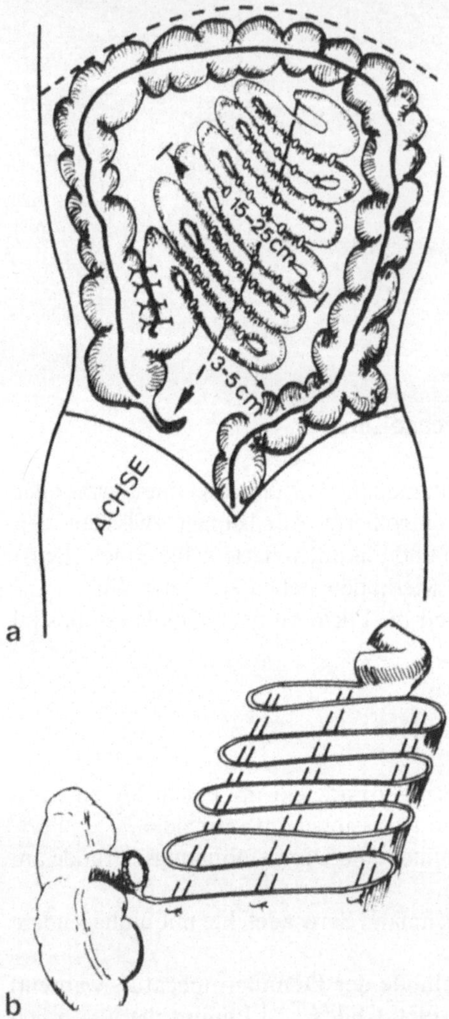

a

b

Abb. 1 a. Dünndarmfaltung nach Noble [10]. **b** Modifikation der Dünndarmfaltung nach Childs u. Phillips [3]. (Nach Brünner [2])

1) Komplette Adhäsiolyse des Dünndarms mit möglichst unblutiger Entleerung.
2) Aneinanderlegen der befreiten Dünndarmschlingen ziehharmonikaartig in einer Länge von 15–25 cm.
3) Fortlaufende Naht mit resorbierbarem Nahtmaterial nahe dem Mesenterialansatz.
4) Die Naht soll 3–5 cm vor dem Eckpunkt der Schlingen enden.
5) Die erste Schleife der Ileumschlinge soll nach cranial verlaufen, wenn notwendig ist eine Fixation des Colon ascendens durchzuführen.

Tabelle 1. Literaturübersicht: 886 Fälle von Noble-Plicatur – Letalität und Komplikationsrate in %

	+	DD. Fist.	Ileusrez.	Funk. Strg.
I. Entzündliche Indikation	17	2	5,9	9,5
a) Akute Peritonitis	18,4	4,1	2,0	–
1. Diffus	19,1	0	0	–
2. Dissem.	18,0	7,2	3,6	–
b) Chronische Peritonitis	10	0	10	–
II. Mechanische Indikation	3,7	1,9	6,7	10,9
a) Ac. Adhäsionsileus	6,8	2,9	5,9	3,4
b) Chronische Adhäsionsileus	1,5	1,2	7,2	16,2
III. Prophylaktische Indikation	4,6	1,5	2,3	10
Insgesamt	4,8	2	5,9	9,5
Eigenes KG (n 78)	5,1	0	7,7	23

6) Beendigung der Faltung etwa 10 cm aboral der Flexura duodenojejunalis, die Faltung erfolgt also von caudal nach cranial.
7) Eine partielle Faltung soll wegen Komplikationsgefahr (Rezidivileus) möglichst vermieden werden [6, 14].

Die Hauptargumente gegen die Noble-Operation sind:

1) Großer Zeitaufwand (man braucht für die Durchführung der Plicatur 1–2 h).
2) Häufige Komplikationsgefahr: Bildung von Dünndarmfisteln durch Durchschneiden der Nähte, innerer Fisteln bei organgeschädigter Darmwand (z. B. bei Peritonitis, Ileus) [14].
3) Häufig spontane Auflösung der Plicatur, wenn massive Adhäsionen im gesamten Dünndarm zum Zeitpunkt der Plicatur fehlen, dadurch Rezidivgefahr.
4) Hohe Rezidivfrequenz bei partieller Faltung.
5) Bis über 20% funktionelle Störungen bei Nachuntersuchungen (Tabelle 1).

Deucher u. Ösch [5] erklären den hohen perzentuellen Anteil an funktionellen Störungen durch Fehlen der großen Pendelbewegungen der aneinanderfixierten Dünndarmschlingen, dadurch sind unabhängige gegenläufige peristaltische Bewegungen nicht möglich.

4 Methode nach Childs-Phillips [3]

Durchführung:

1) Komplette Adhäsiolyse des Dünndarms mit möglichst unblutiger Entleerung.

Tabelle 2. Ergebnisse der Operation nach Childs u. Phillips [3]

Autor	n	+	Rezidiv
Calvet (1966)	45	7	0
Ferguson (1967)	12	1	1
Moreaux (1968)	26	0	0
Hollender (1971)	48	0	9
Papadimitriou (1972)	17	0	0
McCarthy (1975)	42	8	1
Eigenes KG (1980)	24	4	0
	214	20	11
		9,3%	5,1%

2) Faltung des Mesenteriums, in dem wie bei Noble die Dünndarmschlingen in einer Länge von 15–25 cm ziehharmonikaartig aneinandergelegt werden.
3) Fixation der Mesenterialblätter aneinander durch 2–3 Nähte, die unter Verwendung von nichtresorbierbaren Fäden mit gerader Naht unter Schonung der Mesenterialgefäße gelegt werden.

Die Vorteile dieser Methode liegen [1, 8, 9]:

1) in einem wesentlich geringeren Zeitfaktor (10–20 min Operationsdauer),
2) in der relativen Gefahrlosigkeit, da der Darm nicht berührt wird,
3) in den besseren funktionellen Spätresultaten (Tabelle 2).

Allerdings ist diese Methode bei kurzem und sehr verfettetem Mesenterium kaum anwendbar und eine Auflösung kann nicht sicher verhindert werden.

5 Indikation zur Anwendung dieser Verfahren

Die klassische Indikation für die Plicaturverfahren liegt in der Anwendung als Elektivoperation bei chronisch rezidivierendem Adhäsionsileus. Eine relative Indikation ist die prophylaktische Anwendung bei Vorfinden massiver großflächiger Adhäsionen im Bereich des gesamten Dünndarms (Ileusprophylaxe).

Im Rahmen einer fibrinös-eitrigen Peritonitis ist die prophylaktische Anwendung umstritten [2], obwohl gerade Noble seine Methode vorwiegend als Prophylaxe des postoperativen Ileus bei fortgeschrittener Peritonitis durchgeführt hatte [10].

Die Frage, welche von beiden Verfahren im Einzelfall angewendet werden soll, kann mit drei Sätzen beantwortet werden:

1) Wie bereits eingangs erwähnt wurde, ist bei adipösem, sehr kurzem Mesenterium die Methode nach Childs-Phillips technisch, ohne die Gefäßversorgung der Dünndarmschlingen zu gefähren, nicht durchzuführen. In diesem Falle ist der Methode nach Noble der Vorzug zu geben.
2) In allen anderen Fällen wird jedoch der Chirurg die Methode nach Childs-Phillips wählen, der eigene Erfahrungen mit beiden Methoden hat.
3) Beiden Verfahren steht die Methode der inneren Darmschienung als Konkurrenzverfahren gegenüber.

6 Eigene Erfahrungen [6, 9, 12]

a) *Noble:* Eine Analyse von 78 Patienten, bei denen eine Plicatur nach Noble ausgeführt wurde, ergab eine beträchtliche Rate (23%) von funktionellen Spätstörungen, die höchstwahrscheinlich auf das Verfahren zurückgeführt werden muß (Tabelle 1). Ein Ileusrisiko fand sich bei 21% nach partieller Faltung gegenüber 4,3% nach totaler. Eine Aussage über die Anwendung des Verfahrens als Prophylaxe bei fibrinös eitriger Peritonitis ist nicht verwertbar, da das Grundleiden überwiegend die Ergebnisse beeinflußt hatte.
b) *Childs-Phillips:* Bei 24 Patienten kam es in keinem Fall zu einem Rezidiv (Tabelle 2). Postoperative Komplikationen standen in keinem Fall in Zusammenhang mit dem Operationsverfahren, jedoch lagen in 21,4% funktionelle Spätstörungen vor. Bei röntgenologischen Untersuchungen waren von 11 Fällen 5 nicht mehr regelrecht gefaltet.
Vergleicht man die Plicaturverfahren mit der inneren Darmschienung, so läßt sich eine exakte Aussage bezüglich Indikation und Wertigkeit nicht durchführen, da keine vergleichbaren Studien über diese drei Verfahren vorliegen. Wenn man berücksichtigt, daß das Verfahren von Noble am exaktesten untersucht wurde, kontrollierte prospektive Studien aber nicht vorliegen, so wäre auf Grund von Literaturberichten und eigenen Erfahrungen folgendes zu beachten [2, 4, 5, 6, 7, 9, 10, 12, 13]:

1) Die Indikation zu Plicaturverfahren ist stets mit Zurückhaltung zu stellen, die Darmschienung ist immer ein Alternativverfahren.
2) Die Plicaturverfahren haben ihre Berechtigung bei chronisch rezidivierendem Adhäsionsileus als Therapie oder Prophylaxe.
3) Voraussetzung für ein gutes Resultat ist die eingangs erwähnte Operationstechnik.

Literatur

1. Bikfalvi A (1971) Erfahrungen mit der Mesenterialplicatur nach Childs u. Phillips zur Behandlung und Vorbeugung des Dünndarmileus. Zentralbl Chir 96:167
2. Brünner H (1978) Adhäsionsprophylaxe: Noble'sche Darmplikatur. Langenbecks Arch Chir 347:403
3. Childs WA, Phillips RB (1960) Experience with intestinal plication and a proposed modification. Am Surg 152:285
4. Daniels V, Brünner H, Lenner V, Schwarzkopf W (1980) Die Dünndarmplication nach Noble. Chirurg 51:207
5. Deucher F, Oesch I (1975) Postoperativer Frühileus: Prophylaxe und Relaparotomie. Chirurg 45:195
6. Dinstl K, Lechner G, Riedl P, Schiessel R (1976) Spätergebnisse der Noble'schen Operation. M M W 118:941
7. Kern E (1970) Zur Chirurgie des postoperativen Ileus. Chirurg 41:130
8. McCarthy JD (1975) Further experience with the Childs-Phillips plication operation. Am J Surg 129:15
9. Niederle B, Roka R, Wanek R, Lechner G, Dinstl K, Schiessel R (1980) Die Dünndarmfaltung nach Childs-Phillips als Ileusprophylaxe. Kongreßbericht der 21. Tagung der Österr. Gesellschaft f. Chir. 1980/II/1215
10. Noble TB (1937) Plication of small intestine as prophylaxis against adhaesions. Am J Surg 35:41
11. Reifferscheid M, Phillip R (1965) Die präventive Darmschienung zur Verhütung von mechanischem und paralytischem Ileus. Chirurg 36:156
12. Roka R, Dinstl K, Lechner G, Scharf W, Tuchmann A, Schiessel R (1979) Zur Kritik der Noble'schen Dünndarmfaltung. Langenbecks Arch Chir 349:585
13. Schwilden ED, Phillip R, Willmen HR, Lynen FK (1979) Die Noble'sche Plication. Bruns Beitr Klin Chir 217:732
14. Wilson ND (1964) Complications of the Noble Procedure. Am J Surg 108:264

Kapitel 58

Konservative Sondentherapie

D. Waldmann und L. Fiedler

1 Definition

Die Sondenbehandlung bei der Ileuskrankheit ist nur ein Teil eines komplexen Therapieplanes. Eine alleinige Sondenbehandlung ohne andere therapeutische Prinzipien ist nicht denkbar. Das Behandlungsprinzip kann dergestalt definiert werden, daß durch in das obere Gastrointestinum eingelegte Sonden dort angehäufte Flüssigkeitsmengen durch aktive Saugung oder das Heberprinzip entleert werden.

2 Wirkungsmechanismus

Die Wirkungen dieser Absaugung sind seit langem bekannt und auch im Hinblick auf die pathophysiologischen Vorgänge weitgehend geklärt. Bereits 1867 beschrieb Kussmaul die Magenausheberung als therapeutische Maßnahme bei der akuten Magendilatation [1, 11]. Zu Beginn des Jahrhunderts wurde dann durch Westermann (1910), Kappis (1911) und Gross (1911) die Dauerdrainage des oberen Gastrointestinums durch Magen- und Duodenalsonden bei Ileus mit Rückstau eingeführt [1, 6, 18]. Dieses Prinzip wurde 1924 durch Matas u. Meyer zur Behandlung insbesondere des paralytischen Ileus unterstützt [1, 6]. Die Einführung sehr langer Intestinalsonden gelang 1934 Miller u. Abbott [9]. Damit ist die Entleerung des gesamten Dünndarmes möglich. Im weiteren wurden dann viele unterschiedliche Sondentypen erprobt, die bei gleichem Wirkprinzip verschiedene Formen besitzen [1, 6, 9].
Die Notwendigkeit zur Modifikation der Intestinalsonde von Miller u. Abbott [9] beruht auf der Erfahrung, daß die Passage durch den Pylorus in das Duodenum und den Dünndarm bei nur spärlicher oder nicht vorhandener Peristaltik erschwert ist. Durch Quecksilberfüllung der Sondenspitze und Lagerungstechniken unter Röntgenkontrolle konnte eine bes-

Tabelle 1. Plazierung der Intestinalsonde durch Lagerung

1. Einlegen der Sonde in den Magen
2. Einfüllen von 3–5 ml Quecksilber in den Sondenballon
3. Rechtsseitenlagerung. Damit Übertritt der Sondenspitze in das Duodenum durch die Schwerkraft
4. Röntgenkontrolle des Verlaufes

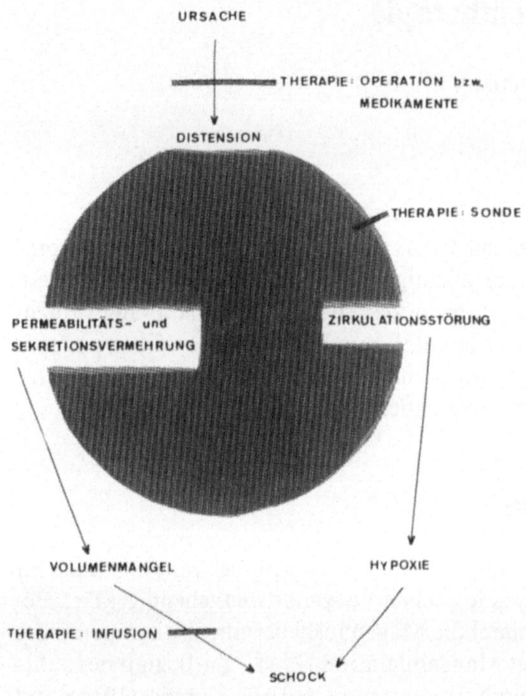

Abb. 1

sere Passage durch den Pylorus erreicht werden. Die Weiterbeförderung der Intestinalsonde geschieht bei allen Sondentypen durch Aufblasen eines kleinen Gummiballons an der Sondenspitze; hier kann nach Einsetzen der Peristaltik die propulsive Kraft des Darmes ansetzen und die Sonde nach vorne schieben [1, 6, 11, 12]. Dieses Vorgehen wird in Tabelle 1 dargestellt.

Insbesondere durch die Arbeiten von Wangensteen wurde der Stellenwert der Sondenbehandlung im pathophysiologischen Mechanismus der Ileuskrankheit geklärt. Nach Wachsmuth [16] unterbricht die Sondenbehandlung den Circulus vitiosus mit Zirkulationsstörungen und Permeabilitäts-/Sekretionsvermehrung, der nach Eintreten der Darmdistension in Gang gesetzt wird (Abb. 1). Damit ist gleichzeitig dargelegt, daß die Son-

Tabelle 2. Endoskopische Technik der Intestinalsondenplazierung

1. Fadenschlaufen an der Sondenspitze anbringen
2. Einlegen der Sonde in den Magen
3. Einführen des Gastroskopes
4. Im Magen Fassen der Sondenspitze und Transport in das Duodenum
5. Ballonfüllung mit 60–80 ml Luft
6. Retraktion des Endoskopes
7. Reduktion der Ballonfüllung auf 10–20 ml Luft
8. Röntgenkontrollen des weiteren Verlaufes

denbehandlung keine ursächliche Behandlung des Ileus ist, sondern lediglich eine therapeutische Maßnahme zur Beseitigung der Ileuskrankheit [16].

Durch die Einführung der vollflexiblen Glasfiberendoskope in die chirurgische Diagnostik und Therapie ist es möglich geworden, die Probleme bei der Einführung der Intestinalsonde zu einem großen Teil dadurch zu umgehen, daß die Sonde unter Sicht mit geeigneten endoskopischen Hilfsinstrumenten im Magen gefaßt und durch den Pylorus in das Duodenum gebracht wird (Tabelle 2) [2, 7, 8, 13, 14].

3 Wirkungsprinzipien

Die Dauerabsaugung des oberen Gastrointestinums verhindert einen Reflux von Magen- und Duodenalsaft in den Oesophagus mit daraus resultierenden Folgen wie Refluxoesophagitis und Aspiration sowie Verstärkung der Vulnerabilität der Schleimhaut im Magen und Duodenum durch Übersäuerung und lokale Zirkulationsstörung. Außerdem wird das Überlaufen von großen Flüssigkeitsmengen, die in Magen und Duodenum gebildet werden, in den Dünndarm verhindert.

Die Dünndarmabsaugung behebt die Darmdistension und bessert die durch sie eingetretene Zirkulationsstörung. Ein weiterer Vorteil der Absaugung der großen Saftvolumina ist die bessere Bilanzierbarkeit der verlorenen Flüssigkeits-, Eiweiß- und Elektrolytmengen. Zusätzlich kann durch das Endoskop bei der Manipulation während des Sondenlegens das obere Gastrointestinum in der Regel völlig leergesaugt werden. Dies gelingt mit einer Magensonde erfahrungsgemäß nicht. Außerdem wirkt das Aufblähen und Absaugen des Magens bei der Endoskopie deutlich peristaltikanregend, so daß die Sonde rasch durch das Duodenum bis zum Treitz-Band weiterbefördert wird.

In der Literatur der letzten Jahre wurde lediglich diskutiert, inwieweit durch eine verbesserte Technik der Einführung und durch Verwendung verfeinerter Sondenmodelle eine Verbesserung der Ergebnisse erreicht werden kann [2, 4, 7, 8, 13, 14]. Das grundsätzliche Prinzip der Therapie der Darmdistension ist inzwischen unbestritten.

4 Ergebnisse

An der Chirurgischen Universitätsklinik Freiburg wurden von 1976–1978 114 Patienten mit einer Intestinalsonde behandelt.
Bei 68 Kranken wurde durch herkömmliches Vorgehen mit Hilfe von Lagerung versucht, die Sonde in das Duodenum zu transportieren – bei 46 erfolgte die Pyloruspassage durch das Endoskop. Immerhin gelang die Duodenalpassage bei 46 Patienten (67%) mittels der Lagerungstechnik, jedoch bei 40 Patienten (86%) mittels Endoskop.
In einem zweiten Kollektiv wurde versucht, eine Aussage über die Effektivität der Sondenbehandlung zu machen. Diese Aussage ist mit der Kritik zu bewerten, die bei einer retrospektiven, nichtkontrollierten Studie notwendig ist. Es wurden 111 Patienten mit postoperativem Ileus an den Chirurgischen Universitätskliniken in Hamburg-Eppendorf und Freiburg in den Jahren 1976–1978 mit der Intestinalsonde neben der üblichen Basistherapie behandelt. Diese Basistherapie bestand aus der adäquaten Infusionsbehandlung, der medikamentösen Therapie des funktionellen Ileus sowie einer Magensonde. Der Ileuszustand ließ sich bei 93 Patienten konservativ beheben. Die übrigen 18 Patienten mußten relaparotomiert werden, wobei Adhäsionen, Briden und Peritonitiden als Ursache des postoperativen Ileus gefunden werden [4].
Der therapeutische Effekt dieser Maßnahmen ist, soweit die Literatur zugänglich war, nicht durch kontrollierte Studien überprüft. Eine solche Studie ist nur schwierig durchzuführen, da kein klar definiertes Krankheitsbild vorliegt. Das komplexe Krankheitsbild Ileus auf die Sondenwirkung hin aufzuschlüsseln, ist sicher problematisch.

5 Nebenwirkungen

Unerwünschte Nebenwirkungen sind von der Sondenbehandlung kaum zu erwarten. Die wichtigste negative Auswirkung liegt darin, daß der Ileus hinsichtlich seiner Ursache falsch eingeschätzt wird, so daß in einer trügerischen Hoffnung auf die therapeutische Wirksamkeit der Sonde eine mögliche Verzögerung bei der Einleitung einer ursächlichen Therapie eintritt. Die bislang einzige beschriebene Nebenwirkung ist das Auftreten eines mechanischen Ileus durch einen zu stark aufgeblasenen Ballon der Intestinalsonde [5]. Diese Gefahr kann durch Röntgenkontrolle nach Duo-

denalpassage der Sonde vermieden werden. Die Sonde kann als Leitschiene Ursache einer refluxbedingten Schädigung des Oesophagus bei flach gelagerten Patienten sein. Diese Gefahr kann durch Hochlagern des Oberkörpers sowie Gabe von Antacida verringert werden; außerdem gibt es spezielle Sonden, die durch einen Ballonverschluß der Kardia eine getrennte Absaugung von Oesophagus und Magen ermöglichen [10].
Die Sondenbehandlung ist eine sehr preiswerte Therapie, besonders dann, wenn durch die Sonde die Ileuskrankheit verkürzt werden kann. Der Tagessatz eines Intensivpatienten entspricht in keiner Weise dem Preis einer Magen- oder Intestinalsonde. Dabei sind die geringen preislichen Unterschiede zwischen verschiedenen Sondentypen von untergeordneter Bedeutung.

6 Schlußfolgerung

Will man ein Behandlungsschema aufstellen, so muß man das Einlegen einer Magensonde als Basistherapie bei jeder Ursache und jedem Stadium des Ileus fordern. Die Intestinalsonde sollte ungeachtet der Ursache und des weiteren geplanten Vorgehens, sei dies die Operation oder eine konservative Behandlung, eingelegt werden, wenn eine Darmdistension und Darminhaltsvermehrung eingetreten ist.
Wird operativ behandelt, so ist die präoperativ eingelegte Sonde eine Hilfe bei der intraoperativen Dünndarmentleerung und inneren Schienung. Die Methode des intraoperativen Ausstreifens des überdehnten Dünndarms [3] ist durch die starke Traumatisierung des ohnehin geschädigten Darmes belastet. Außerdem werden durch das präoperative Legen der Sonde Komplikationen vermieden, die beim intraoperativen Einführen über eine Enterotomie [15, 19] entstehen können. In der Regel genügt auch eine kurze Zeitspanne zwischen endoskopischer Plazierung der Sonde in das Duodenum und Operation, um die Sonde bis zum Treitz-Band vorwandern zu lassen, wo der Operateur sie leicht fassen und zum Absaugen und zur inneren Schienung vorschieben kann. Allerdings ist eine enge räumliche und personelle Verflechtung von Chirurgie und Endoskopie notwendig, um dieses Optimum des Sondeneinsatzes erreichen zu können.
Die Intestinalsonde ist als Behandlungsversuch in jedem Falle beim Ileus infolge Verwachsungsbauch gerechtfertigt. Diese Therapie darf nur dann fortgeführt werden, wenn sich der Zustand des Krankheitsbildes darunter bessert. Eine Intestinalsonde sollte beim paralytischen Ileus unbedingt gelegt werden, wobei vor allem die postoperativen Formen gut zu behandeln sind.

Literatur

1. Bsteh FX (1952) Vor- und Nachteile der gastroduodenalen Dauerabsaugung in der Chirurgie. Bruns Arch Klin Chir 185:250–255
2. Doehn M, Rehner M, Soehendra N, Wehling W (1975) Konservative Ileustherapie: endoskopische Behandlungshilfen. Dtsch Med Wochenschr 100:1249–1250
3. Eßer G (1978) Technik der Dekompression beim Ileus: Darmentleerung durch Ausstreifen. Langenbecks Arch Klin Chir 347:387–392
4. Fiedler L, Soehendra N, Waldmann D (1980) Stellenwert der Intestinalsonden (Miller-Abbott, Dennis-Sonde) in der Prophylaxe und Therapie des postoperativen Ileus. Therapiewoche 30:8602–8604
5. Fricke FJ, Niewodowski MA (1976) Hazardous gaseous distention of intestinal ballons. JAMA 235:2611–2614
6. Hamelmann H, Pichlmaier H (1961) Die Bedeutung langer Darmsonden bei der Ileusbehandlung. Chirurg 32:555–560
7. Meissner K, Weissenhofer W (1976) Die gezielte funktionsgerechte Einführung der Miller-Abbott-Sonde unter endoskopischer Kontrolle. Endoscopy 8:10–14
8. Meissner K, Weissenhofer W (1978) The effective placement of Miller-Abbott-Tubes under endoscopic guidance. Technical improvements. Endoscopy 10:13–14
9. Miller GT, Abbott O (1934) Intestinal intubations. A practical technique. Am J Med Surg 187:595–599
10. Moss G, Friedmann RC (1977) Abdominal decompression: Increased efficiency by esophageal aspiration utilizing a new nasogastric tube. Am J Surg 133:225–228
11. Reifferscheid M (1949) Die Intubationsbehandlung des akuten Darmverschlusss. Zentralbl Chir 74:1196–1209
12. Schumann J, Wehling H (1974) Möglichkeiten und Grenzen der Ileusbehandlung mit der Miller-Abbott-Sonde. Chirurg 45:33–38
13. Soehendra N, Rehner M, Doehn M (1976) Endoskopische Behandlungshilfen beim postoperativen Ileus. In: Pichlmaier R (Hrsg) Postoperative Komplikationen. Springer, Berlin Heidelberg New York
14. Soehendra N, Knipper A, Eckert P (1978) Surgical emergency cases-endoscopic treatment. Endoscopy 10:3–6
15. Straehley CJ, Gullick D (1958) Operative decompression of intestinal obstruction by long-tube jejunostomy. Surgery 43:774–780
16. Wachsmuth W (1964) Pathophysiologie und Klinik des Ileus. Langenbecks Arch Klin Chir 308:145–163
17. Wangensteen OH (1964) Einige Überlegungen zur Behandlung des Darmverschlusses. Langenbecks Arch Klin Chir 308:167–172
18. Westermann CWJ (1910) Über die Anwendung des Dauermagenhebers bei der Nachbehandlung schwerer Peritonitisfälle. Zentralbl Chir 37:356–357
19. Withe RR (1956) Prevention of recurrent small bowel obstruction due to adhesions. Am Surg 143:714–719

Kapitel 59

Konservative Therapie bei Colonvolvulus

G. J. Münst und K. Stuby

1 Definition

Unter einem Volvulus versteht man eine Torsion des Darmes um seine eigene oder häufiger um seine Mesenterialachse [6, 8]. Dadurch kann es zu einer partiellen oder totalen Lumenobstruktion und/oder zur Strangulation mit Beeinträchtigung der Blutversorgung und Gangrän kommen.

2 Häufigkeit und Ätiologie

Die Häufigkeit des Dickdarmvolvulus liegt in Mitteleuropa und USA bei ca. 5% aller intestinalen Obstruktionen [3, 12, 18, 20], während er in Gebieten des Mittleren Ostens (Pakistan, Iran und Indien) und Zentralafrika (Uganda, Äthiopien) 30 und mehr Prozent der Darmobstruktionen ausmacht [1, 7, 11, 18]. Angaben über die Prävalenz liegen nicht vor. Das Durchschnittsalter der Patienten liegt um 65 Jahre, wobei ca. 50% mehr als 70 Jahre alt sind. Kinder werden sehr selten betroffen [3, 5, 20, 22]. Anderson u. Marti [3, 14] fanden keine Bevorzugung eines Geschlechtes; in anderen Serien [5, 7, 9, 12] überwog das männliche Geschlecht. In Mitteleuropa und USA befällt die Erkrankung oft Insassen psychiatrischer Kliniken oder Pflegeheime, bei denen eine Obstipation lange unbemerkt geblieben ist [3, 14]. Ca. ¾ aller Volvulusfälle des Colons betreffen das Sigma. Der Rest entfällt auf das rechtsseitige Colon, wobei in seltenen Fällen auch das Transversum betroffen sein kann [3, 14].
Die unterschiedliche geographische Häufigkeit könnte mit der Ernährungsweise (Schlackengehalt der Nahrung) zusammenhängen [9]. Der Volvulus kommt bei Hindus, die eine schlackenreiche Diät haben, häufiger vor als bei Sikhs und Muslims, die von einer nichtvegetarischen Diät leben. Die Anhäufung von Stuhlmassen soll zur Torsion eines beweglichen Segmentes mit einem kurzbasigen Mesocolon führen. Sinha [19]

fand allerdings das Colon der Erkrankten meist nicht mit festem, sondern mit flüssigem Stuhl und Gas gefüllt. Dies entspricht auch unseren Erfahrungen. Auf welchem Weg die von vielen Autoren angeführte Obstipation zum Volvulus führen soll, ist nicht klar. Die anatomische Voraussetzung ist in jedem Fall ein abnorm bewegliches Darmsegment. Auslösend wirken weiterhin: Schwangerschaft, vorausgegangene Operationen, congenitale Entwicklungsstörungen des Darmes oder die Hirschsprung-Krankheit [3, 6, 15, 18]. Ein mechanisches Hindernis fand sich bei 8 von 22 Patienten mit einem Volvulus des proximalen Colons im Bereiche des distalen Colons [13].

3 Klinik

Das klinische Bild entspricht demjenigen des akuten mechanischen Ileus (s. Kap. 53). Die Beschwerden sind mit abnehmender Häufigkeit: Schmerzen, Völlegefühl, Obstipation, Nausea, Erbrechen und Diarrhoe. Die Symptomdauer variiert zwischen Stunden bis 21 Tagen und ist bei älteren Patienten länger als bei jüngeren [3]. Eine ungleichmäßige Blähung des Abdomens und hochgestellte, metallische Darmgeräusche – wie bei einer Obstruktion – sind die häufigsten Befunde. Fehlende Darmgeräusche sind ein relativ verläßliches Zeichen für eine beginnende Gangrän [3].

4 Diagnose

Entscheidende diagnostische Hinweise bringt die Abdomen-Leeraufnahme, welche meist einen grotesk aufgeblähten und verlagerten Darmabschnitt mit einem Flüssigkeitsspiegel zeigt. Bei diagnostischen Schwierigkeiten, insbesondere beim Volvulus des proximalen Colons, empfiehlt sich als nächster Schritt ein Gastrografin-Einlauf. Wir ziehen Gastrografin dem Barium vor, weil es resorbierbar ist und als farblose Flüssigkeit eine anschließende Coloskopie nicht behindert.

5 Konservative Therapie

5.1 Grundlagen

Eine primär konservative Behandlung dient zur Behebung der Obstruktion und Entlastung der überblähten Schlingen, womit eine Gangrän des Darmes verhindert werden kann. Zwei Fakten sprechen für eine solche Therapie: a) Die Erfolgsrate ist mit 75–90% hoch [3, 17, 20]. Das Risiko ist klein, Perforationen werden nur selten beschrieben [3, 14]. b) Bei Notfalloperationen beträgt die Mortalität nach einer Sammelstatistik 27%, bei einem elektiven Eingriff dagegen nur 6% [23]. Anderson u. Lee [3] verzeichneten für die Intervalloperation eine Mortalität von 10%, für die Notfalloperation mit vitalem Darm 19%. Somit besteht die optimale Therapie in einer nichtchirurgischen Behebung des Volvulus. Eine elektive chirurgische Therapie dient dann zur Verhütung von Rezidiven im Intervall (vgl. Abschn. 5.4). Weisen fehlende Darmgeräusche, Peritonitis oder freie Luft auf eine Darmgangrän hin (10–17%) [3, 12], sind konservative therapeutische Maßnahmen kontraindiziert. Bei nicht sofortigem Erfolg der konservativen Maßnahmen muß eine Notfalloperation angeschlossen werden, da lange Verzögerungen bezüglich Vitalität des Darmes gefährlich sein können. Diese Überlegungen gelten in erster Linie für den Sigmavolvulus, der vom Anus her leicht zugänglich ist; die Behandlung des Volvulus des proximalen Colons gestaltet sich schwieriger. Grundsätzlich sollte dort primär operiert werden [2, 13]. Besteht jedoch ein guter Endoskopiedienst, kann auch hier primär coloskopisch eine Entlastung angestrebt werden [4, 13].

5.2 Praktisches Vorgehen beim Sigmavolvulus

Eine häufig angewandte Methode ist das Einführen eines Darmrohres von ca. 60 cm Länge und 8 mm Dicke durch das starre Rectoskop, was in 85–90% der Fälle zur Entlastung führt [3, 17, 20]. Ein Barium- oder ein Kochsalzeinlauf führte in 67 bzw. 75% der Fälle zum erwünschten Ziel [3]. Die coloskopische Entlastung war erfolgreich in 3 Fällen, bei denen die obengenannten Methoden versagten [21]. Wir halten die Coloskopie in geübten Händen für eine sichere primäre, und eventuell – bei Versagen der erstgenannten Methoden – auch sekundäre Maßnahme, die zudem eine Aussage über die Vitalität des Darmes zuläßt. Im allgemeinen liegt die Basis des Sigmavolvulus höchstens 25 cm vom After entfernt, so daß eine Entlastung meist nach wenigen Minuten möglich ist. Ob nach Absaugen von Luft und Stuhl eine coloskopische Aufdrehung erforderlich ist, bleibt strittig, da nach Entlastung eine spontane Rückdrehung erfolgen kann. Zur Verhinderung von Frührezidiven sollte nach erfolgreicher Entlastung das Darmrohr unter endoskopischer Kontrolle eingeführt und 4–5 Tage belassen werden [8].

5.3 Volvulus des proximalen Colons

Von den meisten Autoren wird eine primär konservative Behandlung abgelehnt, obschon auch hier die endoskopische Entlastung erfolgreich sein kann [4, 13]. Unserer Meinung nach sollte auch in diesem Fall eine Coloskopie versucht werden, die nach Deyhle (persönliche Mitteilung) auch beim proximalen Colonvolvulus eine gute Erfolgschance hat.

5.4 Rezidivhäufigkeit

Die Rezidivhäufigkeit nach konservativer Therapie wird je nach Autor zwischen 36–90% [3, 5, 14, 20] angegeben, so daß im Anschluß an eine erfolgreiche konservative Behandlung nach Möglichkeit innerhalb von Tagen oder Wochen eine elektive Operation angeschlossen werden sollte. Nur bei Patienten mit hohem Operationsrisiko soll auf eine Operation verzichtet werden.

6 Chirurgische Verfahrenswahl

Wie weiter oben besprochen, wird nach Möglichkeit eine elektive Operation angestrebt. Die Resektion ist die Regel, da eine Colopexie zum Rezidiv führen kann [3, 5, 14].

7 Prognose

Die Prognose ist abhängig vom Alter, von den Begleitkrankheiten und vom Allgemeinzustand des Patienten sowie von der Vitalität des Darmes. Ist der Darm gangränös oder perforiert, liegt die Mortalität bei über 50% [3, 5, 9]. Bei noch vitalem Darm hängt die Mortalität davon ab, ob eine konservative Therapie erfolgreich ist und eine elektive Operation folgen kann oder ob eine Notfallresektion notwendig ist. Hines et al. [10] fanden eine Gesamtmortalität beim Sigmavolvulus von 22% bei der ersten Hospitalisation, welche auf 40% anstieg, wenn die Todesfälle zu Hause und anläßlich einer weiteren Hospitalisation addiert wurden. Unbehandelt führt der Volvulus nicht unweigerlich zum Tode. Spontane Rückbildungen kommen vor [17, 22].

8 Schlußfolgerungen

Die frühzeitige Diagnose des Colonvolvulus ist von Bedeutung, weil diese Art der Darmobstruktion in der Mehrzahl der Fälle einer konservativen Therapie zugänglich ist. Die zunehmende Erfahrung mit der Coloskopie in den letzten Jahren erlaubt heute ein primär konservatives Vorgehen nicht nur beim Sigmavolvulus, sondern auch beim Volvulus des proximalen Colons. Zusammenfassend schlagen wir daher folgendes Vorgehen vor:

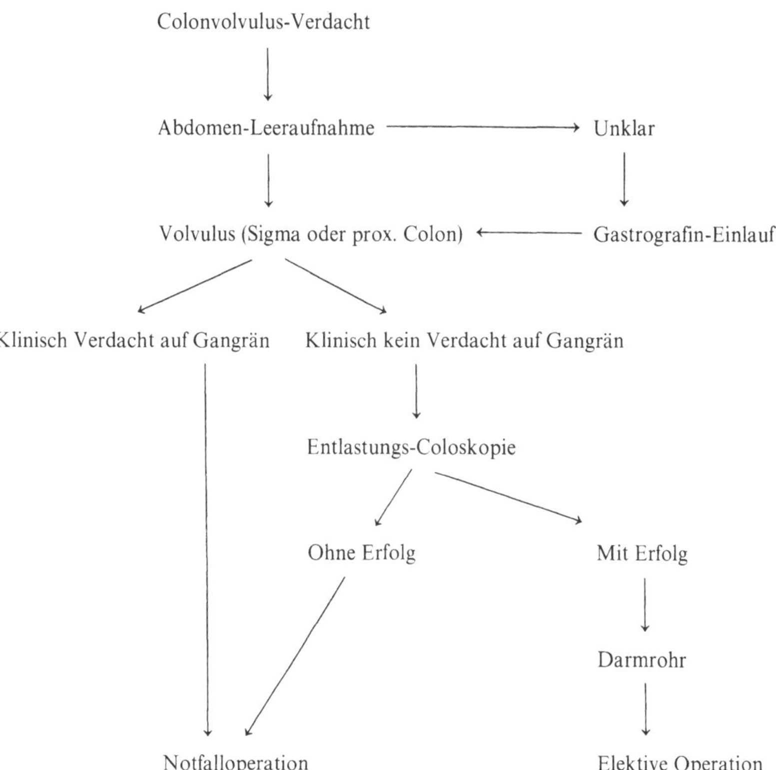

Literatur

1. Ahsan I, Rahman H (1967) Volvulus of the sigmoid colon among Pathans. Br Med J I:29–30
2. Anderson JR, Lee D (1980) Acute caecal volvulus. Br J Surg 67:39–41
3. Anderson JR, Lee D (1981) The management of acute sigmoid volvulus. Br J Surg 68:117–120
4. Anderson MJ, Okike N, Spencer RJ (1978) The colonoscope in cecal volvulus, report of three cases. Dis Col Rect 21/1:71–74
5. Arnold GJ, Nance FC (1973) Volvulus of the sigmoid colon. Ann Surg 177/5:527–537
6. Bockus HL (1967) In: Vol II 2nd Ed. Saunders, Philadelphia London
7. Boulvin R (1966) L'intubation recto-sigmoidienne sous controle rectoscopique dans le volvulus aigu du sigmoide (a propos de 282 cas). Lyon Chir 62:19–26
8. Goligher JC (1980) In: Surgery of the anus rectum and colon; 4th Ed. Baillière Trindall, London, pp. 927–929
9. Gulati SM, Grover NK, Tagore NK, Taneja OP (1974) Volvulus of the sigmoid colon in Delhi, India. Dis Col Rect 17/2:219–225

10. Hines JR, Geurhink RE, Bass RT (1967) Recurrence and mortality rates in sigmoid volvulus. Surg Gynecol Obstet 124:567–570
11. Jain BL. Seth KK (1968) Volvulus of intestine: A clinical study. Indian J Surg 30:239–246
12. Inberg MV, Havia T, Davidsson L, Salo M (1972) Acute intestinal volvulus. A report of 238 cases. Scand J Gastroenterol 7:209–214
13. Krippaehne WW, Vetto RM, Jenkins CC (1967) Volvulus of the ascending colon. Am J Surg 114:323–332
14. Marti MC, Mohadjerine R (1981) Les volvulus coliques. Schweiz Med Wochenschr 111/44:1632–1637
15. Pratt AT, Donaldson RC, Evertson LR, Yon JL (1981) Cecal volvulus in pregnancy. Obstet Gynecol 57/6 [Suppl]:37 S–40 S
16. Saidi F (1969) The high incidence of intestinal volvulus in Iran. Gut 10:838–841
17. Shepherd JJ (1968) Treatment of volvulus of sigmoid colon: A review of 425 cases. Br Med J I:280–283
18. Shepherd JJ (1969) The epidemiology and clinical presentation of sigmoid volvulus. Br J Surg 56:353–359
19. Sinha RS (1969) A clinical appraisal of volvulus of the pelvic colon. Br J Surg 56/II: 838–840
20. Siroospour D, Berardi RS (1976) Volvulus of the sigmoid colon: A ten year study. Dis Col Rect 19:535–541
21. Starling JR (1979) Initial treatment of sigmoid volvulus by colonoscopy. Ann Surg 190/1:36–39
22. Sutcliffe MML (1968) Volvulus of the sigmoid colon. Br J Surg 55/12:903–910
23. Wertkin MG, Aufses AH (1978) Management of volvulus of the colon. Dis Col Rect 21/1:40–45

Kapitel 60

Pharmakotherapie

K. E. GRUND

1 Einleitung

1.1 Pharmakotherapie im Rahmen der Ileusbehandlung

In der Behandlung des Darmverschlusses hat die medikamentöse Therapie ihren Platz neben den chirurgischen Verfahren, der Sondenbehandlung und den physikalischen Maßnahmen. Beim *mechanischen Ileus* liegt das Hauptgewicht auf der operativen Behebung des mechanischen Hindernisses, die Pharmakotherapie bleibt symptomatisch und unterstützend.

Einige der Ursachen des *funktionellen Ileus* [18, 26, 41] lassen sich kausal mit Pharmaka angehen (Diabetes, Herzinsuffizienz, Parasitosen, Entzündungen, Gallen- und Nierenkoliken, manche metabolisch-hormonalen Störungen). In der Mehrzahl der Fälle – besonders im chirurgischen Bereich – erstreckt sich die medikamentöse Therapie auf den Ausgleich der Homöostase, Behebung der lokalen Hypoxie und Wiederherstellung der gastrointestinalen Motilität.

1.2 Kritische Wertung

Bei der Bewertung verschiedener Therapiemöglichkeiten und Pharmaka ergeben sich beim Ileus besondere Schwierigkeiten. Es besteht hier – wie bei kaum einem anderen Krankheitsbild – eine erhebliche Diskrepanz zwischen der weitverbreiteten Anwendung von Medikamenten und der relativ spärlichen kritischen Auseinandersetzung mit dieser Therapie im Schrifttum. Selbst in neueren Ileusmonographien wird die Pharmakotherapie recht stiefmütterlich behandelt. Es gibt kaum sog. „harte Fakten". Persönliche Erfahrungen des Klinikers bestimmen die Therapie, schon vergleichende klinische Untersuchungen haben Seltenheitswert, prospektive klinische Studien gibt es nicht einmal für die gebräuchlichsten verwendeten Pharmaka. Bei der weiten Spannweite des Oberbegriffs Ileus ist es allerdings auch kaum möglich, das individuelle Krankheitsbild quantitativ vergleichend zu werten bzw. homogene Patientengruppen für einen Vergleich zu bilden. Außerdem behandelt man heute mehrgleisig synchron unter Berücksichtigung mehrerer therapeutischer Ansatzpunkte, so daß die Wirkung eines einzelnen Faktors sehr schwer zu differenzieren ist.

2 Homöostase

Erstes Ziel der symptomatischen Ileustherapie ist die Wiederherstellung der entgleisten Homöostase (Tabelle 1).

Daß selbst erhebliche Verschiebungen von Wasser und Elektrolyten zunächst oft maskiert sind und zu spät erkannt werden [1, 41, 43], ist bei der Bilanzierung zu berücksichtigen.

Unter den Elektrolyten spielt beim Ileus das Kalium wegen seiner Funktionen an der Zellmembran von Nerv und Muskel die Hauptrolle. Bei der Substitution müssen ausreichende Nierenfunktion, gleichzeitige Digitalisierung, Calciumspiegel und aktuelles pH (intracellulärer Kaliumersatz durch H^+-Ionen) beachtet werden (Tabelle 2). Ob die Verwendung von Ionenschleppern echte Vorteile bringt [8, 24], ist nicht endgültig bewiesen, auf jeden Fall werden damit gleichzeitig weitere Kationen wie Magnesium, Kupfer, Mangan, Kobalt und Zink substituiert.

Tiefgreifende Einflüsse auf den Kaliumhaushalt hat auch der meist bestehende sekundäre Hyperaldosteronismus als Folge des Volumenmangels.

Tabelle 1. Faktoren der Homöostase

Wasser-Haushalt Elektrolyt-Haushalt Säure-/Basen-Haushalt Eiweiß Calorien, Vitamine	——→ Bedarfsadaptierte Infusionstherapie

Tabelle 2. Gesichtspunkte zur Kaliumsubstitution

Vorbedingung:	Ausreichende Nierenfunktion
Beachte:	Digitalisierung
	Calciumspiegel
	Aktuelles pH

Statt *KCl* u. U. Verwendung von „Ionenschleppern“ [K-Mg-Aspartat (Inzolen)] sinnvoll

Tabelle 3. Aldosteronantagonismus

Spironolacton, K-canrenoat (Aldactone, Osyrol)
50–200 mg i.v., 1–4 × tgl.
Verzögerter Wirkungseintritt
Lange Nachwirkung
Kumulation
KI: Niereninsuffizienz, $K^+\uparrow$, $Na^+\downarrow$

Tabelle 4. Onkotische Therapie

Endstrombahn: Hypoxie, Ödem, Sludge	
Niedermolekulares Dextran 10% + Sorbit 20% (z. B. Rheomacrodex Sorbit)	
7,5 ml/kg p. inf. in 1 h (1,5 ml/kg in 10 min, Rest in 50 min)	
NW:	Rechtsherzüberlastung
	Cave: ZVD!
KI:	Herz- und Niereninsuffizienz
	Hypervolämie
	Dehydratation (!)

Der Einsatz von Aldosteronantagonisten kann beim Ileus sinnvoll sein [1, 41], zu beachten ist die zeitliche Verschiebung des Wirkungseintritts auch bei parenteraler Gabe und die lange Nachwirkung (Tabelle 3) [15].
Oft vernachlässigt wird der Eiweißhaushalt. Es läßt sich sogar das besondere Krankheitsbild eines hypoproteinämischen interstitiellen paralytischen Ileus bei Eiweißmangel beobachten [37].
Auch hier sind die Laborwerte für den aktuellen Zustand oft nicht repräsentativ; ein Verlust von bis zu 50% der Plasmaproteine kann zunächst kaschiert bleiben. Das entstehende hypoproteinämische interstitielle Darmwandödem ist sowohl ein mechanisches als auch ein funktionelles Motilititätshindernis. Abhilfe bringt adäquate, d.h. meist massive Eiweißzufuhr.

3 Lokale Hypoxie

Neben den metabolischen Entgleisungen steht im Zentrum der Ileuspathophysiologie die lokale Hypoxie [17, 39]. Sie ist mit interstitiellem Ödem und Mikrozirkulationsstörungen im Sinne eines Circulus vitiosus verbunden. Zur Behandlung wird die Infusion von niedermolekularem Dextran 10%ig mit Sorbit 20%ig empfohlen (Tabelle 4). Dabei wird über erstaunlich kurze Restitutionszeiten bis zum Wiedereinsetzen der Peristaltik berichtet [3, 27]. Die hyperosmolare und onkotisch aktive Lösung hebt den Sauerstoffpartialdruck im Gewebe an durch Verbesserung der Mikrozirkulation, Ausschwemmung des interstitiellen Ödems und Verbesserung der rheologischen Eigenschaften des Blutes. Da die Infusion initial schnell einlaufen muß (s. Tabelle 4), um den notwendigen osmotischen Gradienten zu erzeugen, ergibt sich für den Patienten eine beträchtliche Volumen- und Kreislaufbelastung, vor allem die Gefahr der akuten Rechtsherzinsuffizienz. Kontraindikationen bestehen deshalb bei Herz- und Niereninsuffizienz sowie Dehydratation (starke Osmodiurese durch die Infusion) [8].

4 Motilität: Stimulation

Als Hauptaufgabe der medikamentösen Therapie beim Ileus gilt die Wiederherstellung der gastrointestinalen Motilität (Tabelle 5), zumeist durch Stimulation. Viele der dazu verwendeten Substanzen sind nur noch von historischem Interesse.

4.1 Hypertone Kochsalzlösung

Die Wirkung von hypertoner Kochsalzlösung erfolgt wahrscheinlich über die Verschiebung des cellulären Membranpotentials und dauert nur 1–2 Kreislaufzeiten an [41]. Die angegebenen Dosierungen (Tabelle 6) variieren erheblich und liegen z. T. im Bereich gefährlicher Natrium-Chlorid-Überlastungen. Dazu kommen fast regelmäßig erhebliche Nebenwirkungen in Form von Übelkeit, Erbrechen und Elektrolytstörungen bis zum hyperosmolaren Koma [41]. Nachdem inzwischen bessere Medikamente greifbar sind, sollte man diese Therapieform verlassen.

4.2 HHL-Extrakte, Vasopressin

Ähnliches gilt für die pharmakologisch gut wirksamen HHL-Extrakte bzw. die Wirkstoffe Vasopressin und Oxytocin (Tabelle 6). Es zeigen sich bei den notwendigen hohen Dosen u.a. coronare Nebenwirkungen, die eine Anwendung beim Ileus nicht ratsam erscheinen lassen [15].

4.3 Pantothensäure

Unter die Stimulantien zu rechnen ist auch die Pantothensäure (Tabelle 7). Sie zählt zu den B-Vitaminen und ist der Hauptbestandteil des Acetyl-CoA, das eine zentrale Stellung im Zellstoffwechsel einnimmt. Nachdem eine echte Pantothensäureavitaminose auch beim Ileus nicht bekannt ist,

Tabelle 5. Restitution der Motilität

▻	Stimulation:	Hypertone NaCl-Lösung HHL-Extrakte Vasopressin
		Pantothensäure Parasympathicomimetica Ceruletid
		Metoclopramid (?) Domperidon (?)
▻	Entblockung d. Inhibition:	Sympathicolyse medikamentös Spinal/Epiduralanaesthesie

Tabelle 6. Schon jahrzehntelang verwendete Stimulantien

Hypertone NaCl-Lösung
10–50–(100) ml 10–20% (schnell?) i.v.
NW: Erbrechen
Elektrolytstörung
NaCl-Intoxikation

HHL-Extrakte, Vasopressin = ADH
(5)–10–(20) E i.m., i.v.
NW: Kardiovasculär
RR↑, Arrhythmie
KI: Coronare Herzkrankheit
Angina pectoris

Tabelle 7. Pantothensäure [Dexpanthenol (Bepanthen)]

Wirkgruppe des Coenzym A
Acetylcholinsynthese↑ + Pharmakodyn. Wirkung?
500–1000 mg (i.m.) (i.v.) p. inf., alle 4–6 h
NW: Keine
KI: Keine

wird der therapeutische Effekt durch eine Überschußbildung von Acetylcholin, eine Steigerung der Acetylcholinwirkung sowie durch eine davon unabhängige pharmakodynamische Wirkung erklärt [15, 20, 23].
Ein Vorzug der Pantothensäure ist ihre „sanfte" Wirkung bei fehlenden Nebenwirkungen sowie die offenbar völlige Atoxizität (bis 10 g pro die werden problemlos vertragen). Statistisch gesicherte Wirkungsnachweise gibt es freilich auch für diese Substanz nicht.

4.4 Parasympathicomimetica

Die klassischen Pharmaka in der Therapie des Ileus sind die Parasympathicomimetica [3, 8, 9, 15, 24, 28, 36, 38, 40, 41]. Man unterscheidet direkte – also mit Acetylcholinwirkung – und indirekte, also Cholinesterasehemmer (Tabelle 8).

Unter den Cholinesterasehemmern ist Neostigmin die weltweit beim Ileus wohl am meisten verwendete Substanz. Gegenüber dem Pyridostigmin setzt die Wirkung schneller ein und klingt rascher wieder ab. Distigmin, aus zwei Rücken an Rücken liegenden Pyridostigminmolekülen synthetisiert, ist ein langwirkendes Depotpräparat.

Der antreibende Effekt der Cholinergica auf die Magen-Darm-Muskulatur gilt als gesichert; da die intestinale Motilität fast ausschließlich intrinsisch geregelt wird [12, 13, 28, 39], führt die exogene Zufuhr von Cholinergica unter Umständen nicht zur erwünschten koordinierten Peristaltik, sondern zu Tonuserhöhung und Spasmen, die der Patient als schmerzhafte Kolik empfindet [40].

In der klinischen Praxis werden die angegebenen Dosen oft weit überschritten, dementsprechend sind auch die Nebenwirkungen nicht selten und z. T. schwerwiegend [15, 42]. Den Patienten stören vor allem schmerzhafte Koliken. Bradykardie, Blutdruckabfall und Bronchospastik sowie die Kontraindikationen sind vom Therapeuten zu beachten. Als Antidot kann Atropin verwendet werden. Bei Distigmin muß das Dosierungsintervall eingehalten werden. Nachteile wie Kumulationsgefahr und fehlende Steuerbarkeit können im Einzelfall die Vorteile dieses Depotpräparats überwiegen.

4.5 Ceruletid

Eine neuere Substanz ist Ceruletid (Tabelle 9), ein dem Cholecystokinin verwandtes Dekapeptid ohne chemische Verwandtschaft zu den üblichen Cholinergica. Als Wirkungsmechanismus wird Acetylcholinfreisetzung an der myoneuralen Synapse und eine direkte Stimulation der glatten Muskulatur angegeben. Für die Therapie im Rahmen einer Ileuserkrankung empfiehlt sich wegen besserer Steuerbarkeit die Zufuhr per infusionem.

Die bislang vorliegenden klinischen Erfahrungen sind günstig [19, 29, 40, 42], der Einsatz ist auch bei Wirkungslosigkeit von Cholinergica sinnvoll. Dazuhin scheint die Nebenwirkungsrate im Normaldosisbereich bei Ceruletid niedriger zu liegen. Unter den Kontraindikationen sind insbesondere die akute Pankreatitis und die schwere Niereninsuffizienz zu beachten.

Tabelle 8. Gebräuchliche Parasympathicomimetica

Direkt:	Carbachol (Doryl), 0,5 mg i.m., s.c. (nicht i.v.!), mehrfach tgl.
Indirekt:	Pyridostigmin (Mestinon), 1–2 mg i.m., alle 4–6 h
	Neostigmin (Prostigmin), 0,5–1 mg, alle 4–6 h s.c., i.m., i.v., p.inf.
	Distigmin (Ubretid), 0,5 mg i.m., max. alle 24 h
NW:	Übelkeit, Erbrechen, Krämpfe, Bradykardie, RR↓, Bronchospastik, Lungenödem
	Bronchial- und Magensekretion↑
KI:	Asthma bronchiale
	Herz/Kreislauferkrankungen

Tabelle 9. Ceruletid = Caerulein (Takus)

CCK-verwandtes synthet. Dekapeptid	
Acetylcholin-Freisetzung neuromusculär	
Direkte Stimulation der glatten Muskulatur (?)	
Dosis:	(0,3–0,5 μg/kg i.m.)
oder	1–2 ng/kg/min p.inf. (über 2–3 h)
NW:	Selten (Übelkeit, Krämpfe, Hypotonie)
KI:	Akute Pankreatitis
	Gallenwegsobstruktion
	Schwere Niereninsuffizienz

Tabelle 10. Medikamente für Motilitätsstörungen im oberen Gastrointestinaltrakt

Metoclopramid (Paspertin)
Cholinerg? Dopaminantagonismus? Dosis: 10 mg i.m. oder i.v., 1–3 × tgl.
NW: Extrapyramid. Dyskinesien (Antidot: Biperiden (Akineton))
Domperidon (Motilium)
Peripherer Dopaminantagonismus, Dosis: 10 mg i.v., mehrfach tgl.

4.6 Metoclopramid, Domperidon

Metoclopramid (Tabelle 10) wird zur Prophylaxe des postoperativen Erbrechens mit Erfolg verwendet. Diese Indikation ist sogar durch kontrollierte Studien abgesichert. Ein positiver Einfluß auf die postoperative Darmatonie oder funktionelle Ileuszustände konnte bislang jedoch nicht nachgewiesen werden, obwohl vom Angriffspunkt der Substanz her eine entsprechende Wirkung vor allem bei Oberbauchatonie zu erwarten wäre [8].

Eine neue Substanz mit ähnlichem Indikationsbereich wie Metoclopramid ist Domperidon (Tabelle 10). Auch hier blieben bislang Experiment und klinische Studien hauptsächlich auf Magen und Duodenom beschränkt [21]. Vom Wirkungsmechanismus her (peripherer Dopaminantagonist) wäre eine Beeinflussung funktioneller Ileuszustände durchaus denkbar.

4.7 Laxantien

Ebenso wie Einläufe (Kochsalz, Glycerin, Rindergalle) und Klistiere werden vor allem bei Subileus häufig Laxantien gegeben. Faßbare Daten bezüglich der Effektivität dieser Quellmittel oder alkaloidhaltigen Stoffe liegen nicht vor. Bei manifestem Ileuszustand gilt die Laxantiengabe wegen der Aufhebung des intraluminären Transports und der bestehenden Distension als kontraindiziert.

5 Motilität: Entblockung der Inhibition

Neben der Stimulation bietet sich zur Wiederherstellung der gastrointestinalen Motilität als zweites Prinzip die Entblockung der Inhibition an (Tabelle 5).

5.1 Pathophysiologie

Der mehrdeutige Begriff der „Paralyse" hat zusammen mit „Totenstille" und Darm-„Lähmung" die schon lange bekannten Fakten der Pathophysiologie des funktionellen Ileus überdeckt. Die Befunde von Bayliss u. Starling (1899), Cannon u. Murphy (1906), Hotz (1909), Arai (1922) u. a. (zit. bei 5, 12, 28) sind durch moderne physiologische Untersuchungen bestätigt worden [2, 5, 9, 12, 28, 32, 39]. Danach kann es als gesichert gelten, daß vielen Formen des funktionellen Ileus, insbesondere den chirurgisch relevanten nach Laparotomie (postoperativer Ileus), nach Bauchtrauma und im Zusammenhang mit einer Peritonitis ein sympathicotoner Hemm-Mechanismus zugrunde liegt. Es handelt sich also um keine Paralyse, sondern um eine Inhibition, die über α- (und β-)Receptoren wirksam wird.

Extra- und intraabdominelle Noxen (vor allem Reizungen von Peritoneum und Darmwand) führen zu vegetativen Afferenzen, die auf verschiedenem Niveau (prävertebrale Ganglien, Rückenmark, cerebrale Zentren) und mit unterschiedlichen Schwellenwerten reflektorische Sympathicusefferenzen induzieren. Diese blockieren über Receptoren am Plexus Auerbach Tonus und Motilität der Darmwand (Abb. 1).

Dazu kommen humorale Einflüsse durch Streß und Schock mit Anstieg der Plasmacatecholamine [2, 30]. Nerval-reflektorische und sympathoadrenale Einflüsse wirken zusammen [2]. Die Entwicklung führt über die Distension zum Vollbild des funktionellen Ileus (Abb. 2). Die logische Folgerung für die Therapie ist die Lösung der Inhibiton nach Beseitigung der Noxe, erst dann ist es sinnvoll, zu stimulieren. Pioniere dieser Idee sind Petri [30–32] und Catchpole [5, 6, 28].

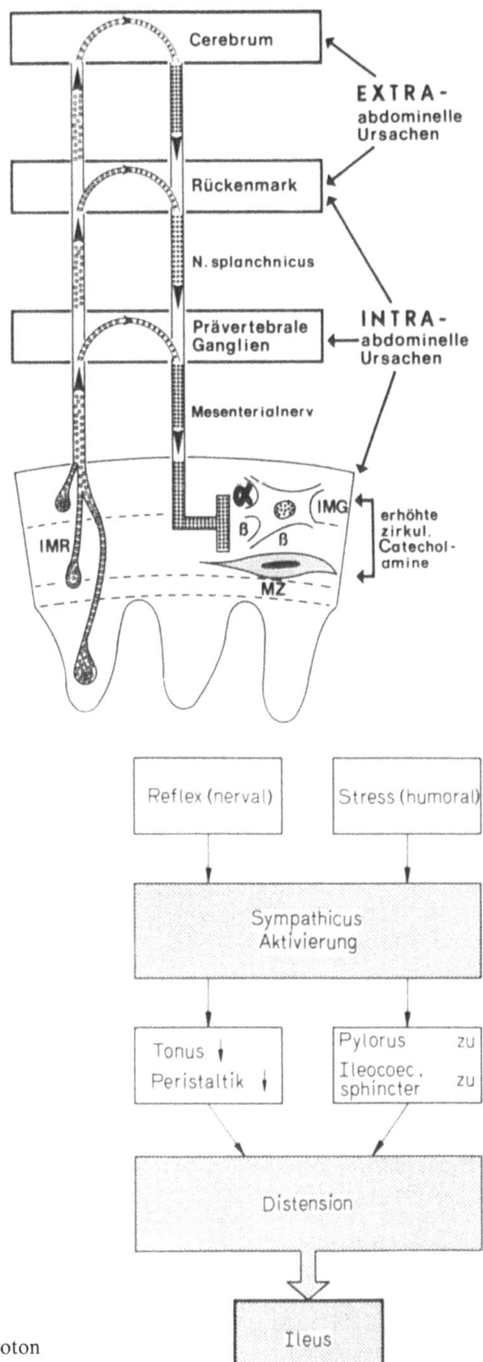

Abb. 1. Entstehung der nerval-reflektorischen Inhibition. *IMR:* Intramurale Receptoren; *IMG:* Intramurale Ganglien; *MZ:* Glatte Muskelzelle

Abb. 2. Entwicklung des sympathicoton induzierten funktionellen Ileus

5.2 Medikamente

Zur medikamentösen Sympathicolyse stehen eine Reihe von Medikamenten zur Verfügung; klinische Erfahrungen in der Ileusbehandlung liegen vor für Ganglienblocker, α-Receptoren-Blocker, Psychopharmaka mit α-Blocker-Wirkung (Phenothiazine und Butyrophenone), Ergotalkaloide sowie β-Blocker (Tabelle 11 u. 12) [5, 9, 12, 16, 17, 22, 28, 30–32, 44]. Der Ganglienblocker Guanethidin und der α-Blocker Phentolamin können wegen Kreislaufnebenwirkungen zuweilen Probleme bieten, auch bei Chlorpromazin kann ein Blutdruckabfall auftreten. Weitgehend problemlos in der praktischen Anwendung sind Trifluperidol und Dihydroergotamin. Zusätzlich zur α-Blockade wird von Petri [30–32] der Einsatz von β-Blockern i.v. empfohlen (Tabelle 12).

Tabelle 11. Klinisch erprobte Sympathikolytica

▻ Ganglienblocker:
Guanethidin (Ismelin) 10–20 mg p. infus. (40–60 min)

▻ α-Blocker:
Phentolamin (Regitin) 10–20 mg p. infus. (40–60 min)

NW: RR↓, Tachy-/Bradycardie
KI: Hypotonie, Volumendefizit, Cerebralsklerose

▻ Psychopharmaka mit α-Blocker-Wirkung:
Chlorpromazin (Megaphen) 0,5–1–(1,5) mg/kg i. m. i. v. p. infus.
NW: RR↓, Sedierung, Extrapyramidale Symptome
KI: Hypotonie, Volumendefizit

Trifluperidol (Triperidol) 0,03–0,05 mg/kg i. m. i. v.
NW: Extrapyramidale Symptome
[Antidot: Biperiden (Akineton)]
KI: –

▻ Ergotalkaloid:
Dihydroergotamin (Dihydergot) 1–2 mg s. c. i. m. i. v.
NW: Selten
KI: Schwere Coronarinsuffizienz

Tabelle 12. Zur Sympathicolyse erprobte β-Blocker. (Nach Petri [30])

Practolol (Eraldin)	0,1 mg/kg
Oxprenolol (Trasicor)	0,014 mg/kg
Pindolol (Visken)	0,014 mg/kg
Propranolol (Dociton)	0,014 mg/kg
jeweils langsam i. v.	

5.3 Spinal-/Epiduralanaesthesie

Die inhibitorischen Reflexmechanismen lassen sich auch durch eine rükkenmarksnahe Lokalanaesthesie unterbrechen. Daß sich durch Lumbalanaesthesie ein funktioneller oder postoperativer Ileuszustand oft schlagartig beheben läßt, wurde schon Anfang unseres Jahrhunderts beobachtet und führte zur Einführung der Spinalanaesthesie in die Ileustherapie durch Wagner (1922). Die heutigen Methoden der spinalen und kontinuierlichen epiduralen Anaesthesie lassen dieses wirksame Prinzip neu an Bedeutung gewinnen [14].

6 Kombination: Sympathicolyse – Stimulation

Aufbauend auf den Erfahrungen an weit über 600 Patienten [5, 6, 9, 12, 22, 28, 30–32] hat sich eine Kombinationstherapie mit primärer medikamentöser Sympathicolyse und folgender vorsichtiger Stimulation bewährt (Tabelle 13). Alle drei der aufgeführten Sympathicolytica wirken als α-Blocker am Plexus Auerbach und haben zusätzlich zentrale Angriffspunkte. Mit der Wiederkehr der Darmgeräusche ist 10–30 min nach Injektion des Sympathicolyticums zu rechnen. Erst dann wird gesteuert stimuliert und der entblockte Peristaltikreflex durch einen Einlauf aktiviert. Im eigenen Krankengut [16] ließ sich damit auch in desolaten Fällen fast immer die Darmtätigkeit wiederherstellen. Das Vorgehen hat neben pathophysiologischer Begründbarkeit den Vorzug, daß nach der Entblockung niedrige Dosen von Stimulantien ausreichen, so daß dem Patienten die Nebenwirkungen hochdosierter Cholinergica erspart bleiben.

Tabelle 13. Kombinationstherapie zur Behandlung des funktionellen Ileus [16]

A	Indikation und Vorbedingungen prüfen Protokoll anlegen	
B	Sympathicolyticum (langsam i.v.)	
	Bevorzugt:	Trifluperidol (Triperidol) 0,03–0,05 mg/kg
	oder	Dihydroergotamin (Dihydergot) 0,05 mg/kg
	oder	Chlorpromazin (Megaphen) 1,0 mg/kg
C	Zugabe von Peristaltica (erst wenn Darmgeräusche wieder deutlich hörbar)	
	Bevorzugt:	Ceruletid (Takus) 40 μg
	oder	Cholinesterasehemmer wie Neostigmin (Prostigmin) 0,5 mg
		jeweils in 4–8 h per infusionem (5–10 Tr./min)
D	Rectaler Einlauf	

Vorbedingungen für die Therapie sind allerdings eine ausgeglichene Homöostase (insbesondere im Kalium- und Eiweißhaushalt) sowie relative Kreislaufstabilität.

7 Andere Behandlungsverfahren

Erwähnt werden sollten noch eine Reihe von Substanzen und Verfahren, über deren Wert in der Ileustherapie noch diskutiert wird.
Schon seit der Verfügbarkeit von *Antibiotica* ist strittig, ob und in welcher Form sie beim Darmverschluß einzusetzen sind [24, 38, 39]. Experimentell gesichert ist das längere Überleben von vorbehandelten Versuchstieren beim Strangulationsileus. Pathophysiologisch sinnvoll erscheint vor allem die orale Gabe schwer resorbierbarer Antibiotica, evtl. über eine lange Sonde. Gegen die Antibioticagabe, vor allem die prophylaktische parenterale, spricht die mögliche Verschleierung des klinischen Bildes, insbesondere bei der Diagnostik der Durchwanderungsperitonitis [41].
In der Ileuspathophysiologie spielen Kinine eine wichtige Rolle [39]. Ob ein *Antikinin* wie Aprotinin hier günstige Wirkungen zeigt, ist klinisch bislang nicht erwiesen. Theoretisch sinnvoll erscheint der frühzeitige Einsatz von Aprotinin, z. B. beim Strangulationsschock.
Ähnlich den Kininen sind die Amine, insbesondere das Histamin, als toxische Agenzien bekannt. Außer in vereinzelten tierexperimentellen Arbeiten hat diese Erkenntnis noch zu keinen therapeutischen Konsequenzen geführt. Obwohl inzwischen schon selektive H-Receptorenblocker verfügbar sind, gibt es wenig Erfahrungen über *Antiaminica* beim Ileus [35, 39].
Die Grundlagenforschung in den letzten Jahren hat gezeigt, daß *Prostaglandine* wesentlichen Einfluß auf die Steuerung und Regelung der intestinalen Motilität ausüben. Man hat insbesondere den Typ F 2 α schon experimentell und in einzelnen Fällen auch klinisch beim Ileus eingesetzt (5–10 µg/min über 4 h), ohne daß schon eine kritische Beurteilung möglich wäre [11].
Erwähnt seien noch zwei wenig gebräuchliche Verfahren:
Der *elektrische Schrittmacher* – vor 20 Jahren zum Einsatz gebracht [4] – hat in der klinischen Praxis enttäuscht, villeicht führen neue Erkenntnisse in der Physiologie der intestinalen Motilität zum erneuten Überdenken dieses Prinzips.
Eine Therapie mit *hyperbarem Sauerstoff* führt zur Verbesserung der lokalen Hypoxie, zur schnelleren Darmgasresorption und zur günstigen Beeinflussung der Bakterienflora [25]. Ihr klinischer Einsatz ist jedoch mit so hohem Aufwand verbunden, daß sich das Verfahren nicht durchgesetzt hat.

8 Zusammenfassung

Die Ursachen für einen Ileus sind so mannigfaltig und verschieden, daß sich die Behandlung jeweils der Ätiologie, dem Stadium der Ileuskrankheit und den individuellen Gegebenheiten des Patienten anzupassen hat. Eine standardisierte medikamentöse Therapie gibt es infolgedessen nicht.

Nur in seltenen Fällen läßt sich die Ileusursache kausal mit Medikamenten angehen. Fast immer erstreckt sich die Pharmakotherapie auf Substitution, Ausgleich der metabolischen Entgleisungen und Wiederherstellung der Homöostase. Dabei ist insbesondere auf den Kalium- und Eiweißhaushalt zu achten.

Bei funktionellem Ileus kann medikamentös versucht werden, die Motilität wiederherzustellen. Dies gelingt in leichten Fällen mit den üblichen Stimulantien meist zufriedenstellend. Pantothensäure ist die ungefährlichste, Ceruletid derzeit vielleicht die wirksamste Substanz. In schweren Fällen stellt sich aber oft ein Erfolg erst ein, wenn die bestehende sympathicotone Inhibition aufgehoben wird. Empfehlenswert ist entsprechend der Pathophysiologie eine Kombinationstherapie mit primärer Sympathicolyse und nachfolgender vorsichtiger Stimulation.

In besonderen Situationen kann eine Spinal- oder Epiduralanaesthesie hilfreich sein.

Mikrozirkulationsstörungen und lokale Hypoxie lassen sich durch niedermolekulares Dextran und Sorbit bessern, die Vorbedingungen und Kontraindikationen sind jedoch zu beachten.

Für jeden Ileus gilt, daß die medikamentöse Therapie nur eine Zusatzbehandlung darstellt und keineswegs die Basistherapie ersetzt. An erster Stelle steht unverändert beim mechanischen Hindernis die Operation, beim funktionellen Ileus die Behebung der Ursache, Behandlung der Grundkrankheit und Verminderung der Distension.

Vor diesem Hintergrund hat die Pharmakotherapie bei kritischem Einsatz und richtiger Handhabung ihren wichtigen Platz im Gesamtrahmen der Ileusbehandlung.

Literatur

1. Ahnefeld FW, Klingebiel H (1980) Metabolische Entgleisungen und Infusionstherapie bei Ileus und Peritonitis. In: Schönborn H, Neher M, Schuster H-P, Mangold G (Hrsg) Intensivmedizin bei gastroenterologischen Erkrankungen. Thieme, Stuttgart
2. Appel A, Spitz P (1979) Der Einfluß der sympatho-nervalen und sympatho-adrenalen Aktivität auf die Motilität des Darmes. Therapiewoche 29:4042–4047
3. Bastian HP, Kowohl K, Flossdorf W (1973) Die postoperative Steigerung der Darmmotilität durch Infusionstherapie. Infusionstherapie 1:362–364

4. Bilgutay AM, Wingrove R, Griffen WO, Bonnabeau RC, Lillehei CW (1963) Gastrointestinal pacing: A new concept in the treatment of ileus. Ann Surg 158:338–348
5. Catchpole BN (1968) Ileus: Use of sympathetic blocking agents in its treatment. Surgery 66:811–820
6. Catchpole BN (1977) Invited commentary. World J Surg 1:658–659
7. Davidson ED, Hersh T, Brinner RA, Barnett SM, Boyle LP (1979) The effects of metoclopramide on postoperative ileus. Ann Surg 190:27–30
8. Dramburg M, Henneberg U (1973) Klinische Untersuchung zur medikamentösen Behandlung der postoperativen Darmationie. Infusionstherapie 1:355–360
9. Editorial (1971) Ileus: Paralytic or sympathetic? Lancet I:329–330
10. Ellegast HH, Kainberger F, Wewalka F (1973) Ileus. Pathophysiologie und klinische Probleme. Urban & Schwarzenberg, München
11. Fiedler L (1980) Prostaglandin (PG) F 2 α – eine neue Therapie für den paralytischen Ileus? Therapiewoche 30:8612–8614
12. Furness JB, Costa M (1974) Adynamic ileus, its pathogenesis and treatment. Med Biol 52:82–89
13. Furness JB, Costa M (1974) The adrenergic innervation of the gastrointestinal tract. Ergeb Physiol 69:2–10
14. Gelman S, Feigenberg Z, Dintzman M, Levy E (1977) Electroenterography after cholecystectomy – The role of high epidural analgesia. Arch Surg 112:580–583
15. Goodman LS, Gilman A (1980) The pharmacological basis of therapeutics. Macmillan, London
16. Grund KE (1982) Behandlung funktioneller Ileusformen: Sympathikolyse und Stimulation. Dtsch Med Wochenschr 107:209–213
17. Grund KE, Kümmerle F (1978) Ileus. Dtsch Med Wochenschr 103:1711–1715, 1754–1757
18. Grund KE, Kümmerle F (im Druck) Mechanischer und funktioneller Ileus. In: Caspary W (Hrsg) (Handbuch der Inneren Medizin, Band III/3) Springer, Berlin Heidelberg New York
19. Haas W, Rueff FL (1981) Ceruletid zur Therapie des paralytischen Ileus. Therapiewoche 31:2768–2772
20. Hanck A (1977) Postoperative Darmatonie und andere Formen des paralytischen Ileus. Therapiewoche 27:6878
21. Hoffbrand BI (1979) Domperidone in the treatment of upper gastro-intestinal symptoms. Postgrad med J [Suppl] 55:1
22. Kinnaert P, Panda M, Deuvaert F (1977) Use of chlorpromazine in the treatment of adynamic ileus. World J Surg 1:655–660
23. Leading article (1963) Pantothenic acid and ileus. Brit Med J 2:634
24. Lindenschmidt T-O, Aleksic D (1969) Der paralytische Ileus in der Chirurgie. Chir Praxis 13:597–608
25. Loder RE (1977) Use of hyperbaric oxygen in paralytic ileus. Br Med J 6074:1448–1449
26. Menge H (1979) Pathophysiologie und Klinik des paralytischen Ileus. Internist Welt 2:279–284
27. Messmer K, Schmidt-Mende M (1970) Hyperosmolare Lösung bei postoperativer Darmatonie. Dtsch Med Wochenschr 95:557–562
28. Neely J, Catchpole B (1971) Ileus: The restoration of alimentary-tract motility by pharmacological means. Br J Surg 58:21–28
29. Neidhardt B, Hartwick G, Schneider MU, König HJ (1980) Ceruletid-Behandlung bei zytostatika-bedingter Darmatonie und paralytischem Ileus. Dtsch Med Wochenschr 105:1220–1221
30. Petri G (1977) Invited Commentary. World J Surg 1:659–660

31. Petri G, Pórszász J (1967) Peristalsis and sympathetic activity. Lancet II:1420–1421
32. Petri G, Szenohradszky J, Pórszász-Gibiszer K (1971) Sympatholytic treatment of "paralytic" ileus. Surgery 70:359–367
33. Reifferscheid M (1975) Störungen der Darmwegsamkeit. In: Zenker R, Deucher F, Schink W (Hrsg) Chirurgie der Gegenwart, Bd 2/15. Urban & Schwarzenberg, München, S 1–49
34. Richter H, Eckert P (1978) Ileus. Thieme, Stuttgart
35. Richter H, Kusche J (1978) Neue Aspekte zur Pathophysiologie des Ileus. In: Richter H, Eckert P (Hrsg) Ileus. Thieme, Stuttgart, S 74–79
36. Rossetti M (1975) Paralytischer Ileus. Chirurg 46:54–56
37. Scheidegger A, Lundsgaard-Hansen P, Küpfer K, Stirnemann H (1979) Hypoproteinaemie als Ursache eines postoperativen „interstitiellen" paralytischen Ileus. Chirurg 50:16–20
38. Schwemmle K (1976) Paralytischer und postoperativer Ileus. Münch Med Wochenschr 118::219–224
39. Seidel W, Richter H (1975) Ileus und Peritonitis. In: Lindenschmidt T-O (Hrsg) Pathophysiologische Grundlage der Chirurgie. Thieme, Stuttgart, S 523–545
40. Sommoggy S v, Theisinger W, Fraunhofer B (1981) Medikamentöse Beeinflussung der postoperativen Darmatonie. Fortschr Med 99:13–21
41. Staib I (1970) Therapie des paralytischen Ileus. Dtsch Med Wochenschr 95:2490–2493
42. Waldmann D, Hartung H (1979) Zur konservativen Behandlung des schweren paralytischen Ileus. Fortschr Med 97:1433–1435
43. Wenzel M, Dohrmann R (1975) Infusionstherapie beim Ileus. Chirurg 46:62–65
44. Wiesmeier R, Sommoggy S v, Heinkelmann W, Birk M, Blümel G (1978) Zur Wirkung von Dihydergot® auf die postoperative Darmatonie. Med Welt 29:1984–1987

Weiterführende Literatur insbesondere in [10, 12, 15, 18, 28, 33, 34, 39]

Kapitel 61

Indikation und Verfahrenswahl

A. Encke

1 Definitionen

Der Ileus ist durch eine Störung der Darmwegsamkeit infolge mechanischer oder funktioneller Behinderung charakterisiert. Es handelt sich stets um eine lebensbedrohliche Erkrankung.

Der mechanische Ileus tritt mit und ohne Gefäßbeteiligung (Strangulation) auf. Häufigste Ursachen der einfachen Verlegung sind im Dünndarmbereich Briden, Adhäsionen und Hernien (s. Kap. 53, Abb. 1 und 2), beim Dickdarmileus vor allem Tumoren, seltener entzündliche Stenosen und ein Sigmavolvolus. Eine Minderung der Durchblutung der Darmwurzel durch Strangulation findet sich vorzugsweise am Dünndarm. Ursachen sind die Incarceration oder Invagination von Darmschlingen und die Abschnürung oder Torquierung (Volvolus) der Darmwurzel.

Beim funktionellen Ileus unterscheiden wir die toxisch, reflektorisch oder metabolisch ausgelöste Paralyse von der selteneren spastischen Darmkontraktion (s. Kap. 53, Abb. 2). Er betrifft in der Regel Dünn- und Dickdarm. Häufigste Ursachen der toxischen Paralyse sind eine lokale oder generalisierte Peritonitis (Perforation, Nahtinsuffizienz, Durchwanderung im Endstadium eines mechanischen Ileus oder bei Ischämie der Darmwand), Enteritis und Urämie. Eine reflektorische Hemmung der Darmmotorik findet sich überwiegend bei extraintestinalen, intra- und extraperitonealen Erkrankungen (Schmerzen, Koliken, Pankreatitis, Trauma, Schock). Hierher gehört auch die „physiologische" postoperative Atonie, deren Übergang in einen funktionellen Ileus fließend ist. Metabolisch ist in der Praxis in erster Linie an Elektrolytstörungen (Hypokaliämie) und Medikamente (Psychopharmaka) zu denken.

Die *Differenzierung* der einzelnen Ileusformen ist für die Indikationsstellung und Verfahrenswahl wegen der zeitlichen Dringlichkeit von erheblicher Bedeutung. Beim mechanischen Dünndarmileus besteht umgehend eine Operationsindikation, während sich die Symptomatik beim entzündlichen oder Tumorverschluß des Dickdarmes schleichend entwickelt und der Eingriff nach exakter Diagnose und genügender Vorbereitung erfolgen kann. Beim funktionellen Ileus steht die Erkennung und Beseitigung der Ursache im Vordergrund. Sie ist bei der Peritonitis dringend, erlaubt aber bei allen anderen Ursachen ein schrittweises überlegtes Vorgehen.

2 Pathophysiologie

Pathophysiologisch ist allen Ileusformen die initiale Darmdistension gemeinsam. Mehrere Circuli vitiosi (s. Kap. 53, Abb. 3) führen dann mit unterschiedlicher Akzentuierung zur Entwicklung der Ileuskrankheit, die schließlich in einen schweren Schock mündet. Es sind dies im einzelnen der Flüssigkeits- und Elektrolytverlust nach innen und außen, die Stase des Darminhaltes mit Bakterienwachstum und Toxinbildung (Endotoxine), die hypoxische Darmwandschädigung mit Störung der Sekretion, Resorption und Absorption durch die Darmschleimhaut und Bildung biogener Amine, schließlich die sympathicotone Makro- und Mikrozirkulationsstörung infolge zunehmenden Volumenmangels. Eine Sonderstellung nimmt der primär vasculär bedingte Ileus (arterielle Embolie, Mesenterialarterien- oder -venenthrombose), bei dem von Anfang an die Darmwandschädigung im Vordergrund steht, ein. Beim funktionellen Ileus handelt es sich weniger um eine Paralyse des N. vagus, als vielmehr um eine aktive Hemmung der Darmmotilität über einen erhöhten Sympathicotonus (s. Kap. 60).

3 Diagnostik

Die *Diagnose* des Ileus erfolgt klinisch und durch einfache Röntgenuntersuchung (Tabelle 1). Die Zuordnung der klinischen Symptome (Tabelle 2) und der Anordnung der Spiegel in der Abdomenleeraufnahme im Stehen erlaubt einen Hinweis auf die Lokalisation des Darmverschlusses (hoher, tiefer Dünndarmileus, Colonileus). Laboruntersuchungen sind für die Diagnostik des Ileus ohne Bedeutung, geben aber Auskunft über die Schwere der Ileuskrankheit (Hämoglobin, Hämatokrit, Leukocyten, Elektrolyte, Serumharnstoff, -Kreatinin, Blutzucker, Blutgasanalyse). Während chirurgischerseits in jüngster Zeit die perorale Gastrographingabe zum Ausschluß eines Passagehindernisses vermehrt Anwendung findet, bevorzugt der Röntgenologe einen verdünnten Bariumbolus (s. Kap. 54). Die gleichzeitig angefertigte Thoraxübersicht dient dem Ausschluß extraperitonealer Ursachen eines akuten Abdomens. Bei paralyti-

Tabelle 1. Diagnostik des Ileus

Anamnese:	Schmerzen	
	Erbrechen	
	Stuhl- und Windverhaltung	
	Dauer der Beschwerden	
	Frühere Operationen	
Klinische Untersuchung:	Inspektion	Operationsnarben
		Hernien
	Palpation	Abwehrspannung
		Resistenzen
		Rectale Untersuchung
	Perkussion	Meteorismus
		Dämpfung
	Auskultation	Stenosengeräusch
		Totenstille
Röntgenuntersuchung:	*Abdomenübersicht*	
(s. Kap. 54)	im Stehen oder Linksseitenlage	
	Thoraxübersicht	
	Bariumbolus (20–30 ml stark verdünnt)	
	Gastrographin peroral (Dünndarm)	
	Kontrasteinlauf (Dickdarm)	
	Angiographie (vasculärer Ileus)	

Tabelle 2. Abhängigkeit der Ileussymptome von der Lokalisation des Darmverschlusses. (Nach Richter, Nagel, Eckert)

	Erbrechen	Schmerz-charakter	Meteorismus	Wind- und Stuhlverhaltung
Hoher Dünndarmileus	Früh, heftig, würgend; Speisen, Magensaft, Galle	Schockartig, heftig, intermittierend	Fehlt oder minimal	Fehlt
Tiefer Dünndarmileus	Nach dem Schmerz, weniger profus, fäkulent	Heftig, krampfartig, diffus um den Nabel	Ausgeprägt in Abdomenmitte	Anfänglich noch Stuhl und Flatus möglich
Colon – Ileus – Subileus	Selten Spätsymptom	Krampfartig, weniger heftig	Stark, Flankenbetont, Sigmavolvulus in Bauchmitte	Bereits vollständig, evtl. Obstipation und Durchfall abwechselnd, Tenesmen mit Blut- und Schleimabgang

schem Ileus mit und ohne Peritonitis erlauben Sonographie und Computertomographie in unklaren Fällen die Lokalisation von Blutungen, Abscessen und Veränderungen parenchymatöser Organe (s. Kap. 54).

4 Praktische Therapie

Die globale Letalität des Ileus beträgt 20–25%. Sie steigt mit dem Zeitfaktor. Daher ist die simultane Einleitung *diagnostischer* und *therapeutischer Sofortmaßnahmen* (Tabelle 3) bei jedem Verdacht auf einen Ileus dringendes Gebot. Anschließend folgen überlegte *spezifische Maßnahmen* (Tabelle 4). Ziel dieser Behandlung ist die schnelle Dekompression des Darmes und Wiederherstellung der Darmpassage und/oder -motilität.
Nach initialer Einlegung einer Magensonde, die bei geplanter Anaesthesie und Operation eine conditio sine qua non ist (Aspirationsgefahr!), wird zunächst geklärt, ob es sich um einen mechanischen, paralytischen oder gemischten Ileus handelt und nach Möglichkeit weiter bezüglich eines Strangulations-, Occlusions-, Dünn- oder Dickddarmileus differenziert. Der Entschluß zur sofortigen oder verzögerten Operation wird neben der

Tabelle 3. Diagnostisch-therapeutische Sofortmaßnahmen. (Nach Richter, Nagel, Eckert)

Diagnostik:	1. Palpation des Abdomens
	2. Auskultation des Abdomens
	3. Röntgenuntersuchung
	Abdomenübersicht im Stehen oder linker Seitenlage
	Evtl. Gastrographin oral
	Evtl. Kontrasteinlauf
	4. Laboruntersuchungen
	Hb, Hämatokrit
	Leukocyten
	Elektrolyte
	Serumharnstoff, -kreatinin
	Blutzucker
	(Blutgasanalyse)
Therapie:	Venöser Zugang
	Magensonde
	Evtl. Blasenkatheter
	Infusionstherapie
	Elektrolytsubstitution
	Einläufe
	Peristaltica
	Aldosteronantagonisten
	Evtl. Antibiotica

Tabelle 4. Spezielle therapeutische Maßnahmen beim Ileus

1. *Sondenbehandlung* (s. Kap. 58)
   a) Magensonde
   b) Dünndarmsonde (Denis)

2. *Operation* (s. Kap. 55, 56)
   a) Darmdekompression
      mittels Darmsonde
      durch Ausstreifen
      durch Absaugen
   b) Wiederherstellung der Darmpassage
      Resektion und Anastomose
      Umgehungsanastomose
      Colostomie oder Ileostomie
   c) Verhütung des Rezidivadhäsionsileus
      Innere Schienung (s. Kap. 56)
      Mesenterialplicatur (s. Kap. 57)
3. Medikamentöse Therapie (s. Kap. 60)
   Bedarfsadaptierte Infusionstherapie
   Aldosteronantagonisten
   Onkotische Therapie (niedermolekulares Dextran, Sorbit)
   Stimulation der Darmmotilität (Parasympathicomimetica, Ceruletid)
   Entblockung der Motilitätshemmung (Sympathicolyse)
   Kombinationstherapie mit Sympathicolytica und Peristaltica
   Einläufe
   Evtl. Antibiotica

Lokalisation vom Allgemeinbefinden und Intoxikationsgrad des Kranken, von Ausmaß und Verschlußcharakter (Subileus) sowie der Effizienz einer konservativen Druckentlastung mitbestimmt.

4.1 Mechanischer Dünndarmileus

4.1.1 Zugang und intraoperative Diagnostik

Der operative Zugang erfolgt beim Dünndarmileus durch eine ausreichend große mediane Mittel- oder Unterbauchlaparotomie, um eine vollständige Revision des gesamten Darmes zu gewährleisten. Beim hohen und mittleren Dünndarmileus wird zunächst der kollabierte Dünndarm (Hungerdarm) aufgesucht und retrograd nach oben verfolgt. Beim unteren Dünndarm- und Dickdarmileus wird zunächst das Coecum inspiziert. Ist es kollabiert, wird der Dünndarm retrograd verfolgt. Ist das Coecum gebläht, wird der Dickdarm absteigend revidiert. Bei diffusem Adhäsionsileus wird versucht, das Dünndarmkonvolut von der lateralen Bauchwand, dem Colonrahmen und aus dem Douglas herauszulösen und ins

Operationsfeld zu nehmen (Reifferscheid). Im Frühstadium kann der Darm in der Bauchhöhle belassen werden, im Spätstadium müssen die stark geblähten Schlingen eventeriert werden.

4.1.2 Beseitigung der Ileusursache

Das Hindernis (Briden, Adhäsionen, Bruchring) wird durchtrennt, ggf. durch Darmeröffnung (z. B. Gallensteinileus) oder Resektion (Tumor, Morbus Crohn) mit primärer Anastomose beseitigt. Bei irreversibler Darmwandschädigung durch Strangulation, Incarceration oder primäre Ischämie (Mesenterialgefäßverschluß) muß die Resektion ausreichend weit vorgenommen und die Anastomose im gut durchbluteten, nichtgeschädigten Darm end-zu-end angelegt werden, auch dann, wenn größere Darmabschnitte geopfert werden müssen. Mit Hilfe moderner Ernährungsmethoden kann der Verlust von bis zu $^2/_3$ des Dünndarmes ohne weiteres ausgeglichen werden. Umgehungsanastomosen des Dünndarmes, die im Ileus stets insuffizienzgefährdet sind, müssen bei inoperabler Tumorsituation angelegt werden. Entzündliche Konglomerattumoren, die zum kompletten Ileus geführt haben, sollten dagegen nach Möglichkeit reseziert werden. Nur ausnahmsweise ist eine doppelläufige Entlastungsileostomie (toxisches Megacolon und Perforationsperitonitis bei Colitis oder Morbus Crohn) indiziert.

4.1.3 Dekompression des Darms

Bei Verdacht auf einen frischen *mechanischen Dünndarmileus* ist die sofortige Operation mit geschlossener intraoperativer Dekompression des Darmes das Behandlungsverfahren der Wahl. Die Entleerung gelingt durch Ausstreifen des Darmes nach oben. Das Sekret fließt über den im Ileus offenstehenden Pylorus leicht zurück und wird über die liegende nasogastrale Sonde abgesaugt. Die retrograde Entleerung des Darmes durch Ausstreifen belastet zwar die beschädigte Darmwand zusätzlich und führt zur Freisetzung biogener Amine und Einschwemmung von Keimen in die Pfortader, ist aber dennoch risikoärmer als die Absaugung über eine Punktion oder Enterotomie. Beim verschleppten oder rezidivierenden Ileus empfiehlt sich die prä- oder intraoperative Einführung einer langen dreilumigen naso-gastrointestinalen Sonde (Denis-Einmalsonde). Sie wird blind, einfacher und rascher unter endoskopischer Sicht über den Pylorus bis ins Duodenum vorgeschoben und wandert dann mit der Peristaltik oder unter manueller Führung durch den Operateur weiter. Die Mißerfolgsrate von etwa 15% ist wesentlich geringer als von den Skeptikern dieser Behandlung angeführt wird.

4.2 Mechanischer Dickdarmileus

Beim *mechanischen Dickdarmileus*, am häufigsten tumor- oder entzündungsbedingt bei älteren Patienten, hat man mehr Zeit für die Vorbereitung des Kranken und die exakte Lokalisation des Hindernisses (Kontrasteinlauf). Gelegentlich wird ein mechanisches Hindernis nur vorgetäuscht. Das Operationsverfahren richtet sich nach der Höhe des Verschlusses. Beim Tumorverschluß des linksseitigen Colons ist die rechtsseitige doppelläufige Transversumcolostomie, bei schlechtem Allgemeinzustand die nur unvollständig entlastende Coecalfistel, beim rechtsseitigen Tumorverschluß eine Umgehungsanastomose (Ileotransversostomie) als erste Maßnahme angezeigt. Bei jüngeren Patienten und gutem Allgemeinzustand kann bei rechtsseitigem Dickdarmileus auch eine primäre Resektion mit Ileotransversostomie gewagt werden.
Bei einem Dickdarmileus infolge einer akuten entzündlichen Stenose mit und ohne Perforation bietet sich statt der vorgeschalteten doppelläufigen Colostomie auch die Entfernung des erkrankten Darmabschnittes mit oraler und aboraler endständiger Colostomie an. Sie ist bei ödematös induriertem und geschrumpftem Mesocolon technisch schwieriger und gelegentlich auch unmöglich, aber im weiteren Heilverlauf sicherer und schonender als die alleinige Colostomie mit Übernähung und/oder Drainage. Außerdem erspart sie dem Kranken einen dreizeitigen Eingriff. Beim toxischen Megacolon wird individuell eine mehrfache äußere Fistelung (Turnbull) oder eine subtotale Colektomie mit endständiger Ileostomie und aboraler Schleimfistel des Sigma durchgeführt (s. Kap. 39).

4.3 Paralytischer Ileus

Neben dem diagnostisch gesicherten *mechanischen Ileus* stellen der *gemischte Ileus* (Durchwanderungsperitonitis!) und der *paralytische Ileus bei diffuser Peritonitis* (s. Kap. 62) eine klare Operationsindikation dar. Bei paralytischem Ileus infolge einer *lokalen Peritonitis* (Hämatom, Absceß, gedeckte oder nach außen drainierte Insuffizienz) kann zunächst zugewartet und konservativ behandelt werden. Hier bestimmt das klinische Bild (Intoxikation, Tachykardie, Fieberverlauf, Leukocytose) den Zeitpunkt des Eingriffes. Zur Verlaufskontrolle des Lokalbefundes sind heute neben dem Gastrographinschluck bei Insuffizienzverdacht Sonographie und Computertomographie wertvolle Hilfsmittel.

4.4 Rezidivprophylaxe

Nach der *Dekompression des Darmes* und *Wiederherstellung der Passage* ist die *Rezidivprophylaxe* ein wichtiges Ziel der Ileusbehandlung. Nach

Operation eines mechanischen Dünndarmileus ist bei 10–20% der Kranken mit einem Rezidiv zu rechnen.
Erstes Gebot für eine allgemeine Ileusprophylaxe ist die schonende Operationstechnik mit geringstmöglicher Traumatisierung des visceralen und parietalen Peritoneums. Dennoch entstandene Serosadefekte werden allerdings nicht mehr übernäht, da die Adhäsionsbildung offenbar allein durchblutungsabhängig erfolgt. Nur Darmwanddefekte bis auf die Mucosa müssen verschlossen werden. Darüber hinaus werden zur Verhinderung eines rezidivierenden Adhäsionsileus bei gefährdeten Patienten die innere Schienung (s. Kap. 56) und die Mesenterialplicatur (s. Kap. 57) angewandt.

4.4.1 Innere Schienung

Die *innere Schienung* erfolgt durch lange Darmsonden (Denis). Diese werden wie die frühere Miller-Abbott-Sonde zunächst zur konservativen Behandlung des Ileus eingesetzt. Beim mechanischen Ileus führt diese Behandlung naturgemäß durch Detorquierung einer entblähten Schlinge, die Überwindung frischer Adhäsionen und „Entlastung" einer entzündlichen Stenose nur selten zum Erfolg, verbessert aber die präoperative Ausgangssituation des Patienten. Beim postoperativen Frühileus und beim paralytischen Ileus vermag sie dagegen häufig allein den Ileuszustand zu beheben. Die Einführung geschieht blind oder besser endoskopisch. Wird die Sonde für 6–8 Tage belassen und dann schrittweise (täglich 3 cm) zurückgezogen, ist sie eine ausgezeichnete Ileusprophylaxe durch Bildung gerichteter Adhäsionen. Intraoperativ kann die Sonde bei schwierigen lokalen Verhältnissen im Oberbauch durch eine Enterotomie in die oberste Jejunumschlinge eingeführt und mit ihrem oralen Ende über eine gesonderte Incision links seitlich aus der Bauchwand ausgeleitet werden. Diese innere Schienung ist vor allem bei verschleppten Ileuszuständen mit starker Überblähung und Schädigung des Darmes, bei starker Verwachsungsneigung der Bauchhöhle und als Ileusprophylaxe bei ausgedehnter diffuser Peritonitis indiziert. Die in diesem Buch mitgeteilten Ergebnisse aus Freiburg (Waldmann u. Fiedler) und Hamburg (Eichfuss, Thoma u. Soehendra) lassen den häufigeren Gebrauch der Sondenbehandlung zur primären Ileustherapie und Rezidivprophylaxe ausgesprochen indiziert erscheinen. Allerdings darf die Sondenbehandlung eine notwendige Operation bei mechanischem Ileus nicht verzögern. Bei hinreichendem klinischen Verdacht sollte sie deshalb bereits mit Beginn der diagnostischen und therapeutischen Sofortmaßnahmen eingeführt werden. Da sie den Magen nicht drainiert, aber den gastro-ösophagealen Reflux fördert, muß sie stets mit einer naso-gastralen Sonde kombiniert werden.

4.4.2 Mesenterialplikatur

Die innere Darmschienung hat die früher geübte *Mesenterialplicatur* nach Noble und Child-Phillips in den letzten Jahren zu Recht weitgehend verdrängt. Die klassische Indikation für die Plicaturverfahren liegt in der Anwendung als Elektivoperation bei chronisch rezidivierendem Adhäsionsileus (s. Kap. 57). Bei adipösem, sehr kurzem Mesenterium ist wegen der Gefährdung der Gefäßversorgung der Dünndarmschlingen durch die Child-Phillips-Methode die Noble-Operation vorzuziehen. In allen anderen Fällen empfiehlt sich die Plicatur nach Child-Phillips. Vergleichbare Studien über die Anwendung der inneren Schienung und der Mesenterialplicatur liegen nicht vor. In der Praxis hat sich die innere Schienung aber eindeutig wegen ihrer hohen Erfolgsrate durchgesetzt.

4.5 Konservative Therapie

Der *funktionelle* (sog. *paralytische*) Ileus stellt neben der immer notwendigen Sondenbehandlung eine Domäne der medikamentösen Therapie (s. Kap. 60) dar. Im internistischen Krankengut stehen metabolische Störungen, Infekte sowie toxische und medikamentöse Noxen im Vordergrund; dem Chirurgen begegnet der funktionelle Ileus im Rahmen der Peritonitis, bei prolongierter postoperativer Darmatonie, bei stumpfen Bauchtraumen, retroperitonealen Prozessen und intestinalen Duchblutungsstörungen.

Da es sich beim funktionellen Ileus weniger um eine vagusbedingte Lähmung als vielmehr um eine aktive Hemmung der Darmmotilität infolge Aktivierung des nervalen und adrenalen Sympathicotonus handelt, bietet sich bei diesem Krankheitsbild neben der allgemeinen Therapie der Ileuskrankheit (Tabelle 3 und 4) eine medikamentöse Sympathicolyse mit nachfolgender Gabe von aktiven Peristaltica an. Grund u. Kümmerle haben dieses Prinzip im deutschsprachigen Raum erfolgreich in die Behandlung der protrahierten Darmatonie und des funktionellen Ileus eingeführt. Wir selbst fanden ihre Erfahrungen im eigenen Krankengut eindrucksvoll bestätigt. Bezüglich der Einzelheiten und Dosierungsrichtlinien der medikamentösen Ileustherapie sei auf Kap. 60 verwiesen.

Peritonitis

Koordinator: R. HÄRING

Kapitel 62

Grundlagen

R. Häring und G. Görtz

In der Bundesrepublik Deutschland versterben wahrscheinlich jährlich mehr Menschen an einer Peritonitis als durch Verkehrsunfälle. Dieser Vergleich zeigt, welche Bedeutung die Bauchfellentzündung für die tägliche Arbeit des Chirurgen hat. Schon 1876 äußerte sich Wegner [23] vor dem Deutschen Chirurgenkongreß: „Wir alle sind erzogen in der Furcht vor dem Herrn und dem Peritoneum". Er drückte damit die Unsicherheit der damaligen Chirurgen vor den Komplikationen der Abdominalchirurgie aus, und bis heute hat die akute Bauchfellentzündung trotz aller Fortschritte der modernen Medizin nichts von ihrer Problematik und Gefährlichkeit verloren.

Woran liegt dies? Warum sind wir trotz verbesserter Operationstechniken, ständiger Neuentwicklung von Antibiotica und Ausweitung der Intensivmedizin nicht in der Lage, dieses schwere Krankheitsbild besser zu beherrschen?

Zur Beantwortung dieser Fragen bedarf es einiger Überlegungen zur Pathophysiologie des Peritoneums und der Peritonitis.

Das Peritoneum kleidet die innere Oberfläche des Bauchraums aus und bedeckt sämtliche Baucheingeweide. Seine Gesamtfläche entspricht mit 1,5–2 m^2 ungefähr der äußeren Körperoberfläche und stellt ein beträchtliches „Ödemreservoir" dar. Entsteht z. B. bei der Peritonitis ein Ödem von nur 2 mm Dicke, so bedeutet dies eine Flüssigkeitsaufnahme des Peritoneums von 4 l, was etwa $^4/_5$ der gesamten zirkulierenden Flüssigkeitsmenge des Körpers entspricht [16, 17]. Daß eine derartige Flüssigkeitsverschiebung eine extreme Belastung des Kreislaufs darstellt, bedarf keiner Erläuterung.

Das Bauchfell besitzt ein ausgeprägtes Netz von Lymphgefäßen und Blutcapillaren. Infolgedessen sind Resorption und Abtransport von Flüssigkeiten, Zellen, Fremdkörpern, Toxinen und anderen Partikeln beträchtlich. Der venöse Abfluß erfolgt über das Pfortadersystem und den großen Kreislauf, der Lymphabfluß über den Ductus thoracius oder über die das

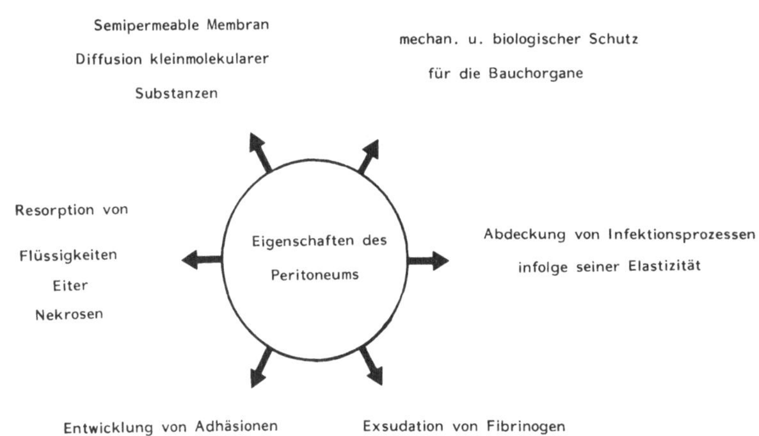

Abb. 1. Die Eigenschaften des Peritoneums

Diaphragma durchdringenden Lymphgefäße. Infektionen in der Bauchhöhle können auf diese Weise leicht in sämtliche Organe, insbesondere in die Leber und auch in den Thoraxbereich verschleppt werden.

Mikroskopisch findet sich eine Basalmembran mit kollagenen Fasern und einer Schicht polygonaler Epithelzellen. Die Zellen des Peritoneums gehören funktionell zum „mononucleären-phagocytären System". Sie erfüllen zusammen mit polymorphkernigen Leukocyten und Lymphocyten wichtige Abwehrfunktionen, indem sie eindringende Bakterien und Partikel phagocytieren und verdauen [6, 11]. Das gut vascularisierte Omentum majus besitzt phagocytäre und immunologisch aktive Zellen. Ihm kommt deshalb zur Abkapselung von Entzündungsprozessen große Bedeutung zu. Das Bauchfell ist also aufgrund seiner anatomischen und histologischen Struktur dazu bestimmt, vielfältige und wichtige Aufgaben zu erfüllen (Abb. 1).

Die Peritonitis ist eine meist lebensbedrohliche Infektions- und Intoxikationskrankheit. Das Geschehen betrifft nicht allein die Bauchhöhle und ihre Organe, vielmehr wird durch toxische Schädigung vitaler Organfunktionen der gesamte Organismus mit einbezogen. Wir sprechen deshalb auch von der *Peritonitiskrankheit.*

Die Ursachen der Peritonitis sind vielfältig (Abb. 2). Im wesentlichen beschäftigt uns die *sekundär* als Folge einer Wandschädigung eines bakterienbesiedelten Hohlorgans entstandene Peritonitis. Sie entwickelt sich auf dem Boden einer Perforation oder Durchwanderung, kann lokalisiert sein oder sich diffus ausbreiten, entweder als seröse, fibrinöse, eitrige, putride oder kotige Bauchfellentzündung.

Über den Ausgangspunkt dieser sekundären Peritonitis gibt es in der Literatur ziemlich konstante Zahlen [1, 7, 8, 20, 21]. An erster Stelle steht

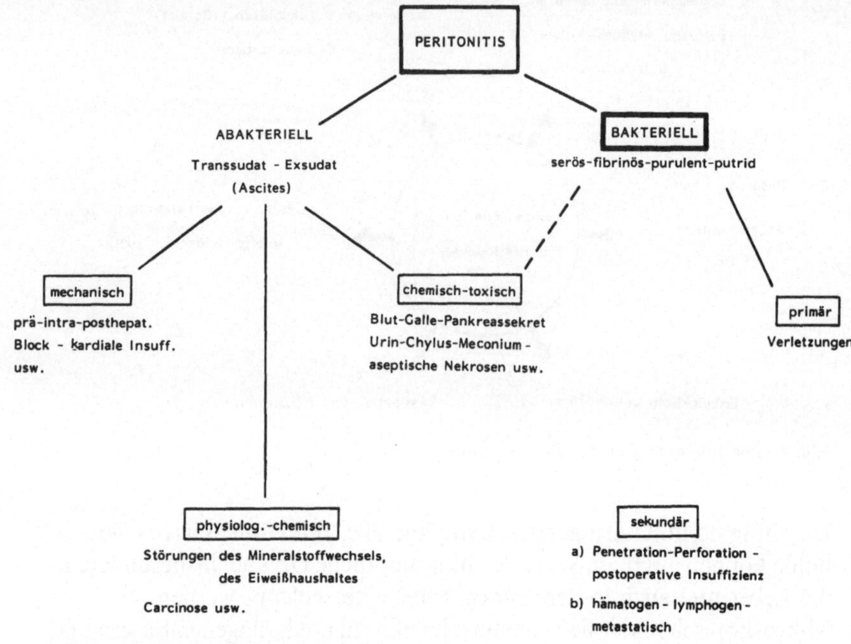

Abb. 2. Einteilung der Peritonitis. (Nach Wachsmuth [22])

die Appendix, gefolgt von Magen-, Dünn- und Dickdarm, Gallenwegen und Pankreas. Mit der postoperativen Peritonitis ist die Nahtinsuffizienz die häufigste Ursache, gefolgt von der Durchwanderungs- und Perforationsperitonitis.

Das Erregerspektrum entspricht der natürlichen Bakterienflora des Gastrointestinaltraktes. Von oral nach aboral nehmen Zahl und Gefährlichkeit der Erreger, ebenso die Menge der gramnegativen und anaeroben Keime zu [5, 12].

Die Bauchfellentzündung beginnt also mit einer Invasion von Bakterien, die lokale und allgemeine Abwehrreaktionen auslösen. Hieran beteiligt sind Eiweiße und Hormone als chemische Wirkstoffe (biogene Amine, Klinine), ebenso wie Mikro- und Makrophagen [20, 21]. Bei der enormen Flächenausdehnung des Peritoneums haben Sekretions- und Resorptionsvorgänge erhebliche Rückwirkungen auf den gesamten Kreislauf. Immunologische Abwehrreaktionen (B- und T-Lymphocyten, phagocytäres mononucleäres System) werden wirksam. Sie sind für den Ablauf der Erkrankung, insbesondere bei alten und vorgeschädigten Patienten, bei denen die Abwehrlage geschwächt ist, ein wesentlicher Faktor. Schließlich führt die Peritonitiskrankheit zu einer Kumulation von Störungen in verschiedenen Regelsystemen, die sich wechselseitig beeinflussen. Im Mit-

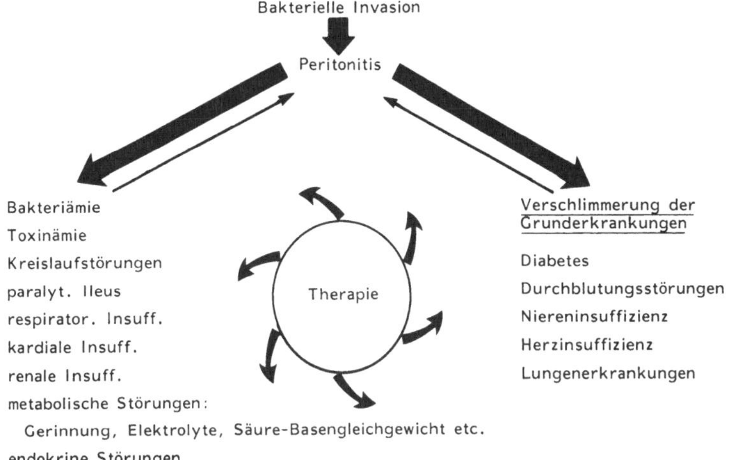

Abb. 3. Summation von Wechselwirkungen bei der Peritonitis

telpunkt steht der Schock durch Erregerinvasion, Endotoxinfreisetzung und -resorption, Hypovolämie und Hypoxie [4, 18, 21, 22].

Der septische Schock als schwerwiegendste Komplikation verursacht Störungen der Mikrozirkulation der Blutgerinnung, der Herz-, Lungen- und Nierenfunktion, des Elektrolyt- und Wasserhaushalts, des Stoffwechsels und der Darmfunktion bis hin zum paralytischen Ileus. Es kommt also zu einer Summation sich gegenseitig beeinflussender Störungen (Abb. 3). Die Peritonitis, zunächst eine lokale Entzündung, führt schließlich zu schwerer allgemeiner Beeinträchtigung des Gesamtorganismus.

Betrachten wir nun die verschiedenen *Therapiemaßnahmen* bei der Peritonitis, so nimmt die Operation, die die Infektionsquelle ausschaltet, den unbestrittensten Platz ein. Zusätzliche intraoperative Therapiekonzepte lassen keine wesentliche Verbesserung der Überlebenschancen erkennen. Daraus resultiert Resignation, die sich in einem ständigen Wandel der Methoden ausdrückt. Unter diesem Aspekt möchte ich einige Gesichtspunkte der Behandlungsstrategie bei der Peritonitis herausgreifen, die einer Diskussion bedürfen. Dies betrifft

- den Erregernachweis
- die Antibioticatherapie
- die Stimulation der körpereigenen Abwehr
- operative Maßnahmen wie ausgiebige Drainage, Waschung und Dauerspülung der Bauchhöhle, z. B. mit antiseptischen Lösungen und als Verlaufsbeobachtung.
- die Endotoxin-Bestimmung.

Tabelle 1. Erregerspektrum der Peritonitis im eigenen Krankengut

	1977–1979		1980–März 1981	
	n = 144	%	n = 61	%
Erregernachweis	120	83,6	49	81,7
Mischkultur	55	46	31	63,3
Monokultur	65	54	18	36,7
E. coli	81	67	39	80
Bacteroidesgruppe	23	19	23	47
Enterokokken	20	17	19	39
Proteusgruppe	18	15	4	8
Klebsiellen	17	14	3	6
Staph. aureus	9	8	4	8
Pseudomonas aerug.	8	7	3	6
Sproßpilze	—	—	2	4

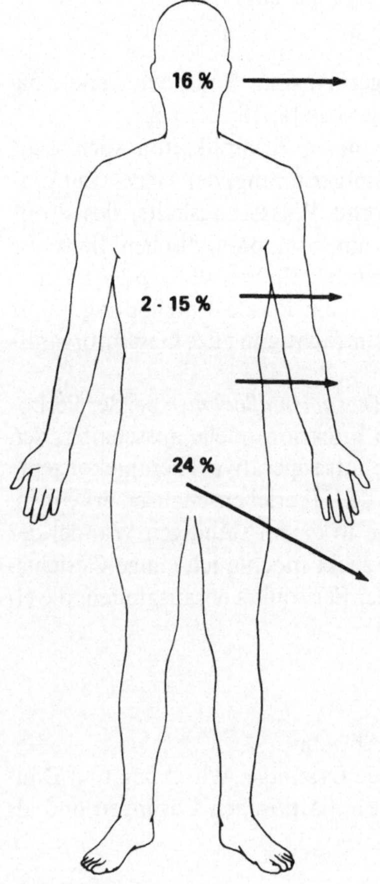

Abb. 4. Verteilung von anaeroben Bakterien im Organismus

Tabelle 2. Letalität bei Bacteroides-Septicämien in Korrelation zu spezifischen Grunderkrankungen. (Modifiziert nach Chow u. Guze [3])

Erkrankung/Verstorbenen				
Arterio-sklerose	Alkoholische Leber-erkrankung	Diabetes mellitus	Mali-gnom	Nieren-insuf-fizienz
11/6	14/7	9/6	9/4	5/4

Erregernachweis

Wir haben in den letzten Jahren das Erregerspektrum der Peritonitis an der eigenen Klinik überprüft. Von 1977–1979 hatte sich an der Zusammensetzung des Erregerspektrums bei der diffusen Peritonitis nichts geändert. Seit Anfang 1980 zeichnet sich jedoch eine deutlich höhere Rate an Bacteroides- und Mischinfektionen ab (Tabelle 1). Dies hängt eindeutig mit der Einführung von speziellen Transportmedien für die aerob-anaerobe Kultivierung zusammen. Es handelt sich also keineswegs um eine neue Variante von Hospitalismus, sondern diese Erreger waren sicherlich auch früher vorhanden, nur wurden sie damals nicht nachgewiesen.

Den anaeroben Keimen kommt eine große klinische Bedeutung bei der Peritonitis zu. Anaerobier kommen als Saprophyten überall im Organismus vor, im Magen und Jejunum zwischen 2 und 15% der Gesamtflora. Im unteren Intestinaltrakt dominieren Bacteroides fragiles und Bifidobakterien in der Darmflora (Abbildung 4). In größeren Sammelstatistiken wurde die Letalität der Bacteroides-Septicämien mit 30–50% angegeben [3].

Besonders ungünstig ist die Prognose der Bacteroides-Septicämie bei schweren Begleiterscheinungen wie Arteriosklerose, alkoholische Lebercirrhose, Diabetes mellitus und Tumorerkrankungen (Tabelle 2). Die Letalität liegt hier über 50% [3].

Antibioticatherapie

Die Entscheidung für eine gezielte Antibioticatherapie wird durch den zunächst fehlenden Erregernachweis erschwert. Deshalb muß sich der initiale Einsatz von Antibiotica nach den retrospektiv festgestellten Erregerspektren und deren Sensibilitätslage in der jeweiligen Klinik richten. Als Beispiel hierfür seien Untersuchungen aus der eigenen Klinik angeführt (Tabelle 3). Bei uns erbrachten 85% aller Abstriche ein Keimwachstum,

Tabelle 3. Resistenzquoten von Antibiotica gegen Peritonitiserreger

	Ges.-%	Hohe Resistenzquote bei	%
Azlocillin	16	Staphylokokken	75
		Klebsiellen	57
Gentamycin	18	Enterokokken	92
		Bacteroidesgruppe	100
Cefaclor	34	Pseudomonas aeruginosa	26– 98
Cefoxitin	49	Enterokokken	59– 95
Cefotaxim	15	Bacteroidesgruppe	85–100
Mezlocillin/ Gentamycin	1,3		
Azlocillin/ Cefotaxim	0,8		
Gentamycin/ Cefotaxim	6,3		

$^2/_3$ davon waren Mischkulturen und $^1/_3$ Monokulturen. Die drei häufigsten Keime waren E. coli mit 80%, Subspecies von Bacteroides 47% und Enterokokken mit 39%. Für dieses Erregerspektrum bei der Peritonitis fanden sich folgende Resistenzquoten: Für das Azlocillin 16%, speziell bei Staphylokokken 75% und bei Klebsiellen 57%. Gentamycin hatte eine Resistenzquote von 18%. Keime der Bacteroides-Gruppe waren für Gentamycin in 100% resistent.

Die Cephalosporine wiesen Resistenzquoten zwischen 15% und 49% auf. Vor allem erwies sich ihre Wirksamkeit gegenüber Pseudomonas aeruginosa und Enterokokken als unzureichend. Mit Ausnahme des Cefoxitin zeigten alle Cephalosporine auch wenig Wirksamkeit gegen Keime der Bacteroidesgruppe. Dagegen hatte die Kombination von zwei Antibiotica, z. B. Mezlocillin und Gentamycin, eine Resistenzquote von nur 1,3%, Azlocillin und Cefotaxim von 0,8% und Gentamycin plus Cefotaxim von 6,3%. Die Keime der Bacteroidesgruppe sind lediglich gegenüber Clindamycin und Metronidazol 100% empfindlich.

Ob die empfohlenen „Dreifachkombinationen" (Killerkombinationen), die rein rechnerisch das gesamte Keimspektrum bei der Peritonitis abdekken, tatsächlich effizient sind, geht aus der Literatur bisher nicht hervor [8, 13].

Stimulation der körpereigenen Abwehr

Die bakterielle Invasion mobilisiert eine Serie körpereigener Abwehrmechanismen (Tabelle 4). Im Zusammenhang mit den cellulären Abwehrre-

Tabelle 4. Wirkungsmechanismen der körpereigenen Abwehr bei der Peritonitis

Erhöhung der Durchblutung	⟶	Verdünnung Abschwemmung von Bakterien und Toxinen
Exsudatbildung	⟶	Einschwemmen von cellulären und humoralen Substanzen
Zellinvasion Zellproliferation	⟶	Phagocytose Abtransport Inaktivierung von Toxinen
Steigerung des Stoffwechsels	⟶	Abbau von Toxinen

aktionen wird in der Literatur auf die Notwendigkeit einer immunstimulierenden bzw. immunsubstituierenden Therapie hingewiesen [10, 14, 15]. Die klinische Effizienz einer Immunglobulintherapie ist z. Z. noch ungesichert. Ungeklärt ist dabei auch die Frage, inwieweit Therapiemaßnahmen vielleicht auch die körpereigenen Abwehrmechanismen erschweren können.

Drainage, intraoperative Waschung und postoperative Dauerspülung der Bauchhöhle

Die Meinung über den Wert der Bauchhöhlendrainage bei diffuser Peritonitis ist nicht einheitlich, denn es ist nicht möglich, die gesamte Bauchhöhle wirksam und dauerhaft zu drainieren. Schon nach kurzer Zeit hat das Bauchfell die Drainage mit einem Gewebezylinder umhüllt oder mit Fibrin abgedeckt. Uns erscheint es aber trotzdem besser zu drainieren und das infektiöse Exsudat abzuleiten, als es der Spontanresorption zu überlassen. Wenn eine frische Infektionsquelle chirurgisch sicher beseitigt werden kann, ist eine Drainage unnötig. Für die Anwendung von Drainagen sind wichtige Gesichtspunkte zu beachten, z. B. die Art des Materials, die Lokalisation der Drainagen und die Liegedauer der Drains.

Kritiker der intraoperativen Bauchhöhlenwaschung und der postoperativen Dauerspülung argumentieren z. B., daß durch diese Maßnahmen die körpereigene Abwehrpotenz gestört werde. Bei der Spülung werden nicht nur Bakterien, Toxine und Darminhalt aus der Bauchhöhle eliminiert, sondern damit auch erhebliche Elektrolyt-, Eiweiß- und Zellverluste provoziert. Durch Zusatz von antibakteriell wirksamen Substanzen zu den Spülflüssigkeiten kann auf die körpereigenen Abwehrzellen ebenso wie auf die Oberfläche des Peritoneums eine unterschiedlich starke Zell- und Gewebstoxicität einwirken. Die zur Peritonealspülung verwendeten Antibiotica wie Gentamycin-Sulfat, Neomycin-Sulfat und auch Ampicillin zeichnen sich zwar durch eine optimale Gewebsverträglichkeit aus, jedoch ist ihr antibakterieller Nutzen bei dieser lokalen Anwendung anzuzweifeln.

Aktuell ist heute vor allem die lokale Anwendung antiseptischer Substanzen wie PVP-Jod und Taurolin. Beide Substanzen weisen ein fast uneingeschränktes bactericides Wirkungsspektrum auf. Das z. Z. im Handel übliche PVP-Jod hat einen hohen Anteil von nicht nierengängigem, hochmolekularen PVP. Dieses wird aus der Bauchhöhle resorbiert und im Organismus gespeichert. Daher sollte dieses PVP-Jod nicht intraperitoneal angewandt werden [9]. Über mögliche toxische Nebenwirkungen bei intraperitonealer Anwendung ist bis heute noch zu wenig bekannt. Das Taurolin, ein Kondensationsprodukt der Aminosulfonsäure Taurin, entfaltet seine Wirkung durch die Übertragung von Methylolgruppen auf die Lipopolysaccharide der Bakterien. Damit verbunden ist eine *antiendotoxische* Wirkung. Das Präparat ist sowohl lokal als auch systemisch anwendbar. Die bisherigen klinischen Erfahrungsberichte sind noch nicht ausreichend, um eine generelle Anwendung zu empfehlen.

Die postoperative Dauerspülung wird unter der Vorstellung durchgeführt, endotoxinhaltiges Exsudat, Fibrin, Eiter etc. zu entfernen und damit die Entstehung intraabdomineller Abscesse (subphrenisch, Douglas, Schlingenabscesse) zu verhindern. Für den Erfolg einer solchen Dauerspülung ist ihre Technik von Bedeutung. Bisher ist nicht geklärt, inwieweit Fibrinverklebungen der Darmschlingen die Spülung unwirksam werden lassen. Die Meinungen hierüber sind kontrovers. Untersuchungen von McKenna [19] haben allerdings gezeigt, daß sich die Spüllösung auch nach 72 h noch über die gesamte Bauchhöhle verteilt und nicht nur die „Drainagestraßen" gespült werden.

Ebenfalls in der Diskussion ist die Frage, ob ein quantitativer Endotoxinnachweis eine prognostische Beurteilung des Peritonitisverlaufs oder auch die frühzeitige Diagnose eines septischen Schocks ermöglichen könnte [2].

Dieses Referat sollte die vielen noch offenen Fragen bei der Behandlung der Peritonitiskrankheit aufzeigen. Die Bearbeitung dieser Problematik durch prospektive, randomisierte Studien erscheint aber aus vielerlei Gründen schwierig.

Literatur

1. Arbogast R, Gay B, Eckert P (1979) Häufigkeit und Prognose der Peritonitis. In: Häring R (Hrsg) Peritonitis. III. Symposium Aktuelle Chirurgie, Berlin 1978, TM, Bad Oeynhausen
2. Beger HG, Gögler H, Marzinzig E (1981) Untersuchungen zur klinischen Wertigkeit des Endotoxinnachweises bei Peritonitis. Langenbecks Arch Chir [Suppl] 81:39
3. Chow AA, Guze LB (1974) Bacteroidacae bacteremia; clinical experience with 112 patients. Medicine (Baltimore) 53:93–126
4. Eckert P, Eichfuß HP (1978) Peritonitis. Thieme, Stuttgart

5. Feifel G, Wenzel W, Mursic V (1979) Keimspektrum perforierter Hohlorgane im oberen Verdauungstrakt. In: Häring R (Hrsg) Peritonitis. III. Symposium: Aktuelle Chirurgie, Berlin 1978, TM, Bad Oeynhausen
6. Furth R van (1975) Mononuclear phagocytes in immunity, infection and pathology. Oxford, S 507
7. Görtz G (1979) Erfahrungen mit der einmaligen Peritonealspülung mit PVP-Jodlösung bei der Behandlung der diffus-eitrigen Peritonitis. In: Häring R (Hrsg) Peritonitis. III. Symposium: Aktuelle Chirurgie, Berlin 1978. TM, Bad Oeynhausen
8. Görtz G, Wagner J, Bartfeld P (1980) Initiale Antibiotikatherapie bei Peritonitis. 29. Kongreß für ärztl. Fortbildung, Berlin 1980
9. Görtz G, Häring R, Pfeufer W, Franke J (1981) Retention von ^{14}-markiertem PVP-Jod mit hohem Molekulargewicht nach intraperitonealer Anwendung bei der Ratte. Langenbecks Arch Chir 1
10. Hahn H (1979) Bakterielle Ursachen der Peritonitis. In: Häring R (Hrsg) Peritonitis. III. Symposium „Aktuelle Chirurgie, Berlin 1978. TM, Bad Oeynhausen
11. Hahn H (1979) Die Phagocytose, ein Abwehrmechanismus bei der Peritonitis. In: Häring R (Hrsg) Peritonitis. III. Symposium Aktuelle Chirurgie, Berlin 1978. TM, Bad Oeynhausen
12. Hampel KP (1972) Die Peritonitis im Krankengut der Chirurg. Klinik der Freien Universität Berlin im ehemals Städt. Krankenhaus Westend. Dissertation Freie Universität Berlin
13. Herfarth C, Heil T (1980) Therapeutische Richtlinien bei postoperativer Peritonitis und Reintervention (Antibiotika, Drainage, Spülung). 97. Kongreß der Deutschen Gesellschaft für Chirurgie, München 1980
14. Henneberg U (1979) Pathophysiologie und Differentialtherapie des septischen Schocks. In: Häring R (Hrsg) Peritonitis. III. Symposium Aktuelle Chirurgie, Berlin 1978. TM, Bad Oeynhausen
15. Henneberg U, Stephan B (1976) Zur Therapie des schweren septischen Schocks. Die gelben Hefte 16:7
16. Kern E (1979) Pathophysiologie des Peritoneums. In: Häring R (Hrsg) Peritonitis. III. Symposium Aktuelle Chirurgie, Berlin 1978. TM, Bad Oeynhausen
17. Kern E (1975) Peritoneum. In: Lindenschmidt TO (Hrsg) Pathophysiologische Grundlagen der Chirurgie. Thieme, Stuttgart, S 516
18. Lindenschmidt TO (1970) Neuere Erkenntnisse der Pathophysiologie der Peritonitis und ihre Auswirkungen auf die Therapie. Chir Praxis 14:53
19. McKenna JP, Currie DJ, McDonald JA, Mahoncy LJ, Finlayson DC, Lankshill JC (1970) The use of continuous postoperative peritoneal lavage in the management of diffuse peritonitis. Surg Gynecol Obstet 130:254
20. Mörl FK, Dittmer H (1979) Pathogenese und Pathophysiologie der Peritonitis. In: Häring R (Hrsg) Peritonitis. III. Symposium Aktuelle Chirurgie, Berlin 1978. TM, Bad Oeynhausen
21. Mörl FK, Schilling K (1972) Peritonitis. In: Baumgartl F, Kremer K, Schreiber HW (Hrsg) Spezielle Chirurgie für die Praxis, Bd II/2. Thieme, Stuttgart, S 570
22. Wachsmuth W (1965) Peritonitis. Langenbecks Arch Klin Chir 313:146
23. Wegner G (1976) Chirurgische Bemerkungen über die Peritonealhöhle mit besonderer Berücksichtigung der Ovariektomie. Arch Klin Chir 20:51

Kapitel 63

Diagnostik

G. Feifel und U. Finke

Generell stehen uns zur Diagnostik zwei verschiedene methodische Wege zur Verfügung:

1) Das Ausschlußverfahren, bei welchem durch objektive Daten eine zunehmende Einengung der Differentialdiagnose bis zur richtigen Diagnose erfolgt [9].
2) Die Erkennung von Krankheitsmustern, wobei Symptome und Befunde Schritt für Schritt zusammengefügt werden, bis das charakteristische Krankheitsbild erkennbar wird.

Für die Peritonitis kommt fast ausschließlich der zweite Weg in Betracht, da es keine indirekten beweisenden Methoden für sie gibt. Die Diagnose der Bauchfellentzündung wird in der Regel durch sorgfältige klinische Untersuchung unter Heranziehung von *Anamnese*, insbesondere *Schmerzanalyse* und *Abdominalbefund* erstellt. Auf den Wert der Anamnese für den klinischen Entscheidungsprozeß kann nicht eindringlich genug hingewiesen werden. Wegweisend ist vor allem die Rekonstruktion der Initialsymptome und ihre Entwicklung im Zeitverlauf. Besondere Bedeutung kommt Veränderungen des *Allgemeinzustands* und des Flüssigkeitshaushalts in Verbindung mit akuten Bauchsymptomen zu. Labordaten unterstützen lediglich die Diagnose. Differentialdiagnostische Schwierigkeiten ergeben sich aus der Vielzahl möglicher Peritonitisursachen sowie aus dem Intervall zwischen Krankheitsbeginn und erster Untersuchung. Wegen des für die Prognose bedeutsamen Zeitfaktors und der raschen Beeinträchtigung vitaler Organfunktionen bei der Peritonitis, ist eine klare Zielsetzung der diagnostischen Maßnahmen notwendig.

1 Diagnostische Zielsetzung

Ziel der allgemeinen und speziellen präoperativen Diagnostik ist die rasche Erkennung einer peritonealen Infektion, um ihren verhängnisvollen

Komplikationen durch sofortiges operatives Eingreifen zu begegnen. Dieses Ziel ist oft schwer zu erreichen, sei es wegen der vielfältigen Manifestationen lokal oder zeitlich (Anfangs- und Endstadien), sei es wegen einer veränderten Reaktionslage, z. B. bei Kindern oder in hohem Alter, Adipositas, Gravidität, Somnolenz, Zweiterkrankungen oder Medikamenteneinfluß.
Gleichzeitig mit den notwendigen Maßnahmen der Krankheitserkennung müssen zwei weitere Erfordernisse erfüllt werden:

1) Die Schaffung einer Ausgangssituation, die eine vergleichende Beurteilung der wichtigsten Parameter im weiteren Verlauf erlaubt.
2) Die Erfassung von Daten zur Risikobeurteilung und zur evtl. präoperativen Vorbereitung.

Ziel der *intraoperativen Diagnostik* ist die Klärung der Peritonitisursache, unter Umständen durch Revision des gesamten Abdomens und die Asservierung von ausreichend Exsudat zur bakteriologischen Untersuchung auf aerobe und anaerobe Erreger.

2 Notwendige Diagnostik

Die Anamnese, der klinische Befund und die Erfahrung des Untersuchers steuern den Umfang der Labordiagnostik und spezieller diagnostischer Untersuchungen (Abb. 1). Je zuverlässiger die klinische Untersuchung des Patienten durchgeführt wird, um so gezielter kann die weitere Diagnostik eingesetzt werden. Übereinstimmend wird ein *diagnostisches Minimalprogramm* empfohlen, das innerhalb von 30–40 min bewältigt wer-

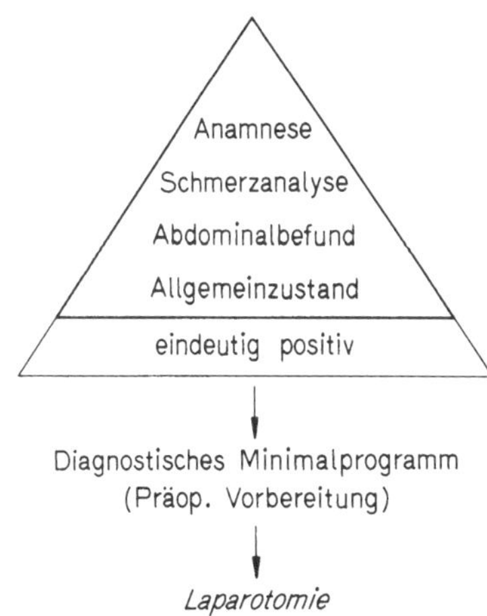

Abb. 1. Bei klinischer Diagnose Peritonitis ist die weitere Diagnostik bei der Mehrzahl der Patienten identisch mit den Maßnahmen der präoperativen Vorbereitung

Tabelle 1. Diagnostisches Minimalprogramm bei Peritonitis

Anamnese:	Zeitliche Entwicklung der Symptome Schmerz, Übelkeit, Erbrechen, Meteorismus, Allgemeinbefinden
Schmerzanalyse:	Lokalisation, Art, Auslösung, Ausstrahlung, Intensität, steigernde bzw. erleichternde Einflüsse
Klinische Befunde:	Beschaffenheit der Bauchdecke incl. Bruchpforten, tastbare Resistenzen, Druckschmerz, Abwehrspannung, Peristaltik, Schonhaltung, Schonatmung, Bewußtseinslage, Allgemeinzustand
Kreislaufuntersuchung:	Pulsfrequenz, systolischer und diastolischer Blutdruck, zentralvenöser Druck, Haut- und Schleimhautdurchblutung, EKG, Urinausscheidung
Temperaturmessung:	Rectal – axillar
Labor:	Hämoglobin, Hämatokrit, Leukocyten, Elektrolyte, Urinstatus, Kreatinin, Blutzucker, Amylase, Thrombocyten, Quick, Blutgruppe und Kreuzblut, Blutgasanalyse
Röntgen:	Abdomen- und Thoraxübersicht

den kann (Tabelle 1). Mit seiner Hilfe wird gleichzeitig die Voraussetzung zur Narkoseführung, zur Verlaufskontrolle und zur Erkennung erschwerender Begleiterkrankungen (z. B. Diabetes) geschaffen. Darüber hinaus sollten auch die häufigsten extraabdominellen Ursachen eines akuten Abdomens erkannt werden können [4, 17]. Von den radiologischen Methoden ist die Abdomenleeraufnahme und die Thoraxübersichtsaufnahme ein fester Bestandteil der Routineuntersuchung.

Bei gut organisierter Notfallversorgung bleibt genügend Zeit, um mit ihrer Hilfe folgende Fragen zu klären:

1) Nachweis freier Luft
2) Abnorme Flüssigkeitsansammlung
3) Spiegel oder vermehrte Luft im Gastrointestinaltrakt
4) Pathologische Verschattungen, Organvergrößerungen
5) Form und Stellung des Zwerchfells
6) Pneumonie, Flüssigkeitsansammlung im Thorax.

Alle weitergehenden apparativ-technischen Untersuchungen, einschließlich Kontrastmitteldarstellungen, Angiographie und Sonographie, sind primär nicht notwendig. Ihr Einsatz ist evtl. indiziert, wenn klinische Untersuchung und Labordiagnostik keine Entscheidung über einen möglichen intraabdominellen Krankheitsherd gestatten [7].

3 Spezielle Untersuchungen

3.1 Ultraschalldiagnostik

Mit der Entwicklung transportabler Ultraschallgeräte steht ein rasches, risikofreies und jederzeit wiederholbares bildgebendes Verfahren zur Verfügung, das inzwischen beim Patienten mit akuten Abdomen häufiger angewandt wird [14]. Nachweis bzw. Ausschluß krankhafter Veränderungen im Bereich von Gallenblase, Leber und Pankreas sowie die Beurteilung des Abdomens in der Schwangerschaft sind die wichtigsten Indikationen für die Sonographie. Bei der Peritonitisdiagnostik im engeren Sinne ist jedoch die Sonographie wegen des häufig vorhandenen Meteorismus wenig aussagefähig.

3.2 Computertomographie

Durch die hohe Dichteauflösung und durch die überlagerungsfreie Darstellung bietet die Computertomographie einen entscheidenden Vorteil in der Diagnostik *intraabdomineller Abscesse.* Nach eigenen Untersuchungen leistet die Computertomographie in einem Viertel der Fälle den entscheidenden Beitrag zur Operationsindikation [11, 15]. Bei ca. 50% wird der Entschluß zum diagnostischen Eingriff unterstützt. Von großem Wert ist die Methode beim schwerkranken Patienten, insbesondere zur diagnostischen Klärung bei Verdacht auf postoperativen intraabdominellen Absceß.

3.3 Die diagnostische Peritoneallavage

Beim stumpfen Bauchtrauma bzw. zum Ausschluß abdomineller Verletzungen bei Bewußtlosen wird die diagnostische Peritoneallavage seit Jahren mit bestem Erfolg eingesetzt. Zur Beurteilung entzündlicher Abdominalveränderungen liegen bisher keine ausreichenden Studien vor, um den Stellenwert der Methode definitiv beschreiben zu können. Die Indikation zur diagnostischen Peritoneallavage ist jedoch beim ungeklärten akuten Abdominalbefund des Schwerkranken mit längerer Anamnese zum Ausschluß einer Peritonitis gegeben [3]. Der klinisch erhobene Abdominalbefund bei einem bewußtseinsgetrübten oder beatmeten Patienten der Intensivtherapie ist häufig schwierig zu deuten, vor allem wenn eine Darmparalyse vorliegt. In dieser Situation bietet die diagnostische Peritoneallavage eine rasche und ungefährliche Entscheidungshilfe, speziell bei Kranken mit multiplen Organversagen. Die Technik der Peritoneallavage entspricht derjenigen beim Bauchtrauma [3, 16]. Die Untersuchung der La-

Tabelle 2. Kriterien zur Untersuchung der Lavageflüssigkeit bei Peritonitisverdacht

Makroskopisch	Mikroskopisch	Biochemisch	Mikrobiologisch	Interpretation
Klar, geruchlos	< 300 Leukocyten/mm^3	Kein Enzymnachweis	Steril	Normal
Hämorrhagisch	Tumorzellen	Eiweiß > 3,5 g-%	Steril	Peritonitis carcinomatosa
Trübe	Lymphocyten	Eiweiß > 3,5 g-%	Tbc	Peritonitis tuberculosa
Opalbräunlich	> 500 Leukocyten/mm^3 Detritus	Amylase ↑ Lipase ↑ Exsudat	Steril (Erregernachweis)	Pankreatitis (Durchwanderungs-peritonitis)
Trübe, eitrig, übelriechend	> 500 Leukocyten/mm^3 Faserbestandteile	Exsudat Amylase	Erregernachweis	Eitrige Peritonitis
Klar-opal	> 500 Leukocyten/mm^3, davon > 25% Granulocyten	Transsudat	Erreger 90% aerob	Spontane Peritonitis

vageflüssigkeit erfolgt makroskopisch, mikroskopisch, biochemisch und mikrobiologisch (Tabelle 2).

3.4 Laparoskopie

Die Treffsicherheit der Methode erreicht bei diffus eitriger Peritonitis nahezu 100% [5, 13]. Bei der überwiegenden Zahl der Patienten ist die Anwendung der Laparoskopie allerdings nicht notwendig. Ähnlich der Indikation zur diagnostischen Lavage – evtl. sogar in Verbindung mit ihr – sollte ihr Einsatz jedoch vermehrt bei den Patienten der Intensivstation mit anderweitig nicht zu klärendem Abdominalbefund erwogen werden.

4 Sonderformen der Peritonitis

4.1 Postoperative Peritonitis und intraabdomineller Absceß

Im Gegensatz zum Typ der Perforationsperitonitis mit kurzer Anamnese, kann der Nachweis einer peritonealen Infektion postoperativ schwierig sein. Dies gilt insbesondere für beatmete Patienten ohne Schmerzreaktion (z. B. perforiertes Streßulcus). Nicht der Abdominalbefund steht im Vordergrund, sondern die Veränderungen des Kreislaufs, der Atmung oder der Bewußtseinslage sind die entscheidenden indirekten Hinweise auf eine Peritonitis. Wir finden z. B. einen Patienten mit warmen und trockenen Extremitäten, mit Tachykardie, Tachypnoe und Hyperventilation. Lediglich die fehlende Peristaltik oder ein Meteorismus deuten auf eine abdominelle Ursache der Verschlechterung des Zustands. In diesem Fall sind die klinischen Zeichen der Peritonitis identisch mit den Frühsymptomen des septischen Schocks. Die notwendige Diagnostik muß deshalb um zusätzliche Methoden der Intensivüberwachung erweitert werden, damit der vitalen Bedrohung adäquat begegnet werden kann [7, 17]. Mit Hilfe der erwähnten speziellen Untersuchungsmethoden ist so rasch als möglich eine Absceßbildung auszuschließen bzw. nachzuweisen. Auch hier sind es oft die indirekten Zeichen, wie z. B. der linksseitige Pleuraerguß, die auf den richtigen Weg (subphrenischer Absceß) weisen.
Technische Probleme, z. B. der Durchführbarkeit von Kontrastmitteluntersuchungen zur Anastomosenüberprüfung, dürfen den Zeitpunkt der Relaparotomie nicht verzögern. Die Differenzierung einer persistierenden, beim Ersteingriff nicht erkannten Peritonitisursache von einer operativ-technischen Komplikation (Nahtinsuffizienz, Absceß, infiziertes Hämatom) oder einer neuen Ursache (Pankreatitis, Durchwanderungsperitonitis) setzt die genaue Kenntnis des intraoperativen Befunds und die Kontinuität in der Überwachung voraus.

Tabelle 3. Klinische Symptomatik und Befunde bei tuberkulöser Peritonitis

Fieber	Allgemeine Schwäche
Abdominale Schmerzen	Ascites
Gewichtsverlust	Tastbare Resistenz

4.2 Perforationslose Peritonitis und spontane Peritonitis bei Lebercirrhose

Im Rahmen der hämorrhagisch-nekrotisierenden Pankreatitis kann es zur bakteriellen Besiedlung der Nekrosen kommen. Auch die gallige Peritonitis, z. B. nach Polytrauma, ist durch sekundäre Keimbesiedlung charakterisiert [6]. Das klinische Bild ist nicht zuletzt vom vorhandenen Keimspektrum abhängig [10]. Die Peritoneallavage erscheint als einfachste diagnostische Maßnahme zur Erkennung dieser relativ seltenen Peritonitisform. Differentialdiagnostisch muß stets eine Perforation im Gallenwegsbereich ausgeschlossen werden [1].
Die Diagnose der *tuberkulösen Peritonitis* erfolgt histologisch und mikrobiologisch. Bei entsprechendem klinischem Verdacht (Tabelle 3) hat sich die *Laparoskopie* mit *Peritonealbiopsie* und Ascitespunktion als geringstes invasives Verfahren bewährt [6, 8]. Eine Laparotomie ist indiziert bei Komplikationen der intestinalen Tuberkulose.
Bei Kranken mit alkoholischer Lebercirrhose und Ascites ist die Kenntnis der *spontanen Peritonitis* von Bedeutung. Ihre Häufigkeit wird mit 10% angegeben [2, 18]. Die hohe Letalität bei diesen Patienten leitet sich zum großen Teil von der Grunderkrankung ab [12]. Durch rechtzeitige Erkennung der spontanen Peritonitis sollte jedoch eine risikoreiche diagnostische Laparotomie beim Cirrhosekranken vermieden und eine antibiotische Therapie eingeleitet werden. Die notwendige Diagnostik besteht in der mikroskopischen und bakteriologischen Ascitesuntersuchung, evtl. ergänzt durch Laparoskopie [2, 12].

Literatur

1. Blum U, Wacha H, Brandt P (1980) Peritonitis nach Perforation der Gallenblase. Fortschr Med 98:209–212
2. Conn HO (1976) Spontaneous bacterial peritonitis. Multiple revisitations. Gastroenterology 70:455–457
3. Doutre LP (1981) Diagnostische Peritoneallavage (DPL). In: Allgöwer M, Harder F, Hollender LF, Peiper HJ, Siewert JR (Hrsg) Chirurgische Gastroenterologie. Springer, Berlin Heidelberg New York, S 95–98
4. Eckert P, Eichfuss HP (1978) Peritonitis. Thieme, Stuttgart

5. Fahrländer H, Fettes F, Gyr K (1981) Die laparoskopische Untersuchung des akuten Abdomens. In: Allgöwer M, Harder F, Hollender LF, Peiper HJ, Siewert JR (Hrsg) Chirurgische Gastroenterologie. Springer, Berlin Heidelberg New York, S 99–100
6. Farthmann EH, Lehberger FJ (1979) Peritonitis ohne erkennbare Perforation. Langenbecks Arch Chir 349:495–498
7. Feifel G, Duswald KH (1981) Akutes Abdomen, Peritonitis und Peritoneallavage. In: Heberer G, Schweiberer L (Hrsg) Indikation zur Operation. Springer, Berlin Heidelberg New York, S 436–441
8. Findlay JM (1980) Gastrointestinal tuberculosis. In: Taylor S (ed) Recent advances in surgery. Churchill Livingstone Edinburgh London New York, S 225–240
9. Gross R (1973) Der Prozeß der Diagnose. Dtsch Med Wochenschr 98:783–787
10. Häring R (1979) Peritonitis. TM, Bad Oeynhausen
11. Koehler PR, Moss AA (1980) Diagnosis of intra-abdominal and pelvic abscesses by computerized tomography. JAMA 244:49–52
12. Le Carrer M, Poupon RY, Petit J, Ballet F, Darnis F (1980) Les infections du liquide d'ascite chez le cirrhotique: ètude clinique et biologique de 36 épisodes observés au cours d'une année. Gastroenterol Clin Biol 4:640–645
13. Lindenschmidt TO (1975) Chirurgische Laparoskopie. Chirurg 46:254–258
14. Lutz H, Ehler R (1979) Akutes Abdomen – Entscheidungshilfen durch Ultraschalldiagnostik. Langenbecks Arch Chir 349:487–490
15. Mayr B, Feifel G, Sommer B, Scherer U, Doppman J, Lissner J (1981) The value of computed axial tomography in acute abdominal emergencies. In: Donner MW, Heuck FHW (eds) Radiology today. Springer, Berlin Heidelberg New York, S 191–194
16. Pickford IR, Blackett RL, McMahon MJ (1977) Early assessment of severity of acute pancreatitis using peritoneal lavage. Br Med J 1377–1379
17. Staib I (1979) Bedeutung der Labordiagnostik bei akutem Abdomen. Langenbecks Arch Chir 349:475–478
18. Targan SR, Chow AW, Guze LB (1977) Role of anaerobic bacteria in spontaneous peritonitis of cirrhosis. Report of two cases and review of the literature. Am J Med 62:397–403

Kapitel 64

Chirurgische Primärtherapie

H. J. Castrup

1 Definition

Unter einer diffusen Peritonitis versteht man eine in ihrer Ätiologie unterschiedliche und in ihrer Ausdehnung progrediente Entzündung des visceralen und parietalen Bauchfells, ohne räumliche Abgrenzung gegenüber zunächst noch nicht befallenen Abschnitten des Bauchraums. Seltene, nichtchirurgische Ursachen ausgenommen, liegt die Infektionsquelle entweder im Bereich des oberen Verdauungskanals, der Gallenwege und des Pankreas oder im Bereich der tieferen Darmabschnitte oder des weiblichen inneren Genitals.

2 Therapeutisches Prinzip

2.1 Chirurgische Zielsetzung

Die chirurgische Primärtherapie bei der diffusen Peritonitis hat 5 Ziele zu verfolgen:

1) sichere Beseitigung der Infektionsquelle,
2) Vermeidung oder Beseitigung sekundärer Infektionsquellen,
3) Beseitigung von möglichst allem infektiösen Material im Abdominalraum durch ein sorgfältiges Debridement,
4) suffiziente Drainage der Bauchhöhle, meist unter dem gleichzeitigen Gesichtspunkt einer postoperativen Spülung und
5) Vorbeugung hinsichtlich eines postoperativen Ileus bzw. eines Ileusrezidivs.

Zu den beiden letzten Punkten sei auf die entsprechenden Kapitel hingewiesen.

2.2 Operative Taktik

Wie sich im Einzelfall die chirurgische Primärtherapie bei der diffusen Peritonitis gestaltet, hängt neben Art und Alter der Peritonitis entscheidend von der Lokalisation der Infektionsquelle ab. Aus operationstaktischer Sicht lassen sich die chirurgischen Primäreingriffe bei der diffusen Peritonitis in 3 Gruppen unterteilen:

1) in Eingriffe, bei denen durch lokale Maßnahmen, wie Übernähung und Drainage, eine ausreichend sichere Beseitigung der Infektionsquelle erreicht werden kann,
2) in Eingriffe, bei denen nur durch eine Resektion die Chance besteht, die Peritonitis unter Kontrolle zu bekommen und
3) in Eingriffe, die aufgrund der anatomischen Gegebenheiten Kompromißlösungen darstellen, die letztlich hinsichtlich der Beseitigung der Peritonitisursache unbefriedigend bleiben müssen.

2.3 Praktische Durchführung

2.3.1 Perforiertes Gastroduodenalulcus

Das perforierte Gastroduodenalulcus gehört zu der 1. Gruppe, bei der in der Regel lokale Maßnahmen zur sicheren Beseitigung der Infektionsquelle ausreichen. Das perforierte Ulcus duodeni wird, je nachdem ob es sich um ein chronisches oder frisches Ulcus handelt, excidiert oder einfach mit Einzelknopfnähten übernäht oder durch eine Pyloroplastik nach Heinecke-Mikulicz versorgt. Wichtig ist dabei die ausreichende Entlastung des Duodenums durch eine über den Pylorus hinausgeschobene Magensonde und die gute Drainage nach außen. Eine Vagotomie sollte beim Vorliegen einer diffusen Peritonitis nicht durchgeführt werden. Das perforierte Ulcus ventriculi wird, wenn bereits eine diffuse Peritonitis besteht, ebenfalls lediglich excidiert und übernäht. Eine Resektion sollte im Stadium der diffusen Peritonitis nicht durchgeführt werden, auf die Excision sollte man jedoch zur Klärung der Dignität nicht verzichten.

2.3.2 Perforation des abdominellen Oesophagus

Die nicht selten iatrogenen umschriebenen Perforationen des abdominellen Oesophagus gehören in der Mehrzahl der Fälle ebenfalls zu der Gruppe, bei der in erster Linie rein lokale Maßnahmen angezeigt sind. Hier ist jedoch zu berücksichtigen, daß, insbesondere wenn bereits eine schwere Peritonitis besteht, der primäre Nahtverschluß der Perforationsöffnung schwierig ist, da die Nähte in dem zundrigen Gewebe ausreißen. Grundsätzlich sind Übernähungen im Bereich des abdominellen Oesophagus insuffizienzgefährdet, so daß auf jeden Fall eine Fundoplicatio und eine ausgiebige innere und äußere Drainage durchgeführt werden muß, u. U. mit Anlegen einer Witzel-Fistel.

2.3.3 Gallenblasenperforation

Bei einer Perforation im Bereich der Gallenblase oder der Gallenwege mit schwersten lokalen entzündlichen Veränderungen, durch die eine Revision nicht möglich ist, kann es evtl. ausreichend sein, den subhepatischen Raum ausgiebig zu drainieren. In der Regel wird man jedoch bei einer Gallenblasenperforation mit diffuser Peritonitis und bei der perforationslosen galligen Peritonitis cholecystektomieren. Wichtig ist dabei, daß eine intraoperative radiologische Überprüfung der Gallenwege angestrebt und ggf. eine Gallenwegsrevision durchgeführt wird [2]. Findet sich eine Papillenstenose, so sollte allerdings beim Vorliegen einer Peritonitis auf eine transduodenale Papillotomie verzichtet und lediglich eine T-Drainage eingelegt werden. Die Papillotomie wird dann zu einem späteren Zeitpunkt auf endoskopischem Wege nachgeholt.

2.3.4 Perforierte Appendicitis

In der Mehrzahl der Fälle mit diffuser Peritonitis auf dem Boden einer perforierten Appendicitis läßt sich der Wurmfortsatz in typischer Weise abtragen. Ist jedoch die Appendix vermiformis in einem perityphlitischen Absceß zundrig zerfallen, so muß man sich evtl. auf eine alleinige Drainage beschränken, die dann in der Mehrzahl auch ausreicht, da der Wurmfortsatzstumpf in diesen Fällen durch die entzündlichen Veränderungen verschlossen ist. Evtl. muß nach Abklingen der entzündlichen Veränderungen elektiv die Appendektomie angeschlossen werden.

2.3.5 Sigmaperforation

Divergierend sind die Ansichten hinsichtlich des operativen Vorgehens bei der diffusen kotigen Peritonitis auf dem Boden einer Sigmadivertikelperforation. Nach einer Sammelstatistik von Eng et al. [3] ist die alleinige Drainage mit entlastender Colostomie nicht ausreichend und liefert deutlich schlechtere Ergebnisse als die Resektion, entweder mit proximaler und distaler Colostomie bzw. distalem Blindverschluß nach Hartmann, oder auch mit direkter Anastomosierung. Gleiche Ergebnisse liegen aus der Berliner Universitätsklinik vor [1] und entsprechen auch unseren Erfahrungen. Die perforierte Sigmadiverticulose gehört somit in die 2. Gruppe, wo nur durch eine Resektion eine ausreichende Sicherheit gewonnen wird, die Peritonitis unter Kontrolle zu bringen.

2.3.6 Perforiertes Magencarcinom

Beim perforierten Magencarcinom mit diffuser Peritonitis sind palliative Maßnahmen – wie Übernähungen – nicht durchführbar und auch nicht sinnvoll. Hier bleibt nur die Flucht nach vorn, d.h. die Resektion. Aufgrund des in der Regel doch recht großen Tumors bedeutet das in der Mehrzahl der Fälle die totale Gastrektomie. Wir führen die totale Gastrektomie mit einer terminolateralen Oesophagojejunostomie mit Jejunoplicatio durch, weil wir mit dieser Anastomosierung recht überzeugende Ergebnisse hinsichtlich der Anastomosensicherheit erzielen konnten. Bei 126 totalen Gastrektomien mit Oesophagojejunoplicatio beträgt die Rate der Anastomoseninsuffizienz in unserem Krankengut 2,4%.

2.3.7 Dünndarmperforation, Dünndarmanastomoseninsuffizienz

Bei der Dünndarmperforation und bei der Dünndarmanastomoseninsuffizienz wird man den perforierten Darmabschnitt bzw. die Anastomose resezieren und eine terminoterminale Anastomose anlegen. Dieses Vorgehen ist bei der guten Heilungstendenz von Dünndarmanastomosen auch bei Vorliegen einer frischen Peritonitis zu empfehlen, dagegen sollten Übernähungen vermieden werden. Bei bereits älteren, schweren diffusen Peritonitiden kann man jedoch im Einzelfall gezwungen sein, den perforierten Dünndarmabschnitt bzw. die insuffiziente Anastomose lediglich als doppelläufiges Enterostoma vorzuverlagern. Das gleiche Vorgehen wird übrigens von Hecker et al. auch für die perforierte Enterocolitis mit diffuser Peritonitis im Kindesalter empfohlen, da Anastomosen nach Resektion des perforierten Darmabschnitts aufgrund der entzündlichen Darmwandveränderungen unsicher sind [4].

2.3.8 Dünndarminfarcierung

Bei der Dünndarminfarcierung wird man sich zunächst einen Eindruck über die Gefäßsituation verschaffen und dann nach evtl. Thromb- bzw. Endarteriektomie die Resektion auf die definitiv avitalen Anteile beschränken. In der Regel wird eine primäre Anastomosierung angestrebt. Großzügig sollte die Indikation zu einer Second-look-Operation 48 h nach dem Ersteingriff mit evtl. entsprechender Nachresektion gestellt werden. Liegt bereits eine schwere Peritonitis vor, so muß sich allerdings der Eingriff nach Resektion der infarcierten Abschnitte auf die Anlegung einer proximalen terminalen Enterostomie und einer distalen Colostomie beschränken. Blindverschlüsse im Colonbereich sollten vermieden werden. Diese Blindverschlüsse neigen nach unseren eigenen Erfahrungen zur Insuffizienz und stellen eine häufig schicksalsbestimmende sekundäre Infektionsquelle dar.

2.3.9 Perforiertes Coloncarcinom

Beim perforierten Coloncarcinom hängt das operative Vorgehen entscheidend vom Ausmaß der Peritonitis ab. Liegt noch keine fortgeschrittene Peritonitis vor, so wird man nach typischer Colonresektion direkt anastomosieren, mit entsprechender Entlastung durch eine Cöcalfistel bzw. durch einen doppelläufigen Anus praeter transversalis. Bei rechtsseitigen Hemicolektomien und Ileocöcalresektionen kann eine wirkungsvolle Entlastung durch eine Enterostomie nach Maydl erreicht werden, bei der der distale Dünndarmschenkel ausgeleitet wird und der proximale Schenkel 5–6 cm unterhalb der Ausleitung terminolateral eingepflanzt wird. Diese Enterostomie läßt sich später relativ einfach verschließen [6]. Bei fortgeschrittener Peritonitis, besonders auch bei Dickdarmanastomoseninsuffizienzen, wird man sich nach entsprechender Resektion auf die Anlage eines proximalen Ileo- bzw. Colostomas und eines distalen Colostomas beschränken und die Anastomosierung auf einen späteren Zeitpunkt nach Ausheilung der Peritonitis verschieben.

2.3.10 Duodenalstumpfinsuffizienz

Sehr problematisch ist die Situation bei der diffusen Peritonitis auf dem Boden einer frühen Duodenalstumpfinsuffizienz. Hier liegt letztlich ein irreparabler Befund vor, der aufgrund der anatomischen Gegebenheiten nur eine Kompromißlösung zuläßt. Die operative Behandlung der frühen Duodenalstumpfinsuffizienz sollte 3 Gesichtspunke berücksichtigen:

1) keine Versuche der Übernähung, da diese Nähte mit größter Wahrscheinlichkeit insuffizient werden,
2) optimale Drainage nach außen, am besten u. a. durch einen in die Insuffizienz eingelegten Ballonkatheter, evtl. umscheidet von einer Netzmanschette, und nach innen mit einer Sonde auch in der zuführenden Schlinge und
3) Blockierung bzw. Ableitung von in das Duodenum abfließenden Sekreten. Dabei wird die Galle am besten über ein T-Drain abgeleitet oder, wenn sich der Choledochus aufgrund der entzündlichen Veränderungen nur schwer darstellen läßt, über eine Cholecystostomie. Über die Möglichkeit, die Pankreassekretion durch eine Gangocclusion mit Ethiblock auszuschalten, liegen bisher noch keine ausreichenden Erfahrungen vor.

2.3.11 Ausgedehntere Defekte des abdominellen Oesophagus

Eine ähnliche irreparable Situation wie bei der frühen Duodenalstumpfinsuffizienz liegt bei ausgedehnten Zerreißungen des abdominellen Oesophagus mit diffuser Peritonitis vor. Hier bleibt häufig als einzige operative

Möglichkeit die Drainage des Oesophagus von abdominell mit einem weitlumigen Ballonkatheter und von oral mit einer Sonde, das Einlegen eines zweiten Ballonkatheters in die Kardia und die Entlastung des Magens über eine weitlumige Witzel-Fistel neben einer ausgedehnten Bauchhöhlendrainage.

2.4 Kontrollierte Studien

Kontrollierte Studien über unterschiedliches operatives Vorgehen bei der chirurgischen Primärtherapie im Rahmen der diffusen Peritonitis liegen in bezug auf die Beseitigung der primären Infektionsquelle bisher nicht vor. Aufgrund prospektiver Verlaufsbeobachtungen hat Hudspeth 1976 [5] im Hinblick auf sekundäre Infektionsquellen gefordert, ein radikales chirurgisches Debridement bei der Primärversorgung der diffusen Peritonitis durchzuführen. Hierzu gehört neben der Beseitigung möglichst allen infektiösen Materials aus der Bauchhöhle eine intensive intraoperative Bauchhöhlenspülung und eine mechanische Entfernung der fibrinös-eitrigen Beläge, evtl. mit Resektion von Netz- und Darmanteilen. Ob hierdurch eine Verbesserung der Prognose der diffusen Peritonitis erzielt werden kann, muß nach neueren Untersuchungen eher als fraglich angesehen werden. So fanden Polk u. Fry 1980 [7] in einer randomisierten prospektiven Studie mit insgesamt 39 Fällen mit diffuser Peritonitis keinen signifikanten Unterschied bei radikalem Debridement gegenüber konventionellem chirurgischen Vorgehen hinsichtlich der Mortalität oder der Frequenz der Reoperationen.

3 Schlußfolgerung

Hinsichtlich der Beseitigung der Infektionsquelle bei der chirurgischen Primärtherapie im Rahmen der diffusen Peritonitis lassen sich 3 Gruppen von Eingriffen unterscheiden:

1) Eingriffe, bei denen durch lokale Maßnahmen wie Übernähung und Drainage die Infektionsquelle ausreichend sicher beseitigt werden kann. In diese Gruppe gehören das perforierte Gastroduodenalulcus, die umschriebene, frischere Perforation des abdominellen Oesophagus und in Ausnahmefällen die veraltete Perforation im Bereich der Gallenwege und der Appendix.
2) Eingriffe, bei denen nur durch eine Resektion die Möglichkeit besteht, die Peritonitis unter Kontrolle zu bekommen bzw. aufgrund der anatomischen Situation nur eine Resektion in Frage kommt bzw. sich zur Sanierung des Grundleidens empfiehlt. In diese Gruppe gehören ne-

ben der Cholecystektomie bei Gallenblasenperforation und der Appendektomie bei perforierter Appendicitis die diffusen Peritonitiden beim perforierten Magencarcinom, bei Dünndarmperforation und Dünndarmanastomoseninsuffizienz, bei Coloncarcinomperforation und Colonanastomoseninsuffizienz sowie bei Sigmadivertikelperforation.

3) Eingriffe, die aufgrund der anatomischen Gegebenheit Kompromißlösungen darstellen und letztlich hinsichtlich der Beseitigung der Infektionsquelle unzureichend bleiben müssen. In diese Gruppe gehören die operativen Maßnahmen bei früher Duodenalstumpfinsuffizienz und ausgedehnten Defekten des intraabdominellen Oesophagus. Ob die Prognose der diffusen Peritonitis durch ein radikales Debridement, wie zunächst angenommen wurde, verbessert werden kann, muß nach neueren Untersuchungen als eher fraglich angesehen werden.

Literatur

1. Anders A (1981) Peritonitis bei colorektalen Erkrankungen. In: Kempf P (Hrsg) Behandlung der Peritonitis. München, Zuckschwerdt
2. Blum U, Wacha H, Brandt P (1980) Peritonitis nach Perforation der Gallenblase. Fortschr Med 98:209–212
3. Eng K, Ranson JHC, Localio SA (1977) Resection of the perforated segment. Am J Surg 133:67–72
4. Hecker WC, Spier J, Höpner F (1977) Problematik der Darmresektion bei diffuser Peritonitis im Kindesalter. Klin Pädiat 189:440–444
5. Huspeth AS (1976) Radical surgical debridement in the treatment of advanced generalized bacterial peritonitis. Arch Surg 110:1233–1236
6. Maydl K (1892) Über eine neue Methode zur Ausführung einer Jejunostomie und Gastroenterostomie. Wien Med Wochenschr 42:697–785
7. Polk HC, Fry DE (1980) Radical peritoneal debridement for established peritonitis. Am Surg 192:350–355

Kapitel 65

Lokale Antisepsis und Endotoxinbindung

M. LINDER

1 Definition

Antisepsis: Vernichtung oder Beeinträchtigung pathogener Keime auf mechanischem, physikalischem oder chemischem Wege.

Asepsis: Fehlen von Keimen jeglicher Art.

Waschen der Bauchhöhle (Lavage): Einbringen von Flüssigkeit, mechanisches Aufwirbeln, Absaugen.

Instillation: Einmaliges Einleiten einer Flüssigkeit durch Drainagen bei verschlossenen Bauchdecken.

Spülung: Meist postoperatives Ein- und Ausleiten von Flüssigkeit durch Drainagen und/oder teiloffene Wunde.

Endotoxin: Hitzestabiles Lipopolysaccharid mit einem Molekulargewicht von 30000–900000, assoziiert mit der Zellwand gram-negativer Bakterien, bei Autolyse freigesetzt.

Keimnachweis: z.B. bei 110 Kranken mit diffuser eitriger Peritonitis:

Keimnachweis positiv	71	64,5%
Escherichia coli	42	59%
Streptococcen	22	31%
Proteus	7	10%
Andere	26	37%
Anaerobier	22	31%
Mischinfektion (zwei oder mehr)	36	51%

Bei aerober und anaerober Kulturtechnik führen bei sekundärer diffuser eitriger Peritonitis Enterobacteriaceae; ein Drittel und mehr sind anaerobe Bakterien. In über der Hälfte der Fälle liegen Mischinfektionen vor [14].

2 Geschichtliches

2.1 Antisepsis

Die Eiterung an Wunden und Amputationen wurde im Altertum und Mittelalter durch aufsteigende Dünste erklärt (Miasma). Louis Pasteur stellte als erster die Infektion durch lebende Fermente heraus. Der Geburtshelfer Semmelweis erkannte die Reinlichkeit der Hände als bedeutsam für die Verhütung des Kindbettfiebers. Joseph Lister besprühte 1862 Hände, Instrumente und Wunden mit 5%iger Karbolsäure und führte damit die Antisepsis in die Chirurgie ein. Robert Koch (1881) wies Infektionserreger nach. Mit der Dampfsterilisation ersetzte Ernst von Bergmann die Antisepsis durch die Asepsis in der Chirurgie.

2.2 Antisepsis am Peritoneum

J. Lister (1862) sprühte Karbolsäure auch über die Laparotomiewunde. Johann von Mikulicz (1887) verwandte in der Bauchhöhle Bor- und Salicylsäure, McBurney (1889) Quecksilberoxid, Price [21] Kochsalz, Torek [26] steriles Wasser, Dees [8] Sulfanilamid, Burnett et al. [6] Penicillin, Streptomycin und Prigot et al. [22] Kanamycin.

3 Mechanische Reinigung durch Austupfen oder radikales Debridement; „trockene" Methode

Austupfen mit Plattenstielen von Flüssigkeit und losem abwischbarem Material (konventionell).

Radikales Debridement (Hudspeth [13]): Bei großem Medianschnitt vom Xiphoid bis zur Symphyse werden fibrinöse und nekrotische Beläge durch scharfe Dissektion möglichst vollständig entfernt und keine Drains eingelegt.

Durch die Entfernung von Bakterien, Toxinen, Nekrosen und Fremdmaterial soll die bakterielle Last reduziert, und das bakterielle Wachstum durch Milieu-Veränderung beeinträchtigt werden.

Die klinische Wirksamkeit der mechanischen Reinigung erscheint allgemein anerkannt. Eine Unterlegenheit des alleinigen Tupfens gegenüber dem zusätzlichen Waschen, Instillieren und/oder Spülen ist nicht bewiesen (Stone, persönliche Mitteilung). Das trockene, konventionelle Vorgehen ergibt kein schlechteres Ergebnis als das radikale Debridement, das wegen der zusätzlichen Belastung nicht durchgeführt werden sollte [20]. Nebenwirkungen des mechanischen Reinigens sind Verwachsungen, und eventuelle Fistelbildung durch Serosaläsionen. Beide Komplikationen entstehen aber auch allein bei Peritonitis.

4 Mechanische Reinigung durch intraoperatives Waschen

Durch das Einbringen von isotonischer Elektrolytlösung (meist Ringer), durch Aufwirbeln der Flüssigkeit in der Bauchhöhle und Absaugen derselben lassen sich Exsudat und lockere Beläge entfernen. Das Waschen wird bis zur Klarheit des Abgesaugten wiederholt.

Experimentelle Studien fehlen, die den Effekt der Waschung gegenüber dem alleinigen Austupfen untersuchen.

Eine Überlegenheit des Waschens gegenüber dem Austupfen wurde in der Klinik noch nicht gezeigt (Stone, persönliche Mitteilung). An großen chirurgischen Kliniken wird das alleinige Austupfen der Bauchhöhle ohne Waschen mit Erfolg praktiziert (Wacha, persönliche Mitteilung).

Als mögliche Nachteile des Waschens gelten: 1) Verschleppung der Keime in wenig zugängliche Bauchhöhlenabschnitte und in die Bauchdecken, 2) Verlust von Eiweiß und Abwehrstoffen [17], 3) intravasale Flüssigkeitsüberladung, 4) Elektrolytstörung und 5) Wärmeverlust.

Das intraoperative Waschen erscheint bei diffuser Peritonitis sinnvoll, ein Nutzen in der Klinik müßte durch prospektive Studien bewiesen werden.

5 Chemische Antisepsis durch Waschung mit örtlich wirksamen antibakteriellen Zusätzen

Beim Waschen werden lokal wirksame antibakterielle Substanzen (Antibiotica und Antiseptica) der Elektrolytlösung beigesetzt. Durch die hohe Konzentration am Ort wird eine Bactericidie angestrebt. Oft ergeben sich durch Resorption dauerhafte Serumspiegel.

Dieses Prinzip ist an zahlreichen Peritonitis-Modellen untersucht worden. Es wird für die einzelnen Substanzen meist günstig beurteilt. Artz et al. [1] zeigte 1962 allerdings an 923 Hunden mit experimenteller Peritonitis keinen Unterschied zwischen parenteraler und örtlicher Anwendung von Penicillin in Kombination mit entweder Streptomycin, Kanamycin oder Chloramphenicol. Die Letalität senken konnten: Cohn u. Cotlar [7] beim Hund mit Kanamycin, Bartlett et al. [3] bei der Ratte mit Gentamycin, Gilmore et al. [10] bei der Ratte mit PVP-Jod 0,1% und Browne et al. [4] bei der Maus mit Taurolin. Durch das gegen Anaerobier wirksame Clindamycin verringerte Bartlett et al. [3] bei der Ratte die intraperitoneale Absceßbildung.

Die klinische Wirksamkeit wird für zahlreiche Antibiotica und Antiseptica in nicht vergleichenden Studien [5, 6, 7, 11, 22, 23, 24, 25] dargelegt. In meist historischem Vergleich konnte eine günstigeres Ergebnis durch diese Behandlung konstatiert werden. Randomisierte Studien sind selten:

Aune u. Normann [2] senkten 1965 an 40 Peritonitiskranken durch eine Einzeldosis von Nebacetin Komplikationen und Wundinfekte, aber nicht statistisch signifikant. Noon et al. [18] konnten 1967 bei 409 Kranken durch Zusatz von Bacitracin und Kanamycin die Wundinfiltrate von 24,1% auf 11,7% reduzieren. Weißenhofer et al. [28] reduzierten 1978 mit PVP-Jod die Infektrate. Linder u. Wesch [14] erreichten bei Verwendung von Taurolin örtlich und systemisch in möglicherweise zu niedriger Dosierung keine Senkung der Letalität bei vermehrter Wundinfektrate gegenüber konventionellem Vorgehen einschließlich parenteraler Antibioticagabe.

Nebenwirkungen: 1) bei unkontrollierter Resorption kann es zu systematischer Toxicität kommen (ZNS, Leber, Niere etc.). Bei ungenügender Oxygenierung ereigneten sich nach Neomycin Komplikationen im Sinne von postoperativer Atemlähmung [9]. Durch Resorption des großmolekularen PVP-Anteils des PVP-Jods kommt es zur Blockade des RES [12]. 2) Bei hoher Substanz-Konzentration am Ort besteht die Möglichkeit eines fulminanten Keimzerfalls. Die Toxinfreisetzung kann zu einer Herxheimer-Reaktion führen. 3) Antibakterielle Substanzen sind auch immer Cytostatica und hemmen den körpereigenen Zellstoffwechsel. 4) Örtliche Anwendung von Antibiotica ist allergiegefährdet.

Eine Indikation zu diesem therapeutischen Prinzip mag bei diffuser eitriger Peritonitis bestehen. Die beste Substanz, Dosierung, Zeitpunkt und Art der Applikation lassen sich erst in zukünftigen randomisierten Studien festlegen. Bis dahin wird jeder Chirurg in seiner Erfahrung bewährte Medikamente einsetzen.

6 Endotoxinbindung

Endotoxin wird bei der Autolyse gramnegativer Bakterien freigesetzt, es aktiviert das intrinsische Gerinnungssystem, die Fibrinolyse und das Komplementsystem. Vasoaktive Substanzen (biogene Amine, Kinine) und lysosomale Enzyme werden freigesetzt. Der Organismus reagiert mit Fieber, Schock, Leukopenie mit anschließender Leukocytose.

Eine Bindung des Endotoxins mit Neutralisation ist für Immunglobulin nur in vitro nachgewiesen. Eine gleichzeitige, parenterale Gabe (intravenös oder intraperitoneal) von Immunglobulinen und Endotoxin kann beim Meerschweinchen und Kaninchen die Endotoxinwirkung nicht verhindern [27].

Für das Chemotherapeuticum Taurolin wurde bei der Maus und dem Kaninchen in vivo ein antiendotoxischer Effekt nachgewiesen. Taurolin senkte die Letalität der Endotoxingabe und verhinderte den Fieberanstieg nach TAB-Toxin [19].

Da Immunglobuline nur streng spezifisch wirken können und der verursachende Keim im voraus nicht bekannt ist, ist die Wirkung von Immunglobulinen bei endotoxin-bedingten Erkrankungen in der Klinik noch nicht sicher belegt.

Über Taurolin liegen uns vereinzelte Erfahrungsberichte vor [15]. Der antiendotoxische Effekt sollte eine weitere Erprobung in der Klinik nahelegen.

Die Nebenwirkungen von Immunglobulinen sind bei der heutigen Präparation der Substanzen gering. Taurolin ist bei zentralvenöser Applikation gut verträglich bis zu einer Tagesdosis von 30 g und mehr. Lediglich bei lokaler intraperitonealer Applikation brennt die 2%-Lösung.

Immunglobuline sind in ihrer Effektivität nur schwer objektivierbar, ihre Wirkung ist wahrscheinlich nur marginal. Die Therapie ist daher möglicherweise unverhältnismäßig teuer.

Die klinische antiendotoxische Wirkung des Taurolins muß noch endgültig gezeigt werden.

In dieser Situation kommt der frühen, vollständigen chirurgischen Sanierung der Infektion die bekannte Bedeutung zu.

7 Schlußfolgerungen

Die mechanische Reinigung der Bauchhöhle erscheint empirisch sinnvoll. Das Waschen wird vielerorts durchgeführt ohne sicheren Nachweis der Überlegenheit. Beim Waschen verbessert der Zusatz von antibakteriellen Substanzen die Infektionsrate. Zur Erfolgsbeurteilung und Optimierung der lokalen antiseptischen Therapie bei der Peritonitis bedarf es noch zahlreicher randomisierter Studien, die eine genaue Dokumentation prä- und intraoperativer Parameter (Peritonitis-Index [15]) und eine Korrelation mit dem postoperativen Verlauf beinhalten.

Literatur

1. Artz CP, Barnett WO, Grogan JB (1962) Further studies concerning the pathogenesis and treatment of peritonitis. Ann Surg 155:756–767
2. Aune S, Normann E (1970) Diffuse peritonitis treated with continuous peritoneal lavage. Acta Chir Scand 136:401–404
3. Bartlett JG, Onderdonk AB, Louie T, Kasper DL, Gorbach SL (1978) A review – lessons from an animal model of intraabdominal sepsis. Arch Surg 113:853–857
4. Browne MK, MacKenzie M, Doyle PJ (1978) A controlled trial of taurolin in established bacterial peritonitis. Surg Gynecol Obstet 146:721–724
5. Bühler HV, Mikic S, Wicki O (1978) Neuartige chirurgische Spüllösung. Helv Chir Acta 45:143–145

6. Burnett WE, Brown R, Rosemond GP, Caswell HT, Buchor RB, Tyson RR (1957) The treatment of peritonitis using peritoneal lavage. Ann Surg 145:675–682
7. Cohn J, Cotlar AM (1962) Intraperitoneal Kanamycin. Ann Surg 155:532–537
8. Dees JG (1940) A valuable adjunct in perforated appendices. Miss Doctor 18:215–217
9. Di Vicenti FC, Cohn J (1966) Intraperitoneal Kanamycin in advanced peritonitis, a preliminary report. Am J Surg 111:147–153
10. Gilmore OJA, Reid C, Honang E, Shaw EJ (1978) Intraperitoneal povidone – iodine in peritonitis. J Surg Res 25:471–476
11. Görtz G (1979) Erfahrungen mit der einmaligen Peritonealspülung mit PVP-Jodlösung bei der Behandlung der diffusen eitrigen Peritonitis, Anwendung-Wirkungen-Nebenwirkungen. In: Häring R (Hrsg) Peritonitis. TM, Bad Oeynhausen, S 131–137
12. Görtz G, Häring R, Pfeufer W, Franke J (1981) Retention von ^{14}C-markiertem PVP-Jod mit hohem Molekulargewicht nach intraperitonealer Anwendung bei der Ratte. Langenbecks Arch Chir [Suppl] 1–6
13. Hudspeth AS (1975) Radical surgical debridement in the treatment of advanced generalized bacterial peritonitis. Arch Surg 11:1233–1236
14. Linder MM, Wesch G (im Druck) A prospective randomized study evaluating additional antibacterial therapy in purulent peritonitis (antibiotics versus taurolin)
15. Linder MM, Götz J, Ott W, Wesch G (1979) Ein Peritonitisindex bei der von den Gallenwegen ausgehenden Bauchfellentzündung: Korrelation mit dem postoperativem Verlauf: Langenbecks Arch Chir 350:103–112
16. Linder MM, Ott W, Wesch G, Wicki O, Marti MC, Moser G (1981) Die Behandlung der eitrigen Bauchfellentzündung. Untersuchung des Krankengutes und Erfahrung mit dem neuen Chemotherapeutikum und Antiendotoxin Taurolin. Langenbecks Arch Chir 353:241–250
17. Michel J (1980) Comparative studies on the antimicrobial activity of peritoneal and ascitic fluid in human beings. Surg Gynecol Obstet 151:55–57
18. Noon GP, Beall AC, Jordan GL, Riggs S, De Bakey ME (1967) Clinical evaluation of peritoneal irrigation with antibiotic solution. Surgery 62:73–78
19. Pfirrmann RW, Leslie GB (1979) The antiendotoxin activity of taurolin in experimental animals. J Appl Bacteriol 46:97–102
20. Polk HC, Fry DE (1980) Radical peritoneal debridement for established peritonitis. Ann Surg 192:350–355
21. Price J (1905) Surgical intervention in cases of general peritonitis. Proc Philadelphia County Med Soc 26:189:199
22. Prigot A, Shidlowsky AB, Campbell EA (1958) Intraperitoneal use of kanamycin as an adjunct in the therapy of established peritonitis and peritoneal contamination. Ann N Y Acad Sci 76:204–211
23. Raine PM, Courtis GR, Fowler R, Ritchie MA, Hewstone AS (1978) The intraperitoneal use of cephazolin. J Surg Res 25:232–235
24. Smith EB (1976) A rationale for intraperitoneally administered antibiotic therapy. Surg Gynecol Obstet 143:561–564
25. Stewart DJ, Matheson NA (1978) Peritoneal lavage in appendicular peritonitis. Br J Surg 65:54–56
26. Torek F (1906) The treatment of diffuse suppurative peritonitis following appendicitis. Med Record 70:849–858
27. Urbaschek B (1976) Zur Frage der pathogenetischen Bedeutung von Endotoxinen bei Infektionen mit gram-negativen Bakterien. Zentralbl Bakt Hyg 235:26–35
28. Weißenhofer W, Meissner K, Metka W (1978) Peritoneal irrigation: therapeutic success with betadine solution. Proc World Congress on Antisepsis. M.P. Publ. Co., New York, S 120–123

Kapitel 66

Halboffene Spülbehandlung

E. GUTHY

1 Definition des therapeutischen Prinzips

Es besteht in der Kombination einer offenen Bauchwandstabilisierung mit einer kontinuierlichen dorsoventralen Dauerspülung der Bauchhöhle.

1.1 Technische Durchführung

Zur *Bauchwandstabilisierung* (Abb. 1) werden Nähte aus geflochtenem Stahldraht oder monofilem Nahtmaterial 4–6 cm lateral der Wundränder im Gesunden durch alle Schichten der Bauchwand gestochen und auf der Haut durch Gummischeiben oder/und Tupfer unterlegt. Die freie Strecke zwischen den Rändern der Bauchwand wird mit orgelpfeifenartig aneinandergereihten Drainrohren aus Siliconkautschuk (32 Charriere) ausgefüllt und so einerseits der Vorfall vom Darmschlingen, zum anderen

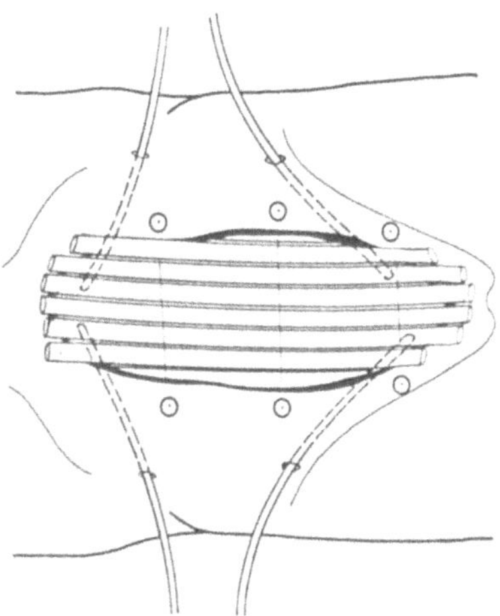

Abb. 1. Schema der halboffenen Spülbehandlung von vorne

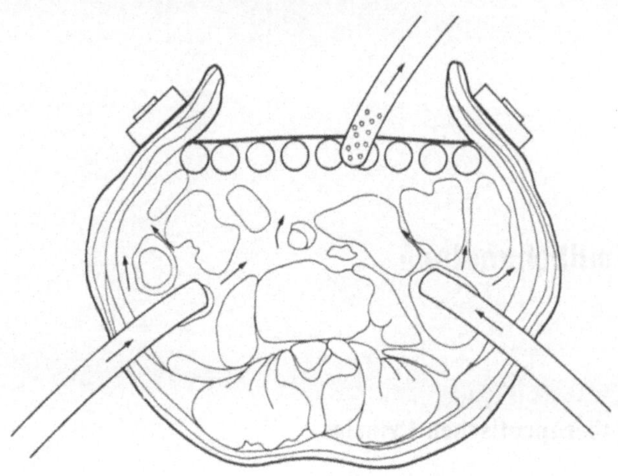

Abb. 2. Schema der halboffenen Spülbehandlung im Querschnitt

das Einschneiden der Drahtnähe in den Darm verhindert. Die Drahtnähte werden locker gerade so weit angezogen, daß die Drainrohre gehalten werden; übermäßiger Zug führt zum Durchschneiden der Drahtnähte, zu Drucknekrosen der Haut und gelegentlich des Darms. Sofern die Bauchhöhle nicht bei einem Zweiteingriff verschlossen wird, bleibt die Bauchwandstabilisierung 10–14 Tage liegen. In diesem Zeitraum kommt es zu einer festen Verklebung von Darmschlingen und Netz mit den Rändern der Bauchwand, gleichzeitig bildet sich auf offenliegenden Darmschlingen und Netz eine mehr oder weniger feste Granulationsschicht, so daß ein Vorfall des Darms nicht mehr erfolgt und die Bauchwandstabilisierung nach dieser Zeit entfernt werden kann. Oft kommt es anschließend zu einer bemerkenswerten Spontankontraktion der Bauchwand, in manchen Fällen sind plastische Maßnahmen vonnöten, um Bauchwanddefekte zu schließen, in seltenen Fällen müssen Dünndarmfisteln sekundär verschlossen werden. Zumindest vorübergehend ist in der Spätphase das Tragen eines Korsetts zu empfehlen.

Das *Spülsystem* (Abb. 2) besteht aus 4 großlumigen (32 Charriere) Drainrohren aus Siliconkautschuk, die in allen 4 Quadranten weit dorsolateral plaziert werden und als Zulauf dienen. Der Abfluß erfolgt ventral über Schlürfdrains, die zwischen und auf die Drainrohre der Bauchwandstabilisierung gelegt werden. Da durch sie die Spülflüssigkeit meist nur unzureichend abgesaugt wird, muß daneben austretende Spülflüssigkeit durch häufig zu wechselnde Kompressen und Zellstoff aufgefangen werden; dies kann einen erheblichen pflegerischen Aufwand bedeuten.

Die Spülung erfolgt mit 30–80 l Ringer-Lactat-Lösung in den ersten 24 h und dann über einen Zeitraum von 3 bis maximal 15 Tagen mit Spülmengen von 10–20 l/24 h. Zu- und ablaufende Spülmengen sollten in etwa, d.h. ±1000–2000 ml bilanziert werden; fehlen größere Mengen unerklärt, so besteht die Gefahr exzessiver Resorption und Überwässerung. Nach Unterbrechung des Zulaufs werden die Drainrohre als Ablauf benutzt. Je nach Zustand des Patienten und klinischem Verlauf wird nach 3–5 Tagen der Bauch revidiert und, sofern der Lokalbefund dies erlaubt, in einreihiger Allschichtennaht, unter Offenlassen der Haut, verschlossen. Der Verschluß darf auch dann unter keinen Umständen erzwungen werden, im Zweifelsfall sollte man auf die offene Bauchwandstabilisierung zurückgreifen.

2 Wirkungsmechanismus

Der Wirkungsmechanismus dieses Prinzips betrifft einmal die offene Bauchwandstabilisierung, zum anderen die Spülbehandlung.

2.1 Offene Bauchwandstabilisierung

Durch Verzicht auf den üblichen Bauchverschluß vermeidet man alle Probleme eines unter Umständen erzwungenen Verschlusses eines Hohlraums angesichts einer floriden Entzündung. Bei der Peritonitis bedeutet dies Vermeidung von Platzbauch und anderen Wundheilungsstörungen, keine Beeinträchtigung von Atemfunktion und Durchblutung der intraabdominellen Organe durch forcierte Approximation der Bauchwand und schließlich freier Abfluß von Eiter und Sekret nach außen. Erprobte Grundsätze der septischen Chirurgie werden durch diese Verfahren in der infizierten Bauchhöhle angewandt.

2.2 Halboffene Spülung

Der kontinuierliche dorsoventrale Spülstrom soll im Bauchraum „schwimmende" Keime forttragen bzw. ihre Vermehrung verhindern und so die Keimzahl möglichst bis zu völligen Eliminierung verringern. Dadurch sollen lokale Entzündungserscheinungen ebenso vermindert werden, wie die systematischen Auswirkungen der bakteriellen Besiedelung, insbesondere die Endotoxinämie. Durch ständige Umspülung der Darmschlingen sollen Verklebungen und damit spätere Absceßbildung und Verwachsungen verhindert werden. Sekundärfolgen der peritonealen Entzündung, wie paralytischer Ileus und Sequestrierung von Flüssigkeit, Eiweiß und Elektrolyten, sollen reduziert werden. Schließlich wird durch die großen Spülmengen eine Dialysebehandlung hinausgeschoben und

Tabelle 1. Ergebnisse der halboffenen Spülbehandlung der Peritonitis

Ursprung und Art der Peritonitis	n	Verstorben	Überleben
Oberbauch (Magen, Duodenum, Pankreas)	16	9	5
Gallige Peritonitis	5	4	1
Dünndarm und Appendix	8	3	5
Dickdarm	10	7	3
Gynäkologische und urologische OP	3	0	3
Gesamt	42	25	17

möglicherweise vermieden, eine etwaige Hyperpyrexie auf Grund der auch nach Anwärmung nicht auf Körpertemperatur einlaufenden Spülflüssigkeit symptomatisch beeinflußt.

Zu keiner der beiden Komponenten unserer Therapie (offene Bauchwandstabilisierung bzw. Spülbehandlung) liegen kontrollierte Studien vor, die ihre Wirksamkeit unzweifelhaft belegen.

Unsere Erfahrungen mit der *offenen Bauchwandstabilisierung* umfassen jetzt ca. 100 Patienten, die wir gegenwärtig auswerten; an den Vorteilen der Methode besteht unserer Meinung nach kein Zweifel, ist doch ein Großteil der Patienten mit herkömmlichen Methoden nicht mehr zu versorgen. Eine Studie im üblichen Sinn wird sich an diesem Patientengut nicht durchführen lassen.

Die Ergebnisse der *halboffenen Spülbehandlung* an 42 Patienten sind in Tabelle 1 zusammengefaßt. Entsprechend der Schwere der Grunderkrankung ist die Letalität mit 60% noch hoch. In der Mehrzahl der Überlebenden meinen wir mit Sicherheit durch die Spülbehandlung den Krankheitsverlauf begünstigt zu haben; den Beweis dafür müssen wir allerdings schuldig bleiben. Eine kontrollierte Studie halten wir auch zu dieser Frage an diesem Krankengut weder für gerechtfertigt noch für möglich. Bei den verstorbenen Patienten ergab die Sektion Befunde der invasiven Sepsis mit sekundären Organschäden an Lunge, Nieren und Herzklappen, vor allem auch eitrige Thrombophlebitiden der großen Venen.

Dagegen waren die lokalen Entzündungszeichen im Peritoneum mäßig bis gering einzustufen; in keinem Fall fanden sich eine fortbestehende stärkere Peritonitis oder größere Abscesse.

Umstrittener Aspekt der Methode ist vor allen Dingen der fehlende Nachweis, daß es unter der Spülbehandlung tatsächlich zu einer wesentlichen Keimreduktion im Peritoneum kommt. Kritiker der Methode weisen darauf hin, daß die Bakterien vorwiegend im Gewebe sitzen und mit einer Spülbehandlung nicht erreicht werden können. Über den Zusatz von Antibiotica zur Spülflüssigkeit besteht keine einheitliche Meinung; einerseits kann man hohe lokale Spiegel erreichen, andererseits befürchtet man systemische Reaktionen bzw. die Resistenzbildung durch Resorption geringer Antibioticamengen.

Unklar ist weiterhin, ob über längere Zeit auch mit großen Mengen eine Spülung des gesamten Bauchraums möglich ist und nicht nach relativ kurzer Zeit Spülstraßen entstehen, entlang denen die Flüssigkeit rasch den Bauch wieder verläßt. Offen ist schließlich auch die Frage ob nach Absetzen der Spülung regelmäßig eine Revision des Bauchsitus notwendig ist oder in bestimmten Fällen darauf verzichtet werden kann.

Die Probleme der *Objektivierung des Therapieerfolgs* sind mannigfach und liegen in der Schwierigkeit, eine Peritonitis so zu klassifizieren, daß ein Vergleich zwischen Kollektiven einer oder gar verschiedener Kliniken möglich wird. Der Aufwand einer quantitativen bakteriologischen Erfassungs- und Verlaufskontrolle, die unterschiedlichen Lokalbefunde und ihre Beurteilung und schließlich die unterschiedlichen Grunderkrankungen und der stark variierende Einsatz von Antibiotica sind dabei wesentliche Hindernisse. Möglicherweise bringt der von Linder u. Wacha vorgeschlagene Peritonitisindex einen Fortschritt (s. Kap. 65).

Eine *kontrollierte Studie* kommt für diese Gruppe von schwerkranken Patienten im Augenblick wohl nicht in Frage. Bei einer drohenden Letalität von 80% und mehr wird man keine der oft aufwendigen Maßnahmen unterlassen wollen, um dem Patienten die geringe Chance des Überlebens nicht zu schmälern.

Unerwünschte Nebenwirkungen sind bei den schwerkranken Patienten mit Versagen eines oder mehrerer Organsysteme und einer entsprechend vielfältigen und aggressiven Therapie nicht ohne weiteres zuzuordnen. In einem Fall kam es unter der Spülung zu einem massiven Lungenödem, ein kausaler Zusammenhang ist nicht auszuschließen. Weniger dramatische Formen der Überwässerung sind in bestimmten Fällen anzunehmen. Mit Sicherheit kommt es durch die Spülung zu einem Eiweißverlust, doch kann dieser zumindest formal durch Substitution ausgeglichen werden. Zu bedenken ist auch, ob in gewissen Fällen nicht mit stärkerer Resorption von Spülflüssigkeit gleichzeitig vermehrt Keime in die Lymphabflußwege und von dort ins Blut gelangen.

Die Spätfolgen einer offenen Bauchwandstabilisierung wie die längere Liegezeit und pflegerischer Aufwand, schlechtes kosmetisches Ergebnis und möglicherweise Hernienbildung fallen angesichts der schweren lebensbedrohlichen Erkrankung nicht ins Gewicht.

Die *Therapiekosten* sind bei der Bewertung der halboffenen Spülbehandlung bei Peritonitis zu vernachlässigen, machen sie doch bei der intensiv-aggressiven medikamentösen und apparativen Therapie kaum einen Bruchteil des Tagessatzes aus.

Mit zunehmender *Standardisierung* unseres Vorgehens und einer akzeptablen Rate von beherrschbaren Komplikationen haben wir die Indikation

zur offenen Bauchwandstabilisierung und zur halboffenen Spülbehandlung zunehmend erweitert; je früher das Stadium der Peritonitis um so effektiver sind alle Maßnahmen, die Spülung eingeschlossen.
Wir vertreten diese Taktik ungeachtet der Tatsache, daß die Einbeziehung früher und damit „leichterer" Fälle von Peritonitis die objektive Wertung des Verfahrens zusätzlich erschwert. Hat die invasive Sepsis die Brutstätte der Bauchhöhle einmal verlassen, ist sie durch lokale Maßnahmen nicht mehr zu beherrschen, selbst heroische systemische Maßnahmen versagen dann oft.

Literatur

Guthy E, Pichlmayr R, Lehr L, Pahlow J (1980) Die offene Peritonealspülung zur Behandlung der schweren Peritonitis. Langenbecks Arch Chir 352:323

Kapitel 67

Geschlossene Spülbehandlung

E. KRAAS

1 Definition

Postoperative Peritonealspülung bedeutet, daß in den Tagen nach der Operation, die die Ursache der Peritonitis beseitigen sollte, die Bauchhöhle kontinuierlich mit einer elektrolythaltigen Lösung durchspült wird. Die hierzu notwendigen Spülkatheter werden während der Operation in die freie Bauchhöhle eingelegt. Ziel der Behandlung ist es, infektiöses Material, Keime und Endotoxine aus dem Bauchraum zu eliminieren.

2.1 Pathophysiologische Grundlagen

Die Letalität der diffusen bakteriellen Peritonitis liegt auch heute noch bei 30–70%. Todesursache ist in erster Linie das Herz-Kreislauf-Versagen im septischen Schock. Andere Komplikationen der bakteriellen Peritonitis wie Lungen- und Nierenversagen sind mit maschineller Therapie über Wochen behandelbar.

Ursache für das terminale Kreislaufversagen im septischen Schock ist die Persistenz der Peritonitis, häufig in Form intraabdomineller Abscesse mit gramnegativen Keimen. Dieses Fortbestehen von Keimen in der Bauchhöhle zeigt, daß trotz Operation und zusätzlich sorgfältiger intraoperativer Reinigung der Bauchhöhle nicht alle Keime aus dem Abdomen eliminiert werden konnten. Zusätzlich ist die Darmwand bei der fortgeschrittenen Peritonitis so sehr geschädigt, daß es zur weiteren Penetration von Keimen durch die makroskopisch scheinbar intakte Darmwand hindurch in die freie Bauchhöhle kommt. Diese Keime in der freien Bauchhöhle führen zum Fortbestehen der Peritonitis und schädigen durch freiwerdendes Endotoxin andere Organe wie Lunge, Niere und Herz-Kreislauf. Durch die diffuse Peritonitis ist die Phagocytosefähigkeit des Peritoneums beim Patienten offenbar so herabgesetzt, daß die Keime aus der

Bauchhöhle nicht mehr auf dem natürlichen Wege eliminiert werden können.

Ziel der postoperativen Peritonealspülung ist es, infektiöses Material, Keime und Endotoxine aus dem Bauchraum zu eliminieren, um

1) die lokale Absceßbildung und Persistenz der Peritonitis zu verhindern,
2) zu verhindern, daß andere Organe wie Lunge, Niere und Herz-Kreislauf aufgrund einer Endotoxinämie miterkranken,
3) bei bereits manifestem Nierenversagen dieses im Sinne der Peritonealdialyse günstig zu beeinflussen,
4) dem geschädigten Peritoneum die Möglichkeit zur Regeneration zu geben.

2.2 Experimentelle Studien zur Wirksamkeit

Nicht so sehr die Art der abdominellen Läsion ist für den Verlauf der bakteriellen Peritonitis entscheidend, sondern es bestimmen vielmehr Keimart, Intensität der Keimausbreitung und letztlich Menge des in die Zirkulation gelangten Endotoxins die Prognose.

Aus tierexperimentellen Messungen [3] und Untersuchungen an Patienten mit Peritonitis [1, 2] wird ersichtlich, daß die Gefährlichkeit der bakteriellen Peritonitis im wesentlichen auf direkten und indirekten Folgen der Einwirkung von Endotoxin auf die Zell- und Organsysteme beruht.

Das Endotoxin – ein Lipopolysaccharid aus der Wand gramnegativer Bakterien – wird beim Zerfall und dem Teilungsprozeß der gramnegativen Bakterien freigesetzt. Befinden sich gramnegative Keime in der Bauchhöhle, so gelangt Endotoxin über das Pfortaderblut in die Leber und wird hier durch Zellen des histeocytären Systems (insbesondere durch die von Kupffer-Sternzellen) mittels Phagocytose inaktiviert. Erst wenn der Zustrom von Toxinen zur Leber die Kapazität des histiocytären Systems überschreitet, oder wenn – wie bei der Lebercirrhose – portovenöse Shunts bestehen, gelangen die Toxine auch in den großen Kreislauf. Die Endotoxinämie führt in Abhängigkeit der Konzentration frühzeitig zu Thrombocytenaggregationen, so daß im peripheren Blut eine Thrombopenie nachweisbar wird. In der Lunge kommt es zur ödematösen Verquellung der Alveolarsepten und damit zur frühzeitig nachweisbaren Diffusionsstörung für Sauerstoff [3]. Durch Vasoconstriction und Umverteilung des Blutes kommt es zur Niereninsuffizienz. Beger et al. [1, 2] konnten sowohl im Experiment bei Durchwanderungsperitonitis wie bei Patienten mit bakterieller Peritonitis zeigen, daß der Gehalt an Endotoxin in der Peritonealflüssigkeit und im Blut mit der Schwere des Krankheitsbildes korreliert.

Besonderrs interessant erscheint in diesem Zusammenhang eine Mitteilung von Zaroba u. Oliveri [7]. Sie untersuchten regelmäßig die Peritonealspülflüssigkeit von Patienten mit chronischer Niereninsuffizienz und Peritonealdialyse. Dabei wiesen sie häufig Bakterien in der Peritonealspülflüssigkeit noch vor der klinischen Manifestation einer Peritonitis nach. Durch fortgesetzte Peritonealspülung gelang es, die Keime aus der Bauchhöhle herauszuspülen, ohne daß es zur Ausbildung des Krankheitsbildes einer Peritonitis gekommen wäre.

2.3 Klinische Wirksamkeit

Die klinische Wirksamkeit der Peritonealspülung bei Peritonitis läßt sich am eindrucksvollsten durch den Vergleich zweier Patientenkollektive mit bakterieller Peritonitis dokumentieren (Tabelle 1). Bei Patienten der Gruppe 1 war das Endotoxin nur in der Spülflüssigkeit aus der Bauchhöhle nachweisbar. Durch die effektive Spülbehandlung wurde ein Übertritt von Endotoxin in den großen Kreislauf verhindert, war also im peripheren Blut nicht nachweisbar. Die Letalität dieser Patientengruppe betrug 17%. Bei Patienten der Gruppe 2 konnte keine ausreichend effektive Spülbehandlung durchgeführt werden, so daß Endotoxin nicht nur in der Spülflüssigkeit des Bauchraumes, sondern auch im Blut nachgewiesen werden konnte. Die Letalität dieser Gruppe lag mit 50% dreimal so hoch. Auf den klinisch prognostischen Wert der Endotoxinbestimmung weisen in diesem Zusammenhang Beger et al. [1, 2] hin.

Eine deutliche Verbesserung der Prognose von Patienten mit bakterieller Peritonitis durch die kontinuierliche Peritonealspülung konnten auch Stephen u. Loewenthal zeigen: Ohne Spülbehandlung lag in ihrem Patientenkollektiv die Letalität bei 50% [5], mit Spülung dagegen bei 22% [6]. Hunt et al. [4] konnten bei Patienten mit eitriger Peritonitis und postoperativer kontinuierlicher Spülbehandlung (n = 143!) die Letalität sogar auf 11% senken.

Trotz dieser positiven Ergebnisse wird der Wert der postoperativen Peritonealspülung heute noch sehr unterschiedlich bewertet (Tabelle 2). Von

Tabelle 1. Endotoxinnachweis (Limulus-Test) bei 38 Patienten mit bakterieller Peritonitis und postoperativer Spülbehandlung

		Letalität	
	n	n	%
Endotoxin nur in der Bauchhöhle (Spülflüssigkeit) nachweisbar	18	3	17
Endotoxin in der Bauchhöhle und im Blut nachweisbar	20	10	50
Gesamt	38	13	34

Tabelle 2. Pro und Contra die kontinuierliche Spülbehandlung bei bakterieller Peritonitis

Contra	Pro
Spülflüssigkeit fließt aufgrund von peritonealen Verklebungen nach kurzer Zeit nur noch auf „Straßen" durch die Bauchhöhle	Die Verklebungen entstehen dadurch, daß mit zu geringen Flüssigkeitsmengen (weniger als 10 l pro Tag) gespült wird. Die Bauchhöhle muß kontinuierlich mit ein- oder ausfließender Flüssigkeit durchspült werden (24–72 l pro Tag)
Der wasserdichte Verschluß der Bauchdecke um die Spülkatheter gelingt meist nicht, so daß der behandelte Patient im Bett in Spülflüssigkeit liegt. Die Spülflüssigkeit kann auch im Subcutangewebe zu Bauchwandphlegmonen führen	Durch Anbringen einer Tabaksbeutelnaht am Peritoneum um den Katheter wird die Durchtrittsstelle dicht. Dacron-Filz-Muffen um die Katheter werden durch Einsprossen von Granulationsgewebe fest im Subcutangewebe verankert (siehe Abb. 1)
Durch die Spüllösung entsteht ein Peritonealödem	Die Gefahr der Peritonealödembildung besteht nur bei Verwendung isoosmolarer Lösungen (0,9%ige NaCl, Ringer-Lösung). Diese Lösungen sind in bezug auf den zu behandelnden Patienten häufig hypoosmolar, da die Patienten aufgrund von Hyperglykämie und Harnstoff-N-Erhöhung im Blut meist erhöhte osmotische Konzentrationen aufweisen. Sinnvollerweise finden hypertone Peritoneal-Dialyse-Spüllösungen Verwendung
Bei der Spülbehandlung besteht die Gefahr der exogenen Kontamination	Diese Gefahr ist bei sterilem Arbeiten gering. Selbst wenn es vorübergehend zur Kontamination von außen kommt, werden die Keime sofort wieder aus der Bauchhöhle herausgespült

Die Flüssigkeitsbilanzierung erscheint schwierig	Wichtig ist, daß die Spülkatheter gut durchgängig sind. Dies gelingt so lange, wie sie durch kontinuierlich ein- oder ausfließende Spüllösungen offen gehalten werden. Mit offenen Kathetern ist die Bilanzierung einfach
Durch die Spülbehandlung entsteht ein großer Eiweißverlust	Bei hyperosmolaren Spüllösungen ist der Eiweißverlust geringer. Er kann durch Humanalbumin-Gaben ersetzt werden
Die Spülbehandlung verhindert die natürlichen Abwehrmechanismen des Peritoneums	Patienten, die an den Folgen einer eitrigen Peritonitis sterben, haben häufig noch intraabdominelle Abscesse. Dies zeigt, daß die „natürlichen" Kräfte bei Peritonitis nicht ausreichen, die Keime aus dem Bauchraum zu eliminieren. Die Spülbehandlung führt zu einer entscheidenden Keimverdünnung, so daß auch der geschwächte Organismus damit fertig werden kann
	Die Peritonealspülung wirkt stets auch im Sinne einer Peritonealdialyse und verhindert so die bei Peritonitis gefürchtete Niereninsuffizienz
	Die Peritonealspülung ermöglicht die lokale Applikation von Antibiotica und anderen Chemotherapeutica
	Die Peritonealspülung verhindert den Übertritt von Endotoxinen in den großen Kreislauf und wirkt somit als Prophylaxe für einen septischen Schock

Kritikern wird darauf hingewiesen, daß es bei Peritonitis im Bauchraum schnell zu Verklebungen kommt, so daß die Spülflüssigkeit nach kurzer Zeit nur noch auf „Straßen" den Bauchraum passieren soll. Befürworter meinen hingegen, daß durch genügend große Spülmengen die Verklebungstendenz des Peritoneums so verhindert werden kann, daß ständig große Teile des Bauchraumes durchspült werden. Bei Patienten mit chronischer Niereninsuffizienz kann eine effektive Peritonealdialyse oft über Jahre durchgeführt werden, auch wenn zwischenzeitlich Peritonitiden abgelaufen sind, d. h. bei diesen Patienten kommt es selbst über Jahre nicht zu den Verklebungen. Ein Verschluß des Bauchraumes ohne Lecks, durch die es zum Austritt von Spülflüssigkeit in die Bauchwand und nach außen kommt, scheint den Kritikern unmöglich, die Bilanzierung von Ein- und Ausflußmenge schwierig, die Gefahr der exogenen Kontamination zu groß, der Eiweißverlust in die Spülflüssigkeit unnötig hoch. Diese Schwierigkeiten, die häufig in technischen Unzulänglichkeiten ihre Ursache haben, sind durch größere Erfahrung mit dieser Behandlungsform überwindbar geworden und gering im Vergleich zu dem großen therapeutischen Wert.

2.4 Praktische Durchführung

Zur Peritonealspülung haben sich besonders Katheter bewährt, die sonst zur Peritonealdialyse Verwendung finden (z. B. Tenckhoff-Katheter). Diese Katheter sind aus weichem Silikon-Kautschuk (Silastik). Sie haben eine Dacron-Filz-Muffe, die die Durchtrittsstelle in der Bauchwand durch Einsprossung von Granulationsgewebe abdichtet. Am günstigsten sind die Katheter endständig offen und haben zahlreiche kleine Öffnungen am intraabdominellen Ende, so daß ein Festsaugen verhindert wird. 4–5 solcher Katheter werden nach sorgfältiger intraoperativer Säuberung der Bauchhöhle in die 4 Quadranten des Bauchraumes eingebracht (Abb. 1). Ein zusätzliches Zieldrain kommt an den tiefsten Punkt der Bauchhöhle im Douglas-Raum zu liegen. Unmittelbar postoperativ wird mit der kontinuierlichen Spülbehandlung begonnen.

Schwierigkeiten treten oft dadurch auf, daß die Durchtrittsstellen der Spülkatheter durch die Bauchwand nicht richtig abgedichtet sind. Am besten bewährt hat sich deshalb eine feste Tabaksbeutelnaht des Peritoneums um den Katheter. Diese Naht wird vom Bauch-Innenraum her gestochen und geknotet. Anschließend wird das dadurch am Spülkatheter fixierte Peritoneum trichterförmig in die Bauchhöhle hineingezogen, so daß der Trichter mit einer einfachen Ligatur zusätzlich fest um den Katheter herum abgedichtet werden kann (Abb. 1). Mit diesem Verschluß läßt sich ein Austritt der Spülflüssigkeit in die Bauchwand oder in den

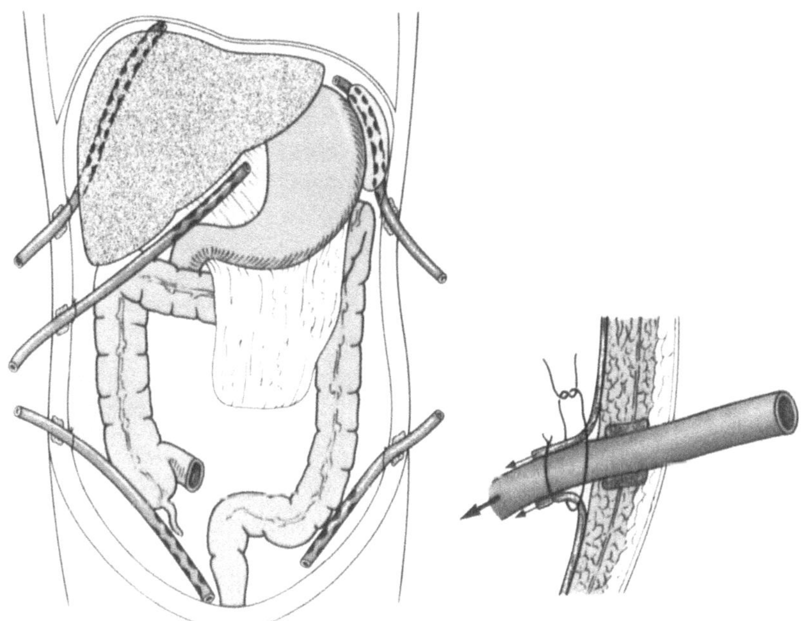

Abb. 1. Anordnung der Spülkatheter für die Behandlung der diffusen eitrigen Peritonitis und Art der Abdichtung der Durchtrittstelle der Spülkatheter durch die Bauchwand mittels Tabaksbeutelnaht und Ligatur aus Peritoneum

Verband und das Bett des Patienten in den meisten Fällen sicher verhindern.

Um das in der Literatur beschriebene peritoneale Wandödem von Patienten mit Spülbehandlung zu verhindern, sollte nicht mit 0,9%iger NaCl-Lösung oder Ringer-Lösung, sondern mit Peritonealdialyse-Lösungen gespült werden. Diese Lösungen sind meist durch Zuckerbeimischungen (mindestens 1,5 g-%) leicht hyperosmolar, wodurch eine „Negativbilanz" zu erreichen ist. Da diese Peritonealdialyselösungen meist kaliumfrei sind, muß Kalium substituiert werden.

Ein- und Ausflußmenge müssen stündlich bilanziert werden, um eine Überwässerung zu verhindern und um ein mögliches Verstopfen der Katheter frühzeitig feststellen und beheben zu können.

Eiweißverluste, die durch die Spülbehandlung auftreten, und die mit 30–200 g pro Tag angegeben werden, müssen durch Human-Albumin-Infusionen ersetzt werden.

Die meisten Autoren setzen der Spülflüssigkeit Antibiotica bzw. andere bactericide Chemotherapeutica bei. Über die Effectivität dieser lokalen Antibioticagabe liegen unterschiedliche Angaben vor (s. hierzu Kap. 65 und 68).

3 Schlußfolgerungen

Die postoperative Peritonealspülung bei diffuser bakterieller Peritonitis wird auch heute noch von vielen Chirurgen wegen technischer Schwierigkeiten abgelehnt. Solange technische Unzulänglichkeiten die Ursache der Ineffektivität der Spülbehandlung bei Peritonitis sind, kann diese Therapie jedoch nicht als unwirksam abgelehnt werden, insbesondere deshalb nicht, weil zahlreiche Autoren [1, 2, 4, 6, 7] gezeigt haben, daß diese technischen Schwierigkeiten auf ähnliche Weise wie bei der Peritonealdialyse gelöst werden können. Ohne daß bei den guten Erfahrungen mit der Methode der postoperativen Peritonealspülung bei diffuser Peritonitis randomisierte Studien durchgeführt wurden, kann gesagt werden, daß diese Behandlungsmethode die Letalität von früher über 60% auf heute etwa 30% senken kann. Es erscheint wichtig, mit großen Mengen Spülflüssigkeit (24–72 l/die) so lange zu spülen, wie Zeichen einer fortbestehenden Peritonitis vorliegen. Als Spüllösung sollte eine hyperosmolare Peritonealdialyselösung verwendet werden, um ein Peritonealödem zu verhindern.

Die kontinuierliche Peritonealspülung ist heute eine wichtige intensiv-medizinische Therapieform geworden. Sie sollte möglichst unter den Bedingungen einer Intensivstation durchgeführt werden, da häufig eine Kombination mit anderen intensiv-therapeutischen Maßnahmen wie maschinelle Beatmung und permanente kardiozirkulatorische Überwachung notwendig sind. Unter diesen Voraussetzungen kann diese Therapieform zu einer deutlichen Verbesserung der Prognose der bakteriellen Peritonitis beitragen.

Literatur

1. Beger HG, Gögler H, Kraas E, Bittner R (1981) Endotoxin bei bakterieller Peritonitis. Chirurg 52:81–88
2. Beger HG, Gögler H, Marzinzig E (1981) Untersuchungen zur klinischen Wertigkeit des Endotoxinnachweises bei Peritonitis. Langenbecks Arch Chir [Suppl] 39–44
3. Heidemann M, Kaisser B, Gelin LE (1978) Complement activation and hematologic hemodynamic and respiratory reaction early after soft-tissue injury. J Trauma 18:696–702
4. Hunt JA, Rivlin ME, Subke HKHF (1976) Antibiotische Lavage der Bauchhöhle bei schwerer Peritonitis. Intensivmed 13:398–408
5. Stephen M, Loewenthal J (1978) Generalized infective peritonitis. Surg Gynecol Obstet 147:231–234
6. Stephen M, Loewenthal J (1979) Continuing peritoneal lavage in high-risk peritonitis. Surgery 85:603–606
7. Zaroba K, Oliveri M (1980) Early diagnosis of peritoneal infection during continous ambulatory peritoneal dialysis by the Dialysate-Digest-medium: – tube method. Lancet II:1226–1227

Kapitel 68

Systemische Antibioticatherapie

H. Werner

1 Definition des therapeutischen Prinzips

Nach parenteraler Gabe liegen die meisten Antibiotica im Peritonealexsudat in therapeutischen Wirkspiegeln vor, und zwar, abgesehen von den ersten 2 h post injectionem, etwa in Höhe der Serumkonzentration [7]. Allgemein akzeptiert ist, daß die systemische Antibioticagabe der lokalen (intraperitonealen) überlegen ist [1, 3].

2 Therapeutischer Wirkungsmechanismus

In Abhängigkeit von der peritonealen Konzentration und dem Wirkungsspektrum beeinflussen Antibiotica die in die Bauchhöhle eingedrungenen fakultativ pathogenen Keime bactericid oder bacteriostatisch. Dadurch wird die peritoneale Phagocytose entlastet, die weitere Infektionsausbreitung verhindert und der Heilung Vorschub geleistet.
Wichtigste Voraussetzung für einen klinischen Erfolg ist die ausreichende Dosierung von Substanzen mit Wirkung gegen endogene Peritonitiserreger (Escherichia coli, Bacteroides fragilis, Enterokokken u. a.) sowie gegen exogene Erreger (Klebsiella sp., Pseudomonas aeruginosa und andere Hospitalismuskeime [6]; vgl. Tabelle 1).

3 Nachweis des therapeutischen Wirkungsmechanismus am Menschen

Die Bedeutung der antibakteriellen Chemotherapie geht schon daraus hervor, daß bei der (seltenen) primären Peritonitis nur die gezielte Antibioticagabe Erfolg zeitigt [5]. Im Rahmen der sekundären Peritonitis liegen grundsätzlich analoge Beobachtungen für die von perforierten Gal-

Tabelle 1. Peritonitiseintrittspforten und vorherrschende Erreger

Eintrittspforte	Erreger
Perforierte Magen- oder Duodenalulcera	a) Zunächst keine Erreger b) Keime aus der Nahrung bzw. Mundflora c) Hospitalismuskeime (bei protrahierten Verläufen)
Perforierte Gallenblase bzw. Leberabscesse	Salmonellen Escherichia coli Bacteroides spp. und andere Anaerobier
Perforation der florabesiedelten Darmabschnitte (Appendix, Colon, Rectum)	a) Endogene Infektion: Escherichia coli, Enterokokken Bacteroides fragilis b) Exogene Infektion: Klebsiella, Pseudomonas, Serratia und andere Hospitalismuskeime
Weiblicher Genitaltrakt	Gonokokken, B-Streptokokken, Escherichia coli; Peptococcaceae, Bacteroides oralis und andere

lenblasen, Leberabscessen, Magen- und Dünndarmperforationen ausgehenden Infektionen vor [1, 6].

Bei der Ätiopathogenese der kotigen Peritonitis, die durch Eröffnung der florabesiedelten Teile des Darmtraktes zustande kommt, sind folgende Gesichtspunkte von Interesse: Die menschliche Darmflora besteht aus 100–500 Arten in Keimzahlen bis zu 10^{10} pro g. Bei einmaligem, nichtkontinuierlichem Einströmen von Darmflora in die Bauchhöhle erweisen sich nur wenige intestinale Arten (insbesondere E. coli, B. fragilis, Enterokokken) als peritonitiserregend und -unterhaltend. Antibioticatherapie mit Wirkung gegen diese Arten, z. B. mit einer Kombination von Mezlocillin und Metronidazol (Tabelle 2), hat Heileffekt. Bei exogener Infektion mit Hospitalismuskeimen kann gezielte Antibioticatherapie (ggf. mit Cephalosporinen oder Aminoglykosiden; vgl. Tabelle 2) von Vorteil sein.

4 Strittige Fragen

Die generelle Notwendigkeit einer Antibioticatherapie bei sekundärer Peritonitis wird von manchen Klinikern in Zweifel gezogen. Obwohl Ausheilung auch ohne Chemotherapie beobachtet werden kann, sollte jedoch zur Optimierung der Therapie und aus forensischen Gründen auf Antibiotica nicht verzichtet werden.

Tabelle 2. Vereinfachte Darstellung der Antibioticawirkung gegenüber endogenen und exogenen Peritonitiserregern

Chemotherapeutica	Endogene Infektionen			Exogene Infektionen		
	Aerobier		Anaerobier	Aerobier		
	E. coli	Enterokokken	B. fragilis	Klebsiella	Pseudomonas	Sonstige
Mezlocillin	+	+	+	–	(+)	+ oder –
Metronidazol	–	–	+ +	–	–	–
Clindamycin	–	+	+ +	–	–	–
Aminoglykoside	+	–	–	+	+	+ oder –
Cefoxitin	+	–	+	+	–	+ oder –
Sonstige Cephalosporine	+ oder (+)	–	(+) oder –	+ oder (+)	– [a]	+ oder –

[a] Ausnahme: Cefsulodin

Zeichenerklärung: – = Keine Wirkung zu erwarten
(+) = Wirkung bei etwa der Hälfte der Stämme
\+ = Gute Wirkung bei der Mehrzahl der Stämme ($\leqq 80\%$)
\+ + = Fast 100%ige Wirkung zu erwarten

Unterschiedliche Meinungen werden auch darüber vertreten, ob die Antibioticatherapie

- gezielt (anhand der nachgewiesenen Erreger)
- kalkuliert (unter Berücksichtigung der zu vermutenden Erreger)
- oder breit

durchzuführen ist.

Als vernünftige Strategie hat sich bewährt, in der Notfallsituation zunächst kalkuliert, später ggf. gezielt vorzugehen.

5 Kontrollierte Studien zum Nachweis des therapeutischen Effektes

Beim Menschen fehlen kontrollierte Studien im Sinne bestimmter tierexperimenteller Untersuchungen [2]. Trotzdem liegen keine Gründe vor, die Wirksamkeit bestimmter Formen der Antibioticatherapie in Zweifel zu ziehen.

6 Unerwünschte Nebenwirkungen

An möglichen unerwünschten Nebenwirkungen der systemischen Chemotherapie sind die Nephrotoxicität (direkt bei Aminoglykosiden und indirekt über Endotoxinfreisetzung) sowie die generalisierten Endotoxineffekte zu fürchten. Wegen der massiven Bakterieninvasion stehen bei der Peritonitis Endotoxine, freigesetzt aus E. coli und anderen Enterobacteriaceae sowie Bacteroides-Arten [4], unter pathogenetischen und therapeutischen Gesichtspunkten im Vordergrund.

7 Bewertung des therapeutischen Prinzips bei Berücksichtigung der Therapiekosten

Nur eine optimale Therapie wirkt lebensrettend bzw. heilungsfördernd und krankheitsverkürzend. Bei nichtoptimaler Therapie können dagegen die Nachteile überwiegen (Fehlen der klinischen Wirkung; trotzdem Toxicität, Erregerwechsel u. a.). Daher hat die optimale Therapie keine Alternative.

8 Systemische Antibioticatherapie in verschiedenen Krankheitsstadien

Da eine optimale antibakterielle Chemotherapie ätiologie-konform durchgeführt werden muß, erscheint differentialtherapeutisch von beson-

derer Relevanz die Unterscheidung zwischen akuter Erkrankung und protrahiertem Verlauf.
Bei *akut Erkrankten* gilt folgender Zusammenhang:

Wahrscheinliches Erregerspektrum:
Escherichia coli, Bacteroides fragilis, Enterokokken.
Geeignete Antibioticakombinationen:
Mezlocillin + Metronidazol
Clindamycin + Gentamicin.

Bei *protrahiertem Verlauf*, z. B. bei erneuter Verschlechterung nach ein bis mehrwöchiger Antibioticatherapie, stellen sich häufig folgende Umstände ein:

Besiedlung mit Hospitalismuskeimen:
Klebsiella sp., Pseudomonas aeruginosa, Enterobacter sp., Proteus rettgeri u. a.
Geeignete Kombinationen (je nach Erreger)
neues Cephalosporin + Azlocillin (+ Metronidazol)
neues Cephalosporin + Aminoglykosid (+ Metronidazol).

Literatur

1. Eckert D, Eichen R, Schassan HH (1976) Antibiotika-Therapie der Peritonitis im Rahmen des septischen Schocks. Chirurg 47:318–321
2. Nichols RL, Smith JW, Fossedal EN, Condon RE (1979) Efficacy of parenteral antibiotics in the treatment of experimentally induced intraabdominal sepsis. Rev Infect Dis 1:302–309
3. Rambo WM (1972) Irrigation of the peritoneal cavity with cephalothin. Am J Surg 123:192–195
4. Shands JW Jr (1975) Endotoxin as a pathogenic mediator of gram-negative Infection. In: Schlessinger D (ed) Microbiology. Am Soc Microbiology, Washington, pp 330–335
5. Weinstein MP, Iannini PB, Stratton CW, Eickhoff TC (1978) Spontaneous bacterial peritonitis – a review of 28 cases with emphasis on improved survival and factors influencing prognosis. Am J Med 64:592–598
6. Werner H (1980) Mikrobiologische Aspekte der Peritonitis. In: Kempf P (Hrsg) Behandlung der Peritonitis. Zuckschwerdt, München, S 49–54
7. Wittmann DH (1980) Chemotherapeutic principles of difficult-to-treat infections in surgery: I. Peritonitis. Infection 8:323–329

Kapitel 69

Immuntherapie

K. SCHUMACHER

1 Definition

Die diffuse, fibrinös-eitrige Peritonitis stellt ein Krankheitsbild dar, das einerseits eine hohe Mortalität hat und andererseits anhand des morphologischen Befundes klar definiert werden kann.

2 Pathophysiologie der Immunantwort

2.1 Pathogenese der diffusen fibrinös-eitrigen Peritonitis

Die diffuse, fibrinös-eitrige Peritonitis entsteht in der Regel durch die freie Perforation eines Darmteils, der Gallenblase, des Magens und des Uterus. Es kommt meist zu einer unmittelbaren Ausbreitung der in die Bauchhöhle eingebrachten bakteriellen Erreger, zu einer sehr raschen Vermehrung dieser Erreger mit Einschwemmung in die Blutbahn, zur Freisetzung von bakteriellen Toxinen verschiedenster Art, die ihrerseits entweder direkt vasoaktiv sind oder Fibrinolyse-, Gerinnungs-, Komplement- und Immunsystem aktivieren, mit sekundärer Freisetzung vasoaktiver Stoffe, die zu den die Peritonitis begleitenden Reaktionen am Kreislaufsystem führen.

Entscheidender pathogenetischer Vorgang ist also die Einschwemmung und Vermehrung von Bakterien, die Freisetzung von Bakterientoxinen und deren Wirkungen.

Trifft ein solches Ereignis auf einen unvorbereiteten, d. h. nicht spezifisch immunisierten Organismus, dann ergibt sich das Problem, ob Schnelligkeit und Ausmaß der immunologischen Gegenmaßnahmen des Organismus ausreichen, den bakteriellen Infekt und dessen Folgen unter Kontrolle zu bringen, bevor es zu irreversiblen Schäden gekommen ist.

2.2 Ablauf der Immunantwort

Der Ablauf der normalen Immunantwort verläuft in 4 Phasen, die wir als Induktions-, Proliferations-, Produktions- und Reaktionsphase bezeichnen [5] (Abb. 1). Nach Kontakt des Antigens (Bakterien) mit Makrophagen kommt es zur Aktivierung von T- und B-Lymphocyten, die sich rasch in den regionären Lymphknoten vermehren. Dieses führt zur Bildung von sensibilisierten T-Lymphocyten und von antikörperproduzierenden B-Lymphocyten. Diese Proliferationsphase verläuft abgekürzt, wenn bereits früher ein Kontakt mit demselben Antigen stattgefunden hat.

Die sensibilisierten T-Lymphocyten stellen Effektorzellen dar, die unmittelbar mit Bakterien reagieren können. Bei dieser Reaktion setzen sie Fraktoren, sog. Lymphokine, frei. Damit locken sie massenhaft Monocyten (Makrophagen) und Granulocyten (Mikrophagen) an den Entzündungsherd, sie helfen über Helferfaktoren den B-Lymphocyten bei der Produktion von IgG-Antikörpern, aktivieren weitere T-Lymphocyten und Blutplättchen.

Die frühzeitig von B-Lymphocyten freigesetzten Antikörper vom IgM-Typ und die nach Umwandlung der B-Lymphocyten (unter dem Einfluß von T-Helferzellen) in Plasmazellen sezernierten Antikörper vom IgG-Typ aktivieren das Komplementsystem und andere humorale Hilfssysteme (Fibrinolyse, Gerinnungssystem, Kininsystem), vor allem aber brin-

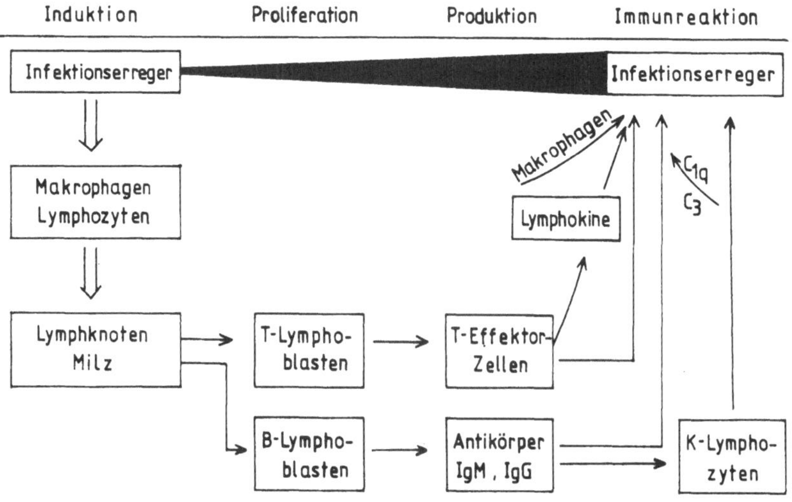

Abb. 1. Ablauf der Immunantwort, dargestellt anhand der vier Hauptphasen. (Nach Sell [5])

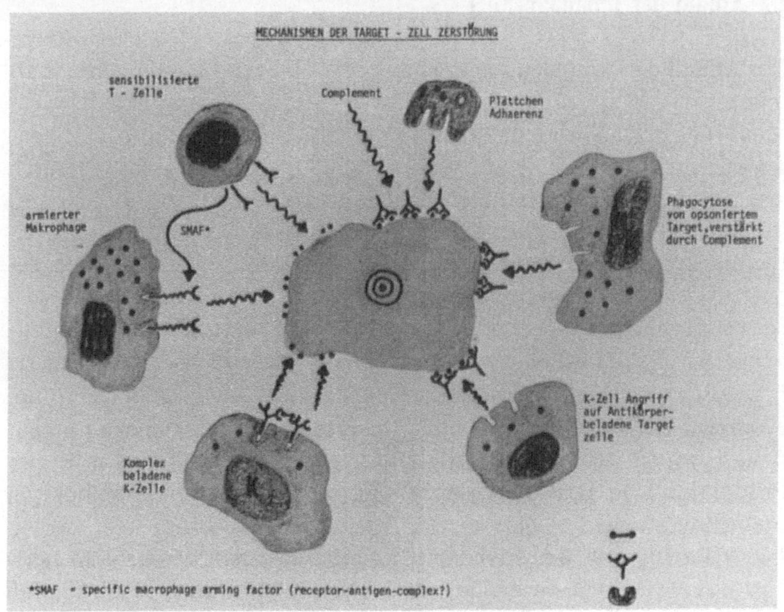

Abb. 2. Mechanismen der Targetzellzerstörung. (Nach Roitt [3])

gen sie über eine Bindung an Lymphocyten (K-Zellen) und Monocyten diese Zellen in eine cytotoxische Reaktion zum Antigen mit dem Ergebnis der Bakteriolyse [3].

Durch die Aktivierung der Blutplättchen werden vasoaktive Stoffe (Serotonin) freigesetzt, die Monocyten liberieren Histamin, beide Substanzen führen zur Capillardilatation mit Verbesserung der Exsudation von Zellen und Antikörpern in den Entzündungsherd.

Der unmittelbare Ablauf der Immunreaktion an der Target-Zelle verläuft also als kooperativer Vorgang zwischen T-Lymphocyten, Makrophagen, Antikörpern und humoralen Hilfssystemen (Abb. 2).

2.3 Mangelhafter Erfolg der Immunantwort

Ein nicht sicher ausreichender Erfolg der Immunantwort kann sich ergeben entweder durch permanente oder passagere Defekte des Immunsystems, oder durch ein schweres Mißverhältnis zwischen Masse und Virulenz eines Erregers und der Kapazität des Immunsystems. Bei Patienten mit diffuser, fibrinös-eitriger Peritonitis liegen nicht selten sekundäre Störungen der Immunantwort vor (Tabelle 1). Diese kommen vor u. a. bei Tumorpatienten, Mangelernährten, immunsuppressiv und operativ be-

Tabelle 1. Sekundäre Störungen der Immunantwort

Maligne Lymphome	T/B
Carcinome	T
Granulome	T
Virusinfektionen	T
Urämie, Mangelernährung	T/B
Operationen	T/B
Katabole Stoffwechsellage	B
Verbrennungen	B
Immunsuppressive Therapie	T/B/P
Narkotica, Antibiotica	P

handelten Patienten. Solche Störungen können sowohl das T- und B-Zellsystem als auch die Phagocytosefunktion betreffen [4], mit der Folge einer mangelhaften oder im Ausmaß zu geringen cellulär-humoralen Immunantwort. Besonders bei der Peritonitis besteht oft die Situation einer massiven Überschwemmung einer großen Körperhöhle mit extremen Mengen an Keimen, die gute Wachstumsbedingungen vorfinden. Bevor die Immunantwort mobilisiert bzw. effektiv werden kann, ist es durch Toxineinwirkung zur irreversiblen Schädigung des Organismus gekommen, so daß eine auch ausreichende Immunantwort zu spät kommt.

3 Konsequenz für eine rationale Therapie

3.1 Therapeutisches Prinzip

Die rationale Therapie einer solchen Situation, gleich, ob sie im Rahmen einer akuten, toxisch verlaufenden Organinfektion oder im Verlauf einer Sepsis entsteht, muß darauf gerichtet sein, das Mißverhältnis zwischen Erreger und Immunantwort zugunsten des Wirts zu verändern [4]. Das therapeutische Prinzip der Bemühungen im Falle der diffusen, fibrinös-eitrigen Peritonitis als eines bakteriellen Infekts besteht also darin, durch eine hochdosierte Zufuhr von Antikörpern sowohl die weitere Vermehrung von Bakterien zu verhindern, als auch freigesetzte bakterielle Toxine zu neutralisieren. Dieses Ziel läßt sich durch die Applikation von intravenös verträglichen Immunglobulinen verfolgen.

3.2 Wirkungsmechanismus

Der Wirkungsmechanismus dieses Prinzips besteht in der Neutralisation bakterieller Toxine, in der Aktivierung des Komplementsystems nach Bindung von Immunglobulinen an Bakterien mit dem Ergebnis der Bak-

teriolyse und in der Aktivierung bakteriotoxischer Zellsysteme wie Killer-(Effektor-)Zellen und Makrophagen.
Dieser Wirkungsmechanismus ist insoweit für den Menschen belegt, als sich alle diese Wirkungen der Immunglobuline auch mit menschlichen Komponenten des Immunsystems in vitro nachvollziehen lassen. Umstritten ist derzeit noch der quantitative Anteil der einzelnen Komponenten der Immunabwehr an der Bakteriolyse.

3.3 Kontrollierte Studien

Die bisher vorliegenden Einzelbeobachtungen und auch die Studien zur Immunglobulinbehandlung postoperativer Infektionen [2] haben allerdings die Fragestellung, ob eine Immunglobulintherapie bei diffuser, fibrinös-eitriger Peritonitis einen Effekt hat, nicht beantwortet. Aus diesem Grunde wurde jetzt eine prospektive randomisierte multizentrische Therapiestudie zu der Fragestellung etabliert, ob die Behandlung mit intravenös applizierbaren humanen Immunglobulinen die Prognose der diffusen fibrinös-eitrigen Peritonitis verbessern kann [1]. Eine solche Studie ist um so wichtiger, als die Therapiekosten pro Fall mit etwa 7200,00 DM sehr hoch sind. Für die Studie kommen alle Patienten mit dem intraoperativ gesicherten Krankheitsbild der diffusen, fibrinös-eitrigen Peritonitis in Betracht. Ausgeschlossen werden Patienten mit Fernmetastasen, malignen Systemerkrankungen, cytostatischer Therapie, vasculär bedingter Darmgangrän, allergischer Diathese auf Humaneiweiß sowie Kinder unter 14 Jahren. Die Zufuhr des Immunglobulins erfolgt in der Therapiegruppe nach einem festgelegten Schema (Abb. 3), wesentliche Nebenwirkungen der Therapie treten nicht auf, wenn die Applikationsvorschriften genau beachtet werden. Leitkriterium der Wirksamkeit der Immunglobu-

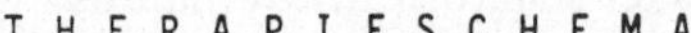

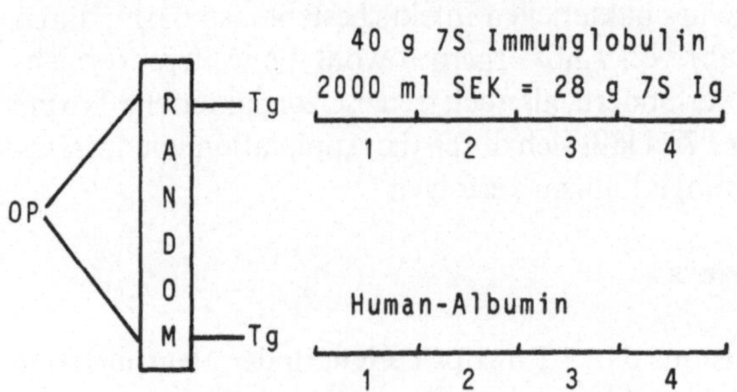

Abb. 3. Therapieschema der randomisierten Studie. SEK = Serumeiweißkonserve

lintherapie ist die Letalität, d. h. der Tod während des Klinikaufenthalts. Als Zusatzparameter wird der Verlauf insbesondere hinsichtlich Beatmungsbedürftigkeit und die Dialysebehandlung ausgewertet. Eine erste Veröffentlichung über die Anlage und das Protokoll dieser Studie ist in Vorbereitung [1].

Literatur

1. Arbeitsgemeinschaft Immuntherapie der diffusen, fibrinös-eitrigen Peritonitis: Darstellung von Anordnung und Protokoll einer prospektiven Multicenter-Studie über die Therapie der diffusen, fibrinös-eitrigen Peritonitis mit Immunglobulinen (in Vorbereitung)
2. Duswald KH, Ring J (1980) Immunglobuline zur Frühtherapie von postoperativen Infektionen bei Risikopatienten. Ergebnisse einer kontrollierten Studie. In: Deicher H, Stroehmann I (Hrsg) Immunglobulintherapie. Springer, Berlin Heidelberg New York
3. Roitt I (1974) Essential immunology. Blackwell Scientific Publications, Oxford London Edinburgh Melbourne
4. Schumacher K (1979) Immunologische Aspekte bei der Behandlung von septischen Krankheitszuständen. Intensivmedizin 16:135
5. Sell S (1977) Immunologie, Immunpathologie und Immunität. Verlag Chemie, Weinheim New York

Kapitel 70

Nichtchirurgische Peritonitis

H. P. Schuster

1 Definition und Abgrenzung

Die chirurgische Peritonitis umfaßt alle Formen einer Peritonitis, bei denen grundsätzlich eine chirurgische Therapie in Frage kommt, sei es die Operation oder die Peritonealspülung. Diese Definition ist unabhängig von der Frage nach der aktuellen Operationsindikation bzw. dem Operationszeitpunkt im Einzelfall.

Als nichtchirurgische Peritonitis sind alle Formen einer Peritonitis zu bezeichnen, bei denen eine chirurgische Behandlung nicht in Frage kommt, sondern die konservative Therapie grundsätzlich indiziert ist.

Chirurgische und nichtchirurgische Peritonitis unterscheiden sich also durch die krankheitsbezogene grundsätzlich unterschiedliche therapeutische Einstellung, nicht durch Fragen der individuellen Operationsindikation und des günstigen Operationszeitpunktes im Einzelverlauf.

Als Therapie der nichtchirurgischen Peritonitis sind in engerem Sinne die speziellen Behandlungsverfahren zu verstehen, die bei den grundsätzlich konservativ zu behandelnden Peritonitisformen eingesetzt werden, nicht dagegen die allgemeinen Behandlungsverfahren bei Peritonitis, die auch bei der chirurgischen Peritonitis zusätzlich zur Operation angewendet werden.

Die so definierte nichtchirurgische Peritonitis umfaßt eine Reihe völlig unterschiedlicher Krankheiten mit den entsprechend völlig unterschiedlichen speziellen Behandlungsmaßnahmen. Voraussetzung für die gezielte Therapie ist eine differenzierte Diagnostik, zumindest bis zur Stufe einer hoch wahrscheinlichen Verdachtsdiagnose. Der Darstellung der Therapie muß folglich eine Darstellung der möglichen Ursachen nichtchirurgischer Peritonitis vorangehen.

2 Ursachen

Die Erkrankungen mit nichtchirurgischer Peritonitis im engeren Sinne sind abzugrenzen von internmedizinischen Erkrankungen, die klinisch zu einer von der Peritonitis schwer zu unterscheidenden Symptomatik führen, morphologisch jedoch nicht die Zeichen der Entzündung am Peritoneum aufweisen. Diese Krankheitszustände werden üblicherweise unter dem Begriff der Pseudoperitonitis subsumiert. Sie sind ebenfalls selten. Sie gewinnen ihre differentialdiagnostische Bedeutung im Hinblick auf die völlig unterschiedlichen Behandlungsverfahren. Bei allen Erkrankungen mit Pseudoperitonitis sind bei Kenntnis der exakten Diagnose sowohl operative Maßnahmen als auch Antibiotica kontraindiziert.
Die Hauptursachen einer nichtchirurgischen Peritonitis und Pseudoperitonitis sind in Tabelle 1 aufgeführt. Die Symptomatik und Differentialdiagnostik kann hier nur im Hinblick auf einige Besonderheiten besprochen werden.
Die *primäre bakterielle Peritonitis*, verursacht vor allem durch *Staphylococcus aureus*, *Enterokokken*, *E. coli* und *Aerobacter*, entsteht durch hämatogene Streuung oder Azsension der Keime über das weibliche Genitale. Sie ist bisher überwiegend bei Kindern beschrieben [5], wird jedoch auch im Erwachsenenalter und hier vorwiegend bei Cirrhotikern beob-

Tabelle 1. Ursachen der nichtchirurgischen Peritonitis und Pseudoperitonitis

Nichtchirurgische Peritonitis
Infektiös
Primäre (bakterielle) Peritonitis
Gonokokken-Peritonitis (-Perihepatitis)
Tuberkulöse Peritonitis
Amöben-Peritonitis (ohne Perforation)
Nichtinfektiös
Peritonitis bei Kollagenosen (PCP, LED)
Familiäre rekurrierende Peritonitis (Polyserositis)
Pseudoperitonitis
Metabolisch-toxisch
Diabetische Ketoacidose
Akute intermittierende Porphyrie
Hyperchylomikronämie
Akute Bleivergiftung
Spinnenbißverletzung (Arachnoidismus)
Hämolytische Krise
Abdominelle allergische Krise
Hämorrhagisch
Darmwandblutung bei Anticoagulanzientherapie

achtet [3]. Diesem Krankheitsbild wird in letzter Zeit offenbar zunehmend Beachtung geschenkt. Differentialdiagnostisch zu berücksichtigen sind vorangegangene oder begleitende extraabdominelle Infekte durch die betreffenden Keime und eine Monokultur bei der mikrobiologischen Untersuchung der Peritonealflüssigkeit sowie das Fehlen typischer Ursachen einer sekundären bakteriellen Peritonitis. Eine Sonderform der infektiösen nichtchirurgischen Peritonitis ist die *Gonokokkenperitonitis* [4]. Sie geht aus von einer Gonokokken-Adnexitis und ist bevorzugt im rechten Oberbauch lokalisiert, wird daher auch als Perihepatitis bezeichnet. Charakteristisch sind vorausgegangene akut entzündliche Prozesse im Unterbauch mit vaginalem Ausfluß.

Sehr selten geworden ist die *tuberkulöse Peritonitis.* Sie verläuft weniger akut, zeigt trotz hohen Fiebers keine Leukocytose oder sogar Leukopenie und kommt offenbar ebenfalls bei Cirrhotikern gehäuft vor [1].

Eine *Amöbeninfektion* kann auch unabhängig von einer Absceß- oder Darmperforation zu Peritonitis führen, infolge Ausbreitung der Amöben von der Submucosa des Darms bei schwer verlaufender Amöbenenteritis.

Kollagenosen können mit Zeichen einer Peritonitis einhergehen. Dies wurde sowohl bei der rheumatoiden Arthritis mit nekrotisierender Vasculitis [6] als auch beim Lupus erythematodes dissimenatus [7] beobachtet. Differentialdiagnostisch wichtig sind gleichzeitig bestehende Arthralgien und Polyarthritis, Durchblutungsstörungen an anderen Organen sowie laborchemisch faßbare Immunphänomene.

Die familiäre *rekurrierende Peritonitis* oder *Polyserositis* [8] tritt bei Arabern, Juden und Armeniern auf und wird daher auch als Mittelmeer-Fieber bezeichnet. Typisch sind akute, fieberhafte, periodisch rezidivierende Peritonitiden.

Versucht man für die klinische Praxis eine generellere Abgrenzung der nichtchirurgischen von der chirurgischen Peritonitis aufgrund klinischer Zeichen, so kommt man zu folgenden Feststellungen: Leitsymptom der nichtchirurgischen Peritonitis ist der Schmerz, der sowohl als abdomineller Spontanschmerz als auch als Druckschmerz angegeben wird. Der Schmerz kann ebenso heftig, ja heftiger sein als bei der chirurgischen Peritonitis. Der Schmerz wird zumeist von Beginn an als diffus empfunden, insbesondere bei den Formen der Pseudoperitonitis. Fieber ist die Regel. Erbrechen ist ausgesprochen häufig und kann heftig sein. Abwehrspannung bei Palpation ist möglich, jedoch fehlt in der Regel die spontane Anspannung der Bauchdecke, insbesondere der brettartige Bauch. Eine Ausnahme bildet allerdings die familiäre rekurrierende Peritonitis, bei der das Abdomen bretthart und von einer chirurgischen Peritonitis nicht zu unterscheiden sein kann. Häufiger als bei der chirurgischen Peritonitis sind Darmgeräusche noch vorhanden, seltener ist die Immobilität des Patienten. Manchmal und insbesondere bei Pseudoperitonitis besteht sogar ausgesprochene motorische Unruhe. Eine Diskrepanz zwischen Heftigkeit der subjektiven Beschwerden und der Ausprägung des objektiven Untersuchungsbefundes kann den ersten Hinweis auf eine nichtchirurgische Peritonitis, insbesondere auch auf die Möglichkeit einer Pseudoperitonitis geben. Sehr hohe Leukocytenzahlen über 20000/mm^3 sprechen eher für medizinische als für chirurgische Ursachen einer Peritonitis, mit Ausnahme der tuberkulösen Peritonitis.

Entscheidend ist, daß bei allen Patienten, die nicht klar einzuordnen sind und deren Bild nicht zu den klassischen Abläufen der chirurgischen Peritonitis paßt, auch an die seltenen Ursachen der nichtchirurgischen Peritonitis gedacht wird. Entscheidend sind weiterhin eine gute Anamnese und eine gute körperliche Untersuchung. Dabei werden sich zumeist Symptome, klinische Zeichen oder labor-chemische Befunde finden lassen, die auf nichtchirurgische Peritonitis, insbesondere auf Pseudoperitonitis hinweisen. Acetongeruch, große Kußmaul-Atmung, Dehydratation, Glucosurie und Ketonurie finden sich bei der diabetischen *Ketoacidose.* Bei akuter intermittierender *Porphyrie* ist der Urin auffällig rot und dunkelt beim Stehen nach, dem akuten abdominellen Zustand gehen Arzneimitteleinnahmen voraus. Die akute *Bleivergiftung* hat entsprechende Exposition und typische Blutbildveränderungen. Bei der *hämolytischen Krise* finden sich hämolytische Anämie und Ikterus. Bei der abdominellen *allergischen Krise* bestehen stets andere Zeichen der Überempfindlichkeitsreaktion. *Anticoagulanzientherapie* mit niedrigen Quick-Werten unter 10% läßt die diffuse Darmwandblutung als Ursache der akuten abdominellen Schmerzen in Erwägung ziehen [2]. Komplexe Bilder kommen vor. Insbesondere wurde wiederholt darauf hingewiesen, daß bei Patienten mit entgleistem Diabetes mellitus und Ketoacidose chirurgisch abdominelle Komplikationen nicht übersehen werden dürfen.

3 Therapie

In Anbetracht des absolut inhomogenen Spektrums der Ursachen nichtchirurgischer Peritonitis können generelle Therapieanweisungen hinsichtlich der speziellen Behandlungsmaßnahmen nicht gegeben werden. Die allgemeinen und unspezifischen Basismaßnahmen sind die gleichen wie auch bei der chirurgischen Peritonitis (Tabelle 2). Hier ergänzen sie die kausale Behandlung des Grundleidens, dort die operative Behandlung. Symptomatische Maßnahmen sind zunächst die Lagerung sowie die gastrale oder enterale Saugdrainage, die selbst bei Formen der Pseudoperitonitis Erleichterung und Besserung bringen kann. Die Indikation zur Infusionstherapie mit Zufuhr von Wasser, Elektrolyten, Nährsubstraten und Eiweiß ist stets gegeben. Die Dosierung der Wasser-Elektrolyt-Infu-

Tabelle 2. Therapeutische Maßnahmen

Allgemeine (symptomatische) Basistherapie	
Lagerung	
Gastrointestinale Saugdrainage	
Bilanzierung des Flüssigkeits- und Elektrolythaushaltes	
Parenterale Ernährung	
Albuminsubstitution	
Prophylaxe und Therapie der respiratorischen Insuffizienz	
Pharmakotherapie des begleitenden paralytischen Ileus	
Spezielle kausale Therapie	
Spezifische Antibiotica und Chemotherapeutica	
Kokken	Penicilline, Cephalosporine, Aminoglykoside
Gramnegative Stäbchen	
Tuberkulose	INH, PAS, Rifampicin, Ethambutol
Amöben	Metromidazol
Corticosteroide und Immunsuppressiva	

sionen richtet sich nach dem klinischen Befund, der errechneten Bilanz unter Einkalkulierung der Flüssigkeitsquestration in das Abdomen sowie dem gemessenen zentralen Venendruck. Bei akuten Erkrankungen sollte die parenterale Ernährung von Beginn an hochcalorisch sein und die Zufuhr von Aminosäuregemischen einschließen. Die Albuminsubstitution erfolgt entsprechend der Serumalbuminkonzentration, wobei ein kritischer Wert von 3 g-% Albumin oder 6 g-% Gesamteiweiß nicht unterschritten werden sollte. Eine akute respiratorische Insuffizienz, die mit dem Respirator behandelt werden muß, kommt nach unserer Erfahrung nur bei der chirurgischen Peritonitis vor. Hier sollte nach dem operativen Eingriff der Endotrachealtubus belassen werden und unter entsprechender Sedierung die apparative Beatmung mit positiv-endexspiratorischem Druck so lange fortgeführt werden, bis die weitere Entwicklung hinsichtlich Schwere des Grundleidens und Verhaltens der respiratorischen Funktion klar überschaubar wird. Indikationen und Dauer dieser allgemeinen Basismaßnahmen richten sich allein nach Schwere und Verlauf der Krankheit, nicht nach den Grundleiden.

Die Wahl der speziellen Behandlungsverfahren zur Therapie der nichtchirurgischen Peritonitis hängt völlig ab von der richtigen Diagnose, die zumindest als wahrscheinliche Verdachtsdiagnose gestellt werden muß. Im Vordergrund stehen die spezifischen Antibiotica und Chemotherapeutica, die je nach Keimbefund und Antibiogramm ausgewählt werden. Nichtinfektiöse Formen der nichtchirurgischen Peritonitis erfordern in der Regel eine hochdosierte Steroidtherapie, im Falle der aktiven Kollagenosen in Kombination mit Imurek oder Endoxan als Immunsupressiva. Entscheidend bleibt auch im Hinblick auf die Therapie, daß an die seltenen Erkrankungen zwar nicht zu häufig, aber überhaupt gedacht wird.

Literatur

1. Burack WR, Hollister RM (1960) Tuberculous peritonitis. A study of 47 cases encountered by a general medical unit in 25 years. Am J Med 28:510
2. Cocks JR (1970) Anticoagulants and the acute abdomen. Med J Aust 1:1138
3. Conn HO, Fessel JM (1971) Spontaneous bacterial peritonitis in cirrhosis: Variation on a theme. Medicine (Baltimore) 50:161
4. Fitz-Hugh T (1936) Acute gonococcic perihepatitis. A new syndrome of the right upper quadrant of abdominal pain in young woman. Rev Gastroenterol Mex 3:125
5. Golden GT, Shaw A (1972) Primary peritonitis. Surg Gynecol Obstet 135:513
6. Lindsay MK, Tavada HB, Whyte AS et al. (1973) Acute abdomen in rheumatoid arthritis due to necrotizing arteritis. Br Med J 2:592
7. Musher DR (1972) Systemic lupus erythematosus. A cause of medical peritonitis. Am J Surg 124:368
8. Priest RJ (1976) Familial recurring polyserositis (familial mediterranean fever, periodic peritonitis). In: Bockus HL (ed) Gastroenterology, Vol 4. Saunders, Philadelphia London Toronto, S 22

Kapitel 71

Indikation und Verfahrenswahl

R. Häring

Im *Grundsatzreferat* wird die Peritonitis als eine lebensbedrohliche Infektions- und Intoxikationskrankheit definiert, die zwar von der Bauchhöhle ausgeht, aber durch toxische Schädigung vitaler Organfunktionen den Gesamtorganismus mit einbeziehen kann. Schwerwiegendste Komplikation ist der septische Schock mit Störungen der Mikrozirkulation, der Blutgerinnung, der Herz-, Lungen- und Nierenfunktion, des Elektrolyt- und Wasserhaushaltes, des Stoffwechsels und der Darmfunktion. In der Literatur wird der Ausgangspunkt der Peritonitis mit ziemlich konstanten Zahlen angegeben. Dabei zeigt sich, daß die Peritonitis trotz aller Fortschritte in der Medizin immer noch am häufigsten von der Appendix ausgeht, sehr selten dagegen vom Pankreas.

Besondere Bedeutung kommt dem *Erregerspektrum* der Peritonitis zu. Es entspricht im wesentlichen der Keimbesiedlung des Gastrointestinaltraktes. Liegt der Ausgangspunkt im distalen Abschnitt, so dominieren gramnegative und anaerobe Keime. In den letzten Jahren ist eine Zunahme der Bacteroides- und Mischinfektionen beobachtet worden. Dabei handelt es sich wohl weniger um eine echte Zunahme, sondern vielmehr um die Entwicklung spezieller Verfahren (Transportmedien!) zum Nachweis anaerober Bakterien. Die Bacteroides-Septicämie ist vor allem bei schweren Nebenerkrakungen wie Arteriosklerose, alkoholischer Lebercirrhose, Tumorleiden usw. gefährlich und mit einer hohen Letalität belastet.

Für die *Diagnose* der Peritonitis gelten nach wie vor die schon bekannten klinischen, labortechnischen und röntgenologischen Untersuchungsverfahren. Von großer Bedeutung ist – vor allem für die Frühdiagnose – eine exakte Anamneseerhebung und die klinische Untersuchung. Sie erfordern große ärztliche Erfahrung und eine sorgfältige, fortlaufende Beobachtung des Patienten, möglichst durch ein und denselben Untersucher. Die schwer zu diagnostizierende postoperative Peritonitis wird durch einen Anstieg des Kreatinin- und Laktatspiegels signalisiert. Dagegen ist der Limulus-Test zum Endotoxin-Nachweis für die Beurteilung der Peritonitis

und des septischen Schocks nicht geeignet, ebenso die Untersuchung auf Fibrin-Spaltprodukte.
Die *Laparoskopie* kann für die Peritonitis-Diagnostik ein wertvolles Hilfsmittel in unklaren Situationen und bei differentialdiagnostischen Schwierigkeiten sein, insbesondere bei primär nichtchirurgischen Peritonitiden. Kontraindiziert aber ist sie bei der postoperativen Peritonitis.
Verläßliche Hinweise für die Diagnose intraabdomineller Abscesse liefert auch die *Sonographie*.
Die *chirurgische Primärtherapie* richtet sich nach den altbekannten Prinzipien. Der Referent stellt zwei Gesichtspunkte heraus:
1. Die sichere Beseitigung der Peritonitis-Ursache, die sich nach Lokalisation und Art der Infektionsquelle orientiert, wobei möglichst ein zeitsparendes, wenig belastendes Operationsverfahren gewählt werden sollte.
2. Die Vermeidung sekundärer Infektionsquellen durch Reinigung der Bauchhöhle und Einlegen von Drainagen.
Infektiöses Material (Magen-Darm-Inhalt, Eiter, Galle, Blut usw.) sollen durch Austupfen oder Waschung mit physiologischer Kochsalzlösung entfernt werden. Antibiotica als Zusatz zur Waschflüssigkeit sind nicht zu empfehlen. Ein ausgedehntes Debridement mit subtiler Entfernung aller Fibrinbeläge und Resektion des Omentum majus hat keine Zustimmung gefunden, da mit diesem Vorgehen auch die körpereigenen Abwehrkräfte (Phagocytose, Immunabwehr) geschwächt werden.
Drainagen aus weichem Material in Form von Röhren- und Laschendrains erscheinen grundsätzlich sinnvoll. Sie sind je nach Ausdehnung der Infektion (diffuse Peritonitis) am Infektionsort selbst, ferner subphrenisch, subhepatisch, im Douglas-Raum, evtl. auch paracolisch zu plazieren. Drainagen können Komplikationen auslösen, bedürfen einer sorgfältigen „Pflege“ und sollen nicht zu lange belassen werden. Für ihre Liegedauer gibt es Regeln:
Wurden sie mit dem Ziel der Sekretableitung gelegt, bleiben sie in situ, bis dieses versiegt. Wurden sie zur Eiterableitung plaziert, sollten sie höchstens 8–10 Tage liegen und dabei kontinuierlich gekürzt und gelockert werden. Aus dem abgeleiteten Sekret werden regelmäßig bakteriologische Abstriche genommen, um einen Resistenzwechsel der Erreger rechtzeitig erkennen zu können.
Den vorgetragenen speziellen operativen Maßnahmen zur Beseitigung der Peritonitisursache kann prinzipiell zugestimmt werden. Etwas anderer Auffassung bin ich über die Durchführung einer Vagotomie beim perforierten Ulcus duodeni mit spezifischer Ulcus-Anamnese. Sie ist meines Erachtens auch bei der Peritonitis unter Umständen als trunculäre Vagotomie durchaus indiziert.
Erwähnt werden müssen die divergierenden Auffassungen über das operative Procedere bei der diffusen, kotigen Peritonitis auf dem Boden einer

Sigmadivertikelperforation. Die Teilnehmer der Diskussionsrunde waren der Ansicht, daß die Resektion des kranken Darmabschnittes mit proximaler und distaler Colostomie (primäre Anastomose mit protektiver Colostomie nur in Ausnahmefällen!) und zweizeitiger Anastomose das Verfahren mit den besten Ergebnissen ist. Bei kurzem Rectumstumpf erscheint mir – trotz negativer Kritik von anderer Seite – das Vorgehen nach Hartmann durchaus praktikabel; ich habe bisher keine schwerwiegenden Komplikationen hierbei gesehen.

Von grundsätzlicher Bedeutung ist die Frage der *lokalen Antisepsis* und *Endotoxin-Bindung* bei der Peritonitis. Die verschiedenen Verfahren wurden klar definiert. Die mechanische Reinigung der Bauchhöhle ist prinzipiell zu empfehlen. Die Frage, ob die „trockene" oder „feuchte" Reinigung günstiger ist, konnte bisher nicht durch exakte Untersuchungen entschieden werden. Meist wird die Bauchhöhle zwar durch Waschen gereinigt, ohne daß bisher die Überlegenheit dieses Vorgehens nachgewiesen werden konnte. Andererseits werden die Nebenwirkungen der Bauchhöhlenwaschung – wie Eiweiß- und Elektrolytverluste, Störungen der Immunabwehr und der Phagocytose, Entwicklung von Fisteln und Förderung von Verwachsungen – herausgestellt.

Bei der chemischen Antisepsis werden der Spülflüssigkeit Antibiotica und Antiseptica wie PVP-Jod oder Taurolin zugesetzt. Auch dieses Vorgehen ist bisher noch nicht durch vergleichende Therapiestudien in seiner Wirksamkeit bestätigt worden.

Eine *Endotoxin-Bindung* ist bisher nicht mit Sicherheit nachgewiesen. Immunglobuline vermögen zwar in vitro Endotoxine zu neutralisieren, in vivo ist dies aber noch nicht bewiesen. Der antiendotoxische Effekt des Taurolins ist gleichfalls noch nicht gesichert.

Viele Beobachtungen zeigen den Wert der verschiedenen antiseptischen Methoden, die aber beim Menschen in randomisierten Studien noch nicht bewiesen sind. Dies gilt auch für die offene und geschlossene postoperative Spülbehandlung, wie sie anschließend noch geschildert wird. Es ist zu fragen, ob randomisierte, kontrollierte Studien bei den unterschiedlichen Peritonitis-Bildern beim Menschen möglich sind. Linder hat einen sog. *Peritonitis-Index* erarbeitet und versucht, die verschiedenen Stadien der Peritonitis zu klassifizieren, um eine vergleichende Therapiebeurteilung möglich zu machen. Dieser Peritonitis-Index könnte für zukünftige Studien als Grundlage dienen.

Die *halboffene Spülbehandlung* eröffnet ein neues und interessantes Behandlungskonzept für die schwere diffuse Peritonitis. Die Kombination von *offener Bauchwandstabilisierung* und *dorsoventraler Dauerspülung* der Bauchhöhle soll den Prinzipien der septischen Chirurgie und offenen Wundbehandlung entsprechen. Die Ergebnisse bei 42 Patienten (Letalität

60%) mit einer an sich desolaten Peritonitis lassen bessere Ergebnisse der Therapie in solch ausweglosen Situationen erhoffen. Die Patienten verstarben an sekundären Schäden lebenswichtiger Organe infolge der invasiven Sepsis, wenn auch in der Peritonealhöhle keine wesentlichen Zeichen einer fortbestehenden Peritonitis oder größerer Abscesse mehr nachweisbar waren.

Eine Objektivierung des Therapiekonzepts durch kontrollierte Studien hält Guthy aus vielerlei Gründen für nicht möglich. Dieser Auffassung kann ich meinerseits nur beipflichten, genauso der These „leichtere" Fälle der Peritonitis nach dieser Taktik zu behandeln, *bevor* es zu einer invasiven Sepsis gekommen ist. In fortgeschrittenen Fällen mit erheblichen Sekundärschäden an Niere, Leber, Herz, Lunge kommen lokale Maßnahmen oft schon zu spät.

Die *geschlossene Spülbehandlung* im Sinne einer „gezeitenartigen" Spülung mit hypertoner Peritonealdialyselösung über 4–6 in die Bauchhöhle eingenähte Tenckhoff-Katheter soll eine gründliche Berieselung der gesamten Abdominalhöhle ermöglichen. Bakterien- und endotoxinhaltiges Exsudat wird eliminiert. Ob allerdings die sehr aufwendige quantitative Endotoxin-Bestimmung (modifizierter Limulus-Test) aus dem Effluat praktikabel ist, bleibt dahingestellt. Die Letalität bei 20 Patienten mit diffuser Peritonitis, die auf diese Weise behandelt wurden, liegt bei 42% – ohne Zweifel ein beachtliches Ergebnis.

Die Überlegenheit der *systemischen Antibioticatherapie* der Peritonitis über die lokale Applikation gilt allgemein als erwiesen. Durch die Abtötung pathogener Keime wird die peritoneale Phagocytose entlastet und eine Infektionsausbreitung verhindert. Entscheidend für den klinischen Erfolg der Antibioticatherapie ist die Auswahl der Substanz mit spezifischer Wirkung gegen endogene Peritonitis-Erreger, insbesondere auch gegen anaerobe Keime und ihre optimale Dosierung. Der diesbezüglich von Werner vorgeschlagenen Strategie der zunächst „kalkulierten" (unter Berücksichtigung der zu vermutenden Erreger) und dann nach Testung (anaerobe Transportmedien verwenden!) „gezielten" Antibioticaauswahl kann nur zugestimmt werden. Auch die vorgeschlagenen Antibioticakombinationen bei *akut Erkrankten* und bei *protrahiertem Verlauf* (Hospitalismuskeime!) sollten Beachtung finden.

Der Verlauf der diffusen, fibrinös-eitrigen Peritonitis wird wesentlich durch *immunologische Abwehrmaßnahmen* des Organismus beeinflußt. Die Prinzipien der normalen Immunreaktionen, ausgelöst durch die plötzliche Einschwemmung und Vermehrung von Bakterien sowie Freisetzung von Endotoxinen, werden ausführlich dargestellt. Schnelligkeit und Ausmaß der immunologischen Gegenreaktionen sind abhängig von der allgemeinen Immunlage des Organismus. Diese kann aus den verschiedensten Gründen (Defekte des Immunsystems, Mißverhältnis zwi-

schen Masse und Virulenz des Erregers und der Kapazität des Immunsystems usw.) unzureichend sein.
Es stellt sich daher die Frage, ob die Applikation von *Immunglobulinen* die körpereigenen Abwehrreaktionen unterstützen kann. Zur Beantwortung dieser Frage wurde eine randomisierte Multicenter-Studie angelegt. Die Kriterien zur Durchführung des Versuchs werden im Detail dargelegt. Ergebnisse liegen bisher leider noch nicht vor. Es ist also noch offen, ob die Therapie mit Immunglobulinen bei der Peritonitis sinnvoll ist. Diese Untersuchung ist verdienstvoll. Das Ergebnis ist voller Spannung abzuwarten, insbesondere auch, weil die Behandlung mit Immunglobulinen äußerst kostspielig ist.
Unter der *nichtchirurgischen Bauchfellentzündung* versteht man alle Formen einer Peritonitis, bei denen eine chirurgische Behandlung nicht in Frage kommt. Schuster hat eine Reihe differenzierter, wenn auch seltener Krankheitsbilder, die diesem Formenkreis zuzurechnen sind, systematisch abgehandelt. Der Chirurg sollte sich bei der differentialdiagnostischen Abklärung atypischer akuter abdomineller Krankheitsbilder an sie erinnern. Neben den diagnostischen Maßnahmen wird auch auf die spezielle Therapie hingewiesen. Wichtig ist die Erhebung einer differenzierten Anamnese und die gründliche Allgmeinuntersuchung des Patienten. Bei unklaren Situationen ist vor allem die Laparoskopie, bei der Gewebe- und bakteriologische Proben entnommen werden können, eine wertvolle diagnostische Methode.

Sachverzeichnis